U0308020

梅全喜论中药全集

药史本草分册

主　编　梅全喜

全国百佳图书出版单位
中国中医药出版社
·北　京·

图书在版编目（CIP）数据

梅全喜论中药全集 . 药史本草分册 / 梅全喜主编 . —北京：中国中医药出版社，2022.6

ISBN 978 - 7 - 5132 - 7408 - 1

Ⅰ . ①梅…　Ⅱ . ①梅…　Ⅲ . ①中草药—医学史—研究—中国　Ⅳ . ① R28

中国版本图书馆 CIP 数据核字（2022）第 026513 号

中国中医药出版社出版

北京经济技术开发区科创十三街 31 号院二区 8 号楼

邮政编码　100176

传真　010-64405721

河北新华第二印刷有限责任公司印刷

各地新华书店经销

开本 710×1000　1/16　印张 37　字数 698 千字

2022 年 6 月第 1 版　2022 年 6 月第 1 次印刷

书号　ISBN 978 - 7 - 5132 - 7408 - 1

定价　149.00 元

网址　www.cptcm.com

服 务 热 线　010-64405510

购 书 热 线　010-89535836

维 权 打 假　010-64405753

微信服务号　zgzyycbs

微商城网址　https://kdt.im/LIdUGr

官 方 微 博　http://e.weibo.com/cptcm

天猫旗舰店网址　https://zgzyycbs.tmall.com

如有印装质量问题请与本社出版部联系（010-64405510）

《梅全喜论中药全集——药史本草分册》

编委会

主　　编　梅全喜

执行主编　曾聪彦

副 主 编　高玉桥　王　剑　杨光义　钟希文

编　　委（以姓氏笔画为序）

王　瑶　田素英　朱学君　苏培基　李　阳

李红念　李皓翔　吴凤荣　辛晓芳　宋　叶

张文霞　陈小露　陈晓坚　范文昌　林　慧

郑志华　郑依玲　胡　莹　胡玉良　唐志芳

黄　英　曹海丽　彭伟文　谢海洲　谭年秀

戴卫波

本书为"深圳市宝安纯中医治疗医院医药系列丛书"之一，由深圳市宝安纯中医治疗医院支持出版。

宝剑锋从磨砺出

梅花香自苦寒来

辛丑年夏　金世元

序

　　《梅全喜论中药全集》即将由中国中医药出版社正式出版，这套丛书系统全面地总结了梅全喜教授在中药学习和研究道路上的艰辛与努力，以及他在中药科普、中药艾叶、地产药材、制剂炮制、临床药学和药史本草研究上取得的成果、经验与体会，可喜可贺！

　　梅全喜教授已走过60年的人生历程和40年的中药专业生涯，他刻苦钻研、学识渊博、为人谦逊，为业界熟知他的人们所称道。他在中药学领域辛勤耕耘，不断超越自我，取得了丰硕的研究成果。先后从事中药炮制、中药制剂工作及中药临床药学、地产药材研究开发、本草与药学史研究工作，在中药传统技术的挖掘与传承上积累了丰富的经验。近年来在中药临床药学、道地药材研究及药学史与本草研究上均取得显著成绩。其中他对艾叶研究倾注了多年的心血，先后发表相关论文40多篇，主编艾叶相关专著9部（其中3部为英文版），担任10多家艾叶企业的科技顾问，研发艾叶产品10多种，为推动艾叶研发与推广应用，以及推广艾叶文化发挥了积极作用，成为国内艾叶研究最知名的专家。同时，作为中药临床药学学科的发起人和推动者，他牵头主编了国内第一本中药临床药学专著和第一本中药临床药学教材，并在境外出版第一本中药临床药学书籍，为推动中药临床药学学科建设与发展、促进中药临床药学人才的培养及推动中药临床药学走向国际发挥了重要作用。近年来，先后获得国家发明专利及省市科技奖20余项，主编中药专著70多部，公开发表医药学术论文500多篇，在国内外论坛上做学术报告及讲座达300多次，应邀担任国家级和省级学会、专业委员会主任委员、副主任委员20多项，担任10多本医药杂志编委会主任、副主任、副主编、编委等。梅全喜教授还是一位有爱心和奉献精神的学者，他把多年来获得的科技成果奖励、稿费及讲课费共计100万元和他担任10多家艾叶研发生产企业科技顾问的费用共200

多万元全部捐献出来成立了李时珍中医药教育基金会,用于资助和奖励中医药专业本科生、研究生 80 余人。

梅全喜教授带领的学术团队骨干、研究生、学术传承人及师带徒弟子有 50 多人。他积极培养中药后继人才,对弟子更是言传身教,悉心指点。在他的带教下弟子们不断成长,有的 30 多岁就晋升主任中药师,有的 30 多岁就被聘为硕士研究生导师,有的成为全国中药特色技术传承人,可谓是桃李芬芳。

在梅全喜教授从事中药专业 40 年之际,由他带领的学术团队骨干、带教学生组织整理编撰了这套《梅全喜论中药全集》系列丛书,丛书共分为 8 个分册,分别是《制剂炮制分册》(整理梅全喜教授及其团队 40 多年来在医院中药制剂、中药炮制及中药药性理论等方面的重要研究成果)、《药史本草分册》(汇集了梅全喜教授对李时珍《本草纲目》、葛洪《肘后备急方》及药学史本草考证方面的研究成果)、《临床药学分册》(把梅全喜教授及其团队近 20 年来在中药临床药学工作开展、中药安全合理使用及中药注射剂不良反应防治上进行的探索和研究成果汇集成册)、《地产药材分册》(汇总梅全喜教授及其团队研究地产药材所发表的论文、取得的成果和获得的经验以及他研究地产药材的独特思路和想法)、《艾叶研究分册》(整理和搜集梅全喜教授数十年来关于艾叶研究的成果、经验和体会)、《中药科普分册》(把他多年来发表的一些重要的中药科普文章汇集在一起单独编辑出版)、《中药人生分册》(专门介绍梅全喜教授从一个普通的大学生成长为国内知名中药专家的个人奋斗、成长经历及取得的成就)和《图说人生分册》(汇集了梅全喜教授历年来学习、生活、工作、带教的精选照片)等。这套丛书是在收集梅全喜教授 40 年来在国内外医药学术杂志上公开发表的 500 多篇中药学术论文及在科普杂志报纸上发表的 200 多篇中医药科普文章的基础上,通过整理分类,把他从药 40 年的经验、体会和取得的成绩及成果汇总成不同分册出版,以学习师术、传承师道、弘扬师德、嘉惠后人、以飨同道,既是报答师恩,也是为振兴中医事业尽绵薄之力。

相信这套丛书的出版,对于推动中药学的传承与发展、弘扬中医药学文化、总结中医药人才的成长经验、促进中医药人才的培养与提高，都将起到积极作用。

欣闻丛书即将出版之际，乐为之序！

岐黄工程首席科学家
中国科学院上海药物研究所研究员
中药标准化技术国家工程实验室主任

2021 年 12 月 10 日

前　言

　　中医药历史悠久，传承有序，历代本草众多，记载了数千年积累的有关药学资料，反映了我国古代医药学家创造出来的独特药学理论，是我国传统文化的瑰宝。通过研究与整理历代本草古籍，开展药史本草研究，可深入挖掘与继承中医药精华，促进我国中医药事业的传承与发展。

　　本草学的研究，代不乏人，当代的梅全喜教授学识渊博、治学严谨，在中药领域工作 40 年，专于药史本草、地产药材和中药临床药学等方面的研究。在本草文献、药学史、地产药材、本草考证等方面做了大量工作，并取得卓越成就。他进入药史本草界的时间是比较早的，1983 年首届全国药学史学术会议在蕲春召开，作为当时最年轻的代表他参加了这次会议，并在会上认识了多位药史本草界的大家，如马继兴、谢宗万、陈新谦、郑金生等，正是由于这些老师的引导，使他从此进入药史本草界学术领域。他参加了中国药学会药学史分会的历次学术活动，1996 年当选为中国药学会药学史专业委员会委员，随后当选为第六届和第七届该专业委员会副主任委员。

　　早期在故乡湖北蕲春工作期间，他就开展了对李时珍及《本草纲目》的研究，发表论文 10 多篇，在当地各级领导和专家的支持下牵头成立了湖北蕲春李时珍中医药研究所，并担任首任所长。协助湖北黄石著名的中药专家邓来送老师创办了《时珍国药研究》杂志（后更名为《时珍国医国药》杂志），并担任该杂志的编委会主任。率先组织全国各地专家开展对《本草纲目》的补正研究，主编出版了《本草纲目补正》一书。2012 年应日本药学史学会会长津谷喜一郎教授的邀请，与中国药学会药学史分会主任委员郝近大研究员一起赴日本进行学术交流，在日本东京大学举办的"日本药史学会柴田论坛"上做了题为"60 年来纪念李时珍活动大事记"的学术报告，受到日本药学史专家的好评。该报告被整理成学术论文发表在日本《药史学杂志》（2012年47卷第2期第103～110页）上。

1993年，他南下广东后，又积极开展对岭南医药学家葛洪的研究，于1995年11月发起并承办了"全国首届纪念葛洪及其药剂学成就学术研讨会"，发起成立了"中国药学会药学史分会葛洪（惠州）研究会"，并担任副主任委员。他多年来一直不放弃对葛洪的研究，在20年后的2015年12月，又发起并承办了"第二届（全国）葛洪医药学术思想研究学术研讨会"。2013年牵头成立了广东省药学会药学史专业委员会，并担任第一届和第二届主任委员，创办并主编了国内第一本药学史杂志《岭南药学史》（内刊）杂志，并出版发行了6卷12期。

40年来他一直以李时珍《本草纲目》、葛洪《肘后备急方》和药物本草考证为其研究方向之一开展工作，主编出版了《蕲州药志》（中医古籍出版社1993年）、《抱朴子内篇 肘后备急方今译》（中国中医药出版社1997年）、《肘后备急方校注》（中医古籍出版社2015年）、《本草纲目养生大全》（中国中医药出版社2018年）、《李时珍＜本草纲目＞500年大事年谱》（人民卫生出版社2018年）和《葛洪＜肘后备急方＞研究》（中国中医药出版社2018年）等，参编了朱保华主编的《李时珍与本草纲目》（担任副主编），温长路主编的《李时珍研究集成》（担任编委），张志斌、郑金生主编的《本草纲目研究集成》（担任编委）等专著10多部，发表药史本草相关学术论文近百篇，并应邀任中华中医药学会李时珍学术研究会副主任委员和中国中医药信息研究会葛洪研究会副主任委员等学术职务。梅全喜教授历经几十年的科研实践和磨练，已在药学史及本草学领域积累和形成了大量具有创新性且独具特色的学术思路和学术见解。为全面总结梅全喜教授及其团队几十年来在药史本草研究方面取得的丰硕成果，在他从药40周年之际，我们编写了这本《梅全喜论中药全集——药史本草分册》，以飨读者。

本分册主要汇集了梅全喜教授及其团队在李时珍《本草纲目》、葛洪《肘后备急方》及药学史和本草考证等方面的研究内容。全书分上、中、下三篇共计12章，上篇是对李时珍生卒时间考证及《本草纲目》学术价值、药学贡献、具体药物等的探讨研究，中篇是对葛洪生平、药学应用、临床学术及《肘后备急方》医药学贡献等的研究，下篇则重点是对医药古籍药物考证、道地药材与地产药材考证、方药与药物应用考证等药物本草考证研究内容。本书对梅全喜教授在药史本草研究方面取得的成绩进行了全面系统的总结与阐述，融合了他的药史本草研究学术成果，具有较高的学术与应用价值。它的出版对于学习梅全喜教授药史本草研究经验，研究他的药史本草人生具有重要意义，对于研究药史本草考证者和热爱中医药传统文化的读者具有重要参考价值。它的出版必定能为启迪后学、繁荣学术、推进药史本草学术研究、发掘和继承前人宝贵医药经验起到积极作用。

本分册主要是搜集整理以梅全喜教授为第一作者或通讯作者公开发表的有关药史本草方面的学术论文编辑而成，所有梅全喜教授任通讯作者的论文第一作者均邀请担任本分册编委，同时编写中也参考引用了其他的相关文献资料，国医大师金世元教授为本书题字，岐黄工程首席科学家果德安教授为本书写序，深圳市宝安纯中医治疗医院国医大师金世元教授中药炮制传承工作室和深圳市医疗卫生三名工程项目"深圳市宝安纯中医治疗医院－中国科学院上海药物研究所果德安教授中药质量研究与安全合理用药研究团队项目（编号：SZZYSM202106004）"给予出版经费资助，在此表示衷心感谢。

由于学识所限，书中不足之处希望广大读者和同仁给予指正。

《梅全喜论中药全集·药史本草分册》编委会
2022 年 2 月 16 日

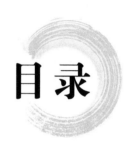

目录

085　第四章　《本草纲目》引据文献研究

中篇　葛洪《肘后备急方》研究

283 第八章 临床医学研究

李时珍《本草纲目》研究

　　李时珍字东璧，号濒湖，明代蕲州人。生于明正德十三年（1518年），殁于万历二十一年（1593年），享年76岁。生前曾因高超医术、孝义仁德受聘于楚王府奉祠兼管良医所事，后被楚王荐入朝，授太医院判。死后与其妻吴氏合葬于其父母墓侧，今蕲州镇竹林湖畔蟹子地。李时珍一生最大的贡献就是编写出被誉为"集本草学之大成""古代中国百科全书"的《本草纲目》。

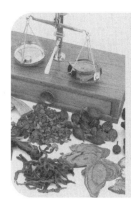

第一章
李时珍及《本草纲目》研究

　　李时珍出身世医之家。祖父善操医术；父言闻，为当时名医。时珍为言闻次子，自幼聪明颖悟，14岁（1531年）在黄州就考中了秀才。从17岁（1534年）起，李时珍连续三次在武昌参加乡试皆落第而归，便决心钻研医药学，并不时协助父亲诊治病人、采集炮制药材。在他父亲细心指导及言传身教下，他的医学知识日趋长进。在蕲州的一次大水灾后，疫病流行，感染者相继死亡，李时珍恤民救灾，夜以继日，精心救治病人、活人无数，医名遍及大江南北。

　　李时珍不仅医术高超，而且医德医风更为后世之楷模。他对贫苦百姓，"千里就药于门，立活不取值"，也受到了当地群众、王侯和官僚的尊重。李时珍被楚王荐入朝廷，授太医院判之职。在楚王府和太医院里，浩瀚的藏书及"御药库"里的大量各地朝贡和国外进贡的药材，使他开阔了眼界，丰富了知识，积累了资料，学术上得到了进一步提高。李时珍在长期的医疗实践中，深感旧本草"舛谬、差讹、遗漏不可枚数""伏念本草一书，关系颇重"。于是立下了"编摩之志"，决意重修本草。明嘉靖三十一年（1552年），他开始搜集整理资料。上考三坟五典，下收诸子百家，跋山涉水，深入民间，虚心求教，实地探索。先后到湖北、江西、江苏、安徽、河南、河北等地实地考察，采集药物标本，向农夫、渔翁、樵夫、猎户、车夫、婢仆、药农、铃医、士卒等虚心请教。穷搜博采，芟繁补缺，辨疑订误，历经27年之艰辛，书考历代本草41种，历代医书277种，经史百家440种，历代本草所引用的235种典籍，纳涓涓之细流，汇成汪洋大海，冶经史医哲于一炉，述成一家之言。稿凡三易，在他儿子建中、建元、建方、建木，孙子树宗、树声、树勋、树本及弟子庞宪的协助下，终于在明万历六年（1578 年）完成了《本草纲目》这部科学巨著的编撰工作。后《本草纲目》，几经周折，方由南京书商胡承龙刊刻，三年后，次子建元遵照父亲遗嘱把《本草纲目》献给朝廷。其后《本草纲目》受到世人重视并辗转翻刻成风，近四百年来，国内翻刻五十余次（重印不算），日本翻刻十余次。平均每隔六七年就重刻一次。其出版之频繁，版式之多，发行之广是我国本草史、医药史乃至出版史上罕见的。

《本草纲目》集 16 世纪前药物学之大成，尤其冲破分类学著作《神农本草经》所创用的根据药性及作用分上、中、下的三品分类法的旧框，而创用自然属性分类法。他把全部药物按其自然属性分水、火、土、金石、草、谷、菜、果、木、服器、虫、鳞、介、禽、兽、人等十六部。这比西方植物分类学的创始人林奈创立的植物分类方法要早一个半世纪，其内容亦丰富得多。李时珍不仅对药物学的发展起到承前启后、继往开来的作用，数百年来，无不率为用药之圭臬，临证之津梁；而且对世界医学、植物学、动物学、冶金、地质学、化学、物候学等自然科学的发展作出了积极的贡献。李时珍的《本草纲目》自 1606 年流传至国外，东至朝鲜、日本，西至欧美，先后译成拉丁、日、法、德、英、朝、俄等七国文字，成为国际科学界的重要文献之一。19 世纪著名的生物学家达尔文曾称赞《本草纲目》为"中国古代的百科全书"。近代，英国科学史家李约瑟博士，把李时珍与西方文艺复兴时的科学巨人伽利略、凡萨乌斯并列。苏联的最高学府——莫斯科大学，将李时珍的画像镶嵌在廊壁上。李时珍和他的《本草纲目》像一颗璀璨的明珠，在中国和世界科技史上永远闪耀着灿烂的光辉。

李时珍的医学著作除《本草纲目》外，尚有《濒湖脉学》《奇经八脉考》《三焦客难》《命门考》《濒湖医案》《濒湖集简方》《白花蛇传》等书，可惜仅部分存世……他对文学也有精深的造诣，著有《蕲所馆诗集》《诗话》《集唐律》等，惜已失传。

李时珍逝世后，我国人民一直纪念他。明天启甲子年，当地人民把他和他儿子李建中、李建木及孙子李树初祀于乡贤祠，并立"四贤坊表碑"。后因毁坏，清光绪年间又重立一块石碑。蕲州一带的中医药人员，每年三月清明都到他的墓地祭拜。

中华人民共和国成立后，为了纪念这位举世闻名的科学家，各级政府曾多次拨款对其墓地进行修缮，增设花亭、碑、塔等建筑，并设有专门机构——李时珍文物管理所，内建有李时珍纪念馆。前来参观的人，常年不绝。1983 年 9 月，湖北省为纪念李时珍逝世 390 周年，在蕲春县举行了盛大的学术讨论会，方毅同志特地为这次会议题词。1974 年，蕲春县人民政府将蕲州镇医院改为"蕲春县李时珍医院"，院内于 1983 年增建"李时珍医史馆"，馆内系统地陈设李时珍生平事迹、名人题词并藏有医籍史料。1984 年蕲春县人民政府还聘请了解放军三〇五医院主任军医高辉远同志任该院名誉院长。近年来，中央卫生系统及省、地、县各级部门曾多次拨款扶持，以继承和发扬李时珍医药事业。

李时珍的一生，是伟大的一生，是奋斗的一生。他是我们中华民族的骄傲，他将与日月同辉，与中华民族共存。

第一节　李时珍生卒时间考证

李时珍是我国明代卓越的医药学家，为我国古代中医药学及自然科学的发展与繁荣作出了巨大的历史贡献，在世界科学史上占有重要的地位。在李时珍诞辰 500 周年纪念年份（2018 年），有关李时珍的出生之日又一次引起了中医药界和自然科学界极大的关注。中医药学界相关组织和湖北省蕲春县（李时珍故乡）政府也筹划了一系列纪念活动。但是限于李时珍出生之日存在争议，李时珍的诞辰纪念之日难以确定，人们对李时珍敬仰之情难以表达。笔者重拾有关李时珍的有价值的史实资料，再考李时珍的出生之日，谨以此文纪念李时珍诞辰 500 周年。

一、从《本草纲目》中查考李时珍的生卒时间

翻开浩如烟海的历史文献，尚未发现有明代之前的历史史料对李时珍的生平做过任何记载，只有金陵本《本草纲目》中，明代著名的文学家王世贞为《本草纲目》作序时，对李时珍做过简洁的描述。王世贞所题写"本草纲目序"虽然只有寥寥 540 个字，但文采横溢，序中对李时珍的相貌作了勾勒，但没有提及李时珍的家世及出生。这是中国历史上仅有的对李时珍的相貌做过简短文字描述的文献记载。王世贞给《本草纲目》题序时间则记载得十分明确，"万历岁庚寅春上元日"即 1590 年农历正月十五日。

明代万历三十一年（1603 年），夏良心、张鼎思鉴于金陵本"初刻未工，行之不广"，在江西刊刻《本草纲目》，并附刻《濒湖脉学》及《奇经八脉考》两书，首刻李建元"进《本草纲目》疏"，附刻两书为李时珍同乡临川（今江西抚州市）知县袁世振委托，袁世振为江西本的刊刻也未提供李时珍的家世及其生卒年月。

杨道公、董其昌于明万历三十四年（1606 年）刊刻于湖北武昌的《本草纲目》，后世称为湖北本，该书序有杨道公序、董其昌序、王世贞序，亦刊有李建元进疏。考湖北本《本草纲目》的三序，皆无提及李时珍出生和逝世之

年日。该书完全是按江西本内版本翻刻而成。

详考李建元"进《本草纲目》疏",在疏文之中,详叙了其父《本草纲目》的编写历程和编写体例、编写目的、编写意义,并遵其父遗命,而献呈其父的《遗表》给皇帝。疏文的落款是"万历二十四年(1596年)十一月十一日进呈。十八日奉圣旨:书留览,礼部知道,钦此"。从李建元献呈《本草纲目》的时间可以推算出李时珍是在1593年左右逝世的。

考其后的明、清、民国时期的各种版本,大都遵从金陵本和江西本记载,更无载录李时珍出生和逝世之年日。

即使中华人民共和国成立后(1949~2016年),共计有53次翻刻,亦多遵明代的金陵本和江西本,皆无李时珍的生卒记载。考国外翻刻《本草纲目》版本情况,更没有李时珍的出生和逝世之年日记录。

二、从有关史实资料中查考李时珍的生卒时间

由于中国封建社会官本位思想的长期影响,像李时珍这样一位受人尊敬的医药学家,只能以被世俗看不起的"方伎"在史志文献中记录寥寥数语。最早记载"李时珍传"的文史学者,是清代著名的文学家顾景星(1621—1687年),顾氏系明末贡生,蕲州(今湖北省蕲春县)人,著有《白茅堂集》41卷、《白茅堂词》1卷、《读史集论》9卷等。顾景星出生时,李时珍已逝世了28年之久。"李时珍传"散见于各种《蕲州志》《黄州府志》《湖广通志》等之中,这些"李时珍传"均注明其作者是清代顾景星。而顾景星著《白茅堂集》中所收录的《李时珍传》文字与卢纮《蕲州志》卷十的文字大致相同。细考两段"李时珍传",认为对"李时珍生卒年日"比较有意义的文字记述均为"时珍生,白鹿入室,紫芝产庭。幼以神仙自命。年十四补诸生"和"年七十六,预定死期,为遗表授其子建元"。而《白茅堂集》中记载:"顾景星曰……惟《本草纲目》行世,蒐罗万世、采访四方,始于嘉靖壬子,终于万历戊寅,凡二十八年书成。"

顾景星给李时珍写传,被收入1664年出版的《蕲州志》和1704年出版的《白茅堂集》,在这期间尚未发现有历史史料对李时珍的生平做过任何记载。自顾景星开始,清代、民国时期和中华人民共和国成立后,有不少学者给李时珍写传,据王剑编著的《李时珍大传》一书所附录的具有史学价值的《李时珍传》共有十四部,为研究李时珍生平提供了非常难得的史实文献,但均未提及李时珍生卒之年日。

考康熙年间工部尚书王鸿绪奉敕撰编的《明史稿·列传》,其中所载"李时珍"内容没有生卒之年,更无日月。

再考清雍正四年(1726年),陈梦雷等编的《古今图书集成医部全

录·医术名流列传》中的"李时珍传"，其内容是按《明外史·本传》中载录，详考其内容，没有李时珍生卒年月。

清乾隆四年（1739年），张廷玉等根据王鸿绪的《明史稿》再编撰《明史·方技传》，书中的"李时珍传"属正史，所载李时珍生平简短精练，与王鸿绪的《明史稿》几乎一致，亦承顾景星之撰，并没有李时珍生卒时间的记载。

另据郑伯成、张月生编注的《李时珍家传选注》一书，把散在有关历史文献记载中的李时珍从其父辈李言闻开始及其以下八代子孙的传记进行汇集，共有二十多人次，并作编注。从这些汇编资料中检考，均无李时珍生卒及其年日的记录，但是《李时珍家传选注》记载英启修的《黄州府志》有载其生卒之年，该书认为《黄州府志》中李时珍家传"有李时珍生于明正德戊寅，卒于万历癸巳，世居蕲州东门瓦硝坝"的记述。

但是值得关注的是，笔者详细查考清光绪十年（1884年），由英启修、邓琛纂的《黄州府志》中有关于李时珍的记载，并未见该文献中有"李时珍家传"，在所载李时珍文字中，也未见有李时珍"生于明正德戊寅，卒于万历癸巳，世居蕲州东门瓦硝坝"的记载。《李时珍家传选注》的"李时珍家传"所载李时珍"生于明正德戊寅，卒于万历癸巳，世居蕲州东门瓦硝坝"究竟出自何处？有待进一步考证。

三、从有关文博物品中查考李时珍的生卒时间

自1953年以来，文史学术界多认为李时珍生于明正德十三年，即1518年，卒于明万历二十一年，即1593年。据许多学者的研究和近30年出土文物考证，李时珍逝世于1593年是比较可靠的。从李建元"进《本草纲目》疏"中可知，李建元于1596年11月11日进呈，11月18日神宗圣旨："书留览，礼部知道，钦此。"又从李建元墓志铭文可知："上嘉其志，留贮秘阁，仍敕礼部颁行合公爵，公又不受衔，赠以忠孝名儒。"这说明李建元是在居丧三年期满之后遵父遗命赴京献呈《本草纲目》的，由此可推知李时珍是在1593年秋季（中秋节之前）逝世的。李时珍的墓碑碑文有其子孙立碑的准确时间"万历癸巳中秋吉"，则更进一步佐证李时珍的辞世时间是1593年，至于有学者认为李时珍不一定是卒于立碑之年，但是依据不足。

如果说李时珍的逝世时间是1593年的话，反推之，李时珍的出生之年必定是1518年，即明正德十三年。最早给李时珍写传的清代顾景星在《白茅堂集》李时珍的传文中言李时珍"年七十六，预定死期"。李时珍寿长是76岁，应该是没有争议的。特别是顾景星家族与李时珍的家族交谊深厚，过从甚密。顾氏《白茅堂集》中"顾桂岩家传附李言闻传"中载："言闻卒，桂岩公哭之

恸。子时珍亦以孝闻，师日岩公。"顾日岩名问，弟桂岩、名阙，都是明代理学名家，均为明代嘉靖年间进士，均曾讲学于蕲州阳明和崇正两书院，日岩是顾景星的伯祖，桂岩是其祖父。顾景星所写的李时珍传文多是从其父辈和祖上言传中所获知的。顾景星还在李时珍传文中言"余儿时闻先生轶事"，这说明李时珍寿长76岁是准确无误的，无可争辩，由此推知李时珍的出生之年是明正德十三年。亦有学者推定李时珍是生于明正德十年（1515年），卒于明万历十八年（1590年），这就有待更多的文博史料收集佐证。

另据《新华社文摘》载："同李时珍有关的一批珍贵文物最近在他的故乡湖北蕲春县被发现，重要的有李时珍所著的《豆科》书一套三本，系一百多年前的木刻版本；刻有李时珍写的中药炮制理论著作的石碑一块；明代皇帝赐封李时珍'太医院郎中称号'的石碑一块；刻有李时珍全家历史简传的石碑一块；李时珍生前打水煎药的'明月太清池古井一口'等。"这些文博物品均已存放于蕲春李时珍纪念馆和李时珍医院内，但这些文物品中均无李时珍生卒年月之记载。相信随着更多有关李时珍文博品物的发掘，一定会更准确地揭开李时珍生卒年日之谜。

四、从有关专家学者研究中查考李时珍生卒时间

近代有不少专家学者对李时珍的生卒时间做过考证，然而多因史料不足，证据不凿，在对李时珍生平介绍中，均予回避。吴云瑞先生于1942年撰著《李时珍传略注》，该文综合清代顾景星的《李时珍传》，以及历版《蕲州志》对李时珍的记载而写成，仅430余字，并未载明李时珍的生卒年日。

据报道，吴云瑞先生推断李时珍的生卒年为1522～1596年。其后，1953年我国医史学家范行准先生也大致同意吴氏的推断，认为李时珍生卒之年为1521～1596年，但均只有推断出的生卒年份，而没有生卒之日。

中华人民共和国成立后，最早全面系统研究李时珍的学者当属张慧剑先生，记者出生的他于20世纪50年代初，亲自到李时珍的故乡湖北蕲州实地考证，并于1954年出版了4万字的《李时珍》一书，该书后经改编成为电影"李时珍"的主要素材。在该书中，张先生明确提出李时珍生于明正德十三年（1518年）、卒于万历二十一年（1593年）这两个年份，但是没有提及具体出生日月和逝世日月。

著名的医史学家王吉民先生专门研究了"李时珍先生年谱"，王先生学术态度严谨踏实，处处均有可靠的依据，从不臆断。王先生于1955年就开始研究李时珍有关史实，对于李时珍生卒年月，亦无准确的记录，但他根据当时所发现的李时珍墓碑系立于万历癸巳年，即1593年，以此推算出李时珍生于正德十三年（1518年），卒于万历二十一年（1593年）。王氏所考也只有生卒

之年份，亦无生卒之日月。其后的陈存仁先生于 1982 年所发表的"李时珍先生年谱"与王吉民先生研究出的年谱几乎一样，只是字句稍有变动，没有新的史实发现。

中国周易研究会首任会长，武汉大学唐明邦教授于 1991 年撰著《李时珍评传》一书，在书中唐氏认为李时珍生于明武宗正德十三年（1518 年），卒于明万历二十一年（1593 年），唐氏首次把明代李时珍在世时所发生的大事与"李时珍年表"进行了联系。唐氏深谙易学，也没有提及李时珍生卒的日月，认同学术界公认的李时珍于 1518 年生和于 1593 年卒。

湖北中医学院（现湖北中医药大学）李裕教授对李时珍的生卒年代和出身家世进行过考证，并推定认为李时珍生于正德十年（1515 年），卒于万历十八年（1590 年）。李氏编著了《李时珍和他的伟大贡献》，在书中亦坚持他对李时珍生卒年份的推定，但没有提及李时珍生卒年份之日月。

已故湖北省中医药研究院钱远铭研究员曾开展对李时珍的专题研究，并综合了中华人民共和国成立后国内外对李时珍研究方面的成果，主编了《李时珍史实考》《李时珍研究》等学术研究著作，钱氏认同李时珍生于明武宗正德十三年（1518 年）、卒于明万历二十一年（1593 年）这两个生卒年份，至于李时珍的出生日月亦只字未提。

中国中医科学院医史文献所李经纬教授对李时珍生平做了研究考证，并撰写了"李时珍生平疏证"。李教授认为将李时珍出生之年确定在 1518 年是比较可信的。

湖北中医药大学教授、国医大师李今庸先生对湖北医药发展史做了系统的整理研究，主编了《湖北医学史稿》一书，重点对李时珍生平、著作、学术思想和科学成就做了概述，对于李时珍生卒时间认为"约生于 1518 年至1593 年（一说生卒年限为 1515 年至 1590 年），享年 76 岁"。

由北方文艺出版社（哈尔滨）于 2009 年 1 月出版的《李时珍传》，共有50 章，第 1 章的第一句就言："明嘉靖二年（1523 年）农历五月二十六日，这天正是李时珍的六岁生日。"从此段可推出，李时珍生于明武宗正德十三年五月二十六日，但书中并没有提供这个生日来源的原始文献依据。细读全书 54万字，50 章共记叙 100 个故事，除第 48、49 章的故事情节有一定的史实依据外，其他的 47 章共 94 个故事均为作者虚构，可以看出这是一本文学作品，不属于学术著作。笔者试图与该书作者黄浩明先生及北方文艺出版社联系，以弄清黄先生从何种文献资料中得来的李时珍出生时间，未获成功，笔者还将继续追踪这一文化信息。作为文学作品，该作者写作的目的非常明确，是弘扬李时珍精神，传承中医药文化，但是细说李时珍，又为历史留下了新的悬疑。

学者叶贤恩先生于 2013 年编著了《李时珍全传》，该书对有关李时珍史实做了概述，但叶氏提出了李时珍生于 1516 年和卒于 1593 年，李时珍寿长 78 岁。叶氏所提出的李时珍生于 1516 年这个年份，在学术界尚未有学者认同，其观点不知有何史实依据，在书中也未列示。

在百度"李时珍"词条下有"出生日期：1518 年 7 月 3 日（正德十三年戊寅五月廿六日）"的记载。暨南大学药学院岭南传统中药研究中心主任曹晖教授认为："在《明外史·本传》中有李时珍传，记录其生日为明武宗正德十三年五月二十六日（儒略历 1518 年 7 月 3 日，合新历 7 月 13 日）"，但我们查到的《明史》和《明外史》均未见此记载，为此，我们专门请教于中国著名的李时珍及《本草纲目》研究大家郑金生教授，他亦回复说没有查到有关李时珍的生日记载。

五、我们对李时珍生卒时间的认识

李时珍在我国历史上的贡献是无与伦比的，但是因历史条件的限制，其科学成就未被腐朽没落的明、清朝代所认识，仅在民间广为传播，影响深远。李时珍在科技文化界未能得到应有的关注，但是《本草纲目》的问世对日本、韩国及欧美许多国家的科技进步与发展发挥了巨大的促进作用，先后被翻译成日、韩、法、英、俄、德、拉丁等多国文字出版。而李时珍的《本草纲目》在其逝世后至中华人民共和国成立之前的 350 多年里，几乎未见有深入研究的成果出现，也极少有对李时珍的生平进行记载的文献，仅在李时珍逝世 70 年之后，清代顾景星撰写的"李时珍传"在《蕲州志》（1664 年）和其《白茅堂集》中有载，再其后近 300 年的历史文献多是节摘顾氏所撰，几乎没有新的史学价值，更别说有关李时珍的生卒年日的载录。凭仅存于历史文献中极为稀少的文字记述，来研究李时珍这位伟大人物的生卒时间，甚或其不平凡的一生，是极其困难的。现综合以上四个方面所述，我们有如下认识。

（一）关于李时珍的生卒年份

生于明正德戊寅，卒于万历癸巳，即生于 1518 年，卒于 1593 年。虽然也有生卒年限为 1515～1590 年之说，但是在没有发现民国时期或者更早的权威史料记载，以及更为有力的文博物品等来否定李时珍的生卒年份这一时间，将李时珍的生卒年份定为"生于明正德戊寅，卒于万历癸巳"，应该是没有疑问的。现代医史学研究者大都公认李时珍的这一生卒年份。

（二）关于李时珍的出生日月

李时珍生于明正德十三年（1518 年）、卒于明万历二十一年（1593 年），仅仅是从有关文博物品和学者研究成果中推断出的。但是李时珍究竟是哪一个月份、日子出生的呢？哪一个日子逝世的呢？遍查有关史载和研究，几无可供探寻的依据。值得推敲的是，顾氏《白茅堂集》中有言："时珍生，白鹿入室，紫芝产庭。"这句话提醒后学者：李时珍出生时出现的一动物（白鹿）、一植物（紫灵芝），预示此时的季节在当时的蕲州是春夏之交，即现在的 5～6月。至于说李时珍逝世的季节如上所言当为秋季，这也被史学界所公认。李时珍出生、逝世具体是哪一天，尚无任何推算的历史依据，哪怕是一两句字词语气。

（三）关于李时珍出生时间新说

最近在网上流传李时珍的生日是 1518 年 7 月 3 日，在百度上搜索到李时珍条目下，也有这样的记载"出生日期：1518 年 7 月 3 日（正德十三年戊寅五月廿六日）"，但目前尚未找到确切的依据。李时珍的这一生日新说不知是否与黄浩明先生所编的《李时珍传》有关。另据曹晖教授发现《明外史·本传》有载李时珍生于明"武宗正德戊寅十三年农历五月二十六日"，即儒略历1518 年 7 月 3 日，合新历 7 月 13 日。曹教授的这一发现有待进一步考证。如果《明外史·本传》有李时珍出生时间的准确记载的话，这可是我国历史文献中首载李时珍出生时间的史料，极为珍贵难得，无疑随之可以揭开李时珍出生时间 500 年之谜。

（四）关于有重大纪念意义之日

鉴于李时珍所作出的巨大历史贡献，对李时珍《本草纲目》具有纪念意义的日子有以下时间：王世贞为《本草纲目》题序的时间"万历岁庚寅春上元日"，即 1590 年农历正月十五日；李建元"进《本草纲目》疏"的时间"万历二十四年（1596 年）十一月十一日进呈。十八日奉圣旨：书留览礼部知道，钦此"；郭沫若先生两次为李时珍《本草纲目》题词时间分别为 1956 年2 月、1963 年 12 月 14 日；邓小平同志为李时珍纪念馆、李时珍药物馆题写馆名的时间是 1987 年 7 月 8 日；联合国教科文组织于 2011 年 5 月 26 日将李时珍《本草纲目》入选为"世界记忆名录"；湖北省蕲春县委、县政府自 1991年至今已召开了 26 届中国湖北李时珍医药节药交会，时间多在 10 月 26 日左右；等等。

李时珍生于明正德十三年（1518 年），卒于万历二十一年（1593 年），几乎得到学界公认，生于 1518 年春夏之交，卒于 1593 年之秋，学界也能接受，但是具体是什么日子，由于年代久远，资料缺失已无从考证。虽然近期有"1518 年 7 月 3 日"之说，但是此说尚未查证到有价值的史料，况且"明正德十三年农历五月二十六"，我们建议只能把"农历五月二十六"作为李时珍诞辰的一个可能的选择。对于李时珍《本草纲目》有重要纪念意义的日子较多，多不宜或不便作李时珍诞辰纪念之日，值得学术界关注的是《本草纲目》入选世界记忆名录的日子，准确说《本草纲目》被选定的时间是 2011 年 5 月 26

日。5月26日与顾景星所载的"时珍生，白鹿入室，紫芝产庭"相吻合，与网上盛传的"农历五月二十六"与新历的5月26日，一阴历一阳历，阴阳相合。《本草纲目》入选的这个日子本身就具有纪念意义，离清明时节最近，刚祭家祖、再祭医祖，很有传统文化意义。而且这个日子是湖北省蕲春县委、县政府每年召开"李时珍蕲艾文化节"的时期。

因此，我们认为如果李时珍出生时间有确凿的历史文献记载，那是当然的李时珍诞辰纪念日，绝无争议；但是在没有发现重大史实凭据前，建议可将每年的"新历5月26日"或"农历五月二十六日"定为李时珍诞辰纪念日，同时建议将每年的"10月26日"定为李时珍的逝世纪念日，相信能够得到学界认同。

后记：由王剑、梅全喜、赵中振和张月生四位专家联名撰写的《李时珍生卒时间存疑再考——写在纪念李时珍诞辰500周年之前》一文（发表在《时珍国医国药》杂志2017年第1期上）提出以上观点后，很快得到了社会的响应，蕲春县人民政府据此向蕲春县人大常委会提请确定李时珍诞辰纪念日议案，2017年4月17日蕲春县第十七届人大常委会第二次会议以法定形式批准县人民政府提请的议案：根据有关专家的考证结果，将每年的5月26日确定为李时珍诞辰纪念日。4月19日世界中医药联合会和蕲春县人民政府联合在北京国家会议中心举行新闻发布会，会上蕲春县人民政府县长詹才红宣布：在有关专家论证的基础上，经过蕲春县人大常委会讨论确定，将每年公历5月26日作为李时珍诞辰纪念日。2018年2月1日，《中国药房》杂志社、广东省药学会、中华医学会临床药学分会、中国药学会医院药学分会等20多个学术团体联合发起"为药师发声，为自己代言——关于设立中国药师节的倡议"，建议将我国明代伟大的医药学家李时珍的诞辰纪念日5月26日设立为中国药师节，得到了广大药师的积极支持。2018年5月26日，由多个部门联合举办的"纪念李时珍诞辰500周年拜祭典礼"在湖北省蕲春县李时珍陵园隆重举行，同日，由中华中医药学会主办的"李时珍中医药与大健康国际高峰论坛"，以及由中华中医药学会李时珍研究分会、中国药学会药学史分会、世界中医药学会联合会李时珍研究与应用分会和香港本草读书会等联合举办的"纪念李时珍诞辰500周年国际学术交流会"在蕲春县隆重举行。从此，正式确定了李时珍诞辰纪念日为我们共同提出的5月26日。

第二节　《本草纲目》学术价值研究

李时珍是我国历史上一位伟大的医药学家和博物学家，倾其一生奉献给人类社会的划时代巨著《本草纲目》，无论是对维护中华民族的繁衍昌盛，还是对促进中医药学及其他多学科的进步与发展均产生了深远的影响，已成为我国古代中华文化宝库中一颗璀璨的明珠。在李时珍诞辰 500 周年来临之际，我们试从以下 7 个方面论述李时珍的伟大贡献和《本草纲目》的重要学术价值。

一、从编撰和出版历程看李时珍及《本草纲目》

李时珍，明代蕲州城（今湖北省蕲春县蕲州镇）人，生于正德十三年（1518 年），卒于万历二十一年（1593 年），字东璧，号濒湖山人，世称李濒湖。李家世代行医，父亲李言闻是蕲州一带颇有名气的医生，潜心研究医药，著述颇丰。李时珍受其父的影响，从小就对医药有着浓厚的兴趣。李时珍考中秀才时才 14 岁，其后三次乡试落第，并立志随父学医。他刻苦攻读古人医药著作，博览群书；在临床实践中敢为人先，勇于实践和创新，很快成为蕲州城一名医术精湛的医生。对于一些疑难杂症和沉疴痼疾，一旦经他治疗，多见奇效。据《蕲州志》载，他"愈病多不取值，远或千里就药于门"。说明李时珍医德高尚，为人仁善，常为贫苦人民免费治病。历代药书谬误不少，且多偏激守旧，轻视民间药方，在长期的医疗实践中，李时珍发现这些问题严重影响后世医家的临床用药效果。自宋代《证类本草》之后，本草学发展停滞不前，旧本草书中的错误极多，非常容易造成医疗事故。有鉴于此，李时珍立志对旧本草书籍进行全面整理和补充，重新编写一部大型的本草学专著。为此，李时珍做了长期艰苦的准备工作，他"渔猎群书，搜罗百氏"，读遍子史经传，训诂注疏，金石农圃，医卜星相，以至诗词歌赋，博采众长。顾景星说他"读书十年，不出户庭""博学无所弗窥"。嘉靖年间（1522 ～ 1567 年），李时珍被楚王府聘奉祠正，兼掌良医所事。因救活了楚王世子，被楚王推荐到朝廷太医院。在太医院，李时珍曾先后多次向嘉靖皇帝提出重修本草之事，均得不到支持。在太医院工作了几年之后，他便主动辞职回乡，开始着手重修本草。李时珍对新编一部本草的编写体例十分重视，古代学者"以纲挈目""纲举目张"的编辑方法启发了他，于是他汲取这种体例，并确定了这部新本草书名为《本草纲目》。在写作过程中，李时珍带着研究本草的思路深入实地考察，足迹遍及今湖北、河北、河南、江西、安徽、江苏等地。对各种药物"一一采视，颇得其真"。为了解决疑难，拜农民、渔人、车夫、樵夫、捕蛇者为师，不耻下问，虚心学习；并收集了大量标本和民间单方，对药物的生长、分布情况作了详尽记录。历经 27 年艰苦卓绝的努力，他终于在万历六年（1578 年）完成了近 200 万字的巨著。书稿成之后，为早日付梓，李时珍又四处奔走。最后，南京书商胡承龙答应刊印。李时珍还亲自拜访当时文坛领袖王世贞，请他为该书题写序言。待《本草纲目》初刻本（后世称"金陵本"）于 1596 年终于问世时，李时珍已逝世 3 年了，可惜没有看到自己著作出版。金陵本《本草纲目》问世以后，于 1606 年（明万历三十四年）传入日本，接着被译成日文、拉丁文以及法、德、英、俄等多国文字流传于亚洲、欧洲、美洲等众多国家。自问世以来，《本草纲目》在国内辗转翻刻近 200 次，以其巨大的科学价值和实用价值在药物学、植物分类学、医学、化学、生物学等学科领域占有重要地位。

二、从王世贞题写的序言看李时珍及《本草纲目》

李时珍倾其毕生之精力和才华，从 35 岁开始着手编著《本草纲目》，至 62 岁方才脱稿，历时长达 27 年之久，终于于 1578 年编写成功。《本草纲目》不仅凝聚着李时珍毕生的心血，而且也浸透了他的儿子、孙子和学生们辛勤劳动的汗水。从首刊的金陵版所收载的"辑写姓氏"名单中，就可以了解到在《本草纲目》的浩大编著工程中，李时珍动员了他的四个儿子、四个孙子以及他的徒弟来参加这一伟大工作，如此家庭式的祖孙三代、徒子徒孙共同进行规模宏大的科学巨著的编写，在世界科技史上是绝无仅有的。

1589 年（明万历十七年），王世贞被朝廷重新起用，担任南京刑部尚书，上任后，已耳闻曾求序于他的闻名遐迩大医家李时珍，更听言李时珍"千里就药于门，立活不取值"的高尚品德。1590 年 2 月上旬，李时珍再次带着《本草纲目》书稿来到王世贞的太仓县弇山园，王世贞认真读完《本草纲目》后，赞叹不已，并为之作序，称颂李时珍"晬然貌也，癯然身也，津津然谈议也，真北斗以南一人"。他在序中言，翻开《本草纲目》"上自坟典，下及传奇，凡有相关，靡不备采。如入金谷之园，种色夺目；如登龙君之宫，宝藏悉陈；如对冰壶玉鉴，毛发可指数也"，并称《本草纲目》"博而不繁，详而有要，综核究竟，直窥渊海。兹岂禁以医书觊哉，实性理之精微，格物之通典。帝王之秘篆，臣民之重宝也"。王世贞在序言中对李时珍的描述和对《本草纲目》的评价虽然只有短而精的 540 字，但是文采横溢，欣赏有加。王世贞一生刚正不阿，对人从不妄赞一辞，独对李时珍如此赞赏，对《本草纲目》推崇备至，信非偶然。经过历史的验证，王世贞在序言中对李时珍和《本草纲目》的评价绝非过誉，是恰如其分的。

三、从名人或组织评价看李时珍及《本草纲目》

《本草纲目》是我国历史上一部伟大的科学巨著，其蕴藏的中国医药学价值和中国传统文化价值博大精深。由于金陵本"初刻未工，行之不广"，明代江西按察司按察使张鼎思于 1603 年在"重刊本草纲目叙"中称："得其精者，

可以养生，可以保身，可以全生，可以养亲，可以济世……达者观之，则可
以穷万物之赜，可以识造化之妙，可以见天地之心。"其后，历代著名医家
均对该书有很高的评价。如1624年，医家倪元璐在为《本草汇言》作序时，
称："欲欲乎与李濒湖之《纲目》，陈月朋之《蒙筌》，缪仲淳之《经疏》，角
立并峙。"1628年卢之颐在其著作《本草乘雅半偈》的凡例中称："《纲目》一
书，李氏父子，博集精研，近代之笃志本草者无出其右矣。"1778年，清代医
家苏廷琬在《药义明辨》序中言："至李东璧，始网罗群书，编辑《纲目》。后
之议药者，莫不奉为指南。"特别是清《四库全书总目提要》更云："盖集本草
之大成者，无过于此矣！"1933年，中国文化革命先驱鲁迅先生在其《南腔
北调集经验》中称《本草纲目》"含有丰富的宝藏""是极可宝贵的"，并将其
列为"必读书目"。1956年，时任中国科学院院长、著名文学家郭沫若先生题
词："医中之圣，集中国药学之大成，《本草纲目》乃1892种药物说明，广罗
博采，曾费三十年之殚精，造福生民，使多少人延年活命，伟哉夫子，将随
民族生命永生。李时珍乃16世纪中国伟大医药学家，在植物学研究方面亦为
世界前驱。"1951年2月，联合国"世界和平理事会"在德国柏林召开并通过
了《关于要求五大国（美、苏、中、英、法）缔结和平公约的宣言》，并掀起
了在世界范围内的具有代表性、权威性的6亿多人的和平签名活动。正是在
这次会议上，中国明朝的李时珍被推选为世界十大历史文化名人之一，并于
1953年在奥地利维也纳联合国举行的"世界和平理事会"大会上正式向全球
公布，作为中国明代的一名医药学家获得此项荣誉唯世界医药者独尊。2011
年5月26日，在英国曼彻斯特市联合国科教文组织将《本草纲目》选入《世
界记忆名录》，中国中医药文献被全世界所认可，这是历史上的首次。2011年
6月1日，中国国家图书馆在北京召开《本草纲目》入选《世界记忆名录》新
闻发布会，向全球正式公布。总而言之，《本草纲目》对人类社会的巨大贡献
得到国内外一致公认，在中国乃至世界科学技术发展史上均写下了光辉灿烂
的一页。无论对维护中华民族的繁衍昌盛，还是对促进医药学和其他各门科
学的发展均产生深远的影响。

四、从东渐西被影响看李时珍及《本草纲目》

在亚洲，日本本草学源自中国古代本草学，在其形成过程中，受到了中
国本草学的深刻影响，李时珍的《本草纲目》对日本本草学的影响尤为明显。
可以说，《本草纲目》奠定了日本江户时代本草学的研究基础，促使日本医家
对该书进行了长期、深入、多方面的研究，在日本特色本草学的形成道路上，
发挥着知识源头的作用，从而为日本本草学家探索出了一条符合自身需求、
有民族特色的本草学发展道路。江户时代是日本本草学发展的鼎盛期，《本草

纲目》在这一过程中起到了至关重要的作用，促进了具有日本民族特色本草学的形成。《本草纲目》从研究内容到研究方法，再到研究方向，在江户时代的传播，对日本本草学的发展产生了深远的影响。《本草纲目》完善的知识体系奠定了日本本草学的根基，直至明治维新的前夜，都在从不同方面影响着它的发展。在265年间的江户时代，《本草纲目》就是这样从不间断地为日本学者所用，有效地指导了日本广大医药界的临床用药和日常生活，为维护日本人民的健康与生命作出了巨大的历史贡献。正如日本著名学者矢岛祐利在其主编的《日本科技史》中所言："《本草纲目》刊行后不到二十年，就已在庆长十二年（1607年）传入我国，它支配了我国江户时代的本草、博物学界，其影响更远及19世纪末叶。"矢岛祐利对《本草纲目》在对日本的巨大影响作出了客观评价。

　　在欧美，1650年，波兰人卜弥格来到中国，于1656年在中国将《本草纲目》中的几十味中药译成了拉丁文，并汇集成小册，开创了欧洲人研究《本草纲目》的先河，该小册由海上丝绸之路传到欧洲，在维也纳正式出版。法国传教士、世界著名科学家、植物学家巴多明热衷于对中华医药的研究，特别注重研读中国李时珍的《本草纲目》。1723年，他将《本草纲目》中有关中药药性译传给法国科学院，法国科学家看到这些《本草纲目》译文，产生了极大的兴趣。1726年，法国科学院组织专家对《本草纲目》中有关疾病的起源、命名、特征及治疗方法做了翔实的整理，设专题对中国特产的药物进行研究。1735年，法国著名学者、世界著名自然科学家、植物学研究专家汤执中在编撰《中华帝国全志》过程中，节录《本草纲目》，并认为这是中国当时自然科学水平的代表。18世纪，世界著名科学家、法国耶稣会教士杜赫德编纂刊行《中华帝国通志》，该书综合100余年欧洲传教士有关中国的调查报告，书中第三卷节录《本草纲目》，作者认为该书内容展现了中国乃至世界当时自然科学的最高水平。瑞典世界著名植物学家拉格斯特朗发现《本草纲目》具有重大科学价值，把该书推荐给欧洲著名生物学家、他的好朋友林奈，林奈以他睿智的眼光发现了《本草纲目》中蕴藏着的宝贵知识财富，并得到了启迪，撰写出了论文《自然系统》，该文一经发表就震惊世界科学界。《本草纲目》中丰富内涵是他建立植物学思想的重要知识源泉之一。西方植物分类学鼻祖林奈创立的分类法比李时珍创造的植物分类法要晚170多年。19世纪，英国世界著名生物学家达尔文称李时珍不仅是个医学家，而且是个博物学家，他的进化论思想汲取并引用了《本草纲目》的理论和例证，达尔文将《本草纲目》称为"东方医药巨典、中国古代百科全书、人类绿色圣经"。俄国世界著名科学家贝勒氏对中国植物学进行了深入研究，并撰著出版《中国植物志》，贝勒氏对《本草纲目》也进行了研究，认为李时珍"不愧为中国自然科学家卓越古今之一作家""《本草纲目》为中国本草学名著，有此一书，后此本草著作盖无能出其右者"。美籍华人李政道博士宣称，中华民族优秀文化博大精深，源远流长，以李时珍《本草纲目》为代表的中华传统（民族）医药文化为人类社会的健康事业作出了巨大的贡献，作为炎黄子孙应将其发扬光大，更好地造福生灵。世界著名的俄罗斯莫斯科大学、新加坡虎豹公园都悬挂和耸立着纪念李时珍的画像和塑像，在莫斯科大学的世界历史文化名人长廊上李时珍像被永远地镶刻其上。《本草纲目》多种木刻版分别陈列在英国不列颠、法国卢浮宫、德国皇家等博物馆内，以昭示普天下永恒敬仰。

中华人民共和国成立后，美国、德国、俄罗斯、加拿大、法国、英国、意大利、澳大利亚等国家医药学专家、学者以及国际友人纷纷慕名来到李时珍故里瞻仰这位伟大的世界级科学巨人。英国世界著名科技史专家、东亚科学技术历史馆馆长、英国皇家科学院院士李约瑟先生评价："李时珍作为科学家，达到了同伽利略、维萨里的科学活动隔绝的情况下，能在科学上获得如此辉煌的成就，是任何科学家所不能达到的最高水平。"又说："毫无疑问，明代最伟大的科学成就，是李时珍那部登峰造极的著作《本草纲目》，至今，这部伟大的著作仍然是研究……各门科学史的一个取之不尽的知识源泉。"1986年11月20日，李约瑟亲自来到李时珍陵园缅怀纪念。由此可见，李时珍及其《本草纲目》在中国和世界各国人民心目中拥有崇高的科学地位，拥有跨越国界、信仰、种族的感召力。

五、从植物、动物、矿物学及中医药学价值看李时珍及《本草纲目》

《本草纲目》总结了16世纪前我国在药学上的丰富知识，厘正历代本草学上的谬误；突破前人模式，创立了本草新体系；继承和发展中药药性理论，阐发用药配伍规律；充实了炮制、鉴定、制剂、方剂等学科的内容，对中药学的发展起到了极大的促进作用。现代世界科技史学家李约瑟称本书为"本草学著作的顶峰"，称其著作者李时珍为"药学界中的王子"。李时珍总结了古代关于植物的几乎全部知识，《本草纲目》1892种药中植物性药物占有1096种，收集了前代本草文献中有功能效用的药用植物种类，其中增加草部86种、谷部15种、菜部16种、果部33种、木部21种，共171种，扩大了对我国植物种类的认识；涉及植物界各门类，有藻类、菌类、地衣、苔藓、蕨类、裸子和被子植物。李时珍对我国古代本草的分类体系做出了重大的创新，对记载的植物"析族分类，振纲分目"，构成"十六部为纲，六十类为目，各以类从"的分类体系。李时珍所采用的分类方法和标准打破了自《神农本草经》以来按上、中、下三品分类的方法，提出了当时最先进、科学性最强的植物分类系统，基本上是从简单到复杂、从低级到高级的分类方法，大体与自然界发展的客观实际相符，为其后达尔文生物进化论的创立起了先导作用。李时珍的这种纲目种属的分类体系大致接近于现代植物分类学的系统，尽管现代植物学已有了更科学的分类方法，但《本草纲目》的这种分类法，至今仍为经济植物学界所采用，可以说李时珍是世界植物分类学的先驱者。

李时珍对动物的研究首先是从对动物的分类入手的，他打破前代本草书籍对各类动物不加区别地罗列组合方法，在400多年前将动物分为虫、鳞、介、禽、兽、人等五部是十分科学的，而又在每部下分若干类。如禽部分水、原、林、山禽等类，鳞部分龙类和蛇类，这些分类方法大部分与现代禽类学、鳞类学分类几乎没有差别。可见早在400多年前李时珍对动物学的分类是相当科学的，值得现代动物学工作者研究。更令人惊叹的是，李时珍对动物的分类是按从无生命到有生命、从简单到复杂、从低级到高级的自然界发生发展规律进行排列的，与动物界的进化历程相一致。李时珍《本草纲目》为现代动物学留下的丰富资料，已引起国内外动物学研究者的高度重视。特别是在动物资源破坏严重的今天，培养驯化野生动物是摆在动物学工作者面前的一项刻不容缓的任务。

《本草纲目》收载的各种矿物不仅仅只作药物，关于矿物的开采、探测，甚至冶炼均有述及，对现代矿物学、地质学工作者具有重要的参考价值。从《本草纲目》所收录的资料中不难发现，书中还记录有关于一些矿物产地分布特点和寻找矿物方法的生物地质化学的宝贵资料。如《本草纲目·铅》条，李时珍引《地镜图》曰："草青茎赤，其下多铅。"现代地质学勘探者根据李时珍所述的情况对铅矿丰富的地域进行考察发现，在铅矿贮藏丰富的地方，一些草本植物外观颜色确有变化，有的学者对这些植物所含金属元素进行了分析，证明其与含铅少的地方的同种植物大有区别。400多年前非常落后的科技手段条件下，仅凭科学推测及判断为今人留下的这些探矿方法，已被现代科技工作者研究证实是行之有效的。

李时珍有着极其精深的医学理论素养和丰富的临床实践经验，他在论述各种药物时表达了极多的医学见解：集历代医学文献之大全；继承和发挥前贤医学理论之精微；在医学理论上有着重大的创新；首创脑为元神之府学说。李时珍广泛汲取前贤科学理论之精华，加以提炼，以其博学多才的聪明智慧，以超越前人的气概第一次提出"脑为元神之府"的科学论点。在医学基础理论上李时珍提出的这一新论点是一重大的突破。李时珍新创肾间命门学说，并将命门与人的机体紧密地联系在一起，"下通二肾，上通心肺，贯属于脑"，这对历代前贤没有论及命门之形质，无疑是填补了空白，对临床医学也有独特的发挥。李时珍继承传统医学理论并有所发展。在临床方面，李时珍堪称临床医学家，对临床各科都十分精通，并有诸多创新。如内科，李时珍推崇"易水学说"，将其理论灵活运用于辨证施治：阐发温病的病因，瘟疫的传染途径；精于探索，揭示胆石症的奥秘；等等。这些科学创新与现代临床医学十分接近。李时珍揭示了胆石症的奥秘，对后世诊断胆石症与其他疾病的鉴别无疑有着积极的临床作用。李时珍对整个临床医学的贡献还体现在针灸、皮肤科等方面，对现今新兴学科如老年医学、急救医学亦有巨大贡献。李时珍还采用蒸煮患者物品的方法防止接触传染，充分体现了他防重于治的科学思想。在我国医学史上，李时珍采用蒸气消毒法是预防医学中最早的范例，不仅有其学术价值，更有历史意义。

六、从传统文化价值看李时珍及《本草纲目》

（一）匠心独运的语言文字

李时珍是一位伟大的医药学家，也是一位杰出的语言文字学家，其对语言文字的精深研究、驾驭语言文字的能力和造诣，后学者也是难望其项背。《本草纲目》全书用了单汉字 5690 多个，与中国四大名著《红楼梦》《三国演义》《西游记》《水浒传》所用的单汉字（4500 多个）相比，可以说《本草纲目》是我国历史上现存的古籍文献中所用单汉字最多的，达到了汉代许慎《说文解字》所收录的 9353 个单汉字的 60.8%，由此可见《本草纲目》的单汉字使用之广、之丰富。古籍文献特别是医籍本草的一个最大特点是生僻字多。《本草纲目》之中所用的生僻字数量较多，这也是一般医籍本草文献所难以比拟的。李时珍深厚的语言文字功底，在"释名"一项表现得尤为突出。《本草纲目》中使用重言（即叠间词）也是我国历史上，在医籍本草著作中使用最为集中的一次。重言广布于各卷有关药物的释名、集解等项下，有的用其状物，有的用其拟声，有的用其言情，有的用其强调，有的用其加强语言文字的表现力。《本草纲目》收录的词目，除药名词条外，还包括方剂名、病症名、人名、书名、地名及简称或简条，共计 15178 个。李时珍用来表示时间的不同词语有 200 多个，所用的异体字、古今字、通假字等在《本草纲目》中出现的数量也是一般古籍文献中所难以比拟的。从语言文字角度看，《本草纲目》简直是一部独具特色的中国语言文字库，从中可以展示中华文化博大精深的历史内蕴，还可以认识到中华文明的源头及其早期形态。

（二）广征博引的鸿篇巨著

参考李时珍在《本草纲目》第一卷序例上内容可知，李时珍为了编著好这部医药鸿篇巨著，参引的文献资料纷杂繁多。他将其归为三大部，其一为历代诸家本草，其二为引据古今医家目录，其三为古今经史百家书目。其中历代诸家本草就有 40 种；古今医家旧本 84 种，新本 277 种；古今经史百家旧本 151 种，新本 440 种。李时珍所引文献共有 992 种之多。另据不完全统计，在《本草纲目》第一卷序例上的引据书目中尚未收录其中的引用书籍有 130 种之多，例如北魏崔鸿撰的《十六国春秋》、东晋杨义撰的《上清九真中经黄老秘言》、明刘党撰的《不自秘方》等。李时珍在《本草纲目》实际引用的古籍文献超过了 1120 种之多，在浩瀚如海的中华文化典藏中尚没有哪一部著作超过李时珍《本草纲目》所参引的文献种类。在我国的诸子百家文献中，涉及医药科学相关的内容并不是很多，但是李时珍却能在浩瀚中华的文化库中搜录、探幽、采撷与自己编修本草最为有关的知识，并征集、总结、提炼而为他所用，从而构建成一个庞大的医药学体系。

（三）独具魅力的文学艺术

李时珍先儒后医，文化素养雄厚、文学造诣精深，所著的《本草纲目》拥有独特的文学艺术魅力。李时珍作为蕲州一带的大儒之医，他的文墨笔下，无疑有很深的文学艺术烙印。李时珍之所以能写出不朽名著《本草纲目》，其因素是多方面的，而雄厚的文学素养、精深的文学造诣是重要因素之一。李时珍先业儒后业医，寓文于药、寓诗于药、寓史于药、寓故事于药、寓谚语于药等，其文学手法和技巧很容易在笔下流露。李时珍在访采四方之时，在熟读古籍之际，从不放过民间文学的收集和采撷，并将其与医药知识巧妙地融合，使读者读而不厌，读而不烦。《本草纲目》中所收录的医案医话达 400 多首，每一首都是李时珍医术与文学故事相结合的精品，透过这些医案医话的字里行间，仍可想象李时珍临证时的举重若轻、挥洒自如和神态自若。编著如此浩大的《本草纲目》，李时珍家中的文房文化无疑十分丰富，李时珍不仅医文俱佳，又精于翰墨。《本草纲目》附图二卷，李时珍和他的儿孙们，虽然不是专业画家，但是植物特征描述得生动活泼、古朴可爱，根、茎、叶、花、果、种……动物神态、矿物纹理等绘制得十分准确清晰，李时珍和他的儿孙们如果没有高超的美学艺术水平，不可能留下如此精彩的画作。李时珍不愧是一位文学艺术高手，他把自己的语言风格揉参一些文学艺术成分，并加以发挥，使《本草纲目》这部科学著作增添了无穷的读趣。虽然科学著作一般都是结构性强、逻辑性严、体例格式固定，但是李时珍运用变化多端的文笔、丰富的想象，开创了科技著作融文学艺术有机结合之先河，把《本草纲目》编织成一个金谷之园、百草之园，绘制成一幅永留人类的美丽山水画，令人赏心悦目。

（四）朴素唯物的哲学思想

李时珍生活的年代，是以王阳明为代表的唯心主义统治下的思想文化界，李时珍没有被这种思想束缚，摒弃致良知、心即理、惟精惟一等性理之空谈，充分吸收古代先贤的中国哲学思想之精髓，并运用到医药实践活动之中，运用到对整个自然界（水、火、土、金、石、植、动等）的探索之中。李时珍创造性地运用了阴阳学说这一理论，他在阐述自然变化、人体生理功能消长、疾病治疗原则、药物配伍原则及药性理论时，全面地运用了阴阳学说。李时珍的《本草纲目》序例之中，"采药分六气岁物""七方""十剂""气味阴阳""五味宜忌""五味偏胜""标本阴阳""升降浮沉""四时用药例""五运六淫用药式""六腑六脏用药气味补泻""五脏五味补泻""脏腑虚实标本用药式"等，完全以阴阳学说作为理论根据进行阐述。李时珍运用阴阳学说发展了药学理论，对历代封建统治者和唯心主义思想家利用阴阳学说宣扬封建思想作为统治工具，作了无声的揭露，恢复了朴素的唯物主义的本来面目，极大地发展了阴阳学说理论。

李时珍在总结自然界中的变化规律和人与自然界的关系时，对五行学说做了大胆突破，把水定为《本草纲目》之始，次之以火、土、金，最后是木。这不是凭空臆断，而是科学地总结，李时珍认为水和火是自然界中最基本的物质，水是生命之始源，火为万物之动力，土为万物之母体。李时珍没有把五行的五种元素仅仅看成是一成不变的实体，而是把中国传统哲学中的五行概念推而广之，应用于研究人体的生理功能和病机变化，并结合药物学、方剂学的研究，利用五行相生相克的关系，来阐明药物的性味功能和药物配伍运用的理论，李时珍对五行学说理论的运用是历代哲学思想家难于想象的，这使中国传统哲学思想在自然科学界和人体生命科学界的应用得到了新的发展。李时珍突破传统思想的束缚，吸收了古代"气一元论"思想。李时珍认为天地诞生之初，只有一气，由气化生万物，人乃气化所生，并非鬼神之使，上帝所造。李时珍间接地对唯心主义作了否定，坚持了朴素的唯物主义，这种正确的自然唯物观，是其取得巨大科学成就的重要思想基础。李时珍的身上拥有我国古代哲学思想之精髓，他认为"天地之造化无穷，人物之变化亦无穷"，用发展的观点，用运动变化的观点去分析事物，解析人体变化，格"万物之道"，穷"万物之理"，这使他在科学探索中很容易抓住运动变化的规律。

正是李时珍掌握了科学地认识事物和研究事物的哲学思想武器，形成了严密的逻辑思维方法，摆脱了传统落后的唯心主义的桎梏，从而远远地超过了其前代众多的杰出人物，取得了人类历史上最为辉煌的科学成就。

七、从现代应用概况看李时珍及《本草纲目》

金陵本《本草纲目》自 1596 年初刻问世之后，420 多年来在海内外的翻刻传播情况十分频繁，我们按朝代和年份进行了详细的考证分析，结果显示:《本草纲目》自首刊至今已有 190 次翻刻，平均每 2.2 年有一次翻刻。在国内，如不计节摘本、学术研究本、衍生本、科普生活本等 300 多种，标准全版翻刻本有约 130 次，平均每 3.3 年翻刻 1 次；在国外（包括节摘译本和全版）共有 61 次翻刻，平均每 7 年翻刻 1 次。从明代至今，随着时代的进步与发展，其翻刻率也在逐渐上升，这对我国中医药学的影响之深不言而喻，同时还远播到亚、欧、美等世界各国，先后被翻译成日、朝、英、法、德、俄、拉丁等多种语言文字。《本草纲目》自问世至今不仅强烈地震撼着中国，震撼着黄皮肤、黑头发的亚洲，就是金发碧眼的欧美国家也同样如此，达尔文、林奈等一大批欧美科学家，其科学成果的取得无不得益于这部伟大著作的影响。可以说，世界不同的语言文字、不同的肤色人种、不同的国度民族里都在传播着中国李时珍的《本草纲目》，这在世界科技文化交流史上是极为少见的。说明《本草纲目》在科学技术高度发展的今天，依然具有重大的科学实用价值，其影响是空前的。

除中医药科技人员在研究工作中把《本草纲目》作为经典引用外，文献学、植物学、动物学、矿物学、物理学、化学、天文学、物候学、气象学、环境学、食品学、哲学、文学、民俗学、历史学、民族学、文物学等数十种行业专家在其研究工作中也将《本草纲目》作为经典引用。据统计，中华人民共和国成立后，国家出版了 10 版《中国药典》，特别是 1953、1963、1977年三版《中国药典》的中药部分均留下了《本草纲目》的痕迹，其后的历版药典亦受《本草纲目》的影响。现代新药研究与开发多将《本草纲目》作为必参的重要文献。现代大型中药文献专著编撰均把《本草纲目》作为重要经典引用。

《本草纲目》就是一条中华传统历史长河，既贯穿了李时珍那个时代之前的 2000 多年的过去，又深深地影响着李时珍之后的 420 多年的医药科学、自然科学的发展历程。《本草纲目》已成为研究现代中医药学和多学科的发展基石，依然具有强大的生命力。

李时珍寿长 76 岁，相较漫长的历史长河，他的一生只是短暂的一瞬。李时珍给未来的人类留下了一片深不可测的浩瀚之海，当我们遨游其中之时，才感觉到《本草纲目》犹如斑斓壮阔、深邃磅礴之海，对于深潜在海底的无尽宝藏，现代人只能触摸到它的"金山一角"，无法探测到其全部。《本草纲目》内容之丰富，涉及学科之广泛，纵观我国历史上的任何时代和任何著作都是无法比拟的。《本草纲目》不是一般的知识体系，而是一个庞大和多元的知识体系，不仅有分科的知识体系，更有综合各学科的理论纲要，可以说《本草纲目》是中华民族数千年传承昌盛的发展历史和实践积累。李时珍为人类构筑的这么一个庞大而多元的科学体系，在 420 多年的历史长河中迸发出了光芒四射的智慧，已成为人类社会"取之不尽的知识源泉"。

　　虽然李时珍诞辰已过去 500 周年了，但是李时珍和李时珍的那部辉煌巨著《本草纲目》已和中华民族一起渗透进了中华儿女的血脉之中，正如老子所言"死而不亡谓之寿"，李时珍的生命和他对人类所作出的巨大贡献及其留给人类的伟大精神，绵延至今、传之久远。郭沫若先生给李时珍的人生和贡献做了千古一绝的诠释："造福生民，使多少人延年活命，伟哉夫子，将随民族生命永生！"在这里，笔者发自内心地感叹：即使在科学技术高度发达的今天我们仍然可以肯定，李时珍的贡献是伟大的，《本草纲目》的学术价值是永恒的！

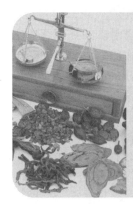

第二章
《本草纲目》药学贡献研究

《本草纲目》为明代医药学家李时珍所著，是在宋代唐慎微的《证类本草》基础上，参考800多部医药著作，结合李时珍自身临床实践，历时27年，三易其稿编写而成的药学巨著。全书共52卷，所收集的药物及方剂较广，载有药物约1892种，附方11096首。书中的很多药物不仅收集了历代本草医籍的记载，而且还融入许多李时珍自己的认识和应用经验。书中纠正了许多古代本草记载的谬误，对指导现今中药安全合理应用具有重要意义。同时书中还记载了许多膏、丹、丸、散等传统中药剂型的制剂内容，为现今中药制剂制备方法和临床应用提供了重要参考。

第一节 药学贡献研究

一、对中药安全合理应用的贡献

《本草纲目》是我国明代伟大的医学家李时珍历经27年编撰而成，书中采用了文献考证、实地调查、标本采集、临床观察等多种研究方法，系统总结了我国16世纪以前的用药经验，全面继承了我国古代药物学的成就。王世贞在《纲目》序中写道，李时珍因感于"《本草》一书……第其中舛谬差讹遗漏，不可枚举"，于是决心"考古证今，奋发编摩，苦志辨疑订误"，也就是要纠正古代本草的谬误，修改古代本草中不合时宜的内容，补充新发现和新研究的成果。因此，李时珍对中药安全合理应用尤为重视，书中纠正了过去的本草学中对中药认识、炮制及应用等方面的若干错误，对中药安全合理应用作出重要贡献，现从如下几个方面进行简要介绍。

（一）敢于纠正前人谬误邪说

李时珍编著《本草纲目》时态度十分明确，要"苦志辨疑订误"，对前人的资料以分析批判的态度吸收，"故善观书者，先求之理，毋徒泥其文"，即不能泥古不化，并在各药条下列有"辨疑、正误"和"发明"，记载其对药物考辨的成果。如艾【发明】中对艾叶药性进行探讨，曰："苏恭言其有生寒，苏颂言其有毒。"他没有被迷惑，而是直接指出定性依据的错误："一则见其能止诸血，一则见其热气上冲，遂谓性寒、有毒，误矣。"

明代之前受道家炼丹术的影响，习惯以有毒之药或金石之类炼丹，作为长生延年之剂。李时珍在肯定和吸收前人用药经验的同时，对前人谬误进行了纠正和批判。如莨菪，引《本经》说："久服轻身，使人健行……强志益力。"引陶弘景曰："久服通神康行，足为大益。"随后李时珍指出莨菪："能令人狂惑见鬼，昔人未发其义者……能使痰迷心窍，蔽其神明，以乱其视听故耳。"对《三国志》中关于芫花的记载进行了否定，云"魏初平中，有青牛先生，常服芫花，年百余岁，常如五六十人"（五六十岁），并辟之曰："芫花乃下品毒物，岂堪久服？此方外迂怪之言，不足信也。"李时珍对丹砂火煅有毒也早有认识，他指出"丹砂入火则热而有毒，能杀人"，并列举了前人服丹药伤命的事实，以说明丹砂等炼服之祸。如丹砂条【发明】项，李时珍引叶石林《避暑录》云："林彦振、谢任伯皆服伏火丹砂，俱病脑疽死。"引张杲《医说》载："张悫服食丹砂，病中消数年，发鬓疽而死。"又引周密《野语》载："临川周推官平生孱弱，多服丹砂、乌、附药，晚年发背疽。"李时珍引这些服砂致死的例子，认为"医悉归罪丹石，服解毒药不效"，警醒世人"皆可为服丹之戒"。在"礜石"条，李时珍对《别录》记载生礜石"久服延年"的记载进行了批判，认为"此皆方士谬说也，与服砒石、汞长生之义同，其死而无悔者乎"！

（二）重视通过炮制降低药物毒性

有毒药物通过炮制，可以减轻其毒性或副作用。《本草纲目》对此记载甚详，如半夏的炮制，《本草纲目》载："凡用，以汤洗十许过，令滑尽。不尔，有毒戟人咽喉。"又云："方中有半夏必须用生姜者，以制其毒故也。"又如附子，《本草纲目》载："熟用者，以水浸过，炮令发拆，去皮脐，乘热切片再炒，令内外俱黄，去火毒入药。又法。每一个，用甘草二钱，盐水、姜汁、童尿各半盏，同煮熟，出火毒一夜用之，则毒去也。"现代研究表明，附子皮和脐含有毒成分乌头碱最多，去皮脐及水浸均可减少乌头碱含量，加上煮、炒等加热处理，也能破坏乌头碱，甘草、姜汁、盐水也都有减毒作用。《本草纲目》载何首乌炮制"去粗皮，米泔浸一夜，切片""铺（黑）豆一层，首乌一层，重重铺尽，蒸之""如此九蒸九晒，乃用"。而现今《中国药典》载何首乌炮制方法为何首乌片或块用黑豆汁拌匀后蒸，蒸至内外均呈棕褐色，或晒至半干，切片，干燥。近年来关于何首乌及其制剂引发肝损伤等不良反应事件时有报道，国家不良反应中心已收到何首乌肝损伤的不良反应报告，而查阅古代医籍鲜有何首乌毒性事件的记载。对比《本草纲目》载何首乌"九蒸九晒，乃用"与现今《中国药典》一次蒸晒炮制，古人的多次炮制对何首乌毒性物质的减除可能更有帮助。现代的研究和临床应用均证明炮制过的何首乌肝毒性明显降低。上述所载不同的炮制方法，是具有科学性的，至今仍有实用价值。

（三）纠正前人毒药炮制的错误方法

李时珍对毒药炮制的研究，不仅仅是综述前人的文献集成，而且对前人的炮制方法进行批判地继承，绝不"遵古"盲从，错误者订正，失宜者改进，不足者补充，发展了毒药的炮制经验。如砒石的炮制，李时珍指出："医家皆言生砒经火则毒甚，而雷氏治法用火煅，今所用多是飞炼者，盖皆欲求速效，不惜其毒也，曷若用生者为愈乎？"他认为生砒火煅毒性更大，升华后成为纯度更高、毒性更大的砒霜，临床使用则更易引起中毒，此处李时珍纠正了雷公炮制论的错误。大戟的炮制，雷公为"与海芋叶拌蒸"，李时珍认为"海芋叶麻有毒，恐不可用也"。海芋叶有毒，误食会引起舌喉发痒、肿胀、流涎或肠胃灼痛、恶心、呕吐、惊厥，严重者可致窒息，心脏停搏而死亡，用有如此大毒之药来炮制有毒的大戟，显然有增加毒性的危险，是不可取的，李时珍纠正了前人的错误。

（四）重视用药的配伍、妊娠、症候及饮食禁忌

《本草纲目》对用药禁忌十分重视，尤其是对配伍禁忌及妊娠禁忌，在序列二"相须相使相畏相反诸药"收载药物300多种，记载了药物配伍相畏的有130条，配伍相反的有36种。列明妊娠禁忌药物86种，提出了妊娠禁忌药物的危害，这对孕期的安全用药有十分重要的意义。

1.配伍禁忌 《本草纲目》专列"相须相使相畏相反诸药"条，载药300多种，李时珍在《药对》基础上续增，记载有药物配伍相畏的有130条，配伍相反的有36种。如甘草反大戟、芫花、甘遂、海藻；乌头反半夏、栝楼、贝母、白蔹、白及；藜芦反人参、苦参、玄参、丹参、细辛、芍药、狸肉；巴豆恶牵牛；官桂畏生葱、石脂；人参畏五灵脂；水银畏砒石；硫黄畏朴硝；狼毒畏占斯、密陀僧……现代的"十八反""十九畏"的具体内容都包含在里面，并且增补了诸如河豚反荆芥、防风、菊花、桔梗、甘草、乌头、附子；蜜反生葱；柿反蟹；五加皮畏玄参、蛇皮；石斛畏雷丸、僵蚕；白及畏杏仁、

李核仁；细辛畏滑石、消石等，现多不列为配伍禁忌范畴，但仍可为临床使用提供参考。

2. 妊娠服药禁忌　李时珍十分注重妊娠服药禁忌，并在书中列明86种妊娠禁忌药物，提出了妊娠禁忌药物的危害，如堕胎、损伤胎儿、延长孕期、致畸、难产、影响胎儿出生后的生长发育。这对孕期的安全用药有十分重要的意义。能造成堕胎的药物有锡粉、水银、代赭石、芒硝、皂荚、附子等38味药；引起滑胎或类似滑胎的药有龟甲、兔肉、红花、牵牛子等8味药；破血消癥的药有雄黄、桃仁、厚朴、巴豆、干漆、苏木等13味药；绝育药有薇衔1味。

3. 证候禁忌　李时珍强调用药应遵循"寒者热之，热者寒之""虚者补之，实者泻之"等原则，倘若不遵循此用药规律则易产生明显的不良反应。如茄子性寒，李时珍认为"凡久冷人不可多食，损人动气，发疮及痼疾"；贝母和半夏均为祛痰药，顾忌半夏的毒性常有贝母代用，"俗以半夏有毒，用贝母代之"，但半夏燥湿祛痰的功效贝母是代替不了的，因此李时珍指出："脾胃湿热，涎化为痰，久则生火，痰火上攻，昏愦僵仆謇涩诸证，生死旦夕，亦岂贝母可代乎？"

4. 饮食禁忌　饮食禁忌，即服药期间的忌口。李时珍在《本草纲目》中分为服药食忌和饮食禁忌，认为有两种情况：一是服用某些药时不可同吃某些食物，如甘草忌猪肉、菘菜、海菜，丹参、茯苓、茯神忌醋及一切酸等；二是由于疾病的关系，在服药期间，凡属生冷、黏腻、腥臭等不易消化及有特殊刺激性的食物，都应根据需要予以避免。如李时珍曰："凡服药，不可杂食肥猪犬肉、油腻羹鲙、腥臊陈臭诸物；不可多食生蒜、胡荽、生葱、诸果、诸滑滞之物……"

（五）重视药物的煎服药方法及用法用量

《本草纲目》对于中药的煎煮方法、剂量是否准确，服药的时间、方法是否合理以及用药疗程是否恰当等也十分关注，这些不仅直接影响药物的疗效，而且与药物不良反应的发生也密切相关。

1. 煎服药方法　李时珍极为强调药物煎煮方法的重要性，如在芦火、竹火下说："凡服汤药，虽品物专精，修治如法，而煎煮者卤莽造次，水火不良，火候失度，则药亦无功。"

2. 强调服药方法　如在香薷下说："其性温，不可热饮，反致吐逆；饮者惟宜冷服，则无拒格之患。"在附子下说："凡用乌附药，并宜冷服者，热因寒用也。盖阴寒在下，虚阳上浮，治之以寒，则阴气益甚而病增，治之以热，则拒格而不纳。热药冷饮，下嗌之后，冷体既消，热性偏发，而病气随愈，不违其情而致大益，此反治之妙也。"

3.用法用量 "是药三分毒"，李时珍极为重视药物的用法用量，强调不仅有毒药物的用量必须控制在安全范围之内，而且无毒药物的用量过大也易导致不良反应。如荜茇多服走泄真气，令人肠虚下重；肉苁蓉骤用，反动大便滑也（长时间连续用药造成药物在体内蓄积，可引起慢性不良反应或中毒现象）。射干久服令人虚；茯苓皮此物有行水之功，久服损人。

（六）注重药材混乱品种的澄清，揭露造假、售假行为

药材的品种混乱，同名异物、异物同名的现象普遍，危害极大，轻则影响疗效，重则影响患者生命安全。李时珍对此十分重视，他经过精心考察，详分细辨，对纠正前人所造成的药材混乱品种方面作出了重要的贡献，在其《本草纲目》中记载和纠正品种混淆的有 380 条。例如陈藏器载天麻："天麻生平泽，似马鞭草，节之生紫花，花中有子，如青葙子，子性寒，作饮去热气。茎叶捣敷痈肿。"而李时珍认为天麻又名赤箭，其曰："赤箭以状而名……天麻即赤箭之根。""陈氏所说，乃一种天麻草，是益母草之类是也，《嘉祐本草》误引入天麻下耳，今正其误。"李时珍纠正了天麻的"同名异物"现象，指出了其他本草的错误。

李时珍还极为关注当时药市上的造假售假行为，揭露了许多药材参伪方法并详细记载如何辨别药材的真伪。如李时珍揭露了人参伪品和鉴别方法："伪者皆以沙参、荠苨、桔梗采根造作乱之。沙参体虚无心而味淡，荠苨体虚无心，桔梗体坚有心而味苦。人参体实有心而味甘微带苦，自有余味……近又有薄夫以人参先浸取汁自啜，乃晒干复售……不可不察。"

《本草纲目》为李时珍"搜罗百氏，访采四方"汇集而成，对古代本草中已论述的内容，他都一一进行仔细甄别，"复者芟之，阙者缉之，讹者绳之"，去粗存精、去伪存真，并敢于纠正前人的谬误，坚持科学观点，反对神仙方术等迷信思想，一针见血地指出"久服神仙不死""养白鸡能避邪"等为"不经谬论"，纯属无稽之谈。李时珍重视实践，身体力行亲自炮制部分药物和试一些毒性药物，重视通过炮制降低药物毒性，对前人毒药炮制的一些错误方法进行了纠正。李时珍对用药禁忌也极为重视，列举了多条配伍禁忌、妊娠禁忌、饮食禁忌，证候禁忌也多有注明；也极为重视药物的煎服药方法及用法用量；李时珍还到处采药和走访，采集标本，澄清药材混乱的品种，揭露了许多药市造假、售假行为，保证用药的安全。李时珍所撰《本草纲目》是巨大的中医药知识宝库，值得进一步挖掘整理。

二、对丹药制剂的贡献

丹剂是利用汞、硝、矾、硫黄等无机物经加热升华或熔合所制成的不同结晶形状的无机化合物的制品，也称升药，可配制丸散或锭剂等剂型应用，是我国劳动人民在长期与疾病做斗争中及冶炼技术的基础上发展起来的，是中医药学中应用最早的化学药品。对我国科技发展史颇有研究的英国学者J.Needham（李约瑟）博士曾做出论断："医药化学源于中国。"由此可见，丹剂也是世界医药学中应用最早的化学药品，今天已成为中医外科常用的有效制剂之一。

丹剂起源于春秋战国时期，汉末魏伯阳所著《周易参同契》是现存记载炼丹术最早的书籍，书中载有硫与汞生成红色硫化汞的反应。此后，晋代葛洪，唐代孙思邈，宋代陈师文，明代李时珍、陈实功，清代祁坤等医药学家对丹药制剂在医药学上的应用均有所贡献。20 世纪 50 年代末期，胡长鸿曾撰文对李时珍在药剂学上的成就作过系统介绍，但未涉及丹药制剂方面。本文就李时珍在《本草纲目》中对丹药制剂的贡献做一总结。

（一）详集古籍，保存了古代丹药制剂的重要文献资料

《本草纲目》集录了自汉代以来已亡佚或残存的文献，如《周礼·天官·疡医》《周礼·郑注》《名医别录》《图经本草》《胡演升炼丹药秘诀》《东阳方》等有关丹药制剂组成、制备方法及临床应用等资料。远在周代《周礼·天官·疡医》中就有"疗疡以五毒攻之"的记载，据东汉郑康成注云："今医方有五毒之药，作之，合黄堥（即现在炼丹所用的阳城罐，因当时此物是黄土做的，故叫黄堥——作者注），置石胆、丹砂、雄黄、矾石、磁石其中，烧三日三夜，其烟上着，鸡羽扫取以注疮，恶肉破骨则尽出也。"郑康成所注五毒药的药物组成、炼制方法、炼制工具及主治应用与现代丹药制剂大体相同，可以说是我国丹药的起始。李时珍将其辑入《本草纲目》，完整地保存了早已失传的古代医方中早期丹药制剂的原型。其后，晋·范汪著《东阳方》，书中载有"治缓疽恶疮，蚀恶肉"的"飞黄散"，实为五毒药的发展，方由雌黄、丹砂、雄黄、磁石、曾青、白石英、矾石、石膏、云母、钟乳十味药组成，较郑康成方多五味药，其中丹砂、磁石、矾石和雄黄为两方共有，升炼时间由三日三夜缩短为一日。药味增加而时间缩短，是古人对丹药制剂进行实践摸索的记录。李时珍将其作为附方辑入《本草纲目》硫黄条下，其不没功绩是又为丹药制剂保存了一条重要资料。

用汞金填充牙齿是我国劳动人民的一项创造，欧洲是在 1819 年由美国的 Bell 和 1926 年德国的 N. Taveall 才开始使用这一方法的，而我国远在唐代《新修本草》（659 年）中即有记载："以白锡合银及水银合成之，以堪补牙齿缺落。"李时珍将其作为珍贵资料载入《本草纲目》中，并云今方士家有银脆，恐即此物。为发扬光大我国这一创造作出了贡献，为后世辑复《新修本草》[现有尚志均辑本和（日）冈西为人辑本——作者注]提供了重要的参考资料。

李时珍在《本草纲目》中辑入了《胡演升炼丹药秘诀》这部丹药专著中水银、银朱、灵砂等药的升炼法。还集录了《医方摘玄》《医学统旨》《岭南卫生方》《濒湖集简方》《活幼全书》等四十余种医药书籍中有关丹药制剂的临床应用资料，其中许多书籍现已亡佚，《本草纲目》从而为后世进行丹药制剂的研究提供了极其宝贵的技术资料。

（二）勇于创新，发展了丹药制剂的制备方法和临床应用

粉霜，又名水银霜，是升华法所制甘汞，组成为氯化亚汞，是今天仍然广泛使用的药物，但其升炼方法很早就有记载。据《外台秘要》三十二卷载，早在西晋（265～316年）时即有"催氏造水银霜法"，唐·孙思邈所撰《千金翼方》中载有"飞水银霜法"，也是早期升炼粉霜的方法之一。李时珍并没有沿用这些古代方法，而是通过实验摸索出新的升炼法，即"用真汞粉一两入瓦罐内令均，以灯盏印盖罐口，盐泥涂缝，先以小炭火铺罐底四周，以水湿纸不住手在灯盏内擦，勿令间断，逐渐加火至罐颈住火，冷定取出，即成霜如白蜡"，并指出其有"下痰涎、消积滞、利水"的作用。据现代研究，"催氏方"虽称"水银霜"，但按它的处方组成及制法考察其产物主要是升汞 $HgCl_2$，只含有少部分甘汞 Hg_2Cl_2，因而毒性增强。《千金翼方》"飞水银霜法"的主要产物虽是刺激性较低的甘汞，但仍含有少量的升汞，且该法操作繁琐，时间长（约须升炼七日），产品得率也较低，很显然，这两种古代升炼粉霜法都是不科学的。敢于实践、勇于创新的李时珍并不是盲目地凡古皆遵，人云亦云地照搬古代升炼法，而是不断实验，努力探索，摸索出升炼粉霜的新方法。此法所制粉霜质较纯粹，为白色不透明质沉而软之粉末或白色结块，正如《本草纲目》所述"成霜如白蜡"，其氯化亚汞含量可达99%以上，临床应用也证明其刺激性较小。因此，这种用轻粉转升制造粉霜的方法一直沿用至今，已成为现代升炼粉霜的基本方法，《中药大辞典》所载的粉霜制法即是由《本草纲目》升粉霜法衍化出来的。

在《本草纲目》中，李时珍还叙述了水银、轻粉、银朱等汞化合物的制备与主治应用。汞制剂在今天已成为一类重要药物，它包括防腐杀菌药和利尿剂，欧洲人用汞制剂利尿只是近几十年的事，而李时珍早在四百年前就掌握了粉霜等含汞丹药制剂的药用价值及升炼方法，如果没有古代人民对汞及其化合物在制备及应用方面的宝贵经验，很难想象今天的汞化合物在制剂及医药化学等方面能有这样多的成就。

轻粉外用有攻毒去腐作用，主要成分为 Hg_2Cl_2，化学上又名甘汞（Calomel），古人多以皂矾、水银、盐升炼而成，李时珍却积极主张用白矾 $[KAl(SO_4)_2 \cdot 12H_2O]$ 代替皂矾（$FeSO_4 \cdot 7H_2O$），他将明矾作原料的处方列为升炼轻粉的首选方，并通过实践得出"一两汞，可升粉八钱"的结论。从现代研究来看，皂矾和明矾都是经过高温分解制得 H_2SO_4（氧化剂），但皂矾需要较高温度（250℃）才能分解，而白矾则在较低温度（200℃）即可分解，且白矾分解 H_2SO_4 的得率较皂矾高，因此，用白矾作原料升炼轻粉可节省燃料，增大反应物浓度而利于反应进行，提高化学反应和升华速度，使升炼时间缩短为两炷香（1 个多小时），轻粉的得率（按投入汞量计算）达 80% 以上。在 20 世纪 20 年代初期，王季梁先生曾根据《本草纲目》记载的明矾法炼制轻粉，观察其反应，结果甚佳（见《科学》七卷五期）。20 世纪 50 年代，杜建业同志曾采纳李氏主张，用白矾作原料升炼轻粉，并测定升华物 Hg_2Cl_2 含量，结果均在 99% 以上。可见李时珍大胆地主张用白矾是有实际意义的。

治"痈疽恶疮、杨梅诸疮"的"五宝霜"是李时珍首创的，方为"水银一两、朱砂、雄黄各二钱五分，白矾、绿矾各二两半，研匀罐盛，灯盏盖定，盐泥固济，文武火炼，升罐口扫收，每以三钱，入乳香、没药各五分，洒太乙膏上贴之，绝效"。此方已接近现代丹剂方，李时珍的创新为现代升药的发展打下了牢固的基础。

（三）敢于斗争，推动了丹药制剂及早在外科上的广泛应用

自秦汉以来，一些方术之士吹嘘丹药"久服神仙不死"，逐渐盛行炼丹服食之风，魏晋南北朝时期，有不少人因服食水银、丹砂等丹药制剂而丧命，不死的也落下残疾。李时珍对此做了尖锐的批评，他指出，汞及丹药能"入骨钻筋、绝阳蚀脑，阴毒之物无似之者，而大明言其无毒，本经言其久服神仙，甄权言其还丹元母，抱朴子以为长生之药，六朝以下贪生者服食致成废笃而丧厥躯，不知若干人矣"。并强调："方士固不足道，本草其可妄言哉，水银但不可服尔，其治病之功，不可掩也。"李时珍的这些精辟论述，一方面严肃地捍卫了本草学的科学性，另一方面也澄清了丹剂的作用，肯定了丹药制剂的药用价值，对推动、促使丹药制剂在医药学上的应用，作出了伟大的贡献。

丹剂如今能成为外科常用的有效制剂，与李时珍敢于批判"仙丹妙药"之说是分不开的。有人在研究丹剂发展史时发现，丹剂起源和载入史书较早，但载入外科典籍中却甚迟，如 12 世纪的《卫济宝书》（1171 年）、14 世纪的《外科精义》（1335 年）、16 世纪的《外科理例》（1513 年）等许多外科专书均未见收载，直至 17 世纪才正式著录入《外科正宗》（1617 年），可见丹剂从先秦至宋元一直是为求长生不死而作为"仙丹妙药"炼制的，这就阻碍了它在医药学，尤其是外科上的应用。16 世纪的李时珍根据实际经验，引经据典，以科学的论点揭穿了方士的骗术，才使丹剂广泛应用于外科，并得以发展，成为今天外科必不可少的常用中药制剂之一。

由此可见，李时珍虽不是炼丹家，但他在丹药制剂方面的贡献是巨大的。

《本草纲目》这部具有重大学术价值的科学文献，对当时丹药制剂制备与应用的发展有其卓越的贡献，对当代丹药制剂研究有着重要的参考价值，对当代汞化合物药物化学的发展也起了重要作用。

三、对药物分类的贡献

李时珍曾批评前人在本草分类上草木不分，虫鱼互混，当并而析，淄渑交混，泾渭无分；在药物记载方面名称多杂，或一物而析为二三，或二物而混为一品。为了把前人的舛谬、遗漏及猜度、附会之处弄清楚，并加以改正、补充，他在《本草纲目》中，以标列正名为纲，其余附释为目，每药下面分校正、释名、集解、正误、修治、主治、发明、附方等若干条例，加以分述。其中校正条简单明了，对本草学有着重要意义。但在众多的研讨《本草纲目》的文章中，几乎不见有讨论"校正"的。校正条虽寥寥数字，但其观点却都在"集解"和"正误"条中得到了充分的论证，是"集解"和"正误"的结论。现对《本草纲目》植物部分的校正条做一个归纳和分析，以便人们更好地认识校正条对本草学和药物分类的意义。

（一）校正的内容及范围

初步统计整个植物部分校正条共 203 条，按其校正内容可分三大类，即合并、分出和互移。

1. 合并　有 90 余条。主要有以下 3 种情况：①因名称不同，前人误认为是不同种植物而分别叙述的。如豨莶与猪膏莓，酸浆、苦耽与灯笼草，白及与白给等。②同一药物因药用部位不同而被前人误认为是不同药物的，如天花粉与栝楼、泽兰与地笋等。③种属相近、功用相同的，如芒与石芒等。

2. 分出　有 18 条。主要是一些品种及功用完全不同，或种属亲缘关系相近，但品种不同，或主要功效大致相仿，但作用大小不同的。如枸橼与豆蔻，木瓜、楙楂与楂子等。

3. 互移　有 95 条。主要有以下几种类型：①移入草部的：自菜部移入的可分两类：一是根本不能食用的，如石胡荽"形状宛如嫩胡荽，其气辛熏不堪食"。再是古人做菜，后人不再食用的，如葵"古者葵为五菜之主，如今人不复食之，故移入此"。自木部移入的主要是些藤本植物，如钩藤、千金藤等。此外，亦有少数自果部移入的。②移入菜部的：主要是根据当时对该植物的食用习惯而移的，如薯蓣在《本经》中列为草部，后来，"掘取食之以充粮，南康间最大而美，服食亦用之"。遂列入菜部。薯蓣至今仍被人们视为美味佳蔬。移入菜部的还有生姜、土芋等，其食用习惯沿袭至今。③移入果部的：一些木本植物的果实，前人均以其原植物为木本而列木部，李氏则认为其入药部位为果实，故将其移入果部，如槟榔、枳椇等。除了在植物部分互移外，还有自植物部分移出的，如五倍子自木部移入虫部卵生类等。

（二）校正条的意义及贡献

1. 澄清了本草品种的混乱现象，解决了同名异物和同物异名问题。如《唐本草》曾"谓豨莶似酸浆，猪膏莓似苍耳"，是两种不同的药物，这两药又常与火枕草、地菘相混称，古来"数说各异"，十分混乱。对此，"时珍尝聚诸草谛视"，又参考有关文献，最后认定沈括所说："豨莶即猪膏莓者，其说无疑也。"并在豨莶条下立下了校正条"并入唐本猪膏莓"。又如掌禹锡《嘉祐本草》既在草部列酸浆，又在菜部列苦耽，李时珍经调查研究后指出："酸浆以子之味名，苦葴、苦耽以苗之味名也，灯笼、皮弁以角之形名也。"实质为一物。并立下校正条将其并入一起。

2. 纠正了因药用部位不同而造成品种混乱的现象，明确了药物的药用部位。如枳即芸香科植物酸橙，枳壳、枳实为这一植物不同时期的果实，枳壳为酸橙的干燥未成熟果实，枳实为酸橙的干燥幼果。宋人马志在《开宝本草》中既列枳实又列枳壳，李时珍明确指出："枳乃本名，实乃其子，故曰枳实，后人因小者性速，幼呼老者为枳壳。"遂将其并入枳条。又如苏颂在《图经本草》既列栝楼又列天花粉，李时珍经核实认为两者是同一品种，栝楼是指果实而言，天花粉是就根而论，因而将其合并。现代植物学亦证实二者是同一植物的不同药用部位。再如龙眼、槟榔、枳椇，前人以他们的原植物为木本而列木部，李时珍根据其入药部位是果实而将其移入果部，从而明确了这些药物的药用部位，为后人研究提供了方便。

3. 提示了科属亲缘关系相近的药材，虽主要功效相同，但有优劣之分，不能混用，为后世区分正品、代用品及地方习惯用品打下了良好的基础。如木瓜、楂子、榠楂三药，前人本草将其列入一条，时珍在榠楂条"集解"项下指出这三物"皆是一类各种，故其形状、功用不甚相远，但木瓜得木之正气为贵耳"，故该校正条将三药分开记述。从现代分类学来看，木瓜、榠楂和楂子均隶属蔷薇科，但分属贴梗海棠、榠楂和木桃的果实。从现在的药用习惯来看，木瓜入药的主要部位是贴梗海棠的果实，又称"皱皮木瓜"，视为木瓜正品，《中国药典》1985年版收载的木瓜即是贴梗海棠的果实。而在华东、西南及河南等部分地区尚把榠楂的果实作木瓜入药，又称"光皮木瓜"。在西南和陕西等少数地区则以木桃的果实作木瓜入药，又称"狭叶木瓜"。李时珍认为三药亲缘关系虽相近，但品种不同，功效虽大致相同，但木瓜作用最好，应视为正品，不能与榠楂和楂子混同，这一观点是非常正确的。

4. 纠正了前人因盲目抄袭、牵强附会及猜度臆断而导致的错误。如古人将木耳附于桑下，其实不然，木耳为木耳科木耳的子实体，但古代则以生于不同的树木上分别为不同之种，陶弘景说："此云五木耳，而不显言是何木，惟老桑树生桑耳。"因此，许多前人本草将木耳附桑白皮条下，李时珍在木耳条指出："木耳各木皆生，其良毒亦必随木性，不可不审，然今货者，亦多杂木，惟桑、柳、楮、榆之耳为多云。"因此，把木耳附于桑下，未免牵强附会了，故李时珍设校正条将其从桑白皮条下分出，另立木耳条。又如五倍子是我国劳动人民发现的宝贵药物，可古代本草家却凭猜度臆断而定论，宋《开宝本草》的作者认为五倍子是草子收入草部，《嘉祐本草》的作者却认为是木实移入木部。李时珍经过实际考察发现五倍子是寄生在盐肤木上的小虫作的"虫球"，于是他指出了前人"虽知生于肤木之上，而不知其乃虫所造也"，遂将其自木部移入虫部卵生类，从而改变了数百年的错误。现代证明五倍子主要是五倍子蚜和倍蛋蚜寄生在漆树科植物盐肤木等同属几种植物叶上的虫瘿。

因此，《本草纲目》校正条，对正确鉴别药用植物，避免错误用药具有重要意义，对植物学、本草学的发展也起了积极的促进作用，为我国古代植物（药物）分类学作出了重要的贡献，为建立现代植物系统分类方法打下了良好的基础，为后世进行本草学研究，尤其是中药材品种的考证、分类提供了科学的依据。

（三）对部分校正条的商讨

《本草纲目》校正条的绝大部分是正确的，但也有少部分校正内容值得商榷，现指出供参考。

南星与虎掌，前人本草将其分立，时珍将其合并。从现在天南星的使用情况来看，作天南星入药的植物甚多，计有二十余种，均为天南星科植物。过去国内外有关文献大都认为虎掌和南星是天南星科天南星属的一种或数种植物的总称，并认为虎掌是南星中的佳品，行销于国内外。因此，很久以来中药天南星以"虎掌"为主，兼用天南星属植物。近年来，经过考证和实际调查研究认为，虎掌是天南星科半夏属植物掌叶半夏的块茎。因此将两者合并是不妥的。

前人本草将高良姜与红豆蔻分立，时珍以为红豆蔻乃高良姜之子，而将其并入一条，据现在考证，前人本草如《名医别录》《唐本草》《图经本草》等所载高良姜均为姜科植物高良姜的根茎，而红豆蔻则为姜科植物大良姜的果实。两者品种不一样，从使用情况来看，作高良姜入药的主要是前者，其果实不能作红豆蔻入药。后者仅在广东、广西、云南等少数地区作高良姜使用，称"大高良姜"，其果实作红豆蔻入药。

《名医别录》"羊乳"条仅载其名，而未载其用，据洪氏考证，羊乳原植物为"山海螺"，又名四叶参。《本草纲目》将其并入"沙参"条实属不当。《唐本草》载有"毛建草"，其形状、性味、功用均与"毛茛"不同，时珍将其合并为一条，未免疏误。

李时珍将《名医别录》中蘘荷与蘘草合并列入一条，并认为"《别录》菜部蘘荷谓根也，草部蘘草为叶也"是同一植物。据江苏植物研究所黄胜白等人考证，蘘荷为姜科植物，而蘘草则是苋科植物青葙子，并非一物。

李时珍在《本草纲目》草部设蔓草类，对本草分类学有其重要意义，但将全部藤本收入，就超出了草类范围，如千金藤、钩藤等均属木质藤本，收入草部实有不妥之处。

阿魏、芦荟、胡桐泪均为树脂，但当时未曾设树脂类，故以其原植物归类未尝不可。胡桐泪是杨柳科植物松杨的树脂，松杨为乔木，故立校正条将其从草部移入木部是可以的，而阿魏和芦荟其原植物均为草本，将其从草部移入木部，这未免有不当之处。

第二节　药物研究

《本草纲目》是我国古代一部药物大全，载药1892种，所载药材几乎包括我国南北东西各地区所产之植物药、动物药、矿物药等。书中记载的大量药物及其应用，内容丰富，对于今天的药物研究与应用仍具有积极的现实指导意义。

一、祛风湿药研究

为了解《本草纲目》中收载的祛风湿药，并分析用药规律和特点，以指导临床合理用药，以及为筛选、研究祛风湿药提供参考，本文对《本草纲目》中收载的祛风湿药进行了统计分析。

（一）统计方法

查阅李时珍《本草纲目》，将在【主治】【发明】【附方】等项中出现"风湿""风寒湿痹"字眼的药味列出，筛选出有效中药，然后对筛选的祛风湿中药进行归经、四气、五味、毒性情况等统计分析。

（二）结果

1.《本草纲目》中祛风湿药物分布情况　对《本草纲目》中祛风湿药物统计可知，共有99味中药（其中酒作为谷部一种也被收载为祛风湿药，但现代只作为辅料，故未算入此次统计）被收载，其中草部收载最多，达50味，其次为木部，收载14味。具体收载分布情况见表2-1。

表2-1 《本草纲目》中祛风湿药物分布

部名	药味数	构成比 /%	药名
草部	50	50.51	三角风、透骨草、白龙须、水萍、威灵仙、土茯苓、荜拨、天门冬、茵芋、凤仙、乌头、附子、木贼、旋覆花、马先蒿、茵陈蒿、细辛、龙胆、独（羌）活、秦艽、黄芩、黄连、紫参、术（白术、苍术）、葳蕤、黄精、（藁）本、防风、防己、石龙芮（子）、骨碎补、巴戟天、狗脊、何首乌、甘遂、天麻、白菖（水菖蒲）、清风藤（寻风藤）、忍冬（藤）、羊踯躅（闹羊花）、侧子、石龙刍野（灯心草）、麻黄（根）、猪膏草（豨莶草）、（苍）耳、恶实（牛蒡）、薇衔（无心草）、菊（花）、苏（子）
木部	14	14.14	伏牛花、枸杞子、地骨皮、巴豆、肥皂荚、皂荚、沉香、龙脑香、牡荆（叶）、五加（皮）、楮（叶）、桂（枝）、松（节、叶）、柏（子仁）
兽部	8	8.08	酥（牛、羊）、牛（髓）、黄明胶、麋、狸、木狗、熊（肉）、虎（骨）
菜部	6	6.06	马齿苋、白花菜（羊角菜）、干姜、生姜、葫（蒜）、葱
石部	5	5.05	矾石、石硫赤、河砂、磁石、锻石（石灰）
谷部	5	5.05	大豆（黑大豆）、大豆黄卷、胡麻、薏苡（仁）、小麦（麸）
果部	3	3.03	盐麸子、秦椒（花椒）、槟榔
金石部	2	2.02	白石英、针砂（钢铁、铁粉）
虫部	2	2.02	原蚕（砂）、五倍子
鳞部	2	2.02	白花蛇（蕲蛇）、鲮鲤甲（穿山甲）
介部	1	1.01	水龟
禽部	1	1.01	（乌雄）鸡
合计	99	100	

2.《本草纲目》中祛风湿药物归经情况 因《本草纲目》没有对中药归经内容收载，本文以现代《中药学》教材、《中药大辞典》等为标准对99味祛风湿药中归经进行统计，除菜部的白花菜（羊角菜）、兽部的木狗、果部的盐麸子、木部的松（节、叶）及石部的矾石、石硫赤、河砂7味中药归经未注明外，其余92味归经统计显示（有的中药含两种或两种以上归经，则分别统计），归肝、肺、肾经排列前3位。具体归经分布情况见表2-2。

表2-2 《本草纲目》中祛风湿药物归经分布

归经	药味数												
	金石部	石部	草部	谷部	菜部	果部	木部	虫部	鳞部	介部	禽部	兽部	合计
肝经	1	1	29	2	1		3	1	2	1		2	43
肺经	1		21	4	4		7	1		1		1	40

续表

归经	药味数												
	金石部	石部	草部	谷部	菜部	果部	木部	虫部	鳞部	介部	禽部	兽部	合计
肾经		1	19	1	1	1	6	1		1		2	33
胃经	1		12	3	4	2	3	1	1				27
脾经	1		12	3	3	1	3	1				1	25
心经	1	1	8	2	1		3					2	18
大肠经	1		6		1	1	6	1				1	17
膀胱经			8				1						9
胆经			5										5
小肠经			2										2

3.《本草纲目》中祛风湿药四气情况 《本草纲目》收载的中药大部分都有四气记载，本次统计的除草部的三角风、透骨草、白龙须、清风藤（寻风藤）及菜部的白花菜（羊角菜）、石部的河砂、金石部的针砂、兽部的木狗 8 味中药四气未注明外，其余 91 味四气统计显示，属于温性中药最多，达 44 味，其次为平性中药，有 26 味。具体四气分布情况见表 2-3。

表 2-3 《本草纲目》中祛风湿药物四气分布

四气	药味数												
	金石部	石部	草部	谷部	菜部	果部	木部	虫部	鳞部	介部	禽部	兽部	合计
寒		1	5		1		4						11
热			1	1									2
温	1	3	21		3	2	7	1	1	1		3	44
凉			3	1		1	1					1	8
平			16	3	1	2	1					3	26

4.《本草纲目》中抗风湿药五味情况 本次统计的 99 味祛风湿药中，除石部的河砂、金石部的针砂、兽部的木狗以及草部的三角风、透骨草、白龙须、清风藤（寻风藤）7 味中药在《本草纲目》中未注明五味外，其余 92 味中药均有五味记载，且有的中药具有两种味，统计显示，属辛味、苦味、甘味中药居多，分别以 36 味、34 味及 23 味排列前 3 位。具体五味分布情况见表 2-4。

表 2-4 《本草纲目》中祛风湿药物五味分布

五味	药味数												
	金石部	石部	草部	谷部	菜部	果部	木部	虫部	鳞部	介部	禽部	兽部	合计
甘（淡）	1		15	6		3	1			1	1	5	23
苦		1	24	1	1	1	6						34
辛		2	16		5	2	7	1				2	36
咸			2			1	1			2		1	6
酸（涩）		1	3		1	2		1			1		9

5.《本草纲目》中抗风湿药毒性情况 此次统计的 99 味祛风湿药中，除石部的河砂、金石部的针砂、兽部的木狗以及草部的三角风、透骨草、白龙须、清风藤（寻风藤）7 味中药在《本草纲目》中未有注明毒性外，其余 92 味中药均有毒性记载，统计显示，属无毒中药居多，为 70 味，其余 22 味有毒性。具体毒性情况分布见表 2-5。

表 2-5 《本草纲目》中祛风湿药物毒性分布

毒性	药味数												
	金石部	石部	草部	谷部	菜部	果部	木部	虫部	鳞部	介部	禽部	兽部	合计
有毒		1	5	1	1	1	1		2				12
无毒	1	3	34	4	4	2	11	2		1	1	7	70
小毒			3		1		2						6
大毒			4										4

（三）讨论

1. 祛风湿药物与药物来源的关系 《本草纲目》所载祛风湿中药多数集中于来源植物的草部、木部、菜部、谷部、果部中药，共有 78 味（占 78.79%），这是由于自古以来中药的主要来源是植物药，所以祛风湿药也绝大部分来自植物药，如目前常用的独（羌）活、防己、威灵仙、清风藤（寻风藤）、秦艽、乌头、五加（皮）、桂（枝）等祛风湿药，也是来源于植物，可以说植物药也是未来找寻祛风湿药的主要研究对象，可利用植物亲缘关系，有选择性地进行筛选。动物药包括兽部、虫部、鳞部、介部、禽部五部，共有 14 味药，仅次于植物药，目前只有白花蛇（蕲蛇）、鲮鲤甲（穿山甲）、原蚕（砂）等少数几味动物药在现代临床用作祛风湿药，其他酥（牛、羊）、牛（髓）、麋、水龟、（乌雄）鸡、熊（肉）等现多作为菜食，可开发成具有滋补和食疗价值的产品，而虎（骨）受野生动物保护影响，现已不允许入药，五倍子现已主要用作收敛固涩药。收载的石部、金石部矿物药共有 7 味，如河砂、白石英、针砂等现不用于临床，而矾石、石硫赤、磁石、锻石等现今临床也未用于风湿病治疗，如矾石、石硫赤、煅石现主要外用解毒杀虫止痒，而磁石主要功效为潜阳安神和聪明耳目，对于治疗风湿痹痛这一功效都已忽略，也使目前高等中医药院校规划教材《中药学》祛风湿药中没有收录这一味矿物药，应进一步加强矿物药治疗风湿痹痛的相关文献及实验研究。

2. 祛风湿药物与药物归经的关系　由表 2-2 可知，《本草纲目》所载祛风湿药归经以归肝、肺、肾经为主，功效也主要为补益肝肾。在中医临床中普遍观点认为，风湿发病主要内因是肝肾不足或劳累过度耗损正气，致素体正气亏虚，易受风、寒、湿、热之外邪入侵，致气血痹阻不行，关节闭涩，或风、寒、湿、热之邪留滞筋骨关节，久之损伤肝肾阴血，筋骨失养所致的一类疾病。因此，治疗风湿病应多选用归肝肾经的补益肝肾的药物，以治其本。可见调理肝肾保证其正常生理功能，对防治风湿病在内的各种疾病非常重要。此外，《本草纲目》所载祛风湿药除归肝、肾经居多外，归肺经药物亦比较多，位列第二。究其原因，可能是肺主通调水道，能输布和排泄体内津液，对湿邪所致体内津液失调有调节至正常的作用，可治疗风湿疾病，故李时珍善用归肺经药物治疗该疾病。药物归经在一定程度上反映了药物功效作用的趋向性，临床医生也应以药物归经理论来指导临床用药，多配伍归肝、肺、肾经为主的药物治疗风湿类疾病，筛选、研究祛风湿药也应多关注归肝、肺、肾经的药物。

3. 祛风湿药物与药物四气的关系　由表 2-3 可知，《本草纲目》所载祛风湿药以温热类中药为主，有近一半，其功效主要为温通经络、祛风除湿等。风湿古称痹证，中医学最早认为风寒湿三邪是导致痹证主要的成因，也是两千多年来中医学对其病因病机研究的基本思路。由此可见风湿类疾病辨证以寒湿痹阻证为主的影响较深，治疗上多以温经散寒，祛风除湿方法为主，故临床上多选温热药物治疗。后来，随着中医学对风湿病研究不断加深，现在已将风湿病分为寒湿痹阻、湿热痹阻、痰瘀痹阻、寒热错杂、肝肾两虚等多种证型，临床多依据风湿属于寒痹还是热痹等辨证使用温热药还是寒凉药、平性药，针对寒热错杂型风湿只有将寒凉类药和温热类中药合理配伍使用，才能取得较好疗效。

4. 祛风湿药物与药物五味的关系　由表 2-4 可知，《本草纲目》所载祛风湿药中以辛味、苦味、甘味为主的中药居多，辛味能行、能散，具有行气、发散、行血的功效。中医学认为，风湿病主要是由于血气、经络为邪所闭，引发气滞、血瘀、经络不通的一种疾病，临床主要症状为关节肿痛、僵硬、屈伸不利、活动障碍、筋挛肉瞤等，故采用能行、能散的辛味中药能有效治疗该病。苦能泄、能燥，具有清泄、燥湿的功效，对湿证尤其是湿热有较好效果，故临床治疗风湿疾病常可配伍苦味中药。甘味能补、能和、能缓，具有补益、和中、缓急止痛的作用，而风湿病患者中，大多有正气亏虚的虚证之候及关节、肌肉疼痛症状，故临床应多用甘味中药防治风湿疾病。辛味、苦味、甘味中药是作为祛风湿药的主要五味来源，因此在今后的风湿治疗和抗风湿药物的开发研究中应多考虑辛、苦、甘味的中药。

5. 祛风湿药与药物毒性的关系　由表 2-5 可知，《本草纲目》所载祛风湿药中有毒性的中药有 22 种，占 92 味毒性明确中药的 23.91%，毒性祛风湿药占比超五分之一，说明李时珍在临床治疗风湿疾病也较为常用有毒中药，而白花蛇（蕲蛇）及乌头、附子、侧子等乌头类毒性中药目前也作为祛风湿药在临床广泛应用，借其性峻力猛以攻邪，常收到良好效果。毒性中药按其毒性大小不同可分为大毒、有毒、小毒，常攻伐猛烈，易伤正气，临床不宜单一使用某味毒性祛风湿药，宜在扶正培本的基础上佐以有毒药物配伍使用，且需严格把握其用法用量，总之必须谨慎用之。

（四）结语

《本草纲目》基本汇集了明代以前所有的本草学成就，并融入了李时珍毕生医疗实践过程中对药物的新发现、新认识，是古代著作中论述中药最丰富、最系统的典籍，对各种疾病治疗用药具有独特的认识及用药特点。深入挖掘整理其收载的祛风湿药，了解李时珍治疗风湿疾病用药经验，研究分析其用药规律和特点，对今后中医临床治疗风湿相关疾病合理选药以及开展抗风湿药的开发研究都具有重要指导意义。李时珍受当时历史条件的局限，其《本草纲目》文中所载药物或许会有遗漏，对部分药物的认识或许不全面甚至是错误的，对部分用药规律认识也难免存在偏颇，但其收载的绝大多数药物和对药物的认识都已传承至今，其对疾病的用药规律也在现代临床多有体现。因此，对于前人的经验，应持科学理性的态度来看待，给予深入研究和分析，这样对临床用药和基础研究必定会有所帮助。

二、艾叶研究

艾叶为临床常用药，性味苦、辛、温，功能温经止血，散寒止痛，临床主要用于治疗妇科疾病。我国明代伟大的医药学家李时珍对艾叶的认识和应用有独特之处，他十分重视艾叶的道地产地，尤其推崇家乡道地药材蕲艾，对于前人在艾叶性味、毒性及功效等方面论述的偏误及不足之处，敢于纠正和补充，广泛收集艾叶在多种疾病上应用的经验方，从而纠正了人们对艾叶的错误认识，推动了艾叶在古代中医临床和民间的广泛应用。对启发我们今天深入开展艾叶临床应用研究及艾叶产品开发研究也具有重要的指导意义。

现就李时珍在《本草纲目》中对艾叶的认识和应用论述如下。

（一）极力推崇道地艾，蕲艾美名从此扬

艾叶用于治病的历史颇早，成书不晚于战国时期的《五十二病方》中即载有艾叶治病的两个处方，在我国最早的医学理论专著《黄帝内经》中仅提到为数不多的几味药物，艾叶就是其中之一，而我国第一部药物学专著《神农本草经》则以"白蒿"之名收载当时已极为常用的艾叶。其后的历代本草医籍对艾叶多有记载，但一直未强调艾叶的产地，直至宋代才对艾叶的产地有了选择，据《图经本草》记载："（艾叶）旧不著所出州土，但云生田野，今处处有之，以复道者为佳，云此种灸病尤胜。"并附有明州艾叶图，可见当时是以复道（河南汤阴）和明州（浙江宁波）艾为道地，而且这种局面一直维持到明代。到了明代，优质艾叶的产地有了变化，蕲州艾叶以其质优效佳而在医药界崭露头角，并且得到李时珍的极力推崇。

世居蕲州的李时珍对家乡的道地药材尤其是蕲州艾叶十分重视。相传曾经常上麒麟山（今蕲州镇郊）采集艾叶标本。并在家园里亲自种植，并首次将蕲州艾叶命名为蕲艾。据《本草纲目》载："宋时以汤阴复道者为佳。四阴者图形。……自成化以来，则以蕲州者为胜，用充方物，天下重之，谓之蕲艾。相传他处艾灸酒坛不能透，蕲艾一灸则直透彻，为异也。"从此，蕲艾之名，风靡全国。正是由于李时珍对蕲州艾叶的肯定，从而为蕲艾成为艾叶道地药材的地位奠定了基础。继李时珍之后的明清医家及本草医籍皆遵从时珍之说，十分重视和极为推崇蕲艾，明《本草乘雅半偈》记载："蕲州贡艾叶，叶九尖，长盈五、七寸，厚约一分许，岂唯力胜，堪称美艾。"清代的《本草备要》《本草从新》《本草易读》《得配本草》等皆载以蕲州者（蕲艾）为胜。现代的一些医药专著均强调蕲艾的优质性和道地性，如1953年时逸人著《中国药物学》就注明：艾产于我国各地，以湖北蕲春县最佳。高等医药院校教材《中药学》、现代中药的大型志书《中药志》以及台湾出版的《本草药性大辞典》等也多有类似记载。

可以肯定，蕲艾自明代闻名以来至今已有近五百年的历史，五百年来蕲艾一直被视为道地药材，盛誉不衰。这与李时珍对蕲艾的重视和推崇是分不开的。

现代研究已证实蕲艾作为道地药材在挥发油、微量元素及醇溶性浸出含量等方面均明显优于其他地产艾叶。作为制作艾条原料的艾叶，其质量与其燃烧时释放的热量有密切关系，有研究表明，蕲艾的燃烧放热值比其他地产艾叶高10%左右，这一点也印证了李时珍在《本草纲目》中对蕲艾的论述："……他处艾灸酒坛不能透，蕲艾一灸则直透彻。"现代研究充分证实李时珍对蕲艾的论述及推崇是十分科学与合理的。

（二）性寒有毒非艾性，尊古不泥敢纠正

古代本草对艾叶的性味功效的论述多有一些局限和偏误，这或多或少地限制了艾叶在临床上的应用，李时珍对于这些局限敢于提出补充，对偏误做出纠正。

艾叶味苦、辛，性温，无毒，这在今天已是中医药界众所周知的，然而在古代却有人提出艾叶性寒、有毒的观点。《名医别录》载"艾，生寒熟热"，唐·苏恭在编写《唐本草》时亦延续其说，可见在汉、唐时期艾叶是无毒的。宋·苏颂则认为艾叶有毒，在他所撰的《图经本草》中就有"近世亦有单服艾者，或用蒸木瓜丸之，或作汤空腹饮之，甚补虚羸。然亦有毒，其毒发，则热气冲上，狂躁不能禁，至攻眼有疮出血者，诚不可妄服也"的记载。李时珍依据自己丰富的医药理论知识和多年应用艾叶的实践经验对此提出纠正，他指出："艾叶生则微苦太辛，熟则微辛大苦，生温熟热，纯阳也。可以取太阳真火，可以回垂绝元阳。服之则走三阴，而逐一切寒湿，转肃杀之气为融和。灸之则透诸经，而治百种病邪，起沉疴之人为康泰，其功亦大矣。苏恭言其生寒，苏颂言其有毒。一侧见其能止诸血，一侧见其热气上冲，遂谓其性寒有毒，误矣。盖不知血随气而行，气行则血散，热因久服致火上冲之故尔。夫药以治病，中病则止。若素有虚寒痼冷，妇人湿郁带漏之人，以艾和归、附诸药治其病，夫何不可？而乃妄意求嗣，服艾不辍，助以辛热，药性久偏，致使火躁，是谁之咎与，于艾何尤？"李时珍不仅对这些偏误进行了纠正，而且对产生这些偏误的原因进行了具体而翔实的分析，的确令人信服。

可以想象，如果李时珍遵从古训，人云亦云地照抄前人观点，则艾叶将会继续沿袭"有毒"的错误，这对于艾叶在临床上的应用是极为不利的。正是由于李时珍坚持实事求是，尊古而不泥古，敢于纠正前人错误的科学精神，才使强加在艾叶上的不实之词被推倒，这对于推动艾叶在临床上的广泛应用是具有重要意义的。

李时珍不仅纠正前人在艾叶认识上的错误，而且对其功效也进行了补充。明以前本草只载艾叶有止血、止痢等作用，李时珍通过总结前人对艾叶的应用以及自己多年应用艾叶的经验，首先提出了艾叶的"温中、逐冷、除湿"功效。后世将艾叶应用于寒湿痹痛多有良效，如时广敬等以艾叶为主药配伍他药组成洗剂，水煎后热浴敷治疗冻结肩；陈军用艾菊护膝（陈艾叶、野菊花、制乳没、川牛膝等），治疗膝关节炎等均有较好疗效，这些皆是受到李时珍关于艾叶"温中逐冷除湿"功效的启发。笔者亦在李时珍的启发下研制出了以艾叶为主（占25%）的复方中药保健腰带，临床应用于风寒、风湿、寒湿型腰痛200例，总有效率达93.5%，效果显著，并获国家实用新型专利。可见李时珍给艾叶增加"温中逐冷除湿"功效是十分合理的，艾叶确有其效。

（三）临床应用范围广，开发研究当加强

《本草纲目》收载艾叶附方50条，艾叶是收载附方较多的药物，比常用药甘草（37条）、黄芪（14条）、黄芩（17条）、当归（27条）、柴胡（6条）、白芷（35条）、芍药（16条）等皆多，可见艾叶在古代是一味极为常用的药物，同时也说明李时珍对艾叶的应用是十分重视的。

《本草纲目》艾叶附方按应用主要分为以下七类。

妇科疾病：妊娠下血方、妊娠胎动方、胎动迫心方、妇人崩中方、产后泻血方、产后腹痛方。

出血性疾病：粪后下血方、忽然吐血方、鼻血不止方。

消化系统疾病：心腹恶气方、脾胃冷痛方、蛔虫心痛方、口吐清水方、霍乱洞下方、老小白痢方、诸痢久下方、暴泻不止方。

中风、癫病类疾病：中风口㖞方、中风口噤方、中风掣痛方、舌缩口噤方、鬼击中恶方、癫痫诸风方、头风久痛方。

伤寒、感冒类疾病：伤寒时气方、妊娠伤寒方、妊娠风寒方、盗汗不止方。

皮外科疾病：野鸡痔病方、面上茹（黯）方、头风面疮方、妇人面疮方、身面疣目方、鹅掌风病方、疥疮熏法方、小儿疳疮方、小儿烂疮方、臁疮口冷方、白癞风疮方、疔疮肿毒方、发背初起方、痈疽不合方、诸虫蛇伤方。

五官科疾病：咽喉肿痛方、火眼肿痛方、咽喉骨鲠方、风虫牙痛方。

由此可见，在《本草纲目》中艾叶的应用范围是相当广泛的，但令人遗憾的是到了今天，艾叶在中医临床的应用不仅没有进展，其应用范围反而明显缩小。笔者曾调查了三所不同级别的医院（包括三甲、二甲中医院及乡镇医院各一间）的艾叶处方，发现三甲和二甲中医院的艾叶处方85%以上用于妇科疾病，而乡镇医院的艾叶处方也有70%以上用于妇科疾病，表明艾叶在中医临床的应用主要集中在妇科疾病，而艾叶在其他方面的功效并未引起足够的重视。事实上，艾叶不仅仅在《本草纲目》中有广泛应用的记载，而其在民间的应用也是十分广泛的，在李时珍的故乡湖北蕲春县就广为流传着"家有三年艾，郎中不用来"的谚语，据《蕲州药志》载"（艾叶）在今日蕲春有家家栽种，户户收藏的习惯"，书中应用艾叶治病的范围相当广泛。现代研究亦表明艾叶有广泛的药理作用，包括抗菌抗病毒、平喘镇咳祛痰、止血与抗凝血、抗过敏、镇静、增强免疫、护肝利胆、促进消化、补体激活以及抗氧化作用等，进一步验证了艾叶的广泛用途。因此，今天我们在学习研究李时珍《本草纲目》中艾叶的应用经验的同时，有必要深入加强艾叶临床应用方面的研究，尤其应重视艾叶在中风及风湿类疾病、消化系统疾病、皮外科疾病及风寒感冒等病症的应用；也应加强对艾叶的开发研究，开展艾叶系

列保健食品（助消化、抗肿瘤、抗衰老、防治心血管病）、艾叶保健用品（用于风湿类腰腿痛、关节炎、肩周炎等）、艾叶浴剂（防治感冒、感染及防治皮外科疾病、润肤止痒等）和艾叶牙膏（脱敏止血）等方面的开发研究，其前景是十分广阔的。相信艾叶的临床应用范围将会越来越广，艾叶将会为人民健康发挥更大作用。

三、陈皮研究

陈皮为临床上最为常用的中药材之一，为芸香科柑橘属小乔木植物橘（*Citrus reticulate* Blanco）及其栽培变种的成熟果皮。药材分为陈皮和广陈皮两种，具有理气健脾、燥湿化痰等功效，可用于治疗脘腹胀满、食少吐泻、咳嗽痰多等病症。广陈皮是橘的变种茶枝柑（*Citrus reticulata* 'Chachi'）和四会柑（*C.suhoiensis* Tanaka）的干燥成熟果皮。现代药理研究表明，陈皮中含有大量的化合物，包括黄酮类、生物碱、酚酸类及挥发油等，其中黄酮类化合物是陈皮的主要成分。陈皮首载于《神农本草经》，其后历代本草医药文献多有记载，特别是明代李时珍在《本草纲目》中对陈皮的记述最为详尽而深入，现就李时珍对陈皮的认识和应用作一探析。

（一）李时珍对陈皮的本草学探识

橘最早是出现于长江下游江淮地区的一种食用水果类植物。据考证，关于橘的文献记载可见于《禹贡》："淮、海惟扬州……厥包橘柚锡贡。"《考记》："橘逾淮而北为枳。"江淮一带属于亚热带季风气候，温暖湿润，适宜橘的生长。到了汉代，长江中游一带开始有了橘的种植的记载。《神农本草经》亦云："生南山川谷。"《神农本草经》中南山川谷指的应是今秦岭地区，属于长江中游流域。到陶弘景开始提及橘皮药材的道地产区，《本草经集注》："以东橘为好，西江亦有而不如。其皮小冷，疗气，乃言胜橘。北人亦用之，并以陈者为良。"陶弘景所云东橘应是今长三角地区的江浙一带，而西江则应是今江西地区。到了宋代江浙地区名副其实的成为橘皮的道地产区。如《本草图经》："今江浙、荆襄、湖岭皆有之。"到了明朝，橘皮道地产区南移到广东，至今仍以广产者为道地。《本草纲目》："今天下多以广中来者为胜，江西者次之。"《本草害利》："广东新会皮为胜，陈久者良，故名陈皮。福建产者名建皮，力薄。浙江衢州出者名衢皮，更次矣"。

陈皮功效最早记载于《神农本草经》，记曰："橘柚，味辛，温。主胸中瘕热逆气，利水谷，久服去臭，下气通神。"主要涉及理气健脾消食的功用。南北朝时期《名医别录》又增加了止咳、利尿止淋等功用，原文为"下气，止呕咳，治气冲胸中，吐逆霍乱，疗脾不能消谷，止泻，除膀胱留热停水五淋，利小便，去寸白虫，久服轻身长年"。其后的本草著作开始对陈皮的理气，止咳化痰的功效进行了总结。如《本草拾遗》："能去气调中。"《药性论》："清痰涎，开胃治上气咳嗽，主气痢，破癥瘕痃癖，治胸膈间气。"《日华子本草》："消痰止咳，破癥瘕痃癖。"《珍珠囊》："利肺气。"

李时珍在总结历代本草的基础上，云："疗呕哕反胃嘈杂，时吐清水，痰痞疟疟，大肠塞，妇人乳痈。入食料，解鱼腥毒。"在"发明"项下，对其功能和作用机理做了精辟阐发，曰："橘皮，苦能泄能燥，辛能散，温能和。其治百病，总是取其理气燥湿之功。同补药则补，同泻药则泻，同升药则升，同降药则降。脾乃元气之母，肺乃摄气之籥，故橘皮为二经气分之药，但随所配而补泻升降也。洁古张氏云，陈皮、枳壳利其气而痰自下，盖此义也。同杏仁治大肠气闭，同桃仁治大肠血闭，皆取其通滞也。详见杏仁下。按方勺泊宅编云：橘皮宽膈降气，消痰饮，极有殊功。他药贵新，惟此贵陈。"

据《本草纲目》黄橘皮之"释名"所载，"陈皮"之名，首见于唐代孟诜《食疗本草》。其实早在梁代陶弘景的《本草经集注》就提出橘皮"以陈久者为良"，至元代王好古《汤液本草》则言："橘皮以色红日久者为佳，故曰红皮、陈皮"。后到明代李时珍在其《本草纲目》中对陈皮进行了全面记载，为后世医者广泛应用和研究打了坚实的医药学基础。

李时珍对橘皮的产地、品质、伪劣和炮制加工方法十分注重，总结了《名医别录》、苏恭《唐本草》、苏颂《图经本草》、寇宗奭《本草衍义》等历代本草文献所载，在《本草纲目》中橘的"集解"中曰："橘、柚苏恭所说甚是。苏颂不知青橘即橘之未黄者，乃以为柚，误矣。夫橘、柚、柑三者相类而不同。橘实小，其瓣味微酢，其皮薄而红，味辛而苦。柑大于橘，其瓣味甘，其皮稍厚而黄，味辛而甘。柚大小皆如橙，其瓣味酢，其皮最厚而黄，味甘而不甚辛。如此分之，即不误矣。按事类合璧云：橘树高丈许，枝多生刺。其叶两头尖，绿色光面，大寸余，长二寸许。四月着小白花，甚香。结实至冬黄熟，大者如杯，包中有瓣，瓣中有核也。宋韩彦直著《橘谱》三卷甚详，其略云：柑橘出苏州、台州，西出荆州，南出闽、广、抚州，皆不如温州者为上也。柑品有八，橘品十有四，多是接成。惟种成者，气味尤胜。黄橘扁小而多香雾，乃橘之上品也。朱橘小而色赤如火。绿橘绀碧可爱，不待霜后，色味已佳，隆冬采之，生意如新。乳橘状似乳柑，皮坚瓣多，味绝酸芳。塌橘状大而扁，外绿心红，瓣巨多液，经春乃甘美。包橘外薄内盈，其脉瓣隔皮可数。绵橘微小，极软美可爱，而不多结。沙橘细小甘美。油橘皮似油饰，中坚外黑，乃橘之下品也。早黄橘秋半已丹。冻橘八月开花，冬结春采，穿心橘实大皮光，而心虚可穿。荔枝橘出横阳，肤理皱密如荔子也。俗传橘下埋鼠，则结实加倍。故物类相感志曰：橘见尸而实繁。涅槃经云：如橘见鼠，其果实多。周礼言橘逾淮而北，变为枳，地气然也，余见柑下。"

李时珍《本草纲目》中对橘的记述成为了历代植物学家、本草学家的重要研究资料。对于陶弘景《本草经集注》所言："橘皮疗气大胜。以东橘为好，西江者不如。须陈久者为良。"和王好古《汤液本草》所说："橘皮以色红日久者为佳，故曰红皮、陈皮。去白者曰橘红也。"李时珍均十分认同。

李时珍在《本草纲目》中对橘皮专列"修治"条，名为介绍橘皮的炮炙，实为在总结《雷公炮炙论》和寇宗奭《本草衍义》有关橘皮炮炙记述的基础上，既详细地指出了橘皮的炮炙加工方法，又科学地提出了橘皮与柑皮、柚皮的鉴别特点和橘皮的道地药材为"广陈皮"，云："橘皮纹细色红而薄，内多筋脉，其味苦辛。柑皮纹粗色黄而厚，内多白膜，其味辛甘。柚皮最厚而虚。纹更粗，色黄，内多膜无筋，其味甘多辛少。但以此别之，即不差矣。橘皮性温，柑、柚皮性冷，不可不知。今天下多以广中来者为胜，江西者次之。然亦多以柑皮杂之。柑皮犹可用，柚种则悬绝矣。凡橘皮入和中理胃药则留白，入下气消痰药则去白，其说出于圣济经。去白者，以白汤入盐洗润透，刮去筋膜，晒干用。亦有煮焙者，各随本方。"更为难能可贵的是，李时珍从橘皮的性味和功效角度强调炮制加工的重要性。

（二）李时珍在《本草纲目》中记载有陈皮内容的药物

《本草纲目》中记载有陈皮内容的药物共有 75 种，其中金石部有 4 种，占 5.33%；草部有 27 种，占 36.00%；谷部有 5 种，占 6.67%；菜部有 5 种，占 6.67%；果部有 7 种，占 9.33%；木部有 9 种，占 12.00%；虫部有 3 种，占 4.00%；鳞部有 4 种，占 5.33%；介部有 2 种，占 2.67%；禽部有 2 种，占 2.67%；兽部有 4 种，占 5.33%；人部有 3 种，占 4.00%。这些药物分列如下：

消石（卷 11）、矾石（卷 11）、硇砂（卷 11）、雄黄（卷 11）、人参（卷 12）、桔梗（卷 12）、紫草（卷 12）、长松（卷 12）、肉豆蔻（卷 14）、苏（卷 14）、假苏（卷 14）、牡丹（卷 14）、薄荷（卷 14）、荆三棱（卷 14）、藿香（卷 14）、缩砂蜜（卷 14）、高良姜（卷 14）、木香（卷 14）、莎草、香附子（卷 14）、艾（卷 15）、芦（卷 15）、半夏（卷 17）、莨菪（卷 17）、乌头（卷 17）、附子（卷 17）、大戟（卷 17）、虎掌、天南星（卷 17）、天仙藤（卷 18）、山豆根（卷 18）、香蒲、蒲黄（卷 19）、大麻（卷 22）、罂子粟（卷 23）、绿豆（卷 24）、大豆黄卷（卷 24）、蘖米（卷 25）、陈廪米（卷 25）、马蕲（卷 26）、干姜（卷 26）、荠（卷 27）、冬瓜（卷 28）、胡瓜（卷 28）、桃（卷 29）、杏（卷 29）、柿（卷 30）、槟榔（卷 31）、荔枝（卷 31）、吴茱萸（卷 32）、胡椒（卷 32）、丁香（卷 34）、乌药（卷 34）、厚朴（卷 35）、诃黎勒（卷 35）、皂荚（卷 35）、金樱子（卷 36）、枳（卷 36）、白棘（卷 36）、楮（卷 36）、九香虫（卷 39）、竹蠹虫（卷 41）、蜣螂（卷 41）、白花蛇（卷

43）、守宫（卷43）、鲫鱼（卷44）、鲤鱼（卷44）、海马（卷44）、海蛤（卷46）、雉（卷48）、寒号虫（卷48）、狗（卷50）、牛（卷50）、羊（卷50）、虎（卷51）、发髪（卷52）、人胆（卷52）、人胞（卷52）。

（三）李时珍在《本草纲目》中引据陈皮内容的医药文献

1. 本草文献　《本草纲目》引据陈皮内容的本草文献共有17部。分别如下：

《神农本草经》《名医别录》《雷公炮炙论》、陶弘景《本草经集注》、苏恭《唐本草》、甄权《药性本草》、孟诜《食疗本草》、陈藏器《本草拾遗》、马志《开宝本草》、苏颂《图经本草》、唐慎微《证类本草》、大明《日华子诸家本草》、寇宗奭《本草衍义》、王好古《汤液本草》、李杲《药性赋》、吴瑞《日用本草》、宁源《食鉴本草》等。

2. 医籍方书　《本草纲目》引据陈皮内容的医籍方书共有37部。分别如下。

《洁古张氏》《圣惠方》《经验方》《食疗》《济生》《摘玄方》《适用方》《孙氏集效方》《医学正传》《朱氏集验方》《韩氏医通》《养老书》《孟诜食疗》《杨氏家藏方》《王氏易简》《孙氏仁存方》《删繁方》《十便良方》《食医心镜》《乾坤秘韫》《多能鄙事》《卫生家宝方》《救急方》《丹溪纂要》《丹溪方》《陈文中小儿方》《张氏方》《张文仲方》《妇人良方》《陈自明妇人良方》《钱乙小儿方》《活幼口议》《济阴方》《本事方》《皆效方》《便民图纂》《医林集要》《笔峰杂兴》等。

3. 有关文史类　《本草纲目》引据陈皮内容的有关文史类共有6部。分别如下。

《方勺泊宅编》《事类合璧》《橘谱三卷》《物类相感志》《涅槃经》《周礼》等。

（四）李时珍在《本草纲目》中记载陈皮的方药剂型

《本草纲目》中记载含有陈皮的方药剂型共有膏、丹、丸、散、汤、含、洗、烟熏、敷、药膳等10种，其中膏剂有4方，占3.42%；丹剂有1方，占0.85%；丸剂有41方种，占35.04%；散剂有14方，占11.97%；汤剂有43方种，占36.75%；含剂有1方，占0.85%；洗剂有2方，占1.71%；烟熏剂有1方，占0.85%；敷剂有1方，占0.85%；药膳剂有8方，占6.84%。丸剂和汤剂居多，次之为散剂，药膳和膏剂再次，其他剂型多为1～2方。具体方药剂型分列如下。

膏剂：人参膏（卷12·人参）、小刀圭（卷50·牛）老人塞闷（卷12·紫草）疝癖不瘥（卷14·荆三棱）等。

丹剂：疝气癫肿（卷31·荔枝）

丸剂：四蒸木瓜圆（卷30·木瓜）、心下结气（卷12·人参）、枳术丸（卷12·人参）、脾虚胀满（卷12·人参）、一切冷气（卷11·石硫黄）、养脾温胃（卷14·高良姜）、冷滑下痢（卷14·缩砂蜜）、疭癖气块（卷14·荆三棱）、一切冷气（卷14·苏）、男妇五积（卷18·牵牛子）、冷气洞泄（卷17·附子）、除风去湿（卷17·乌头）、疝气浮肿（卷18·牵牛子）、气痰咳嗽（卷17·虎掌、天南星）、治疟不止（卷22·大麻）、润下丸（卷30·橘）、宽中丸（卷30·橘）、老人气闷（卷30·橘）、脚气冲心（卷30·橘）、久痢不止（卷36·金樱子）、男子遗精（卷52·人胞）、久疟连年（卷52·人胆）、诸般积聚（卷25·陈廪米）、快膈进食（卷25·蘗米）、心脾冷痛（卷26·干姜）、温病食劳（卷29·杏）、虚寒积癖（卷32·胡椒）、肾气上哕（卷32·吴茱萸）、石水肢瘦（卷46·海蛤）、戊戌丸（卷50·狗）、食气黄肿（卷35·皂荚）、气痢水泻（卷35·诃黎勒）、瘰疬结核（卷14·薄荷）、小儿出汗（卷28·胡瓜）、小儿疳瘦（卷30·橘）、月水不通（卷11·硇砂）、妇人黄疸（卷11·矾石）、小儿痰吐（卷17·半夏）、产后腹痛（卷48·寒号虫）、妇人黄疸（卷11·矾石）、月水不通（卷11·硇砂）等。

散剂：一切下痢（卷14·木香）、嘈杂吐水（卷30·橘）、热痢便血（卷23·罂子粟）、大肠闷塞（卷30·橘）、膈气吐食（卷41·蜣螂）、水病肿满（卷24·大豆黄卷）、慢脾惊风（卷26·马薪）、一切气痛（卷34·乌药）、金疮恶心（卷31·槟榔）、三因白花蛇散（卷43·白花蛇）、悦泽面容（卷28·冬瓜）、产后尿闷（卷30·橘）、妇人乳痈（卷30·橘）、聤耳出汁（卷30·橘）等。

汤剂：胃寒呕恶（卷12·人参）、霍乱吐泻（卷12·人参）、房后困倦（卷12·人参）、伤寒腹胀（卷12·桔梗）、小便血淋（卷14·莎草、香附子）、霍乱吐泻（卷14·藿香）、骨蒸肺痿（卷15·芦）、霍乱胀痛（卷15·芦）、水病肿满（卷17·大戟）、老小白痢（卷15·艾）、感寒上气（卷14·苏）、解中蛊毒（卷18·山豆根）、橘皮汤（卷30·橘）、霍乱吐泻（卷30·橘）、肿满腹大（卷30·橘）、途中心痛（卷30·橘）、反胃吐食（卷30·橘）、卒然食噎（卷30·橘）、风痰麻木（卷30·橘）、诸气呃噫（卷30·橘）、诸气呃噫（卷30·橘）、脾寒诸疟（卷30·橘）、化食消痰（卷30·橘）、下焦冷气（卷30·橘）、脚气冲心（卷30·橘）、瘫痪走痛（卷43·守宫）、呕吐痰水（卷31·槟榔）、咳逆不止（卷30·柹）、脾劳发热（卷32·吴茱萸）、胃冷呕逆（卷34·丁香）、瘦病咳嗽（卷50·豕）、海马汤（卷44·海马）、心腹气痛（卷34·乌药）、风水肿浮（卷36·楮）、上气发热（卷36·白棘）、丁疮恶肿（卷36·白棘）、妊娠水肿（卷18·天仙藤）、产妇催生（卷19·香蒲、蒲黄）、产后吹奶（卷30·橘）、婴儿吐乳（卷34·丁香）、酒毒目盲（卷12·人参）、口鼻出血（卷14·假苏）、卒然失声（卷30·橘）等。

含剂：鱼骨鲠咽（卷30·橘）等。

洗剂：嵌甲作痛（卷30·橘）、足疮嵌甲（卷51·虎）等。

酒剂：长松酒（卷12·长松）等。

烟熏剂：臁疮日久（卷11·雄黄）等。

敷剂：牙齿疼痛（卷41·竹蠹虫）等。

药膳：赤白下痢（卷50·豕）、心腹胀满（卷48·雉）、老人淋痛（卷24·绿豆）、鹘突羹（卷44·鲫鱼）、脾虚下痢（卷48·雉）、老人膈痞（卷50·羊）、崩中漏下（卷50·豕）、虚损昏聋（卷50·羊）等。

（五）李时珍在《本草纲目》中收录含有陈皮的附方和临床应用

1.治疗内科病证的含有陈皮《本草纲目》附方共30首。分列如下：

感寒上气（卷14·苏）、经年气嗽（卷30·橘）、上气发热（卷36·白棘）、气痰咳嗽（卷17·虎掌、天南星）、咳逆不止（卷30·柿）、瘦病咳嗽（卷50·豕）、消解痘毒（卷12·紫草）、骨蒸肺痿（卷15·芦）、戊戌丸（卷50·狗）、盗汗不止（卷29·桃）、四蒸木瓜圆（卷30·木瓜）、一切冷气（卷11·石硫黄）、一切冷气（卷14·苏）、伤寒腹胀（卷12·桔梗）、橘皮汤（卷30·橘）、停痰冷饮（卷17·半夏）、风痰麻木（卷30·橘）、鹘突羹（卷44·鲫鱼）、胃寒呕恶（卷12·人参）、反胃吐食（卷30·橘）、嘈杂吐水（卷30·橘）、呕吐痰水（卷31·槟榔）、胃冷呕逆（卷34·丁香）、橘皮汤（卷30·橘）、枳术丸（卷12·人参）、一切食停（卷29·杏）、卒然食噎（卷30·橘）、食气黄肿（卷35·皂荚）、痃癖气块（卷14·荆三棱）、痃癖不瘥（卷14·荆三棱）、诸般积聚（卷25·陈廪米）、海马汤（卷44·海马）、男妇五积（卷18·牵牛子）、心腹气痛（卷34·乌药）、心腹胀满（卷48·雉）、快膈进食（卷25·蘗米）、化食消痰（卷30·橘）、润下丸（卷30·橘）、心脾冷痛（卷26·干姜）、脾虚胀满（卷12·人参）、肿满腹大（卷27·苧）、养脾温胃（卷14·高良姜）、慢脾惊风（卷26·马蕲）、温病食劳（卷29·杏）、脾劳发热（卷32·吴茱萸）、虚寒积癖（卷32·胡椒）、心下结气（卷12·人参）、宽中丸（卷30·橘）、诸气呃噫（卷30·橘）、痰膈气胀（卷30·橘）、膈气吐食（卷41·蜣螂）、老人膈痞（卷50·羊）、途中心痛（卷30·橘）、一切气痛（卷34·乌药）、脾寒诸疟（卷30·橘）、治疟不止（卷22·大麻）、久痢不止（卷36·金樱子）、久疟连年（卷52·人胆）、疳气浮肿（卷18·牵牛子）、水病肿满（卷17·大戟）、水病肿满（卷24·大豆黄卷）、风水肿浮（卷36·楮）、石水肢瘦（卷46·海蛤）、解中蛊毒（卷18·山豆根）、除风去湿（卷17·乌头）、瘫痪走痛（卷43·守宫）、脚气冲心（卷30·橘）、房后困倦（卷12·人参）、肾气上哕（卷32·吴茱萸）、长松酒（卷12·长松）、小刀圭（卷50·牛）、人参膏（卷12·人参）、男子遗精（卷52·人胞）、霍乱吐泻（卷12·人参）、霍乱吐泻（卷14·藿香）、霍乱胀痛（卷15·芦）、霍乱吐泻（卷30·橘）、冷气洞泄（卷17·附子）、脾虚下痢（卷48·雄）、气痢水泻（卷35·诃黎勒）、一切下痢（卷14·木香）、冷滑下痢（卷14·缩砂蜜）、老小白痢（卷15·艾）、赤白下痢（卷50·豕）、热痢便血（卷23·罂子粟）、老人气闷（卷30·橘）、大肠闷塞（卷30·橘）、老人塞闷（卷12·黄芪）、下焦冷气（卷30·橘）、小便血淋（卷14·莎草、香附子）、老人淋痛（卷24·绿豆）等。

2. 治疗外科病证的含有陈皮《本草纲目》附方共有9首。分列如下：

臁疮日久（卷11·雄黄）、丁疮恶肿（卷36·白棘）、金疮恶心（卷31·槟榔）、疝气癫肿（卷31·荔枝）、瘰疬结核（卷14·薄荷）、三因白花蛇散（卷43·白花蛇）、嵌甲作痛（卷30·橘）、足疮嵌甲（卷51·虎）、悦泽面容（卷28·冬瓜）等。

3. 治疗妇、儿科病证的含有陈皮《本草纲目》附方共有14首，其中妇科治疗方10首，儿科治疗方4首。分列如下：

月水不通（卷11·硇砂）、崩中漏下（卷50·豕）、妇人乳痈（卷30·橘）、妇人黄疸（卷11·矾石）、妊娠水肿（卷18·天仙藤）、胎动不安（卷44·鲤鱼）、产妇催生（卷19·香蒲、蒲黄）、产后尿闷（卷30·橘）、产后腹痛（卷48·寒号虫）、产后吹奶（卷30·橘）、小儿痰吐（卷17·半夏）、小儿出汗（卷28·胡瓜）、小儿疳瘦（卷30·橘）、婴儿吐乳（卷34·丁香）等。

4. 治疗口耳鼻喉科病证的含有陈皮《本草纲目》附方共有7首。分列如下：

口鼻出血（卷14·假苏）、虚损昏聋（卷50·羊）、聤耳出汁（卷30·橘）、酒毒目盲（卷12·人参）、卒然失声（卷30·橘）、牙齿疼痛（卷41·竹蠹虫）、鱼骨鲠咽（卷30·橘）等。

（六）李时珍在《本草纲目》"百病主治药"中应用陈皮治疗病证类别

1. 李时珍在《本草纲目》"百病主治药"中应用陈皮治疗病证有37种，分列如下：

诸气、呕吐、哕咽、呃逆、胀满诸肿、喘逆、吐血衄血、赤白浊、癃淋、小便血、大便燥结、积聚癥瘕、疝、诸虫、肠鸣、心腹痛、胁痛、腰痛、疝、痛风、唇、口舌、音声、牙齿、须发、病疡癜风、瘰疬、诸疮上、金镞竹木伤、诸毒、诸物哽咽、妇人经水、胎前、产难、诸疳等。

2. 李时珍在《本草纲目》"百病主治药"中把陈皮或橘皮作为主治药的有

33 次，其中明确要求用陈皮的有 4 处，有 1 处要求用橘皮灰；有关主治药将陈皮或橘皮作为辅助治疗药的多达 98 种，有的药在治疗不同病证中多次用作主治药，具体主治药分列如下：

槟榔、五子实、柿蒂、人参（4）、粟壳、附子、人胆、白术、桔梗（2）、天仙藤、楮白皮、香附、甘蔗、桃仁、黄芪（2）、硫黄、大黄、羌活、独活、防风、细辛、麻黄、木贼、浮萍、藁本、芎䓖、蛇床子、黄精、葳蕤、秦艽、菖蒲、漏芦、菊花、马先蒿、白蒿、菴䕡覆、豨莶、苍耳、薇衔、蒴藋、石龙芮、茵蔯、防己、茜根、忍冬、苏子（4）、南星、草薢、土茯苓、龙常、葱白、薏苡、胡麻、大豆、秦椒、蔓椒、蜀椒红、柏实、松叶、沉香、龙脑、蔓荆、皂荚、枸杞、五加皮、桂枝、伏牛花、厚朴、杏仁、橙皮、姜汁、吴茱萸、藿香、橡斗子、大枣、木瓜、榅桲、都桷、楮子、诃黎勒、熟艾叶、麦蘖、羊肉、苍术、海蛤、大戟、矾石、苏叶、天南星、百药煎、猪胆、芦根、羊骨、乌药、硇砂、蒲黄、黑牵牛等。

（七）小结和讨论

李时珍倾毕生精力为人民治病，潜心于医药学研究，几十年如一日地长期坚持临床治病，亲自采药栽药，亲自做医药实验，既重书本知识，又不拘泥于书本，既重前人，又不迷信前人，从其留给人类的"东方医学巨典"《本草纲目》所载陈皮附方看，或选自历史文献，或搜自民间，或自己临床实践所得，涉及内、外、妇、儿和口耳鼻喉科等科疾病的治疗，均实用可靠，简便廉验，师古不泥，基于辨证，用之临床，均有奇效。毫无疑义，李时珍是一位应用陈皮和研究陈皮的大师。现代中医药学工作者应该从《本草纲目》中汲取精髓，为病患者解除病痛，为百姓减轻负担。

陈皮这味中药资源非常丰富，是自然界恩赐人类的宝物，因其分布太过广泛（全国各地均产），蕴藏量巨大，一直被中医药工作者所忽视。李时珍在陈皮临床应用上，不仅仅局限于理气健脾、燥湿化痰等功效，还根据不同病证采用不同的剂型，同时对于不同病患还严格使用不同的炮制加工品及入药部位。这给现代中医药科技工作者在陈皮的深入研究方面提供了诸多有价值的思路和启示。

李时珍认识陈皮是从古代医药学的历代文献记载开始的，在长期临床实践中，李时珍得出了陈皮以"他药贵新，惟此贵陈"的用药感悟。同时，李时珍还认同陈皮"多以广中来者为胜"，说明广陈皮为陈皮的道地药材。清代著名医家汪昂在其《本草备要》云："广中陈久者良，故名陈皮（陈则烈气消，无燥散之患）。"汪氏所言正是受《本草纲目》对陈皮"考究渊博，指示周明"的影响。现代研究表明陈皮药材中以"广陈皮"的质量为优，"广陈皮"中又以新会陈皮为道地药材。还有学者通过比较不同陈皮来源药材（茶枝柑、温州蜜柑、大红袍、福橘）中橙皮苷、川陈皮素、橘皮素和辛弗林的含量差异，为陈皮以"广东新会皮为胜"的观点提供了科学依据。

关于青橘皮即青皮，李时珍曰："青橘皮乃橘之未黄而青色者，薄而光，其气芳烈。今人多以小柑、小柚、小橙伪为之，不可不慎辨之。入药以汤浸去瓤，切片醋拌，瓦炒过用。"并言："青橘皮古无用者，至宋时医家始用之。其色青气烈，味苦而辛，治之以醋，所谓肝欲散，急食辛以散之，以酸泄之，以苦降之也。陈皮浮而升，入脾、肺气分。青皮沉而降，入肝、胆气分。一体二用，物理自然也。小儿消积多用青皮，最能发汗，有汗者不可用此。此说出杨仁斋直指方，人罕知之。"李时珍对青橘皮也做了深入研究，虽与陈皮同为橘之皮，但一青一黄，作用不同，今之医者不可不察。在《本草纲目》"百病主治药"和"附方"中常见青皮与陈皮同用，例如"百病主治药"诸疝，治疗疝气浮肿："黑牵牛同白牵牛半生半炒，陈皮、青皮等分，丸服。"又如荆三棱（卷14）附方治疗痃癖气块："草三棱、荆三棱、石三棱、青橘皮、陈橘皮、木香各半两，肉豆蔻、槟榔各一两，硇砂二钱，为末，糊丸梧子大，每姜汤服三十丸。奇效方。"这些珍贵的临床经验确实值得弘扬。

在《本草纲目》含陈皮或橘皮的121首附方中，治疗内科病证的附方共91首含有陈皮，治疗外科病证的附方共9首含有陈皮，治疗妇、儿科病证的附方共有14首含有陈皮（其中妇科治疗方10首，儿科治疗方4首），治疗口耳鼻喉科病证的附方共7首含有陈皮，其中有多达17首附方并不是将陈皮或橘皮作为方药组成，而是将"陈皮汤"或"橘皮汤"作为服药的溶剂。例如假苏（卷14）附方："口鼻出血，如涌泉，因酒色太过者。荆芥烧研，陈皮汤服二钱，不过二服也。"又如木香（卷14）附方"一切下痢，不拘丈夫妇人小儿。木香一块，方圆一寸，黄连半两，二味用水半升同煎干，去黄连，薄切木香，焙干为末。分作三服：第一服橘皮汤下，二服陈米饮下，三服甘草汤下。此乃李景纯所传。"古代医家倡导的这种服药方法有助于药物成分吸收和药力发挥，但在现代中医临床几乎鲜见应用，值得今之医家研究和深思。

四、沉香研究

沉香是我国的传统名贵药材，有"药中黄金"之称，是中医临床常用药之一。为瑞香科植物白木香 *Aquilaria sinensis*（Lour.）Gilg 含有树脂的木材，具有解痉、镇静、镇痛、止喘、降压、抗心肌缺血、抗心律失常、抗菌等药理作用，在临床上常用于消化、心血管、呼吸、泌尿系统等疾病治疗。在1963年版《中国药典》《中药大辞典》《中华本草》等权威性中药学著作所载沉香均为瑞香科（Thymelaeaceae）植物沉香 *Aquilaria agallocha* Roxb. 和白木香 *Aquilaria sinensis*（Lour.）Gilg. 含有树脂的木材，前者称为进口沉香，后者称为国产沉香。自 1997 年版《中国药典》开始，沉香药材的来源只收载白木香一种。沉香首载于梁·陶弘景的《名医别录》，其后历代本草医籍多有述及，特别是明代伟大的医药学家李时珍在其划时代巨著《本草纲目》中对沉香的记载十分详尽而深入，今就李时珍对沉香的研究和运用及其现代价值做一探析。

（一）李时珍对沉香的本草学研究和认识

1. 对沉香的别名及来源做了澄清　为了临床更准确地使用沉香，李时珍对沉香的别名及来源做了澄清。在《本草纲目》的"序例"中，李时珍分辨出了对沉香别名有"三物同名"，即沉香与木香、多香木三药均叫蜜香；"二物同名"，即沉香与降真香均叫鸡骨香。在降真香（卷 34）"释名"中，李时珍曰："俗呼舶上来者为番降，亦名鸡骨，与沉香同名。"在蜜香（卷 34）"集解"中，李时珍曰："按魏王花木志云：木蜜号千岁树，根本甚大，伐之四五岁，取不腐者为香。观此，则陈藏器所谓生千岁乃斫者，盖误讹也。段成式西阳杂俎云：没树出波斯国，拂林国人呼为阿 。树长丈余，皮青白色，叶似槐而长，花似橘花而大。子黑色，大如山茱萸，酸甜可食。广州志云：肇庆新兴县出多香木，俗名蜜香。辟恶气，杀鬼精。晋书云：太康五年，大秦国献蜜香树皮纸，微褐色，有纹如鱼子，极香而坚韧。观此数说，则蜜香亦沉香之类，故形状功用两相仿佛。南越志谓交人称沉香为蜜香，交州志谓蜜香似沉香……"在广东岭南一带常把蜜香与沉香相混，虽然两者"形状功用两相仿佛"，李时珍还是在《本草纲目》中将蜜香作为一药单列于沉香之后。在沉香（卷 34）中，李时珍更加深入地释其名曰："木之心节置水则沉，故名沉水，亦曰水沉。半沉者为栈香，不沉者为黄熟香。南越志言交州人称为蜜香，谓其气如蜜脾也。"

在藿香（卷 14）"集解"中李时珍引据苏颂《图经本草》云："藿香岭南多有之，人家亦多种。二月生苗，茎梗甚密，作丛，叶似桑而小薄，六月七月采之，须黄色乃可收。金楼子及俞益期笺皆云：扶南国人言，五香共是一木。其根是旃檀，节是沉香，花是鸡舌，叶是藿香，胶是熏陆。"苏氏认为沉香是一年生的草本植物之节。在《本草纲目》"序例"之"神农本经名例"中，李时珍曰："一草木有单使一件者，如羌活之根，木通之茎，款冬之花，葶苈之实，败酱之苗，大青之叶，大腹之皮，郁李之核，蘖木之皮，沉香之节，苏木之肌，胡桐之泪，龙脑之膏是也。"从这里的语言排列中可以看出李时珍认为沉香乃木本植物。在沉香（卷 34）之"正误"中，李时珍曰："按李珣海药本草谓沉者为沉香，浮者为檀香。梁元帝金楼子谓一木五香：根为檀，节为沉，花为鸡舌，胶为熏陆，叶为藿香。并误也。五香各是一种。所谓五香一木者，即前苏恭所言，沉、栈、青桂、马蹄、鸡骨者是矣。"李时珍没有人云亦云，而是科学地纠正了前贤"五香一木"之说。

2. 对沉香的产地及药材特性作了厘正 李时珍十分重视药物的道地性，对沉香的产地及药材特性的记述，主要集中在《本草纲目》沉香（卷34）"集解"中。

李时珍首先引据唐代苏恭《唐本草》言："沉香、青桂、鸡骨、马蹄、煎香，同是一树，出天竺诸国。木似榉柳，树皮青色。叶似橘叶，经冬不凋。夏生花，白而圆。秋结实似槟榔，大如桑椹，紫而味辛。"苏氏认为沉香的产地"出天竺诸国"，即今之我国两广及东南亚地区，对其树皮、叶花、果的特征描述颇为详细。接着引据唐代陈藏器《本草拾遗》曰："沉香枝、叶并似椿。云似橘者，恐未是也。其枝节不朽，沉水者为沉香；其肌理有黑脉，浮者为煎香。鸡骨、马蹄皆是煎香，并无别功，止可熏衣去臭。"陈氏对前贤本草文献所载沉香植物特征之遗失进行了补缺。

对于宋代，李时珍引据苏颂《图经本草》所载："沉香、青桂等香，出海南诸国及交、广、崖州。沈怀远南越志云：交趾蜜香树，彼人取之，先断其积年老木根，经年其外皮干俱朽烂，木心与枝节不坏，坚黑沉水者，即沉香也。半浮半沉与水面平者，为鸡骨香。细枝紧实未烂者，为青桂香。其干为栈香，其根为黄熟香。其根节轻而大者，为马蹄香。此六物同出一树，有精粗之异尔，并采无时。刘恂岭表录异云：广管罗州多栈香树，身似柜柳，其花白而繁，其叶如橘。其皮堪作纸，名香皮纸，灰白色，有纹如鱼子，沾水即烂，不及楮纸，亦无香气。沉香、鸡骨、黄熟、栈香虽是一树，而根、干、枝、节，各有分别也。又丁谓天香传云：此香奇品最多。四香凡四名十二状，出于一本。木体如白杨，叶如冬青而小。海北窦、化、高、雷皆出香之地，比海南者优劣不侔。既所禀不同，复售者多而取者速，其香不待稍成，乃趋利戕贼之深也。非同琼管黎人，非时不妄剪伐，故木无夭札之患，必得异香焉。"

苏氏在前贤的记载基础上，更为详细地介绍沉香的产地为"出海南诸国及交、广、崖州"。"交、广、崖州"即为我国广东、广西和海南岛一带，"海南诸国"为与我国毗邻的东南亚地区。同时苏氏还引录沈怀远《南越志》对"交趾"沉香、刘恂《岭表录异》对"广管罗州"（即今之广东化州）沉香、丁谓《天香传》对广东、广西、海南多地产沉香的品质的载述，为后世深入研究沉香的地道性留下了宝贵史料。李时珍还引据宋代寇宗奭《本草衍义》载曰："岭南诸郡悉有，傍海诸州尤多。交干连枝，冈岭相接，千里不绝。叶如冬青，大者数抱，木性虚柔。山民以构茅芦，或为桥梁，为饭甑，为狗槽，有香者百无一二。盖木得水方结，多在折枝古干中，或为沉，或为煎，或为黄熟。自枯死者，谓之水盘香。南恩、高、窦等州，惟产生结香。盖山民入山，以刀斫曲干斜枝成坎，经年得雨水浸渍，遂结成香。乃锯取之，刮去白木，其香结为斑点，名鹧鸪斑，燔之极清烈。香之良者，惟在琼、崖等州，俗谓之角沉、黄沉，乃枯木得者，宜入药用。依木皮而结者，谓之青桂，气尤清。在土中岁久，不待刻剔而成薄片者，谓之龙鳞。削之自卷，咀之柔韧者，谓之黄蜡沉，尤难得也。"寇氏认为沉香盛产我国"岭南诸郡"（即广东、广西、海南等地），对其民间用途和不同品质的采制方法亦做了简要介绍。李时珍引载宋代陈承《本草别说》云："诸品之外，又有龙鳞、麻叶、竹叶之类，不止一二十品。要之入药，惟取中实沉水者。或沉水而有中心空者，则是鸡骨。谓中有朽路，如鸡骨中血眼也。"

值得称道的是，在《本草纲目》沉香"集解"中，李时珍对历代本草对沉香品种之说基本认同，载曰："沉香品类，诸说颇详。"为了弄清沉香的不同品种、不同品质、不同产地、不同制作方法等，李时珍收集大量记载有沉香的历史文献资料进行了深入考证，李时珍云："今考杨亿谈苑、蔡绦丛话、范成大桂海志、张师正倦游录、洪驹父香谱、叶廷珪香录诸书，撮其未尽者补之云。"在考证研究基础上，得出了十分科学的结论："香之等凡三：曰沉，曰栈，曰黄熟是也。沉香入水即沉，其品凡四：曰熟结，乃膏脉凝结自朽出者；曰生结，乃刀斧伐仆，膏脉结聚者；曰脱落，乃因木朽而结者；曰虫漏，乃因蠹隙而结者。生结为上，熟脱次之；坚黑为上，黄色次之。角沉黑润，黄沉黄润，蜡沉柔韧，革沉纹横，皆上品也。海岛所出，有如石杵，如肘如拳，如凤雀龟蛇，云气人物。及海南马蹄、牛头、燕口、茧栗、竹叶、芝菌、梭子、附子等香，皆因形命名尔。其栈香入水半浮半沉，即沉香之半结连木者，或作煎香，番名婆木香，亦曰弄水香。其类有猬刺香、鸡骨香、叶子香，皆因形而名。有大如笠者，为蓬莱香；有如山石枯槎者，为光香。入药皆次于沉香。其黄熟香，即香之轻虚者，俗讹为速香是矣。有生速，斫伐而取者；有熟速，腐朽而取者。其大而可雕刻者，谓之水盘头。并不堪入药，但可焚爇。"李时珍还非常认同叶廷珪《香录》所言："出渤泥、占城、真腊者，谓之番沉，亦曰舶沉，曰药沉，医家多用之，以真腊为上。"蔡绦《丛话》所云："占城不若真腊，真腊不若海南黎峒。黎峒又以万安黎母山东峒者，冠绝天下，谓之海南沉，一片万钱。海北高、化诸州者，皆栈香尔。"范成大《桂海志》所曰："黎峒出者名土沉香，或曰崖香。虽薄如纸者，入水亦沉。"最后李时珍认为："万安在岛东，钟朝阳之气，故香尤酝藉，土人亦自难得。舶沉香多腥烈，尾烟必焦。交趾海北之香，聚于钦州，谓之钦香，气尤酷烈。南人不甚重之，惟以入药。"这里的"万安"即今之海南黎峒属地，"交趾海北"即今之岭南与越南北部交界一带。

（二）《本草纲目》中记载有沉香内容的药物及其所用

李时珍在《本草纲目》中除了在沉香项下记载了大量沉香内容外，在其他药物中也记载了含有中药沉香的内容，这些药物有云母、石钟乳、礞石、朴消、荠苨、肉苁蓉、术、甘松香、补骨脂、莎草香附子、藿香、漏卢、胡卢巴、地黄、大黄、附子、菟丝子、牵牛子、月季花、陈廪米、李、桃、蜜香、檀香、降真香、乌药、熏陆香（乳香）、安息香、苏合香、巴豆、茯苓、樗鸡、海螺、甲煎、鸡、豕、狗牛、鹿、麋等40种。

在石部云母（卷8）"修治"中记载将沉香作为云母的炮炙之辅料。

在石部石钟乳（卷9）"修治"中记载将沉香作为石钟乳的7种炮炙辅料之一。

在石部礞石（卷10）和草部大黄（卷17）两药的"附方"中均引王隐君《养生主论》"通治痰为百病"之"滚痰丸"，其中沉香为5药之一。

在石部朴消（卷11条）"附方"中引《太平惠民和剂局方》"紫雪"一方，沉香作为臣药用之。

在草部荠苨（卷12）"附方"中引《备急千金要方》主治"强中消渴"之"荠苨丸"，沉香亦作为臣药用之。

在草部肉苁蓉（卷12）"附方"中引《济生方》主治"汗多便秘"，沉香与肉苁蓉两药一起作主药使用。

在草部术（卷12）"附方"中引《李仲南永类方》"八制苍术丸"，特别强调该方在"五十岁后，加沉香末一两"。

在草部甘松香（卷14）和木部檀香（卷34）两药之"发明"中均引唐代杜宝《大业拾遗录》之"寿禅师妙医术"中"五香饮"第一饮为"沉香饮"。

在草部补骨脂（卷14）"附方"中引《太平惠民和剂局方》"补骨脂丸"，其中沉香为必不可少之药。

在草部莎草、香附子（卷14）"发明"中李时珍认为香附子"得沉香则升降诸气"，在"附方"中引《太平惠民和剂局方》治"升降诸气"之方则应用这一配伍要旨。

在草部藿香（卷14）"集解"中引苏颂《图经本草》所言"五香共是一木。其根是旃檀，节是沉香，花是鸡舌，叶是藿香，胶是熏陆。故本草以五香共条，义亦出此"。

在草部漏卢（卷15）"附方"中引李迅《痈疽集验方》治"一切痈疽"之方，沉香为重要的配伍用药之一。

在草部胡卢巴（卷15）"附方"中引李时珍自著的《濒湖集简方》中主治"阴癫肿痛"之方"沉香内消丸"，其中沉香为该方之主药。

在草部地黄（卷16）"附方"中引《臞仙方》中"臞仙方"，强调必须加

"加琥珀、沉香半两"。

在草部附子（卷 17）"附方"引《太平惠民和剂局方》之"升降诸气"、引《朱氏集验方》"肿疾喘满"两方中，沉香与附子一样均为主药。

在草部菟丝子（卷 18）"附方"中《简便方》之"阳气虚损"方中，有"气逆，沉香汤下"。

在草部牵牛子（卷 18）"发明"中，李时珍详解了李东垣"治下焦阳虚"之"天真丹"，一定要佐以沉香等药，以"补泻兼施"。

在草部月季花（卷 18）"附方"中《谈野翁试验方》之"瘰疬未破"方中，沉香作主药使用。

在谷部陈廪米（卷 25）"附方"中《普济方》之"反胃膈气"方中，沉香作唯一主药使用。

在果部李（卷 29）"附方"中《普济方》之"面黑粉滓"方中，沉香作重要香药配伍外用。

在果部桃（卷 29）"附方"中《妇人良方》之"产后下痢"方中，沉香亦作主药使用。

在木部蜜香（卷 34）"集解"中，李时珍认为蜜香和沉香两者"形状功用"相似，在产地广东"肇庆新兴县"一带，常有互叫之混。

在木部降真香（卷 34）的"释名"中，李时珍提醒沉香、降真香均叫鸡骨香，即为二"物同名"。

在木部乌药（卷 34）"发明"中李时珍认为乌药得沉香相伍，其功平稳，并在"附方"之中记载"乌沉汤"治"一切气，一切冷，补五脏，调中壮阳，暖腰膝，去邪气……"，须重用沉香。

在木部熏陆香、乳香（卷 34）"释名"中，李时珍首次把历代本草原附于沉香之下的熏陆香、乳香二药"合并为一"。

在木部安息香（卷 34）"附方"中引《全幼心鉴》治"小儿肚痛"之"安息香丸"，把沉香作为臣药之首。

在木部苏合香（卷 34）"附方"中引《太平惠民和剂局方》"苏合香丸"，其配方有沉香入药。

在木部巴豆（卷 35）"气味"中，李时珍认为巴豆"以沉香水浸则能升能降"。

在木部茯苓（卷 37）"附方"之引《百一选方》"朱雀丸"，茯神只配沉香一药用之。

在虫部樗鸡（卷 40）"附方"之引《谈野翁方》主治"风狗咬伤"方中，沉香为其配伍之药。

在介部海螺（卷 46）甲香"修治"中引苏颂《图经本草》所载炮炙方

法，须用沉香。

在介部甲煎（卷46）"集解"中李时珍引唐·李义山诗谓"沉香甲煎为廷燎"。

在禽部鸡（卷48）"附方"中引《卫生易简方》治"气噎不通"之方，沉香为其配伍之药。

在兽部豕（卷50）"附方"中引《证治要诀》治"心虚嗽血"之方，引《医林集要》治"瘿气"之方，沉香均为两方之主药。

在兽部狗（卷50）"附方"中引《永类钤方》治"噎膈不食"之方，主药沉香用之。

在兽部牛（卷50）"附方"中引《圣济总录》治"气积成块"之"牛脑散"，沉香为其药物配方之一。

在兽部鹿（卷50）"附方"中有仙家服食丹方二十四品之一"斑龙宴"，其中所用药酒为"八珍散加沉香、木香煮之"。

在兽部麋（卷50）"附方"中引《杨氏家藏方》之"二至丸"，沉香为必用药物之一。

（三）《本草纲目》引据记载有沉香内容的医药及经史文献

1.《本草纲目》引据记载沉香内容的本草著作14部　见表2-6。

表2-6　《本草纲目》引据历代本草著作记载沉香内容情况表

引据本草著作	引据用途
《名医别录》	沉香"主治"
《雷公炮炙论》	云母"修治"；石钟乳"修治"；沉香"修治"；甲香"修治"；海螺"修治"
苏恭《唐本草》	沉香"集解"
陈藏器《本草拾遗》	沉香"集解"
李珣《海药本草》	沉香"气味"；沉香"正误"；沉香"主治"
刘翱、马志《开宝本草》	藿香"集解"
苏颂《图经本草》	海螺"修治"；沉香"集解"
唐慎微《证类本草》	石钟乳"修治"
陈承《本草别说》	沉香"集解"
日华子《大明本草》	沉香"气味"；沉香"主治"
寇宗奭《本草衍义》	海螺"修治"；沉香"集解"；乌药"发明"
张元素《洁古珍珠囊》	沉香"气味"；沉香"主治"
李杲《用药法象》	沉香"主治"
朱丹溪《本草衍义补遗》	地黄"附方"

2.《本草纲目》引据记载沉香内容的医籍方书 25 部　见表 2-7。

表 2-7　《本草纲目》引据历代医籍方书著作记载沉香内容情况表

引据含医籍方书	引载内容
王好古《医垒元戎》	诸虚寒热（卷 34·沉香条）；胞转不通（卷 34·沉香条）
吴球《活人心统》	胃冷久呃（卷 34·沉香条）
王璆《百一选方》	心神不足（卷 34·沉香条）；养心安神（卷 37·茯苓条）
《普济方》	反胃膈气（卷 25·陈廪米条）；肾虚目黑（卷 34·沉香条）
严子礼《济生方》	汗多便秘（卷 12·肉苁蓉条）；大肠虚闭（卷 34·沉香条）
《鲜于枢钩玄》	痘疮黑陷（卷 34·沉香条）
王隐君《养生主论》	滚痰丸（卷 10·礞石条）；痰为百病滚痰丸（卷 17·大黄条）
《太平惠民和剂局方》	紫雪（卷 11·朴硝条）；补骨脂丸（卷·补骨脂条）；升降诸气（卷 14·莎草、香附子条）；升降诸气（卷 17·附子条）；乌沉汤（卷 34·乌药条）；苏合香丸（卷 34·苏合香条）
《备急千金要方》	强中消渴（卷 12·茅苠条）
《妇人良方》	产后下痢（卷 29·桃条）
李仲南《永类钤方》	噎膈不食（卷 50·狗条）；苍术丸（卷 12·术条）
李迅《痈疽集验方》	一切痈疽（卷 15·漏卢条）
《濒湖集简方》	阴癞肿痛（卷 15·胡卢巴条）
《臞仙方》	琼玉膏（卷 16·地黄条）
《朱氏集验方》	肿疾喘满（卷 17·附子条）
《谈野翁试验方》	瘰疬未破（卷 18·月季花条）疯狗咬伤（卷 40·樗鸡条）
《全幼心鉴》	小儿肚痛（卷 34·安息香条）
张从正《儒门事亲》	重剂（卷 1·序例）
《卫生易简方》	气噎不通（卷 48·鸡条）
《证治要诀》	心虚嗽血（卷 50·豕条）
《医林集要》	瘿气（卷 50·豕条）
《圣济总录》	气积成块（卷 50·牛条）
《杨氏家藏方》	二至丸（卷 51·麇条）
《经验方》（待考）	海螺（卷 46）"修治"
刘完素（待考）	沉香（卷 34）"主治"

3.《本草纲目》引据沉香记载内容的经史文献15部　　见表2-8。

表2-8 《本草纲目》引据历代经史文献著作记载沉香内容情况表

引据经史文献	引据用途
佛经《梵书》	沉香"释名"
唐刘恂《岭表录异》	沉香"集解"、蜜香"集解"
丁谓《天香传》	沉香"集解"
沈怀远《南越志》	蜜香"集解"
宋黄鉴《杨亿谈苑》	沉香"集解"
宋蔡绦《丛话》	沉香"集解"
宋范成大《桂海志》	沉香"集解"
宋张师正《倦游录》	沉香"集解"
宋洪驹父《香谱》	沉香"集解"
宋叶廷珪《香录》	沉香"集解"
南北朝梁元帝萧绎《金楼子》	沉香"正误"
《广州志》	蜜香"集解"
《晋书》	蜜香"集解"
《交州志》	蜜香"集解"

（四）《本草纲目》中含有沉香的附方和临床应用

1.治疗内科病症　　见表2-9。

表2-9 《本草纲目》中治疗内科病症含有沉香的附方和临床应用表

病证	附方	附方出处
通治痰为百病	滚痰丸：通治痰为百病，惟水泻双娠者不可服。礞石、焰硝各二两，煅过研飞晒干，一两。大黄酒蒸八两，黄芩酒洗八两，沉香五钱。为末，水丸梧子大。常服一二十丸，欲利大便则服一二百丸，温水下。王隐君《养生主论》	礞石（卷10）
疗伤寒温疟	紫雪：疗伤寒温疟，一切积热烦热，狂易叫走，瘴疫毒疠，卒死脚气，五尸五疰，心腹诸疾，疠刺切痛，解诸热毒，邪热发黄，蛊毒鬼魅，野道热毒，小儿惊痫百病。黄金一百两，石膏、寒水石、滑石、慈石各三斤，捣碎，水一斛，煮四斗，去滓。入犀角屑、羚羊角、青木香、沉香各五两，玄参洗焙、升麻各一斤，甘草炒八两，丁香一两，入前汁中煮取一斗五升，去滓。入炼朴消十斤，消石三十二两，于药汁中，微火煎之，柳木不住搅，至水气欲尽，倾木盆中。待欲凝，入麝香一两二钱半，朱砂末三两，搅匀，收之。每服一二钱，凉水服。临时加减，甚者一两。《和剂局方》	朴消（卷11）

续表

病证	附方	附方出处
强中消渴	猪肾荠苨汤：治强中之病，茎长兴盛，不交精液自出，消渴之后，即发痈疽。皆由恣意色欲，或饵金石所致，宜此以制肾中热也。用猪肾一具，荠苨、石膏各三两，人参、茯苓、磁石、知母、葛根、黄芩、栝楼根、甘草各二两，黑大豆一升，水一斗半，先煮猪肾、大豆取汁一斗，去滓下药，再煮三升，分三服。后人名为石子荠苨汤。又荠苨丸：用荠苨、大豆、茯神、磁石、栝楼根、熟地黄、地骨皮、玄参、石斛、鹿茸各一两，人参、沉香各半两，为末。以猪肚治净煮烂，杵和丸梧子大。每服七十丸，空心盐汤下。并《千金方》	荠苨（卷12）
汗多便秘	老人虚人皆可用。肉苁蓉酒浸焙二两，研沉香末一两，为末，麻子仁汁打糊，丸梧子大。每服七十丸，白汤下。《济生方》	肉苁蓉（卷12）
下元虚败，脚手沉重，夜多盗汗	补骨脂丸：治下元虚败，脚手沉重，夜多盗汗，纵欲所致。此药壮筋骨，益元气。补骨脂四两炒香，菟丝子四两酒蒸，胡桃肉一两去皮，乳香、没药、沉香各研二钱半，炼蜜丸如梧子大。每服二三十丸，空心盐汤、温酒任下。自夏至起冬至止，日一服。此乃唐宣宗时，张寿太尉知广州，得方于南番人。有诗云：三年时节向边隅，人信方药力殊。夺得春光来在手，青娥休笑白髭须。《和剂局方》	补骨脂（卷14）
升降诸气	治一切气病，痞胀喘哕、噎酸烦闷，虚痛走注。常服开胃消痰，散壅思食。早行山行，尤宜服之，去邪辟瘴。香附子炒四百两，沉香十八两，缩砂仁四十八两，炙甘草一百二十两，为末。每服一钱，入盐少许，白汤点服。《和剂局方》	莎草、香附子（卷14）
	暖则宣流。熟附子一大个，分作二服，水二盏，煎一盏，入沉香汁温服。《和剂局方》	附子（卷17）
治痰为百病	滚痰丸：治痰为百病，惟水泻、胎产前后不可服用。大黄酒浸，蒸熟切晒，八两，生黄芩八两，沉香半两，青礞石二两，以焰硝二两，同入砂罐固济。煅红研末二两。右各取末，以水和丸梧子大。常服一二十丸，小病五六十丸，缓病七八十丸，急病一百二十丸，温水吞下，即卧勿动，候药逐上焦痰滞。次日先下糟粕，次下痰涎，未下再服。王隐君岁合四十余斤，愈疾数万也。《养生主论》	大黄（卷17）
肿疾喘满	大人小儿男女肿因积得，既取积而肿再作，小便不利。若再用利药性寒，而小便愈不通矣。医者到此多束手。盖中焦下焦气不升降，为寒痞隔，故水凝而不通。惟服沉附汤，则小便自通，喘满自愈。用生附子一个，去皮脐，切片，生姜十片，入沉香一钱，磨水同煎，食前冷饮。附子虽三五十枚亦无害。小儿每服三钱，水煎服。《朱氏集验方》	附子（卷17）
阳气虚损	简便方：用菟丝子、熟地黄等分，为末，酒糊丸梧子大。每服五十丸。气虚，人参汤下；气逆，沉香汤下	菟丝子（卷18）

续表

病证	附方	附方出处
反胃膈气	不下食者。太仓散；用仓米或白米，日西时以水微拌湿，自想日气如在米中。次日晒干，袋盛挂风处。每以一撮，水煎，和汁饮之，即时便下。又方：陈仓米炊饭焙研。每五两入沉香末半两，和匀，每米饮服二三钱。《普济方》	陈廪米（卷25）
一切气，一切冷	乌沉汤：治一切气，一切冷，补五脏，调中壮阳，暖腰膝，去邪气，冷风麻痹，膀胱、肾间冷气，攻冲背膂，俛仰不利，风水毒肿，吐泻转筋，癥瘕刺痛，中恶心腹痛，鬼气疰忤，天行瘴疫，妇人血气痛。用天台乌药一百两，沉香五十两，人参三两，甘草（爁）四两，为末。每服半钱，姜盐汤空心点服。《和剂局方》	乌药（卷34）
诸虚寒热	冷痰虚热。冷香汤：用沉香、附子（炮）等分，水一盏，煎七分，露一夜，空心温服。王好古《医垒元戎》	沉香（卷34）
胃冷久呃	沉香、紫苏、白豆蔻仁各一钱，为末。每柿蒂汤服五七分。吴球《活人心统》	沉香（卷34）
心神不足	火不降，水不升，健忘惊悸。朱雀丸：用沉香五钱，茯神二两，为末，炼蜜和，丸小豆大。每食后人参汤服三十丸，日二服。王璆《百一选方》	沉香（卷34）
肾虚目黑	暖水脏。用沉香一两，蜀椒去目，炒出汗四两，为末，酒糊丸梧子大。每服三十丸，空心盐汤下。《普济方》	沉香（卷34）
胞转不通	非小肠、膀胱、厥阴受病，乃强忍房事，或过忍小便所致，当治其气则愈，非利药可通也。沉香、木香各二钱，为末。白汤空腹服之，以通为度。《医垒元戎》	沉香（卷34）
大肠虚闭	因汗多津液耗涸者。沉香一两，肉苁蓉酒浸焙二两，各研末，以麻仁研汁作糊，丸梧子大。每服一百丸，蜜汤下。严子礼《济生方》	沉香（卷34）
传尸骨蒸，殗殜肺痿，疰忤鬼气，卒心痛，霍乱吐利，时气鬼魅瘴疟，赤白暴痢，瘀血月闭，痃癖疔肿，小儿惊痫客忤，大人中风、中气、狐狸等病	苏合香丸：治传尸骨蒸，殗殜肺痿，疰忤鬼气，卒心痛，霍乱吐利，时气鬼魅瘴疟，赤白暴痢，瘀血月闭，痃癖疔肿，小儿惊痫客忤，大人中风、中气、狐狸等病。用苏合油一两，安息香末二两，以无灰酒熬成膏，入苏合油内。白术、香附子、青木香、白檀香、沉香、丁香、麝香、毕拨、诃梨勒（煨，去核）、朱砂、乌犀角（镑）各二两，龙脑、薰陆香各一两，为末，以香膏加炼蜜和成剂，蜡纸包收。每服旋丸梧子大，早朝取井华水，温冷任意，化服四丸。老人、小儿一丸。《惠民和剂局方》	苏合香（卷34）

病证	附方	附方出处
养心安神	朱雀丸：治心神不定，恍惚健忘不乐，火不下降，水不上升，时复振跳。常服，消阴养火，全心气。茯神二两（去皮），沉香半两，为末，炼蜜丸小豆大。每服三十丸，食后人参汤下。《百一选方》	茯苓（卷37）
气噎不通	鸡嗉两枚连食，以湿纸包，黄泥固，煅存性为末，人木香、沉香、丁香末各一钱，枣肉和，丸梧子大。每汁下三丸。小便不禁雄鸡喉咙及膆脬，并屎白，等分为末。麦粥清服之。《卫生易简方》	鸡（卷48）
心虚嗽血	沉香末一钱，半夏七枚，入猪心中，以小便湿纸包煨熟，去半夏食之。《证治要诀》	豕（卷50）
噎膈不食	黄犬干饿数日，用生粟或米干饲之。俟其下粪，淘洗米粟令净，煮粥，入薤白一握，泡熟去薤，入沉香末二钱食之。《永类钤方》	狗（卷50）

2. 治疗妇、儿科病证　见表2-10。

表2-10　《本草纲目》中治疗妇儿科病症含有沉香的附方和临床应用表

病证	附方	附方药物
产后下痢	赤白，里急后重，疹痛。用桃胶（焙干）、沉香、蒲黄（炒）各等分，为末。每服二钱，食前米饮下。《妇人良方》	桃（卷29）
小儿肚痛	曲脚而啼。安息香丸：用安息香酒蒸成膏。沉香、木香、丁香、霍香、八角茴香各三钱，香附子、缩砂仁、炙甘草各五钱为末。以膏和，炼蜜丸芡子大。每服一丸，紫苏汤化下。《全幼心鉴》	安息香（卷34）

3. 治疗外科和皮肤科病证　　见表2-11。

表2-11　《本草纲目》中治疗皮外科病症含有沉香的附方和临床应用表

病证	附方	附方出处
腰脚湿气痹痛	苍术丸：李仲南永类方：八制苍术丸：疏风顺气养肾，治腰脚湿气痹痛。苍术一斤，洗刮净，分作四分，用酒、醋、米泔、盐水各浸三日，晒干。又分作四分，用川椒红、茴香、补骨脂、黑牵牛各一两，同炒香，拣去不用，只取术、蘗研末，醋糊丸梧子大。每服五十丸，空心盐酒送下。五十岁后，加沉香末一两	术（卷12）
一切痈疽	发背，初发二日，但有热证，便宜服漏卢汤，退毒下脓，乃是宣热拔毒之剂，热退即住服。漏卢用白茸者，连翘、生黄芪、沉香各一两，生粉草半两，大黄微炒一两，为细末。每服二钱，姜枣汤调下。李迅《集验背疽方》	漏卢（卷15）

续表

病证	附方	附方出处
阴癞肿痛	偏坠，或小肠疝气，下元虚冷，久不愈者，沉香内消丸主之。沉香、木香各半两，胡卢巴酒浸炒，小茴香炒，各二两，为末，酒糊丸梧子大。各服五七十丸，盐酒下。《濒湖集简方》	胡卢巴（卷15）
瘰疬未破	用月季花头二钱，沉香五钱，芫花炒三钱，碎到，入大鲫鱼腹中，就以鱼肠封固，酒、水各一盏，煮熟食之，即愈。鱼须安粪水内游死者方效。此是家传方，活人多矣。《谈野翁试验方》	月季花（卷18）
面黑粉滓	用李花、梨花、樱桃花、白蜀葵花、白莲花、红莲花、旋复花、秦椒各六两，桃花、木瓜花、丁香、沉香、青木香、钟乳粉各三两，珍珠、玉屑各二两，蜀水花一两，大豆末七合，为细末瓶收。每日盥颒，用洗手面，百日光洁如玉也。《普济方》	李（卷29）
痘疮黑陷	沉香、檀香、乳香等分，爇于盆内。抱儿于上熏之，即起。鲜于枢钩玄	沉香（卷34）
疯狗咬伤	不治即死。用红娘子二个、斑蝥五个（并去翅、足，若四十岁各加一个，五十岁各加二个），青娘子三个（去翅、足，四十岁加一个，五十六岁加二个），海马半个，续随子一分，乳香、沉香、桔梗各半分，酥油少许，为末。十岁者作四服，十五岁作三服，二十岁作二服，三十岁作一服。《谈野翁方》	樗鸡（卷40）
瘿气	医林集要：开结散：猪靥（焙）四十九枚，沉香二钱，真珠（砂罐煅）四十九粒，木香二钱，橘红四钱，为末。临卧冷酒徐徐服二钱。五服见效，重者一料愈。以除日合之。忌酸、咸、油腻、涩气之物	豕（卷50）
气积成块	牛脑散：用牛脑子一个（去筋膜），雄鸡肫一个（连皮黄），并以好酒浸一宿，捣烂，入木香、沉香、砂仁各三两，皮消一碗，杵千下，入生铜锅内，文武火焙干为末，入轻粉三钱，令匀。每服二钱，空心烧酒服，日三服。《圣济总录》	牛（卷50）
补虚损，生精血，祛风湿，壮筋骨	二至丸：补虚损，生精血，去风湿，壮筋骨。用鹿角镑细，以真酥一两，无灰酒一升，慢火炒干，取四两；麋角镑细，以真酥二两，米醋一升煮干，慢火炒干，取半两；苍耳子（酒浸一宿，焙）半斤，山药、白茯苓、黄芪（蜜炙）各四两，当归（酒浸，焙）五两，肉苁蓉（酒浸，焙）、远志（去心）、人参、沉香各二两，熟附子一两，通为末，酒煮糯米糊丸梧子大。每服五十丸，温酒、盐汤任下，日二服。《杨氏家藏方》	麋（卷51）

4. 养生方　见表 2-12。

表 2-12 《本草纲目》中养生方含有沉香的附方和临床应用表

病证	附方	附方出处
开心益智，发白返黑，齿落更生，辟谷延年	琼玉膏：常服开心益智，发白返黑，齿落更生，辟谷延年。治痈疽劳瘵，咳嗽唾血等病，乃铁瓮城申先生方也。生地黄汁十六斤取汁，人参末一斤半，白茯苓末三斤，白沙蜜十斤，滤净拌匀，入瓶内，箬封，安砂锅中，桑柴火煮三日夜。再换蜡纸重封，浸井底一夜，取起，再煮一伏时。每以白汤或酒点服一匙。丹溪云：好色虚人，咳嗽唾血者，服之甚捷。国朝太医院进御服食，议加天门冬、麦门冬、枸杞子末各一斤，赐名益寿永真膏。臞仙方：加琥珀、沉香半两	地黄（卷16）
服之终身无疾而寿	斑龙宴：用驯养牡鹿一二只，每日以人参一两煎水与饮，将滓拌土产草料米豆，以时喂之，勿杂他水草。百日之外，露筋可用矣。宴法：夜前减食，次早空心。将布缚鹿于床，首低尾昂。令有力者抱定前足，有角者执定角，无角者以木囊头拘之，使头不动。用三棱针刺其眼之大眦前毛孔，名天池穴。以银管长三寸许插向鼻梁，坐定，呬其血，饮药酒数杯。再呬再饮，以醉为度。鼻中流出者，亦可接和酒饮。饮毕避风，行升降工夫，为一晏也。用生肌药敷鹿穴，养之。月可一度，一鹿可用六七年。不拘男女老少，服之终身无疾而寿，乃仙家服食丹方二十四品之一也。药酒以八珍散加沉香、木香煮之	鹿（卷51）

5.《本草纲目》"百病主治药"中应用沉香治疗病症情况　《本草纲目》"百病主治药"中沉香治疗病证分别为瘟疫、湿、诸气、痰饮、脾胃、噎膈、反胃、呕吐、呃逆、霍乱、痢、胀满、诸肿、转筋、喘逆、虚损、邪祟、寒热、吐血衄血、咳嗽血、健忘、遗精、梦泄、癃淋、大便燥结、积聚癥瘕、心腹痛、腰痛、疝㿉、眼目、痘疮等 31 种。在《本草纲目》的"百病主治药"中，李时珍有以下观点。

沉香有"辟禳"瘟疫之功，为"木部"香药之首。

沉香为治疗"风湿"之常用中药。

沉香与秦椒、胡椒、荜澄茄、吴茱萸、食茱萸、桂、丁香、丁皮、檀香、乌药、樟脑、苏合香、阿魏、龙脑树子共用有"并破冷气，下恶气"之功。

将附子"煎汁，入沉香服"能"升降诸气"。

"冷痰虚热"可用沉香"同附子煎服"。

"劳倦内伤"影响脾胃，沉香用之有效。

沉香与青橘皮、厚朴、茯苓有"利气化痰"之功，"同木香、乌药、枳壳为末，盐汤下"治疗"膈气"有效。

用治"噎膈吐食"，将狗屎中粟"淘净煮粥，入薤白、沉香末食"能"开结消积"。

五灵脂与"狗胆汁丸，热姜酒磨服，并加沉香、木香、阿魏"，有"温中开结"之功。

陈仓米"水煎服，或炊焙为末，入沉香末服"具"和胃润燥"之效。

沉香能治"兼寒、兼积""兼火、兼燥"之"反胃"病证。

沉香与檀香、丁香"同陈皮煎服，小儿丸服，或同半夏丸服"，对虚寒性呕吐有效。

沉香"同紫苏、白豆蔻末，汤服"可治"胃冷久呃"。

沉香与丁皮、桂心、白檀香"磨汁"，对"寒湿"性"霍乱"有作用。

沉香还可以治疗"虚寒"性"气痢"，对"产痢痛后重"可用桃胶"同沉香、蒲黄末服"。

对"气虚"性腹胀，"沉香升降诸气"。

对于"脾虚湿肿"，附子"同小豆煮焙丸服。男女肿因积得，积去肿再作，喘满，小便不利，医者到此多束手，盖中下二焦气不升降，用生附子一个，入生姜十片，煎水入沉香汁冷服，须数十枚乃效"。

沉香还能"止转筋"。

对"虚促"性"上热下寒喘急"，以沉香为主药的"四磨汤"主之。

沉香还能"补脾胃命门"之"气虚"。

对"邪祟"，沉香亦"主中恶邪鬼疰气"。

沉香主治"诸虚寒热冷痰，同附子煎服"。

乌药、沉香具"理气导血"之功，"并止吐血衄血"。

对"虚劳"性"心虚咯血"，用猪心"包沉香、半夏末，煨食"。

对"心神不足，水火不济，健忘惊悸"，用乳香"同沉香、伏神丸服"。

沉香对"男子精冷遗失，补命门"有功。

沉香对"强忍房事，小便不通，同木香末服"有效。

对于"虚寒"性"老人虚闭"之"大便燥结"，用肉苁蓉"同沉香、麻仁，丸服"。

沉香与桂心、丁香、草豆蔻、蒟酱有"并破冷癥痃癖"之功。

对"心腹痛"，沉香既可"温中散郁"而治之，又可"化酒"以"活血流气"而止痛。

对"虚损"性"腰痛"，沉香与阿月浑子、莲实、芡实、乳香同用，具"并补腰膝命门"之功。

对"寒气"性"疝瘕"，用胡卢巴"同沉香、木香、茴香丸服，治阴癞肿痛"。

沉香"同蜀椒丸服"可治"肾虚目黑"。

沉香"同乳香、檀香烧烟，辟恶气，托痘"。

（五）《本草纲目》记载沉香的方药剂型

见表2-13。

表2-13 《本草纲目》记载沉香的方药剂型表

剂型	出处
丸剂	滚痰丸（卷10·礞石条），强中消渴（卷12·荸荠条），汗多便秘（卷12·肉苁蓉条），补骨脂丸（卷·补骨脂条），痰为百病（卷17·大黄条），阳气虚损（卷18·菟丝子条），乌沉汤（卷34·乌药条），心神不足（卷34·沉香条），肾虚目黑（卷34·沉香条），大肠虚闭（卷34·沉香条），苏合香丸（卷34·苏合香条），养心安神（卷37·茯苓条），气噎不通（卷48·鸡条），小儿肚痛（卷34·安息香条），苍术丸（卷12·术条），阴癩肿痛（卷15·胡卢巴条），二至丸（卷51·麋条）
散剂	升降诸气（卷14·莎草、香附子条），胃冷久呃（卷34·沉香条），胞转不通（卷34·沉香条），产后下痢（卷29·桃条），一切痈疽（卷15·漏卢条），瘿气（卷50·豕条）气积成块（卷50·牛条）
汤剂	升降诸气（卷17·附子条），肿疾喘满（卷17·附子条）
膏剂	琼玉膏（卷16·地黄条）
霜剂	紫雪（卷11·朴消条）
药膳剂	心虚嗽血（卷50·豕条），噎膈不食（卷50·狗条），瘰疬未破（卷18·月季花条），斑龙宴（卷51·鹿条）
洗剂	面黑粉滓（卷29·李条）
熏剂	痘疮黑陷（卷34·沉香条）

（六）《本草纲目》记载沉香的炮制加工方法

李时珍在《本草纲目》中总结历代本草文献所载，对沉香的炮制记述可以说是十分科学的，在沉香的"修治"中先引据《雷公炮炙论》所言："凡使沉香，须要不枯，如觜角硬重沉于水下者为上，半沉者次之。不可见火。"并在实践中提出："欲入丸散，以纸裹置怀中，待燥研之。或入乳钵以水磨粉，晒干亦可。若入煎剂，惟磨汁临时入之。"《中药炮制学》所载沉香"除去枯废白木，劈成小块，用时捣碎或研成细粉。"《中国药典》所载沉香："除去枯废白木，劈成小块。用时捣碎或研成细粉。"《中药大辞典》所载沉香："刷净，劈成小块，用时捣碎或研成细粉。"《本草纲目》所载沉香炮制方法与现代权威中药文献相比，虽然炮制核心内涵相近，但李时珍记述的是根据入药所用或丸散或汤煎之不同剂型而有别，这无疑更切合临床应用之需。李时珍还认为"沉香、檀香忌见火"，提醒炮制加工沉香时要注意安全。

同时，李时珍在《本草纲目》云母（卷8）的"修治"中，石钟乳（卷9）的"修治"中，以及海螺（卷46）之甲香的"修治"中，均把沉香作炮制辅料用之，然而现代中药文献鲜少用之，值得讨论研究。

（七）李时珍对沉香性味和功效的新认识

对于沉香的性味，李时珍认为"辛，微温，无毒"，亦认同李珣言其"苦，温"；大明言其"辛，热"；张元素言其"阳也。有升有降"。在临床实践基础上，李时珍亲自验证沉香："咀嚼香甜者性平，辛辣者性热。"早在400多年前李时珍对沉香性味的认识与现代中药文献几乎完全一致。

对于沉香的功能主治，李时珍转载《名医别录》所言"风水毒肿，去恶气"，李珣言其"主心腹痛，霍乱中恶，邪鬼疰气，清人神，并宜酒煮服之。诸疮肿，宜入膏中"，大明云其"调中，补五脏，益精壮阳，暖腰膝，止转筋吐泻冷气，破癥癖，冷风麻痹，骨节不任，风湿皮肤瘙痒，气痢"，同时还引载金元医家张元素、李杲、刘完素应用沉香所得，沉香能"补右肾命门""补脾胃，及痰涎、血出于脾""益气和神"。特别值得称道的是，李时珍首次提出沉香主"治上热下寒，气逆喘急，大肠虚闭，小便气淋，男子精冷"等病证，为后世医家拓宽了沉香的临床应用范围。

在甘松香（卷14）和檀香（卷34）两药之"发明"中，均引唐代杜宝《大业拾遗录》之"寿禅师妙医术"中"五香饮"第一饮为"沉香饮"，认为"沉香饮、檀香饮、丁香饮、泽兰饮、甘松饮，皆以香为主，更加别药，有味而止渴，兼补益人也。"在莎草、香附子（卷14）的"发明"中，李时珍曰："香附之气平而不寒，香而能窜。其味多辛能散，微苦能降，微甘能和。乃足厥阴肝、手少阳三焦气分主药，而兼通十二经气分。……得沉香则升降诸气……"在牵牛子（卷18）的"发明"中，李时珍详载自己治愈"外甥柳乔"临证医案，"外甥柳乔，素多酒色。病下极胀痛，二便不通，不能坐卧，立哭呻吟者七昼夜。医用通利药不效。遣人叩予。予思此乃湿热之邪在精道，壅胀隧路，病在二阴之间，故前阻小便，后阻大便，病不在大肠、膀胱也。乃用楝实、茴香、穿山甲诸药，入牵牛加倍，水煎服。一服而减，三服而平"。在这里李时珍记载了应用牵牛配伍沉香等药之心得："牵牛能达右肾命门，走精隧。人所不知，惟东垣李明之知之。故明之治下焦阳虚天真丹，用牵牛以盐水炒黑，入佐沉香、杜仲、破故纸、官桂诸药，深得补泻兼施之妙。"在乌药（卷34）的"发明"中，李时珍十分认同宋代本草学家寇宗奭所言："乌药性和，来气少，走泄多，但不甚刚猛。与沉香同磨作汤点服，治胸腹冷气甚稳当。"在实践中李时珍得出："严用和济生方治七情郁结，上气喘急，用四磨汤者，降中兼升，泻中带补也。其方以人参、乌药、沉香、槟榔各磨浓汁七分，合煎，细细咽之。"

在《本草纲目》序例（卷1）"重剂"中，李时珍引据金元医家张从正《儒门事亲》所载："重者，镇缒之谓也。怯则气浮，如丧神守，而惊悸气上，朱砂、水银、沉香、黄丹、寒水石之伦，皆体重也。久病咳嗽，涎潮于上，形羸不可攻者，以此缒之。经云重者因而减之，贵其渐也。"并进一步指出："……有恐则气下，精志失守而畏，如人将捕者，宜磁石、沉香之类以安其肾……"李时珍将沉香作为"重剂"的观点与历代医家是一致的，对后医药学家的影响也是深远的。在"脏腑虚实标本用药式"中，李时珍认为对于命门"火弱"，沉香是具有"益阳"作用的药物之一；对于下热"虚火"，沉香是具有清"下"作用的药物之一。在巴豆（卷35）的"气味"中载曰："巴豆气热味辛，生猛熟缓，能吐能下，能止能行，是可升可降药也。别录言其熟则性寒，张氏言其降，李氏言其浮，皆泥于一偏矣。盖此物不去膜则伤胃，不去心则作呕，以沉香水浸则能升能降，与大黄同用泻人反缓，为其性相畏也。"由此观之，巴豆用"沉香水浸"，其功"能升能降"是李时珍的用药心得。

总之，从《本草纲目》沉香的"气味""主治"及有关药物之"发明""序例"或"气味"中所载看，李时珍对沉香的应用认识值得今之医家传承和研究。

（八）《本草纲目》对沉香记述的现代价值

从《本草纲目》所载沉香植物"药图"看，李时珍在参阅宋代苏颂《图经本草》时，并未照搬苏颂绘制的"崖州沉香"和"广州沉香"的植物药图。《本草纲目》中细致观察所绘制的沉香药图，从花、叶、枝形态来看十分接近原植物沉香的形态特征。如果说李时珍没有亲临产地详细考察，是很难获得如此细致、逼真的描述，这无疑是李时珍实地观察所获得的第一手资料。由此说明李时珍不远千里南下两广岭南一带是可能的，虽然尚无资料可考证李时珍曾踏迹广东、广西等南方诸地，但是从《本草纲目》中李时珍自述"搜罗百氏，访采四方"看，李时珍南下广东广西等地，亲自去实地考察并采制沉香，是完全可信的。亦有学者认为"李时珍几乎跑遍了大江南北，湖北、江西、湖南、安徽、江苏、浙江、河南、四川、河北、福建、广东、广西等地都留下了他的足迹。"总之，李时珍的这种不畏艰辛、科学求真精神值得大家学习。

从《本草纲目》所载有关沉香内容的文献史料看，不仅仅计有历代的本草14部、医籍方书25部，更有令人惊叹地引据有关文史资料15部之多。虽然这些文史资料多用之于"集解"，但也有用之于"释名""正误"及"发明"。这充分说明李时珍在编著《本草纲目》时"上自坟典，下及传奇，凡有相关，靡不备采""渔猎群书，搜罗百氏"的务实求真态度，这对现代科技工作者充分利用跨学科知识来开展本学科研究具有重要的启迪价值。

从李时珍对沉香产地的记载看，有多达10种地域名称，更有20多个具体地名，例如"广东岭南一带""天竺诸国""海南诸国及交、广、崖州、交趾""广管罗州""海北窦、化、高、雷""海南""岭南诸郡悉有，傍海处尤多""南恩、高、窦等州""琼、崖等州""渤泥、占城、真腊""海南黎峒""万安黎母山东峒""海北高、化诸州"等等。《中药大辞典》和《中华本草》中所载"沉香产于我国台湾、广东、广西等地，国外分布于印度、印度尼西亚、越南、马来西亚"与《本草纲目》中的这些古代地域和地名惊人地一致。同时李时珍对沉香道地性也做了明确交待，以"为上""次之""上品""次于""不堪""不若""冠绝天下""难得""惟以"等分辨其品质之优劣。这为现代药学工作者更深入地研究沉香出产地及其优劣品种提供了十分精细的史料，其参阅价值也是极其珍贵的。

李时珍在《本草纲目》中对沉香进行了详细地记载，在内科、妇儿科、外科和皮肤科及养生保健等等临床各科治疗的病证中广泛使用。书中所载的部分内容已得到了现代研究的证实，例如李时珍言沉香能治"大肠虚闭"，现代药理研究表明，沉香对肠平滑肌有解痉作用，能抑制组胺和乙酰胆碱引起的肠道痉挛性收缩，其含有的苍术醇、圆柚酮有抗胃溃疡等药理作用；又如言其能治"气逆喘息"，现代药理研究表明，沉香中含有的苄基丙酮是止咳的有效成分，而其提取物能增强豚鼠气管的体外抗组胺作用，提示有止喘作用；还如言其能治"小便气淋"，目前沉香在临床上用治结石、尿潴留、前列腺炎、尿道综合征等疾病效果良好。书中很多记载是李时珍在临床实践中所得，这亟待于现代中医药科技工作者去深入研究和应用，以实现沉香为人类的健康事业创造出更大的医药学价值。

沉香作为一种珍贵、罕见的自然资源，在古代常被掌握在极少数权贵手中，所代表的文化是一种奢侈的贵族文化，沉香流传在中国古代权贵、富豪、文豪、居士所组成的上流社会阶层中，常与中国主流的佛、道、儒家文化相融合，是寻常百姓无法触及的。到了明清代沉香更被大量消耗，成为王公贵族手中的念珠或工艺品，如今故宫博物院中依然有存留。从《本草纲目》对沉香的所有记载看，李时珍只是单纯地围绕沉香的临床应用做研究，即使所载海螺（卷46）甲香"修治"和甲煎（卷46）"集解"中有用沉香，也是因为甲香与甲煎有其各自的医药用途。虽然李时珍在甲煎中曰："甲煎，以甲香同沉麝诸药花物治成，可作口脂及爇焚也。唐李义山诗所谓'沉香甲煎为廷燎'者，即此也。"这也是点到为止，并没有去宣扬、鼓噪沉香的非医药价值，使沉香成为临床稀缺之药。早在420多年前李时珍就形成了这种科学的医学伦理思想，对今之科技界不无启示。当今沉香的野生资源已遭到严重破坏，被列为国家二级重点保护植物，是《濒危野生植物种国际公约》中的保护树种，具有较高的经济价值，是我国特有而珍贵的药用植物。梅全喜教授等为了扩大沉香资源，对其叶进行了深入研究，沉香叶醇提物具有镇痛、抗炎、促进小肠运动、泻下、止血、抗肿瘤等活性，还具有抗脑缺血缺氧、降血糖作用。这为综合利用沉香资源开辟了新的途径。

（九）结语

李时珍在《本草纲目》中对沉香的记载既总结和传承了我国历史上应用沉香的医药精华，又丰富和开拓了沉香的临床应用范围，可以说李时珍对沉香的研究和运用远远地超过了那个时代，为现代科技工作者深入研究、科学应用沉香留下了极其珍贵的史料，打下了坚实的基础。

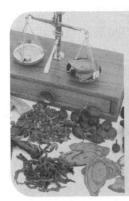

第三章
《本草纲目》补正研究

　　《本草纲目》自明代万历二十一年（1593年）首次（金陵版）刊印以来，先后在国内出版印行了50多种版本，并被翻译或节译成日、俄、英、法、德、拉丁等多种文字出版。其中仅日文翻刻本就达18种之多，深受世界各国科技界人士的重视，更为我国明代以后医药界人士所尊崇。如今已成为广大医药工作者从事科研、临床、教学活动中的重要参考书籍。

　　但是，由于历史条件和当时科学水平的限制，《本草纲目》中的论述和记载还存在一些遗误和不确切的地方，致使一些医药人员在参考引用该书时出现一些误解和错误，给医药科研、临床和教学工作带来了不利的影响。为了避免广大医药人员在参考引用《本草纲目》时导致的一些误解，使广大医药人员更好、更准确地参考引用《本草纲目》，使《本草纲目》中的宝贵医药学经验得到更合理的继承、发扬、推广和应用。我们对《本草纲目》中存在的疏误进行了全面系统的补正工作。

　　当然，李时珍作为一位世界伟大的科学家、药学家，他对自然科学，尤其是对我国中医药学的发展作出了巨大贡献，李时珍取得成就的一个重要原因就是纠正了前人本草中存在的谬误，《本草纲目》专列"正误"一项也是前无先例的。今天，我们在广泛积极开展弘扬、继承李时珍的科学学术思想和宝贵医药经验的同时，开展对《本草纲目》补正工作，也符合李时珍坚持实事求是的科学精神。梅全喜教授早在20世纪80年代就开展了对《本草纲目》中的一些错误记载进行补正工作，并于1993年8月在中医古籍出版社出版了《本草纲目补正》一书。

第一节 对药物性味补正研究

《本草纲目》在部分药物的性味记载上存在一些错误和不足，似有补正必要。

一、雄黄

石部第九卷雄黄条载其性味为"苦、平，寒"。

〔补正〕雄黄始载于《神农本草经》，谓其性味"苦平寒"，时珍承其所说，实属不当。时珍于雌黄条载过"生山之阴，故曰雌黄""雌黄、雄黄同产，但以山阴山阳受气不同分别"的论点。中医理论认为"雄为阳、雌为阴""向阴则热，背阴则寒""寒凉属阴、温热属阳"。从中医理论看雄黄当属温性药。古代本草亦有谓其性温味辛的记载，如《名医别录》载"味甘、大温"，《药性论》载"辛、有大毒"，《本草经疏》载云"察其功用，应是辛苦温之药"。近代及现代的医药专著如《中药大辞典》《中药学》（高等医药院校教材）、《中国药典》（1990 年版）等均载其"辛、温"。因此，时珍认为雄黄性味"苦、平，寒"是错误的，雄黄应为"辛，温"药。

二、薄荷

草部第十四卷薄荷条载其性味为"辛、温"。

〔补正〕薄荷始载于唐《新修本草》，谓其性味为"辛、温"，时珍承其所说，实属不当。首先看看薄荷在古今的应用，李杲《用药法象》为"清头风、除风热"，《药品化义》载"祛除诸热之风邪"，《医学衷中参西录》载"一切风火郁热之疾皆能治之"。现代应用与古代相同，主要取其宣散风热、清头风、透疹之功，临床多用于风热感冒、风温初起、头痛目赤等，可见薄荷古今临床多用于治疗热性疾病，当属凉性药。其次从古今本草载述看薄荷亦为凉性药，如《本草求真》载"辛、凉"，《本草正义》载："（薄荷）决非温药，故洁古直谓之辛凉"。《中药大辞典》《中药学》《全国中草药汇编》《中国药典》等现代专著也都载为"辛、凉"，故薄荷属"凉"性药无疑。

三、野菊花

草部第十五卷野菊花条载其性味为"辛、温"。

〔补正〕野菊花功能清热解毒，临床多用于治痈疽疔疮、咽喉肿痛、目赤红肿等症。中医理论认为凡能治疗热证的药物当属寒性或凉性药，故从其功能与临床应用看野菊花当属凉性药。从本草书籍记载看也都是将其归为凉性药。如《本草汇言》载"味苦、辛，气凉"，《中药大辞典》载"性味苦辛、凉"，《中药学》载"苦辛、微寒"，《中药志》载"味微苦辛，性凉。有疏风清热、解毒消肿、凉肝明目的功能"。故野菊花当属"苦、辛、微寒"之性味。

四、牡蒿

草部十五卷牡蒿条载其性味："苦、微甘，温"。

〔补正〕牡蒿始载于《名医别录》，谓其"味苦、温"，时珍沿袭了《别录》的"温"性之说，当予纠正。从文献记载看，清·汪绂在《医林纂要》中首先提出了与《本草纲目》相反之性，谓牡蒿"辛、苦、寒"，现代本草文献对牡蒿"性"的记载主要是"寒"或"平"，如《中药大辞典》载其性"寒"，《全国中草药汇编》载其性"平"，但无本草载其性"温"，可见后世本草已否定其性"温"之说。从牡蒿的功能主治看也当属"寒"性药。《陆川本草》载："驱风发散，解表退热。"《四川中药志》载："能清血热、肝热、退潮热。"《湖北中草药志》载："清热、解暑、凉血，止血。"《中药大辞典》《全国中草药汇编》等亦有"清热"功能之记载，而且多用于热性病。中医理论认为只有寒性或凉性药才具有清热功能，故从其功能和应用看牡蒿当属"寒"性药。

五、马钱子

草部十八卷番木鳖条载其性味："苦、寒"。

〔补正〕马钱子是《本草纲目》首载的，时珍谓其性寒似有不妥，值得商榷。从其作用和应用看马钱子应属温性药，因为①马钱子具有祛风寒湿痹的作用。风寒湿痹的病因是受寒邪、湿邪所致。《中药材手册》载其治"风寒湿痹，腰膝痛产寒腿"，很明显只有温性药才能用于治疗这些寒性疾病的。②马钱子具有强壮作用。中药具有强壮作用的药物一般为温性药，如巴戟天、五加皮等。③马钱子具有中枢兴奋的作用。其主要成分士的宁为中枢神经兴奋剂。中医理论认为温性药一般具有温里、散寒、助阳作用，能使机体功能兴奋；而寒性药一般具有清热、解毒、镇静作用，能使机体功能抑制。因此，马钱子应属"温"性药。

六、山豆根

草部十八卷载山豆根性味为"甘、寒"。

〔补正〕山豆根始载于《开宝本草》，谓其"甘、寒"，时珍沿袭其说，然

《本草纲目》之后，本草著作多载其味苦。明《本草汇言》载"苦寒清肃"，清《本草正义》载"《开宝本草》虽谓气味甘寒，然其实甚苦"。现代中药专著对山豆根的来源记载不一，《中国药典》（1990 年版）载其为豆科植物越南槐 *Sophora tonkinensis*，《全国中草药汇编》《中药大辞典》则载为豆科柔枝槐 *S. subprestrata* 及防己科蝙蝠葛 *Menispermum dahuricum*，亦有地方习用品、代用品为豆科木蓝属的多种植物，但无论是正品、习用品或代用品均为"苦"味药，而无一品种是"甘"味，实际上在时珍之前即有"苦"与"甘"之争。沈括在《梦溪笔谈》中就指出过"山豆根味极苦，本草言味甘，大误矣"，时珍将这一观点收入《纲目》中，但他未采纳味"苦"的观点，实是疏误。山豆根当属"苦、寒"药。

七、稻米

谷部二十二卷稻米项载其性味为"苦、温"。

〔补正〕稻米主含淀粉。淀粉系多糖类物质，而且稻米还含有其他单糖类，因此，稻米应是甘味无疑。中医学认为，甘味多质润而善滋补，这与稻米补中益气、健脾和胃的作用是相一致的，从中医学理论看稻米也应属"甘"味。中医学认为温性属阳，人体是一个阴阳平衡的有机体，若稻米为温性，人们长期食用定将破坏机体阴阳平衡，使体内骤"热""热郁化火"而生病，事实上人们长期食用不仅没有生病，相反能强身健体，抵抗疾病。因此，稻米绝不会是"温"性的，而应是"平"性的。古人对此早有认识，《本草经疏》认为"稻米乃人所常食，为五谷之长，人相赖以为命者也，其味甘而淡、其性平而无毒"，现代的一些专著也都认为其性味甘、平，故时珍谓其"苦、温"是错误的。

八、南瓜

菜部第二十八卷南瓜条载其性味为"甘、温"。

〔补正〕时珍载本品"甘、温"，虽有不少医者附和，但多为人云亦云者，民间多视此物为寒性，古今文献也有异议者，如《随息居饮食谱》载"早收者甘、温，晚收者甘、凉"，《食物中药与便方》载"甘、寒，无毒"。另《中药大辞典》载其有消炎、解毒作用，治疗烫火伤，可见南瓜为甘凉之品。前人曾说过夏目瓜果皆性凉，以供人却暑也，南瓜亦是夏月之品，怎能例外呢！亦有人认为其含糖量丰富而定为温性，南瓜含糖量为 1.3%，热量 6 千卡，而甘寒之品的西瓜含糖却高达 4.2%，热量为 22 千卡，可见此说不妥，故南瓜性味当为"甘、凉"。

九、枸杞子

木部三十六卷枸杞子项下载其性味为"苦、寒"。

〔补正〕中医学认为苦味药多燥性，具泄热、燥湿作用，甘味药多质润，具补益、和中作用。枸杞子质润，具滋补肝肾、益精明目作用，与甘味作用相一致，而与苦味相差甚远。从中医归经看，中医学认为"苦味多入心经""入肝经者酸味也"，而枸杞子入肝经，故从归经看其有"酸"味属性。从其化学成分看，枸杞子主含糖分，为 20% ~ 40%，还有各种氨基酸、有机酸等，当为"甘、酸"味。从其应用看本品亦非寒性，而是一个平补肝肾的常用药，古今专著多有记载，如《药性论》云"甘、平"；《保寿堂方》云"此药性平，常服能除邪热"。现代的一些专著如《中药大辞典》《中国药典》（1990 年版）、《中药学》等均载其性味"甘、平"或"甘、微酸、平"，故时珍载其"苦、寒"实属不当。

第二节　对药物分类补正研究

《本草纲目》在部分药物的分类上存在错误，今补正如下。

一、乌爹泥

《本草纲目》认为"乌爹泥"是一种"泥土"，而将其列入土部第七卷。

〔补正〕乌爹泥外观虽颇似"泥"，但实非泥土类，而是现代临床常用的孩儿茶，为豆科植物儿茶 *Acacia catechu* (L.) Willd. 或茜草科植物儿茶钩藤 *Uncaria gambier* Roxb. 的枝叶煎汁浓缩而成的干浸膏，当属"树脂浸膏类"，按当时习惯没有此类，也当按其原植物列入木部为妥。此误主要是因为"乌爹泥"当时从南番爪哇（印尼）、暹罗（泰国）等国进口，时珍未见其生产加工过程所致。

二、冬葵

《本草纲目》认为冬葵是草不是菜，将其从菜部移至草部卷十六，并解释曰："古者葵为五菜之主，今不复食之，故移入此。"

〔补正〕葵自古就作为蔬菜供人食用，唐宋医药著作中多有作菜蔬食用的记载，元代王祯《农书》载："葵、阳菜也，其菜易生，田野甚多，不拘肥瘠地皆有，为百菜之主，备四时之馔。"如此百菜之主，在此后 200 年的明代难道真的像时珍所述"今人不复食之"吗？其实不然，人们仍在食用，只是有些地方人们不食用了，这主要是自 10 世纪以来，北方气候转冷，栽培的葵菜因不耐寒、生长缓慢、产量过低，逐渐被大白菜所取代。在当时江北的蕲春可能是不栽培食用了，但在南方人们仍在大量栽培食用。清代吴其濬在《植物名实图考》中就指出过："冬葵，本经上品，百菜之王，江西、湖南皆种之……时珍谓今人不复食，殊误。"直至今天，葵菜仍是民间常食之菜，而且近年来有大受青睐之势，故时珍将其从菜部移至草部是不妥的。

三、醉鱼草

李时珍将醉鱼草列入草部之卷十七。

〔补正〕在《李草纲目》中醉鱼草又称槐木，时珍描述其形状为："多在堑岸边，作小株生，高三四尺，根状如枸杞，茎似黄荆，有微棱。"从描述的特征看，此物当属木本。《汉语大辞典》载："槐木、醉鱼草、马钱科，落叶灌木。"现代考证醉鱼草为马钱科植物 *Buddleia lindleyana* Fort.，《中药大辞典》载为："落叶灌木，高 1～1.25 米，树皮茶褐色。"《全国中草药汇编》载："直立灌木，高达 2 米，多 5 棱。"因此，可以肯定醉鱼草是木本植物，而非草本植物。

四、莽草

李时珍将莽草列入草部十七卷，并立有校正条："自木部移入此。"

〔补正〕莽草始载于《神农本草经》，《图经本草》《证类本草》均将其列入木部。明·刘文泰著《本草品汇精要》于木部下品卷二十载有"莽草"，并指出"似茼草、凌冬不凋，诚木无疑"。可见前人对莽草为木的记述持肯定态度，其实，从《本草纲目》所附莽草图为树状、五叶轮生、树干挺直看，也当属木本植物。现代已确定莽草为木兰科狭叶茴香 *Illicium lanceolatum* A. C. Smith，又称红茴香、土大茴，系常绿小乔木，高达 10 米。因此，莽草属木本无疑，当列入木部。

五、阿魏

李时珍将阿魏自草部移入木部卷三十四，并立校正条"自草部移入此"。

〔补正〕阿魏，出自《新修本草》，苏恭曰阿魏生西番及昆仑，苗叶根茎酷似白芷，并将其列为草部，时珍并未见阿魏原植物，他仅参照李询、苏颂、陈承之说认为阿魏有草、木二种，且主要是木本，实属错误。阿魏系伞形科植物阿魏 *Ferula assafoetida* L.，新疆阿魏 *F. sinkiangensis* K. M. Shen 及阜康阿魏 *F. fukanensis* K. M. Shen 等的树脂。当时没有列树脂类药，应按其原植物分类。前一种植物分布苏联、伊朗、印度等地，为进口阿魏原植物，后两种原植物分布于新疆，三种均为多年生草本，高达 2 米，按其原植物分类当列入草部。

六、芦荟

木部三十四卷芦荟条下时珍曰："芦荟原在草部，药谱及图经所状皆言是木脂。"故立校正条："自草部移入此。"

〔补正〕芦荟始载于《开宝本草》，列草部，其后《图经本草》《证类本草》均将其列草部。考证历代本草所载之芦荟与今用之芦荟相同，均属百合科植物芦荟 *Aloe Vera* L. 及同属多种植物叶液汁经浓缩的干浸膏。若按现代分类当属树脂类，但当时没有此类，故应按当时习惯，即按原植物分类。芦荟药材的原植物芦荟系多年生肉质常绿草本、茎极短，叶丛生于茎上。因此，前人本草将其列入草部是十分正确的，时珍将其划入木是不对的，当恢复其草部分类。

七、寒号虫

《本草纲目》禽部卷四十八载有"寒号虫"，将寒号虫列入禽部是不妥的。

〔补正〕寒号虫始载于宋《开宝本草》，马志曰："五灵脂，出北地，寒号虫粪也。"其后《图经本草》《证类本草》等均有记载。从历代本草记载的形态、分布及其粪便看，寒号虫为鼯鼠科动物复齿鼯鼠 *Trogopterus xanthipes* Milnne-Edwards，其形态似松鼠，身长 20cm 以上，头宽、吻短、眼大、耳郭发达，后肢长于前肢，前后肢间具飞膜，爪成钩状，极锐利，腹毛色较浅，前后脚背面毛均为深橙黄色，故又称为橙足鼯鼠，是胎生哺乳类动物，其粪便为"五灵脂"。按动物分类原则划分，当属兽类，而非禽类。

八、其他

除上述药物外，还有以下药物在分类方面存在错误：①草部卷十二山草类之苦参、朱砂根、紫金牛、牡丹、瑞香、茉莉、素馨、迷迭香等均属灌木，应移至木部灌木类。②草部卷十六隰草类之迎春花、连翘均属灌木，应移入木部灌木类。③草部卷十毒草类之云实、常山、蜀漆、羊踯躅、芫花等均属灌木，应移至木部灌木类。④草部卷十八蔓草类之五味子、蓬蘽、覆盆子、悬钩子、使君子、番木鳖、榼藤子、紫葳、月季花、菝葜、土茯苓、山豆根、威灵仙、钩藤、络石、木莲、扶芳藤、忍冬、清风藤等均属灌木、杂木或乔木，当移至木部。

第三节　对药物毒性补正研究

《本草纲目》在部分药物的毒性记载上存在一些错误，一些有毒的药物载为无毒，而另一些无毒的药物却载为有毒，应予订正。

一、金

金石部第八卷，金条下载其"有毒"。

〔补正〕：金即黄金，硬度 2.5～3.0，熔点 1063℃，化学性质稳定，不溶于酸，即使在高温下也不与氧、氢、氮、碳化合，在空气中极稳定，人体基本上不吸收，所以，就其本身而言并无毒性可言，古代一些本草即有此认识，如《大明日华本草》《本经逢原》等均明确载其"无毒"。古代部分本草载其有毒可能与古代常见的"吞金自杀"有关，现代研究证明"吞金自杀"并非金中毒，而是因为金的比重过大，坠压肠，使肠穿孔而致，并非金本身有"毒性"所致。

二、铅及铅类药物

金石部第八卷，铅条、铅霜条、粉锡条、铅丹条均载"无毒"。

〔补正〕铅的主要成分为金属铅，铅霜为醋酸铅，粉锡为碱式硅酸铅，铅丹为四氧化三铅。铅可从肠道吸收，部分进入血液循环，并能迅速被肝、肾、肺、脑等组织吸收，大部分转移到骨骼，对各组织形成毒性，其中以造血系统、神经系统和血管方面的病变最明显，可致溶血、腹绞痛、脑组织水肿、血栓形成等。铅中毒量为 2～3g，致死量为 50g，连续服用铅丹 5～10g 可致急性中毒，每日摄入 0.1g/kg 的碳酸铅即能引起慢性中毒，故铅及铅类药物是有毒的。

三、丹砂、灵砂、水银粉等汞类药物

金石部卷九，丹砂条、灵砂条、水银粉条项下均载"无毒"。

〔补正〕丹砂又称朱砂，主要成分为硫化汞，灵砂则为人工制成的硫化汞，水银粉即轻粉，为粗制氯化亚汞，均为含汞类药物。汞是一种原浆毒物，汞盐可经消化道及皮肤吸收，吸收后对内脏毒性很大，汞离子与各器官的组织蛋白结合形成汞蛋白，从而使细胞发生营养不良性改变，甚至坏死，汞在体内与各种酶与巯基有特异的亲和力，能抑制许多酶的活性，能引起中枢神经和自主神经功能紊乱，故可引起汞毒性震颤、腐蚀性胃肠炎、坏死性肾病，

周围循环衰竭等，甚至死亡。汞的中毒量为 0.1～0.2g，致死量为 0.3～0.5g，故轻粉的致死量为 2～3g，可见其毒性是很大的。现代的一些药学著作均载汞类药物为有毒之物，近年来，亦有临床报道服用朱砂等含汞类药物中毒，甚至致死的病例，故《本草纲目》载其无毒是不妥的。

四、马鞭草

草部卷十六，马鞭草条下谓其"无毒"。

〔补正〕现代研究表明马鞭草所含马鞭苷与马鞭草宁，在化学及药理方面均很相似，对交感神经末梢小剂量起兴奋作用，大剂量起抑制作用，有拟副交感神经作用。所含强心苷有类似洋地黄的作用，大剂量使用均对人体有一定毒性。本品内服可出现恶心、呕吐、腹痛、头昏、头痛等不良反应，大量中毒后，可出现乏力、胸闷、气短、心动过缓、期前收缩等。有报道 2 例疟疾患者服新鲜马鞭草约 4 两，药后疟疾得控，但却出现中毒症状，给予阿托品治疗才愈。此外，本品内服和注射给药可致过敏性休克、甚至死亡。其实对于本品的毒性古代本草早有认识，《药性论》《本草图经》《本草蒙筌》《药鉴》等均载其"有毒"或"有小毒"，现代文献亦有载其有"小毒"者，故应对其毒性有所认识，以免临床应用时出错。

五、半边莲

草部卷十六，半边莲条下载其"无毒"。

〔补正〕尽管《纲目》及部分本草载其"无毒"，但其实际存在的毒性不容忽视。半边莲全株有毒，其毒性成分为山梗菜碱，服用过量可引起流涎、恶心、腹痛、腹泻、头痛、抽筋、呼吸困难、血压下降、瞳孔散大，最后因呼吸衰竭及心脏停搏死亡。其临床中毒情况时有报道，现代的一些阐述中药毒性及中毒急救的书籍如赵棣华编《中草药中毒急救》，安徽医学院编《中毒急救手册》，马兴民编《中草药急性中毒与解救》、广东经济作物队编《南方主要有毒植物》等专著均载其有毒，因此，半边莲并非像《纲目》所载为"无毒"，而是有一定毒性的药物，故在临床应用时务必注意使用剂量，以防发生中毒事故。

六、泽漆

草部卷十七，泽漆条下载"无毒"。

〔补正〕时珍认为泽漆无毒，并在《纲目》发明项下载"药亦无毒、可作菜食"，这与古代本草《神农本草经》《救荒本草》等记载是一致的，但古代本草记载的泽漆是罗布麻，李时珍在编写《本草纲目》时将泽漆确定为猫儿眼睛草（大戟科植物），这个品种现代文献《中药大辞典》《中药学》（高校教材）、《新华本草纲要》等均载其"有毒"。《中草药中毒急救》在总结泽漆临床中毒反应时指出："泽漆……有毒，误服此乳白汁液后，口腔、食道、胃黏膜均可引起发红，呈糜烂现象，有恶心、呕吐、腹泻、腹痛，严重者可引起脱水及形成酸中毒。"因此，古代本草记载的泽漆（夹竹桃科罗布麻）是无毒的，但《本草纲目》记载的泽漆（大戟科泽漆）是有毒的。

七、马钱子

草部卷十八，番木鳖条载其"无毒"。

〔补正〕番木鳖亦称马钱子，含有生物碱 1.5% ～ 5%，其主要成分是番木鳖碱（士的宁），有较强的毒性，成人用 5 ～ 10g 即可发生中毒现象，30g 可致死亡。北京药检所等对临床使用马钱子中毒情况进行了调查，发现含马钱子量较高的中成药如九分散、疏风定痹丸、舒经活络丹等，在服用剂量过大时，均发生过中毒反应，中毒反应一次服用量折合士的宁含量为 7.78 ～ 12.3mg。曾有报告用本品治疗白喉，总剂量达 50.54mg 时引起中毒，亦有报告服马钱子 7 粒中毒致死的病例。古今的医药专著均载其"有毒"或"有大毒"。国务院公布的《医疗用毒药管理办法》将马钱子列入毒性中药实行专项特殊管理。因此，马钱子是"有毒"药。

八、榼藤子

草部卷十八，榼藤子条载其"无毒"。

〔补正〕榼藤子为豆科植物榼藤 *Evtada phaselidesdl* 的种子。近年来，从其种仁中已分离出 2 种结晶形有毒皂苷，即榼藤子皂苷 A 和 B，对哺乳动物可引起溶血。0.5 ～ 2mg/kg 可使血压急剧下降，肠容积增加，内脏血管扩张，小肠、子宫平滑肌被抑制，最后死于呼吸衰竭。《南方主要有毒植物》中载有误食榼藤子种仁过多引起中毒的症状及解救方法。因此，榼藤子是一种有毒药物，对其毒性应引起重视。

九、银杏

果部三十卷，银杏条下载其"无毒"。

〔补正〕银杏又称白果，据《中药大辞典》载："（银杏）有毒，白果中毒，古代即有记载，近来亦屡有报道。"据《中毒急救手册》载："婴儿连食 10 枚左右即可致死，3 ～ 7 岁小儿连食 30 ～ 40 枚则发生严重中毒现象，甚至死亡。白果所含有机毒素能溶于水，毒性强烈，因其毒性遇热能减小，故生食者中毒更著。中毒症状的主要表现为中枢神经系统损害及胃肠道反应。"

古今许多医药著作均记述了银杏的毒性，因此，李时珍载其无毒的确是不妥。

十、樟脑

木部卷三十四，樟脑条载其"无毒"。

〔补正〕古今医药著作多载其"有毒"，明《本草品汇精要》载其"有小毒"，现代《中药大辞典》载其："自服 0.5～1.0g 可引起眩晕、头痛、温热感，乃至兴奋、谵妄等，2g 以上在暂时性的镇静状态后，即引起大脑皮层的兴奋，导致癫痫样痉挛，最后由于呼吸衰竭甚至死亡，内服 7～15g 或肌肉注射 4g 可致命。"可见樟脑是有毒的。

十一、芦荟

卷三十四，芦荟条载其"无毒"。

〔补正〕清代《本经逢原》载："芦荟苦寒，有小毒。"据《中毒急救手册》载："内服本品剂量过大可致中毒，亦有作为堕胎药服用而致中毒。"《中草药急性中毒与解救》载："含毒性成分为芦荟苷及芦荟泻苷，常用量 5 分～1 钱，中毒量 3～5 钱，如服用过量能刺激胃肠黏膜，引起消化道一系列毒性反应。"此外，《南方主要有毒植物》《中草药中毒急救》等均载其"有毒"或"有小毒"，故芦荟当是"有毒"药。

十二、椋木

木部卷三十六，椋木条载其"无毒"。

〔补正〕椋木为杜鹃花科植物马醉木 Pieris polita，是一种有明显毒性的植物，其枝、叶、花均有毒，其毒性成分为木椋毒素 Androme dotoxin（$C_{31}H_{50}O_{10}$）和 Asebotin（$C_{22}H_{26}O_{10}$）。中毒症状为呕吐、昏迷、血压下降、呼吸中枢麻痹、运动神经末梢麻痹、肌肉痉挛、瘫痪等。这种药物因其毒性很强，今已不用于内服，只用于煎水外洗治疥癣之类，因此，《纲目》载其"无毒"是错误的，应予补正。

第四节 《本草纲目补正》评价

中国中医科学院广安门医院著名的中医专家谢海洲教授在《时珍国医国药》（1994 年第 4 期）上撰文评价，梅全喜教授主编的《本草纲目补正》一书，全文如下。

《本草纲目》（以下简称《纲目》）是一部伟大的医药学巨著，是李时珍毕生心血的结晶。《纲目》自问世以后，它不但在国内受到广泛重视和关注，且在世界各国广泛流传。

自 1983 年在蕲春纪念李时珍逝世 390 年以来，在国内研究其著作引起广泛关注。从多方位、不同角度进行研究考证。至 1993 年已开了全国性大型及国际学术会议 4 次，每次均有不同程度的深入，可以说由表及里，由粗至精，由广泛至深入，由推理至实验深入的研究方法，可喜可贺。在前两次大型会议上及平时报纸杂志上的文章，多数于文末有这样的记载："综上述几点外，我们在工作实践上也体会到《纲目》在某些方面，如'集解'或其他项目，尚存在不足之处。"但很少见到宏文巨著，以至成为专著者，本书可谓首创。当年我的老师黄胜白先生就曾对我说过"既要推崇李时珍的成就，同时也应看到其不足，你们应着手做这些工作，可以成为超过赵学敏《本草纲目拾遗》的巨著，到那时今人的研究可与前人并行不悖"（大意）。他并带头写了几篇，首先发表在 1953 年 10 月药学通报的专辑中，以后到南京与陈重明共同工作，其成就均见于《本草学》（1989 年 6 月南京工学院出版社出版）。那时黄老已去世 3 年了，虽他老生前未及看到，但当时专著出版困难的同时能得以出版，也不乏纪念之意。

当此纪念李时珍 400 周年、93 国际学术研讨会之际，现任李时珍中医药研究所所长、副主任药师的梅全喜同志，推出近作《本草纲目补正》一书，中国古籍出版社出版，收载 141 篇文章，每文少则 500 字，多则不过 2000 字，可谓短小精悍，一目了然，可读性强。

我收到样书后，通读一过，体会甚深。

（1）目的明确，主编于前言中介绍得非常明了确切。由于历史条件和当时科学水平的限制，《纲目》的论述中还存在一些遗误和不确切的地方，致使一些医药人员在参考引用该书时出现一些误解和错误，给医药科研、临床和教学工作带来了不利的影响。就是为了使这部伟大的著作中的微瑕，通过补正使其更好地发挥作用。

（2）主编此书为集大成之作。通过主编整理，使每篇文章体例一致，其补正之顺序亦依《纲目》之体例，使之前后有序，一目了然。

（3）从不同角度进行补正，较为全面、系统科学性强。从性味、有毒无毒、考订品种、析疑、反畏、功效、文献来源，首先收载时间、排列顺序、辨谬、分类、合并或分开等方面错误或不确切的地方，从而提出改正的意见，其中说理明确，论据确切，令人信服。

（4）瑕不掩瑜，并不能遮盖《纲目》的光芒，从而启迪研究者更加深入，学习者更为适宜。正如本书前言所述，全文收载文章 141 篇，涉及药物 200 多种。是我国第一部对《纲目》进行全面系统地补正和纠误的专著。

（5）文字简练，引证恰当，说理明确，不仅指出不足之处，且常能探讨其致误之由，最后结论明确常于全文之后，把它概括为综上所述，以上说明，所以，小结等以概括，一目了然。我认为本书虽为小册子，不过20万字，但于无瑕卒读者也可以仅看小结也可达到理解本书的目的。

最后提一个建议，希望再版《本草纲目》时能将些补正之文，附于书后，正如前人之补遗、拾遗等。

《本草纲目》的原本中就有一种为将《纲目》与赵学敏的《拾遗》刊刻在一起，如清光绪二十年甲午（1894）上海图书集成印书局铅印本就是将《纲目》《濒湖脉学》《奇经八脉考》《本草万方针线》《本草纲目拾遗》合刻在一起刊行，其后上海经香阁石印本（1904）亦仿此。

我希望本书编著，今后再为搜集与钻研，订正《纲目》，使其完美无讹，也可以成为《纲目》的另一个版本，既有《纲目》《纲目拾遗》，又有《纲目补正》的新版本出现，更可进一步设想，于将来再翻刻《纲目》时，可直接于原文中加以注释补正。

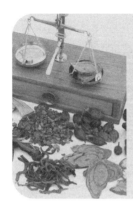

第四章
《本草纲目》引据文献研究

明代伟大医药学家李时珍所著《本草纲目》是我国历史上一部划时代的综合性医药学巨著，全书 190 多万字，共分 16 部 52 卷，载药 1892 种，附方 11096 首，该书是李时珍"岁历三十稔，书考八百余家，稿凡三易"而成。有学者考证，李时珍为编撰好《本草纲目》这部鸿篇巨著，所引据的文献超过了 800 余家，达 992 种之多，加之尚未收录在"引据古今医家书目""引据古今经史百家书目"之中的 130 多种，李时珍总计引据的文献超过了 1120 种。在李时珍所引据的古代医药文献中，尤其重视对葛洪《肘后备急方》《抱朴子内篇》《图经本草》的引据。

第一节　引据《肘后备急方》研究

《肘后备急方》是东晋著名的医药学家、炼丹术家、道教理论家葛洪所著，又名《葛仙翁肘后备急方》或《肘后救卒方》，简称《肘后方》。是选取《玉函方》中简易有效的药方编辑而成，为治疗急病所需的袖珍手册。该书在一定程度上反映出两晋时期的医药水平及治疗技术，对于后世的医药学发展做出了积极贡献。书中大量的医药内容被李时珍引用入《本草纲目》之中，应该说李时珍的《本草纲目》是研究葛洪《肘后备急方》的重要参考文献。笔者对《本草纲目》中引据《肘后备急方》的内容做一梳理，并作初步探讨研究。

一、引据《肘后备急方》的著录方式

从《本草纲目》的记载看，李时珍在编撰中参阅了葛洪的 5 部著作，在"引据古今医家书目"中有"葛洪肘后百一方"，在引据"古今经史百家书目"中有"葛洪抱朴子""葛洪神仙传""葛洪西京杂记""葛洪遐观赋"等 4 部。李时珍把引据葛洪《肘后备急方》医药学知识统称为"葛洪肘后百一方"。通考《本草纲目》全书，李时珍并未以"葛洪肘后百一方"作著录之名，反而是以"肘后方""肘后""葛洪肘后方""葛洪肘后备急方""肘后百一方""葛洪百一方""葛洪方""葛氏方""葛氏"等名称作为著录方式记载于《本草纲目》的相关药物项下，如"附方""发明""释名""集解""主治"等。现将《本草纲目》引据《肘后备急方》的著录方式分述如下。

1. 著录为"肘后方"《肘后方》为《肘后备急方》之简称，《本草纲目》引据葛洪方书文献著录为"肘后方"的最多，在全书中有多达 464 处，占引据内容的 67.34%，《本草纲目》引据《肘后备急方》内容时，涉及的药物有 225 种之多，在《本草纲目》中主要在"附方"中著录。

2. 著录为"肘后"《肘后》是《肘后方》的进一步简称。《本草纲目》引据葛洪方书文献，著录为"肘后"的较之"肘后方"要少得多，有 159 处，但较之其他著录方式则多得多，占引据内容的 23.08%。著录为"肘后"的内容与著录为"肘后方"一样，多在《本草纲目》的"附方"中出现，涉及的药物有 87 种。

3. 著录为"葛洪肘后方" 此种著录方式亦属"肘后方"的形式，仅在"肘后方"前加署作者"葛洪"之名，这种著录方式在《本草纲目》中出现 32 次。在《本草纲目》"附方"中有 7 次，在"发明""集解""主治""正误""附录"中共有 25 次。

4. 著录为"葛洪肘后备急方" 此种著录方式亦属"肘后方"的形式，是一种全称，这种著录方式在《本草纲目》中，仅有 1 次，在甘草（卷十二）的"发明"项下。

5. 著录为"肘后百一方"和"葛洪百一方" 这两种著录之名均是《补阙肘后百一方》的书名之简称，是梁代陶弘景对《肘后备急方》的补阙拾遗和重编。《本草纲目》著录此两名的内容较之"肘后方"和"肘后"要少得多，著录"肘后百一方"有 3 次，著录"葛洪百一方"仅有 1 次，在毛茛（卷十七）的"集解"条下。

6. 著录为"葛洪方" 这种著录方式在《本草纲目》中有 8 次，均在《本草纲目》的有关药物"附方"中。

7. 著录为"葛氏方"和"葛氏" 以这两种著录方式在《本草纲目》中分

别有 9 次和 7 次，前者均在"附方"中，而后者有 6 次在"附方"中，只有 1 次在"发明"中，如斑蝥（卷四十）的"发明"条中。

8.著录为"肘后要方"和"肘后良方" 以这两种著录方式在《本草纲目》中均各有 1 次，前者在桔梗（卷十二）的"附方"中，后者在知母（卷十二）的"附方"中。

除以上 11 种著录方式外，另外在《本草纲目》鼠妇（卷四十一）的"发明"中有载"太平御览载葛洪治疟方"，在溪鬼虫（卷四十二）的"集解"下有"葛洪所谓"和在水獭（卷五十一）的"发明"中有"葛洪云"各有 1 次《肘后备急方》的内容记载。

二、引据《肘后备急方》的内容考实

将《本草纲目》引据《肘后备急方》的内容与 1963 年人民卫生出版社出版的《葛洪肘后备急方》（简称"人卫本"）和 1997 年中国中医药出版社出版、梅全喜等编译的《抱朴子内篇·肘后备急方今译》（简称中医药本）对照核考，结果发现，《本草纲目》引据《肘后备急方》的内容一共有 689 处，其中有 440 处内容《本草纲目》有载，"人卫本"和"中医药本"《肘后备急方》亦有载，是相合的；而另有多达 249 处在"人卫本"和"中医药本"《肘后备急方》中未有记载。今按《本草纲目》引据《肘后备急方》之著录名称逐一分项核实，核实情况（有载 / 未载）见表 4-1。

从表 4-1 可以看出《本草纲目》引据《肘后备急方》的各种著录方式的内容在"人卫本"和"中医药本"《肘后备急方》中的记载情况。

表 4-1　《本草纲目》引据《肘后备急方》之著录名称核实情况

《本草纲目》引据《肘后备急方》之名称	《本草纲目》引据《肘后备急方》之处数	人卫本、中医药本有载 / 未载
肘后方	464	278/186
肘后	159	115/44
葛洪肘后方	32	25/7
葛洪肘后备急方	1	1/0
肘后百一方	3	2/1
葛洪百一方	1	0/1
葛洪方	8	7/1
葛氏方	9	5/4
葛氏	7	4/3
肘后要方	1	0/1

续表

《本草纲目》引据 《肘后备急方》之名称	《本草纲目》引据 《肘后备急方》之处数	人卫本、中医药本 有载 / 未载
肘后良方	1	0/1
其他	3	3/0
总计	689	440/249

三、引据《肘后备急方》的药物品种

《肘后备急方》虽然是一部方书，但其涉及的药物有 350 种之多。而《本草纲目》是一部本草学著作，李时珍借医述药，融医于药，在《本草纲目》286 种药物的有关项下引据了《肘后备急方》的医药内容。按照《本草纲目》16 部进行统计，在其 16 部之中除火部未引据内容外，其他 15 部均有涉及；水部有 3 种，土部有 8 种，金石部有 19 种，草部有 97 种，谷部有 22 种，菜部有 17 种，果部有 14 种，木部有 32 种，服器部有 4 种，虫部有 19 种，鳞部有 8 种，介部有 7 种，禽部有 6 种，兽部有 18 种，人部有 9 种。现按《本草纲目》引据《肘后备急方》的著录方式进行药物品种统计，分述如下。

1. 著录"肘后方"的药物　井泉水、流水、地浆、白垩、黄土、东壁土、檐溜下泥、井底泥、伏龙肝、墨、釜脐墨、粉锡、铅丹、古文钱、铁、丹砂、水银、雄黄、石膏、孔公蘖、石灰、浮石、礜石、食盐、石硫黄、矾石、黄矾、黄芪、人参、白术、苍术、远志、地榆、丹参、白头翁、黄连、白鲜、独活、升麻、苦参、白茅、杜衡、徐长卿、当归、牡丹、豆蔻、白豆蔻、香薷、苏、水苏、菊、艾、青蒿、马先蒿、大蓟、小蓟、大青、蠡实、苍耳、甘蕉、蘘荷、地黄、牛膝、葵、蜀葵、黄蜀葵、葶苈、车前、马鞭草、蛇含、女青、蓝、蓼、虎杖、萹蓄、蒺藜、大黄、商陆、狼毒、防葵、狼牙、甘遂、云实、蓖麻、常山、附子、天雄、乌头、半夏、射干、芫花、莽草、毛茛、菟丝子、蛇莓、马兜铃、牵牛子、栝楼、王瓜、葛、天门冬、菝葜、白敛、女萎、防己、忍冬、羊蹄、菖蒲、蒲黄、水萍、海藻、胡麻、大麻、大麦、稻、粳、稷、黍、秫、薏苡、大豆、赤小豆、大豆豉、蒸饼、麹、糵米、饴糖、醋、酒、韭、葱、薤、蒜、葫、白芥、芜菁、生姜、鸡肠草、苦菜、莴苣、苦瓠、冬瓜、木耳、杏、梅、桃、栗、安石榴、橘、櫾实、秦椒、蜀椒、吴茱萸、蘡薁、甘蔗、莲藕、柏、桂、木兰、丁香、楠、苏合香、蘖木、杜仲、漆、梓、楸、桐、楝、槐、皂荚、樗、柳、乌桕木、巴豆、桑、楮、枳、栀子、枸杞、石南、牡荆、竹、衣带、鱼笱、草麻绳索、蜂蜜、蜜蜡、露蜂房、蚕、斑蝥、蜻蛉、蟾蜍、蚯蚓、沙虱、龙、蛇蜕、黄颔蛇、鲫鱼、鲍鱼、水龟、鳖、牡蛎、贝子、蜗螺、鸡、雀、豕、狗、羊、牛、马、驴、黄明胶、羚羊、鹿、水獭、猬、发髲、乱发、牙齿、人屎、人尿、人精、口津液等223 种。

2. 著录"肘后"的药物 铁精、丹砂、黄连、升麻、贝母、香薷、苏、襄荷、地肤、蓼、常山、藜、蛇莓、防己、羊桃、胡麻、大麻、稻、粳、稷、粱、大豆、赤小豆、藕豆、大豆豉、麹、酒、韭、薤、蒜、葫、芥、芜菁、生姜、马齿苋、杏、梅、栗、枣、山楂、橘、橉实、桂、木兰、梧桐、檽木、蜂蜜、蛴螬、柳蠹虫、蜣螂、蝼蛄、鼠妇、蛋虫、蟾蜍、虾蟆、蜈蚣、蚯蚓、龙、鼍龙、蛇蜕、蝮蛇、鲤鱼、鳖、牡蛎、真珠、田螺、鹜、鸡、乌鸦、鹊、豕、狗、羊、牛、马、驴、毡、虎、象、犀、猫、兔、鼠、乱发、头垢、爪甲、人精等 86 种。

3. 著录"葛洪肘后方"的药物 金牙石、消石、矾石、荠苊、升麻、芦、麻黄、女菀、葶苈、泽漆、常山、钩吻、栝楼、解毒子、白花藤、大豆豉、寒具、葫、繁缕、柳、水杨、牡荆、松萝、履屩鼻绳、斑蝥、蜣螂、豉豆、溪鬼虫、鹅、鼠等 30 种。

4. 著录"葛洪肘后备急方"的药物 甘草 1 种。

5. 著录"肘后百一方"的药物 矾石、神麹、安石榴等 3 种。

6. 著录"葛洪百一方"的药物 毛茛 1 种。

7. 著录"葛洪方"的药物 百部、韭、薤、桃、蜘蛛、蝼蛄等 6 种。

8. 著录"葛氏方"的药物 稷、粟、大豆豉、蜂蜜、蜜蜡、鸡、燕、狗等 8 种。

9. 著录"葛氏"的药物 胡燕窠土、大豆豉、蒜、蜂蜜、斑蝥、鸡、鼠等 7 种。

10. 著录"肘后要方"的药物 桔梗 1 种。

11. 著录"肘后良方"的药物 知母 1 种。

12. 著录其他的药物 鼠妇、溪鬼虫、水獭等 3 种。

四、引据《肘后备急方》的文献特点

葛洪的《肘后备急方》在临床治疗学上的成就巨大，其所载医方均简单方便、廉价易得和实用效验，便于老百姓对症选方。虽然有学者认为这些医方与正统的"辨证论治"思想有些不相协调，但其简便易行的治疗方法是我国中医药学的宝贵精华。李时珍在编撰《本草纲目》的漫长过程中，对《肘后备急方》精髓的汲取有其独到之处，从以下几个方面可以看出李时珍引据《肘后急方》的文献特点。

1. 主要用作"附方" 经统计《肘后备急方》所载子方有 1290 多首，李时珍引据《肘后备急方》的医方主要作为《本草纲目》药物之"附方"进行著录，共达 622 首医方之多，但亦有把《肘后备急方》的少数医药内容用作"释名"，如在苏（卷十四）的"释名"项下，把"肘后方"之"赤苏"作其别名；或作"集解"，如在荠苨（卷十二）的"集解"项下，把"葛洪肘后方云：隐忍草，苗似桔梗，人皆食……"用来说明其苗的形态；或作"正误"，如在消石（卷十一）的"正误"项下，把"葛洪肘后方：伤寒时气亦多用芒消，惟治食鲙不化云，无朴消，用芒消代之"用来区别芒消与朴消之不同。或作"气味"，如在白芥（卷二十六）的茎叶"气味"项下，把"肘后方言热病人不可食胡芥，为其性暖也"作为白芥茎叶的"温热"之性的根据；或作"主治"，如在鳖（卷四十五）的爪"主治"项下，把"五月五日收藏衣领中，令人不忘"作为鳖的功能予以说明；或作"发明"，如在鹅（卷四十七）的"发明"项下，把"葛洪肘后方云：人家养白鹅、白鸭，可辟食射工"用来说明鹅的新的医疗作用和价值；或作"附录"，如在麻黄（卷十五）的"附录"中，把"按葛洪肘后方治马疥，有云花草，云状如麻黄，而中坚实也"用作探索新的同科药用植物，如此等等。

《本草纲目》的编写体例是"物以类从，目随纲举"，笔者根据《本草纲目》的编写体例，对引据《肘后备急方》的内容处数统计见表 4-2。

表 4-2 《本草纲目》引据《肘后备急方》的内容处数统计

《本草纲目》	释名	集解	正误	气味	主治	发明	附方	附录	百病主治药
《肘后备急方》	5	8	1	1	25	23	622	2	2

2. 全篇力戒重复 在《本草纲目》引据《肘后备急方》的 689 处内容中，罕见有重复引据，这对于编撰如此巨大的本草著作来说，着实不易，说明李时珍在引据《肘后备急方》时态度之严谨。笔者仔细对照引据的 689 处内容，几无重复现象出现。仅在《本草纲目》丹砂（卷 9）的"附方"和贝母（卷 13）的"附方"中，治"目生弩肉"的两个医方为相同之方，但是这两方"同而有异"，李时珍也未机械性地引据，在丹砂"附方"中，把"真丹"作为主药放在贝母之前，在贝母"附方"中，把贝母放在真丹之前，突出其主药地位，且前方著录为"肘后方"，后方著录为"肘后"。由此可见，《本草纲目》在引据《肘后备急方》时，态度之端正，内容之真实。

3. 突出方药简便 《本草纲目》大量地收录了历史上医药学的医方于"附方"之中，这些"附方"均以"实用有效、使用简便、药源易得"为原则，李时珍对《肘后备急方》的有关医方的收录亦遵从这一原则。从《本草纲目》引据《肘后备急方》的 622 个"附方"看，其共同特点是药物组成简单，多在 1 味或 2 ～ 3 味之间，使用方法简单，效果快捷。对于大方、复方在急症用药时多有不便，李时珍对《肘后备急方》中的大方、复方均无采录，超过 4 味药以上的医方不到 10 个，味药最多的医方也不过是 6 味药，如《本草纲目》大蓟、小蓟（卷十五）的"附方"，治疗"诸瘘不合：虎蓟根、猫根、酸枣根、枳根、杜衡各一把，斑蝥三分，炒为末，蜜丸枣大，日一服，并以小丸纳疮中。肘后方"。

4. 紧贴百姓用语　李时珍生于明代武宗正德十三年（1518 年），而葛洪大约生于西晋太康四年（283 年），两人相距 1230 多年。由于年代久远，朝代几易，语言变化明显。故李时珍在引据《肘后备急方》时，在没有改变原方方义的情况下，在语言上使用明代语言习惯去说明方用，没有照搬套用《肘后备急方》奥涩之原文，用更贴近老百姓的语言加以修饰。例如，葛洪《肘后备急方》治卒上气咳嗽方第二十三，治"卒得咳嗽"方之一为"生姜汁、百部汁，和同合煎，服二合"。李时珍在《本草纲目》百部（卷十八）的"附方"中，将葛洪方更为治疗"暴咳嗽"，并云"葛洪方：用百部、生姜各捣汁等分，煎服二合"。虽然李时珍的记载比葛洪多用了一个字，但《本草纲目》的引据使方义更明，操作更易，更符合病患者选方用药之习惯。

5. 注重临床实效　李时珍在引据《肘后备急方》时，特别注重选方的临床效果，可以说李时珍是"研究式引据"，不是完全遵古不疑，照搬套抄，而是要亲验其方的临床应用之实效。例如，《本草纲目》石硫黄（卷十一）的"附方"项下，治疗"风毒脚气"之方为"硫黄末三两，钟乳五升，煮沸入水，煎至三升，每服三合"。此方引据《肘后备急方》治风毒脚弱痹满上气方第二十一，原方为用"牛乳"，李时珍改"牛乳"为"钟乳"，改后方效更显，这是李时珍临床验证此方所得，否则不会擅改"牛乳"为"钟乳"。又如《本草纲目》鳖（卷45）的"附方"中"卒得腰痛不可俯仰"之方，此方系李时珍引据《肘后备急方》治卒患腰胁痛诸方第三十三，即"取鳖甲一枚，炙，捣筛，服方寸匕，食后，日三服"。通过临床应用验证，李时珍改"服方寸匕"为"酒服方寸匕"，其效更佳。

6. 尊重《附广》方源　李时珍在引据《肘后备急方》时，对于《附广肘后方》的处理，值得后学者学习。《附广肘后方》（简称《附广》）是金代杨用道摘取《证类本草》中的单方作为《肘后备急方》之附方，对于《附广肘后方》的附方，李时珍没有简单地著录为葛洪之方，而是根据《附广肘后方》的附方来源，而注明其文献出处。例如，《肘后备急方》救卒客忤死方第三，附方有三，其一方为《外台秘要》方，李时珍在《本草纲目》细辛（卷十三）"附方"中有著录，李时珍没有将此方作为葛洪之方，而是实事求是地标明出处为"外台秘要"；其二方没有标明出处，李时珍在《本草纲目》桔梗（卷十二）的"附方"中有著录，李时珍亦没有作为"肘后方"，而是考证该方出自"张文仲备急方"而标注之；其三方为《广利方》，李时珍在《本草纲目》麝香（卷五十）的"附方"项下有著录，李时珍亦未作"肘后方"，而是注明为"广利方"。

五、小结与讨论

《本草纲目》对《肘后备急方》的引据是科学地引据，不是盲目、简单和照搬式引录，李时珍把《肘后备急方》所载之方科学地融入《本草纲目》的286种药物的有关项下，涉及内、外、骨、妇、儿、皮肤、五官等各科。对《肘后备急方》在临床治疗等方面的重大成就，李时珍均全面地予以继承和发挥。如李时珍在《本草纲目》沙虱（卷四十二）的"集解"项下，继承了葛洪对寄生虫病的认识和治疗方法，同时进一步做了临床发挥。在《本草纲目》狗·脑（卷五十）的"主治"项下，继承了葛洪治疗狂犬病的免疫接种方法；在《本草纲目》青蒿（卷十五）的"附方"项下，继承了葛洪最早提出的用青蒿治疗疟疾的临床方法。李时珍几乎把葛洪《肘后备急方》中具有临床治疗价值的医药精髓完全融入到《本草纲目》之中。值得重视的是，《本草纲目》引据《肘后备急方》的内容还有待学者去探讨，以期更好地深入研究《本草纲目》和《肘后备急方》的学术价值。

《本草纲目》引据《肘后备急方》的内容十分丰富，有689处，经统计有2.55万字，占《肘后备急方》9万字的28.3%，但是在这689处著录引用内容中，有440处内容与《肘后备急方》是相合的，而有249处著录内容，在《肘后备急方》中则未有载述，这些未载述的内容多为医方。这为《肘后备急方》仅有标题的"治肠痈肺痈方第三十七"的辑录，为遗缺的"第四十四""第四十五""第四十六"等的辑复留下了文献来源，为学者们深入研究《肘后备急方》提供了珍贵的医药史料。

李时珍在"引据古今医家书目"中，提供的参阅文献是"葛洪肘后百一方"，通考《本草纲目》全书，在689处著录中，李时珍并没有用此名作著录之名，而是用"肘后方""肘后""葛洪肘后方""葛洪肘后备急方""肘后百一方""肘后良方"等11种子目的著录方式，李时珍为什么用这些不同的著录方式，在编著《本草纲目》时参阅的《肘后备急方》，究竟是出自明代之前何种版本，有待深入探讨。

在《本草纲目》引据《肘后备急方》的著录方式中，有两种著录方式值得重视，即"肘后要方"和"肘后良方"。笔者在尚未考明此两文献的作者之前，暂且将其归于"葛洪肘后百一方"的著录之名。在《本草纲目》桔梗（卷十二）的"附方"中治疗"打击瘀血"方，著录为"肘后要方"，在《本草纲目》知母（卷十二）的"附方"中治疗"溪毒射工"方著录为"肘后良方"。这两种著录之方，在现存的《肘后备急方》中均无记载，此两种著录之名的方书，在我国历史上尚未发现，那么李时珍参阅的这两书是否为"葛洪肘后百一方"，还是《肘后备急方》的民间手抄本或摘录本，甚或说另有医家撰著，有待考证。

第二节　引据《抱朴子内篇》研究

葛洪所著《抱朴子内篇》，全书 20 卷，首次全面论述了道教宗旨、哲理、仪式、方法，对宇宙本体、人的本质及生活哲学的思考，以及神仙是否存在、俗人成仙的可能性、养生健康、金丹的炼制及斋醮的方法等，继承了我国早期的炼丹、医疗、养生等理论与实践，在科学史上留下了可贵的一页。李时珍对葛洪《抱朴子内篇》进行了深入研究，把书中大量的医药、养生知识吸收入《本草纲目》之中，可以说《本草纲目》是研究葛洪《抱朴子内篇》的重要参考文献。笔者对《本草纲目》引据《抱朴子内篇》的内容全面地做一梳理考证如下。

一、引据《抱朴子内篇》的著录方式

李时珍在编撰《本草纲目》过程中，对葛洪的《抱朴子内外篇》非常重视，并作为重要的参阅文献，把该书归类于"引据古今经史百家书目"之中，并以"葛洪抱朴子"之名而载之。通考《本草纲目》全书，除在《本草纲目》阳火阴火（卷 6）的"集解"条下，有一处"出抱朴子外篇"外，其他所引据的内容均属《抱朴子内篇》，共有 118 处之多，这说明《本草纲目》"引据古今经史百家书目"中的"葛洪抱朴子"，实指《抱朴子内篇》。综考《本草纲目》所载，李时珍对《抱朴子内篇》的引据有五种著录方式。

1. 著录为"抱朴子"　该种著录方式，在《本草纲目》中共有 87 处，占总数的 73.7%，李时珍引据《抱朴子内篇》内容时，把以"抱朴子"之名作为主要的著录方式。

2. 著录为"葛洪抱朴子"　该种著录方式，仅在"抱朴子"前冠以作者葛洪之名，在《本草纲目》中共有 18 处，占总数的 15.3%，次之于以"抱朴子"之著录方式。

3. 著录为"葛洪"　该种著录方式仅有 9 处，多以"葛洪曰"或"葛洪云"的方式出现。

4. 著录为"抱朴子内篇"　该种著录方式是引据文献之标准的全称，但在

《本草纲目》全书中仅有 3 次。

5. 著录为"葛洪抱朴子内篇" 该种著录方式是在引据文献的标准全称前加上作者之名，在《本草纲目》全书中仅有 1 次。

二、引据《抱朴子内篇》的内容考实

笔者将《本草纲目》引据《抱朴子内篇》的内容与 1997 年中国中医药出版社梅全喜等编译的《抱朴子内篇·肘后备急方今译》（简称中医药本）对照核考，《本草纲目》引据《抱朴子内篇》的内容共有 118 处，其中《本草纲目》所载内容有 94 处与"中医药本"中是相合的，而有 24 处在《抱朴子内篇》中则无记载，今按《本草纲目》引据《抱朴子内篇》之著录名称逐一分项核实，核实情况见表 4-3。

表 4-3 《本草纲目》著录《抱朴子内篇》核实情况表

《本草纲目》著录《抱朴子内篇》之名称	《本草纲目》著录《抱朴子内篇》之处数	中医药本有载/未载
抱朴子	87	71/16
葛洪抱朴子	18	16/2
抱朴子内篇	3	2/1
葛洪抱朴子内篇	1	1/0
葛洪	9	4/5
总计	118	94/24

从表 4-3 可以看出，《本草纲目》著录《抱朴子内篇》的内容与中医药本《抱朴子内篇》的内容所载，其中 94 处有载，24 处则未载。那么，此 24 处未载内容究竟出自何处，李时珍为何著录为《抱朴子内篇》所载，还有待考证。

三、引据《抱朴子内篇》的药物品种

《抱朴子内篇》虽然阐述的是神仙养生之学，但其涉及的医药学内容较多，而且非常零散，李时珍根据其需要，在《本草纲目》90 味药物的有关项下引据了《抱朴子内篇》中的医药内容，按矿、植、动三种分类方法分别为：

矿物类：太阳土，金，银，赤铜，铜青，粉锡，古镜，玉，水精，白玉髓，云母，丹砂，水银，粉霜，雄黄，石脑，石芝，浮石，禹余粮，石中黄子，金刚石，戎盐，水中白石，消石，硇砂，石硫赤，石硫黄等 27 味。

植物类：黄精，赤箭，苍术，远志，黄连，徐长卿，荆三棱，菊，地黄，飞廉，营实，墙蘼，蛇含，狼毒，菟丝子，五味子，天门冬，菖蒲，胡麻，大豆，芜菁，桃，安石榴，芝，柏，松，丁香，薰陆香，箘桂，漆，桑，楮，茯苓等 32 味，另加"桑柴火"1 味，共 33 味。

动物类：蝎，蜘蛛，人虱，蟾蜍，蜈蚣，溪鬼虫，蝮蛇，诸蛇，沙虱，嘉鱼，金鱼，海马，水龟，秦龟，摄龟，蟹，真珠，鹤，鸡，伏翼，虎，犀，鹿，麝，鼠，黄鼠，弥猴，狒狒，人气，人傀等 30 味。

从《本草纲目》引据《抱朴子内篇》的三类药物数量看，十分均衡，相差无几，若按常用中药中动、植、矿物药的比例来看，《抱朴子内篇》对矿物药记载以及李时珍的引用比例都是比较高的。

四、引据《抱朴子内篇》的文献特点

虽然《抱朴子内篇》是一部具有丰富养生思想的道教著作，但是李时珍从医药学的角度，对《抱朴子内篇》进行了整理和提炼，取其精华，弃其糟粕，并将《抱朴子内篇》之精髓融载于《本草纲目》之中。从以下几个方面可以看出《本草纲目》引据《抱朴子内篇》的文献特点。

李时珍把《抱朴子内篇》中有价值的涉及医药方面的内容，采摘精要，列入《本草纲目》药物之"释名"，或"集解"，或"气味"，或"正误"，或"修治"，或"发明"，或"附方"，或"附录"等内容中。例如《本草纲目》把引据《抱朴子内篇》"仙药第十一"中的"玄真者，玉之别名也"作为玉的"释名"内容，用以说明玉之一物多名。还如《本草纲目》把《抱朴子内篇》"金丹第四"所言"铜青涂脚，入水不腐"，用于铜青（卷 8）的"发明"内容，改"脚"为"木"扩大其使用范围，用以说明铜青的防腐之功。如此等等，无须赘述。《本草纲目》引据《抱朴子内篇》处数见表 4-4。

表 4-4 《本草纲目》引据《抱朴子内篇》处数表

《本草纲目》的药物项下	《本草纲目》引据《抱朴子内篇》的处数
释名	11
集解	42
正误	2
气味	4
主治	7
修治	3
发明	34
附方	10
附录	4

《本草纲目》的药物项下	《本草纲目》引据《抱朴子内篇》的处数
其他	1
总计	118

注："其他"为《本草纲目》"人傀"的引据内容。

从表 4-4 可以看出，李时珍对《抱朴子内篇》内容的引据主要用作药物的"集解"（占 35.6%）和"发明"（占 28.8%），其次用作"释名"（占 9.3%）和"附方"（占 8.5%）。另用作"主治"（占 5.9%）、"气味"和"附录"（均占 3.4%），但占比并不多，而用作"正误"和"修治"则更少。

《本草纲目》引据《抱朴子内篇》的内容涉及二十卷中的十二卷，以《抱朴子内篇》中的"仙药卷十一"篇最多，为 43 处，其次是"登涉卷十七"，为 17 处，再次之是"杂应卷十五"，为 10 处。今将《本草纲目》引据《抱朴子内篇》的次数按卷次列表，见表 4-5。

表 4-5 《本草纲目》引据《抱朴子内篇》卷次表

《抱朴子内篇》卷次	《本草纲目》处数
论仙卷二	1
对俗卷三	6
金丹卷四	6
至理卷五	4
微旨卷六	1
塞难卷七	1
仙药卷十一	43
辨问卷十二	1
杂应卷十五	10
黄白卷十六	3
登涉卷十七	17
遐览卷十九	1
总计	94

从表 4-5 可以看出，李时珍对《抱朴子内篇》的引据非常全面。在《本草纲目》引据《抱朴子内篇》的 118 处内容中，罕有重复引据，这对于编撰如此巨大的本草著作来说，着实不易，说明李时珍著书时，态度之严谨，思路之清晰，研究之深入。笔者仔细对照引据的 118 处内容中，唯数不多似有

重复之意的是，在《本草纲目》桑柴火（卷6）的"发明"条下，桑（卷36）之桑枝的"发明"和"附方"条下，此三处均载有"一切仙药，不得桑煎不服"，考《抱朴子内篇》全书无此语，考《抱朴子外篇》《肘后备急方》《神仙传》等，亦无此载，但是在此三处的引据中，李时珍均未机械性地引据，而是在三个不同的语境中用作经典理论依据。那么，该说究竟是否为"葛洪抱朴子"之言，究竟语出何著，有待考证。

李时珍在《本草纲目》记载的118处《抱朴子内篇》内容中，经核考有94处实出于《抱朴子内篇》，因《抱朴子内篇》不是一部医药方书，李时珍在这94处引据中，几乎没有照搬式摘录，只有极少数是原文不动式引据，如云母"释名"项下"抱朴子有云：服云母十年，云气常覆其上。服其母以致其子，理自然也"。一般多以归纳总结式引据为主，如飞廉（卷15）"发明"项下"葛洪抱朴子书，言飞廉单服可轻身益寿，又言服飞廉煎，可远涉疾行，力数倍于常"。这是李时珍总结《抱朴子内篇》"仙药卷十一"和"杂应第十五"两处对飞廉所载而归纳总结而成的。还如五味子（卷18）"发明"项下"抱朴子云：五味者，五行之精，其子有五味。淮南公漩门子服之十六年，面色如玉女，入水不沾，入火不灼"。这是李时珍在归纳总结《抱朴子内篇》"仙药卷十一"和"极言卷十三"两篇中有关五味子内容而引据的。这种引据方式主要是根据其需要和临床应用所得，在尊重《抱朴子内篇》原著的基础上，不曲改原意，并进行修饰后，归纳总结用于有关药物项下。李时珍还采用研究探讨式引据，例如在《本草纲目》石芝（卷9）"主治"条下，载云："诸芝捣末，或化为水服，令人轻身长生不老，葛洪。"在《抱朴子内篇》的"仙药卷十一"篇中没有这种原载，李时珍对该篇所载"五芝"的内容进行研究，得出"五芝"具有"养生却病"之功。又如《本草纲目》在戎盐（卷11）的"集解"条下载云："抱朴子书有赤盐法，又岭南一种红盐，乃染成者，皆非真红盐也。"葛洪在《抱朴子内篇》的"黄白卷十六"篇中，详细介绍了"赤盐"即戎盐的制作方法，并告诫岭南一带的一种伪品"红盐"乃是染成的。李时珍传承了"赤盐法"制备戎盐的方法，又科学地提出赤盐的伪品。还如葛洪在《抱朴子内篇》"登涉第十七"篇中载："昔圆丘多大蛇，又生好药，黄帝将登焉，广成子教之佩雄黄，而众蛇皆去。今带武都雄黄，色如鸡冠者五两以上，以入山林草木，则不畏蛇。蛇若中人，一少许雄黄末内疮中，亦登时愈也。"李时珍对葛洪之言没有生搬硬套地引载，而是进行深入研究和临床实践，在继承中发挥。在《本草纲目》雄黄（卷9）"发明"条下，李时珍载云："抱朴子曰：带雄黄入山林，即不畏蛇。若蛇中人，以少许傅之，登时愈。吴楚之地，暑湿郁蒸，多毒虫及射工、沙虱之类，但以雄黄、大蒜等分，分捣一丸佩之，或已中者，涂之亦良。"在葛洪的雄黄避蛇、治蛇伤功效基础上，李时珍发明了一种用雄黄和大蒜组成的"备用蛇药"，这实在令人敬佩。在《本草纲目》引据《抱朴子内篇》的内容中，这种创新式引据不胜枚举，值得当今医者学习。

李时珍作为一个医药学家，在继承了《抱朴子内篇》科学的养生精髓的基础上，对葛洪以"玄道"为本体、金丹道为核心的神学体系则进行了科学的扬弃。例如《抱朴子内篇》"仙药第十一"篇载云："千岁蝙蝠，色白如雪，集则倒具，脑重故也。此二物得而阴乾，末服之，令人寿四万岁。"李时珍在《本草纲目》伏翼（卷48）"集解"条下，对伏翼（蝙蝠）的形态、习性做了详细描述，认为"著夫白色者，自有此种次"。白色的伏翼，并不是千岁之蝙蝠，对于"仙经以为千百岁，服之令人不死"之说，批其为"乃方士诳言也"。并进一步拿出历史案例进行佐证，按李石续博物志云："唐陈子真得白蝙蝠大如鸦，服之，一夕大泄而死。又宗刘亮得白蝙蝠、白蟾蜍合仙丹，服之立死。"李时珍在此大声疾呼："呜呼，书此足以破惑矣。其说始载于抱朴子书，葛洪误世之罪，通乎天下。"葛洪在《抱朴子内篇》"登涉第十七"篇中言："或以赤斑蜘蛛及七重水马，以合冯夷水仙丸服之，则亦可以居水中，只以涂蹠下，则可以步行水上也。"李时珍在《本草纲目》蜘蛛（卷40）"集解"条下，则载云："抱朴子言：蜘蛛、水马合冯夷水仙丸服，可居水中。皆方士幻涎谈，不足信也。"在当时的历史条件下，李时珍敢于批判方士的唯心之谈，实属难能可贵。

在《本草纲目》禹余粮（卷10）"发明"条下，李时珍几乎完全承载《抱朴子内篇》"杂应卷十五"篇所记："禹余粮九日再服，三日，令人多气力，堪负担远行，自轻不极。"然而李时珍对禹余粮的这种功效并不认同，因此附言曰"其方药多不录"，而在禹余粮的"附方"中亦未著录此方。李时珍对禹余粮的功效认识是正确的，并没有尊古不变，人云亦云。在《抱朴子内篇》的"金丹第四"和"仙药第十一"两篇中，葛洪于多处提及水银有"令人长生"之功，但李时珍对服食"水银"做了科学论证。他在《本草纲目》水银（卷9）"发明"条下做了精辟地阐述："水银乃至阴之精，禀沉着之性。得凡火煅炼，则飞腾灵变；得人气熏蒸，则入骨钻筋，绝阳蚀脑。阴毒之物无似之者。而大明言其无毒，本经言其久服神仙，甄权言其还丹元母，抱朴子以为长生之药。六朝以下贪生者服食，致成废笃而丧厥躯，不知若干人矣。方士固不足道，本草其可妄言哉？水银但不可服食尔，而其治病之功，不可掩也。"在当时的历史条件下，李时珍能提出如此科学的论断，令人钦佩。

五、小结与讨论

《本草纲目》是一部医药学著作，而《抱朴子内篇》则是一部记述道家神仙和化学炼丹的专著，李时珍深知中国古医家言医又言道，医能通道，以道统医。故对"子史经传"中涉及医药的内容，做到了"凡有相关，靡不备采"。将《抱朴子内篇》中有益于人类健康的知识广为吸收，把医和道做了有机融合，拓宽了医学视野，增强了《本草纲目》跨领域、跨学界和跨学科的文化价值。

李时珍在《本草纲目》中几乎对《抱朴子内篇》中所有矿物药的"长生"之功做了无情的揭露和批驳，但是对葛洪在《抱朴子内篇》所载植物药的"养生"之功则未置可否，均予以继承和弘扬。例如《本草纲目》黄精（卷12）"发明"条下，"按抱朴子云：黄精服其花胜其实，服其实胜其根。但花难得，得其生花十斛，干之才可得五六斗尔，非大有力者不能办也。日服三合，服之十年，乃得其益。其断谷不及术。术饵令人肥健，可以负重涉险；但不及黄精甘美易食，凶年可与老少代粮，谓之米脯也"。又如远志（卷12）"发明"条下，"葛洪抱朴子云：陵阳子仲服远志二十年，有子三十七人，能坐在立亡也"。还如地黄（卷16）"附方"条下，"抱朴子云：楚文子服地黄八年，夜视有光，神仙方"等等。

这些养生长寿之植物药的功效即使被葛洪夸大，李时珍也并没有像对丹石之药一样进行批判，反而均传承认同。现代药理学研究亦证明，黄精、远志、地黄、菊花、白术、五味子、天门冬、胡麻、茯苓等《本草纲目》引据《抱朴子内篇》所载的药物均具有抗氧化、抗疲劳、抗肿瘤、增强免疫力等养生保健之功。值得关注的是李时珍所引据的养生保健药物均是药源广、价廉易得，并没有推崇一些物稀价贵如冬虫夏草等和峻猛补益药如人参、黄芪等药物，这无疑给现代追求养生延寿者以启示和反思。

李时珍没有被葛洪"神仙道教体系"思想所束缚，对其宣扬神仙的存在和宗教迷信色彩也并不认同。从《本草纲目》引据《抱朴子内篇》内容看，李时珍对《抱朴子内篇》"论仙第二"篇几乎没有引据，只在《本草纲目》粉锡（卷8）"正误"条下引用了一处，用以说明铅丹和粉锡的炼制来源。对《抱朴子内篇》"仙药第十一"篇中充斥着的怪诞不经的道教内容则全然未予引据沿用，例如"乃夫木芝者，松柏脂沦入地千岁，化为茯苓……夜视有光，持之甚滑，烧之不燃，带之辟兵，以带鸡而杂以他鸡十二头共笼之，去之十二步，射十二箭，他鸡皆伤，带威喜芝者终不伤也"。又如"千岁之栝木，其下根如坐人，长七寸，刻之有血，以其血涂足下，可以步行水下不没；以涂人鼻以入水，水为之开，可以止住渊底；以涂身则隐形，欲见则拭之"等等。这说明李时珍能正确对待葛洪的道教养生思想，去粗取精，去伪存真，继承和弘扬有益于人类健康的药物学知识。

李时珍虽然对葛洪的丹石服食养生观念极力反对，但是对其炼丹术成就则是肯定的。例如李时珍在《本草纲目》丹砂（卷9）"发明"条下载云："抱朴子曰：丹砂烧之成水银，积变又还成丹砂，其去凡草木远矣，故能令人长生。金汞在九窍，则死人为之不朽，况服食乎？"这是描述丹砂加热分解出汞（即水银），水银中加硫黄，使之生成黑色硫化汞再变为丹砂。又如曾青（卷10）"气味"条下云"曾青涂铁，色赤如铜"，以描述曾青与铁所发生的化学反应。还如雄黄（卷9）"修治"条下云："抱朴子曰：钼法，或以蒸煮，或以消石化为水，或以猪脂裹蒸之于赤土下，或以松脂和之，或以三物炼之，引之如布，白如冰。服之令人长生，除百病，杀三虫。伏火者，可点铜成金，变银成金。"前者是水银的制备方法，中者是金属铁从铜盐中置换出铜的反应，后者是炼制单质砷的方法，这些都是葛洪对化学反应的认识，是世界上最早的化学炼丹术，比西方要早近千年，对化学及制药技术的进步和发展无疑起到了促进作用。这足以证明李时珍对葛洪的学术成就进行了科学地扬弃。

古代几乎都是儒道一体，医道一家，李时珍先儒后医，弃儒从医。受历史条件的局限，李时珍不可能彻底地摆脱那个时代的印迹，他或多或少地受到了一些迷信色彩和长生思想的影响，对《抱朴子内篇》的引据也并非全然科学合理，例如古镜（卷8）"发明"条下所载"葛洪抱朴子云：万物之老者，其精悉能托人形惑人，唯不能易镜中真形。故道士入山，以明镜径九寸以上者背之，则邪魅不敢近，自见其形，必反却走。转镜对之，视有踵者山神，无踵者老魅也"。又如白玉髓（卷8）"集解"条下有载"抱朴子云：生玉之山，有玉膏流出，鲜明如水精，以无心草末和之，须臾成水，服之一升长生。皆指此也"等。李时珍均吸收入《本草纲目》之中，未做批判。但是瑕不掩瑜，相较于《本草纲目》为人类社会所做出的巨大贡献看，可以说这是微不足道的。从《本草纲目》对《抱朴子内篇》的引据中，可以看出这两部伟大著作交相辉映，已共同成为中华传统经典文化中的珍贵宝典。

第三节　引据《图经本草》文献研究

《图经本草》系北宋著名的本草学家苏颂（1019～1101年）编撰，全书共20卷，目录1卷，记载了我国历史上150多个州郡所产药物和进口药物780种，并在其中635种药名下绘制药图933幅。该书先图后文，继承医方，并补充了新的发现及研究成果，是一部承前启后的伟大药物学著作。《本草图经》是我国本草学发展史上一块重要的里程碑，在本草史上占有重要历史地位。苏颂生于北宋天禧三年，李时珍生于明代武宗正德十三年，李时珍晚于苏颂约500年。李时珍对《图经本草》评价曰："考证详明，颇有发挥。"书中的大量医药内容被李时珍引录，应该说《本草纲目》是研究《图经本草》的重要参考文献，今就《本草纲目》对《图经本草》的引据做一探讨研究。

一、引据《图经本草》的著录方式

李时珍在编撰《本草纲目》时参阅苏颂的著作仅为《图经本草》，因此在《本草纲目》中不管是以"图经本草"，或"苏颂图经本草"，或"本草图经"，或"苏颂图经"，或"图经"，或"苏颂曰"，或"颂曰"，或"苏颂"，或"颂"等标注作为著录方式记载于相关药物有关项下，如"释名""集解""修治""气味""主治""发明""附方"等，均为《图经本草》内容。下面将《本草纲目》引据《图经本草》的著录方式分述如下：

1. 著录为"图经本草" 《图经本草》为苏颂所编撰唯一本草著作之正名全称，《本草纲目》引据《图经本草》文献内容著录为"图经本草"的有 27处，均在药物的"附方"中标注，在菜部有 2 个附方，涉的药物有 26 种。

2. 著录为"苏颂图经本草" "苏颂图经本草"是将作者姓名与书名连在一起进行著录，这在《本草纲目》中有 11 处标注，全为"附方"，涉及药物有 11 种，这是李时珍特别强调"图经本草"作者为苏颂所编撰，故将作者姓名与书名联在一起而标注之。

3. 著录为"本草图经" 在《本草纲目》中著录为"本草图经"的并不多，核考全书，仅见 3 处，分别为麦门冬"附方"之"金石药发"、柏"附方"之"蛊痢下血"和"汤火烧灼" 2 方。另在狼把草之"集解"中引据北宋医家掌禹锡所言，仅仅提及"狼把草出近世，古方未见用者，惟陈藏器言之而不详。太宗皇帝御书记其主疗血痢，甚为精至。谨用书于本草图经外类篇首"。

4. 著录为"苏颂图经"或"苏氏图经" "苏颂图经"是"苏颂图经本草"之简称，《本草纲目》提及"苏颂图经"的有 33 处，实际引据《图经本草》文献内容著录为"苏颂图经"的只有 12 处，且 11 处标注在"附方"中，而1 处是在菵花"集解"中。除此之外的 21 处提及的"苏颂图经"并不是著录"苏颂图经"的文献内容。另在骨碎补"附方"治"耳鸣耳闭"之方，李时珍标注为"苏氏图经"，这在全书仅此 1 处。

5. 著录为"图经" "图经"是"图经本草""苏颂图经本草""本草图经""苏颂图经"等更进一步的简称，核考《本草纲目》，除 12 处所提及的"图经"并不是指《图经本草》一书外，例如李时珍在《本草纲目》"序例上"之"历代诸家本草"中介绍唐本草和蜀本草时提到的"图经"及在萹蓄、半夏、葎草、蟾蜍、猬、檗木、乌贼鱼、决明等 8 药中提到的"蜀图经"或"蜀本图经"，其他 291 处提到"图经"二字均指苏颂《图经本草》一书。

在《本草纲目》各卷目录中的药物名称旁标注"图经"或"宋图经"，及其全书正文药物旁标注"图经"或"宋图经"的共有148处，均指该药首载于《图经本草》。在"校正"中所提及"图经"的有15处，均指李时珍对《图经本草》药物进行归并分移；在药物"附录"中药名称旁标注"图经"或"宋图经"的有10处，用以说明该药来源于《图经本草》；在药物"释名"中标注"图经"的共有100处，涉及药物77种，用以说明该药名原载于《图经本草》；在药物"集解"中提及"图经"的只有5处，在茾苨和桑上寄生中是引据《图经本草》原文；在药物"主治"中标注"图经"的仅为1处，即狼把草；在药物"发明"中所提及"图经"的有2处，藜芦和木莲2味药；在药物"附方"中标注"图经"的有13处，用以说明该方原载于《图经本草》。

6. 著录为"苏颂" 引据时用作者姓名代书名是学界之习惯，因苏颂的医药著作仅此1部，只要标注"苏颂"就知其文献内容出自《图经本草》。考《纲目》全书，有"苏颂"之称的达343处之多，真正引据《图经本草》原著内容的共有201处。在药物"主治"中有199处；在药物"集解"中有3处；在药物"气味"中有1处；在药物"附方"中有1处；其他142处"苏颂"不是用作引用原文的。

7. 著录为"颂" "颂"是对"苏颂"的简称，这是李时珍引据《图经本草》原文的最重要的著录方式，全书通过称"颂"而引据内容的多达963处。其中以"〔颂曰〕"形式引据的有939处；以"颂曰"形式引据的只有1处，为薏苡仁；而以"颂"的小字体形式标注在引据内容之句尾的有23处，且全部为药物之"主治"；在药物"集解"中有542处；在药物"发明"中有174处；在药物"释名"中有62处；在药物"修治"中有20处；在药物"正误"中有15处；在药物"气味"中有42处；在药物"主治"中有41处；在药物"附方"中有15处；在药物"附录"中有27处。

二、引据首载于《图经本草》的药物品种

李时珍在《本草纲目》序例上"采集诸家本草药品总数"中曰："苏颂图经本草七十四种：草部五十四种，谷部二种，菜部四种，果部五种，木部一种，金石部三种，虫部二种，介部一种，禽部一种，兽部一种。"

经查考《本草纲目》全书：金石部有白羊石、麦饭石、石蛇等3种；草部有都管草、石蒜、百两金、紫金牛、拳参、铁线草、阴地厥、九牛草、曲节草（即六月霜）、丽春草、小青、水英、火炭母草、见肿消、攀倒甑、水甘草、坐拿草（附押不芦）、苎麻、鹅抱、天仙藤、紫金藤、清风藤、百棱藤、石苋（附石垂）、佛甲草、仙人掌草、崖棕（附鸡翁藤、半天回、野兰根附）、紫背金盘等28种，"草之七蔓草类附录诸藤"之瓜藤、金棱藤、含春藤、独

用藤、祁婆藤、野猪尾、石合草等 7 种，以及"草之十苔类""宋图经外类"之建水草、百药祖、催风使、刺虎、石逍遥、黄寮郎、黄花了、百两金、地茄子、田母草、田麻、芥心草、苦芥子、布里草、茆质汗、胡堇草、小儿群、独脚仙、撮石合草、露筋草等 20 种，总共 55 种；谷部有亚麻（即壁虱胡麻）、青精乾石䭊饭等 2 种；菜部有紫堇、水苦荬、生瓜菜、杉菌等 4 种；果部有鹿梨、槟楂、枸橼（即香橼）、崖椒、醋林子等 5 种；木部有"木之四寓木类附录诸木"之大木皮 1 种；虫部有山蛤、田父等 2 种；介部有纳鳖 1 种；禽部有白鹇 1 种；兽部有貘（附啮铁、犴、狡兔附）1 种。总计为 75 种。

仅从数字上看，《本草纲目》引据首载于《图经本草》的药物品种有 75 种，似乎李时珍统计有误，经仔细核考发现，在草部"草之二山草类"中有"百两金"内容，而在"本草纲目第十三卷草部"目录中并没有"百两金"的药名，但在"草之十苔类"之"宋图经外类"中有"百两金"详述，对比两处"百两金"的内容几乎完全一样，似有重复之嫌！虽然李时珍没有明确交代为什么在"本草纲目第十三卷草部"目录中没有记录"百两金"的药名，但从实际药物品种看，李时珍深知两处"百两金"为重复所载，故其所言"苏颂图经本草七十四种"是准确无误的。

三、对《图经本草》有关药物的"校正"

《本草纲目》共有 248 种药物的正名下列"校正"，对前代本草中同一药物以不同名称记载的药物进行了归类并校正，核考《本草纲目》全书，涉及《图经本草》的药物共有 22 种。见表 4-6。

表 4-6 《纲目》"校正"中涉及《图经本草》药物情况表

药物名称	首载本草	校正
杜若	本经上品	并入图经外类山姜
蛇含	本经下品	并入图经紫背龙牙
鬼臼	本经下品	并入图经琼田草
栝楼	本经中品	并入图经天花粉
荠苨	别录中品	并入图经杏参
马鞭草	别录下品	并入图经龙牙草
龙葵	唐本草	并入图经老鸦眼睛草
酢浆草	唐本草	并入图经赤孙施
山楂	唐本草	唐本草木部赤爪木，宋图经外类棠梂子，丹溪补遗山楂，皆一物也。今并于一，但以山楂标题
千里及	拾遗	并入图经千里急及千里光

续表

药物名称	首载本草	校正
茅香	宋开宝	并入宋图经香麻
南藤	宋开宝	自木部移入此。并入有名未用别录丁公寄、图经石南藤
伏牛花	宋开宝	并入图经虎刺
水苦荬	宋图经	自外类移入此
榠楂	宋图经	原附木瓜下，今分出
枸橼	宋图经	原附豆蔻下，今分出
醋林子	宋图经	自外类移入此
山蛤	宋图经	原附虾蟆下，今分出
田父	宋图经	原附虾蟆下，今分出
慈姑	日华	原混乌芋下，今分出。仍并入图经外类剪刀草
金盏草	救荒	并入宋图经杏叶草
木芙蓉	纲目	并入图经地芙蓉

从上表可以看出，李时珍对《图经本草》的研究十分深入，将《图经本草》之山姜、紫背龙牙、琼田草、天花粉、杏参、龙牙草、老鸦眼睛草、赤孙施、棠梂子、千里急及千里光、经香麻、石南藤、虎刺、剪刀草、杏叶草等15药分别归入《神农本草经》之杜若、蛇含、鬼臼、栝楼，《名医别录》之茅莐、马鞭草，《唐本草》之龙葵、酢浆草、山楂，《本草拾遗》之千里及，《开宝本草》之茅香、南藤、伏牛花，《日华子诸家本草》之剪刀草，《救荒本草》之杏叶草。并把《图经本草》之外类的水苦荬移入菜部"菜之二柔滑类"，把《图经本草》中原附载于木瓜下的榠楂分出，把原载于豆蔻下的枸橼分出，把《图经本草》之外类醋林子移入果部"果之四味类"，把原附载于虾蟆下的地山蛤、田父分出，并且将水苦荬、榠楂、枸橼、醋林子、山蛤、田父分别作为首载《图经本草》之药而论述。另木芙蓉是《本草纲目》新增的374种新药之一，李时珍发现《图经本草》的地芙蓉为同物同名之药，故将其并入木芙蓉。总之，李时珍通过"考古证今，奋发编摩，苦心辨疑订误，留心纂述诸书"。且"有当析而混者……二物而并入一条；有当并而析者……一物而分为二种"。虽然"校正"中也出现了个别误并之处，例如李时珍将《图经本草》千里光和千里急归并在《本草拾遗》千里及条下是不妥当的。这种个别归并之错相较于李时珍为厘正药物来源所做出的巨大贡献是微不足道。

四、引据《图经本草》的内容考实

1. 李时珍在"释名"中对《图经本草》的引据　李时珍对药物"释名"十分审慎，在《本草纲目》"凡例"中言："药有数名，今古不同，但标正名为纲，余皆附于释名之下。"又言："诸品首以释名。"在"释名"中所列之异名，均用小字标注该药名出自何处，在"释名"中共有100个药名来源于《图经本草》中的77种药物。例如在莎草、香附子中有"草附子""水香棱""水巴戟""水莎""莎结""续根草""地藾根"共7个药名；在龙葵中有"苦葵""天茄子""老鸦眼睛草"等3个药名；在云实中有"马豆""羊石子""臭草"等3个药名；在曲节草中有"六月凌""绿豆青"2个药名；在大蓟、小蓟中有"鸡项草""千针草"2个药名；在茺蔚中有"郁臭草""苦低草"2个药名等等。这些别名均标注出自《图经本草》。

对有些别名还做了阐释，例如在荠苨中"杏参"，李时珍曰："苏颂图经杏参即此也。"在木香中"五木香"，李时珍引苏颂《图经本草》曰："修养书云：正月一日取五木煮汤以浴，令人至老须发黑。"在荆三棱中"黑三棱"，李时珍引苏颂曰："三棱，叶有三棱也。生荆楚地，故名荆三棱以著其地，开宝本草作京者误矣。又出草三棱条，云即鸡爪三棱，生蜀地，二月、八月采之。其实一类，随形命名尔，故并见之。"在荏中"白苏"，李时珍引苏颂曰："苏有数种：有水苏、白苏、鱼苏、山鱼苏。皆是荏类。"在马鞭草中"龙牙草"，李时珍曰："龙牙凤颈，皆因穗取名。苏颂图经外类重出龙牙，今并为一。又今方士谬立诸草为各色龙牙之名，甚为淆乱，不足凭信。"在蛇含中，李时珍曰："按刘敬叔异苑云：有田父见一蛇被伤，一蛇衔一草着疮上，经日伤蛇乃去。田父因取草治蛇疮皆验，遂名曰蛇衔草也。其叶似龙牙而小，背紫色，故俗名小龙牙，又名紫背龙牙。苏颂图经重出紫背龙牙，今并为一。"在鼠尾草中，李时珍曰："鼠尾以穗形命名。尔雅云：蒤，鼠尾也。可以染皂，故名乌草，又曰水青。苏颂图经谓鼠尾一名陵时者，乃陵翘之误也。"在仙茅中，李时珍先引李珣《海药本草》曰："其叶似茅，久服轻身，故名仙茅。梵音呼为河轮勒陀。"再引苏颂曰："其根独生。始因西域婆罗门僧献方于唐玄宗，故今江南呼为婆罗门参，言其功补如人参也。"如此等等。

李时珍对《图经本草》所载的药物名称均进行了深入研究，既"训"又"释"，为后世医家对药物名实考订留下了宝贵的史料。

2. 李时珍在"集解"中对《图经本草》的引据　李时珍在"凡例"中云："诸品首以释名，正名也。次以集解，解其出产、珍状、采取也。""集解"是用以介绍历代医家包括李时珍自己对药物品种、植物形态、产地、采收等方面之论述，在"集解"中经常引用的本草文献有22部，《图经本草》是其最常引据的本草著作之一，且引据内容十分丰富，而著录方式几乎全部以"颂曰"，只有 3 处是"苏颂曰"，2 处是"图经云"，分别载录在 530 余种药物的"集解"中，查阅者一目了然，一看便知是引据《图经本草》。

李时珍对《图经本草》做了深入研究，首先是对认同的部分进行原文著录。例如自然铜，苏颂曰："今信州、火山军铜坑中及石间皆有之。信州出一种如乱铜丝状，云在铜矿中，山气熏蒸，自然流出，亦若生银老翁须之类，入药最好。火山军出者，颗块如铜，而坚重如石，医家谓之鉐石，用之力薄。采无时。……今医家多误以此为自然铜，市中所货往往是此。而自然铜用须火煅，此乃畏火，不必形色，只此可辨也。"又如珊瑚，苏颂曰："今广州亦有，云生海底作枝柯状，明润如红玉，中多有孔，亦有无孔者，枝柯多者更难得，采无时……"还如桔梗，苏颂曰："今在处有之。根如指大，黄白色。春生苗，茎高尺余。叶似杏叶而长椭，四叶相对而生。"再如知母，苏颂曰："今濒河怀、卫、彰德诸郡及解州、滁州亦有之。四月开青花如韭花，八月结实。"如此直接引录是李时珍对《图经本草》的充分肯定。

其次是对《图经本草》一书中不全面的内容进行了补充。例如术，苏颂曰："术今处处有之，以茅山、嵩山者为佳。春生苗，青色无桠。茎作蒿干状，青赤色，长三二尺以来。夏开花……二月、三月、八月、九月采暴干用，以大块紫花为胜。古方所用术者，皆白术也。"李时珍根据自己的观察和实践则做出了科学的判断，认为苏颂只知白术，未能将功能不同的白术与苍术区别开来，接着李时珍曰："苍术，山蓟也，处处山中有之。苗高二三尺，其叶抱茎而生，梢间叶似棠梨叶，其脚下叶有三五叉，皆有锯齿小刺。根如老姜之状，苍黑色，肉白有油膏。白术，枹蓟也，吴越有之。人多取根栽莳，一年即稠。嫩苗可茹，叶稍大而有毛。根如指大，状如鼓槌，亦有大如拳者……"又如黄芪，苏颂曰："今河东、陕西州郡多有之。根长二三尺以来。独茎……谓之绵黄耆。然有数种，有白水耆、赤水耆、木耆，功用并同，而力不及白水耆。木耆短而理横。今人多以苜蓿根假作黄耆，折皮亦似绵，颇能乱真。但苜蓿根坚而脆，黄耆至柔韧，皮微黄褐色，肉中白色，此为异耳。"在苏颂记述的基础上，李时珍进一步做了补充，曰："黄耆叶似槐叶而微尖小……其子收之，十月下种，如种菜法亦可。"还如丹参，苏颂曰："今陕西、河东州郡及随州皆有之。二月生苗，高一尺许。茎方有棱，青色。叶相对，如薄荷而有毛。三月至九月开花成穗，红紫色，似苏花。根赤色，大者如指，长尺余，一苗数根。"李时珍则进一步曰："处处山中有之。一枝五叶，叶如野苏而尖，青色皱毛。小花成穗如蛾形，中有细子。其根皮丹而肉紫。"李氏在苏氏描述的基础上，对丹参的植物特征把握得更为全面而准确。又如玄参，苏颂曰："二月生苗。叶似脂麻对生……"李时珍盛赞苏氏所曰："今用玄参，正如苏颂所说。其根有腥气，故苏恭以为臭也。宿根多地蚕食之，故其中空。花有紫白二种。"再如狗脊，苏颂曰："今太行山、淄、温、眉州亦有之。苗尖细碎青色，高一尺以来，无花。其茎叶似贯众而细，其根黑色，长三四寸，多歧，似狗之脊骨，大有两指许。其肉青绿色。春秋采根暴干。今方亦有用金毛者。陶氏所说乃有刺草薢，非狗脊也，今江左俗犹用之。"李时珍对其做了深入研究后，曰："狗脊有二种：一种根黑色如狗脊骨；一种有金黄毛……吴普、陶弘景所说根苗，皆是菝葜；苏恭、苏颂所说，即真狗脊也。……观此则昔人以菝葜为狗脊，相承之误久矣。然菝葜、草薢、狗脊三者，形状虽殊，而功用亦不甚相远。"还如贯众，苏颂曰："今陕西、河东州郡及荆、襄间多有之，而少有花者。春生苗赤，叶大如蕨，茎干三棱，叶绿色似鸡翎，又名凤尾草。其根紫黑色，形如大爪，下有黑须毛……"苏氏之言十分含糊，令人难以判定，对此李时珍明确描绘曰："多生山阴近水处。数根丛生，一根数茎，茎大如箸，其涎滑。其叶两两对生，如狗脊之叶而无锯齿，青黄色，面深背浅。其根曲而有尖嘴，黑须丛族，亦似狗脊根而大，状如伏鸱。"

再者，认为苏颂之言有所不当的，就进行纠正。例如石膏，苏颂曰："石膏今汾、孟、虢、耀州、兴元府亦有之。生于山石上，色至莹白，与方解石肌理形段刚柔绝相类。今难得真者。用时，惟以破之皆作方棱者，为方解石。今石膏中时时有莹澈可爱有纵理而不方解者，或以为石膏；然据本草又似长石。或又谓青石间往往有白脉贯彻类肉之膏肪者，为石膏。此又本草所谓理石也。不知石膏定是何物？今且依市人用方解石尔。"李时珍对石膏的认识不仅更为深刻，且纠正了历代对石膏的不同见解，曰："石膏有软、硬二种。……自陶弘景、苏恭、大明、雷敩、苏颂、阎孝忠皆以硬者为石膏，软者为寒水石。至朱震亨始断然以软者为石膏，而后人遵用有验，千古之惑始明矣。盖昔人所谓寒水石者，即软石膏也；所谓硬石膏者，乃长石也。石膏、理石、长石、方解石四种，性气皆寒，俱能去大热结气，但石膏又能解肌发汗为异尔。理石即石膏之类，长石即方解之类，俱可代用，各从其类也。今人以石膏收豆腐，乃昔人所不知。"又如丹砂，苏颂曰："今出辰州、宜州、阶州，而辰砂为最。……凡砂之绝好者，为光明砂，其次谓之颗块，其次谓之鹿簌，其下谓之末砂。惟光明砂入药，余并不用。"李时珍对其品质优劣进行了考证，曰："丹砂以辰、锦者为最。麻阳即古锦州地。佳者为箭镞砂，结不实者为肺砂，细者为末砂。色紫不染纸者为旧坑砂，为上品。色鲜染纸者为新坑砂，次之。苏颂、陈承所谓阶州、金、商州砂者，乃陶弘景所谓武都雄黄，非丹砂也。……苏颂乃云，宜砂出土石间，非石床所生，是未识此也。别有一种色红质嫩者，名土坑砂，乃土石间者，不甚耐火。邕州亦有砂，大者数十、百两，作块黑暗，少墙壁，不堪入药，惟以烧取水银。颂云融州亦有，今融州无砂，乃邕州之讹也。"再如艾，苏颂曰："处处有之，以复道及四明者为佳，云此种灸百病尤胜。初春布地生苗，茎类蒿，叶背白，以苗短者为良。三月三日，五月五日，采叶暴干，陈久方可用。"李时珍则曰："艾叶本草不著土产，但云生田野。宋时以汤阴复道者为佳，四明者图形。近代惟汤阴者谓之北艾，四明者谓之海艾。自成化以来，则以蕲州者为胜，用充方物，天下重之，谓之蕲艾。相传他处艾灸酒坛不能透，蕲艾一灸则直透彻，为异也……"李时珍关于艾叶的论述均被现代研究所证实。

3. 李时珍在"正误"中对《图经本草》的引据　李时珍在有些药物项下专设"正误"，对前贤医家的述药错误进行了更正。李时珍在凝水石、消石、苏、大黄、泽泻、钩吻、紫葳、大麻、黍、菰、蠮螉、原蚕、石蚕、蛴螬、黄明胶等15味药物的"正误"中引据《图经本草》对这些药的载述，并对其错误进行了订正。例如在苏中，苏颂曰："苏主鸡瘕，本经不著，南齐褚澄治李道念食白瀹鸡子成瘕，以苏煮服，吐出鸡雏而愈也。"李时珍经过考证曰："按南齐书，褚澄所用者蒜也，非苏也。盖二字相似，誊录误耳，苏氏欠考矣。"又如泽泻中，首先引据南朝医家陶弘景曰："仙经服食断谷皆用之。亦云身轻，能步行水上。"接着引据苏颂曰："仙方亦单服泽泻一物，捣筛取末，水调，日分服六两，百日体轻而健行。"李时珍在临床实践中对泽泻之功用进行了科学辨析曰："神农书列泽泻于上品，复云久服轻身，面生光，能行水上。典术云：泽泻久服，令人身轻，日行五百里，走水上。一名泽芝。陶、苏皆以为信然。愚窃疑之。泽泻行水泻肾，久服且不可，又安有此神功耶？其谬可知。"还如原蚕中，苏颂曰："今治小儿撮口及发噤者。用晚蚕蛾二枚，炙黄研末，蜜和涂唇内，便瘥。"李时珍对此方持着审慎的态度，曰："此方出圣惠，乃是白僵蚕。苏氏引作蚕蛾，误矣。蚕蛾原无治惊之文，今正之。"

4. 李时珍在"修治"中对《图经本草》的引据　在《本草纲目》铅霜、黄精、蓬莪茂、熟地黄、附子、天南星、天门冬、薯蓣、槲若、莲实、松脂、乳香、白僵蚕、白花蛇、鳖甲、甲香、五灵脂、虎骨、虎睛、犀角等20味药物的"修治"中引据《图经本草》对该药的炮制方法。例如铅霜，苏颂曰："铅霜，用铅杂水银十五分之一合炼作片，置醋瓮中密封，经久成霜。"接着李时珍曰："以铅打成钱，穿成串，瓦盆盛生醋，以串横盆中，离醋三寸，仍以瓦盆覆之，置阴处，候生霜刷下，仍合住。"又如蓬莪茂，李时珍先引据《雷公炮炙论》曰："凡使，于砂盆中以醋磨令尽，然后于火畔熁干，重筛过用。"接着引录苏颂曰："此物极坚硬，难捣治，用时热灰火中煨令透，乘热捣之，即碎如粉。"李时珍提出："今人多以醋炒或煮熟入药，取其引入血分也。"还如熟地黄，首先引据《图经本草》载曰："作熟地黄法：取肥地黄三二十斤净洗，别以拣下瘦短者三二十斤捣绞取汁，投石器中，浸漉令浃，甑上浸三四过，时时浸滤转蒸讫，又暴使汁尽。其地黄当光黑如漆，味甘如饴。须瓷器收之，以其脂柔喜润也。"接着引据《雷公炮炙论》曰："采生地黄去皮，瓷锅上柳木甑蒸之，摊令气歇，拌酒再蒸，又出令干。勿犯铜铁器，令人肾消并发白，男损营，女损卫也。"最后李时珍曰："近时造法：拣取沉水肥大者，以好酒入缩砂仁末在内，拌匀，柳木甑于瓦锅内蒸令气透，晾干。再以砂仁酒拌蒸晾。如此九蒸九晾乃止。盖地黄性泥，得砂仁之香而窜，合和五脏冲和之气，归宿丹田故也。今市中惟以酒者熟售者，不可用。"如此等等，书中既记载了历代前贤对药物的炮制方法，又十分难得的提出了当时新的炮制技术，李时珍在前人修治药物的基础上，总结探索出的这些炮制精髓，对现代制药学科的发展贡献巨大。

5. 李时珍在"气味"中对《图经本草》的引据 李时珍在药物的"气味"中有43处引据《图经本草》所载，除1处外，其他42处均是以"颂曰"的形式引录。

例如在白石脂中引录曰："畏黄连、甘草、飞廉、马目毒公。"赤石脂中引录曰："古人亦单服食，云发则心痛，饮热酒不解。用绵裹葱、豉，煮水饮之。"在莎草、香附子中引录曰："天宝单方云：辛，微寒，无毒，性涩。"在积雪草茎叶中曰："甘，平，无毒。"在蠡实中引录曰："山人服之，云大温，甚有奇效。"在甘蔗中引录曰："甘蔗、芭蕉，性相同也。"在葵苗中引录曰："苗叶作菜茹甚甘美，但性滑利，不益人。"在莨菪中引录曰："本经言性寒，后人多云大热。而史记淳于意传云：淄川王美人怀子不乳，饮以浪荡药一撮，以酒饮，旋乳，且不乳岂热药所治？又古方主卒颠狂亦多单用莨菪，岂果性寒耶？"在菰中引录曰："菰之种类皆极冷，不可过食，甚不益人，惟服金石人相宜耳。"在菰根中则进一步引录曰："菰根亦如芦根，冷利更甚。"在稻米中引录曰："糯米性寒，作酒则热，糟乃温平，亦如大豆与豉、酱之性不同也。"在罂子粟米引录中曰："性寒。多食利二便，动膀胱气。"在薤白中引录曰："薤宜去青留白，白冷而青热也。"在菘茎叶中引录曰："有小毒不可食多，多则以生姜解之。"在杏实中引录曰："杏之类梅者味酢，类桃者味甘。"在胡桃核仁中引录曰："性热，不可多食。"在荔枝实中引录曰："多食不伤人。如少过度，饮蜜浆一杯便解也。"在柏叶中引录曰："性寒。"在山羊肉中引录曰："南方野羊，多啖石香薷，故肠藏颇热，不宜多食之。"

6. 李时珍在"主治"中对《图经本草》的引据 李时珍在药物的"主治"中有241处引据《图经本草》所载，除1处以"图经"、41处以"颂"的形式外，其他199处均是以"苏颂"的形式，全部以小字体标注在引录内容之句末。

例如在百草霜中曰:"消化积滞,入下食药中用。"在无名异中曰:"消肿毒痈疽,醋摩傅之。"在绿青中曰:"吐风痰甚效。"在石胆中曰:"入吐风痰药最快。"在水中白石中曰:"治背上忽肿如盘,不识名者。取一二碗,烧热投水中,频洗之,立瘥。"在石蟹中曰:"醋摩傅痈肿。熟水磨服,解金石毒。"在白鲜中曰:"治肺嗽。"在芎䓖中曰:"蜜和大丸,夜服,治风痰殊效。"在蘪芜中曰:"作饮,止泄泻。"在杜若中曰:"山姜:去皮间风热,可作燪汤。又主暴冷,及胃中逆冷,霍乱腹痛。"在姜黄中曰:"祛邪辟恶,治气胀,产后败血攻心。"在莎草、香附子中曰:"治心腹中客热,膀胱间连胁下气妨,常日忧愁不乐,心忪少气。"在藿香中曰:"脾胃吐逆为要药。"在假苏中曰:"治妇人血风及疮疥,为要药。"在薄荷中曰:"主伤风头脑风,通关格,及小儿风涎,为要药。"在苏茎叶中曰:"通心经,益脾胃,煮饮尤胜,与橘皮相宜。"在水苏中曰:"茎叶主诸气疾及脚肿。"在苘麻根中曰:"亦治痢,古方用之。"在甘蕉中曰:"暗风痫病,涎作运闷欲倒者,饮之取吐,极有奇效。"在地黄实中曰:"四月采,阴干捣末,水服方寸匕,日三服,功与地黄等。"其花则引录曰:"为末服食,功同地黄。"在萱草苗花中曰:"作菹,利胸膈,安五脏,令人好欢乐,无忧,轻身明目。"在葵苗中曰:"宣导积滞,妊妇食之,胎滑易生。"在龙葵苗中曰:"治风,补益男子元气,妇人败血。"在葎草中曰:"疗膏淋,久痢,疥癞。"在木莲叶中曰:"背痈,干末服之,下利即愈。"在木莲子中曰:"壮阳道,尤胜。"在石韦中曰:"炒末,冷酒调服,治发背。"在金星草中曰:"乌髭发。"在罂子粟中曰:"行风气,逐邪热,治反胃胸中痰滞。"

对于首载《图经本草》的74味药,其"主治"均引据苏颂或颂之言,例如在白羊石中曰:"解药毒。黑羊石同。"在石蛇中曰:"解金石毒。"在铁线草中曰:"疗风消肿毒。有效。"在阴地厥中曰:"肿毒风热。"在九牛草中曰:"解风劳,治身体痛。与甘草同煎服,不入众药用。"在见肿消中曰:"消痈肿及狗咬,捣叶贴之。"在佛甲草中曰:"汤火灼疮,研贴之。"在百两金中曰:"壅热咽喉肿痛,含一寸咽津。又治风涎。"在拳参中曰:"为末,淋渫肿气。"有的除引录外,李时珍还增加自己临床所得,在都管草中引录曰:"风肿痈毒赤疣,以醋摩涂之。亦治咽喉肿痛,切片含之,立愈。"李时珍还补充曰:"解蜈蚣、蛇毒。"在石蒜中引录曰:"傅贴肿毒。"李时珍还言:"疗疮恶核,可水煎服取汗,及捣傅之。又中溪毒者,酒煎半升服,取吐良。"在紫金牛中引录曰:"时疾膈气,去风痰。"李时珍还补充曰:"解毒破血。"

7. 李时珍在"发明"中对《图经本草》的引据 李时珍在有关药物的"发明"中共有174处引据《图经本草》所载。例如,在釜脐墨中曰:"古方治伤寒黑奴丸,用釜底墨、灶突墨、梁上尘,三物同合诸药,为其功用相近耳。"在金中曰:"金屑古方不见用者,惟作金箔,入药甚便。又古方金石凌、红雪、紫雪辈，皆取金银煮汁，此通用经炼者，假其气尔。"在银中曰："银屑，葛洪肘后方治痈肿五石汤中用之。"在铅霜中曰："铅霜性极冷，治风痰及婴孺惊滞药，今医家用之尤多。"在白石英中曰："古人服食，惟白石英为重。紫石英但入五石饮。其黄赤青黑四种，本草虽有名，而方家都不见用者。乳石论以钟乳为乳，以白石英为石，是六英之贵，惟白石也。又曰：乳者阳中之阴，石者阴中之阳。故阳生十一月后甲子服乳，阴生五月后甲子服石。然而相反畏恶，动则为害不浅。故乳石之发，方治虽多，而罕有济者，诚不可轻饵也。"在紫石英中曰："乳石论，无单服紫石者，惟五石散中用之。张文仲备急方，有镇心单服紫石煮水法。胡洽及千金方，则多杂诸药同用。今方治妇人及心病，时有使者。"在丹砂中曰："郑康成注周礼，以丹砂、石胆、雄黄、矾石、慈石为五毒。古人惟以攻疮疡，而本经以丹砂为无毒，故多炼治服食，鲜有不为药患者，岂五毒之说胜乎？当以为戒。"在雄黄中曰："雄黄治疮疡尚矣。周礼：疡医，疗疡以五毒攻之。郑康成注云：今医方有五毒之药，作之，合黄堥，置石胆、丹砂、雄黄、矾石、慈石其中，烧之三日三夜，其烟上着，鸡羽扫取以注疮，恶肉破骨则尽出也。杨亿笔记载：杨嵎少时，有疡生于颊，连齿辅车，外肿若覆瓯，内溃出脓血，痛楚难忍，百疗弥年不瘳。人令依郑法烧药注之，少顷，朽骨连牙溃出，遂愈，信古方攻病之速也。黄堥（音武），即今有盖瓦合也。"在滑石中曰："古方治淋沥，多单使滑石。又与石韦同捣末，饮服刀圭，更验。又主石淋，发烦闷，取十二分研粉，分作两服，水调下。烦热定，即停后服。"在玄精石中曰："古方不见用，近世补药及伤寒多用之。其著者，治伤寒正阳丹出汗也。"在甘草中曰："按孙思邈千金方论云：甘草解百药毒，如汤沃雪。有中乌头、巴豆毒，甘草入腹即定，验如反掌。方称大豆汁解百药毒，予每试之不效，加入甘草为甘豆汤，其验乃奇也。"在肉苁蓉中曰："西人多用作食，只刮去鳞甲，以酒浸洗去黑汁，薄切，合山芋、羊肉作羹，极美好，益人，胜服补药。"在苍术中曰："服食多单饵术，或合白茯苓，或合石菖蒲，并捣末，旦日水服，晚再进，久久弥佳。刯取生术，去土水浸，再三煎如饴糖，酒调饮之，更善。今茅山所造术煎，是此法也。陶隐居言取其精丸之，今乃是膏煎，恐非真也。"在仙茅中曰："五代唐筠州刺史王颜著续传信方，因国书编录西域婆罗门僧服仙茅方，当时盛行。云五劳七伤，明目益筋力，宣而复补。云十斤乳石不及一斤仙茅，表其功力也。本西域道人所传。开元元年婆罗门僧进此药，明皇服之有效，当时禁方不传。天宝之乱，方书流散，上都僧不空三藏始得此方，传与司徒李勉、尚书路嗣恭，给事齐杭、仆射张建封服之，皆得力。路公久服金石无效，得此药，其益百倍。齐给事守缙云，日少气力，风疹继作，服之遂愈。八九月采得，竹刀刮去黑皮，切如豆粒，米泔浸两宿，阴干捣筛，熟蜜丸梧子大，每旦空心酒饮任便下二十丸。忌铁器，禁食牛乳及黑牛肉，大减药力。"在紫草中曰："紫草古方稀用。今医家多用治伤寒时疾发疮疹不出者，以此作药，使其发出。韦宙独行方，治豌豆疮，煮紫草汤饮，后人相承用之，其效尤速。"在白头翁中曰："俗医合补下药甚验，亦冲人。"在白及中曰："今医家治金疮不瘥及痈疽方多用之。"在黄连中曰："黄连治目方多，而羊肝丸尤奇异。今医家洗眼，以黄连、当归、芍药等分，用雪水或甜水煎汤热洗之，冷即再温，甚益眼目。但是风毒赤目花翳，用之无不神效。盖眼目之病，皆是血脉凝滞使然，故以曰行血药合黄连治之。血得热则行，故乘热洗也。"在黄芩中曰："张仲景治伤寒心下痞满泻心汤，凡四方皆用黄芩，以其主诸热、利小肠故也。又太阳病下之利不止，喘而汗出者，有葛根黄芩黄连汤，及主妊娠安胎散，亦多用之。"在茈胡中曰："张仲景治伤寒，有大小柴胡，及柴胡加龙骨、柴胡加芒消等汤，故后人治寒热，此为最要之药。"在苦参中曰："古今方用治风热疮疹最多。"在贝母中曰："贝母治恶疮。……本经言主金疮，此岂金疮之类欤？"在芍药中曰："张仲景治伤寒多用芍药，以其主寒热、利小便故也。"

对有些药物的"发明"，李时珍在苏颂所载基础上做了更深入地研究。例如，在萎蕤中苏颂曰："陈藏器以青粘即葳蕤。世无识者，未敢以为信服。"李时珍则曰："苏颂注黄精，疑青粘是黄精，与此说不同。今考黄精、萎蕤性味功用大抵相近，而萎蕤之功更胜。故青粘一名黄芝，与黄精同名，一名地节，与萎蕤同名。则二物虽通用亦可。"在艾中苏颂曰："近世有单服艾者，或用蒸木瓜和丸，或作汤空腹饮，其补虚羸；然亦有毒发则热气冲上，狂躁不能禁，至攻眼有疮出血者，诚不可妄服也。"李时珍在实践中总结曰："艾叶生则微苦太辛，熟则微辛太苦，生温熟热，纯阳也。……苏恭言其生寒，苏颂言其有毒。一则见其能止诸血，一则见其热气上冲，遂谓其性寒有毒，误矣。"在稻米中，李时珍曰："糯米性温，酿酒则热，熬饧尤甚，故脾肺虚寒者宜之。若素有痰热风病，及脾病不能转输，食之最能发病成积。孟诜、苏颂或言其性凉、性寒者，谬说也。"在蘘中，苏颂曰："白蘘之白，性冷而补。又曰：菝子，煮与蓐妇饮，易产。亦主脚气。"李时珍纠正曰："蘘味辛气温。诸家言其温补，而苏颂图经独谓其冷补。"在榆白皮中，对苏颂之言提出质疑曰："榆皮、榆叶，性皆滑利下降，手足太阳、手阳明经药也。故大小便不通，五淋肿满，喘嗽不眠，经脉胎产诸证宜之。本草十剂云：滑可去著，冬葵子、榆白皮之属。盖亦取其利窍渗湿热，消留著有形之物尔。气盛而壅者宜之。若胃寒而虚者，久服渗利，恐泄真气。本经所谓'久服轻身不饥'，苏颂所谓'榆粉多食不损人'者，恐非确论也。"在犛牛黄中，李时珍纠正曰："在犛牛亦有黄，彼人以乱牛黄，但坚而不香，云功用亦相近也。其角亦可乱犀，但无粟纹，苏颂图经误以为牯犀角者是也。亦可用，而功不及犀，昨梦录、格古论说之详矣。"在藜芦中，苏颂曰："藜芦服钱匕一字则恶吐人，又用通顶令人嚏，而别本云治哕逆，其效未详。"李时珍则曰："哕逆用吐药，亦反胃用吐法去痰积之义。吐药不一：常山吐疟痰，瓜丁吐热痰，乌附尖吐湿痰，莱菔子吐气痰，藜芦则吐风痰者也。……图经言能吐风病，此亦偶得吐法耳。……"在木莲叶中，李时珍引录唐慎微曰："图经言薜荔治背疮。近见宜兴县一老举人，年七十余，患发背。村中无医药，急取薜荔叶烂研绞汁，和蜜饮数升，以滓傅之，后用他药傅帖遂愈。其功实在薜荔，乃知图经之言不妄。"

8. 李时珍在"附方"中对《图经本草》的引据 李时珍在"附方"中引据《图经本草》的共有82首，在方药之末以小字体标注"图经本草"27首、"苏颂图经本草"11首、"本草图经"3首、"苏颂图经"或"苏氏图经"12首、"图经"13首、"苏颂"1首、"颂"15首。例如，在玄精石中"正阳丹""治伤寒三日，头痛壮热，四肢不利。太阴玄精石、消石、硫黄各二两，硇砂一两，细研，入瓷瓶固济。……以衣盖汗出为瘥"。在假苏中主治"产后血运"之"筑心眼倒，风缩欲死者。取干荆芥穗捣筛末……近世名医用之，无不如神也"。在红蓝花中主治"六十二种风"之"张仲景治六十二种风。兼腹内血气刺痛。用红花一大两，分为四分，以酒一大升，煎钟半，顿服之。不止再服"。在龙胆中主治"四肢疼痛"，方用"山龙胆根细切，用生姜自然汁浸一宿，去其性，焙干捣末，水煎一钱匕，温服之。此与龙胆同类别种，经霜不凋"。在木贼中主治"肠痔下血"之"多年不止。用木贼、枳壳各二两，干姜一两，大黄二钱半，并于铫内炒黑存性，为末。每粟米饮服二钱，甚效也"。在蜀葵中主治"二便关格"之"胀闷欲死，二三日则杀人。蜀葵花一两捣烂……午日取花手，亦能去疟"。在麦门冬中主治"金石药发"，方用"麦门冬六两，人参四两，甘草炙二两，为末，蜜丸梧子大。每服五十丸，饮下，日再服"。在柏中主治"蛊痢下血"之"男子、妇人、小儿大腹，下黑血茶脚色，或脓血如淀色。柏叶焙干，为末，与黄连同煎为汁，服之"。在荠苨中主治"解五石毒"，方用"荠苨生捣汁，多服之，立瘥"。在王瓜中主治"小儿发黄"，方用"土瓜根生捣汁三合与服，不过三次"。在白药子中主治"心痛解热"，方用"白药根、野猪尾二味，洗去粗皮焙干等分，捣筛。酒服一钱甚效。黔人用之"。在骨碎补中主治"耳鸣耳闭"，方用"骨碎补削作细条，火炮，乘热塞之"。在白药子中主治"痈肿不散"，方用"生白药根捣贴，干则易之。无生者，研末水和贴。"

9. 李时珍在"附录"中对《图经本草》的引据 李时珍在《本草纲目》有关药物中专设"附录"，涉及药物达170多种，以收录新的中药资源，对《图经本草》有关药物极尽研究之力，涉及药物30多种。

《本草纲目》的"附录"中载有玉火石、松石、千岁蝮、柔鱼4药，均散见于《图经本草》各药的论述之中，并未作正名之药，李时珍研究发现此4药有待后世医家研究，故附录之。例如在石膏中引载"玉火石"，曰："密州九仙山东南隅地中，出一种石，青白而脆，击之内有火，谓之玉火石。彼医用之。其味甘、微辛，温。疗伤寒发汗，止头目昏眩痛，功与石膏等，土人以当石膏用之。"在不灰木中引载"松石"，曰："今处州出一种松石，如松干，而实石也。或云松久化为石。人多取傍山亭及琢为枕。虽不入药，与不灰相类。故附之。"在蝮蛇中引载"千岁蝮"，曰："东间一种千岁蝮，状如蝮而短，有四脚，能跳来啮人。人或中之，必死。其啮已，即跳上木作声。"李时珍曰："……居树上，见人则跳来啮之。……用嫩黄荆叶捣烂敷之。"在乌贼鱼中引载"柔鱼"，曰："一种柔鱼，与乌贼相似，但无骨尔。越人重之。"

无心草、杜茎山、土红山、马肠根、菩萨草、天寿根、烈节、红茂草、百蕊草、地柏等首载于《图经本草》的10味药物，李时珍认为有待深入探讨，因而将其列入相关药物的"附录"中，以存疑备考订正。例如，在薇衔中"无心草"，苏颂曰："生秦州及商州、凤翔各县皆出之。三月开花，五月结实，六七月采根苗，阴干用。性温，无毒。主积血，逐气块，益筋节，补虚损，润颜色，疗瘰泄腹痛。"李时珍则曰："麋衔一名无心草，此草功用与之相近，其图形亦相近，恐即一物也，故附之俟访考焉。鼠耳草亦名无心，与此不同。"在常山、蜀漆中还附录"杜茎山"和"土红山"，对"杜茎山"，苏颂曰："叶味苦，性寒。主温瘴寒热作止不定，烦渴头痛心躁。杵烂，新酒浸，绞汁服，吐出恶涎甚效。生宜州。茎高四五尺，叶似苦荬叶。秋有花，紫色。实如枸杞子，大而白。"对"土红山"，苏颂曰："叶甘、苦，微寒，无毒。主骨节疼痛，劳热瘴疟。生福州及南恩州山野中。大者高七八尺。叶似枇杷而小，无毛。秋生白花如粟粒，不实。福州生者作细藤，似芙蓉叶，其叶上青下白，根如葛头。土人取根米泔浸一宿，以清水再浸一宿，炒黄为末。每服一钱，水一盏，生姜一片，同煎服。亦治劳瘴甚效。"李时珍对此两味药考证后曰："杜茎山即土恒山，土红山又杜茎山之类，故并附之。"在藜芦中"马肠根"，苏颂曰："苦、辛，寒，有毒。主蛊除风。叶：疗疮疥。生秦州。叶似桑。三月采叶，五月、六月采根。"在蒟蒻中"菩萨草"，苏颂曰："生江浙州郡。凌冬不凋，秋冬有花直出，赤子如蒻头。冬月采根用，味苦，无毒。主中诸毒食毒，酒研服之。又诸虫伤，捣汁饮，并傅之。妇人妊娠咳嗽，捣筛蜜丸服，神效。"在茜草中"血藤"，苏颂曰："生信州。叶蔓荆如叶，根如大拇指，其色黄。彼人五月采用，攻血治气块。"李时珍曰："按虞抟云，血藤即过山龙，理亦相近，未知的否？姑附之。"在通脱木中"天寿根"，苏颂曰："出台州，每岁土贡。其性凉，治胸膈烦热，土人常用有效。"在南藤中"烈节"，苏颂曰："生荣州，多在林箐中。春生蔓苗，茎叶俱似丁公藤，而纤细无花实。九月采茎，晒干。味辛，温，无毒。主肢节风冷，筋脉急痛。作汤浴之佳。"李时珍曰："杨倓家藏经验方，有烈节酒，治历节风痛。用烈节、松节、牛膝、熟地黄、当归各一两，为粗末，绢袋盛之，以无灰酒二百盏，浸三日。每用一盏，入生酒一盏，温服。表弟武东叔年二十余，患此痛不可忍。涪城马东之以此治之而安。"在石长生中"红茂草"，苏颂曰："味苦，大凉，无毒。主痈疽疮肿。焙研为末，冷水调贴。一名地没药，一名长生草。生施州，四季枝叶繁，故有长生之名。春采根叶。"李时珍曰："案庚辛玉册云：通泉草一名长生草，多生古道丘垄荒芜之地。叶似地丁，中心抽一茎，开黄白花如雪，又似麦饭，摘下经年不槁。根入地至泉，故名通泉，俗呼秃疮花。此草有长生之名，不知与石长生及红茂草亦一类否？故并附之。"在乌韭中"百蕊草"，苏颂曰："生河中府、秦州、剑州。根黄白色。形如瓦松，茎叶俱青，有如松叶。无花。三月生苗，四月长及五六寸许。四时采根，晒用。下乳汁，顺血脉，调气甚佳。"李时珍曰："乌韭，是瓦松之生于石上者；百蕊草，是瓦松之生于地下者也。"在卷柏中"地柏"，苏颂曰："主脏毒下血。与黄芪等分为末，米饮每服二钱。蜀人甚神此方。其草生蜀中山谷，河中府亦有之。根黄，状如丝，茎细，上有黄点子，无花叶。三月生，长四五寸许。四月采，暴干用。蜀中九月采，市多货之。"李时珍曰："此亦卷柏之生于地上者耳。"

　　首载于《图经本草》本经外草类之石荄和木蔓类之崖棕，在石荄中"附录""石垂"，引据苏颂曰："生福州山中。三月花，四月采子，生捣为末，丸服，治蛊毒。"在崖棕中"附录"3味药，其一为"鸡翁藤"，引据苏颂曰："生施州。蔓延大木上，有叶无花。味辛，性温，无毒。采无时。"其二为"半天回"，苏颂曰："生施州。春生苗，高二尺以来，赤斑色，至冬苗枯。土人夏月采根，味苦、涩，性温，无毒。"其三为"野兰根"，引据苏颂曰："生施州。丛生，高二尺以来，四时有叶无花。其根味微苦，性温，无毒。采无时。"

　　首载于《图经本草》本经外木蔓类之瓜藤、金棱藤、含春藤、独用藤、祁婆藤、野猪尾、石合草等7药，李时珍在草部"附录诸藤"中予以收载，另在木部"附录诸木"载有"大木皮"。

五、引据《图经本草》的文献特点

1. 评价《图经本草》之客观　李时珍在"序例"中对《图经本草》的评价十分客观，言："考证详明，颇有发挥。"因此在《纲目》中大量吸收苏颂对有关药物之论，鉴于苏颂系"举进士，哲宗朝位至丞相，封魏国公"，并非医药之家，加之经李时珍研究发现"但图与说异，两不相应。或有图无说，或有物失图，或说是图非。如江州菝葜乃仙遗粮，滁州青木香乃兜铃根，俱混列图；棠毬子即赤爪木，天花粉即栝楼根，乃重出条之类，亦其小小疏漏耳。"因此，李时珍在引据《图经本草》时吸取其精华、考辨其疑误，为其编撰体例之需而引录之。

2. 尊重《图经本草》之原著　李时珍对《图经本草》的引据不论是在"校正""释名""集解""正误""修治""气味""主治""发明""附方""附录"等，只要是出于苏颂《图经本草》之言，均标注为"图经本草"或"苏颂图经本草"或"本草图经"或"苏颂图经"或"图经"或"苏颂曰"或"颂曰"或"苏颂"或"颂"等称，全书总共有15万字之多，在近200万字浩瀚的《纲目》之中，几乎无遗漏。虽然标注之称不同，但后学者阅之便知是引据《图经本草》之言，同时使文字语言更生动灵活而不生硬死板。

3. 吸收《图经本草》之全面　李时珍在《纲目》中几乎引据了《图经本草》的全部内容，基于《图经本草》著述特点是"产药去处，令识别人，仔细详认根、茎、叶、花、实，形色大小。"因而，主要用之于"集解"，次之以"发明"，再次之以"校正""释名""修治""气味""主治""发明""附方""附录"和"正误"。《纲目》编撰体例中所涉及的方面均有引据《图经本草》之内容。

4. 研考《图经本草》之深入　李时珍对《图经本草》的研究令人叹为观止，对苏颂所记载的全国150多个州郡所产药物和780种进口药物，以及635种药名下绘制的933幅药图均做了深入研究，不管是产地不准、或描述有误、或归类不当、或用药不当等等，分别在有关药物的"集解""释名""发明"等中予以更正，并在有关药物项下专列"校正""正误"，用以说明。

5. 供佚《图经本草》之辑复　由于时移代革，《图经本草》原书早已佚失，在历代本草文献中其内容主要散存于《证类本草》和《纲目》之中。胡乃长和王致谱辑注的《图经本草》辑复本把《证类本草》和《纲目》作为重要的辑注文献；我国著名的本草学家尚志钧（1918～2008）先生在"文革"前对本书进行辑录，即以《证类本草》为底本，以《纲目》为核校本。如果没有李时珍对《图经本草》内容的大幅引据，并做详细标注，那《图经本草》的辑复几乎是不可能完成的，甚或《图经本草》会淹没在历史长河之中。

6. 关于《图经本草》之书名　在《纲目》全书之中，李时珍均载苏颂所编撰之书名曰"《图经本草》"，全书中仅仅3处言为"《本草图经》"，据尚志钧先生在《本草图经》辑校本前言中曰："《本草图经》一名《图经本草》，《证类本草》中多用《本草图经》名，《本草纲目》及历代诸家本草用《图经本草》名称。"著名的医史和中医文献学家马继兴（1925～2019）先生在《中医大辞典·医史文献分册》中称："……编成《图经本草》。"据考苏颂作序题为《本草图经》，又对本书上的奏敕题为《图经本草》。从而使后世医家在引据该书时常标注有《图经本草》和《本草图经》两种书名之称，今之现代学者多习惯称之为《本草图经》，但是称之为《图经本草》其意无二。

六、结语

李时珍和苏颂这两位伟大的历史人物至今已诞辰 500 年和 1000 年了，《本草纲目》和《图经本草》这两部伟大的著作对中医药的贡献是巨大的，《本草纲目》被英国伟大的生物学家达尔文誉称为"古代中国百科全书"，《图经本草》被英国科学史专家李约瑟博士评价："在欧洲，把野外可能采集到的动植物加以如此精确的木刻并印刷出来，这是直到 15 世纪才出现的大事"。《本草纲目》对《图经本草》的引用整体上是科学的，在"校正""释名""集解""正误""修治""气味""主治""发明""附方""附录"等项下对《图经本草》的引据是带有研究性的，不是盲目、简单、照搬式的引录，更为难得的是李时珍在引据时，将发现的错误和遗漏做了纠正和补遗。总而言之，李时珍根据需要把《图经本草》有关内容全部有机地融入到《本草纲目》有关药物之相关项下，涉及药物论述的各个方面，这是值得肯定的。虽然受时代之局限，李时珍在引据《图经本草》时亦有个别错误之处，例如在《本草纲目》马鞭草"释名"项下载"……苏颂图经外类重出龙芽，今并为一"，误将《图经本草》龙芽草并入马鞭草等，但是瑕不掩瑜。对于《图经本草》的医药成就和贡献，李时珍均全面地予以继承和发挥，为后世医家及现代中医药科技工作者树立了榜样。

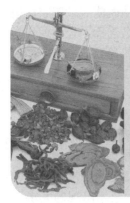

第五章
李时珍及其《本草纲目》
500 年大事年谱及纪念会议

李时珍（1518～1593年）是我国明代卓越的医药学家，为我国古代中医药学及自然科学的发展与繁荣做出了巨大的历史贡献，在世界科学史上占有显著的地位。李时珍所著的《本草纲目》是我国历史上伟大的科学巨著之一，书中蕴藏着的中国医药学价值和中国传统文化价值博大精深。1596年，金陵本《本草纲目》一经刊行问世，就以其巨大的科技文化影响传播到亚、欧、美等多国，并先后被翻译成日、朝、英、法、德、俄、拉丁等多国文字。世界各地都十分重视对李时珍及《本草纲目》的研究与传承，并且举办纪念活动及学术会议，现总结如下。

第一节　李时珍及其《本草纲目》500 年大事年谱

在李时珍诞辰500周年（即1518～2018年）来临之际，笔者根据史料的记载和相关研究成果，将李时珍及其《本草纲目》500年大事记分四个部分汇总及梳理，即明代1518～1644年、清代1644～1911年、民国时期1912～1949年、中华人民共和国成立后1949～2018年。

一、明代（1518～1644 年）

1518 年：明武宗正德十三年，李时珍时年一岁。

　　李时珍诞生于湖广蕲州（今湖北省蕲春县蕲州镇）一个世医家庭。此时的蕲州府，辖周边五县，明仁宗朱高炽六子朱瞻堈被封荆宪王，设蕲州为荆王府。蕲州景象繁华，医药学发达。

　　李时珍家住蕲州东瓦屑坝。父名言闻，字子郁，号月池，是当地名医，著作有《四诊发明》八卷、《人参传》二卷，《艾叶传》（一名《蕲艾传》）一卷、《痘诊证治》《医学八脉注》和《四言举要》；母亲张氏；哥哥李果珍；姐姐（或妹妹）李氏（后嫁柳家）。李氏家族在蕲州世代业医，子承父业。

　　1519年：明正德十四年，李时珍时年二岁。

　　李时珍幼年时期体弱多病。李时珍后求序于王世贞时自云"幼多羸疾，质成钝椎"，正是指此时。

　　1522年：明世宗嘉靖元年，李时珍时年五岁。

　　郝守正考中举人。此后时珍在《本草纲目》中提及他，载曰："吾蕲郝知府自负知医，因病风癣，服草乌头、木鳖子药过多，甫入腹而麻痹，遂至不救。"

　　1531年：明嘉靖十年，李时珍时年十四岁。

　　李时珍"长耽典籍，若啖蔗饴"，轻松考中秀才，即"补诸生"。

　　1532年：明嘉靖十一年，李时珍时年十五岁。

　　1534年：明嘉靖十三年，李时珍时年十七岁。

　　李时珍第一次赴武昌（今湖北省武汉市）参加乡试，结果落第而归。

　　1537年：明嘉靖十六年，李时珍时年二十岁。

　　李时珍取表字为"东璧"。因感冒咳嗽而致骨蒸发热，经其父言闻用一味黄芩汤治愈。此前已结婚，妻子吴氏。第二次赴武昌参加乡试，仍然落选。

　　1540年：明嘉靖十九年，李时珍时年二十三岁。

　　李时珍第三次赴武昌参加乡试，仍未及第，此后就放弃科举，阅读多种文史哲等方面的书籍，钻研医药学，立志从医。

　　1541年：明嘉靖二十年，李时珍时年二十四岁。

　　李时珍由于爱好医药，喜读医药典籍，善于遣方用药，辨证论治，医术令人折服。此时李时珍开始正式行医，此后其治验医案屡见于《本草纲目》之中。

　　1542年：明嘉靖二十一年，李时珍时年二十五岁。

　　李时珍治愈富顺王朱厚焜嫡子之病。

　　1543年：明嘉靖二十二年，李时珍时年二十六岁。

　　李时珍接受楚愍王朱显榕聘请，任楚王府奉祠正，并且兼管良医所事务。其间治愈楚愍王世子朱英燿的病。

　　1544年：明嘉靖二十三年，李时珍时年二十七岁。

李时珍经朱显榕推荐，去北京太医院任职。在太医院了解到皇上迷恋"长生不老之药"。在御药库、寿药房、药王庙收集医籍本草文献资料，发现药王庙中供奉一座针灸铜人。在太医院的书库看到了"上自坟典，下及传奇"的各类书籍。

1546年：明嘉靖二十五年，李时珍时年二十九岁。

伏念本草一书，关系颇重，注解群氏，谬误亦多；看到历代本草"第其中舛谬差讹遗漏不可枚数"，此时开始树立重修本草之志，"乃敢奋编摩之志，僭纂述之权"。

1549年：明嘉靖二十八年，李时珍时年三十二岁。

辞去太医院的职务，返回蕲州。归途中，向驿卒打听到用旋花煎汤"可补损伤"。正是此年间，其父李言闻中岁贡生。

1550年：明嘉靖二十九年，李时珍时年三十三岁。

李时珍在家乡行医，治愈许多病人。优待贫苦百姓，免费治疗和施药，"千里就药于门，立活不取值"。

李时珍收集到一个名为"世传白花蛇酒"的方子。此后著《濒湖集简方》，收载于书中。

1552年：明嘉靖三十一年，李时珍时年三十五岁。

李时珍从本年起查阅和收集大量的文献资料，考察和研究药物，开始集中全力纂辑《本草纲目》。

1554年：明嘉靖三十三年，李时珍时年三十七岁。

李时珍用杀虫治癣药丸治愈朱厚焜的一个孙子的病。

《本草纲目》中载曰："我明宗室富顺王一孙，嗜灯花，但闻其气，即哭索不已。时珍诊之，曰：此癣也。以杀虫治癣之药丸服，一料而愈。"

1562年：明嘉靖四十一年，李时珍时年四十五岁。

5月22日，鄂县方士王金向明世宗朱厚熜献五色芝，而被授太医院御医，《本草纲目》中记载此事，云："又方士以木积湿处，用药傅之，即生五色芝。嘉靖中王金尝生以献世宗。"

1564年：明嘉靖四十三年，李时珍时年四十七岁。

1月28日（上元日，阴历正月十五日），著成《濒湖脉学》。此前已自号"濒湖山人"，并将寓所题名为"蔼所馆"。"先考月池翁著《四诊发明》八卷，皆精诣奥室，浅学未能窥造。珍因撮粹撷华，僭撰此书，以便习读，为脉指南云云。明嘉靖甲子元日，谨书于濒湖蔼所"。

同年，长子建中考中举人。"李建中，字龙源，时珍子。性至孝，十岁能文，十二为诸生"。

父亲言闻于此前去世，详细时间待考。

1567年：明穆宗隆庆元年，李时珍时年五十岁。

秋天，刘世儒到蕲州，时珍作《赠言》一首送他。全诗为"雪湖点缀自神通，题品吟坛动巨公。欲写花笺寄姚溯，画梅诗句冠江东"。此前，明代理学大家顾问在阳明书院讲学。李时珍拜顾问为老师，学理学。补自身儒学之不足。

此时，是李时珍在《本草纲目》编撰中最为紧张的时期，开始"渔猎群书，搜罗百氏。凡子史经传，声韵农圃，医卜星相，乐府诸家，稍有得处，辄著数言"，且进行科学整理，"复者芟之，阙者缉之，讹者绳之"。

1571年：明隆庆五年，李时珍时年五十四岁。

"隆庆五年二月，唐山县民妇有孕，左胁肿起。儿从胁生，俱无恙"。"夏秋大火，蕲、黄濒江之地，鼢鼠遍野"。《本草纲目》中记载此二事。

1572年：明隆庆六年，李时珍时年五十五岁。

著成《奇经八脉考》，吴哲为此书作序。云："奇经八脉，闻之旧矣，而不解其奥。今读濒湖李君《八脉考》，原委精群，经络贯彻，顿觉蒙开塞决，胸次豁然。隆庆壬申中秋日，道南吴哲拜题。"

1573年：明神宗万历元年，李时珍时年五十六岁。

1月11日，李时珍和哥哥李果珍一起为父亲李言闻、母亲张氏立墓碑。

在李言闻夫妇合葬墓碑上有"隆庆壬申十二月庚申日立石"之文字，按现在公历即为1573年1月11日。

1575年：明万历三年，李时珍时年五十八岁。

子建中任四川蓬溪县（今四川省蓬溪县）知县。此前他曾担任过河南光山县（今河南省光山县）教谕。

1577年：明万历五年，李时珍时年六十岁。

河南左参政吴国伦因考核不合格被罢官，回到故乡兴国（今湖北省阳新县）。时珍作《吴明卿自河南大参归里》一首安慰他。全诗为"青琐名藩三十年，虫沙猿鹤总堪怜。久孤兰杜山中待，谁遣文章海内传？白雪诗歌千古调，清尊日醉五湖船。鲈鱼味美秋风起，好约同游访洞天"。

同年7月7日即万历丁丑小暑，顾问为《奇经八脉考》作序。

1578年：明万历六年，李时珍时年六十一岁。

"始于嘉靖壬子，终于万历戊寅"，经过三次大规模修改，写定《本草纲目》。"稿凡三易，分五十二卷，列为一十六部，部各分类，类凡六十，标名为纲，列事为目，增药三百七十四种，方八千一百六十。"学生庞宪协助撰述《本草纲目》。

1579年：明万历七年，李时珍时年六十二岁。

经子建中请封，受封文林郎、四川蓬溪县知县。

1580年：明万历八年，李时珍时年六十三岁。

10月17日（阴历九月九日）赴太仓州（今江苏省太仓市）弇山园拜访王世贞，请他为《本草纲目》撰写序言，未能如愿。

1587年：明万历十五年，李时珍时年七十岁。

子建中提升为云南永昌府通判，因双亲年老，没有赴任，返回故乡蕲州。

1590年：明万历十八年，李时珍时年七十三岁。

再次向王世贞求序，2月19日（上元日，阴历正月十五日），王世贞为《本草纲目》作序。

同年，金陵书商胡承龙先生承接李时珍的《本草纲目》书稿，开始刊刻《本草纲目》。

1593年：明万历二十一年，李时珍时年七十六岁。

写成《遗表》，嘱咐次子建元上报皇帝。

逝世，葬于蕲州东门外的雨湖之滨竹林湖畔。

9月11日（阴历八月十五日），子建中、建元和建方立墓碑，碑文是"明敕封文林郎显考李公濒湖、孺人显妣李门吴氏之墓"。

1596年：明万历二十四年，李时珍逝世后第三年。

《本草纲目》首次在金陵南京刊印成功，由胡承龙先生刊行。

同年，李建元进献《本草纲目》及《遗表》。

李建元《进遗书疏》："万历二十四年十一月进呈，十八日奉圣旨，书留览，礼部知道，钦此。"

1603年：明万历三十一年，由夏良心、张鼎思刊行于江西（后世称为江西本）的《本草纲目》出版。鉴于金陵本"初刻未工，行之不广"，由当时江西巡抚夏良心倡议重刻，由张鼎思主持。刻成之后，又受李时珍同乡临川令袁世振之委托，刻成《濒湖脉学》及《奇经八脉考》两种，均附刊于江西本之后。

1604年：明万历三十二年，因官刻江西本《本草纲目》刻成后，影响大，争购收藏者众多，而印数少，难于满足社会需求。江西本《本草纲目》刻成后次年即有江西本复刻本《本草纲目》出现，该本版刻图版大多为江西本原版，部份系初刻而成。

1606年：明万历三十四年，刊刻于湖北武昌的《本草纲目》出版，后世称为湖北本。该本序次为杨道会序、董其昌序、王世贞序、李建元进疏。附刊有《濒湖脉学》和《奇经八脉考》。作序者杨道会时任湖广布政使，而董其昌为明代著名书法家，时任湖广提学副使。该版药图为江西本图二卷，题款亦如江西本。

1607年：万历三十五年（日本庆长十二年），日本学者林罗山从与中国通商的商埠长崎得到一套中国明刊《本草纲目》。同年，林罗山将《本草纲目》献给江户慕府的创建者德川家康。

1608年：万历三十六年（日本庆长十三年），日本学者曲直濑玄朔根据刚刚传入日本的明版《本草纲目》所载，对其养父曲直濑道三于天正八年完成《能毒》三卷加以修订，以《药性能毒》为名出版了木活字本。曲直濑玄朔在该书跋中言："近本草纲目来朝，予阅之，撮至要之语，复加以增添药品。"

同年：日本学者林道春赴骏府，为德川家康讲《论语三略》，"更与医官研讨医药之事"，并向德川家康首讲《本草纲目》之事。

1612年：万历四十年（日本庆长十七年），林道春把他从长崎得到的明版《本草纲目》予以摘录并附加训点，写成《多识篇》五卷。目的是便于读者简要地阅读和学习《本草纲目》。

1604～1619年：明万历三十二年至万历四十八年间，刊刻印行江西本复刻本《本草纲目》，该版图版大多为江西本原版，部份系补刻。后学者称此版为"江西本复刻本"。

1619年：明万历四十七年，明末著名医家倪朱谟在其《本草汇言》一书中写道："李氏濒湖《本草纲目》，该博倍于前人，第书中兼收并列，已尽辨别之功，后贤证验确论，每多重载。"

1610～1620年间：明万历三十八年至万历四十八年间，出版《本草纲目》，具体年代不详。扉页题有"石渠阁重订，本草纲目全书，梅墅烟萝阁藏板"。故又称"梅墅烟萝阁本"。

1620年左右：明万历至天启年间，制锦堂重修《本草纲目》，该本为金陵本原板版木刊行，有若干补刻及剜改。该本由河南洛阳收藏家晁会元珍藏，属全帙本，经鉴定该本晚于江西本及其后的复刻本。该本已入选《国家珍贵古籍名录》。

1631年：明崇祯四年（日本宽永八年），日本学者林道春又谙解其《多识篇》，撰成《新刊多识篇》五卷二册，于京都由书林村上宗信、田中左卫门上梓刊行。此书又称《古今和名本草》。这是日本最早研究《本草纲目》的著作。

1632年：明崇祯五年，安徽人胡正言寄寓南京时，取其斋名为"十竹斋"，胡正言精刻了《本草纲目》全套。近代本草学家丁济民、赵燏黄等人均提到过此套"十竹斋"本《本草纲目》，但至今未发现此版《本草纲目》原本。

1637年：明崇祯十年（日本宽永十四年），在京都由书林野田弥次右卫门刊刻，以江西本为底本出版了《本草纲目》52卷55册，并附《奇经八脉考》。

同年：日本书肆野田弥次右卫门根据江西本为底本，刊刻成功《本草纲目》和刻本。此本在日本广为流传。

1640年：明崇祯十三年，武林钱蔚起以江西本为底本翻刻《本草纲目》于六有堂，后学者称此版《本草纲目》为"武林钱衙本"。它改正了原本中不少的错误，但也产生了一些新的错误。并对《本草纲目》附图第一次全面改绘，并请当时最有名望的画工、刻工完成，以改善原图的缺陷，但有的药图失真。

1610～1640年：明万历三十八年至崇祯十三年间，刊刻出版《本草纲目》，刊行时间不详，世称为"立达堂本"。

1628～1644年：明崇祯元年至崇祯十七年间，在日本发现有载"久寿堂本"《本草纲目》流行于海外。

1644年：明代崇祯十七年，亦即清顺治元年，福建名医肖京著《轩歧救正论》传世，云："《本草纲目》著自濒湖李先生，中多正误发明之妙解，询神农下一人矣。"并言："李言闻之四诊发明，立论玄奥；李濒湖之脉学奇经，解释精详，皆有功于后学，允为当世之指南者也。医而知此，何病不瘳！"

二、清代（1644～1912年）

1647年：清顺治四年。由同文堂刻刊印行《本草纲目》，后学称此版为"同文堂本"《本草纲目》。

1653年：清顺治十年（日本承应二年），日本野田弥次右卫门刊本《本草纲目》再次在日本发行，世称"承应本"，此本药图根据武林钱衙本《本草纲目》做了更改。

同年：在日本京都由书林野田弥次右卫门刊刻，以杭州本为底本出版了《本草纲目》52卷，插图更精准。

1655年：清顺治十二年。太和堂重刊《本草纲目》，后学称此版为《吴氏重刻本草纲目》。这版《本草纲目》实际是钱蔚起本的原版，经过吴毓昌认真校勘，改正了其中的200多处错误，经后学者研究表明新出现的错误不多。

同年：武林吴毓昌以武林钱衙本为底本刊行《本草纲目》于杭州，扉页题作"吴氏重订本草纲目，太和堂藏本"，后学者均称此本为"太和堂本"。

1656年：清顺治十三年。波兰教士卜弥格"写过一本小册子"，并在维也纳印行出版，该书实际是将《本草纲目》内几十种植物药译成拉丁文。

1657年：清顺治十四年。芥子园刻印《本草纲目》，书名页题：绣绘全图芥子园本草纲目，内附万方针线、濒湖脉学。

同年：日本明历三年，在日本京都由书林田原仁左卫门刊刻《本草纲目序例》3卷。

同年：衣德堂刊刻印行《本草纲目》，后学称此本为"衣德堂本"《本草纲目》。

1658年：清顺治十五年。太和堂再次刻刊印行《本草纲目》。

同年：由清畏堂印刊《本草纲目》，后世称此本叫"清畏堂刻本"。

同年：张朝璘主持刊印《本草纲目》，该版《本草纲目》的行款一如江西本，后世称为"张朝璘本"。

同年：张温如先生刊刻印行《本草纲目》，后世称此本叫"张温如刻本"。

1659年：清顺治十六年（日本万治三年），在日本京都由书肆茂峼据野村观斋以杭州本为底本校订，出版《新刊本草纲目》52卷55册，后世称其为"万治本"《本草纲目》。今杏雨书屋收藏有此书的药图刻本，题为《本草纲目图》。

同年：波兰人卜弥格把《本草纲目》译成了拉丁文，开创欧洲人研究该书的先河。

1644～1661年：清顺治元年至顺治十八年间。芥子园重订《本草纲目》。书名页题：绣绘全图芥子园重订本草纲目，附《本草万方针线》《濒湖脉学》。

1664年：清康熙三年。卢纮纂《蕲州志》，其中卷之十"艺文"中收载蕲州学者顾景星撰写的"李时珍传"。卷之八"人物·学行"中有介绍李时珍的专条。

1666年：清康熙五年（日本宽文六年），日本学者林道春为了解释《本草纲目》中王世贞、夏良心、张鼎思等序中难解之语，编撰《本草纲目》序注一卷，由京都书林伊东氏开板印刻。

1669年：清康熙八年（日本宽文九年），由日本松下见林以杭州本《本草纲目》为底本校订，风月堂在京都刊刻《重订本草纲目》52卷38册，名曰《本草纲目松下见林校正本》，后世称其为"松下本"或"篆字本"《本草纲目》。

1671年：清康熙十年（日本宽文十一年），日本向井元升受加贺藩（今石川县）藩主前田纲纪之请，编撰了《庖厨备用和名本草》一书。此书是元升参考《本草纲目》食物本草的内容，从中选择461种药材，详细论述这些药物的形状、功能、毒性和汉名称辨析等。

1672年：清康熙十一年（日本宽文十二年），由日本本草大家贝原益轩以杭州本《本草纲目》为底本校订，故又称"贝原本"或"益轩本"。在京都出版《校正本草纲目》52卷39册，该本附有《傍训本草纲目品目》及《本草纲目名称附录》，包括药物和汉对照名。

1680年：清康熙十九年（日本延宝八年），日本学者贝原笃信又编撰了一部《本草纲目和名》，目的是供读者检索《本草纲目》。

1682年：清康熙二十一年。署名为安德烈·柯莱尔（Andreas Cleyer）用拉丁文撰写的《中医范本》，在德国法兰克福出版，该书是从中国李时珍《本草纲目》和《濒湖脉学》原著中摘出的关于脉学和本草方面的内容，其中列举了289种常用中药。

同年：日本天和二年，日本学者中山三柳撰著《遂生杂记》刊行于世，该书是摘取《本草纲目》中的食疗药物，并结合加以补充的食物本草佳作。

1683年：清康熙二十二年。本草学家王翙撰著《握灵本草》一书，共十卷，对《本草纲目》大为赞赏："窃考近世本草，惟宋《证类》一书，最称完备。明李东璧又为之增品益方，资以百家考辨，撰为《纲目》若干卷，嗜奇之家，无不什袭珍之。"

同年：汪昂在其初刻本《本草备要·自叙》中谓："古今著本草者，无虑数百。其中精且详者，莫如李氏《纲目》，考究渊博，指示周明。"

1684年：清康熙二十三年。《本草纲目》在苏州镌刊出版，世称此版《本草纲目》为"金阊绿荫堂本"。

1685年：清康熙二十四年。出版的《黄州府志》卷之九"方伎"中有介绍李时珍的专条。

同年：日本贞享二年，日本学者下津元知以《本草纲目》为准绳，编撰了《图解本草》10卷10册，该书书首有李时珍画像及像赞。

1686年：清康熙二十五年（日本贞享三年），由日本疋田虑安先生木刻"李时珍画像"出版，题名为"医仙图赞"。

1689年：清康熙二十八年（日本元禄三年），日本学者南部里庵在刻印《本草纲目》时，对《本草纲目》中的有关内容进行了订正和训点，编辑了《订正本草纲目解诂》6卷一书。

同年：由日本学者南部里庵、上领伯仙校订训点，在日本京都出版《订正本草纲目》52卷。同时南部里庵另有《订正本草纲目解诂》6卷出版印刊。

1694年：清康熙三十三年。汪昂《本草备要》增订本刊行，该书称："唯李氏《纲目》，裒集诸家，附著论说，间及病源。"

1695年：清康熙三十四年。医家张璐著成《本经逢原》一本刊行，在书中小引云："原夫炎帝《本经》，绳墨之创始也；《大观》《证类》，规矩之成则也；濒湖《纲目》，成则中之集大成。"

1696年：清康熙三十五年。波兰教士卜弥格所写的"小册子"，因其内容是《本草纲目》中的几十味植物药物，具有很高的实用性和参阅性，梯文诺在其所编的《旅行志》中将其译成法文出版刊行，此后几十年在欧洲广为流行。

1697年：清康熙三十六年。王宏瀚《古今医史续增》一书，其中有"李时珍传"内容。

同年：日本元禄十年，《本草摘要》由日本学者西村喜兵卫刊于日本京都，该书摘录《本草纲目》草部、兽部药物相关内容编成，便于阅读和携带。

同年：日本学者人见必大撰著《本朝食鉴》刊行于世，该书是仿照《本草纲目》的体例编成，被誉为日本版《本草纲目》。

1698年：清康熙三十七年（日本元禄十一年），日本学者冈本为竹发表了《图画国语本草纲目》，又名《和语本草纲目》，共27卷7册，由日本京都书林小佐治半右卫门开版。该书将《本草纲目》中各品物释为日本语，收载药物1834种。

1700年前后：清康熙三十九年前后。被后学者称为"五芝堂本"《本草纲目》出版刊行。

1704年：清康熙四十三年。蕲州学者顾景星《白茅堂诗文全集》出版，在第38卷中，有详细介绍李时珍及其《本草纲目》的"李时珍传"内容。

1709年：清康熙四十八年（日本宝永六年），日本贝原益轩积30年潜心研究《本草纲目》及实地考察之所得，于79岁高龄时编撰了《大和本草》一书，又名《大倭本草》。《大和本草》是益轩在《本草纲目》的基础上完成的一部划时代的本草著作。书中逐一考证《本草纲目》中的1892种药材，去除非日本所产或尚有疑义者，增收日本特产药材358种。《大和本草》的问世是江户时代初期研究《本草纲目》的最大成果，标志着日本的本草学开始具有自身特色。

1712年：清康熙五十一年（朝鲜李朝宗三十八年），朝鲜使者从北京坊间购得《本草纲目》带回朝鲜，同年成书的《老稼斋燕行录》中，在"所买书册"项下就有《本草纲目》书名。

1713年：清康熙五十二年。苏州书坊"本立堂"根据张朝璘本和武林钱衙本两种刊本为底本刊行《本草纲目》，后学者习称此版《本草纲目》为"本立堂本"。

1714年：清康熙五十三年（日本正德四年），日本古代本草学会稻生若水先生，将传入日本的《本草纲目》进行了校正，取名为《新校正本草纲目》，世称"若水本"，是日本医药界常用的一个版本。

同年：日本学者稻生宜义对《本草纲目》的药图进行了研究，并将部分《本草纲目》药图和其他药图共443幅编撰成《本草图卷》一书，该书4卷2册。

同年：日本学者内山觉顺（稻生宜义之子）按笔画顺序编撰《本草纲目》索引书，即《本草纲目指南》6卷4册一书。

同年：由日本书林含英豫章堂刊印《本草纲目》，此版刊行问世后，日本学者常称此版叫"书林含英豫章堂刻本"。

同年：由稻生宜义以江西本为底本校训，在江户由唐本屋清兵卫、万屋作右卫门、唐本屋八郎兵卫刊刻出版《新校正本草纲目》52卷。此本系据承应二年本改版，并进行了订正训点，补原文脱句，附《脉学奇经八脉》及《本草纲目》。这是当时日本国内最好的版本。

1717年：清康熙五十六年。刊刻印行过《本草纲目》，此本在民间有少量流传，但至今尚未发现完整善本。

1719年：清康熙五十八年（日本享保四年），日本学者神田玄泉将《本草纲目》中水、火、土、金、石诸部的药物进行了编排，著成《本草补苴》8卷一书。

同年：蔡烈先《本草万方针线》正式附于《本草纲目》一书刊行，初刻本为武林山寿堂刊本，在《本草纲目》其后出版的各版中或有附刊该书。

同年：日本学者上野益三考证：在1705年、1706年、1714年、1719年、1720年、1725年、1735年、1804年、1841年及1855年，均有中国船从南京和广州两地出发并载《本草纲目》到日本长崎港，其中1719年的第22号南京船一次带去五部《本草纲目》到长崎，再由长崎转到江户（东京）、京都等地。

1722年：清康熙六十一年。王鸿绪编撰《横云山人集》中，专设《明史稿·列传》，其中有"李时珍传"。

1724年：清雍正二年（日本享保九年），日本学者鹫泽益庵、岭川三折把松岗玄达先生讲授《本草纲目》的讲稿进行了整理，并编成《本草会志》一书，该书当时尚未刊刻印行。

同年：鹿门望三英编撰《明医小史》中，有"李时珍传"内容介绍。

同年：倪元璐在为《本草汇言》作序时称其"欲欲乎与李濒湖之《纲目》，陈月朋之《蒙筌》，缪仲淳之《经疏》，角立并峙。"在他眼里，只有这四部本草为明代的佼佼者。

1726年：清雍正四年。陈梦雷编撰《古今图书集成医部全录》，在书中第60册中有"名流列传·李时珍传"。

1729年：清雍正七年。日本享保十四年，日本神田玄泉对《本草纲目》进行和文释义，编成《本草大义》4卷，尚未刊印。该书卷一为水火土金石，卷2～4为草，并附图。

1732年：清雍正十年。法国医生范德蒙德在澳门行医期间得到一部《本草纲目》，并按《本草纲目》中所载，采集了80种矿物标本，占《本草纲目》中矿物药总数的60%，并在中国人帮助下，根据《本草纲目》所述，对每种药做了说明，给出其中国字，逐个做了标签。

同年：夏力恕、柯煜编撰《湖北通志》，在书中第48卷《乡贤志》中有"李时珍传"内容。

1734年：清雍正十二年（日本享保十九年），日本竹田近畿书肆以杭州本为底本翻刊《本草纲目》，世称"竹田刊本"。

1735年：清雍正十三年。法国巴黎耶稣会士杜赫德根据当时27名在华传教士寄来的稿件编辑整理的《中华帝国及华属鞑靼之地理、历史、年代记、政治及科学全志》（即《中华帝国全志》）第三卷中，出现第一个欧洲文字法文版《本草纲目》的节译本。

同年：法文版《中华帝国全志》中介绍的《本草纲目》，引起了欧洲各界的高度关注，并在当年售光。

同年：三乐斋刻印《本草纲目》，今称三乐斋刻本。

1736年：清乾隆元年。含有《本草纲目》内容的《中华帝国全志》被译成英文，题为《中国通史》，由瓦茨刊行于伦敦。在英国开始出现抢译《本草纲目》的现象，陆续有多版英文版问世于英国。

同年：在欧洲荷兰海牙出版了《中华帝国全志》，因其含有中国李时珍的《本草纲目》内容，而热销广告。

1737年：清乾隆二年（日本元文二年），由日本学者服部范忠用日语编成了《本草和谈》，也就是用日语谈《本草纲目》。此书序云："本草和谈者，和谈本草纲目是也。"全书45卷，从水部始，至人部终，通载药物1905种，各品下有和名，并附以编者的叙述。此书未付刊行，现存有手写本23册。

1738年：清乾隆三年（日本元文三年），日本学者神田玄泉编撰一种问答体裁式一书——《本草或问》2卷。该书乾卷以《本草纲目》为题，坤卷以《大和本草》《本草纲目新校正》《救荒本草》和刻本为对象，该书未刊刻印行问世。

1739年：清乾隆四年。张廷玉等撰的《明史》正式刊行，在卷二百九十九"方伎"中专列"李时珍传"。

1740年：清乾隆五年。法国巴黎科学院院士儒瑟的学生汤执中在华期间，任巴黎科学院通讯员，将《本草纲目》中的植物标本及说明寄往巴黎，藏于巴黎自然史博物馆之中。

1741年：清乾隆六年。含有《本草纲目》内容的英文版《中华帝国及华属鞑靼全志》（瓦茨版第三版），在英国伦敦刊行问世。

1743年：清乾隆八年（日本宽宝三年），日本本草学教育家松岗玄达口授，其门人东海逸民笔记整理的《本草纲目笔记》成书刊行。

1744年：清乾隆九年（日本延享元年），日本本草学教育家松冈玄达以

74 岁高龄开始给门生讲授《本草纲目》，直至延享三年（1746）临终前一周。松岗玄达的门人东海逸民将其师讲解《本草纲目》的笔记整理成书，名为《本草纲目笔记》。松岗玄达是江户时代早期本草学教育家的代表人物之一，为推广和普及《本草纲目》竭尽了毕生的精力。

1746 年：清乾隆十一年（日本延享三年），日本本草学教育家松岗玄达以《本草纲目》为教材的讲义录编《本草一家言》16 卷，未刊刻印行。

1748 年：清乾隆十三年。含有《本草纲目》内容的《中华帝国全志》从法文版译成德文，题为《中华帝国及大鞑靼全志》，该书刊行于罗斯托克。

同年：瑞典植物学家拉格斯特朗（Lagerstroem）在瑞典对亚洲贸易机构东印度公司供职，在中国得到了《本草纲目》原著，并采集了一千多种植物标本。返国后把《本草纲目》和植物标本均赠送给了其友人，即著名生物学家林奈（Carl von Linne）。

1749 年：清乾隆十四年。由王勋、靖道谟编修的《黄州府志》出版，其中卷之十一"文苑"中有介绍李时珍的专条。

1752 年：清乾隆十七年（日本宝历二年），日本学者后藤梨春先生列举《本草纲目》以外的药品目录并加注；用汉语写成《本草纲目补物品目录》2 卷，该书由京都书林鹤本平藏刊行。

1755 年：清乾隆二十年。钱鉴纂修《蕲州志》出版，其中卷之十五"艺文志"中专列"李时珍传"。并且《蕲州志》卷之九"人物志·儒林"中有介绍李时珍的专条。

同年：日本宝历五年，有学者摘录《本草纲目》要点，编写《本草为己》7 册，属笔记性的一书，该书未置作者姓名，但序尾有言："宝历五年乙亥季春书于筵花亭"。

1757 年：清乾隆二十二年。著名医家吴仪洛著成《本草从新》一书，在该书中对《本草纲目》极为推崇，言："自来注本草者，古今以下代有增订，而李氏《纲目》为集大成。其征据该洽，良足补《尔雅》《诗疏》之缺而以备医学之用。"

同年：日本宝历七年，由日本田村蓝水主持、平贺源内策划的"东都药品会"在江户举办。本草学家平贺源内曾经根据东都药品会收集展出的药材，参考《本草纲目》对药物的论述，对所收药品逐一进行考察论述，汇集成书，题为《物类品隲》。

1760 年前后：即清乾隆二十五年前后。由连云阁重订《本草纲目》，内附《本草万方针线》《濒湖脉学》。后学称此本叫"连云阁重订本"。

1765 年：清乾隆三十年。大医家赵学敏撰著《本草纲目拾遗》一书的初稿完成，在其书序中曰："濒湖博极群书，囊括百氏，征文考献，自子史迄稗乘，悉详采以成一家之言。且其时不惜工费，延天下医流，遍询土俗，远穷僻壤之产，险探仙麓之华。如《癸辛杂识》载押不芦，《辍耕录》载木乃伊，濒湖尚皆取之，亦何有遗之待拾欤？……濒湖之书诚博矣！"

1767 年：清乾隆三十二年。由三乐斋重镌《本草纲目》，该版以武林钱衙本为底本，内附《本草万方针线》。

1770 年前后：清乾隆年间。一种手抄《本草纲目》全本问世。该书列入四库全书之列，在《四库全书总目提要》中称："《本草纲目》五十二卷（大学士于敏中家藏本）……至国朝顺治间钱塘吴毓昌重订付梓，于是业医者无不家有一编。"其药图为武林钱衙本图三卷，后学者称此手抄本为"四库全书本"。

1771 年：清乾隆三十六年（日本明和八年），日本学者曾槃（占春）先生编《本草纲目会读筌》20 卷，该书 1～3 卷出版，其余未付梓刊行。

1777 年：清乾隆四十二年。含有《本草纲目》内容的《中华帝国全志》被译成俄文，刊行于圣彼得堡，俄文版书名严格按法文版全名译出。

1778 年前后：清乾隆四十三年前后。被后学者称为"文会益本"《本草纲目》出版刊行，药图为钱衙本图三卷，墨印后以人工敷以彩色，故称五色图。附刊有《濒湖脉学》《奇经八脉考》《本草万方针线》。

1780 年：清乾隆四十五年。日本安永九年，日本学者中山三柳所著《汤液片玉本草》，由加藤谦斋增补、改订，木村兼葭等校订的《增补片玉六八本草》刊行于世，该书仿照《本草纲目》体例编成。

1782 年：清乾隆四十七年。由清乾隆官修，永瑢领衔编撰，纪昀担任总器官编成的《四库全书》，收载了《本草纲目》《奇经八脉考》和《濒湖脉学》，并分别撰成书目提要，见载《四库全书总目提要》，评价极高。

同年：琉球药物学家吴继志编撰《质问本草》一书，云："人奉东璧之书，深林丛篁，搜索无遗；远岛遐荒，剔抉殆尽，至今大明于世焉。"该书中还记有福建名医徐子灵之题序云："历代名贤辈出，皆有本草增修而药味益多，治理愈淆。迄明李时珍，楚之奇才子也。"

1783 年：清乾隆四十八年。日本天明三年，由日本小野兰山刊行《本草纲目图说》作为讲义，由门人冈田麟、石田熙整理，结合小野兰山的讲授参以己见而刊刻，这本书不是译本。其后刊行的《本草纲目启蒙》，由小野职孝整理，亦不是译本。

1784 年：清乾隆四十九年。由书业堂刊刻印行《本草纲目》，后学者称此本为"书业堂本"。

同年：由苏郡后学张云中重订，张青万同参，书业堂镌藏的《本草纲目》，后学者多称为"书业堂本"。

同年：金闾刻印《本草纲目》，后世称金闾刻印本。

1788 年：清乾隆五十三年。浙江医家苏廷琬著成《药义明辨》一书出版，该书自序中云："《本草》之名著于汉，自《别录》以下，递有增益。至李东璧始网罗群书，编辑《纲目》，后之议药者，莫不奉为指南。"

1789 年：清乾隆五十四年。在莫斯科又出现"含有《本草纲目》内容的《中华帝国全志》"，此书是由德文版转译成俄文的简明译本。

1791 年：清乾隆五十六年（日本宽政三年），日本学者原九龙将老师小野兰山口授《本草纲目》的讲课笔记整理成《本草纲目记闻》一书，该书未刊行。

1792 年：清乾隆五十七年。纪昀等编撰《四库全书总目提要·医家类》，该书设列有"李时珍传"，对李时珍及其《本草纲目》有详细介绍。

1794 年：清乾隆五十九年。章学诚应毕沅之命编纂《湖北通志》，基本脱稿，但未能刊行，章氏将自己保存的部分志稿汇定成《湖北通志检存稿》，其中卷二中专列"李时珍传"。

同年前后：清乾隆年末，以"书业堂本"《本草纲目》为底本重订《本草纲目》刊行，后学均称此本《本草纲目》为"书业堂重订本"。

1795 年：清乾隆六十年。章学诚在编完《湖北通志检存稿》之后，在《章氏遗书》卷 25 传中，有"李时珍传"内容。

1736 ～ 1795 年：清乾隆元年至乾隆六十年间。由芥子园重订刊印《本草纲目》，后学者称此版为"芥子园重订本"。

1796 年：清嘉庆元年。日本宽政八年，由日本皇都书肆广大堂刊印《本草纲目》，学界称之曰"新校正本草纲目"。

1797 年 5 月：清嘉庆二年。俞廷举先生编著《金台医话》一书，其中专设"论明朝二大家方书之一"的李时珍《本草纲目》，该书有对《本草纲目》的内容进行评价。

1798 年：清嘉庆三年（日本宽政十年），日本学者曾占春用汉文写成《本草纲目纂疏》20 卷，卷 1 ～ 3 刊印完成，其余各卷于 1802 年日本享和二年出版刊行。

1799 年：清嘉庆四年（朝鲜正祖二十三年），朝鲜康命吉编著《济命新编》一书，该书是朝鲜引用《本草纲目》最著名的医书。

同年：日本宽政十一年，以杭州本为底本在日本出版的《本草纲目》，又称"广和堂本"。

同年：日本本草学者小野兰山 71 岁时受幕府之召，至江户任幕府医官，同时在医学馆讲授本草学，主要以讲授《本草纲目》等中国本草著作为主，同时致力于中国本草著作的整理，专门研究《本草纲目》的著作有《本草纲目纪闻》《本草释说》《时珍食物本草纲目译》《本草纲目启蒙》《本草启蒙拔萃志》《本草启蒙名疏》等。小野兰山成为将《本草纲目》日本化最为成功的学者之一。

1800年前后：清嘉庆五年前后。后学者称为"衣德堂本"《本草纲目》出版刊行。该书书笺题作："本草纲目，序文目疏凡例总目药品总目万方针线图，衣德堂藏板。"卷1题衔为："蕲阳李时珍东璧父编辑，苏群张鹤赛云中校订，弟鸾翼青万同参。"

1803年：清嘉庆八年（日本享和三年），日本本草学者小野兰山讲解《本草纲目》，并加个人意见，小野职孝据小野兰山讲稿整理成《本草纲目启蒙》48卷，1803年始刻，至1806年刊毕，1811年再版。

1808年前后：清嘉庆十三年前后（日本文化五年），由小野兰山口授，兰山门人石田熙整理出版《增订兰山先生本草纲目记闻译说》一书，为日本学者学习和阅读本草提供了方便。

1809年：清嘉庆十四年（日本文化六年），日本小野职孝将《本草纲目启蒙》中的和、汉药名予以类聚，按笔画顺序分48篇排列，编了《本草纲目启蒙名疏》7卷8册，以方便读者按笔画索引查阅。

1810年前后：清嘉庆十五年前后。后学者称为"福文堂本"《本草纲目》出版刊行。

1811年：清嘉庆十六年（日本文化八年），日本学者小野高洁编了《本草倭名释义》5卷，此书实为《本草纲目》之和名释义，并不是日本的《本草和名》之释义。

1813年：清嘉庆十八年。法国奥尔良人勒巴日（Frangois Albin Lepage），根据法国教士巴多明和吴多录的手稿，经整理后写成《中国医史研究》一书，该书的主要资料来源于李时珍的《本草纲目》。

同年：法国汉学家勒牡萨（Jean Pierre Abel Remusat）年方25岁时，便把对《本草纲目》和中国医药的研究论文提交巴黎大学医学系，受到高度评价并被授予博士学位。这是西方以《本草纲目》为题材授予学位的开端。正是因为勒牡萨对《本草纲目》的研究和介绍，为促进此书在欧洲传播方面作出了贡献。

1817年：清嘉庆二十二年（朝鲜纯祖十八年），由朝鲜康命吉引用《本草纲目》中有关医学内容编纂的朝鲜医书《济众新编》用汉文写成后，由北京经国堂翻印，受到中国医界的欢迎。

1819年：清嘉庆二十四年（日本文政二年），日本学者木内成章将小野兰山老师讲授《本草纲目》的笔记整理成《本草纲目记闻》一书，该书内容比1791年源九龙整理的《本草纲目记闻》更详细，但由于各方面原因，未能付梓刊行。

1820 年：清嘉庆二十五年。由潘锡恩、廖鸿荃编撰的《大清一统志》出版，在该书第 341 卷中设有《黄州府人物志》，其中有"李时珍传"的介绍。

1796～1820 年：清嘉庆元年至嘉庆二十五年年间。由同文堂翻刻芥子园本《本草纲目》，后学者称此版为"芥子园重订本"。附图三卷、《濒湖脉学》一卷、《奇经八脉考》一卷。

1822 年：清道光二年。德国汉学家葛拉堡（Heinrich Julius Klaproth）对柏林皇家图书馆的汉籍藏书进行编目，发现该馆珍藏有珍贵的 1596 年金陵本《本草纲目》和 1603 年江西本《本草纲目》。

1825 年：清道光五年。法国学者勒牡萨研究中国李时珍《本草纲目》和中国医药的论文被收载于他所著的《亚洲杂文》卷一之中。

1826 年：清道光六年。英国人里夫斯（John Reeves）又发表题为《中国人所用某些本草药物之解说》一文，这篇文章的主要内容根据《本草纲目》之药物进行阐述解析。

同年：刊行一套全版《本草纲目》。后世称其为"务本堂本"，该书扉页上题作"道光丙戌年春镌"。

同年：刊行一套全版《本草纲目》，后世称其为"英德堂本"《本草纲目》，附刊有《濒湖脉学》等。

1827 年：清道光七年（日本文政十年），琉球使臣吕凤仪来华时，向江苏名医曹仁伯请教许多医药方面的问题。曹仁伯则以《本草纲目》为依据一一作答。吕凤仪回琉球后，将他们之间的回答内容整理成《琉球百问》一书，该书后在琉球广为流传。从此琉球的医生都知晓李时珍和其《本草纲目》这部巨著。

同年：德国人格尔森（Gerson）和尤利乌斯（Julius）对中国医药发展史进行了研究，并根据《本草纲目》的医史资料撰写了《中国医史》一文。

1828 年：清道光八年（朝鲜纯祖二十八年），朝鲜医家洪得周将《本草纲目》中的附方编辑成 50 卷，题为《一贯纲目》，刊行于义州府。

1829 年：清道光九年。邓显鹤增辑《楚宝》出版，专列《方伎传》，在该书第 30 卷中撰介"李时珍传"一文。

1831 年：清道光十一年（日本天保二年），日本汉学家多纪元胤撰著《医籍考》一书，在该书的第 1 卷中，就对李时珍做了详细介绍，并专列"李时珍传"一篇。

1835 年：清道光十五年。务本堂本再次刊行《本草纲目》。

1839 年：清道光十九年。法国汉学家毕瓯十分关注《本草纲目》中的矿物标本药物，并请他的友人、化学家亚历山大·布朗涅尔对标本做了化验，并将化验结果发表在巴黎的《亚洲杂志》上。

1840 年：清道光二十年。清道光庚子刻本《本草纲目释名》出版，系耿世珍自《本草纲目》中摘录有别名的药物 1086 种，将别名列入药名之下，便于后学者学习和掌握。1982 年 5 月中医古籍出版社影印再版时更名为《本草纲目别名录》（与清·包诚《十剂表》合本）。

1842 年：清道光二十二年（日本天保十三年），由日本学者岩崎常正依据《本草纲目》编撰《本草纲目寄要》13 卷，该书水土金石 39 种为卷 1；草 157 种，谷蔬菜 51 种，木 44 种为卷 2 ～ 9；虫 18 种、鱼 4 种、介 3 种、禽 2 种、兽 18 种、人 7 种，共 34 种动物药为卷 10。

1844 年：清道光二十四年（日本弘化一年），由小野兰山著、梯南洋重修而成《重修本草纲目启蒙》一书，共 48 卷 36 册，该书刊于京都学古馆。

1845 年：清道光二十五年。再次刊行"英德堂本"《本草纲目》，亦附刊《濒湖脉学》等。

同年：由文光堂刊行《本草纲目》藏版，并附刻刊行《本草万方针线》，该本为张朝璘本与武林钱衙本合校刊行本。

1847 年：清道光二十七年（日本弘化四年），由小野兰山著、井口望之校订而成《重订本草纲目启蒙》一书，共 48 卷 20 册，该书系《本草纲目启蒙》的第 4 版，此版最为完善。卷一有丹波元坚撰《小野兰山先生传》，并有谷文晁绘小野兰山肖像。

1850 年：清道光三十年。再次刊行"英德堂本"《本草纲目》，亦附刊《濒湖脉学》等。

同年：由翰苑阁校刊印刻《本草纲目》，后世称此版为"翰苑阁校刻本"。

同年：日本嘉永二年，日本学者井口望之先生将《本草纲目启蒙》中山草部配成图谱，编成《本草纲目启蒙图谱》一书，共 2 卷 4 册，载图 227 种，服部雪斋、阪本纯泽加绘。

1851 年：清咸丰元年。藜照书屋刊行出版《本草纲目》一套。后学者称其为"藜照书屋本"。

1852 年：清咸丰二年。潘克溥等纂《蕲州志》出版，其中卷之二十"艺文志"中专列"李时珍传"。

1855 年：清咸丰五年（朝鲜哲宗六年），朝鲜名医黄度渊在哲宗六年编了一部《附方便览》，全书 14 卷，内列各种疾病的治疗方药，其内容完全来源于李时珍的《本草纲目》。

1856 年：清咸丰六年（日本安政三年），日本江户时代的本草学家前田利保按《本草纲目》分类列举草木和、汉名，并予解说，编成《袖珍鉴本草纲目》1 卷，由恋花圃刊印。

1857年：清咸丰七年。法国巴黎科学院院士、植物学家贝纳尔·德·儒瑟把在中国澳门行医的法国医生范德蒙德编撰的《本草纲目中水、火、土、金石诸部药物》法文译稿和标本上交给巴黎自然史博物馆收藏。

1858年：清咸丰八年。毛景义编撰《中西医话》一书出版，在第6卷中，专列有"李时珍传"内容。

1859年：清咸丰九年。生物学家达尔文在奠定进化论、论证人工选择原理的过程中，参阅了中国的《本草纲目》，并在他的《物种起源》一书中，称《本草纲目》为"古代中国百科全书"。

1862年：清同治元年。英国科学家、皇家学院院士丹尼尔·韩伯里（Daniel Hanbury）在《制药学杂志》上发表了题为《中国本草备注》的长篇论文，并印成了单行本出版刊行。该论文主要是对李时珍《本草纲目》的有关内容进行详细解析。

1863年：清同治二年。德国人马齐乌斯（W. C. Martius）将丹尼尔·韩伯里在《制药学杂志》上发表的，受《本草纲目》影响的连载长文《中国本草备注》译成了德文，并在斯派尔城以单行本发行出版。

1865年：清同治四年。法国人德彪（Jean O. Debeaux）发表名为《论中国本草学及药物学》的专著在巴黎出版。这本书主要以中国的《本草纲目》为参考书。

1867年：清同治六年。由天德堂刊行出版《本草纲目》，后学称其为"天德堂本"。

同年：黎照书屋刻成《本草纲目》，后学称其为"黎照书屋刻本"。

1868年：清同治七年。生物学家达尔文在其《动物和植物在家养下的变异》一书中，多次参阅李时珍所著的《本草纲目》，他在书中所称"在1596年出版的《中国百科全书》"，实际就是《本草纲目》。

同年：朝鲜显宗九年，朝鲜名医黄度渊于高宗五年刊行《医宗损益》，共12卷6册，这是他把引自《本草纲目》附方所撰写的《附方便览》增订而成的。

1871年：清同治十年。英国伦敦布教会医生史密斯（Frederick Porter Smith）在上海出版了《中国本草学及博物学之贡献》一书，该书对李时珍《本草纲目》做了极高评价。并根据《本草纲目》等中国著作的记载，对1000种中药做了专门研究。

同年：英国生物学家达尔文在编著《人的由来和性选择》一书时，更进一步赞赏来自中国李时珍的《本草纲目》，并把《本草纲目》称作"古代百科全书"。

1872年：清同治十一年。善成堂刊行出版《本草纲目》一套。后学称此本为"善成堂本"。

同年：芥子园重镌出版《本草纲目》。后学者称其为"重镌芥子园本"。

同年：书业堂重刊印行出版张云中重订、张青万同参之《本草纲目》。

同年：春明堂重刊印行出版《本草纲目》。

1873年：清同治十二年。法国驻华领事德·狄尔桑（Dabryde Thiersant）与巴黎药学院教授苏贝朗通力合作，潜心研究中国本草学，并在巴黎出版了《中国本草》一书。这部研究中国本草学的学术专著也完全是参考李时珍《本草纲目》所得。

1875年：清光绪元年。上海经香阁书庄印行出版《本草纲目》，后学者称为"经香阁本"，卷首题衔为"武林吴毓昌玉涵父校正"，有张朝璘序、吴毓昌序。

同年7月23日：日本学者井口直树进呈明治天皇金陵版《本草纲目》，该本后称为"内阁文库藏本"。

1876年：清光绪二年。俄国人柯尔尼耶夫斯基在《中国医学史料》中，列举了20多位中国著名医学家的传记，介绍了他们的生平、著作和成就，其中重点介绍了李时珍及其《本草纲目》。

同年：英国科学家丹尼尔·韩伯里（Daniel Hanbury）为了看懂《本草纲目》，刻苦学习汉语，出版了题为《药物学与植物学论丛》的学术专著。由伦敦麦克米兰书店发行。此书前部介绍了中国许多中草药，后大半部专门讲述中国《本草纲目》的内容梗概。

1882年：清光绪八年。封蔚初等纂修《蕲州志》出版，其中卷之二十五"艺文志"中专列"李时珍传"。

俄国驻北京使馆医师布米希德详细研究了《本草纲目》，并把其中的植物药385种全部收入他的著作《中国植物》之中。

同年：上海鸿宝斋石印本《本草纲目》出版。

1884年：清光绪十年。英启、邓琛修撰的《黄州府志》出版，其中卷之十九"文苑"中有介绍"李时珍传"的内容。

1885年：清光绪十一年。由合肥张绍棠于味古斋主持刊刻印行《本草纲目》，后学者称此版《本草纲目》为"味古斋本"。附刊有《濒湖脉学》《奇经八脉考》《本草万方针线》及清代赵学敏《本草纲目拾遗》。

同年：上海锦章图书局石印本《本草纲目》出版。

1886年：清光绪十二年。法国巴黎药学院苏贝朗教授因其长期关注并研究中国的本草学，在法国《药物学与化学年鉴》上发表《中国本草研究》论文，对《本草纲目》做了高度的学术价值评价。

1887年：清光绪十三年。香港植物园主任查理士·福特（Charles Ford）

及柯劳（W. Crow）联合发表题为《中国本草学评论》的长文，其中对《本草纲目》做了详细介绍。

同年：英国汉学家道格思（Robert Kennaway Douglas）在伦敦大英博物馆图书馆汉文藏书部工作时，编辑该馆所藏书目中就列有1603年江西本《本草纲目》、1655年张云中本《本草纲目》、1826年英德堂本《本草纲目》等。

同年：江苏医家张秉成撰著《本草便读》一书，他在书中总结评价历代医家著作时曰："但名作虽多，惜无善本。逮有明李时珍出，采辑药品千九百种，综核群籍八百余家，集诸家之大成，著《本草纲目》一书，诚为广大精微，尽善尽美。"

1888年：清光绪十四年。由上海鸿宝斋刊行《本草纲目》，后学称此版叫"鸿宝斋本"。系石印线装本，有普通本、巾箱本两种。

1892年：清光绪十八年。由上海鸿宝斋复印刊行"鸿宝斋本"《本草纲目》。

1894年：清光绪二十年。上海图书集成印书局铅印本《本草纲目》出版。

1895年：清光绪二十一年。俄籍学者贝勒（Emil Bretschneider）是19世纪后半叶闻名的《本草纲目》研究专家，在《亚洲文会导报》中发刊《中国古代本草学之植物学研究》，专门研究《本草纲目》中所载植物之种名。

1896年：法国人德梅里对巴黎自然史博物馆藏《本草纲目》矿物部分的18世纪译稿做了整理，在《古今之石》一书卷一《中国之石》章中予以发表。

同年：法国学者德梅里和库日尔把范德蒙德1732年在中国人帮助下完成的《本草纲目》金石部法文摘译稿全文发表出来，使积压164年的稿件终于刊表问世。

1904年：清光绪三十年。由上海经香阁书庄重印"经香阁本"《本草纲目》。

同年：上海同文书局刊行《本草纲目》，为石印本，后学称其"同文书局本"。

同年：上海醉六堂刊行《本草纲目》，为石印本。

1906年：清光绪三十二年。由萃珍书局石印《本草纲目》，后学者称此版为"萃珍书局石印本"。

1907年：清光绪三十三年。由上海图书集成印书局铅印《本草纲目》出版。

同年：由益元书局刻印《本草纲目》出版，今称此版为"益元书局刻本"。

同年：由上海鸿宝斋书局石印《本草纲目》，后学者常称此版为"鸿宝斋书局石印本"。

1908 年：清光绪三十四年。上海商务印书馆首次刊行《本草纲目》，为石排本。后学称此版为"商务印书馆石印本"。

同年：由上海广益书局刊行《本草纲目》，为石排本。

1894 ~ 1908 年：清光绪二十年至三十四年间。由上海图书集成印书局刊行《本草纲目》，题称《增广本草纲目》。铅印本，后尊称此版《本草纲目》叫"图书集成印书局本"。

1909 年：清宣统元年。由上海鸿宝斋书局再次石刻印行《本草纲目》，今称此版为"鸿宝斋书局石印本"。

同年：由上海经香阁石刻印行《本草纲目》，现称此版为"上海经香阁石印本"。

同年：江苏医家丁福保撰成《丁氏医学丛书》，在该书序言中感叹："李濒湖撰《本草纲目》，包罗宏富，味其膏腴，可以无饥矣！有明一代，仅取此一人焉！"

1911 年：清宣统三年。美国教会医生图尔（George A. Stuart）把史密斯对《本草纲目》草木部的研究作品加以增订，在中国上海出版刊行。

三、民国时期（1912 ~ 1949 年）

1912 年：民国元年。由上海鸿宝斋石印刊行《本草纲目》，后附有《本草万方针线》和《本草纲目拾遗》，前有张朝璘序、沈祖燕序，全书共 24 册、4 函。

同年：鉴于鸿宝斋本《本草纲目》在医药界流行甚广，上海鸿宝斋又一次复印刊行"鸿宝斋本"《本草纲目》。

同年：上海章福记刊行出版《本草纲目》。后学称其为"章福记本"。

1913 年：民国二年。上海商务印书馆再次刊行石排本《本草纲目》。

1914 年：民国三年。上海商务印书馆又一次刊行石排本《本草纲目》。

1916 年：民国五年。上海锦章书局刊行《本草纲目》。该本后学称其为"锦章书局本"，为石印本，题为"增广本草纲目"。

同年：上海鸿宝斋书局再次刊行《本草纲目》，这次是鸿宝斋最后一次复印刊行《本草纲目》。

同年：由上海鸿宝斋书局印行《精校本草纲目》，全书 12 册。

1917 年：民国六年。由上海鸿宝斋书局石印本《本草纲目》出版。

1918 年：民国七年（日本大正七年），日本牧野富太郎在《植物研究杂志》第一卷中撰写了"本草纲目的日本刻本"一文，提到以下七种年代不详的日本刻本，分别为《新刻本草纲目》(据宽永本刻成);《新刻本草纲目》;《新刊本草纲目》(小型美浓纲判);《和名入本草纲目》;《校正本草纲目》;《和名入本草纲目（校正）》;《增补本草纲目》(半纸刊)等，值得继续深入研究。

1919 年：民国八年。美籍德裔汉学家劳费尔（Berthold Laufer）发表了《中国伊朗编》。在此书中，《本草纲目》被用来研究栽培植物史及中国与伊朗文化交流史。他言《本草纲目》"学识很渊博，内容充实"。并说李时珍是"有条理地叙述和有见识地讨论葡萄酒的第一人。"

1920 年：民国九年。美国学者米尔斯（Ralph Mills）在朝鲜教学期间，积多年之努力，将《本草纲目》译成稿本 40 余册。后因事归国，遂中断译稿之志愿，并将《本草纲目》的译稿 40 余册和中药标本交给了当时在北京的英国学者伊博恩（Bernard Emms Read）。

1923 年：民国十二年。上海商务印书馆再一次刊行石排本《本草纲目》。

1924 年：民国十三年（日本大正十三年），日本日野七郎和一色太郎合著出版《和汉药物学》，书中有"李时珍画像"，该书系日本木刻。

1925 年：民国十四年。由上海扫叶山房刊行出版《本草纲目》，为石印本，此本后学称其为"扫叶山房本"。

1926 年：民国十五年。由上海商务印书馆铅印本《本草纲目》出版。

1928 年：民国十七年。朝鲜医家池锡永兼通东、西医术，著《本草采英》一书，此书是《本草纲目》的摘录，其意在采集《本草纲目》之精华。

同年：德国医学博士兼大学教授里奇（Dalitzsch）和其助手罗斯（Ross）博士合译《本草纲目》德译本，在葛亭根及明兴城书店出版。该书 1 册，并附有精美插图，并非全译，金石部等已删去，只从草木部译起。

1929 年：民国十八年。上海商务印书馆最后一次刊行石排本《本草纲目》。

同年：德国学者许伯特（Franz Hubotter）撰著《20 世纪初之中国医学及其历史发展过程》一书，在莱比锡公开出版，书中详细介绍了中国的李时珍及其《本草纲目》。

同年：黄星楼在《医学杂志》第 2 卷第 5 期第 67 页，发表"美国亦重《本草纲目》"之文。

同年：德国专门研究"东方医史"专家许德氏（Fv. Hubctter）将《濒湖脉学》一书翻译成德文，由莱比锡（Dr Bruho Schindler）书店出版，但印数不多，已成为稀世珍本。

同年：日本春阳堂从 1929 年开始至 1934 年止，陆续出版了《头注国译本草纲目》，该书由白井光太郎监修，铃木真海译，牧野富太郎、胁水铁五郎、冈田信利、矢野宗干、木村康一考定。

1930年：民国十九年（日本昭和五年），日本学者白井光太郎对日本翻刊的各种"和刻本"《本草纲目》进行研究，并对原文做校订标点，在汉字旁用日本文片假名填注、标音，施加"训点"，以便于日本读者阅读。

同年：上海商务印书馆刊行《本草纲目》，此版系万有文库铅字排印本。后学者称其为"商务印书馆排印本"。

1931年：民国二十年。在《现代国医》第2卷1期中，转载黄星楼撰文"美国亦重《本草纲目》"，引起医药界关注。

1932年：民国二十一年。由上海商务印书馆铅印出版《本草纲目》。

同年：王吉民、伍连德合撰我国第一部英文的《中国医史》(History of Chinese Medicine)，1936年出版了第2版，该书专章介绍了李时珍和《本草纲目》，称《本草纲目》"是在中国药物学方面最好的著作""不朽的著作"，并详细介绍了《本草纲目》的构成和价值。

1933年：民国二十二年。周大铎在《国医评论》第3期第1～3项中。详细介绍"《本草纲目》药名索引"，方便医药人士查阅之用。

同年6月：中国文化革命的先驱鲁迅先生在其《南腔北调集经验》中对《本草纲目》做过高度评价，他说《本草纲目》"含有丰富的宝藏""是极可宝贵的"。并把《本草纲目》列为学习的"必读书目"。

同年：由上海商务印书馆铅印出版《本草纲目》。

同年：日本昭和八年，日本白井光太郎在《本草学论考》第一则中，提到了"关于《本草纲目》的日本汉字文刻本中提到六种刻本，其分别为：1656年刊本，1669年见元益轩监修本，大字正误和刻本（年代不详），1714年稻生若水校订本，1734年近畿书肆竹田刊本，1796年皇都书肆广大堂刊本等"。

1934年：民国二十三年（日本昭和九年），日本东京春阳堂出版《头注国译本草纲目》15册精装铅字本。该本以金陵本为底本，将原书全文译成现代日语，并附有校注及索引。由白井光太郎、牧野富太郎和铃木真海等15位著名专家集体译注，后称为"春阳堂本"。这是海外唯一一部最完善的《本草纲目》外文译本。

1935年：民国二十四年。由上海商务印书馆铅印出版《本草纲目》。

同年：王吉民在《中华医学杂志》第21卷第10期中，发表"英译《本草纲目》考"。

1937年：民国二十六年。宋大仁绘制的"医药八杰图"中就有"时珍殉学图"，这是国人最早绘制的李时珍医学活动图，由西医学研究社出版。

同年：上海世界书局铜版影印出版《本草纲目》，精装三大册，附《本草药名索引》。后学称此版为"世界书局影印本"。

1940 年：民国二十九年。由上海商务印书馆铅印出版《本草纲目》。

1941 年：民国三十年（日本昭和十六年），日本东京日新书院出版，富士川游先生编著的《日本医学史》中首次介绍李时珍《本草纲目》在日本的流传情况。

同年：英国学者伊博恩在中国从事临床及研究生涯中，历经 20 余年，在米尔斯的基础上，与中国学者刘汝强、李玉田与朝鲜学者朴柱秉等人合作，用英文对《本草纲目》的卷 8 ~ 37、卷 39 ~ 52，总共 44 卷内容做了全面介绍和研究，涉及《本草纲目》的草部、谷部、果部、木部、兽部、人部、禽部、鳞部、介部、虫部及金石部。这项工程浩大，虽不是《本草纲目》的英文全译本，却是全面研究此书的佳作，为西方读者了解《本草纲目》内容提供一条捷径。

1942 年：民国三十一年。吴云瑞在《中华医学杂志》第 28 卷第 10 期发表《李时珍传略注》。这是近代最早的李时珍传记研究专文。

同年：王吉民在《中华医学杂志》第 28 卷第 11 期中，发表"《本草纲目》译本考"。

1948 年：民国三十七年。丁济民在《医史杂志》第 2 卷第 34 期合刊中，发表"跋金陵刊本《本草纲目》"一文。向世人展示了他所珍藏的《本草纲目》最早的版本，开《本草纲目》版本研究之先河。

四、中华人民共和国成立后（1949 ~ 2018 年）

1949 年 10 月：中华人民共和国成立，李时珍《本草纲目》研究迎来了一个全新的时代。

1951 年 2 月：在世界和平理事会维也纳会议上，中国明代李时珍作为唯一的医药学家，被列入世界文化名人的首批名单之中，李时珍是世界上第一位获得世界文化名人誉称的中国人。

1952 年：中国科学院请蒋兆和绘"李时珍画像"，莫斯科大学廊厅上的李时珍马赛克像即照此画像制成。此后的各种李时珍画像、塑像皆以此像为范本。

1953 年：李时珍作为世界最伟大的科学家之一，他的马赛克塑像被镶在苏联莫斯科大学的廊厅上，此举在我国医药界引起极大的关注。

4 月 5 日：清明节，蕲州名医及药商首次祭扫医圣墓。医药界人士推举杨务庵主祭，余楚宾读祭文，参加的还有蕲州名医李家藩、冯道明、陈建章、李慕陶、童幼琳以及药商名号培德堂、同济堂、韩春生、刘万龙、刘万顺等。

4 月 23 日：燕羽在《上海解放日报》上撰文："我国伟大的科学家祖冲之和李时珍"，介绍了祖冲之和李时珍。

5 月：范行准在《科学画报》上撰文"我国十六世纪伟大的药物学家——李时珍"，对李时珍做了详细介绍。

5 月 3 日：钱崇澎在《上海文汇报》上发表"我国伟大的药物学家——李时珍"，对李时珍的伟大贡献做了深入阐述。

同年：在上海成立了以王吉民为召集人的"纪念李时珍逝世 360 周年——李时珍文献展览"筹备委员会，并开始征集资料的工作。

6 月：樊立侠在《科学大众》中撰写了"我国伟大的科学家——李时珍"一文，广泛宣传了李时珍的伟大科学成就。

同年：宋大仁在《中华医史杂志》第三号上，撰写"十六世纪伟大的医药学家、植物学家——李时珍"一文，对李时珍在医药学、植物学贡献做了研究。在该杂志上，张慧剑专门撰写发表"李时珍传"。

12 月，王吉民先生在《中华医史杂志》（1953 年 4 月）发表"李时珍《本草纲目》外文译本谈"，介绍《本草纲目》的外文译本情况。

1954 年 2 月：为纪念李时珍逝世 360 周年，中华全国医学会上海分会、中国药学会上海分会、中华全国医学会上海分全医史学会联合主办的"李时珍文献展览会"在上海举行。有不少展品是不可多得的，如《本草纲目》金陵版（系上海丁济民先生收藏，在此之前日本人曾谓此版本在中国久已失传），朝鲜米尔斯之英译《本草纲目》原稿，伊博思（B.E.Read）之英译《本草纲目》遗稿等。展览会出版了特刊，著名金石家朱孔阳先生专为此会刻"李时珍文献展览会印（李时珍像）"一枚，以资纪念。

6 ～ 8 月：张慧剑在《新观察》第 91 ～ 95 期连载了《李时珍》系列故事，这是他深入李时珍故乡实地考察之后所写，很多资料是他收集的第一手真实资料，是他在考察的基础上第一次将李时珍的生卒年定在 1518 ～ 1593 年，这一说法如今已得到学界的认可。

同年：在广州举办的中草药展览会上也开展了"纪念李时珍逝世 360 周年"的展览活动。

同年：为纪念这位举世闻名的自然科学家，湖北省将其墓地定为全省重点文物保护单位。

同年：英国著名科学史家李约瑟（J. Needham）编著《中国科学技术史》，在第一卷中对李时珍及其《本草纲目》做了高度评价："毫无疑问，明代最伟大的科学成就，是李时珍那部在本草书中登峰造极的著作《本草纲目》。"并认为李时珍作为科学家，达到了同时代的伽利略、维萨里所能达到的最高水平。

同年：承新先生编著《中国古代大科学家》一书，该书载有"李时珍传"一章节，由少年儿童出版社出版刊行。

同年：锦章书局石印刊行《本草纲目》。

11月：《李时珍》出版，由张慧剑著，蒋兆和绘图，华东人民出版社出版。该书是中华人民共和国成立后第一本全面介绍李时珍的著作。其后有多种版本《李时珍》出版。

12月：《本草纲目》（全六册）出版，是上海商务印书馆以合肥张绍棠味古斋本为蓝本出版的铅印本重印。

1955年初：湖北省蕲春县人民政府拨款首次对李时珍墓地进行了修整，这是历史上有记载的地方政府第一次修葺李时珍墓，1956年完工（一说为1962年完工）。

同年：法国雅克·卢瓦（Jagues Roi）教授在上海复旦大学任教期间，在中国同事的协助下，编著了《著名本草书本草纲目中之中草药》，书中介绍了《本草纲目》中的201种植物性中药，并在此基础上将此书扩充为《中国草木药概论》，在法国巴黎出版。

同年：民主德国的莫斯希（Alfred Mosig）及施拉姆（Gottfried Schramm）合写了《中国药用植物及药材以及中国本草学标准著作本草纲目之意义》，在柏林出版刊行。书中大篇幅介绍了《本草纲目》的内容及其科学价值。

7月：由台北文光图书有限公司出版《本草纲目》，共六册。郑曼青先生题鉴，谢涤庸、蒲苇两先生重校。称其为"台北文光本"。

8月：《李时珍先生年谱》发表。王吉民撰，载《药学通报》1955年3卷8期342页。

8月25日：中华人民共和国邮电部发行"李时珍像纪念邮票"。为发行的《中国古代科学家（第一组）》（纪·33）邮票（全套4枚）中的第4枚，票面图案系蒋兆和画李时珍头像，并有"李时珍（1518～1593）医学与药学家，辑成《本草纲目》，书中载有中国药用植物1892种"的文字说明，面值8分，编号：33.4-4。

9月：《伟大的药学家——李时珍》（连环画册）出版，忆容编文，赵松涛、李应科绘图，天津中联书店出版。

12月：《伟大的药学家李时珍》出版，李涛撰，中华全国科学技术协会出版。

1956年1月1日：国家邮电部发行了"李时珍像纪念邮票"同图的小型张。

2月：原中国科学院院长郭沫若同志为修建李时珍墓题词："医中之圣，集中国药学之大成，《本草纲目》乃1892种药物说明，广罗博采，曾费卅年之殚精，造福民生，使多少人延年活命，伟哉夫子，将随民族生命永生，李时珍乃十六世纪中国伟大医药学家，在植物学研究方面亦为世界前驱"。

3月：电影剧本《李时珍传》问世，张慧剑编著，上海电影制片厂印，并进行拍摄。

同年：湖北省蕲春县李时珍墓地修整工程完工，墓地正门建有一块高大的石碑坊，碑坊正中央刻有郭沫若同志所题写的"医中之圣"四个大字，墓前建有一座塔碑，塔碑上刻有著名画家蒋兆和画的李时珍半身雕像，碑正面刻有郭沫若同志的题词，背面刻有李时珍传记。

同年：法国巴黎的科学史家华德（Pierre Huard）及其华裔同事黄明（Ming Wong）在法国报刊上发表的"中国医学家传"中，对李时珍一生及其著作做了详细介绍。

5～10月：胡长鸿在《中药通报》发表系列连载文章"从《本草纲目》看我国古代在药剂学上的成就"，系统介绍了李时珍对药剂学的发展所做的杰出贡献。

10月：《李时珍像》出版发行，蒋兆和绘，教育图片出版社出版。《李时珍像》是中华人民共和国成立后第一次出版的科学家单张人物画像。《李时珍的故事》出版，竺方撰，北京出版社出版。

12月：《李时珍故事》出版，施若霖编写，上海人民出版社出版。

1957年初：传记影片《李时珍》发行，著名电影演员赵丹主演李时珍，上海电影制片厂摄制，中国电影发行公司发行。影片在全国各地陆续上演，影响颇大，各地报刊纷纷发表评价性文章。

3月："李时珍文献参考资料汇目"发表，王吉民撰，载于《上海中医杂志》1957年3期46页。

4月：《本草纲目》（精装本二册）出版，人民卫生出版社以1885年合肥张绍棠味古斋重校刊本为底本影印。

5月：《本草纲目的矿物史料》出版，王嘉荫编著，科学出版社出版。

同年：香港九龙求实出版社出版《本草纲目》全一册，由实用书局总经售。后学者称其为"九龙求实社本"。

1958年：《李时珍事迹笔录》印行，由湖北省卫生厅组织整理编辑，内部发行。

1959年："李时珍药园"在李时珍故乡蕲春县建立。

同年：法国人尚福劳（A. Chamfrault）在巴黎出版了五卷本《中医概论》，其中的第三卷是本草，大量摘评了《本草纲目》的内容并给以论述。

1960年：苏联人费多洛夫出版了《中医概论》，书中详细介绍了中国的李时珍及其《本草纲目》。

1962年国庆节：郭沫若在"李时珍像纪念邮票"两边又一次为李时珍题词："采药不辞艰苦，登山不怕猛虎，志在治病救人，牺牲在所不顾，人能利用自然，人能改造自然，人间化为乐土，自在掌握必然。"

1963 年 12 月 14 日：郭沫若同志在参观湖北省博物馆举办的李时珍展览后再次为李时珍题词："李时珍是伟大的自然科学家，他在药物学中，尤其有特殊的成就，他的本草纲目记载药物近 2000 种，具有总结性与创造的特色，使中国医术得以推进，人民健康有所保障，他已被公认为世界第一流科学家中一位显著的人物，当永远向他学习。"

1964 年 2 月：苏宏汉在《华中师范大学学报》（自然科学版 1964 年第 2 期）上发表"论李时珍本草纲目的植物种类及其学名之厘订"文章，最早对《本草纲目》中收载的植物药进行学名确定。

5 月：黄胜白在《药学通报》（1964 年第 5 期）上发表"《本草纲目》现行版本的研讨"文章，对当时流行的合肥张绍棠本存在的问题进行了讨论，指出其中换图多达数百张。

7 月：蔡景峰在《科学史集刊》（1964 年第 7 期）上发表"试论李时珍及其在科学上的成就"文章，全面系统地探讨了《本草纲目》中所体现的古代科学成就。

1966 年：英国剑桥大学的华裔学者鲁桂珍发表了《中国最伟大的博物学家李时珍小传》，文中对《本草纲目》及其作者李时珍做了高度评价。而鲁桂珍祖籍也正是李时珍的家乡湖北蕲州。

同年：台北文化图书公司用石印本影印《本草纲目》，书后附有《本草万方针线》及《脉诀考证》《濒湖脉学》。

1967 年：日本大庭脩编著，在京都大宝印刷株式会社出版的著作中，查考到不同时期"唐船"向日本出口《本草纲目》等书的记载。1705 年、1706 年、1710 年、1714 年、1719 年、1725 年、1735 年、1804 年、1841 年、1855 年，从南京和广州来的"唐船"都携带《本草纲目》到长崎。

1968 年：《本草纲目》（附《本草万方针线》）出版，由香港实用书局用旧排印本影印。

1973 年：美国著名科学史家席文（Nathan Sivin）与库帕（William C. Cooper）合作，发表了《人身中之药物》的长文，列举了人体产生的八种可入药的物质。文内声称："对本章讨论的人体中产生的八种物质，我们根据 1596 年李时珍的《本草纲目》的说明其制品及应用。这部书仍然是传统医生的一部标准参考书。"

同年：日本科学史家上野益三编著，东京平凡社出版《日本博物学史》，该书详细介绍了李时珍《本草纲目》在日本的传播情况。

同年：美国著名科学史家席文（Nathan Sivin）在美国出版了 14 卷本《科学家传记辞典》，该书撰写了长篇李时珍传记，并对李时珍生平及其《本草纲目》做了全面的介绍。

4月:《李时珍与本草纲目》出版,钟毅著,上海人民卫生出版社出版。

1974年:"李时珍医院"湖北省蕲春县蕲州镇成立。

同年:《头注国译本草纲目》刊行增订第二版,名为《新注校定国译本草纲目》,在日本由春阳堂出版,此本补正了遗误,增加了许多新的资料,至1979年才全部刊出。

1975年2月:郭沫若同志为李时珍医院亲笔题词写院名:"蕲春县李时珍医院"。

1976年:英国著名科学史家李约瑟(J. Needham)在其所著的《中国科学技术史》第五卷第三分册(化学史)中,进一步评价李时珍及其《本草纲目》:"不用说,我们在这些卷中经常要引证的还有一部明代著作,即中国博物学家中'无冕之王'李时珍写的《本草纲目》。至今这部伟大著作仍然是研究中国文化中的化学史和其他各门科学史的一个取之不尽的知识源泉。"

1977年:《本草纲目》(刘衡如校点本,全四册)开始出版,由人民卫生出版社从1977年至1982年分四册陆续出版。

10月:《李时珍故乡医药》(第一辑)发行。收集了湖北省蕲春县医药人员撰写的论文、经验介绍140余篇。旨在反映该县中医药人员在继承和发扬李时珍医药学科方面的贡献。蕲春县卫生局编印,内部发行。

1978年3月:《本草纲目简编》出版,武汉大学生物系《本草纲目简编》小组编,湖北人民出版社出版。

4月:《伟大的医药学家——李时珍》出版,周一谋撰,湖南人民出版社出版。

同年:湖北省人民政府拨款第二次重修李时珍墓,并将其扩建为李时珍陵园。

同年:日本著名学者矢岛祐利在其主编的《日本科技史》中指出:"《本草纲目》刊行后不到二十年就已在庆长十二年(1607年)传入我国。它支配了我国江户时代的本草、博物学界,其影响更远及至十九世纪末叶。"

1980年5月:在李时珍陵园的基础上正式成立了国家文物保护机构——李时珍墓文物保管所,文管所下设李时珍纪念馆,馆名"李时珍纪念馆"系中国佛教协会主席、著名书法家赵朴初亲笔题写。

1981年:湖北省蕲春县卫生局筹建李时珍医史文献馆,得到了国家卫生部和省地县各级政府的大力支持。

6月12日:卫生部拨款7万元用于李时珍医史文献馆征集、整理文献资料。

同年:湖北省蕲春县人民政府为做好李时珍文物资料征集工作,发文通知各级政府广泛动员，积极开展收集文物资料工作。一批与李时珍有关的文物资料被发现，重要的有李时珍所著《痘科》（一套三本），系一百多年前的版本；刻有李时珍写的中药炮制理论著作的石碑一块；明代皇帝赐封李时珍"太医院郎中"称号的石碑一块（即"四贤坊表"故碑），李时珍生前打水煎药的"明月太清池"古井一口等。

同年：中国科学院著名学者潘吉星先生对《本草纲目》在朝鲜的传播影响做了研究，并在《情报学刊》第二期中撰文发表。

同年：《李时珍》（连环画）出版，林绍明编文，刘旦宅绘画，上海人民美术出版社出版。

同年：日本本草学史家森村谦一在其主编的著作《本草纲目和解题》中说："《本草纲目》在整个自然科学史上有世界的价值。"

1982年2月23日：国务院将李时珍墓公布为第二批全国重点文物保护单位。同年，湖北省政府在陵园立重点文物保护单位标志碑。

同年：湖北省蕲春县政府为迎接"纪念李时珍逝世390周年学术讨论会"召开，破土动工建濒湖宾馆、濒湖会堂。

5月：中国科学院潘吉星教授在美国首都华盛顿的全美最大的国会图书馆里，发现有1596年金陵版《本草纲目》和1603年江西本《本草纲目》。

7月：湖北省城市规划设计院承担了整个李时珍陵园的建设规模规划设计工作，同时墓地进行了第三次修整，修整后的陵园以全新的面貌迎接各方人士的参观。

同年：齐苔编著《李时珍和本草纲目》，中华书局出版社出版。

11月:《本草纲目》（刘衡如校点本，16开精装本上下册），由人民卫生出版社出版。

12月:《本草纲目附方分类选编》出版，陕西省中医药研究院编，人民卫生出版社出版。

1983年1月:《李时珍的传说》（第一辑）发行，该书搜集李时珍故乡有关李时珍的民间故事40篇。蕲春县文化局编印，内部发行。

同年初：由湖北省卫生厅、蕲春县人民政府等八个单位联合成立筹备小组，筹备召开"纪念李时珍逝世390周年学术讨论会"。

同年："李时珍医史文献馆"正式成立，中国书法家协会主席、著名书法家舒同同志为该馆题写馆名。

6月20日：国务委员、社会科学院院长方毅同志为纪念李时珍逝世390周年题词："继承祖国文化遗产，建设社会主义精神文明。纪念李时珍逝世三百九十周年"。

7月：全国政协主席邓颖超同志为纪念李时珍逝世390周年题词："学

习医圣李时珍治学与实践的精神，发扬医圣高尚医德，为社会主义四化建设服务"。

同年：为迎接纪念李时珍逝世 390 周年学术讨论会的召开，分别在李时珍陵园和李时珍医院各建造一座李时珍全身塑像，湖北省及蕲春县编印了一系列有关文献资料。

7月：湖北中医学院（现湖北中医药大学）科研处编辑出版了《纪念李时珍逝世 390 周年学术讨论会文集》。

7月：樊润泉编《本草纲目健康长寿医方类聚》，由湖北中医学院科研处印刷发行。

8月：《黄冈医药》（湖北黄冈地区卫生局、中华全国中医学会湖北黄冈分会主办）出版《纪念李时珍专辑》。

9月：湖北省蕲春县卫生局编印发行了《李时珍医案医话录》。

9月：湖北省蕲春县文化局编印了《李时珍传记选》。

9月17～20日："纪念李时珍逝世三百九十周年学术讨论会"在蕲春县濒湖会堂隆重举行。与会者来自全国 25 个省市的专家、教授、医药工作者及有关方面的代表，达 250 余人，交流论文 186 篇，会上宣布着手筹建李时珍研究会。会议同时发行了由大会秘书处编印的《纪念李时珍逝世 390 周年学术讨论会论文集》和蕲春县人民政府编印的《纪念李时珍逝世 390 周年》。

9月21～24日："全国首届药学史学术讨论会议暨药史学会成立大会"在湖北省蕲春县召开。会议以李时珍研究为重要主题，交流的论文大部分是研究李时珍及《本草纲目》的，是又一次纪念李时珍的全国性学术活动。

1984 年：李时珍墓文物管理所根据上级指示，为加快陵园建设，提出了修建李时珍纪念馆和兴建国药馆的设想，得到了各界的支持。

同年："李时珍纪念馆"修建工程正式开工。

8月：《李时珍研究》出版，湖北中医药研究院医史文献研究室钱远铭主编，广东科技出版社出版。

8月30日：美国哈佛大学教授、著名植物分类学家胡秀英博士参观访问李时珍故乡后为李时珍题词："集千秋华夏药物知识，启万世保健科学研究。"

12月：中华人民共和国卫生部副部长、国家中医药管理局局长胡熙明同志参观李时珍故乡后为李时珍医院题词："继承发扬李时珍医药学思想，努力把李时珍医院办好。"

12月：原中共中央总书记胡耀邦同志参观了李时珍陵园和李时珍纪念馆，并题词："发掘祖国医药学宝库。"

12月：原全国人大副委员长王任重同志参观李时珍陵园并题词："本草纲目中药典药圣业绩中外传，时间无限人生促，珍惜光阴勤钻研。"

1985 年 1 月：在印度举办的国际药理学术会议上，印度国家医药学研究院举办了一个医药展览，入口处展示了李时珍画像，还有许多中医药展品和各种版本的《本草纲目》。

4 月："李时珍国药馆论证会"在湖北省文化厅的主持下召开了，来自全国各地的专家教授对建立"李时珍国药馆"的必要性、可行性进行充分论证，并就如何办好国药馆，加快陵园建设提出了许多合理化建议。

4 月 25 日："李时珍研究会"在李时珍故乡湖北省蕲春县成立。由湖北中医学院教授李今庸任会长。

5 月：《李时珍和他的科学贡献》出版，李裕、樊润泉等编著，李今庸审定，湖北科学技术出版社出版。

7 月：湖北省蕲春县政府决定在扩建李时珍陵园的同时，扩建李时珍医院，修复李时珍父子生前行医处——"玄妙观"，并把这项工程列入县"七·五"规划，这一决定得到了中央卫生系统及省政府的大力支持。

8 月：《李时珍研究论文集》出版，中国药学会药史学会编辑，湖北科技出版社出版。

1986 年 2 月："中国历代名医学术经验荟萃丛书"《医药并精的李时珍》出版，周安方编著，北京燕山出版社出版。

5 月：为了在李时珍故乡早日建成"医圣国药馆"，在武汉举办了全国中药制药横向联系会议，国家医药局下属八省十一家中药厂成立集资募捐筹备组，向全国 500 多家中药厂提出募捐倡议。这一倡议得到全国各家药厂的积极响应，半年时间募捐数额达 130 多万元，为国药馆建筑顺利进行提供了必要的财力保障。

9 月：《李时珍濒湖集简方》出版，该书系湖北省蕲春县新华书店张梁森辑，湖北科技出版社出版。

9 月 11 ～ 13 日：由日本关西大学药学博士、科学史本草学教授宫下三郎和日本武田药品工业株式会社中央生药研究所主任研究员大盐春治组成的日本医药代表团专程访问参观李时珍故乡，代表团向李时珍纪念馆赠送日本春阳堂出版的《本草纲目》一套，在李时珍医史文献馆题词留念。

11 月：英中友协会长、英国皇家科学院院士、东亚科学技术历史图书馆馆长、《中国科学技术史》主编李约瑟（J. Needham）博士以 92 岁高龄访问参观了李时珍故乡。

12 月：李时珍次子李建元墓志残碑在蕲州发现。墓志记载了李建元的生卒时间和他携带《本草纲目》和父亲李时珍遗表于"丙申冬以单骑抵燕京奉上"的情况。

同年：《本草纲目医案医话选注》出版，山广志编著，中国展望出版社出版。

1987 年：湖北电视台拍摄电视风光片《李时珍陵园》，同年由湖北电视台播出。

11 月：日本著名本草学家、日本富山医科药科大学教授难波恒雄博士参观访问李时珍故乡。

1988 年 4 月：《李时珍史实考》出版，湖北省中医药研究院、湖北省蕲春县卫生局、文化局编著，广东科技出版社出版。

6 月：《奇经八脉考研究》出版，湖北省中医药研究院钱远铭主编，广东科技出版社出版。

9 月 22 ～ 24 日：中华全国中医学会主持召开的"纪念李时珍诞辰 470 周年暨学术交流会"在湖北省蕲春县隆重举行。到会正式代表 108 人，卫生部副部长兼国家中医药管理局局长胡熙明同志到会做了重要讲话。开幕同一天，蕲春县邮电局发行了"纪念李时珍诞辰 470 周年暨学术交流大会"纪念封一套二枚。

10 月 10 ～ 12 日：中国科协、中国药学会等八大学会联合主持召开的"纪念李时珍诞辰 470 周年学术讨论会"在北京举行，到会代表 96 人，发表论文（摘要）97 篇。开幕的同一天，北京市邮电公司发行了"纪念李时珍诞辰 470 周年学术交流会"纪念封一枚。

10 月：《本草纲目精要》出版，湖北中医药研究院钱远铭主编，广东科技出版社出版。

1989 年 3 月：《本草纲目选译》出版，杨孝麒编著，湖南科技出版社出版。

同年：《本草纲目导读》出版，唐明邦著，巴蜀出版社出版。

1990 年 1 月：李时珍中医药研究所在李时珍故乡湖北省蕲春县成立，首任所长为梅全喜。

10 月：《时珍国药研究》杂志（季刊）在湖北省黄石市创刊。名誉主编王绵之、高辉远、张世臣任编委会主任，主编邓来送，社长朱保华。该刊是我国唯一以继承弘扬李时珍宝贵医药经验和学术思想为主旨的综合性中药学术刊物，为推动李时珍研究的深入开展发挥了积极作用。

同年：中国杰出历史人物第（7）组纪念银币——李时珍发行，图案正面为国徽，反面为李时珍，规格 36 毫米，重量 22 克，面值 5 元，发行量 30000 枚，沈阳造币厂铸造。

1991 年初：为弘扬李时珍精神，提高李时珍故乡知名度，湖北省蕲春县人民政府规划在李时珍故里蕲州镇每年举办一届"李时珍医药交易会"。为迎接药交会召开，全县动员在蕲州兴建了李时珍药物一条街、药商楼、医圣楼、医圣阁、李时珍大药店、药都宾馆等 18 项主要工程。

8月:《李时珍述药菜谱》出版，余彦文等编著，湖北科技出版社出版。

9月25日：人民日报社、湖北日报社、黄冈报社和湖北省蕲春县人民政府联合主办的"李时珍杯中医药摄影大奖赛"作品展览在北京工艺美术馆。

10月10～15日：由湖北省蕲春县人民政府主办，东方中药企业集团、湖北省中药材公司、医药公司等单位联合协办的首届李时珍医药交易会在医圣故里蕲州镇隆重举行。

10月12～14日：为纪念《时珍国药研究》杂志创刊一周年，全国政协副主席王任重同志亲笔为《时珍国药研究》题写刊名，中国中医药学会中药分会、《时珍国药研究》杂志社在黄石共同举办了"李时珍国药研究学术交流会"。

10月：纪念蕲春县首届李时珍医药节首日封发行，共发行 2500 套，每套 2 枚，分别为"李时珍在编写《本草纲目》"和"李时珍上庐山采药"，方茂联创意，李守群设计画图。

同年:《李时珍评传》出版，唐明邦著，南京大学出版社出版。

同年：在台湾由台北文化图书公司出版《重订本草纲目》精装 25 开上下二册，影印排印断句版，铅字活排本。

同年：由上海古籍出版社根据文渊阁本影印出版《本草纲目》。

同年：经国务院有关部门和省医药、卫生、工商等主管部门的同意，在蕲州设立了李时珍中药材专业市场。

同年:《李时珍的故事》出版，陈协琹、王仁德编著，河北少年儿童出版社等三家出版社联合出版。

1992 年 5 月 9 日：北京科学教育电影制片厂摄制的科教电影《李时珍与本草纲目》首映式在北京全国政协礼堂隆重举行。

7月4～5日：缅甸国家卫生部传统医药局局长 Dr. Sein Yi（吴桑伊博士）一行三人考察访问了李时珍医院、李时珍医史文献馆、李时珍陵园及李时珍纪念馆，并与李时珍故乡的医药卫生界的领导专家举行了座谈会。

7月:《世界历史名人画传·李时珍》（连环画）出版，秦牧撰文，丘玮绘画，江苏教育出版社出版。

11月:《本草纲目医案探析》出版，张树生、王芝兰编著，中国医药科技出版社出版。

1993 年 7 月:《蕲州药志》出版，梅全喜主编，中医古籍出版社出版。该书总论部分重点介绍李时珍故乡的医药历史发展及中草药资源概况，各论介绍李时珍故乡产量大、质量优的道地药材 250 余种。书中整理的一些民间医药经验，不少是李时珍亲授口传和后人从《本草纲目》中发掘出来并经历长期验证而流传下来的。

8月:《神医李时珍》出版,郑伯成等编著,湖北少年儿童出版社出版。

8月:《本草纲目补正》出版,梅全喜主编,中医古籍出版社出版。该书对《本草纲目》中记载的药物在品种、来源、分类、性状、炮制、鉴别、性味、功能、应用、配伍禁忌等方面存在的重要错误进行了系统补正和纠误。全书载文141篇,涉及药物200多种,是我国第一部对《本草纲目》进行全面系统地补正和纠误的专著。

9月:金陵版《本草纲目》出版,上海科技出版社影印出版。以上海图书馆收藏的金陵本为底本定额影印,为特精线装本,共10册,分装二书函,封面书名"本草纲目"金陵初刻本,由上海著名老中医何时希题写。

10月8~15日:由湖北省人民政府主办的"中国湖北省首届李时珍医药节暨第三届药物交易会"在李时珍故乡蕲春县隆重举行。蕲春县邮电局特发行有湖北省委书记、省人大主任关广富题词的纪念封一套2枚,图案分别是"李时珍侧面像"和"时珍故里蕲州风光",郑安康设计。

10月10日:由湖北省科协、中国中医药学会中药学会等单位联合举办的"纪念李时珍逝世400周年国际医药学术研讨会"在湖北省蕲春县召开,到会代表近200人,卫生部副部长兼国家中医药管理局局长张文康到会做了重要讲话。会议交流论文217篇,汇集成论文集发行。

同年底:《本草纲目通释》出版,陈贵延主编,学苑出版社出版。

1994年8月:《本草纲目》(全本之1~4册)出版,明·李时珍原著,冉先德主编(校注),中国国际广播出版社出版。

同年底:《白话本草纲目》出版,李时珍原著,漆浩主编(翻译),学苑出版社出版。

12月:《白话精译本草纲目》出版,明·李时珍原著,俞炽阳等译,重庆大学出版社出版。

12月31日:《健康报》发表"李时珍真貌之谜"一文,披露李时珍真貌画像封存40年的真实情况,事实上此画像并非李时珍的真貌。

1995年1月:梅全喜在《中药材》杂志(1995年第1、3、7期)连续发表文章"《本草纲目》药物分类补正建议""《本草纲目》部分药物性味问题""《本草纲目》药物毒性议",首次对《本草纲目》中药物分类、药物性味及药物毒性记载不当的地方进行了系统探讨,提出了修改的建议。

10月8~13日:由湖北省人民政府、湖北省对外文化交流协会、湖北省医药总公司等联合主办的"中国湖北第二届李时珍医药节暨第五届药交会"在李时珍的故里——湖北省蕲春县召开。

10月20日:"李时珍电话磁卡"在蕲州李时珍纪念馆首发,每套4张,面值 160 元。这是黄冈地区第一套以历史人物命名的电话磁卡，磁卡（编号：E·HBT — 19）图案由著名画家黄河清设计，画面分别为"博览药籍""深山采药""苦尝百药"和"修订本草"。

10 月：中央电视台"中华文明之光"剧组到蕲春拍摄电视系列片《李时珍与本草纲目》，撰稿：北京大学教授姚佰岳，编导：郭兴达，1996 年 3 月中央一台播出，并发行海外。

同年：《本草纲目实用便方》出版，顾植山、储崇华主编，安徽科学技术出版社出版。

同年：由李世增、林毅校注的《本草纲目》，由重庆大学出版社出版。

1996 年 4 月：湖北省蕲春县卫生局正式任命李时珍中医药研究所副主任中药师王剑同志担任所长，使该所停滞多年的研究工作重新启动。

10 月 8～13 日：中国湖北第 6 届李时珍药交会暨纪念《本草纲目》问世400 周年全国中医药学术会在蕲春召开。

10 月 8 日：中国集邮总公司与湖北省集邮品制作中心联合发行纪念封一枚，编号：PFN·HB（E）— 1。纪念封图案为李时珍画像与《本草纲目》；纪念戳图案是《本草纲目》著作，设计者是陈景异。同时蕲春邮电局与湖北省集邮品制作中心联合发行《李时珍与本草纲目》专题邮票册（E·PCZ — 2）以示纪念。

10 月：《李时珍学术研究》出版，王剑主编，中医古籍出版社出版。

11 月 1 日：李时珍纪念馆被教育部、民政部、文化部、国家文物局等单位联合授予"全国中小学爱国主义教育示范基地"。

同年：李若溪、大车编的全图附方本《本草纲目》由重庆大学出版社出版发行。

同年：由刘方成、敢峰著《李时珍》，中国和平出版社出版。

同年：由夏魁周等校注《本草纲目》，中国中医药出版社出版发行。

12 月：《本草纲目用药原理》出版，朱盛山等编著，学苑出版社出版。

12 月：《本草纲目特殊制药施药技术》出版，朱盛山等编著，学苑出版社出版。

1997 年 1 月：《本草纲目用药实例传记》出版，朱盛山等编著，学苑出版社出版。

1 月：《本草纲目万方对证治验录》出版，朱盛山编著，学苑出版社出版。

4 月 30 日：中国中医药学会正式批复成立"中国中医药学会李时珍学术研究会"［中会字（97）第 19 号］，为国家二级学会，并挂靠在湖北省蕲春县李时珍中医药研究所。

5 月 5～7 日：中国中医药学会李时珍学术研究会成立暨工作会议在湖北

省蕲春县濒湖宾馆召开。大会选举了以北京中医药大学钱超尘教授为主任委员的第一届委员会。

6月10日：李时珍纪念馆被中共中央宣传部确定为"全国爱国主义教育示范基地"。

8月：国家中医药管理局，卫生部、国家工商行政管理局联合批文，正式批准在李时珍的故乡——蕲州镇设立"湖北蕲州中药材专业市场"，至此，蕲州中药材专业市场正式跨入了全国17家中药材专业市场行列。

10月8～12日：由湖北省人民政府、湖北省对外文化交流协会、黄冈市人民政府、蕲春县人民政府联合主办的"中国湖北第三届李时珍医药节"在李时珍的故里——湖北省蕲春县召开。湖北省集邮品制作中心与蕲春县邮电局联合制作发行专题邮票册《李时珍论药㈠》（编号：E·PCZ·9）以示纪念。

同年：沈阳出版社出版的编排本《本草纲目》发行。

1998年1月:《本草纲目字词句研究》出版，李从明著，上海中医药大学出版社出版。

1月:《名医李时珍与〈本草纲目〉》出版，朱保华等主编，中国中医药出版社出版。

1月：梅全喜在《中医文献杂志》（1998年第1期）上发表"试论李时珍对艾叶的认识和应用"文章，全面系统地介绍了李时珍对家乡的地产药材艾叶（蕲艾）的研究与应用。

3月:《鄂东四大名医》出版，熊传海主编，中医古籍出版社出版，该书一个重要部分就是介绍了鄂东四大名医之一李时珍。

6月:《本草纲目彩色图谱》出版，沈连生主编，北京华夏出版社出版。

7月:《本草纲目彩色药图》出版，邱德文、吴家荣等主编，贵州科技出版社出版。

8月:《时珍国药研究》杂志从1998年第4期开始更名为《时珍国医国药》杂志。编委会主任肖培根、梅全喜，社长兼总编朱保华。并从1999年1月起由双月刊改为月刊。

9月:《医圣李时珍》出版，张梁森著，湖北人民出版社出版。

10月:《本草纲目新校本》出版，刘衡如之子刘山永校注，华夏出版社出版。

10月8～10日：纪念李时珍诞辰480周年暨98国际李时珍学术研讨会在湖北蕲春县濒湖礼堂隆重举行，来自海内外260余人参会，并由中医古籍出版社出版了《纪念李时珍诞辰480周年学术论文集》一书。国家中医药管理局副局长佘清向大会电贺。

同年秋：湖北李时珍医药有限公司成立，由台湾舒家康药业有限公司首次投入 1000 万美元，与原李时珍药厂合资建立。2001 年该公司改建为李时珍医药集团。

同年：由张守康、张向群校注《本草纲目》，中国中医药出版社出版发行。

1999 年 4 月:《本草纲目索引》出版，郑金生等主编，人民卫生出版社出版。

9 月:《本草纲目详译》出版，钱超尘、董连荣主编，山西科学技术出版社出版。

9 月:《艾叶》出版，梅全喜编著，中国中医药出版社出版。该书是继李时珍之父李言闻所著《蕲艾传》之后的又一艾叶专著，书中详细介绍了李时珍故乡蕲春所产的蕲艾。

9 月:《李时珍故乡医药》第二集发行，由湖北省蕲春县卫生局、蕲春县中医药学会编辑。

10 月 8 ～ 12 日：由湖北省人民政府、湖北省对外文化交流协会、黄冈市人民政府、蕲春县人民政府主办的"中国湖北第四届李时珍医药节"在李时珍故里——湖北省蕲春县召开。

同年：王育杰整理的金陵版排印本《本草纲目》，由人民卫生出版社出版发行。

同年：由辽宁民族出版社出版的《本草纲目》编排本发行。

同年：由中国档案出版社出版的《本草纲目》编排本发行。

同年：由何清湖主编，吉林省人民出版社出版的《本草纲目》编排本出版发行，该本为《中华传世医书》中的第三、四册。

同年：由九洲出版社出版的《本草纲目》编排本发行，该本为《中华医学名著宝库》丛书中的卷七、卷八。

2000 年 1 月:《本草纲目药物彩色图鉴》出版，谢宗万主编，人民卫生出版社出版。

7 月:《世界文化名人李时珍》出版，王剑等主编，上海科学技术文献出版社出版。

8 月:《李时珍家传选注》出版，由郑伯成、张同生编著，中国文联出版社出版。

10 月 8 日:"中国·湖北第十届李时珍药物交易会"在蕲州召开，与此同时，还隆重进行了李时珍纪念馆建馆 20 周年庆祝活动。蕲春县邮政局推出以国家邮政局新发行的《梅花》《桂花》两种普通邮资明信片为载体的纪念明信片一套 2 枚。内容分别是"中国·湖北第十届李时珍药物交易会"和"李时珍纪念馆建馆 20 周年"，图案分别以李时珍中药材市场和李时珍纪念馆大门建筑为背景。

2001 年：由尚志钧、何任校注的金陵初刻本《本草纲目》，安徽科学技术出版社出版发行。

同年：由中国中医研究院李经纬、李振吉主编，张志斌等校注的校注本《本草纲目》由辽海出版社出版发行。

8 月：《李时珍和蕲州》，宋光锐著，武汉出版社出版。

10 月 8 ～ 12 日：由湖北省人民政府、湖北省对外交流协会、黄冈市人民政府、蕲春县人民政府联合主办的"中国湖北第五届李时珍医药节"在李时珍故乡——湖北省蕲春县召开。

10 月 12 ～ 15 日：由中华中医药学会李时珍学术研究会主办的"全国李时珍中医药资源发展战略研讨会"在李时珍故乡——湖北省蕲春县隆重召开，到会 120 余人，并编辑了论文集《李时珍学术论坛》。

2002 年 7 月 1 日：李时珍本草纲目科技园（李时珍医药集团）在湖北省蕲春县举行奠基仪式。

10 月 8 ～ 12 日：第十二届"全国李时珍中药材交易会"在李时珍故乡——湖北省蕲春县隆重举行，这是从 1991 年以来连续第十二届全国李时珍中医药交易会。

10 月 21 ～ 23 日：由中华中医药学会李时珍学术研究会、河北玉田县王清任研究会在北京香山八大处联合主持召开了"李时珍王清任学术研究会"，是纪念李时珍的又一次重要学术活动。

同年：《精编本草纲目彩色图谱》出版，呼岩主编，内蒙古文化出版社出版。

同年：由俞小平、黄志杰校注的江西本《本草纲目》，科学技术文献出版社出版发行。

2003 年 5 月 28 日：中国澳门特别行政区邮政局发行《中药》邮票全套 4 枚及"李时珍品尝中药"小型张 1 枚，由区坤健设计，是特别行政区为纪念古代科学家而首次发行的邮票小型张。

8 月：《李时珍研究集成》出版发行，钱超尘、温长路主编，中医古籍出版社出版。该书把近百年来国内外学者对李时珍生平家世、学术成就、学说发展、临床应用等有关研究的著作、论文、成果汇集于一炉。

10 月 8 ～ 12 日：第十三届李时珍中药材交易会在蕲州隆重举行。

同年：由人民军医出版社策划的《本草纲目》系列研究丛书出版，包括《本草纲目》补益疗法、《本草纲目》单味奇方疗法、《本草纲目》病案验方疗法、《本草纲目》饮食疗法、《本草纲目》中成药疗法、《本草纲目》外治疗法等，分别由罗仁、吕志平、徐成贺、杨柳等主编。

同年：在英国剑桥大学李约瑟研究所召开了一次小型的"李时珍学术研讨会"，中国著名的医药史研究专家郑金生教授应邀参会，这是现代已知在海外召开的第一次主题为李时珍研究的学术会议。

同年：李时珍"四贤牌坊"在李时珍纪念馆广场修复重立。

2004 年 1 月：世界首部《本草纲目·全文英译本》（精装 6 卷本）由中国外文出版社出版发行，由中国社会科学院研究员罗希文费时 30 年译成。

4 月 5 日：《人民日报》刊发记者温红彦撰写的长篇通讯"罗希文：《全文英译本草纲目》第一人"，全面介绍了该书的翻译出版情况。

10 月 8～12 日：数千商贾云集古城蕲州，参加第十四届李时珍中药材交易会。来自全国的 20 家现代中药企业和研究机构参加了此次盛会。此前蕲春先后成功举办了五届李时珍医药节和十三届李时珍药交会，累计交易额近 30 亿元。

11 月 8 日：《蕲春四宝》个性化邮票首次在蕲春发行，全套 4 枚，以《花开富贵》（牡丹图）邮票为载体，在副票上分别展示了蕲春四宝之蕲竹、蕲艾、蕲龟和蕲蛇的活体形态。由张晓红、李从喜、陈正兴设计。

同年：《名医李时珍治百病妙方丛书》出版，一套五部，分别为《名医李时珍治内科病妙方》《名医李时珍治外科、骨伤科病妙方》《名医李时珍治妇科、儿科病妙方》《名医李时珍治皮肤科病妙方》《名医李时珍治五官科病妙方》，王剑等主编，上海科学技术文献出版社出版。

同年：《名医李时珍抗衰老良方》出版，由王剑主编，上海科学技术文献出版社出版。

同年：《本草纲目》白话精译出版，良石编译，内蒙古科学技术出版社出版。

同年：由冯广海、周墨华编著的《李时珍》出版，中国少年儿童出版社出版。

同年：由史世勤、贺昌木主编的《李时珍全集》，共 4 册，湖北教育出版社出版发行。该书除《本草纲目》外，还附刊有《濒湖脉学》《奇经八脉考》等。

同年：《本草纲目粥疗法》出版，胡献国、黄成汉主编，人民军医出版社出版。

同年：《精编本草纲目》出版，王维主编，内蒙古人民出版社出版。

2005 年 7 月：《亚太传统医药》杂志在中国中医研究院创刊，月刊，首任主编鄢良，该杂志把对李时珍《本草纲目》的研究作为其主要内容，刊载的相关文章数量在国内众多的医药杂志中仅次于《时珍国医国药》而排在第二位，是又一个对李时珍《本草纲目》研究的重要学术期刊。

10 月 10 日：中国湖北第十五届李时珍中药材交易会开幕式在湖北蕲春县蕲州镇时珍体育场举行。

2006 年 8 月 9 ~ 15 日：由中央外宣办、国务院新闻办组织的中央电视台采访组到湖北蕲春拍摄《中国古代文化先贤——李时珍》电视文化宣传片。《李时珍》是中央外宣办、国务院新闻办 2006 年度重点对外宣传的电视片。

10 月 10 ~ 13 日：由中华中医药学会李时珍学术研究会主办的"纪念本草纲目出版 410 周年暨李时珍国际学术讨论会"在蕲春召开，来自日本和中国台湾、香港、澳门及内地的专家学者 135 人到会。

10 月 12 日：澳门中医保健康复学会会长陈惠朝先生捐赠李时珍铜像，揭幕仪式在蕲春李时珍陵园内举行。蕲春县委副书记陈友来主持，县长熊长江致揭幕词，蕲春籍知名中医药专家、广州中医药大学教授梅全喜代表来宾致辞，最后由陈惠朝之子陈松涛、中华中医药学会副秘书长曹正逵、蕲春县委书记李儒志、县长熊长江共同为铜像揭幕。

同年：李时珍纪念馆被国家文物局确定为全国重点博物馆。

同年：为了纪念我国伟大的中医药学家李时珍，充分调动、鼓励广大中医药工作者的积极性和创造性，提高我国中医药自主创新能力，经国家科学技术部批准，中华中医药学会设立了李时珍医药创新奖。

同年：《走进本草纲目之门》出版，中国中医研究院张瑞贤主编，华夏出版社出版。

同年：《本草纲目现代释用手册》出版，刘富海、刘烨主编，中国电影出版社出版。

同年：《本草纲目中药学》出版，由黄志杰、胡永年编，辽宁科学技术出版社出版。

同年：《本草纲目验方解》出版，王绪前主编，湖北科学技术出版社出版。

同年：《本草纲目 1000 问》出版，闪中雷编著，河北科学技术出版社出版。

同年：《本草纲目彩色图鉴》出版，刘永新、林余霖主编，军事医学科学出版社出版。

2007 年 4 月 6 日：《人民日报》第八版报道，由中国中医科学院推荐的《本草纲目》（明代金陵版）等 6 种文献，通过专家组评审，同意作为第一批中国传统医药档案文献申报《中国档案文献遗产名录》。

同年：紫图编绘《图解本草纲目（白话全译彩图本）》，由陕西师范大学出版社出版。

同年:《本草纲目》(点校本)出版,张增光编辑,北京燕山出版社出版。

同年:《本草纲目大辞典》出版,李志庸、张国骏主编,山东科学技术出版社出版。

同年:《本草纲目临证学》出版,由黄志杰、胡永年编,辽宁科学技术出版社出版。

同年:《本草纲目常用中药性味功能配伍宜忌速查手册》出版,黄志杰、方达任主编,湖北科学技术出版社出版。

2008年3月18日:由信中利投资有限公司、李时珍医药集团等单位联合筹拍的46集大型历史题材电视连续剧《大明医圣李时珍》在蕲春开机。

4月:《金陵本〈本草纲目〉新校正》出版,由钱超尘、温长路、赵怀舟、温武兵校,上海世纪出版股份有限公司、上海科学技术出版社出版。

5月19日:中华医学集邮研究会正式批复同意成立李时珍集邮研究会,会址设在蕲春县。

5月26日:黄石图书馆在李时珍诞辰490周年纪念日面向社会民众召开纪念李时珍座谈会,是继2006年该馆首次召开纪念李时珍座谈会之后应与会读者的要求再次举办的纪念活动。

8月17日:"百家讲坛"上海主讲人钱文忠在上海书展上首次为其新书《医圣李时珍》(线装版)签售,《医圣李时珍》是根据钱文忠在"百家讲坛"讲述的"千古中医故事之李时珍"汇编而成,钱文忠编著,上海书店出版社出版。

9月3日:坐落在李时珍故乡的李时珍医药集团在北京举行的一次资产拍卖会上,出巨资成功竞购药品核定使用商品(第五类)"李时珍"等系列注册商标51个,使"李时珍"商标终于回归故里。

9月27日:李时珍集邮研究会在蕲春成立,陈正兴任会长,韩进林任常务副会长兼秘书长,会员遍及上海、天津、吉林、湖北、江苏、广东、浙江、湖南、新疆等11省市。

10月9～14日:海峡两岸李时珍医药文化与产业发展论坛在湖北武汉开幕,来自海峡两岸及港澳地区的李时珍医药文化研究机构、医药团体和生产制造企业等400多名代表参加。代表们还在李时珍故里蕲春县进行医药交流,举行李时珍祭拜活动。

12月18日:由中华医学集邮研究会主管、李时珍集邮研究会主办的《时珍邮报》创刊号出版发行。

12月22日,国家中医药管理局将湖北蕲春李时珍陵园确定为"全国中医药文化宣传教育基地"。

同年:《本草纲目养生药方精选》出版,黄志杰、胡永峰主编,湖北科学技术出版社出版。

同年：由膳书堂文化主编的《本草纲目》在中国画报出版社出版。

同年：《图说天下——本草纲目》出版，图说天下、图书学院编绘，吉林出版集团出版。

同年：《新编实用本草纲目》出版，张英主编，北京图书馆出版社出版。

同年：现代家庭生活必备丛书《本草纲目》出版，中国戏剧出版社出版。

同年：金陵本《本草纲目》新校正出版，由钱超尘等校，上海世纪出版股份有限公司、上海科学技术出版社出版。

12月：国际合作项目《本草纲目词典》（英文版）启动，郑金生和张志斌教授赴德国柏林，任 Charitè 医科大学客座教授并作为国内主要学者参加本项目。

2009年1月：《本草纲目研究》（上、下册）出版，由刘衡如、刘山永、钱超尘、郑金生编著，华夏出版社出版。

1月25日：著名歌手宋祖英和周杰伦在中央电视台春节联欢晚会上共同演唱了一曲风格迥异的"《本草纲目》流行歌曲"，霎时传遍大江南北。

2月16日：总占地面积2035亩，总投资达20亿元人民币的湖北李时珍国际医药港项目在明代医药学家李时珍故里——湖北省蕲春县隆重奠基。

同年：《李时珍传》出版，唐浩明著，北方文艺出版社出版。

同年：《活学活用本草纲目》丛书出版，共分五册，分别为《本草纲目·儿童常见病药草治疗》《本草纲目·办公室常见病药草治疗》《本草纲目·女性常见病药草治疗》《本草纲目·男性常见病药草治疗》《本草纲目·疑难杂症药草治疗》，均由谢宇主编，华夏出版社出版。

同年：《本草纲目图鉴》（白话全译彩图本）出版，陈大为主编，长征出版社出版。

同年：《本草纲目》全四卷出版，黑龙江美术出版社出版。

同年：《本草纲目中的养生智慧》出版，罗语、王耀堂著，新世界出版社出版。

同年：《本草纲目中的百病食疗方》出版，王耀堂、李佳编著，新世界出版社出版。

同年：华文出版社出版《本草纲目》（大全集）（珍藏本超值白金版）。

同年：唐颐主编《本草纲目图文百科1000问》，陕西师范大学出版社出版。

12月：《千古人杰李时珍》出版，由陈中文、许正清、韩进林编著，大众文艺出版社出版。

同年：天津作家重阳著长篇历史小说《李时珍》，由南海出版社出版。

同年:《藏在〈本草纲目〉中的养颜秘方》出版,李艳辉主编,化学工业出版社出版。

同年:《本草纲目养生经》出版,商金国编著,化学工业出版社出版。

2010年元月:《医圣李时珍秘方大典》出版,王剑主编,湖北科学技术出版社出版。

同年2月6日:韩国著名影星张娜拉朝拜李时珍。张娜拉和父亲朱虎声在李时珍陵园身着韩服,按照中国仪式向"药圣"李时珍墓上香,随后更向李时珍墓行韩式大礼。在朝拜发布会上,蕲春县委书记熊长江宣布张娜拉为"李时珍形象大使",更赠予她一家人"蕲州荣誉市民"称号,还向张娜拉颁发了蕲州古城墙钥匙模型。张娜拉回赠韩文版《本草纲目》一本。

同年3月9日:联合国教科文组织"世界记忆工程"亚太地区委员会在澳门宣布,包括《本草纲目》在内的3项中国珍贵文献(16世纪至19世纪)成功入选亚太地区《世界记忆名录》。

同年7月31日:中国中医药学会李时珍学术研究专业委员会换届会在河北承德召开,河北省中医院李佃贵院长当选主任委员,北京李澎涛、河北陈志强、山西魏忠海、广东梅全喜等八人当选副主任委员。

同年:《图解本草纲目》出版,唐闻生主编,西苑出版社出版。

同年:《本草纲目中的长寿经》出版,宇琦主编,中国华侨出版社出版。

同年:《本草纲目养生图鉴》出版,上海科学普及出版社出版。

同年:《本草纲目中的五色蔬果养颜经》出版,熊苗主编,朝华出版社出版。

2011年2月16日:为迎接李时珍诞辰500周年,香港浸会大学中医药学院赵中振教授等倡议成立《本草纲目》读书小组,并在浸大召开了第一次会议。此后,陆续在香港、珠海、中山、成都、北京、蕲春、合肥、南宁等地,以及在美国召开了14次会议。

6月1日:国家中医药管理局与国家档案局在国家中医药管理局一楼新闻发布厅联合召开了《本草纲目》《黄帝内经》入选《世界记忆名录》新闻通气会。卫生部副部长、国家中医药管理局局长王国强和国家档案局副局长李明华分别就《本草纲目》和《黄帝内经》入选《世界记忆名录》及联合国教科文组织"世界记忆工程"的相关情况做了介绍。

6月17日:香港浸会大学中医药学院赵中振教授带领《本草纲目》读书会的14名成员到广州中医药大学附属中山医院参加《本草纲目》读书会第六次活动,本次活动由中山市中医院院科教科和药学部联合承办,由梅全喜教授做"艾叶和《本草纲目》"主题演讲,有香港、珠海和中山等地的专家学者50多人参加此次会议。

6月:《李时珍大传》出版,王剑编著,中国中医药出版社出版。

2012 年 1 月 16 日:由香港浸会大学中医药学院主办的本草读书会第八次活动在香港浸会大学中医药学院成功举行。来自内地和香港的代表共计 60 多人参加会议,赵中振教授做了题为"创新勿忘本草源"的主题发言。

6月 29 日:第九次本草读书会在北京中国医学科学院药用植物研究所举行,张志斌、华林甫和郑金生教授分别做《本草纲目》病证名词研究"《本草纲目》释地八说"《本草纲目》引文出处及人名书名的研究"的学术报告。

7月 7 日:孟向阳书《本草纲目》新书首发式在福建厦门举行。千米之长的小楷《本草纲目》手卷,由福建省厦门市华医馆中医副主任医师、中国百名杰出青年中医孟向阳历时八年创作而成,西泠印社出版社出版。

8月 2 ~ 6 日:应日本药史学会会长、东京大学药学部医药政策研究科教授津谷喜一郎邀请,中国药学会药学史分会主委郝近大教授和副主委梅全喜教授一起到东京大学参加日本药史学会柴田论坛,在论坛上梅全喜教授做了"中华人民共和国成立以来纪念李时珍研究史——60 年来的活动"的报告。

10 月 11 日:由蕲春县与湖北省黄梅戏演艺集团有限责任公司联合创作的黄梅戏——《李时珍》作为第一届湖北艺术节参评剧目在武汉洪山礼堂隆重上演。

10 月 17 ~ 18 日中国药学会副秘书长陈兵率领中国药学会药学史分会郝近大主任委员、梅全喜副主任委员访问李时珍故乡湖北黄冈市蕲春县,联系召开了纪念李时珍逝世 420 周年暨中国药学会药学史分会成立 30 周年学术会事宜,受到黄冈市刘雪荣市长、蕲春县委书记徐和木、县长赵少莲的接见和招待。

10 月 27 日:湖北中医药大学经研究决定,正式批准成立"李时珍研究所",并任命原蕲春县李时珍中医药研究所王剑教授为该所所长。

12 月 30 日:梅全喜等在日本《药史学杂志》47 卷第 2 期 103 - 110 页发表"新中国における李時珍の研究史——過去 60 年のあゆみ"文章,介绍国内 60 年来纪念李时珍的重要活动。

2013 年 5 月:为迎接李时珍诞辰 500 周年,香港健康卫视在赵中振教授的支持下拍摄 50 集纪录片"《本草纲目》药物故事",拍摄的第一集就是艾叶——《从艾出发》。

10 月:纪念李时珍逝世 420 周年暨中国药学会药学史分会成立 30 周年学术会议在李时珍的故乡——湖北省蕲春县召开。开幕式由分会副主任委员梅全喜主持,分会主任委员郝近大致开幕词,蕲春县县长赵少莲和总会副秘书长陈兵教授讲话,蕲春县人大副主任王剑宣读李时珍逝世 420 周年纪念文。

开幕式上还试映了由健康卫视摄制的《本草纲目》大型文献纪录片——"从艾出发",并举行了由梅全喜教授主编、中国中医药出版社出版的《艾叶的研究与应用》新书首发式暨赠书仪式,会后全体代表到李时珍墓地举行拜祭仪式。

2014年4月26日:"本草纲目文化工程启动仪式暨海峡两岸及香港、澳门中医药论坛"在香港浸会大学中医药学院举办,赵中振教授牵头邀请海峡两岸及香港、澳门郑金生、张永贤、梅全喜、王一涛、黄怡超等专家学者齐集一堂探讨本草纲目研究、中医药文化工程建设及中药研究国际化等问题。

12月12日:由张志斌、Paul U. Unschuld 编写的《Dictionary of the Ben cao gang mu,Volume 1:Chinese Historical Illness Terminology》(《本草纲目词典·中国历史疾病术语》)出版,美国加洲大学出版社出版。

2015年3月:由张志斌、郑金生教授牵头负责的国家出版基金重点项目《本草纲目研究集成》启动,该项目由多学科专家组成研究队伍,通过大量的前期及多方多次专家咨询与讨论,从目前《本草纲目》研究相对薄弱甚至空白的环节,设计了包括9种子书在内的研究丛书,预计成书约33册。

5月15日:中国旅游报正式向全世界公布,经过系列推荐和网络投票,最终确定中国五千年十大旅游先贤名单:孔子、李时珍、孟子、徐霞客、李白、老子、玄奘、陶渊明、郑和、杜甫。李时珍名列第二位。

6月18日:由湖北省蕲春县蕲艾产业协会举办的"首届李时珍蕲艾健康文化节"在李时珍故乡湖北省蕲春县隆重举行,此举目的是深入挖掘和继承李时珍《本草纲目》的用艾经验,为当代的大健康事业再做新贡献。

7月17日:蕲春县为了更好地推动李时珍故乡医药健康产业的发展,成立李时珍健康产业发展委员会,由县委书记赵少莲任第一主任,县长詹才红任主任,县人大常委会党组书记、常务副主任江勇任常务副主任。

10月26~28日:中国湖北第25届李时珍中药材交易会在湖北蕲春李时珍国际医药港举行。湖北省副省长任振鹤、中国中药协会会长房书亭出席。

12月6日:"中华中医药学会李时珍研究分会换届暨第八届李时珍医药论坛"在云南昆明举行,李佃贵教授任名誉主委,河北省中医中医院院长孙士江接任主委,梅全喜、赵宝玉、黄必胜、程学仁等任副主委,杨倩任秘书长,肖璜、张勋任副秘书长,同时选出30位常委,86位委员。

12月12日:经世界中医药学会联合会批准,李时珍研究与应用专业委员会成立大会在武汉召开,湖北中医药大学副校长王平教授担任主任委员。

2016年8月10日:《本草纲目》与中药创新药物研发高峰论坛"暨"本草读书会第十四次会议"在香港浸会大学中医药学院召开,在《本草纲目》分论坛,赵中振教授担任大会主席,邬家林、王平、真柳诚、梅全喜、郑金生、张志斌、王德群、张永贤、邓家刚和王家葵分别围绕李时珍与《本草纲目》做学术报告。

8月:《本草纲目导读》出版,郑金生、张志斌著,科学出版社出版。该书为张志斌、郑金生担任总主编的《本草纲目研究集成》这套学术丛书的第一本。

10月:《李时珍与〈本草纲目〉二十四讲》出版,周彭主编,湖北科学技术出版社出版。

同年11月22日:由华林甫,Paul D. Buell,Paul 编写的《Dictionary of the Ben cao gang mu,Volume2:Geographical and Administrative Designations》(《本草纲目词典·舆地通释》)出版,美国加州大学出版社出版。

11月24日:经湖北中医药学会批准,湖北中医药学会李时珍研究分会正式成立,湖北中医药大学副校长黄必胜教授担任主任委员。

2017年1月:王剑、梅全喜、赵中振等学者联名在《时珍国医国药》杂志2017年第1期中发表"李时珍的生卒时间存疑再考——写在纪念李时珍诞辰500周年之前"一文。提出:在李时珍的出生日月尚无准确的史实依据条件下,建议将每年的新历5月26日作为李时珍诞辰纪念日,将每年的新历10月26日定为李时珍的逝世纪念日,开展系列纪念活动。

2月18日:首届本草文化论坛暨广西药用植物园创建国家AAAAA级旅游景区启动活动,以及第十五次本草读书会活动暨纪念李时珍诞辰500周年学术活动倒计时500天启动仪式在广西南宁广西药用植物园召开,国内外46名著名的专家逐一发言,就本草文化与李时珍纪念活动提出了许多有建设性的意见和建议。此次会议上梅全喜教授提出由本草读书会与世中联李时珍分会、中华中医药学会李时珍分会、中国药学会药学史分会、湖北中医药学会李时珍分会联合举办"2018纪念李时珍诞辰500周年国际学术会议",得到各位主委的响应。

4月5日:在湖北省蕲春县举行了"蕲春县李时珍中医药教育基金会筹备座谈会和基金会章程讨论及理事会选举会议",会上进行了认捐,基金会发起人梅全喜教授认捐100万元,其他企业家也都积极认捐,陈普生30万元,张迎峰、梅杰各20万元,田群、吴赤球、谭战、龚谨、李晓初、宋勇等认捐10万元,并根据捐款情况选举产生了理事会,梅全喜教授当选为理事长。

4月19日:世中联、蕲春县政府及大医堂联合在北京国家会议中心举办了"世界首届艾叶产业大会暨第三届蕲艾文化节新闻发布会",会上由蕲春县县长詹才红宣布在有关专家论证的基础上、经过蕲春县人大常委会讨论,确定将每年的新历5月26日作为李时珍诞辰纪念日。广州中医药大学附属中山中医院教授梅全喜宣布李时珍中医药教育基金会成立,并宣布该基金会简称为"艾基金"。

5月26日：首届世界艾产业大会暨第三节蕲艾文化节开幕式在蕲春会展中心举行，在开幕式上宣布李时珍中医药教育基金会"艾基金"正式成立，并给李时珍中医药基金会颁发牌照。

6月：《本草纲目影校对照·药图与序例》出版，张志斌、郑金生校点，科学出版社出版。

6月21日："湖北中医药大学药学院与李时珍中医药教育基金会合作签约仪式暨首次颁奖会议"在药学院会议室举行，协议约定艾基金每年奖励湖北中医药大学药学院的优秀研究生6人，签约之后梅全喜理事长等为6名获奖的研究生颁发了首批奖励基金。

7月19日：黄冈市委常委、蕲春县委书记赵少莲、蕲春卫计局局长陈菊珍和蕲春蕲艾协会会长田群在深圳香格里拉酒店约请赵中振教授和梅全喜教授会面洽谈和筹备"2018纪念李时珍诞辰500周年国际学术会议"事宜。

8月：《本草纲目影校对照·百病主治药》出版，张志斌、郑金生校点，科学出版社出版。

8月10日：湖北省人民政府办公厅发文（鄂政办电〔2017〕124号）成立李时珍诞辰500周年系列纪念活动筹备委员会，由湖北省省委常委、常务副省长黄楚平担任主任，正式启动纪念活动的筹备工作。

10月10日：中医药文物展在香港浸会大学中医药学院开幕，赵中振教授、文树德教授、梅全喜教授和胡庆华馆长等就纪念李时珍诞辰500周年国际学术会议事宜进行了沟通和协商。

10月18日：中华中医药学会致函湖北省蕲春县人民政府"我会同意作为2018李时珍中医药大健康国际高峰论坛的主办单位"。

10月25日：纪念李时珍诞辰500周年系列纪念活动筹备委员会全体会议在武汉召开，湖北省委常委、常务副省长黄楚平主持会议，听取有关系列纪念活动筹备工作情况汇报，审议《李时珍诞辰500周年系列纪念活动筹备工作方案（送审稿）》，研究部署纪念活动各项筹备工作。

10月26日：中国湖北第27届李时珍中药材交易会在湖北蕲春举行，国家、省、市、县领导，以及专家学者和3万余市民群众参加开幕式。开幕式当天李时珍中医药基金会举行了资助蕲春籍报考中医药大学中医药专业贫困学子资助金颁发仪式，中国中药协会房书亭会长和艾基金会理事长梅全喜教授等为9名学子颁发资助金。

12月19日：湖北省卫生和计划生育委员会在武汉主持召开"李时珍诞辰500周年系列纪念活动筹备工作专家咨询会"，来自国家中医药管理局查德忠、余海洋，中华中医药学会王国臣及中华中医药学会李时珍研究分会孙士江，中国中医科学院王燕平，香港浸会大学中医药学院赵中振，广州中医药大学附属中山中医院梅全喜，湖北省卫计委张晋、姚云，湖北中医药大学刘军锋，湖北省中医院涂远超以及湖北省委宣传部、湖北省卫计委、旅游委、电视新闻中心、黄冈市、蕲春县的专家和领导参加会议。会议对纪念李时珍诞辰500周年的系列纪念活动方案进行了论证和讨论，明确了活动的主题、目的和意义及具体实施方案。

12月：王剑、梅全喜撰写的长文"李时珍及其《本草纲目》500年大事年谱"分为明代、清代、民国时期及中华人民共和国成立后（上、下篇）五部分在《时珍国医国药》杂志（2017年12期及2018年1、2、3、4期）上刊出，该文全面系统地介绍了李时珍出生至《本草纲目》问世后近500年来后人对其进行的研究情况。

12月："本草纲目研究集成"系列丛书之《本草纲目影校对照》（一、药图与序例，二、百病主治药，三、水火土金石部）出版，张志斌、郑金生校点，科学出版社出版。

2018年2月1日：由广东省食品药品监督局严振副局长、广东省卫生厅原副厅长张寿生、广东省药学会秘书长郑志华、中国药房杂志社社长助理岑远明和广东省药学会药学史分会主任委员梅全喜共同倡导、提议，由中国药房杂志社、广东省药学会、中华医学会临床药学分会、中华中医药学会医院药学分会等20多个学术团体联合发起"为药师发声，为自己代言——关于设立中国药师节的倡议"，建议将我国明代伟大的医药学家李时珍的诞辰纪念日5月26日设立为中国药师节，得到了广大药师的积极支持。

2月6日：郑金生、Nalini Kirk，Paul 编写的《Dictionary of the Ben cao gang mu，Volume 3：Authors and Book Titles》（《本草纲目词典·人物及著作》），由美国加洲大学出版社出版。

3月：梅全喜、王成启编著的《本草纲目养生大全》由中国中医药出版社出版。

4月：《李时珍〈本草纲目〉500年大事年谱》出版，王剑、梅全喜编著，人民卫生出版社出版。该书由德国著名的医药史专家文树德教授题字、国内著名的李时珍《本草纲目》研究专家郑金生和张志斌教授联名写序，是李时珍《本草纲目》500年来第一部全面系统记载有关李时珍《本草纲目》研究重要活动的专著，具有重要的史料价值。

同年5月26日：纪念李时珍诞辰500周年祭拜典礼暨李时珍纪念馆新馆开馆仪式在蕲春县李时珍纪念馆及墓地隆重举行。

同年5月26日：由中华中医药学会主办的李时珍中医药与大健康国际高峰论坛在湖北蕲春会议中心隆重开幕，论坛由多个会议组成，其中由中华中医药学会李时珍研究分会、本草读书会、中国药学会药学史分会、世中联李时珍研究与应用分会等联合承办的"纪念李时珍诞辰 500 周年国际学术会议"吸引了 500 多名来自海内外的专家学者前来参会，国内外研究李时珍《本草纲目》的著名专家应邀悉数到场，这是一次纪念李时珍的最隆重、最重要的学术活动。

第二节　李时珍研究会及李时珍医药研究学术会议

诞生于明代的李时珍是我国历史上一位伟大的医药学家和博物学家，不仅有丰富药物学知识，还对植物学、动物学、矿物学、冶金学等多学科知识精通。历代对他的研究一直都没有停止过，最近 10 多年来国内成立了多个李时珍学术思想研究会，开展了一些研究工作，并召开了李时珍研究学术会议，为挖掘、整理、继承李时珍宝贵医药经验发挥了重要作用。

一、李时珍研究会成立情况

关于国内成立的李时珍学会，最早是 1985 年 4 月 25 日湖北省蕲春县成立的"李时珍研究会"，由湖北中医学院李今庸教授任会长，中国科学院自然科学史研究所潘吉星教授和蕲春县人民政府副县长宋翠莲任副会长，李时珍纪念馆副馆长宋光锐任秘书长。但这个研究会较少开展学术活动。

1997 年 5 月 6 日，中国中医药学会李时珍学术思想研究会在李时珍故乡湖北蕲春宣布成立，选举了以北京中医药大学钱超尘教授为主任委员的第一届委员会，王剑为秘书长。研究会确定每二年举办一次学术活动，特别是要做好李时珍诞辰、逝世及《本草纲目》刊行问世等富有纪念意义的每 5 年或 10 年的国际国内学术交流活动。同时将设立李时珍学术研究基金，并创办本会的学术期刊。第二届李时珍研究会仍由钱超尘教授担任主任委员，一、二届委员会期间确实是按建会之初规划的那样，在湖北蕲春举办过多次李时珍《本草纲目》学术研讨会议。

中华中医药学会李时珍研究分会第三届委员会换届改选会议于 2007 年 11 月 12～13 日在河北保定市举行，河北省中医院院长李佃贵教授当选为主任委员，并举办了首届中华中医药学会李时珍医药论坛。此后，李时珍研究会基本上是每年举办一届围绕李时珍《本草纲目》的学术研讨会，即李时珍医药论坛，至 2020 年已连续举办了 13 届李时珍医药论坛，为推动李时珍《本草纲目》的学术研究及现代应用发挥了积极作用。

中华中医药学会李时珍研究分会四届委员会换届于 2010 年 7 月 31 日在

承德静宜山庄举行，河北省中医院李佃贵院长当选主任委员，北京李澎涛、董建勋，河北陈志强、赵宝玉、裴林、周海平，山西魏忠海，广东梅全喜等等八人当选副主任委员，赵宝玉当选秘书长。第五届委员会换届会议于2015年12月5日在昆明滇池温泉花园国际大酒店举行，李佃贵任名誉主委，河北省中医院院长孙士江接任主委，李廷荃、赵宝玉、黄必胜、梅全喜、程学仁等任副主委，杨倩任秘书长，《时珍国医国药》杂志肖璜总编任副秘书长。第六届委员会换届会议于2020年10月16日在天津梅江会议中心皇冠假日酒店举行，国医大师李佃贵教授担任名誉主委，河北中医学院党委副书记兼河北省中医院党委书记孙士江继任主委，湖北中医药大学副校长黄必胜、深圳市宝安纯中医治疗医院中药学科带头人梅全喜、河北省中医院副院长杨倩、广东一方制药总经理程学仁、河北中医学院药学院院长张一昕当选副主委，河北省中医院副院长赵宝玉任秘书长、肖璜等任常委兼副秘书长。

《本草纲目》读书会（发起时是以"《本草纲目》读书小组"为名称的，后改为"本草读书会"）于2011年2月16日在香港浸会大学中医药学院由赵中振教授发起并举行首次会议，目的是在李时珍诞辰500周年之际重读《本草纲目》，重温经典，纪念李时珍，也为2018年承办"纪念李时珍诞辰500周年国际学术研讨会"做准备，至今为止以连续举行了18次会议。

2011年6月17日《本草纲目》读书小组第六次活动在中山市中医院药学部顺利举行，由梅全喜教授承办。参加本次读书活动的人员主要有香港浸会大学赵中振教授和陈虎彪教授、国家中医药现代化工程技术研究中心曹晖教授、中山市中医院梅全喜教授、钟希文主任中药师及彭伟文主任中药师等近40人。活动中梅全喜教授以"艾叶与《本草纲目》"为主题，做了一场热情洋溢的学术报告，报告中介绍了《本草纲目》对艾叶的研究与应用情况，对艾叶在《神农本草经》和《本草蒙筌》中记载情况以及艾叶道地产地的变迁等本草考证方面内容进行了探讨，同时也对艾叶避邪的由来从历史传说和真实起源两方面进行了介绍。会后与会者对艾叶与《本草纲目》这一论题进行了热烈的讨论，梅教授报告中提出的关于艾叶本草考证的探讨，反映出本草考证对现代科学研究的重要性。讨论中赵中振教授特别指出，目前针灸之"针"已踏出国门，得到世界各地的认同。艾灸功效明确，"灸"的推广却有待加强。

《本草纲目》读书会几乎参加了每一次有关李时珍《本草纲目》的大型纪念活动及学术会议，如2013年在李时珍故乡召开的隆重纪念李时珍逝世420周年和纪念药学史分会成立30周年，以及2018年在湖北蕲春举行的纪念李时珍诞辰500周年大型纪念活动及国际学术会议，特别是纪念李时珍诞辰500周年的国际学术会议主要是由本草纲目读书会来发起主办的。

世界中医药学会联合会李时珍医药研究与应用专业委员会于 2015 年 12 月 12 日在武汉成立，湖北中医药大学副校长王平教授当选为第一届理事会会长，刘军锋博士当选为秘书长，同时举行了以"李时珍——医与药的睿智融合"为主题的第一届学术年会，2017 年 11 月 4 日在湖北黄冈市举行第二届学术年会，会上发布了王平教授主编的《李时珍医药选读》一书。

湖北省中医药学会李时珍研究分会于 2016 年 5 月 20 日在武汉成立，由湖北中医药大学副校长黄必胜教授担任主任委员，副主任委员由刘建忠、曾勇、徐智斌、石新华、肖璜、王剑等同志担任，并同时举办学术交流会议。2019 年 12 月 25 日在武汉举办了"2019 李时珍及其《本草纲目》与中医药文化高峰论坛"。2021 年 12 月 4 日在湖北潜江举办了"湖北省中医药学会李时珍研究分会 2021 年学术年会暨半夏产业发展论坛"。

中国中医药信息研究会李时珍研究分会已获得总会（中信会秘字 2021 第 10 号文件）批准，梅全喜教授任分会会长、陈锦文教授任秘书长，成立大会已定于 6 月下旬在武汉召开，这将是又一个专门研究李时珍的分会，将会为李时珍研究增添新的力量。

二、李时珍医药研究学术活动

（一）医圣故里丹桂香——纪念《本草纲目》出版问世 410 周年暨李时珍国际学术研讨会小记

2006 年 10 月，金秋送爽，丹桂飘香。由中华中医药学会主办，湖北省蕲春县卫生局、李时珍医药集团公司承办的纪念《本草纲目》出版问世 410 周年暨李时珍国际学术研讨会，于 10 日至 13 日在已故医药泰斗李时珍故里蕲春县隆重召开。北京中医药大学、中华中医药学会、香港浸会大学、澳门中医药保健康复学会等有关单位的领导、教授、专家、学者等 130 余人，在蕲春县党政等主要领导及有关部门负责同志诚挚的邀请和热情的接待下，从祖国的四面八方踏着金秋的微风，满怀兴致赴蕲春县参加此次盛会。

10 月 11 日上午，隆重热烈的开幕式结束后，由蕲春籍知名中医药专家、广州中医药大学中山附属医院教授、主任中药师梅全喜主持大会学术报告，来自全国各地著名教授、专家、学者等先后登台，进行了深入广泛地学术交流。北京中医药大学钱超尘教授和中华中医药学会温长路教授报告了《本草纲目》版本问题，正本清源。年逾古稀的中国药科大学赵守训教授做了以"《本草纲目》中无机化学药物的贡献及其进展"为主题的报告，列举《本草纲目》对矿物药（无机化学药）著述的惊人成就。中国中医研究院中药研究所研究员郝近大关于《〈本草纲目〉中毛茛科药物基原考》的论文，按现代植物分类系统对古代本草所收载的药物进行分类考证，对于深入挖掘整理古代药学遗产利用植物亲缘关系开发新药等都具有重要意义。

同时，专家们对李时珍应用学术的研究也进入了一个新的境界。除了诸多临床应用《本草纲目》科学成就的学术报告外，如香港浸会大学中医药学院赵中振教授《秉承时珍精神，在香港构建中医药走向世界的桥梁》、广州中医药大学徐良教授《中华本草青蒿在国际抗疟重大贡献及华南万顷花蒿 GAP 产业化生产与研究》，反映了赵中振教授等人利用香港这个国际大都市营造生药技术平台，采用中药显微鉴别等高新技术，推进中药标准化、国际化，并推动香港中医药立法。这些将有利于中医中药走向世界，是极具经济和文化意义的重要举措。徐良教授在华南实施万顷黄花蒿 GAP 产业化生产，提取青蒿素，开发新特药，是一个了不起的突破。

参加这次盛会的中国科学院华南植物园林有润教授，报告了《我为李时珍事业鼓与呼——陪同著名科学史家李约瑟博士考察李时珍家乡 20 周年联想的事》，再现了林教授弘扬李时珍文化、拓宽李时珍成果所做出的不懈努力。他提出的成立国际性李时珍研究会等多项建议，表现出一个名副其实的李时珍事业的社会活动家的情怀。他认为李时珍事业应向更深层次更多方面发展，建议将蕲春办成华中道地中药材 GAP 生产基地和以药用植物为主无处不飘香的园林绿化美化县，推动对李时珍家乡名胜古迹的再发掘和文物的修复工作，争取将李时珍珍贵的人文资源向国家及联合国申报"文化遗产"。

翌日上午，与会代表兴致勃勃赴蕲春李时珍故里，参加了李时珍全身铜像揭幕仪式，在仪式上蕲春县县长熊长江和广州中医药大学教授梅全喜致辞。李时珍全身铜像由澳门中医药保健康复学会会长陈惠朝先生捐资 15 万元铸造而成，高 2.41 米，重约 500 公斤。捐赠铜像旨在弘扬传承李时珍精神，进一步推动中华中医药业的振兴与发展。今年 70 岁的陈惠朝先生一直对李时珍崇拜不已，并且长期对《本草纲目》进行深入细致地研究，其研究成果给澳门中医药保健带来了巨大的经济效益。澳门中医药保健康复学会不仅捐赠李时珍铜像，而且还资助两位蕲春籍大学生攻读中医药大学学士学位。

下午，与会人员参观了李时珍医药集团的本草纲目生物科技园。李时珍本草纲目生物科技园是按李时珍医药工业园和李时珍本草纲目园两大建设群体进行布局，占地面积 2500 亩，总投资 5000 万美元，是一个集 GAP 药材种植、药品生产、生物科研、医疗教学、旅游观光、疗养保健、科普教育于一体的现代化生态科技园和综合性园林式生态环保生产基地，被称之为"华中药谷"和"健康大世界"。

本草纲目生物科技园内有被誉为"中华第一本草窖"的李时珍本草酒窖。该窖位于一座山体内，窖内整齐排列着一排排大型传统酒缸。据集团总经理林朝辉先生介绍，这座本草酒窖容积 1 万余立方米，常年窖藏原酒 300 吨，是中国目前最大的药酒窖。

最后，与会代表来到本草纲目园参访。可以说本草纲目园是一部活的《本草纲目》。园内将李时珍《本草纲目》中所记载的 1892 种中药材用现代化科技手段进行集中种植和陈列。对每一种药物全部设置真实彩色图片和文字标牌，将每一种药物的形状、药用部位、药用价值、治疗病症等均在标牌上予以展示，可以让人们通过看实物、图片、文字介绍后，就能识药、辨药，就能读懂《本草纲目》这部医药学巨著。

园内亭台楼阁，花鸟鱼虫，山碧水秀，草青花香。该园全部建成后将集古今中外药用动植物之大成，成为一部跨时空、跨地域、垮时代的"中医药百科全书"。

李时珍国际学术研讨会历时四天，并出版了《纪念本草纲目出版问世410 周年李时珍国际学术论文集》。这次盛会无疑将促进中医药和其他学科的臻善和较快发展，为医圣故里的经济振兴创造有利的条件。

（二）梅全喜教授在李时珍铜像揭幕仪式上的讲话

尊敬的各位领导、各位来宾：

今天，我们来自国内外的专家学者齐聚李时珍纪念馆，为澳门中医药保健康复学会会长陈惠朝先生捐赠李时珍铜像举行揭幕仪式，在此我代表来自全国各地的专家学者对揭幕仪式表示衷心的祝贺！对热心李时珍家乡中医药事业、积极捐资修建李时珍铜像、资助李时珍家乡学子的澳门中医药保健康复学会会长陈惠朝先生及其家人表示诚挚的问候和衷心的感谢！

陈惠朝先生是澳门的社会贤达、著名中医，他不仅是澳门中医药保健康复学会的创会会长，现任会长，而且还担任中国中医药学会李时珍学术研究会委员、广东省中医药学会脊柱病专业委员会名誉主任、澳门中医药学会副会长等多项学术职务。他热心于中医药事业，在澳门主办过多次国际中医药学术会议，为澳门中医药事业的发展做出了重要贡献。自从 1998 年陈惠朝会长首次应邀来到李时珍故乡参加学术会议之后，一直对李时珍故乡的中医药事业的发展给予了极大的关注，先后多次向李时珍故乡捐资捐物，这次适逢"纪念《本草纲目》出版 410 周年暨李时珍国际学术讨论会"在李时珍故乡召开，陈惠朝先生慷慨解囊，捐款十五万元，铸造李时珍铜像一尊并资助两名蕲春籍在读中医药专业贫困学子的五年学费，陈先生的义举，不仅表达了他对伟大的医药学家李时珍的无比崇敬之心，也表达了他对李时珍故乡医药事业发展的关怀之情。他的义举不仅得到他的家人和澳门中医药界的大力支持，也得到李时珍故乡人民的热烈欢迎，更得到出席这次会议的全体代表的一致赞许。让我们再次向陈惠朝先生及其家人表示最诚挚的谢意！

借此机会，我向参加这次李时珍国际学术会议的全体代表，并希望通过你们向全国中医药界发出呼吁，呼吁大家积极关注和支持李时珍医药学术研究工作的开展和李时珍故乡的中医药事业的发展。为继承和发扬李时珍医药学术思想、弘扬李时珍精神、推动祖国中医药事业的蓬勃发展而出资出力、献计献策。

最后，预祝纪念《本草纲目》出版410周年暨李时珍国际学术讨论会取得圆满成功！祝陈惠朝先生及家人身体健康！事业兴旺发达！祝各位领导、各位来宾身体健康！工作顺利！万事如意！

（三）《本草纲目》文化工程

《中国中医药报》2014年5月9日讯：为迎接2018年李时珍诞辰500周年，香港浸会大学中医药学院开展《本草纲目》文化工程，并于近日举行启动仪式。国家中医药管理局副局长王志勇、香港特区政府食物及卫生局局长高永文、香港特区政府卫生署署长陈汉仪、医院管理局主席梁智仁、中国台湾中医药研究所所长黄怡超、澳门大学教授王一涛及香港浸会大学校长陈新滋和该校中医药学院院长吕爱平、副院长赵中振等出席会议。

李时珍《本草纲目》是中国第一部本草学巨著，对后世影响深远，2011年被列入联合国教科文组织世界记忆名录。此次筹划的《本草纲目》文化工程，包括中医药学院与健康卫视共同制作的一部50集以不同中药为主题的大型文献纪录片《本草纲目》，以及由赵中振主编《本草的世界》丛书。海峡两岸及香港、澳门中医药论坛同期举行，众多中医药专家学者参加并演讲，促进中医药领域交流合作。

（四）中华中医药学会第九届李时珍医药论坛

为促进李时珍研究分会的发展和学术交流，由中华中医药学会主办、李时珍研究分会与河北省中医院联合承办的"中华中医药学会第九届李时珍医药论坛"于2016年9月23至25日在河北省石家庄市河北省中医院召开，来自全国各地的医药界代表365人参加会议。会议开幕式由分会秘书长、河北省中医院杨倩副院长主持，分会主任委员、河北省中医院院长孙士江做工作报告，河北省中医药管理局副局长胡永平讲话，在开幕式上由分会副主任委员、广州中医药大学附属中山医院梅全喜教授宣布成立李时珍分会青年委员会，并宣读了通过选举产生的青年委员会名单，还聘请北京中医药大学钱超尘教授和中华中医药学会顾问温长路教授为分会顾问，并颁发证书。

开幕式后分别由著名的专家钱超尘、温长路、梅全喜及辽宁中医药大学附属医院王垂杰、河北中医学院张一昕和广东一方制药总经理程学仁等做"误描误改金陵木《本草纲目》致讹举隅""经典、临床、跟师、悟道——从李时珍成名之路解析中医成才的四大途径""鲜龙葵果治疗肿瘤的药理学基础与临床应用研究""从中西医角度看溃疡性结肠炎的诊治策略""中药配方颗粒工艺及利弊分析""中药汤剂现代化研究与发展"等学术报告。会议还择优选取了一批青年学者就他们的研究成果做了大会交流，即西南医科大学赵庆、广东食品药品职业学院范文昌和黑龙江中医药大学附属第二医院张禹，受到与会代表的欢迎。会议确定第十届李时珍医药论坛于2017年在山西太原召开，并于2018年在湖北省召开纪念李时珍诞辰500年学术活动。

（五）打造"立体的本草文化园"的想法和建议——梅全喜教授在广西南宁"纪念李时珍诞辰500周年倒计时500天启动仪式"上的发言

我们今天对中药的安全应用十分重视，其实李时珍是中药安全应用的先驱，早在400多年前他就十分重视中药的安全应用问题，李时珍是因感于《本草》一书……第其中舛谬差讹遗漏，不可枚举"，于是决心"考古证今，奋发编摩，苦志辨疑订误"，就是要纠正古代本草的谬误，修改古代本草中不安全、不合理的内容，补充新发现和新研究的成果。主要有：①敢于纠正前人谬误邪说。②重视通过炮制降低药物毒性。③纠正前人毒药炮制的错误方法。④重视用药的配伍、妊娠、症候及饮食禁忌。⑤重视药物的煎服药方法及用法用量。⑥注重药材混乱品种的澄清，揭露造假、售假行为。他纠正了过去本草学中对中药认识、炮制及应用等方面的若干错误，对中药安全合理应用做出重要贡献，使数十万甚至几百万人避免了乱用中药或错用中药而出现的毒副反应甚至中毒身亡的情况，如果说美国FDA的凯尔西女士因为拒绝反应停在美国上市而拯救了美国的成千上万的儿童免受灾难，那么，李时珍是避免了数十万甚至数百万的中国人免受乱用错用中药之祸。为此，我们建议打造"立体的本草文化园（网络版）"，在打造"立体的本草文化园"时应该重点突出中药安全应用这个内容。

《本草纲目》被明代著名文学家王世贞称之为"性理之精蕴，格物之通典，帝王之秘籍，臣民之重宝"。他说读《本草纲目》这部书"如入金谷之园，光彩夺目；如登龙君之宫，宝藏悉陈"。作为一个李时珍《本草纲目》研究的热衷者，我觉得王世贞的评价是恰如其分，一点都不夸张。在我多次研读《本草纲目》的过程中更是感同身受！在如今信息爆炸的新时代，很难有人去认真研读这部200万字的古籍巨著。为了推动对《本草纲目》的宣传，让更多的年轻人了解中国的传统文化、了解中医药传统文化，建议利用现代的多媒体技术、根据《本草纲目》的记载建立一个虚拟的、直观的"《本草纲目》世界——立体的本草文化园（网络版）"，让更多的人通过手机、电脑进入到这个"金谷之园、龙君之宫"，使他们更好地了解到中国的传统文化和中医药传统文化中"光彩夺目的宝藏"。

中　篇

葛洪《肘后备急方》研究

　　葛洪，字稚川，号抱朴子，丹阳句容（今江苏句容县）人，是我国东晋著名的医药学家、炼丹术家、道教理论家，在医学、制药化学以及道教改革等方面做出了巨大的成就和重要贡献。自东晋咸和初年葛洪辞官来到广东惠州罗浮山隐居后，一直在这里炼丹、行医、布道、著述。其编著的《肘后备急方》是岭南地区晋代以前医药的全面总结，对于今天岭南地区的常见多发疑难杂症的治疗与预防具有重要的指导意义。书中记载的青蒿治疟独特制服方法更启示了屠呦呦教授，对其发现抗疟新药青蒿素，挽救了众多疟疾患者的生命，获得诺贝尔奖功不可没。近年来，葛洪学术思想及其《肘后备急方》医药经验等已引起了学者们的广泛关注和研究。

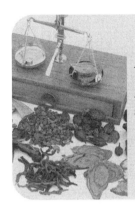

第六章
葛洪生平研究

　　葛洪，人称葛仙翁，生逢乱世，幼年时艰苦求学，曾师从葛玄弟子郑隐学习炼丹术。青年时入伍从军，历任将兵都尉、伏波将军、关内侯、广州刺史（嵇含）的参军等官爵。后无意仕途，只醉心于养生得道，隐居在罗浮山炼丹布道。葛洪治学领域广泛，著术甚丰，涉足于道教、哲学、史学、医学、药学等，其医学成就在岭南医学史上起着承上启下的重要作用，为推动岭南医药学的发展作出了重要贡献。但后学者对其生平研究结果有不一致的意见，主要是葛洪生活的年代离我们久远，很多的史料不完善，现对其生卒年代及其晚年隐居、逝世地进行探讨，提出我们的观点，以供大家参考。

第一节　生卒年代考证

　　葛洪一生著述甚丰，但大多已散佚，现存且与医药有关的当数《肘后备急方》和《抱朴子内篇》。《肘后备急方》为当时急症治疗的简易方书，全书列有 70 余篇名，所列疾病有急性传染病及内、外、妇、儿、五官等病症。对于每一病候，略述病源，详列病状，细论治法。所论述疾病多以急性病为主，包括各种传染性热病及由物理、化学、生物等因素引起的急症，对于常见而多发的慢性病也未忽视，还有治疗牛马疯症等兽医的内容。在临床治疗学方面的成就尤为突出，特别是在传染病和寄生虫病的认识和治疗方面，如沙虱（羌虫病）的传染途径和治疗方法；用狂犬的脑（狂犬毒素）来治疗狂犬病的免疫接种疗法；对疟疾的治疗，尤其是最早提出用青蒿治疗疟疾；对天花的描述是世界最早的记载；对脚气病的记述以及各种药物、毒物中毒的急救方法等，都是十分科学合理的。尽管本书卷帙不多，但内容丰富，颇有科学价值，是两晋南北朝时期重要的医学典籍，也是现存最早的急症诊治专著，亦被视为岭南医学的第一书。《抱朴子内篇》继承了早期的炼丹、医疗、养生等理论与实践，对推动炼丹术、化学、制药化学、养生学、医药学、性医学等方面的发展作出了一定的贡献。

葛洪在医药学、药剂学及化学上的贡献得到后世的充分肯定，但国内的一些文献资料对葛洪的生卒年代记载颇不细致，现根据手头仅有的资料提出如下考证。

一、葛洪生卒年代的记述

关于葛洪的生卒年代，各种资料记载颇不一致，归纳起来主要有以下几个方面。

（1）载其生卒年代为281～341年的有《辞海》《新辞海》（试行本）、《辞源》《中医大辞典》（医史文献分册）、《中国医学简史》《中医诊断学》《中国药学史料》，是目前最流行的一种说法。

（2）以其生卒年代为283～363年的有《中国历代名医简介》《医古文》。

（3）以其生卒年代为284～363年的有《中国古今名人大辞典》《博罗县文物志》。

（4）以其生卒年代为284～364年的有《辞海》（医药卫生分册）。

（5）以其生卒年代为261～341年的有《中国医学史》。

这些不同的记载使今人对葛洪的生卒年代认识十分模糊，笔者在惠州博罗先锋药业集团有限公司工作期间，曾在中国药学会药学史专业委员会的支持下于1995年11月26—29日在广东惠州市组织召开了"纪念葛洪及其药剂学成就学术研讨会"，这次会议来稿中对葛洪生卒年代的记述亦是十分混乱，笔者对专门论述葛洪的24篇稿件进行了统计，发现有16篇述及葛洪生卒年代，其中载其生卒年代为281～341年的有6篇、284～364年4篇、283～363年2篇、281～361年2篇、261～341年和283～341年各1篇，可见现代对葛洪生卒年代之认识亦是众说纷纭。

葛洪的生卒年代虽有多种记载，但按其年寿归纳起来可分为两类：一是以281～341年为代表的，以此推算葛洪年寿当是61岁；一是以283～363年、284～364年、261～341年等为代表的，以此推算葛洪年寿当是81岁，由此可见，确定葛洪年寿对于确证葛洪生卒年代具有重要参考价值。

二、考证

（一）关于葛洪的年寿

关于葛洪的年寿有不同记载，大多数文献资料记载葛洪年寿为八十一，如《晋书·本传》对葛洪之死有这样的记载："忽与（邓）岳疏云：当远行寻师，克期便发，岳得疏，狼狈往别。而洪坐至日中，兀然若睡而卒，岳至，遂不及见，时年八十一。"葛洪的故乡《句容县志》亦有类似记载。唐·王松年《仙苑编珠》亦考称谓八十一。《历代名医蒙求》引《晋中兴书》载："时年八十一，视其貌如婴童，平生体亦软弱，举尸就棺，甚轻如空衣，时有知者，咸以为尸解得仙焉。"《太平御览》中亦引有此内容。明·徐春甫《古今医统》载："八十余，人言尸解仙去。"清·陆以湉《冷庐医话》载："医人每享高龄，约略数之，如葛洪八十一。"清代《四库全书提要》载："后终于罗浮山，年八十一，事绩具《晋书·本传》。"在葛洪逝世的罗浮山，各种地方史料均认为葛洪卒年八十一岁，如《罗浮山志》就有这样一段关于葛洪之死的记载："洪坐至日中，兀然若睡，年八十一，视其颜如生体，柔软。举入棺甚轻如空衣，世以为得尸解云。""葛仙尸解，葬其衣冠。"至今在罗浮山上仍保留有"葛洪衣冠冢"之遗迹。

也有少数文献载其年寿为六十一岁，如宋《太平寰宇记》载"死时六十岁"，侯外庐《中国思想通史·卷三》亦指出"其寿为六十一"，《预防思想史》载"推断为六十岁"。

《晋书》系唐代房玄龄等撰于贞观十八年（644年）的论述晋代史的专著，且《古今医统》和《冷庐医话》分别是明、清时期的重要综合性医书，选辑资料丰富，参阅价值高。而《太平寰宇记》则是宋代乐史编撰于太平兴国四年（978年）的专著，是北宋地理志。由此可以看出以《晋书》为代表记载葛洪年寿八十一的一组文献资料历史早，资料面广，史实性强，可信性高，故葛洪年寿当以八十一的可能性大。

（二）关于葛洪的生、卒年

葛洪生年有三种记载，即281年（西晋太康二年）、283年（西晋太康四年）和284年（西晋太康五年），《辞源》虽载葛洪生于281年，但亦对此持怀疑态度，故在281年之后加上问号，说明葛洪是否生于281年还待考证，韦氏曾指出《抱朴子外篇》有佚文云："昔太安二年（303年），京邑始乱，余年二十一。"以此上推，葛洪生于晋武帝太康四年（283年），此说取证于葛洪自述，当可信，故葛洪应是生于283年。

葛洪的卒年也有341年（东晋咸康七年）、363年（东晋兴宁二年）和364年（东晋兴宁三年）几种记载，从前述史料记载葛洪年寿八十一可知，葛洪卒年为 341 年是不对的。葛洪曾在所撰《神仙传》中云："平仲节于晋穆帝永和元年（345 年）五月一日去世。"由此也可见葛洪之死当在 345 年之后，其卒年不可能是 341 年，此述也佐证葛洪年寿不是六十一，而是八十一，故按其生年及年寿推算葛洪当卒于 363 年。

综上所述，笔者认为葛洪生、卒年代为 283～363 年，年寿八十一岁。

第二节　生卒寿年及其晚年隐居、逝世地的再探讨

葛洪一生历经战乱、颠沛流离，而他则为追求自己的目标而东奔西走，不辞劳苦，著作等身，其传世之重要的著作当数《肘后备急方》和《抱朴子内篇》。由于史料不完整或不足，对于葛洪的生卒寿年一直存在以下几种争议，对于其逝世地一般都认为在罗浮山，随着时间的推移，许多新的资料的出现，对于其生卒寿年及逝世地又有了新的认识。

一、葛洪生卒寿年的再探讨

关于葛洪的生、卒年学术界一直都有争论，《辞海》《新辞海》（试行本）、《辞源》《中医大辞典》（医史文献分册）、《中国医学简史》《中医诊断学》《中国药学史料》，载其生卒年代为 281～341 年（享年 61 岁），是目前最流行的一种说法。《中国历代名医简介》《医古文》载其生卒年代为 283～363 年（享年 81 岁）。有关葛洪生年的意见均比较接近，大部分认为葛洪生于西晋初年，即晋武帝太康四年（283 年），或前后几年，但是葛洪究竟卒于何年，分歧比较大，综合学界的研究成果，主要下列有三种说法：81 岁说、61 岁说、不足61 岁说。按照 61 岁说，葛洪卒年可能是 343 年（或 341 年、344 年）。按照81 岁说，葛洪卒年可能是 363 年（或 361 年、364 年），现探讨如下。

葛洪寿年 81 岁说见于唐代房玄龄等人著《晋书》卷七十二《葛洪传》及唐代以后道书如王松年《仙苑编珠》引南朝陈马枢《道学传》等有关记载。61 岁说主要见于北宋初年乐史所编地理书《太平寰宇记》卷一百六十引东晋袁宏的《罗浮记》等材料。还有一种说法认为葛洪最高年寿不过 60，此说以钱穆为代表，钱穆所作《葛洪年谱》时间较早，又是第一个葛洪年谱，因而受到后来研究者的重视。其实这种说法与 61 岁说甚近，从使用的材料和推论的方法来看，大致也可以归入 61 岁说。

综合考察葛洪的著作以及前人的研究成果，葛洪生于 283 年应该是没有疑义的。严可均辑佚的《抱朴子外篇佚文》中，有《太平御览》卷三百二十八引《抱朴子》佚文一条："三国举兵，攻长沙王乂。小民张昌反于

荆州，奉刘尼为汉主。乃遣石冰击定扬州，屯于建业。宋道衡说冰，求为丹阳太守，到郡发兵以攻冰，召余为将兵都尉。余年二十一，见军旅（严可均在此书有按语"此句有脱字"）不得已而就之，宋侯不用吾计数败，吾令宋侯从月建住华盖下，遂收合余烬，从吾计破石冰焉。"这条佚文是解答葛洪出生时间的重要依据。石冰之乱的时间在《晋书》中有详细记载，佚文中的"太康"为"太安"之误，"太安"为晋惠帝司马衷年号，太安二年为303年。钱穆《葛洪年谱》正是根据这段佚文，推论葛洪协助宋道衡破石冰在晋惠帝永兴元年（304年，也即太安三年），葛洪应当生于晋武帝太康四年（283年）。葛洪在自序中说破石冰的这一年自己21岁，以此推算，葛洪生于晋武帝太康四年（283年），此说取证于葛洪自述，当可信，故葛洪应是生于283年。

上列七条主要材料中，袁宏（328—376年）的《罗浮记》是现存有关葛洪卒时的最早文献，它的史料价值应该得到充分重视。今人凡持61岁说的也多认可《罗浮记》。袁宏为东晋著名文学家和史学家，《晋书》卷九十二《文苑》有传，袁宏作《罗浮记》比较可信。《罗浮记》载："葛洪，字稚川，句容人也……于此山积年，忽与岱书云：当远行寻师药，克期当去。岱疑其异，便狼狈往别。既至而洪已亡，时年六十一。"从袁宏的描述来看，葛洪不大可能羽化于袁宏登山的当年（363年），据此认为葛洪享年61岁，当卒于343年。

持81岁说的学者，主要依据的是王明先生说："但检葛洪撰之《神仙传》云：平仲节于晋穆帝永和元年（345年）五月一日去世。则葛洪之死，当在穆帝永和元年之后，康帝建元元年非其卒岁明矣。核诸所载，当以八十一说为可信。"此外，还有《道教义枢》卷二、《云笈七签》卷六等道书中记载葛洪于晋康帝建元二年（344年）三月三日以《灵宝经》等传付弟子海安君望世等故事。根据这两种材料，葛洪卒年当在晋康帝之后（康帝崩于344年），葛洪不止活了61岁。并据《晋书》载："卒年八十一。"《晋书·本传》对葛洪之死记载："忽与（邓）岳疏云：当远行寻师，克期便发，岳得疏，狼狈往别。而洪坐至日中，兀然若睡而卒，岳至，遂不及见，时年八十一。"《历代名医蒙求》引《晋中兴书》载："时年八十一，视其貌如婴童，平生体亦软弱，举尸就棺，甚轻如空衣，时有知者，咸以为尸解得仙焉。"之后的《太平御览》《古今医统》《四库全书提要》《罗浮山志》等都有类似的记载，均认为葛洪卒年81岁。

袁宏《罗浮记》和《晋书》本传中有广州刺史邓岳在葛洪仙去前，狼狈前往道别的故事，那么只要找到邓岳任广州刺史的时间或者邓岳卒年，即可大致判断葛洪卒年下限。或者找出363年广州刺史任上不是邓岳的证据，持61岁说的学者多用此反证，而推翻81岁说。

根据《资政通鉴》卷九十四，邓岳出任广州刺史，在晋成帝咸和五年（330年）。此年，皇帝"诏以陶侃都督江州，领刺史；以邓岳督交、广诸军事，领广州刺史"。之后，《晋书》中与邓岳有关的有明确年代记载的有两件事，一是"咸康三年（337年），（邓）岳遣军伐夜郎，破之，加督宁州，进征虏将军，迁平南将军"（《晋书·邓岳传》），二是咸康五年（339年）"三月乙丑，广州刺史邓岳伐蜀"（《晋书·成帝纪》）。邓岳何年离任广州刺史没有记载，是迁任他职还是卒于任上？这个问题至今还没有弄清楚，但根据民国吴廷燮的《东晋方镇年表》和《晋书》的记载，邓岳之后的广州刺史是滕含，其何时出任不明，但滕含是在361年卒于任上。故此推论邓岳在361年之前已不在广州刺史任上。那么葛洪卒于363年就不能成立了。

我们亦同意上述观点，即葛洪当是在其61岁时（即343年）与广州刺史邓岳话别的，但我们认为此时葛洪并未仙逝，而是"远行寻师"了，因此我们认为，葛洪年寿肯定不是61岁，而当为81岁，我们的观点是基于以下两点认识而形成的：

1. 记载葛洪年寿为81岁的史书可信度高 《晋书》系唐代房玄龄等撰于贞观十八年（644年）的论述晋代史的专著，《古今医统》和《冷庐医话》分别是明、清时期的重要综合性医书，选辑资料丰富，参阅价值高。而《太平寰宇记》则是宋代乐史编撰于太平兴国四年（978年的专著），是北宋地理志。这些书籍均记载葛洪的年寿为81岁，我们认为以《晋书》为代表的这些重要的书籍历史早，资料面广，史实性强，可信性高，故葛洪年寿当以81岁的可能性大。

2. 葛洪在罗浮山升仙的日子并不是他最终逝世的时间 论证葛洪年寿为61岁的书籍史料皆以葛洪在罗浮山升仙的日子为其逝世的时间，如《罗浮记》载："葛洪……于此山积年，忽与岳书云：当远行寻师药，克期当去。岳疑其异，便狼狈往别。既至而洪已亡，时年六十一。"事实上，此时的葛洪并没有去世，而是带着他的家人远行寻师找药去了，最终葛洪携家人隐居于浙江宁海的台岳东侧的西洋（西阳）或皖南山区腹地的安徽宁国，并在此炼丹修行。笔者2003年11月8日应邀参加了在浙江宁海召开由葛洪后裔赞助承办的首届葛洪与中国文化国际学术研讨会，在会上首次见到宁海四乡的数十部葛氏宗谱如《西洋葛氏世系》《枫湖葛氏宗谱》《下洋葛氏房谱》《泉水车园宗谱》等，皆奉葛洪为一世祖，他们认为葛洪晚年时迁居于浙江宁海，至今已延续44代，葛洪裔孙在当地多达二万二千余人。亦有人依据编修于明嘉靖四十五年（1566年）的《宁西葛氏家乘》，认为葛洪晚年最终隐修之地并非广东罗浮山，而极有可能是在地处皖南山区腹地的安徽宁国，这里的葛氏家谱也是奉葛洪为一世祖。家谱的真实性不容置疑，从这里可以看出葛洪可能是

61 岁时离开罗浮山，但绝不是 61 岁时就离开了人世，因此，那些以葛洪离开罗浮山为逝世年份的推论都是站不住脚的，所以葛洪年寿为 81 岁的可能性更大。

总之，我们认为葛洪当生于 283 年（晋武帝太康四年），离开罗浮山的时间为 343 年，卒时为 363 年（晋哀帝兴宁元年），时年 81 岁。

二、葛洪最后的隐居及逝世地探讨

关于葛洪最后的隐居、逝世地，无论是认为葛洪卒于晋康帝建元元年（343 年），寿年 61 岁；还是认为葛洪卒于东晋兴宁二年（363 年），寿年 81 岁的，其认识基本上是一致的，即逝世于罗浮山，如李光富在"葛洪行实考略"一文中就认为"晋康帝建元元年（343）葛洪六十一岁，是年卒于广州罗浮山"；丁宏武在"葛洪年表"中也有这样的记载："晋康帝建元元年（343 年），年六十一岁卒……葛洪卒于罗浮山。"可见，虽然关于葛洪逝世年份的认识不一致，但对其逝世地在罗浮山的认识都是一致的。

我们认为，葛洪最后的隐居、逝世地不在罗浮山，葛洪从罗浮山离开后，应该是带领家人到浙江的宁海或者安徽的宁国隐居下来，直至其逝世。

在浙江宁海四乡有数十部葛氏宗谱如《西洋葛氏世系》《枫湖葛氏宗谱》《下洋葛氏房谱》《泉水车园宗谱》等，皆奉葛洪为一世祖，其中西阳葛氏一系家谱的始祖即为葛洪，明代嘉靖十五年（1536 年）李廷璜所著《西阳葛氏宗谱序》写道："葛氏先世，自晋咸和间，有谓洪，字稚川者，博通经史，广修道德，辞司徒（王导）著作之荐，求为勾漏令。自丹阳句容偕二子，游炼于宁川桐柏山，继返罗浮，次子谓勋者，遂家西阳。创制度，立家法，而成巨族……延茅数十里，其地不能容，分居泉水，前溪者亦成望族。"西阳即西洋，即宁海西南部今岔路镇、前童镇所在之白溪（即天河）流域小平原，为区别于宁海城北平原的泉水（即东阳或东洋）葛氏，而称西阳葛氏，至今已延续 44 代。据宁海县公安局统计，2003 年 7 月，宁海县有葛姓 24700 多人，其中除约 2000 人为葛洪从祖葛习的裔孙外，其余全为葛洪的裔孙，达 2.2 万多人。

葛洪在宁海的修炼遗迹分布在大松溪两侧，即东侧的柯仙山（古称桐柏山，又名柯山、大洪山）、学士坪和西侧的天姥山抱朴洞。这里有葛洪的丹房旧址、丹井等遗迹。宋代诸国秀（宋端平二年进士）在《宁海县赋》中，称"曰桐柏则有葛稚川之丹房"。葛洪的第 26 代孙葛炳午（宋淳祐七年进士）在《后山记》中讲述了葛洪为何选此炼丹的经过（见《西阳葛氏宗谱》）。民国时期的《名州府志》引《天台山志》云"葛洪……后炼丹于天台山天姥"，记载了葛洪炼丹开天姥的史迹。从这些史料的记载来看，葛洪晚年是在宁海的天台上专事炼丹，没有像在罗浮山那样进行修道布道的工作，说明他是不想再出头露面了，只是想过着隐居、炼丹的低调悠闲的生活了。

近有汪秋明和高生元先生二人联名在《青龙湾》杂志上发表的"晋道教真人葛洪评传"，文章认为：今读编修于明嘉靖四十五年（1566 年）的《宁西葛氏家乘》，见其所记，或许能够帮助我们解开葛洪卒年之谜，甚至可以证明葛洪晚年最终隐修之地并非广东罗浮山，而极有可能是在地处皖南山区腹地的宁国。

据《宁西葛氏家乘·世纪》记载："洪公，字稚川，别号抱朴子。公英迈，盖世豪杰无双，抱经天纬地之才，为晋勾漏令，累官枢密院参知政事。善博文，有道术，时人咸称为仙翁。后公遂退丘壑，卜居罗湾（今宁国青龙乡港口湾，即青龙湾）居焉。夫人邵氏鲍氏，合葬万福（今宁国竹峰万福村）柳山狮形。生七子，邵氏所生。"又据《宁西葛氏家乘·跋》记载："葛天氏者，吾葛氏得姓之始也。稚川公讳洪者，吾罗湾之始祖也。"

家谱是中华民族古代三大重要文献史料（国史、地志、家谱）之一，是记录某地某个姓氏家庭子孙传承之书，其主旨是为了说世系、明血缘、序长幼、辨亲疏，并以此达到尊祖敬宗、睦族收族之目的。《宁西葛氏家乘》虽然编纂于较晚时的明朝，但他们将葛洪作为葛氏自丹阳句容迁宁一世祖，应该是经过缜密而细致查证的，绝对不可能随意地攀附一个"张千李万"作为自己的祖先。对于葛洪晚年隐居于安徽宁国的观点笔者还补充说明以下三点：

其一，葛洪来这里并不是大张旗鼓地公开来的，而是以隐居的方式来此地，除了家人外，外界是不知道的，所以最早的县志是不可能收载的。而后世续修县志，对此多有补充。如清道光及民国《宁国县志》在"山脉"卷记载："石仙尖（今宁国梅林蒋山），县东四十里，高插云汉，上有仙人洞，旧传葛仙翁曾采药于此。""黄尖山（今宁国霞西阳壕山），县南七十里，山上有葛仙岩，俗传葛仙翁炼丹于此，有石室。"另外，民国《宁国县志》"古迹"卷记有明清宁国环城十二景，其中之一便是"洪涯仙迹"。据林静《宣城地名考》记载："洪涯位于嵩山（今宁国西津大村），山中古有秀峰庵，相传葛洪曾在此炼丹，故称'洪涯仙迹'。"这些虽然尚不能证实，但至少可以佐证葛洪曾经到过宁国，而且生活了很长时间。

其二，《晋书·葛洪传》似乎也为我们提供了葛洪晚年隐居宁国的蛛丝马迹。其文曰："与（邓）岳疏云：当远行寻师，克期便发。（邓）岳得疏，狼狈往别。而洪坐日中，兀然若睡而卒，（邓）岳至，遂不及见……视其颜色如生，体亦柔软，举尸入棺，甚轻，如空衣，世以为尸解得仙云。"这里我们不难发现其中的两个疑点：一是葛洪致信邓岳"当远行寻师"，说明此时葛洪身体尚健，为何邓岳急急忙忙地赶来送别，葛洪却突然死了呢？二是《葛洪传》

所记"世以为尸解得仙云"。所谓"尸解仙"，正是葛洪在《抱朴子·金丹》中曾阐释过的概念，葛洪自己是否需要"尸解得仙"呢？《晋书》的作者房玄龄是一位严谨的史学家，他对葛洪是否"尸解得仙"似乎不置可否，故云"世以为"，即是世人这样认定，而不是他自己也有这样的看法。因此，笔者据此推测，葛洪从罗浮山"远行寻师"应在"六十一岁"之时。结合《宁西葛氏家乘》进一步推断，葛洪这次"寻师远行"，最有可能的目的就是安徽宁国罗湾。现今广东罗浮山尚存葛洪墓则可能是邓岳或罗浮山民为"远行"的葛洪所立的衣冠冢，其真正的坟墓当在宁国万福村之柳山。

其三，据现今人口普查所知，浙江宁海县为全国葛姓人口最多的聚居地之一。至今该县已发现了西洋、枫湖、丁洋和泉水四部《葛氏宗谱》。据今宁海人葛福明《葛洪与宁海》和应可军《西洋葛氏宗祠游记》查阅家谱考证，下洋和西洋两地分别为葛洪长子葛渤和次子葛勋的后裔，他们都尊葛洪为迁宁海一世祖，这与《宁西葛氏家乘》的记载不仅并无矛盾，而且还可以相互印证。因为据《宁海县志》记载，葛洪确实在宁海修炼多年。《宁西葛氏家乘》记葛洪有七子，只有五子葛善五卒葬于葛洪墓傍，其长子迁浙江，次子迁于潜，七子迁宣城丰源，其余或回迁江苏。

中国古人有极强的叶落归根的习惯，即使在京城为官一生而客死京城，也要千里迢迢归葬原籍出生之地。葛洪并未回葬句容，是出于无奈还是另有原因，我们不得而知，只是他"松门松菊何年梦，且认他乡作故乡"，最终是卒葬于宁国了。如果说葛洪晚年不是隐居宁国，甚至《宁国县志》所记葛洪相传在宁国的活动全部是假，那么，葛洪卒葬宁国就是完全不可能的事了。所以我们认为《宁西葛氏家乘》记载葛洪晚年隐居宁国罗湾并成为葛氏迁宁一世祖，应该是可信的。

综上所述，葛洪于晋康帝建元元年（343年）在罗浮山"尸解羽化成仙"之后没有真正升天，而是来到了安徽宁国隐居。为什么会出现这种情况呢？我们在认真研读了葛洪壮年时期撰写的《抱朴子内篇》的相关内容后，从中找到了答案。

葛洪在青壮年时是有唯物主义思想的，他在《抱朴子内篇》里揭露了不少道士骗人的花招，如批评道士辟谷时又在偷食牛肉汁，批评某些修道成功的人所谓的尸解成仙升天之后又有人在其他的地方见到这个人了。《抱朴子内篇》卷二"论仙"中就有这样的记载："近世壶公将费长房去，及道士李意期将两弟子去，皆托卒死，家殡埋之，积数年，而长房来归。又相识见李意期将两弟子皆在郫县。其家各发棺视之，三棺遂有竹杖一枚，以丹书符于杖，此皆尸解者也。"在卷二十"祛惑"中揭露了古强、蔡诞、项曼都和帛和之流的假道士的骗人招数。如"昔有古强者……自言已四千岁，敢为虚言，言之不怍。……强后病于寿春黄整家而死，整疑其化去，一年许，试凿其棺视之，其尸宛在矣。此皆有名无实，使世间不信天下有仙，皆坐此辈以伪乱真也"。可见，在当时对于有道行的道士是可以尸解羽化成仙的认识是很普遍的，葛洪虽然批评了这种观点，但他也受到这种思想的影响，他揭露古强是假道士的判别标准就是古强没有尸解羽化。所以，当48岁的葛洪来到罗浮山后，在历经十多年的修行、布道，其信众已遍及华南的广大地区，其影响越来越大，他最后的归宿将对其一生的荣誉有很重要的影响。可以肯定葛洪的晚年一直是受到这个问题的困扰。

如何解决这个问题呢？葛洪经过反复的深思熟虑，终于葛洪在自己过满60岁生日之后为自己结局布了一个这样完美无瑕的局：让广州刺史来告诉世人葛洪是尸解羽化成仙了。这样就有了《晋书·葛洪传》《罗浮山志》等记载："（葛洪）与（邓）岳疏云：'当远行寻师，克期便发。'（邓）岳得疏，狼狈往别。而洪坐日中，兀然若睡而卒，（邓）岳至，遂不及见……视其颜色如生，体亦柔软，举尸入棺，甚轻，如空衣，世以为尸解得仙云。"葛洪为了达到真实的效果还费了不少的心思，做了一个假的尸体（应该是类似于今天的充气娃娃），穿上他平时最常穿的衣服，安坐那里。于是《晋书·葛洪传》就出现了这样的记载："洪坐日中，兀然若睡而卒，（邓）岳至，遂不及见……视其颜色如生，体亦柔软，举尸入棺，甚轻，如空衣，世以为尸解得仙云。"这样的场景描述肯定是由广州刺史邓岳所传出的，作为当时的高级官员，他讲出的事情其真实性是不容置疑的。葛洪在邓岳没有到达罗浮山之前已带着家人悄悄地离开了这里，隐居到安徽宁国的大深山里了。让广州刺史邓岳来把他的衣冠埋了，从此罗浮山就有了葛洪的衣冠冢。

也有人认为罗浮山葛洪衣冠冢没有埋葬葛洪尸体，并非是由于葛洪尸解成仙而尸体羽化了，而是尸体可能归葬到了家乡句容。其依据是句容现存的四部《句容县志》（明代一部，清代三部）及《太平寰宇记》，都有葛洪墓在句容的记载。宋乐史撰《太平寰宇记》说："旧仙公墓。在（句容）县西南一里，见有碑碣松径。《郡国志》云：'勾曲有葛洪冢。'是也，盖仙翁之宗族也。"这里的勾曲也就是句容。句容现存最早志书《弘治句容县志》："葛洪墓在县治西一里许。即葛玄之孙。"《顺治句容县志》《乾隆句容县志》亦有相同的记载。但这些记载没有载明是真实的墓冢还是衣冠冢，近有玉石先生在"仙人葛洪"一文中指出：句容的葛洪墓是衣冠冢。中国古人有极强的叶落归根的观念，无论是做官、从商或做其他行业者（尤其是有一定知名度和地位的人），到老一定要告老还乡，死后也一定要归葬故土，即使在京城为官一生而客死京城，也要千里迢迢归葬原籍出生之地。葛洪并未回葬句容，从这一点也佐证了我们的观点，既然葛洪已在罗浮山尸解羽化升仙了，那么他就不可能有遗体来归葬句容，所以，葛洪只好最后选择到浙江宁海或安徽宁国的大深山里隐居，在此逝世后其遗体也不能公开安葬在家乡句容了。

我们认为葛洪选择这样做是被逼无奈的，在当时那种社会风气下，葛洪也只能这样选择了，否则他无法向社会做出交代。但是葛洪的选择丝毫不影响他在医药学、道教理论及炼丹术上的伟大贡献。可以肯定，葛洪的一生是学习的一生，研究的一生，他作为东晋时期著名的道教领袖，内擅丹道，外习医术，研精道儒，学贯百家，思想渊深，著作弘富。他不仅对道教理论的发展卓有建树，而且学兼内外，于治术、医药学、化学、音乐、文学等方面亦多有成就和贡献，是我们今天学习的榜样。

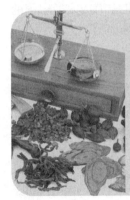

第七章
药物及方药、制剂、炮制研究

《肘后备急方》为晋代葛洪所著。初名《肘后卒救方》，经梁代陶弘景（452—536年）增补缺失一百一首，名为《肘后百一方》。至金代（1115—1234年）杨用道再加增补则列为附方。现存《肘后备急方》有八卷，所收集的药物及方剂较广，载有1392方，载有药物约350种。所载方剂大都价廉效著，治法简便易行，适应范围非常广泛，包括内科急性病症、外科创伤、五官科等，甚至还有预防医学、性医学、食疗、美疗及兽医等。

第一节　药物应用研究

《肘后备急方》是一部以急救为用途的医药专著，其中收载植物药约230种，动物药约70种，矿物药和其他药约50种。所载药材几乎包括我国南北地区所产之药材，其中贵重药材极少，多为山野之间、沟旁篱下常见易得之药，如艾叶、鸡子等，又如"取于自然、方便易得、便于急用"的鲜药、"极便极贱效验之药"的动物排泄物类中药等等，书中还记载了大量毒性中药的炮制及中毒时的解救方法，至今仍具有积极的现实指导意义。

一、毒性中药合理应用探讨

葛洪《肘后备急方》中病方记载使用了大量毒性中药，对治疗某些疾患有着独特的疗效，其用药的安全合理性需做考证，以免误用、错用产生不良后果。现以《中国药典》（2015 年版）一部分类为参考依据，发现《肘后备急方》中含有《中国药典》（2015 年版）一部记载的小毒中药 5 种，有毒中药 18 种，大毒中药 3 种。各自功能与主治、用法用量、注意事项分析如下。

（一）有小毒中药

1. 艾叶　《中国药典》（2015 年版）一部载艾叶能温经止血，散寒止痛；外用祛湿止痒，可用于吐血、衄血、崩漏、月经过多、胎漏下血、少腹冷痛、经寒不调、宫冷不孕；外治皮肤瘙痒。醋艾炭温经止血，用于虚寒性出血。其用量为 3 ～ 9g。外用适量，供灸治或熏洗用。《肘后备急方》中记载：治卒得鬼击方，治卒心痛方，治伤寒时气温病、下痢、吞钱，煎服。若身中有掣痛、不仁不随处者，毒病下部生疮者，治癫痫，治口蜗僻，治发背痈肿，疗沙虱毒，以艾灸。断温病令不相染，用烟熏。王氏《博济》治疗癣满身作疮，不可治者：何首乌、艾等份，以水煎令浓，于盆内洗之。疗白癫：艾千茎，浓煮，以汁渍曲作酒，常饮使醺醺。治火眼：用艾烧令烟起，以碗盖之，候烟上碗成煤，取下，用温水调化，洗火眼，即瘥。蝎螫人：蜀葵花、石榴花、艾心等份，并五月五日午时取，阴干，合捣，和水涂之。

2. 吴茱萸　《中国药典》（2015 年版）一部载吴茱萸能散寒止痛，降逆止呕，助阳止泻，可用于厥阴头痛、寒疝腹痛、寒湿脚气、经行腹痛、脘腹胀痛、呕吐吞酸、五更泄泻。其用量为 2 ～ 5g。外用适量。《肘后备急方》中记载：治卒心痛，治心疝发作，治心下百结积、来去痛，治寒疝，治心腹相连常胀痛，治上气鸣息便欲绝，治肿入腹苦满急害饮食等，内服。治阴毒伤寒，四肢逆冷，宜熨。治头风、恶核肿结不肯散、痈肿瘰疬核不消、疗疮去面上粉刺，外用。

3. 苦杏仁　《中国药典》（2015 年版）一部载苦杏仁能降气止咳平喘，润肠通便，可用于咳嗽气喘、胸满痰多、肠燥便秘。其用法与用量为 5 ～ 10g，生品入煎剂后下。内服不宜过量，以免中毒。《肘后备急方》中记载：救卒客忤死方、治卒中五尸方、治尸注鬼注方、治尸注鬼注方、治卒心腹烦满方、治伤寒时气温病方、治中风诸急方、治卒风暗不得语方、治服散卒发动困笃方、治卒上气咳嗽方、治卒身面肿满方、治卒大腹水病方、治心腹寒冷食饮积聚结癖方、治胸膈上痰诸方、治脾胃虚弱不能饮食方、治痈疽妬乳诸毒肿方、治卒阴肿痛颓卵方、治目赤痛暗昧刺诸病方、治卒耳聋诸病方、治卒诸杂物鲠不下方、治面皰发秃身臭心鄙丑方、治卒有猘犬凡所咬毒方、治卒毒及狐溺棘所毒方、治饮食中毒鱼肉菜方、治百病备急丸散膏诸要方。中杏仁毒以蓝子汁解之。

4. 蛇床子　《中国药典》（2015 年版）一部载蛇床子能燥湿祛风，杀虫止痒，温肾壮阳，可用于阴痒带下、湿疹瘙痒、湿痹腰痛、肾虚阳痿、宫冷不孕。其用法与用量为 3 ～ 10g。外用适量，多煎汤熏洗，或研末调敷。《肘后备急方》中记载：治卒发丹火恶毒疮方、治瘑癣疥漆疮诸恶疮方、治卒阴肿痛颓卵方，均为外用。

5. 蒺藜 《中国药典》（2015 年版）一部载蒺藜能平肝解郁、活血祛风、明目、止痒，可用于头痛眩晕、胸胁胀痛、乳闭乳痈、目赤翳障、风疹瘙痒。其用量为 6 ～ 10g。《肘后备急方》中应用记载：治卒中五尸方、补肝散。

（二）有毒中药

1. 干漆 《中国药典》（2015 年版）一部载干漆能破瘀通经，消积杀虫，可用于瘀血经闭、癥瘕积聚、虫积腹痛。其用量为 2 ～ 5g；注意孕妇及对漆过敏者禁用。《肘后备急方》中记载：治九种心痛，及腹胁积聚滞气。治妇人脐下结物大如杯升，月经不通，发作往来，下痢羸瘦。治诸腰痛，或肾虚冷，腰疼痛阴痿方。胁积年久痛，有时发动方。葛氏服药取白方。

2. 天南星 《中国药典》（2015 年版）一部载天南星能散结消肿。外用治痈肿，蛇虫咬伤。其用法与用量为外用生品适量，研末以醋或酒调敷患处。孕妇慎用；生品内服宜慎。《肘后备急方》中记载：回阳散，开关散。治中风不语，喉中如拽锯声，口中涎沫。治咳嗽。与生犀丸合治口眼㖞斜。

3. 甘遂 《中国药典》（2015 年版）一部载甘遂能泻水逐饮，消肿散结，可用于水肿胀满、胸腹积水、痰饮积聚、气逆咳喘、二便不利、风痰癫痫、痈肿疮毒。其用法与用量为 0.5 ～ 1.5g，炮制后多入丸散用。外用适量，生用。孕妇禁用；不宜与甘草同用。《肘后备急方》中记载：治卒肿满，身面皆洪大方：猪肾一枚，分为七脔，甘遂一分，以粉之，火炙令熟，一日一食，至四五，当觉腹胁鸣，小便利。治卒大腹水病方：雄黄六分，麝香三分，甘遂、芫花、人参各二分，捣，蜜和丸，服如豆大二丸，加至四丸，即瘥。

4. 白附子 《中国药典》（2015 年版）一部载白附子能祛风痰，定惊搐，解毒散结，止痛，可用于中风痰壅、口眼㖞斜、语言謇涩、惊风癫痫、破伤风、痰厥头痛、偏正头痛、瘰疬痰核、毒蛇咬伤。其用法与用量为 3 ～ 6g。一般炮制后用，外用生品适量捣烂，熬膏或研末以酒调敷患处。孕妇慎用；生品内服宜慎。《肘后备急方》中记载：疗人面无光润，黑黚及皱面脂方：细辛、葳蕤、黄芪、薯蓣、白附子、辛夷、芎䓖、白芷各一两，栝蒌、木兰皮各一分，成炼猪脂二升，十一物切之，以绵裹，用少酒渍之一宿。

5. 半夏 《中国药典》（2015 年版）一部载半夏能燥湿化痰，降逆止呕，消痞散结，可用于湿痰寒痰、咳喘痰多、痰饮眩悸、风痰眩晕、痰厥头痛、呕吐反胃、胸脘痞闷、梅核气；外治痈肿痰核。内服一般炮制后使用，3 ～ 9g。外用适量，磨汁涂或研末以酒调敷患处。本品不宜与川乌、制川乌、草乌、制草乌、附子同用；生品内服宜慎。《肘后备急方》中记载：救卒中恶死方，治卒中五尸方，治久患常痛，不能饮食，治卒腹痛方。小柴胡汤、大柴胡汤，治时气呕逆，不下食。治伤寒病哕不止方、治卒上气咳嗽方。治霍乱心腹胀痛，烦满短气，未得吐下方。治伤寒哕不止方。治卒得惊邪恍惚方。治胸膈上痰方。治心下悸。治痈疽妬乳诸毒肿方。面黑令白去黯方。治卒蝎所螫方。中半夏毒以生姜汁、干姜，并解之。

6. 朱砂 《中国药典》（2015年版）一部载朱砂能清心镇惊，安神，明目，解毒，可用于心悸易惊、失眠多梦、癫痫发狂、小儿惊风、视物昏花、口疮、喉痹、疮疡肿毒。其用法与用量为0.1～0.5g，多入丸散服，不宜入煎剂。外用适量。本品有毒，不宜大量服用，也不宜少量久服；孕妇及肝肾功能不全者禁用。《肘后备急方》中记载：治尸注鬼注方、治瘴气疫疠温毒方、辟瘟方。《简要济众方》每心脏不安，惊悸善忘，上膈风热，化痰：白石英一两，朱砂一两，同研为散。《御药院方》真宗赐高祖相国，去痰清目，进饮食，生犀丸加朱砂半两去痰。《胜金方》治一切毒丸，裴氏五毒神膏、苍梧道士陈元膏皆有朱砂成分。

7. 全蝎 《中国药典》（2015年版）一部载全蝎能息风镇痉，通络止痛，攻毒散结，可用于肝风内动、痉挛抽搐、小儿惊风、中风口㖞、半身不遂、破伤风、风湿顽痹、偏正头痛、疮疡、瘰疬。其用量为3～6g。本品孕妇禁用。《肘后备急方》中记载：杜壬方，治耳聋，因肾虚所致，十年内一服，愈。蝎至小者四十九枚，生姜如蝎大，四十九片，二物铜器内炒至生姜干为度，为末，都作一服。初夜温酒下，至二更尽，尽量饮酒，至醉不妨。次日耳中如笙簧，即效。

8. 芫花 《中国药典》（2015年版）一部载芫花能泻水逐饮；外用杀虫疗疮，可用于水肿胀满、胸腹积水、痰饮积聚、气逆咳喘、二便不利；外治疥癣秃疮、痈肿、冻疮。其用法与用量为1.5～3g。醋芫花研末吞服，一次0.6～0.9g，1日1次。外用适量。本品孕妇禁用；不宜与甘草同用。《肘后备急方》中记载：治癖食犹不消，恶食畏冷。治卒得咳嗽方、治卒大腹水病方、治诸癖结痰阴中候黑丸、治酒疸之方、胁痛如打方、葛氏疗痈方，均含芫花。中芫花毒以防风、甘草、桂，并解之。

9. 苍耳子 《中国药典》（2015年版）一部载苍耳子能散风寒，通鼻窍，祛风湿，可用于风寒头痛、鼻塞流涕、鼻鼽、鼻渊、风疹瘙痒、湿痹拘挛。其用量为3～10g。《肘后备急方》中记载：《食医心镜》除一切风湿痹，四肢拘挛。苍耳子三两，捣末，以水一升半煎取七合，去滓，呷之。

10. 附子 《中国药典》（2015年版）一部载附子能回阳救逆，补火助阳，散寒止痛，可用于亡阳虚脱、肢冷脉微、心阳不足、胸痹心痛、虚寒吐泻、脘腹冷痛、肾阳虚衰、阳痿宫冷、阴寒水肿、阳虚外感、寒湿痹痛。其用量为 3～15g，先煎，久煎。本品孕妇慎用；不宜与半夏、瓜蒌、瓜蒌子、瓜蒌皮、天花粉、川贝母、浙贝母、平贝母、伊贝母、湖北贝母、白蔹、白及同用。《肘后备急方》中记载：治卒中五尸方。治卒心痛方。治厥逆烦满常欲呕方。治大泻霍乱不止。避瘟疫药干散。治久患常痛，不能饮食，头中疼重方。治心肺伤动冷痛方。治饥疝、寒疝。治心腹相连常胀痛方。治霍乱心腹胀痛，烦满短气，未得吐下方。四顺汤（干姜、甘草、人参、附子各二两）。治瘴疟。治中风、关节疼痛。治卒失声，声嘶不出方。治伤寒呕不止方。老君神明白散。赤散方。赵泉黄膏方。治疟病方。治忤，若卒口噤不开者（末生附子，置管中，吹纳舌下）。治风毒脚弱痹满上气独活酒方，附子五两（生用，切）。《简要济众》治脚气连腿肿满，久不瘥方（黑附子一两，去皮脐，生用，捣为散）。中附子毒，大豆汁、远志汁，并可解之。

11. 牵牛子 《中国药典》（2015 年版）一部载牵牛子能泻水通便，消痰涤饮，杀虫攻积，可用于水肿胀满、二便不通、痰饮积聚、气逆喘咳、虫积腹痛。其用量为 3～6g。入丸散服，每次 1.5～3g。本品孕妇禁用；不宜与巴豆、巴豆霜同用。《肘后备急方》中记载：解风热，疏积热风壅，消食化气，导血，大解壅滞：大黄四两，牵牛子四两（半生半熟），为末，炼蜜为丸如梧子大。利尿消肿：取牵牛子，捣蜜丸如小豆大五丸，取令小便利。王氏《博济》治三焦气不顺，胸膈壅塞，头昏目眩，涕唾痰涎，精神不爽利膈丸，含牵牛子四两，半生半熟。《肘后备急方》中用法均入丸剂，至于"半生半熟"的用法有待考证。

12. 轻粉 《中国药典》（2015 年版）一部载轻粉能外用杀虫，攻毒，敛疮；内服祛痰消积、逐水通便。外治用于疥疮、顽癣、臁疮、梅毒、疮疡、湿疹；内服用于痰涎积滞、水肿鼓胀、二便不利。外用适量，研末掺敷患处。内服每次 0.1～0.2g，一日 1～2 次，多入丸剂或装胶囊服，服后漱口。本品有毒，不可过量；内服慎用；孕妇禁服。《肘后备急方》中应用记载：治疥癣，松胶香，研细，约酌入少轻粉，衮令匀，凡疥癣上，先用油涂了，擦末，一日便干，顽者三、两度。

13. 狼毒 《中国药典》（2015 年版）一部载狼毒能散结，杀虫，可外用于淋巴结结核、皮癣；灭蛆。其用法为熬膏外敷。本品不宜与密陀僧同用。《肘后备急方》中记载：治心腹相连常胀痛方。治两胁下有气结方。治心腹寒冷食饮积聚结癖方。治阴疝。中野狼毒以蓝汁解之。

14. 常山 《中国药典》（2015 年版）一部载常山能涌吐痰涎、截疟，可用于痰饮停聚、胸膈痞塞、疟疾。其用法与用量为 5～9g。本品有催吐副作用，用量不宜过大；孕妇慎用。《肘后备急方》中记载：治寒热诸疟方。治胸膈上痰诸方。治卒中诸药毒救解方。治防避饮食诸毒方。治百病备急丸散膏诸要方。葛氏解救中毒患者是利用常山催吐的副作用。

15. 商陆 《中国药典》（2015 年版）一部载商陆能逐水消肿、通利二便，外用解毒散结。用于水肿胀满、二便不通；外治痈肿疮毒。其用量为 3～9g。外用适量，煎汤熏洗。孕妇禁用。《肘后备急方》中应用的记载：毒病攻喉咽肿痛方。治卒心腹癥坚方。治卒身面肿满方。

16. 硫黄 《中国药典》（2015 年版）一部载硫黄外用解毒杀虫疗疮；内服补火助阳通便。外治用于疥癣、秃疮、阴疽恶疮；内服用于阳痿足冷、虚喘冷哮、虚寒便秘。其用法为外用适量，研末油调涂敷患处。内服 1.5～3g，炮制后入丸散服。本品孕妇慎用。不宜与芒硝、玄明粉同用。《肘后备急方》中记载：《经验方》治元藏气发、久冷腹痛虚泻。应急大效玉粉丹：生硫黄五两，青盐一两，以上各细研，以蒸饼为丸，如绿豆大。每服五丸，热酒空心服，以食压之。

17. 雄黄 《中国药典》（2015 年版）一部载雄黄能解毒杀虫，燥湿祛痰，截疟，可用于痈肿疔疮、蛇虫咬伤、虫积腹痛、惊痫、疟疾。其用量为 0.05～0.1g，入丸散用。外用适量，熏涂患处。本品内服宜慎；不可久用；孕妇禁用。《肘后备急方》中记载：治卒魇寐不寤方。治伤寒狐惑、毒蚀下部，肛外如，痛痒不止，疗热肿。治瘴气疫疠温毒诸方。治卒中五尸方。治尸注鬼注方。治心痛多唾，似有虫方。治久心痛，时发不定，多吐清水，不下饮食。治温毒发斑，大疫难救。中阳毒方。治疟。治女人与邪物交通，独言独笑，悲思恍惚者。《博济方》治偏头疼，至灵散。治卒大腹水病方。治卒患胸痹痛方。治阴茎中卒痛不可忍、女子阴疮。《千金方》治耳聋。葛氏竹中青蜂螫人方。治蜘蛛蛇毒蜇人，兼辟蛇。治中蛊毒方。雄黄葱汁，解藜芦毒。雄黄治痈疽、痔、疮疡多制成膏剂外用，内服需控制分量。中雄黄毒以防己汁解之。

18. 蜈蚣 《中国药典》（2015 年版）一部载蜈蚣能息风镇痉，通络止痛，攻毒散结，可用于肝风内动、痉挛抽搐、小儿惊风、中风口㖞、半身不遂、破伤风、风湿顽痹、偏正头痛、疮疡、瘰疬、蛇虫咬伤。其用量为 3～5g。本品孕妇禁用。《肘后备急方》中记载：治尸注鬼注方、治霍乱心腹胀痛，烦满短气，未得吐下方。治蛇毒兼辟蛇。疗疮。中蜈蚣毒，桑汁煮桑根汁，并解之。

（三）有大毒中药

1. 川乌 《中国药典》（2015 年版）一部载川乌能祛风除湿，温经止痛，可用于风寒湿痹、关节疼痛、心腹冷痛、寒疝作痛及麻醉止痛。一般炮制后用。生品内服宜慎；孕妇禁用；不宜与半夏、瓜蒌、瓜蒌子、瓜蒌皮、天花粉、川贝母、浙贝母、平贝母、伊贝母、湖北贝母、白蔹、白及同用。《肘后备急方》中记载：书中又称"射罔""麋罔"。治寒疝、久疝，治心疝发作。治卒心腹癥坚方。疗沙虱毒、蝎螫人。葛氏竹中青蜂螫人方。治阴毒伤寒，手足逆冷，脉息沉细，头疼腰重，兼治阴毒咳逆等疾。疗瘫缓风，手足弹曳，口眼㖞斜，语言謇涩，履步不正。中乌头毒，大豆汁、远志汁，并可解之。

2. 巴豆 《中国药典》（2015年版）一部载巴豆能外用蚀疮，可用于恶疮疥癣，疣痣。其用法与用量为外用适量，研末涂患处，或捣烂以纱布包擦患处。本品孕妇禁用；不宜与牵牛子同用。《肘后备急方》中应用记载：救卒死而张目及舌者。飞尸走马汤。治卒中五尸方。治尸注鬼注方。治心腹俱胀痛，短气欲死，或已绝方。治食气遍身黄肿、气喘、食不得、心胸满闷。治温毒发斑，治时行病发黄方。《博济方》治阴阳二毒，伤寒黑龙丹。治瘴气疫疠温毒。治疟病。治中风。治大热行极，及食热饼，竟饮冷水过多，冲咽不即消，仍以发气，呼吸喘息方。治肿偏有所起处。疗身体暴肿如吹者。治腹水。治卒心腹癥坚方。治心腹寒冷食饮积聚结癖方。治胸膈上痰。治卒患胸痹痛方。治身体头面忽有暴肿处如吹方。治疥疮。治大人小儿风瘙瘾疹，心迷闷。治丈夫本脏气伤膀胱连小肠等气。治卒耳聋。疗中蛊毒吐血或下血。中巴豆毒，黄连、小豆藿汁、大豆汁，并可解之。

3. 斑蝥 《中国药典》（2015年版）一部载斑蝥能破血逐瘀，散结消癥，攻毒蚀疮，可用于癥瘕、经闭、顽癣、瘰疬、赘疣、痈疽不溃、恶疮死肌。其用量为0.03～0.06g，炮制后多入丸散用。外用适量，研末或浸酒醋，或制油膏涂敷患处，不宜大面积用。本品有大毒，内服慎用；孕妇禁用。《肘后备急方》中应用记载：治癣疮。疗蛊毒。疗沙虱毒。扁鹊陷冰丸。

（四）小结

葛氏常备药：大黄、桂心、甘草、干姜、黄连、椒、术、吴茱萸、熟艾、雄黄、犀角、麝香、菖蒲、人参、芍药、附子、巴豆、半夏、麻黄、柴胡、杏仁、葛根、黄芩、乌头、秦胶等，此等药并应各少许。其中不少是毒性药材，可见葛洪对毒性药材的使用颇多，毒性药材在救治急证方面起到主导作用。

华阳隐居《补阙肘后百一方》序中提道："凡用半夏，皆汤洗五六度，去滑；附子、乌头，炮，去皮，有生用者，随方言之；矾石熬令汁尽；椒皆出汗；麦门冬皆去心；丸散用胶皆炙；巴豆皆去心皮，熬，有生用者，随而言之；杏人去尖皮，熬，生用者言之；葶苈皆熬；皂荚去皮、子；藜芦、枳壳、甘草皆炙；大枣、栀子擘破；巴豆、桃杏仁之类，皆别研，捣如膏，乃和之。"其对毒性药材的使用是有明确要求的，炮制后起到减毒、去毒的目的。另外，在具体方中，特殊制法、用量也有说明，如："治咳嗽，天南星一个（大者，炮令裂）为末，每服一大钱，水一盏，生姜三片，煎至五分，温服。""去痰清目，进饮食，生犀丸……口眼㖞斜，炮天南星一分。""甘遂一分，以粉之，火炙令熟。"半夏常与生姜或干姜配伍等。书中还收载多种中毒解救方法。可见东晋时期人们已经懂得毒性药材的炮制和配伍使用，同时掌握了一定的中毒解救知识。《肘后备急方》为后世医家合理运用毒性药材起到指导和推动作用，为中医药传承发展做出了杰出贡献。但书中用量单位由于年代久远，古代单位与现代单位的转换仍需考证，建议除非确有超剂量使用依据，否则参考现行药典规定使用为宜。

二、鲜药应用探讨

鲜药，是指鲜、活应用的药物，包括新鲜动、植物药，是中草药应用的始祖，为中医治病的特色之一，其临床应用贯穿于中医药学起源与发展的整个过程，从"神农尝百草，一日而遇七十毒"到提出"中药鲜用"以及"生者优良"的观点，鲜品中药的应用一直被历代医家所重视。从大量的本草古籍及医书文献中可以发现，鲜药在中医临床中发挥着重要的作用，而《肘后备急方》作为中国第一部临床急救手册，同时也是岭南第一医书，其用药特点具有"简、验、便、廉"的特点，由于鲜药在临床应用中具有"取于自然、方便易得、便于急用"等特点，因此在《肘后备急方》中有较多应用鲜药治疗的记载，如卷三治疗疟疾方"青蒿一握，以水二升渍，绞取汁，尽服之"，方中须鲜品绞汁，用干品来煎水服用效果不佳，这一点已为现代实验研究所证明。现对《肘后备急方》中所载的鲜药进行统计，不包含杨用道收集的药物，全书共收载药物约 439 种，其中应用鲜药多达 198 种，占总药物数的45%，所占比例较大。

（一）《肘后备急方》中记载鲜药的情况

《肘后备急方》为东晋医药学家葛洪选取其所著的《玉函方》中简易有效的药方编撰而成。南北朝时期梁代医药学家陶弘景对《肘后备急方》进行了第一次修补与增订，金朝杨用道以葛洪《肘后备急方》和南朝陶弘景的《补阙肘后一百方》为主体，加上摘录宋朝唐慎微《证类本草》中的方子，列于同篇之末，冠以"附方"二字，书名为《附广肘后方》，全书分为八卷，共计70 篇。由于书中葛洪和陶弘景收集的药方难以区分，因此本文在研究过程中把葛、陶二人的成果融合进行探讨。因杨用道补阙的均以附方列出，本文不进行相关讨论。据笔者统计，全书共收载药物约 439 种，其中应用鲜药多达198 种，该书常用鲜品中药植物药有生姜、生地黄、生芦根、白茅根、生葛根、鲜柏叶、橘皮、鲜菖蒲、生蘘荷根、生艾、生天门冬、生麦门冬、薤白、葱、蒜、青蓝、桑白皮、常思草等，动物药有六畜及六畜心、六畜血、人血、狗脑以及动物排泄物等，记载鲜药的总数和各卷的分布情况见下表 7-1。

表 7-1 《肘后备急方》鲜药的总数与各卷分布情况

卷次	卷一	卷二	卷三	卷四	卷五	卷六	卷七	卷八	合计
所载药物味数	109	154	132	156	157	129	138	122	439
鲜药味数	27	36	36	38	26	17	56	37	198
所占比例（%）	25	23	27	24	17	13	41	30	45

从表 7-1 可以看出，鲜药在《肘后备急方》中的应用占有较大的比例，多达 45%，一方面是因为早期的方药应用简单，使用方法具有朴素的特点；另一方面，作为中国第一部临床急救手册，在应对病势凶猛的急症时，急救刻不容缓，因此用药应尽量方便，并应选用有效方药来直攻急症，来达到急救的目的。鲜药在卷一、卷二、卷三、卷四、卷七分布比例较大，卷一为治疗急症重症的方药，卷二为治疗伤寒霍乱时疫病的方药，卷三为寒热诸症、癫狂、中风急症、外感风寒湿邪、温病及伤暑等症的方药，卷四主要为心腹癥坚、癥瘕积聚、寒热饮食积聚、虚弱劳损等内科病症的方药，卷七主要是外伤治疗、解食物药物中毒的方药，鲜药在这些方面应用较多，这不仅与该书的用药特点"简、便、验"一致，而且体现鲜药的临床应用在危急重症的抢救、内科杂病的调治、温病伤暑、解毒以及外伤治疗等方面具有独到之处。

（二）临床应用

书中应用鲜药治疗的疾病包括内科、外科、妇科、儿科、皮肤科、眼科、耳鼻喉科等各科疾病，具体有脑卒中、中风、霍乱、伤寒、瘴气时疫，腹水、胸痹疼痛、脚气、痈疽肿毒、丹毒恶疮、狂犬病、食物药物中毒等，范围较广，内容丰富，疗效显著。

1. 内科

（1）急症、中风　该书急症脑卒中、中风等疾病应用鲜品中药的例子较多，如中风常用薤白绞汁灌耳，菖蒲根绞汁舌下含服，生附子末舌下含服。凡中风、中暑等一切暴卒之病，用生姜汁或桂捣碎与苦酒、酒、人尿服用，则可解之。治卒魇寐不寤方第五中的"取韭捣，以汁吹鼻孔。冬月可掘取根，取汁灌于口中"。而治疗急症心腹疼痛，用薏苡根切碎，浓煮取汁服用，或捣香菜汁，服一二升。治心下牵急懊痛，取桂心三两，生姜三两，枳实五枚，水五升，煮取三升，分三服，亦可加术二两、胶饴半斤。治疗心痛多唾，则用六畜心，生切成十四块，每块用刀横竖割划，用真丹一两，涂在肉上割开的口中，早晨全部吞下，涂入雄黄或麝香更好。

（2）伤寒霍乱　治霍乱心腹胀痛，烦满短气，尚未吐：用生姜、辣蓼、生苏叶、小蒜等绞汁服用，或煎水服用，效果较好。还可以用生桂屑、楠木、樟木、竹叶、芦蓬茸等煮水服用，或者喝竹沥少许，也可痊愈。治泻痢不止，转筋入腹欲死：生姜一两，切片，用酒一升半煮三四沸，一次服下，病愈。治霍乱烦躁，卧睡不安：葱白二十茎，大枣二十枚，水三升，煮取二升，顿服之。治伤寒及时气、温病，及头痛、高热、脉大：取旨兑根叶合捣，三升许，和之真丹一两，水一升，合煮，绞取汁，顿服之，得吐便瘥，若重，一升尽服，浓覆取汗，瘥。或者小蒜、生襄荷根及叶等绞汁服用，还可用乌梅、比轮钱、生梓木等取水煎汤服用。治伤寒汗出不止，已经三四日，胸中恶心：用生地黄三斤，细切，水一斗煮三升，分三次服用。如果已患病五六日，则服用青竹沥，稍微煎熬，频频喝下，厚厚覆盖发汗。或用苦参二两，黄芩二两，生地黄半斤，水八升煮取一升，分二次服，或吐或下，将毒邪排出则病愈。伤寒呕吐不止：用生姜、鲜橘皮、甘草、鲜紫苏煎水服用，则病愈。

（3）疟疾　治疟疾方：青蒿一握，以水二升渍，绞取汁，尽服之。这短短的十五个字，为后世的抗疟疾药物的研发奠定了可靠的基础，这里强调的是鲜品青蒿绞汁，用干品或者炮制品，效果不佳，这已经为现代实验研究所证实。治疗多年劳疟，久治不愈者：取正在生长的大牛膝一大握，用六升水煎煮的二升，空腹服一次，将要发作时再服一次。

（4）气喘咳嗽　治气喘、鸣息欲绝（哮喘）：捣韭绞汁，饮一升许，立愈。或以生姜、茱萸，以水七升煮取二升，分为三服。治疗肺痿咳嗽，吐涎沫，心中温温，咽燥而不可者：用生姜五两，人参二两，甘草二两大枣十二枚，以三升水煎煮得一升半，分为二次服。或者用鲜天门冬，捣烂绞取汁一斗，饴糖一升，紫菀四合，共同置于一铜器内，然后将此铜器放入热水中煎煮，煮至黏稠为丸如杏核大，每服一丸，每日可服三次。治疗突然患咳嗽：取鲜姜汁、鲜百部汁，和匀，共同煎煮，每服三合。或用鲜生姜三两，捣烂取汁，干姜屑三两，杏仁一升，调匀和为丸，每服三丸，每日服五六次。

（5）反胃、呕吐　治突然干呕不止：破鸡蛋，去蛋清，吞服蛋黄数枚，即可痊愈，或用葛根捣烂取汁服一升左右，还可以加热甘蔗汁，每服一升，每日三服，也可服用生姜汁。治疗急性呕吐并厥逆：用生姜半斤，去皮切碎，橘皮四两，掰碎后以水煎煮的三升，去渣，温服一升，每日三服。治疗急呕不止：取香苏浓煎取汁，一次饮服三升。

（6）解毒　解蜀椒毒：含蒜和茅苈。解莨菪毒：煮甘草汁，捣蓝汁饮，效果良好。可用蓝汁或者大豆汁解射罔毒。误食腐肉中毒，可用薤白捣烂绞汁解毒。食牛肉中毒：煎煮甘草汁，饮汁一二升。食鲈鱼肝及鲐鲦鱼中毒：去芦根或香苏煎煮浓汁，饮服。解食物中毒但不知是何种毒：可煎煮甘草、茅苈，均可治疗此毒，亦都能解救中毒的人。解酒：用生竹皮、生葛根或者葛花，煮水服用即得。解药毒：中射罔、杏仁、水银毒，用蓝汁、大豆、猪、犬血，并解之。中狼毒，以蓝汁解之。中藜芦毒，以雄黄葱汁，并可解之。中巴豆毒，以黄连、小豆藿汁、大豆汁，并可解之。中半夏毒，以生姜汁、干姜，并解之。中附子、乌头毒，大豆汁、远志汁，并可解之。需要注意的是，凡煮此药汁解毒者，不可热饮之，诸毒得热更甚，宜使小冷，为良。若服药过度导致烦闷，可用蓝、生葛根捣汁服用。疗蜂螫毒：用桑树白汁或者嚼鲜青蒿。疗蝎螫毒：嚼马齿苋、大蒜、鬼针草等汁涂之，即愈。治卒中溪毒：桃叶、梨叶或者梅叶绞汁三升许，以少水解为饮之。或者以常思草，捣绞，饮汁一二升，并以绵染寸中，以导下部，日三过，即瘥。又方，捣蓝青汁，以少水和涂之，头面身体，令匝。或取蛇莓草根，捣作末，服之，并以导下部，亦可饮汁一二升，夏月常行。或者以蓼捣汁，饮一二合，又以涂身令周匝。或以桃皮叶，熟捣水渍令浓，去滓，着盆中坐渍之，有虫出。

（7）其他　治中风失语症：煮大豆，煎其汁令如饴，含之，亦但浓煮，饮之。或浓煮苦竹叶，服之，瘥。还可捣襄荷根，酒和，绞饮其汁。治角弓反张：取槐皮（黄白者）切之，以酒共水六升，煮取二升，去滓，适寒温，稍稍服之。治脚气：用三白根捣碎，以酒饮之。或以菝葜一斛，以水三斛，煮取九斗，以渍曲，及煮去滓。取一斛，渍饭，酿之如酒法，熟即取饮，多少任意。治黄疸：又方，捣生瓜根，绞取汁，饮一至二三升。治腹水：取射干捣碎，绞取汁液，服如鸡子，即可使小便通畅，若要再治水蛊，可用汤研麻子汁饮服。治胸痹疼痛：用橘皮半斤，枳实四枚，生姜半斤，水四升煮取二升，分再服。或者用韭根五斤，捣绞取汁，饮即愈。

2. 外科

（1）外伤　治犬咬伤：取地榆根，捣为细末，每服方寸匕，每日服一二次。亦可研末，外敷疮上。或取鲜根，捣烂外敷，亦有良效。被犬咬后，将咬伤人的犬杀掉，取其脑敷于伤处，以后不再复发，这对后来免疫学的创立和发展，有着重要的作用。或者以薤白、生地黄捣汁敷于疮上，或者引用所捣的药汁。治疗狂犬病复发：生食蟾蜍，绝对有良效。或者服用姜汁，饮服即愈。服用蔓菁汁亦有良效。被犬咬伤时，可用鲜蓼茎叶，揉碎敷于疮上。治毒蛇咬伤：将地榆根、小蒜、薤白、荆叶、射罔、鬼针草、花椒或者花椒叶捣烂敷于疮上，均可解蛇毒。或取蛤蟆肝，敷于疮上，可使毒液或毒牙立即排出。治卒蜈蚣、蜘蛛所螫：葛氏方，取鸡冠血，涂于螫伤处。或咀嚼大蒜、小蒜或者桑树皮白汁、楮树白汁，涂于伤处。治马蜂螫人：杀乌鸡，乘热敷于疮上。或将新鲜的青蒿嚼烂，外敷于患处。

（2）疮痈肿毒、丹毒发斑、癣疥恶疮　治一切恶毒肿：以蔓菁根（或龙葵根）一大把，乳香、黄连各一两，杏仁四十九枚，柳木三四钱，各药均锉细，捣二三百杵，做饼子贴于肿处，干后更换，痈肿很快消散。另贴膏药治疮，效果良好。如果痈肿溃后脓血不止，急痛：取生白楸叶，以十层贴敷于患处，再用布固定于患处。治痈肿、热肿：取家种芥菜子，与柏叶共捣碎，敷患处，特有效验。治丹毒恶疮：烧竹叶，和鸡子中黄，涂患处，即愈。治癣疥漆疮：取笋汁洗澡，并以笋壳作散外敷患处，有效。或以地黄汁、松脂、熏陆香等治疗。

（3）男科　治男子阴肿：取伏龙肝，为末，用生鸡蛋黄和匀，敷于患处。用蛇床子末，和鸡蛋黄外敷。或者取芜菁根或马鞭草，捣烂，敷于患处，均有良效。治男子阴囊下部湿痒，皮肤脱落：煎煮槐树皮，或者以黄檗汁及香叶汁，外洗患部，都有良效。

（4）妇科　治女子阴疮：取新鲜猪肝炙热，置于阴疮中，可见虫附于疮上。治妇女乳痈乳肿：削柳根皮，炙熟，捣碎，装入热布袋中，熨患处，冷后更换，效佳。

（5）儿科　治小儿发热：土瓜根生捣汁，三合与服。治小儿阴疝，发作时肿痛：单服生射干汁，以痛止为度。治小儿秃疮：取白头翁根，捣烂，敷于患处一宿，亦可治痤疮，二十日即愈。

（6）皮肤科　治面颈部位有粉刺：捣烂新鲜的菟丝，绞烂取汁，涂于患处，用药不过三五次。或者用存放三年的苦酒，浸渍鸡蛋三宿，待蛋壳变软后，取出鸡蛋白，外涂在皮损上。治脱发斑秃：取麻子仁与白桐叶一把，用米泔水煮，经过五六沸，过滤去滓，然后用药液洗须髯毛发秃落处，经过多次冲洗，毛发就会生长。治突然身体面部肿大胀满：取鸡子黄与鸡子白调和均匀，涂于肿满处，如果干了就反复再涂。

（7）眼科、耳鼻喉科　治眼目为物所伤、破损：取牛尿液，每日点眼二次，避风，黑眼珠破损，亦可治愈。治耳聋：菖蒲根丸，取菖蒲根一寸，巴豆一粒，去皮心，二物合捣筛，分为七丸，以棉裹，卧时塞入耳中，至夜间更换一次，十日即可痊愈，流黄汁，立时可愈。治耳中流脓血：取细附子，捣为末，用葱膜黏液和匀，灌入耳中，有良效，单用葱膜黏液亦有效。治耳鸣：生地黄切碎，塞入耳中，每日更换数十次。治卒食噎不下：取老牛涎沫如枣核大，置水中，饮之。终身不复患噎也。

（三）鲜药的制备与使用方法

1. 制备方法　《肘后备急方》所载鲜药，其制备方法可概述如下：①鲜品煎水作汤剂，如忍冬茎叶、乌臼根、楝根、槐皮、苦竹叶、甘皮等。②鲜品捣碎取自然汁，如生姜、薤白、韭根、天门冬、青蒿、生地黄、生葛根、芦根、甘蔗等。③鲜品和辅料同制，如莨菪子、牛膝茎叶、生襄荷根、三白根、杜仲与酒同制；羊桃汁、柏叶与盐同制；生姜与饴糖同制；鸡子、白术与陈醋同制等。④炙热、煮熟：如六畜心、猪肝、獭肝、生龟、鸡子、薤白、大豆、桃树白皮、粳米等。⑤动物分泌物，如牛涎、童便、蜂蜜、猪胆等。⑥制曲：如鲜艾叶浓煮后，以汁渍曲作酒，常饮使醺醺。⑦制油沥：如淡竹茹、青竹茹制竹沥。

2. 应用方法 《肘后备急方》中鲜品中药的使用方法繁多，较多应用的有：①绞取自然汁外用法，包括外敷于患处、外洗、外塞、外贴、外擦、药炙熨等。如治疗虫鼠瘰疬，以新鲜柏叶外敷于患处，治疗阴肿，捣芜菁根或者马鞭草敷于患处，效果良好。治癣疥漆疮用笋汁洗澡，并以笋壳作散外敷患处，有效。治妇女乳痈乳肿，削柳根皮，炙熟，捣碎，装入热布袋中，熨患处，极验。②内服法，包括内服汤药、自然汁、鲜品药物研末服，或者服用蒸、煮品，如治疗胸痹疼痛，用橘皮半斤，枳实四枚，生姜半斤，水四升煮取二升，分再服。或者用韭根五斤，捣绞取汁，饮即愈。治疗腰痛，嚼生葛根，咽下汁液，多多益善。

（四）小结

鲜品中药的应用历史久远，一直被历代医家所重视，从最早的古医籍帛书《五十二病方》已经载有鲜品薯蓣的应用，《神农本草经》中三鲜汤和四生丸均为采用鲜品中药，医圣张仲景所著的《伤寒杂病论》与《金匮要略》应用鲜品中药治疗疾病已经较为普遍。时至今天，中国中医科学院的郝近大教授开启了鲜药实验室研究的新时代，使得应用逐渐衰退的鲜药重现生机。郝教授指出，对鲜药进行系统研究，首先应从文献研究入手，弄清历史渊源。《肘后备急方》作为中国第一急救方书，具有"简、验、便、廉"的方药特点，收载了许多应用鲜药的方子，为传统中医药学发展、为中华民族的繁衍生息做出了积极的贡献。在细读《肘后备急方》时，发现书中收载的一些应用鲜药极验的方子，在今天已经不常用或者不用，探究其根源，应是鲜药的贮藏和保鲜技术的限制，以及现代的医院门诊量多，鲜药供不应求而不得不采用干品饮片代替所致。我们应当利用现代日益发展的科学技术，将应用鲜品中药的中医特色与中医药现代化结合起来，将《肘后备急方》中应用鲜药极验的方子开发成新产品，发展以中药鲜药制剂为特色的中医药产业。

三、解酒药应用探讨

《肘后备急方》在一定程度上反映出两晋时期的医药治疗技术及药物制剂技术水平。现将《肘后备急方》书中"治卒饮酒大醉诸病方第七十一"（卷七）所载解酒方予以归纳整理，并从《肘后备急方》中醉酒的治疗方法和主治的病症，以及所涉及的解酒药的种类等方面进行分析，以探讨魏晋南北朝时期葛洪对治疗醉酒的贡献。

（一）《肘后备急方》收录解酒方的统计

《肘后备急方》中卷七"治卒饮酒大醉诸病方第七十一"虽无"解酒"二字，其实为解酒良方。其中葛氏解酒方有 8 方，杨氏增补 8 方。据统计，全书药方总数 1898 个，其中葛氏和陶氏编撰整理 1294 个，杨氏收集 604 个。虽然解酒方在本书中所占比例较少，但所载方剂却体现了简便实用的特点，可见魏晋南北朝时期人们对于解酒的方法已有一定研究。

（二）《肘后备急方》中饮酒大醉的治法

1. 预防醉酒法　欲使难醉，醉则不损人方：捣柏子仁，麻子仁各二合，一服之，乃以饮酒多二倍。按：此方后来被收载于《太平圣惠方》，后人改进了服用方法，改为煎药后温服。引"捣筛为散，以水一大盏，煎至六分，去滓，放温"。

又方：葛花，并小豆花子，末为散，服三二匕。又时进葛根饮，枇杷叶饮，并以杂者干蒲，麻子等。皆使饮，而不病患，胡麻亦煞酒，先食盐一匕，后则饮酒，亦倍。按：此方中葛花及葛根汁的解酒功效甚佳，一直被广泛沿用至今，现代药理实验研究表明，葛根具有防醉酒、治醉酒和对抗酒精性肝损伤等作用。

2. 解酒毒法　当人在短时间内大量饮酒时，在 1 ~ 1.5 小时之间，血液中乙醇浓度达峰值（0.82 mg/mL）；2 小时后，乙醇浓度开始下降，进入体内的乙醇 90% 以上在肝脏代谢。生理条件下，酒精在体内经肝脏乙醇脱氢酶（ADH）代谢为乙醛，再经乙醛脱氢酶（ALDH）的作用转化为乙酸。酒的代谢主要通过乙醇脱氢酶和乙醛脱氢酶的作用，若体内乙醛脱氢酶缺乏，可导致乙醛大量积聚，无法及时代谢排出体外，从而产生一系列酒精中毒反应。进入体内的酒精及其代谢产物可产生大量的自由基对肝脏等器官造成损伤。

现代研究表明，乙醇在肝细胞中有 3 种主要的代谢途径，依次为 ADH 途径、微粒体乙醇氧化系统、过氧化物酶途径。解酒药可以通过两方面来降低血中乙醇浓度：一方面，加强乙醇在胃肠道的首过效应，降低血中的乙醇浓度；另一方面，药物直接作用于肝代谢酶系，加速乙醇的消除，并促使其代谢产物迅速排出体外，以减轻对组织和细胞的损害。

《肘后备急方》中治疗酒毒共有 11 方，其中涉及的解酒毒的药物主要为生竹皮、龙骨、大麻子加黄檗、鸡蛋加苦酒、蔓青菜、生葛根汁、菊花、柑皮、菘菜子、豆豉加葱白。由于时代的局限性，两晋时期并没有医药学家对这些药物的解酒机理进行深入研究，《肘后备急方》中治疗酒醉引起病症的方药多体现了简、验、便、廉的特点，组方简单，药物廉价易得，可以用于山区野居贫困之家，为后世对解酒药的开发应用提供了宝贵的经验和参考依据。

3. 戒酒法　又方：断酒，用驴驹衣烧灰，酒服之。

《千金方》断酒法：以酒七升著瓶中，朱砂半两，细研，著酒中，紧闭塞瓶口，安猪圈中，任猪摇动，经七日，顿饮之。

又方：正月一日，酒五升，淋碓头杵下，取饮。

按：以上三方中，采用的三种戒酒方法，或为民间经验方，但后世沿用的不多。可见，在魏晋南北朝时期就已经有医家从源头出发，斩断源头，避免饮酒，从而减少了饮酒中毒的可能性。虽然葛洪的解酒方被后世沿用不多，但葛洪的这种"治本"的思想，启示后人戒酒养生，以及为各种戒酒药的研发提供思路。

（三）《肘后备急方》中解酒方主治的病症分类

《肘后备急方》中载有解酒方治疗饮酒大醉后引起的各种病症，如头痛，下痢不止，咽喉腐烂、口舌生疮，体内积热发黄，昏闷烦渴等。具体病症及对应的治疗方归类如下：

1. 治疗酒后头痛　饮醉头痛方：刮生竹皮五两，水八升煮取五升，去滓。然后合纳鸡子五枚，搅调，更煮再沸，二三升，服尽。

2. 治疗酒后引起的下痢不止　饮后下痢不止：煮龙骨饮之。亦可末服。

3. 治疗酒后咽喉腐烂，口舌生疮　连月饮酒，喉咽烂，舌上生疮：捣大麻子一升，末黄柏二两，以蜜为丸，服之。

4. 治疗饮酒后体内积热发黄　饮酒积热遂发黄方：鸡子七枚，苦酒渍之，封密器中，纳井底二宿，当取各吞二枚，枚渐尽，愈。

5. 治疗酒精中毒昏闷烦渴　大醉酒，连日烦毒不堪方：蔓荆菜并少米熟煮，去滓，冷之便饮，则良。又方：生葛根汁一二升，干葛煮饮，亦得。

《太平圣惠方》治酒毒或醉昏闷烦渴要易醒方：取柑皮二两，焙干为末，以三钱匕，水一中盏煎三五沸，入盐，如茶法服，妙。

6. 治疗醉酒不醒　《外台秘要》治酒醉不醒：九月九日真菊花，末，饮服方寸匕。又方：用菘菜子二合，细研，井花水一盏，调为二服。

7. 治疗酒病　又方：豉葱白各半升，水二升煮取一升，顿服。

（四）《肘后备急方》应用于解酒的药物归类总结

经统计，《肘后备急方》载解酒及戒酒药物共24种，其中属于葛氏记载的解酒药16种，杨氏记载9种。即：生竹皮、龙骨、大麻子、黄檗、鸡蛋、蔓青菜、生葛根汁、柏子仁、麻子仁、葛花、小豆花子、枇杷叶汁、干蒲、麻子、胡麻、食盐、菊花、柑皮、菘菜子、朱砂、豆豉、葱白、驴驹胞衣的烧灰、鸬鹚粪的烧灰。所列药物中，前22种为解酒药物，后5种为戒酒药物（朱砂、豆豉、葱白、驴驹胞衣的烧灰、鸬鹚粪的烧灰）。经分类知，19种为植物类药，4种为动物类药（龙骨、鸡蛋、驴驹胞衣的烧灰、鸬鹚粪的烧灰），1种为矿物类药（朱砂）。

（五）《肘后备急方》对现代解酒及戒酒的贡献

1. 为后世解酒药物的研究提供依据 《肘后备急方》成书年代久远，当时人们对酒病就引起了一定重视，解酒药物已经被应用。饮酒大醉后中酒毒，可致头晕呕吐、记忆障碍，重则呼吸抑制，严重地影响了人们的生活和健康，葛氏提出简便有效的治疗方立即解除人们酒病之苦，同时为现代研究解酒药物及其机理提供了重要的资料和依据。书中一些解酒药物被沿用至今，特别是葛根汁和葛花，人们应用葛根和葛花开发出一系列的解酒产品，其中包括片剂（葛花茯苓片）、散剂（葛根散）、口服液（解酒保肝口服液）、酒剂（葛柏解酒液）、汤剂（曲灵双葛汤）、茶剂（丹葛解酒茶）等。另外还有保健食品，例如葛花饮料、茶葛大豆条。

2. 提供了简便实用的解酒方法 《肘后备急方》为袖珍著作，可以藏于衣袖中，其书名中"肘后"二字，有便于携带简便实用的含义，在解酒毒方面也充分体现出这一特点。例如，"生葛根汁一二升，干葛煮饮"，可以用于治疗酒精中毒昏闷烦渴；"鸡子七枚，苦酒渍之，封密器中，纳井底二宿，当取各吞二枚"，治疗饮酒后体内积热发黄。这些方剂中选择的药物葛根、鸡蛋均廉价易得，并且制作方法简单，一直被后世所采用，可见，葛氏对解酒方法的推广做出的贡献之大。

3. 对现代解酒的启示 《肘后备急方》中用于解酒和戒酒的药物种类丰富，涉及植物药、动物药及矿物药。方中应用最多的是葛根及葛花，其疗效显著，为现代预防醉酒、解酒及戒酒之佳品。有研究结果表明，葛根提取物中的主要有效成分为葛根总黄酮，葛根素则是总黄酮中的一种活性单体成分，二者均具有防醉酒、治醉酒和对抗酒精性肝损伤等作用。有学者探讨了鲜葛花汁预防醉酒作用的机制，实验结果表明，鲜葛花汁通过提高 ADH 活性，加强乙醇在胃肠道的首过效应，降低血中的乙醇浓度，激活微粒体乙醇氧化系统（MEOS），加速乙醇及其代谢产物的消除。以这两种途径达到解酒的目的。亦有研究证明，葛花鲜汁还可通过清除自由基、抗脂质过氧化而起到保肝作用，达到解酒的目的。在实验研究的基础上，现代学者已经开发出一系列解酒药、解酒茶及解酒食品。可见，葛洪所载解酒方对后世影响深远。

（六）小结

综上所述，葛洪《肘后备急方》中对解酒方的记载虽不多，但其为后世研究解酒药物及启迪人们的戒酒养生思想提供了重要的参考资料，葛洪倡用的葛根和葛花以及鸡蛋清用于解酒，现已广泛应用于现代生活，效果显著。但《肘后备急方》中其他的解酒药很少有人进行进一步的研究，这就留下了广阔的研究开发空间，因此，对《肘后备急方》中解酒药进行更为深入地探讨具有重要意义。

四、动物排泄物类中药的应用探讨

人类利用粪便治病，至少有近 2000 年的历史，最早将粪便用于治疗的是中国，《肘后备急方》应该是最早记载了当时用粪便治疗食物中毒和严重腹泻的医药书籍，书中大量记载了以人或动物排泄物类中药入药疗疾，如载有利用人尿、鸡矢白、雄鼠屎、狗粪、马屎、牛洞（稀牛粪）等治疗疾病的方剂若干，如书中载有"绞粪汁，饮数合至一二升，谓之黄龙汤，陈久者佳"，还记载了用动物粪便治疗疾病，如"驴矢，绞取汁五六合，及热顿服，立定"等，为中医学药物宝库留下了宝贵的史料，对后世医家应用该类药物产生了深刻的影响。然而，该类药被视为污秽之物，难以为患者所接受，如今大部分已弃而不用，但其中少部分仍沿用至今，对治疗某些疾患有着独特的疗效。现就该书所用之排泄物类中药整理分析如下。

（一）人尿

人尿为"极便极贱效验之药"，仓促间随处可得。葛洪在治疗时应用人尿，形式多样，简便验廉，颇具特色。葛洪在《肘后备急方·救卒中恶死方第一》中有"救卒死，或先病痛，或常居寝卧，奄忽而绝，皆是中死……又方，以小便灌其面，数回即能语"。《肘后备急方·治卒蜂所螫方第六十一》中载有"蜂螫人，取人尿洗之"。唐·崔元亮《海上方》引《肘后备急方·治虚损羸瘦不堪劳动方第三十三》疗骨蒸鬼气"取童子小便五大斗（澄过），青蒿五斗（八月九月采，带子者最好，细锉）"。

童便其味咸，性寒，能滋阴降火、凉血散瘀，有治疗阴虚火升引起的咳嗽、吐血、鼻出血及产后血晕之功效。历代本草均载有以此药用于止血，如《诸证辨疑》称其有"滋阴降火，消瘀血"之效。《日华子本草》谓其"滋阴降火甚速"以治"吐血鼻洪"。《本草拾遗》言其"止劳渴，润心肺，疗血闷热狂，扑损。瘀血在内运绝，止吐血鼻血"。《本草衍义》谓"热劳方中用之"。《太平圣惠方》用治"齿缝衄血"。《备急千金要方》用治"金疮出血不止"。《新修本草》用治"打伤瘀血攻心"。李时珍则认为其"能治肺病引火下行"；且"味咸而走血，治诸血病也"。童便止血沿用已久，至明清时期得以发挥，有单纯用于治疗或用于炮制辅助治疗其他疾病。《痰火点雪》系明代医家龚居中论治肺痨的名著，其中童便在治疗肺痨的方药中得到广泛运用，龚氏认为其有"滋阴降火"之功，主治"男女痨证"。明代医学家缪希雍在所著《先醒斋医学广笔记》中对童便在临床应用和炮炙法，特别是治疗急症方面做了丰富而独特的经验论述。《松峰说疫》系清代温病学家刘奎编撰的疫病学名著，认为童便能间接发汗解表散邪，或用吐汗解，或配伍助汗，在治疗疫病急症时应用童便以祛除瘟疫，其用于滋阴降火治瘟疫杂症。

以童便入药，源远流长，沿用至今。中医名家蒲辅周先生评价童便"余临证数十年，凡热盛络伤之证，在对证方中加入童便，颇获速效……最宜于农村缺药之地，就地取加……""惜乎世人以秽物目之，殊不知乃浊中之清，真良药也"。邓铁涛教授谓其能引火归原，气火下行则血归其位，故有止血之功。现代有报道称，将童便加入止血药中，用于急症鼻衄，出血势急，疗效显著。陈细鑫以童便治"中风、糖尿病、高血压、冠心病、发热、风湿病"等中医病机属"热亢络伤"的内科杂病及疑难杂症均取得较好疗效。

（二）鸡矢白（鸡屎白）

鸡矢白为家鸡粪便上的白色部分，最早以鸡矢白（鸡屎白）入药治病见于《黄帝内经》，《素问·腹中论》中载鼓胀治以"鸡矢醴"。《金匮要略》有以"鸡屎白散"治转筋为病。《肘后备急方》亦有以鸡矢白入药的大量记载，涉及治疗范围广泛，可内服治疗多种危急重症或供外用以美白、疗疮。如《肘后备急方·治卒霍乱诸急方第十二》记有"若转筋入肠中，如欲转者，取鸡矢白一方寸匕，水六合，煮三沸，顿服之勿令病者知之"。《治中风诸急方第十九》记有"若身体角弓反张，四肢不随，烦乱欲死者，清酒五升，鸡屎白一升，捣筛合和，扬之千遍，乃饮之，大人服一升，日三，少小五合，瘥"。《治中风诸急方第十九》载："葛氏方治中风寒瘟，直口噤不知人。鸡屎白一升，熬令黄，极热，以酒三升，和搅去滓，服。"《治卒发黄疸诸黄病方第三十一》载："治黄疸方……又方，取小豆、秫米、鸡矢白各二分，捣筛，为末，分为三服，黄汁当出。此通治面目黄，即瘥。"《治面疱发秃身臭心惛鄙丑方第五十二》载："卒病余面如米粉敷者……又方，白蔹二分，杏仁半分，鸡矢白一分。捣下，以蜜和之，杂水以拭面，良。"又如《治卒中射工水弩毒方第六十五》载有"江南有射工毒虫……若见身中有此四种疮处，便急疗之……又方，白鸡矢白者二枚，以小饧和调，以涂疮上"。

鸡矢白，《本草纲目》谓其："微寒，无毒。"《外台必要方》引《范汪方》"五淋方三首"中"治茎中有石：取鸡屎白半升，暴干，熬之令香，捣筛为散。以酪浆饮方寸匕，日三服，到一、二日当下石"。《外台必要方》引孟诜《必效方》所载治耳聋一方："鸡矢白半升（熬令黄色），乌豆一升（熬令爆声绝）。上二味，先取无灰酒二升，及热以沃之，良久，滤去滓，分温服，厚取汗。其耳如鼓稗，勿讶。"《本草纲目》治小儿血淋："鸡矢尖白如粉者，炒研，糊丸绿豆大。每服三、五丸，酒下四、五次。"清·汪绂《医林纂要探源》载："打跌伤，酒和鸡屎白饮之，瘀即散而筋骨续矣。"可见后世医家多有以鸡矢白入药以治疗多种疾患的经验。

现今偶有以鸡矢白入药的收载及相关临床报道，如《中药大辞典》收载此药用于治疗肩关节周围炎、腰肌劳损、急性腰扭伤及其他关节炎，也可用于治疗角膜瘢痕等。有报道以鸡矢白置瓦上焙干，研末，红糖水冲服，配合西药补钙，可治疗肾病综合征以及小儿疳积引起的四肢筋脉挛急症，效佳。另有报道以上法治疗 86 例老年抽筋症患者，临床疗效满意。

（三）蚕沙

蚕沙又名蚕矢，是家蚕幼虫的干燥粪便，始载于《名医别录》，为传统动物排泄类中药。《太平圣惠方》引《肘后备急方·治卒发丹火恶毒疮方第三十八》以蚕沙煎汤外洗，治疗皮肤湿疹瘙痒："治风瘙瘾疹，遍身痒成疮。用蚕沙一升，水二斗，煮取一斗二升，去滓，温热得所，以洗之。宜避风。"本品性甘发散，可以祛风，性温而燥，又善除湿，故《本草纲目》谓"其性燥，燥能胜风去湿，故蚕沙治疗风湿病"，并载有"用蚕沙二袋，蒸热更互熨患处，治疗半身不遂；若治皮肤湿疹，可用本品煎汤外洗"。此外，历代眼科医家均视其为治疗目疾诸证之要药，《本草备要》指出将其"麻油调敷，治烂弦风眼"。民间用蚕砂作枕芯的填充物，有清肝明目之效。蚕沙尚能补气健脾，化瘀养血，以疗"血虚""血瘀""血劳"，故《本草求原》载"原蚕沙治血虚不能养经脉，亦宜加入滋补药中"；叶桂《本草再新》载"血瘀血少，痘科浆不起，亦宜用之"。

近年来，随着对蚕沙研究的不断深入，现代药理研究表明蚕沙具有多种药效作用：蚕沙具有较高的营养价值，其提取物有改善再生障碍性贫血作用，并有保肝、促进创伤愈合、抗溃疡以及抗肿瘤、降血糖、降尿酸等作用，蚕沙的提取物不仅能提高毛发生长速度，而且有防止脱发的作用。蚕沙富含多种有效成分，现已逐渐开发成多种制剂并运用于临床。用蚕沙提取物叶绿素衍生物叶绿素铜钠盐制成肝血宝片，用于治疗白细胞减少症 265 例，总有效率为 88.7%。蚕沙提取物研制成的国家二类新药生血宁片，临床研究表明其治疗缺铁性贫血疗效显著，其中成人临床治愈率为 90%，且无明显的毒副作用。蚕沙中的叶绿素有抗溃疡作用，是"肝宝"等中成药的主要原料。有报道取蚕沙研成细末，用香油调匀涂抹患处治疗水火烫伤。另将晾干的蚕沙研碎，用白酒调成糊状，装入小布袋贴在面部患处，可治疗面局部神经麻痹，疗效满意。

（四）小结

关于粪便疗法近年来在国外受到重视，也开展了一些研究。早在 1958年，伪膜性肠炎的死亡率高达 75%。美国科罗拉多大学医学院外科医生beneiseman 用患者家属的大便制成粪水对患者进行灌肠，治好了 3 例采用了抗生素、氢化可的松、益生菌等治疗手段仍然无效的严重伪膜性肠炎的患者。1980 年，中国 301 医院消化科也曾用同样的方法治好了 1 例严重腹泻的病人。近年来国外粪便疗法、尿液疗法已成为研究热点，临床研究已证明粪便疗法对难辨梭状芽胞杆菌感染（CDI）具有较好的疗效，对便秘、肠易激综合征（IBS）、炎症性肠病（IBD）、代谢综合征和自身免疫性疾病等也有疗效。而在国内却出现了一些对粪便入药的误解，认为用其作为药物治病是不妥的，因而近年来出现了《中国药典》逐步淘汰动物粪便类中药的情况。这的确是值得我们中医药人员认真思考的问题。

《肘后备急方》作为我国古代一部"收拾奇异，捃拾群遗，选而集之"的方书，对本类中药的应用进行了比较详尽的收集整理，积累了较丰富的临床经验。由于该类中药的产生和使用，有其历史性和局限性，随着人类文明的发展和中医药走向世界，该类药物已逐渐暴露出其缺点和不足，如化学成分不稳定、不符合卫生标准、不易被接受等，大部分已被慢慢淘汰，流传至今的只是极少的几味。这就需要我们辨证地看待，不能轻易地抛弃而不用，甚至全盘否认。作为民族医药瑰宝的组成部分，我们应加强对该类中药药理、药化及临床应用方面的研究，弄清其化学成分和药理机制，应用现代科学技术，开展该类中药综合利用的研究。

五、艾叶的应用探讨

艾叶为菊科多年生草本植物，其入药治病最早载于战国时期《五十二病方》，在我国第一部中医理论著作《黄帝内经》中，艾叶也是被提到的为数不多的几种药物之一。东汉著名医家张仲景所撰《伤寒论杂病论》中亦收载了胶艾汤和柏叶汤两个用艾方剂，至今仍是中医临床常用之方。而艾叶在我国第一部药物学专著《神农本草经》中未见收载，据梅全喜教授考证此时的艾叶与白蒿可能混用，由此《本经》中只收载白蒿。艾叶作为药物的正式记载始见于东汉末期的《名医别录》，该书对艾叶的药性理论做了较为全面的论述："味苦，微温，无毒。主灸百病，可作煎，止下痢，吐血，下部䘌疮，妇人漏血，利阴生肌肉，辟风寒，使人有子。一名冰台，一名医草。生田野。三月三日采，曝干。作煎，勿令见风。又，艾，生寒熟热。主下血，衄血、脓血痢，水煮及丸散任用。"而记载了艾叶第一次被广泛使用的书籍应为稍晚于《名医别录》的《肘后备急方》。经统计，书中收载有艾叶的处方21首，分布在15篇中，占实际69篇的21.74%，可见葛氏颇为重视运用艾叶治疗急症，这些方剂也代表艾叶在当时的使用情况。

（一）用于内科病证

1. 治疗心腹痛 在《肘后备急方·卷一·治卒得鬼击方第四》中载有："熟艾如鸭子大，三枚。水五升，煮取二升，顿服之。"治卒心痛方第八："白艾（成熟者）三升。以水三升，煮取一升。去滓，顿服之。"

《肘后备急方》中载："鬼击之病，得之无渐卒着，如人力刺状，胸胁腹内，绞急切痛，不可抑按，或即吐血，或鼻中出血，或下血，一名鬼排。"表明鬼击病证为突然发作的心腹疼痛，发作前无明显先兆。突然发生，来势急猛，疼痛剧烈，心腹刺痛如刀刺状，疼痛程度急剧欲死，并伴有吐血、鼻出血等症状，迫切要求急救治疗。《肘后备急方》载扁鹊云："中恶与卒死鬼击亦相类。"中恶病症在《温病条辨·中焦篇》沈目南注："中恶之证，俗称绞肠乌痧。即臭秽恶毒之气，直从口鼻入于心胸肠胃脏腑，壅塞正气不行。"从以上共同点可知，这些所谓鬼击、中恶病症与心腹疼痛类似，艾叶内服治疗的心腹疼痛，相当于现代医学的心绞痛、心肌梗死、胆绞痛、胃肠痉挛、胃－十二指肠溃疡、肠扭转、肠套叠、疝绞痛、急性精索炎、急性睾丸炎等疾患。艾叶具有散寒止痛、温经止血的功效。现代药理研究也表明艾叶水煎液给兔灌服有促进血液凝固的作用，可通过降低毛细血管通透性，抗纤维蛋白溶解，而发挥止血作用。另有研究表明艾叶水提组分对 0.6% 醋酸和热板的刺激引起的疼痛均有显著的抑制作用；表现出良好的镇痛作用；并能使冠脉血流量增加，抑制心肌收缩，降低心率，在紧张度增高的情况下呈松弛作用，对心脏起减压作用。

2. 治疗传染性疾病　在《肘后备急方·卷二·治伤寒时气温病方第十三中》，含艾叶的附方记载如下："①治伤寒及时气、温病，及头痛、壮热、脉大，始得一日。取干艾三斤，以水一斗煮取一升，去滓，顿服取汗。②治热病不解，而下痢困笃欲死者，服此。黄连二两，熟艾如鸭卵大，以水二斗煮取一升，顿服，立止。③天行毒病，夹热腹痛，下痢。天行四五日，大下热痢，黄连、黄柏各三两，龙骨三两，艾如鸡子大，以水六升煮取二升，分为二服。忌食猪肉、冷水。④毒病下部生疮者。大丸艾灸下部，此谓穷无药。⑤若病患齿无色，舌上白，或喜睡眠，愦愦不知痛痒处，或下痢，急治下部。不晓此者，但攻其上，不以下为意，下部生虫，虫食其肛，肛烂见五脏便死，治之方。烧艾于管中熏之，令烟入下部，中少雄黄杂妙。此方是溪温，故尔兼取彼治法。"《肘后备急方·治瘴气疫疠温毒诸方第十五》："断温病令不相染。密以艾灸病患床四角各一壮，不得令知之，佳也。"

《肘后备急方》用艾叶所治上述病证，相当于西医学的季节性、多种流行性急性传染病，如流行性感冒、伤寒、副伤寒、沙门氏菌属感染、细菌性痢疾、瘟疫等。现代药理学研究证实，艾叶含的挥发油对致流感病毒有杀灭或抑制作用。其煎剂在试管内，对金黄色葡萄球菌、α－溶血性链球菌、肺炎双球菌、白喉杆菌、宋内氏痢疾杆菌、伤寒及副伤寒杆菌、霍乱弧菌等，均有不同程度的抑制作用。另有研究也表明，用艾条燃烧的烟雾对绿脓杆菌、大肠杆菌、金黄色葡萄球菌、产碱杆菌等化脓性细菌具有抑制作用，制成的艾叶香烟烟熏对腺病毒、鼻病毒、流感病毒和副流感病毒也有一定的抑制作用。

因此，艾叶内服和烟熏对病毒和细菌均有抑制作用。并且艾叶的水煎剂有解热、抗炎、镇痛作用，也可消除急性传染病的发热、疼痛等症状。艾叶还具有增强机体免疫力的作用。加之黄连、黄柏均为治痢之要药，与艾叶配伍治痢效果更强。

3. 治疗神经系统疾病 《肘后备急方·卷三·治卒发癫狂病方第十七》载："《斗门方》治癫痫，用艾于阴囊下谷道正门当中间，随年数灸之。"《肘后备急方·治卒得惊邪恍惚方第十八》："治卒中邪鬼，恍惚振噤方：灸鼻下人中，及两手足大指爪甲本，令艾丸在穴上各七壮。不止，至十四壮，愈，此事本在杂治中。"《肘后备急方·治中风诸急方第十九》："①若身中有掣痛，不仁不随处者。取干艾叶一斛许，丸之，内瓦甑下，塞余孔，唯留一目。以痛处著甑目下，烧艾以熏之，一时间愈矣。②若口㖞僻者。衔奏灸口吻口横纹间，觉火热便去艾，即愈。勿尽艾，尽艾则太过。若口左僻灸右吻，右僻灸左吻。又灸手中指节上一丸，㖞右灸左也。又有灸口㖞法在此后也。"

癫痫是指大脑神经元突发性异常放电，导致短暂的大脑功能障碍的一种慢性疾病。中风身中有掣痛，不仁不随处者，可能即为中风后偏瘫，而口㖞僻者即为面瘫，也即面神经麻痹症。艾灸是利用艾火的热力透入选定穴位的肌肤，以起到温经散寒、疏通经络、调和气血的作用。现代研究表明，艾灸对心脑血管系统疾病有确切的疗效，艾灸天窗、百会穴对中风偏瘫患者有扩张脑血管，增加脑血流量的作用，起到改善脑循环，加速中风患者大脑功能和脑细胞代谢的恢复。艾灸还能使组织血细胞血供、氧供明显提高，促进微循环，有防止缺氧和延缓休克的作用。艾灸患处，燃烧过程中产生的温热作用能够缓解疼痛，此外，艾叶烟雾中含有很多艾叶挥发油，现代药理研究表明其挥发油也具有显著的镇痛作用。现代临床运用艾灸治疗面瘫也取得显著的疗效。

（二）用于外科病证

1. 治疗背部痈肿 《肘后备急方·卷五·治痈疽妬乳诸毒肿方第三十六》载："《千金方》治发背痈肿已溃未溃方。香豉三升，少与水和，熟捣成泥，可肿处作饼子厚三分，已上有孔，勿覆孔上，布豉饼，以艾烈其上炙之，使温温而热，勿令破肉。如热痛，即急易之。患当减快得分稳，一日二度炙之。如先有疮孔中汁出，即瘥。"

本方首创隔豆豉灸，现代临床用于治一切痈疽既溃不敛，疮色黑暗。淡豆豉是由黄豆、青蒿、桑叶、藿香、佩兰、苏叶、麻黄等共同发酵而来，有疏风、清热、解表之性，具有较强的透发力，加之艾灸的消瘀散结之功，对痈肿脓未成者，灸治可促其消散；对于已成脓者，灸治可促进脓液吸收或脓熟破溃，并能促进疮口愈合。

2. 治疗疥癣 《肘后备急方·卷五·治瘑癣疥漆疮诸恶疮方第三十九》载："王氏《博济》治疥癣满身作疮，不可治者。何首乌、艾等分，以水煎令浓。于盆内洗之，甚能解痛生肌肉。"

何首乌具有补益精血的功效，艾叶临床用于皮炎、湿疹、皮肤溃疡等皮肤病的治疗，并且药理研究表明艾叶煎剂具有显著的抗皮癣真菌作用。两药合用起到显著的止痛生肌的作用，治疗疥癣疗效显著。

3. 治疗白癞 《肘后备急方·卷五·治卒得癞皮毛变黑方第四十》载："疗白癞。艾千茎，浓煮，以汁渍曲作酒，常饮使醺醺。姚同。"

本方将艾做成酒剂，这是艾叶制成酒剂的最早记载，其主要成分为艾叶挥发油。白癞为诸麻风病分类之一，因恶风侵袭皮肤血分之间，郁遏化火，耗伤血液而成；或因接触传染而发。本证相当于结核性麻风。现代临床研究表明，艾叶油口服治疗麻风病 15 例，疗效显著，其中治疗结核样型 5 例，有效率达 80%。

4. 治疗火眼 《肘后备急方·卷六·治目赤痛暗昧刺诸病方第四十三》载："《斗门方》治火眼。用艾烧令烟起，以碗盖之，候烟上碗成煤，取下，用温水调化，洗火眼，即瘥。更入黄连，甚妙。"

火眼为病原体侵犯结膜后，引起眼球结膜和眼睑结膜充血、分泌黏液或脓性分泌物、水肿等，严重者出现结膜下出血，即为眼结膜炎。本方收集艾燃烧后的烟灰，其主要为挥发油类成分，现代药理研究表明艾叶挥发油具有抗菌、抗病毒、抗炎等药理作用，对火眼具有良好的治疗作用。

5. 治疗吞钱 《肘后备急方·卷六·治卒误吞诸物及患方第五十一》载："吞钱。又方，浓煎艾汁，服效。""又方，取艾蒿一把，细锉，用水五升煎取一升，顿服，便下。"

钱币为难以消化的金属，这里猜测可能是通过艾叶汁松弛消化道括约肌，增加胃肠道的蠕动而使误吞的钱币排出，然而是否有这方面的作用值得进一步研究。

（三）外物所伤病证

1. 治疗蛇入口不出方 《肘后备急方·卷七·治蛇疮败蛇骨刺人入口绕身诸方第五十七》："蛇入人口中不出方。艾灸蛇尾即出。若无火以刀周匝割蛇尾，截令皮断，乃将皮倒脱即出。《小品》同之。"

用艾火的热刺激使蛇退出，但刺激蛇也有可能更往里面钻，甚至激怒蛇。

2. 治疗蝎螫人 在《肘后备急方·卷七·治卒蝎所螫方第六十二》："蝎螫人。《新效方》蜀葵花、石榴花、艾心等份，并五月五日午时取，阴干，合捣，和水涂之，螫处，立定。"

蝎子尾部有锐利弯曲的尾针与毒腺相通，刺伤人体后，毒液随之进入人体，被刺之处出现大片红肿，有时可见水疱，患者自觉剧烈疼痛，或痒痛间作并伴有灼热感，亦可伴发红丝疗及淋巴结炎。轻者可无全身症状，但由于蝎毒主要为神经毒，所以严重者亦可出现明显的全身症状，如高热寒战、恶心呕吐、舌和肌肉强直、流涎、喘促、头痛昏睡，甚至抽搐及呕血、便血、咯血等，甚至可因呼吸肌麻痹而死亡。本方采用蜀葵花、石榴花、艾心三药等分，捣汁外涂，现代临床外用蜀葵花治疗痈肿疮疡；石榴花具有清热止血的功效；艾心为艾叶的顶部，现代研究表明艾叶具有解热、镇痛、镇静、增强机体免疫、清除过氧化物和自由基等作用。三者合用，对蝎毒所引起的发热、疼痛等症状有一定缓解作用，但对体内蝎毒的清除是否有作用，值得进一步研究。

3. 治沙虱毒　《肘后备急方·卷七·治卒中沙虱毒方第六十六》："又疗沙虱毒方。以大蒜十片，著热灰中，温之令热，断蒜及热拄疮上，尽十片，复以艾灸疮上七壮，则良。"

沙虱在《肘后备急方》中描述："山水间多有沙虱，其虫甚细不可见。人入水浴及汲水澡浴，此虫在水中著人。及阴雨日行草中，即著人，便钻入皮里。彼土有中之者不少……其虫著人肉不痛，不即觉者，久久便生子在人皮中，稍攻入则为瘘。初得之，皮上正赤如小豆黍米粟粒，以手摩赤上，痛如刺。过三日之后，令人百节强，疼痛寒热，赤上发疮。此虫渐入骨，则杀人。"根据葛洪对沙虱的描述，此沙虱即为恙虫，这是在流行病学史上首次提出恙虫病因学认识。现代研究发现，沙虱（即恙虫）螫人吸血的时候，把一种病原体注入到人体内，从而使得人患病发热。该病原体即为立克次体，是一种比细菌还小的微生物。沙虱多见于我国广东、福建一带，其他地方罕见。沙虱体积极小，不到1mm，不仔细观察根本发现不了。葛洪不但发现沙虱虫，还知道它是传染病的媒介。

沙虱螫刺时，皮肤上会出现一颗小红点，伴有疼痛。几天后便发热，周身疼痛，螫刺皮疹处逐渐肿胀，并且原发感染部位经常出现溃疡或焦痂及局部或全身淋巴结肿大。葛洪在《肘后备急方》中治疗沙虱毒第一个方即用艾灸，表明葛氏重视艾灸治疗沙虱毒。现代研究表明艾灸对由鼠传播的汉坦病毒引起的流行性出血热有治疗作用，并且艾灸还有解热、镇痛、抗病毒和提高机体免疫防卫等作用。由此推测艾灸也可通过解热、镇痛作用缓解沙虱毒发烧、周身疼痛等症状，并可通过调节机体免疫，促进机体内环境的改善和稳定，发挥抑制立克次体的作用。

（四）小结

晋代杰出医药学家葛洪所著《肘后备急方》，概括了东晋前应用艾叶治疗急证的成功经验和当时的新成果，其中还包含有他自己的创造。也可窥见，我国古代医家将艾叶广泛地运用于预防和治疗临床各科疾病，如用单味艾叶内服，或以艾叶为主另加它药配伍，或艾灸法，甚或用艾烟熏及外洗。书中所载的部分方剂也值得进一步开发应用，如单味艾叶煎服可用于心腹疼痛的治疗，可为防治心血管疾病药物的研发提供思路。现代也研发了艾叶防治传染性疾病的产品，如艾叶空气消毒剂和艾叶浴剂（防治感冒、感染及防治皮外科疾病、润肤止痒等）。因此，我们在总结、分析葛洪《肘后备急方》中艾叶的应用经验的同时，有必要加强艾叶临床应用方面的研究，尤其应重视艾叶在中风、癫痫、面瘫等神经系统疾病中的应用，以及白癜、疥癣等皮外科疾病及感冒、流感、瘟疫等病证的应用；也应加强对艾叶的开发研究，开展艾叶系列保健食品（助消化、抗肿瘤、抗衰老、防治心血管病）、艾叶保健用品（用于风湿类腰腿痛、关节炎、肩周炎等）等方面的开发研究。相信艾叶的临床应用范围将会越来越广，艾叶将会为人民健康发挥更大作用。

六、鸡子的应用探讨

《肘后备急方》收载了不少食疗方，包括鱼、禽蛋、虫介、水果等九类，有不少药食同用的情况。现归纳整理鸡子在《肘后备急方》中的运用，并对鸡子临床应用进行探讨，以供参考。

（一）《肘后备急方》中全鸡子、鸡子白、鸡子黄及鸡子壳的应用浅析

1.《肘后备急方》中全鸡子应用浅析　鸡子又名鸡卵，现俗称鸡蛋，为雉科动物鸡的卵。《中华本草》记载：鸡子味甘，性平。归肺、脾、胃经。有滋阴润燥、养血安胎之功，主治热病烦闷、燥咳声哑、目赤咽痛、胎动不安、产后口渴、小儿疳痢、疟疾、烫伤、皮炎、虚人羸弱。鸡子是扶助正气的常用食品。现代营养学家认为鸡子的营养成分全面均衡，是"人类理想的营养库"，称它是"完全蛋白质的模式"，人体需要的营养几乎都含有，是理想的天然食品。鸡蛋含有 14.7% 的蛋白质，11.6% 的脂肪、糖、钙、磷、铁及维生素等。而鸡子用于药用始于《神农本草经》，《本经》作为现存最早的中药学著作约起源于神农氏，经过代代口耳相传，于东汉时期集结整理成书。东汉末年张仲景的《伤寒杂病论》中也有不少与鸡子有关的名方，如黄连阿胶汤。而东晋葛洪的《肘后备急方》所载有鸡子方，则很好地传承前人经验，也在一定程度上反映了魏晋南北朝时期鸡子在临床上药食同用的特点。《肘后备急方》全书八卷中应用全鸡子来治疗疾病的共有 5 卷，涉及"卒心痛方""伤寒时气温病方""卒风暗不得语方""卒身面肿满方""卒发黄疸诸黄病方""面疱发秃身臭心鄙丑方""卒中诸药毒救解方"等篇，主要为内科类方剂。

（1）第十三篇治伤寒及时气、温病方　用鸡子一枚，半升冷水搅和，再投入三升的沸水中，快速搅拌，温度适宜，一口气服下，以发汗。此方用于伤寒以及疫病、温病、头痛、高热、脉大的病症。此处，鸡子先在冷水中搅匀，再边搅边倒入开水中，《医学入门》记载："生绞入药，除烦热；豁开淡煮，却痰润声，养胃，益心血。"用的是半生半熟的蛋花汤，药性温和。待温度适中时一次喝下，用于发汗。此方是利用鸡子，生绞入药，发汗除烦热。

（2）第三十一篇中治疗各种疸病方　栀子、栝蒌子和苦参研制成粉末，用以苦酒（醋）浸泡过的鸡子，以黄白制成丸剂。方中栀子泻火除烦、清热利湿、凉血解毒，中医临床用于热病心烦、湿热黄疸等。苦参具有清热燥湿、杀虫、利尿的功能，用于热痢、便血、黄疸尿闭等。瓜蒌子具有润肺化痰、滑肠通便的功效，用于治疗燥咳痰黏、肠燥便秘等病症。方中三药以清利为特点，主清三焦湿热，清泻燥湿，笔者认为，鸡子在此方配伍中起滋阴润燥、养血护肝、调和药性、增强免疫力之功，更以苦酒散瘀止痛、解热毒、消痈肿。

2.《肘后备急方》中鸡子白应用浅析　鸡子白又称鸡子清，味甘，性凉。归肺、脾经。《本草纲目》："甘，微寒，无毒"。具润肺利咽、清热解毒之功。主治伏热咽痛、失音、目赤、烦满咳逆、下痢、黄疸、疮痈肿毒、烧烫伤。《肘后备急方》有不少以鸡子清入药的方剂。如"卒中恶死方""卒中五尸方""卒心痛方""伤寒时气温病方""瘴气疫疠温毒诸方""卒心腹癥坚方""痈疽妒乳诸毒肿方"等，主要为外科类方剂。

（1）第十五篇中常用辟除温病方　有一方，配伍真珠、肉桂和贝母，将鸡子白熬令黄黑，再捣筛，每年元旦，或初一、十五服用。方中真珠即珍珠，可安神定惊、明目消翳。肉桂补火助阳、引火归原、散寒止痛、温通经脉。贝母清热润肺、化痰止咳。此方用于瘴气疫疠温毒，真珠祛惊风及目赤翳障，肉桂助以扶阳散邪之功，贝母用于阴虚劳嗽，佐以鸡子白除心下伏热，止烦满咳逆。服药时间也较讲究，于每年元旦，或每月初一、十五服用，这与传统中医阴阳理论相关。

（2）第五十二篇中葛氏治疗少年面生皰疮方　用三岁苦酒渍鸡子三宿，软，取白，以涂上。方中用三年的苦酒（醋）作为辅料浸泡鸡子，助以解热毒、消痈肿、敛咽疮。鸡子软后，取其鸡子清外用涂脸。鸡子清在方中起到甘润、排脓化毒之功效。实为治本的美容良方。这也是古代的"醋蛋疗法"。

3.《肘后备急方》中鸡子黄应用浅析　鸡子黄又称鸡卵黄，味甘，性平。归心、肾、脾经。而明代李时珍《本草纲目》则认为其性温，可滋阴润燥、养血息风，主治心烦不得眠、热病痉厥、虚劳吐血、呕逆、下痢、烫伤、热疮、肝炎、小儿不良。《肘后备急方》中有三卷独用鸡子黄入药。如"卒胃反呕方"痈疽妒乳诸毒肿方""卒阴肿痛颓卵方"等，为内科类和外科类方剂。第三十篇葛氏治疗突发干呕不止方：此方只取鸡子黄吞黄数枚，即愈也。此方独用鸡子黄一味，用量为数枚。《长沙药解》中说："鸡子黄补脾精而益胃液，止泄利而断呕吐。"其温润淳浓，滋脾胃之津液，泽中脘之枯槁，降浊阴而止呕吐，生清阳而断泄利，补中之良药也。消化不良多因脾胃虚弱所致，蛋黄油善补脾胃，故能生清降浊，恢复消化功能。鸡子黄禀土之色，主中焦脾胃，现多用于治疗肠胃疾病。

4.《肘后备急方》中鸡子壳应用浅析 鸡子壳又称鸡卵壳，味淡，性平。归胃、肾经。可收敛、制酸、壮骨、止血、明目。主治胃脘痛、反胃、吐酸、小儿佝偻病、各种出血、目生翳膜、疳疮痘毒。现代研究表明鸡子壳的主要化学成分为碳酸钙，与其治吐酸相关。笔者认为《肘后备急方》中鸡子壳所在处方，已包含凤凰衣即鸡子壳中白皮。书中用于传染性、流行性疾病。第十四篇治疗流行性疾病、过度劳累致伤寒、温病复发方：取孵出小鸡的鸡子壳敲碎，熬至黄黑，细末，热汤服，出汗。此方用于重病新起、过度劳累及饮食过多致发作欲死者。《日华子本草》："研磨障翳"。此方鸡子壳能解毒，治气，主伤寒劳复，发汗除疫症。

（二）《肘后备急方》中所含鸡子方的归纳统计

1. 所含鸡子的方剂统计 "鸡子方"指《肘后备急方》全书中涉及鸡子（包括鸡子的各个部位）所有应用方剂，下同。《肘后备急方》全书八卷，七十三篇中，包含药方总数1898个（含杨用道载方），书中所含有鸡子的单、复方药方，共有44个，其中含有1方为饮食配伍禁忌。43个方为药用方。其中以独取鸡子白入药的单、复方药方有22个。占所含鸡子药用方的51.2%。独取鸡子黄入药的单、复方药方有6个。独取鸡子壳入药的只有1个单方。43方中，单方共有11个，占药用方比例的25.6%。其中第六十八篇中："食金已死者：又方，鸭血及鸡子亦解之。"并无明确说明是否有他药合用，只是说明可治疗此病症，此处应为单方。

2.《肘后备急方》中所含鸡子组方所治疗疾病的分类统计 《肘后备急方》中鸡子的临床应用范围非常广泛，从现代医学的角度来看，有预防医学、内科（消化内科及心内科）、外科（肝胆外科及男科）、传染病（疫症）及急性传染病、妇科、儿科、皮肤科、解毒、解酒，以及其他各种突发病症，还有饮食配伍禁忌。涉及临床科目较多，在全书七十三篇中，运用了鸡子的篇数有：第一、六、八、十三、十四、十五、二十、二十四、二十六、三十、三十一、三十六、三十八、四十二、五十二、六十七、六十八、七十、七十一和七十二篇，占现今《肘后备急方》共73篇中的27.4%。葛洪所用鸡子方分布在各篇的情况如下：卷一（前11篇）中有3篇，占27.3%，有5

方。卷二（12～15篇）中有3篇，占75%，有7方。卷三（16～24篇）中有2篇，占22.2%，有2方。卷四（25～35篇）中有3篇，占27.3%，有3方。卷五（36～42篇）中有3篇，占42.9%，有12个方。卷六（43～52篇）中有1篇，占10%，有7个方。卷七（53～71篇）中有4篇，占21.1%，有6个方。卷八（72、73篇）中有1篇，占50%，有1个方。共43个方。笔者统计了《肘后备急方》中鸡子方所在卷、所在篇数、药方数和疾病分类，归纳于下表7-2。

表7-2 《肘后备急方》中所含鸡子组方分类统计

所含篇数	所治病症	所在卷位置	所含药方数
救卒中恶死方第一	突发晕厥	卷一	1
治卒中五尸方第六	突发五尸病	卷一	2
治卒心痛方第八	心痛（胃、心、腹痛）	卷一	2
治伤寒时气温病方第十三	伤寒时气温病	卷二	4
治时气病起诸劳复方第十四	时气过劳	卷二	1
治瘴气疫疠温毒诸方第十五	瘴气温疫等传染病	卷二	2
治卒风喑不得语方第二十	中风失语	卷三	1
治卒身面肿满方第二十四	身体暴肿满	卷三	1
治卒心腹癥坚方第二十六	心腹癥坚	卷四	2
治卒胃反呕方第三十	反胃呕吐	卷四	1
治卒发黄疸诸黄病第三十一	黄疸病	卷四	1
治痈疽妬乳诸毒肿方第三十六	痈疽乳痈毒肿	卷五	9
治卒发丹火恶毒疮方第三十八	丹火恶毒疮	卷五	1
治卒阴肿痛颓卵方第四十二	阴部肿痛颓卵	卷五	2
治面皰发秃身臭心鄙丑方第五十二	面皰发秃身臭心鄙丑	卷六	7
治卒服药过剂烦闷方第六十七	服药过量烦闷	卷七	1
治卒中诸药毒救解方第六十八	药物中毒	卷七	2
治防避饮食诸毒方第七十	饮食配伍禁忌	卷七	1
治卒饮酒大醉诸病方第七十一	解酒	卷七	2
治百病备急丸散膏诸要方第七十二	百病备急	卷八	1

表7-2中，鸡子所治疾病种类就达20种之多，在各个方面都有所涉及，如传染病瘴气温疫、伤寒。内科方面心痛、心腹癥坚、中风失语、反胃呕吐等。男科与妇科的乳痈毒肿、阴部肿痛颓卵。上述还有药物中毒解救、解酒、

百病备急的药方等，可见，鸡子的临床用途大而且广泛。

3.《肘后备急方》中所含鸡子方剂型种类 《肘后备急方》中记载的剂型种类颇多，除最常用的汤剂外，还有丸剂、膏剂、酒剂、栓剂、散剂、洗剂、搽剂、含漱剂、熨剂、滴耳剂、眼膏剂、熏剂、香囊剂及药枕等10多种剂型。而鸡子方记载的剂型种类为以下几类：酒剂、醋制汤剂、丸剂、汤剂、散剂、膏剂、醋制鸡子白和膏，此外，还有醋制鸡子。其中鸡子入丸包括：鸡子白丸和鸡子黄白丸；鸡子入膏剂包括：鸡子白和膏、鸡子黄和膏、鸡子黄白和膏，以及醋制鸡子白和膏。鸡子乃药食同用之物，以鸡子入药治病，笔者认为除有传统剂型以外，还应有其独特的剂型，如醋制鸡子，此"药"本身乃滋补食品，作为药用来说便是一种特有的药物剂型。《肘后备急方》中鸡子的剂型主要为膏剂和丸剂，其中膏剂在鸡子43个药方中有18个方，丸剂有5个方，分别占41.7%和11.6%。其余剂型，酒剂有3个方，配制汤剂有2个方，汤剂有3个方，醋制鸡子2个方，散剂2个方。其余有7个鸡子方为直接吞服，难以辨别其剂型，还有1个方未阐明其剂型。

4.《肘后备急方》所含鸡子方剂中与鸡子配伍的药物及赋形剂 赋形剂，在药物制剂中除主药以外的附加物，也可称为辅料。如片剂中的黏合剂、填充剂、崩解剂、润滑剂；中药丸剂中的酒、醋、药汁等；半固体制剂软膏剂、霜剂中的基质部分；液体制剂中的防腐剂、抗氧剂、矫味剂、芳香剂、助溶剂、乳化剂、增溶剂、渗透压调节剂、着色剂等均可称为赋形剂。《肘后备急方》中与鸡子配伍使用的赋形剂有酒、苦酒；这些辅料，在药方中作为引药，起到了增加组方疗效等作用。而与鸡子配伍的中药有大豆、吴茱萸、芒硝、真珠、肉桂、贝母、常山、椒、栀子、栝蒌子、苦参、豉、黄檗、半夏、鹿角、桂、莔草、白蔹、黄连、大黄、黄芩、赤石脂、芍药、竹叶、蛇床子、朱末、丹砂、杏仁、干姜、甘草、生竹皮。而有一小部分是如今少用或不用药物，在《肘后备急方》中也与鸡子配伍使用，如釜底土、牛屎、鸡屎、小豆、灶中黄土、羚羊胫骨、白粱米、粢粉。

在这些与鸡子配伍的药物当中，有动物药，有矿石类药物，也有植物药，在这些组方中，按传统药物制备工艺的思路来说，鸡子多作为辅料，用其使药物成型稳定，便于使用。如"又方，捣黄檗末，筛，鸡子白和，厚涂之，干复易，瘥"。由于鸡子药食两用的特殊性，在《肘后备急方》的鸡子方中，既有发挥了鸡子本身药物的特性而作为主药的方剂，如"又方，三岁苦酒渍鸡子三宿，软，取白，以涂上"。也有鸡子作为赋形剂使用的情况，亦有作药物使用的情况，而选择其作为赋形剂的同时，也同样发挥了鸡子本身的药效。

（三）现代鸡子的应用与《肘后备急方》中鸡子应用的比较

从上表我们可以看出，鸡子在《肘后备急方》中的具体应用，用治痈疽乳痈毒肿，面皰发秃身臭心鄙丑这些疾病的方剂较多，这些疾病按现代医学来分类，应为外科和皮肤科，另外，伤寒时气、温病的方剂也不少。这反映了东晋时期，鸡子多被人用于痈疽肿毒、面皰身臭等外科和皮肤科疾病的治疗，伤寒时气等传染性病、内科病症也常用；这也在一定程度代表了魏晋南北朝时期的鸡子应用情况。现代研究表明，蛋清中的半胱氨酸蛋白酶抑制剂可广泛运用于各种治疗中，如抗微生物、抗病毒、杀虫、防止脑出血以及控制癌细胞扩散。还有报道将蛋壳中的提取物用于治疗骨关节炎，有保护动物软骨和抗动脉粥样硬化作用。有学者用鸡蛋内膜治疗压疮，治疗结果表明效果好、方便、价廉。还有学者用蛋黄油外敷治疗静脉曲张所致的小腿溃疡，结果显示蛋黄油使疮面的渗出液减少了，而且抑制肉芽组织生长。有人观察36例蛋黄油纱治疗植皮术后残余创面，结果显示卵黄油纱布既能增强白细胞吞噬能力，液化并清除创面上残余坏死组织，又能改善组织内微循环的瘀滞状态，促进血流恢复，改善局部水肿与缺氧，也可促进上皮增生，从而加速创面愈合。蛋黄油可治盗汗、肺结核；外用有润肤生肌的作用，可治乳头破裂、奶癣及下肢溃疡等。蛋黄油在民间一直用于烧烫伤、冻伤、皮肤脓疮和慢性溃疡、皮肤瘘管和窦道、神经性皮炎、湿疹、头癣、眼睑炎等。甚至也有用鸡蛋黄抗体治疗疾病的研究，有学者研究了 IgY（鸡蛋黄抗体）在抗微生物及抗毒素中的作用，以及在口腔医学方面和诊断方面的应用。由此可见，现代对鸡子的应用，更多地集中在鸡子清、鸡子黄上，多用于癣、烧烫伤、脓疮、溃疡等外科、皮肤科病症，这与《肘后备急方》中记载的情况相似，另外，"醋蛋疗法"，从古至今都在沿用。而现代医学则更多地研究鸡子黄抗体在医学上的应用。另有研究表明，蛋黄含胆固醇较高，冠心病、高血压、动脉血管粥样硬化者，应忌用或少用蛋黄。因此，我们应在《肘后备急方》等古籍的基础上，结合现代科学技术，更好地去研究和利用鸡子。

（四）小结

鸡子乃血肉有情之品，从鸡子壳到鸡子黄既能补形益精，又能治病解毒。《肘后备急方》中鸡子的用法基本都是生用的情况，而生鸡子含抗生物素蛋白和抗胰蛋白酶，能影响人体生物素的利用。西医学认为生鸡子可能带有某些细菌等，故我们应以辨证的思维去更好地继承。书中所载44个鸡子方中，不仅收载了利用鸡子治疗各种疾病的方法，也载有以鸡子解毒和饮食之配伍禁忌；既传承了前人"禽蛋疗法"，又为现代学者研究鸡子提供了宝贵的资源，也对传统中医学、药剂学有着深远的影响，非常值得我们去深入探究。

七、附子的应用探讨

附子，始见于《神农本草经》，列为下品，在古代医家中最善用附子者首推张仲景，在其所著的《伤寒杂病论》中收载有附子方剂33首。自张仲景开创了应用附子的先河后，由于该药独特的功效，千百年来备受历代医家的青睐。但附子大辛大热，有毒，临床应用时中毒者不在少数，故有学者将其总结为"最有用亦最难用之药"。导致附子中毒的因素很多，其中用量过大是中毒最为常见的原因，此外产地、采收季节、加工过程等因素亦可引起毒性反应。关于附子用量问题，一直在中医药界存在争议，2010版药典规定附片用量为3～15g，但临床超剂量应用比比皆是，而且多在30～100g，更有甚者用量达200g之多，与药典规定的用量相差甚远，因此，研究历代医家对附子的用药规律，意义重大。

葛洪《肘后备急方》收载附子治疗疾病的方剂共100余首，其临床应用广泛，治疗疾病种类丰富，其方剂所成中药剂型较多，有数十种，服用方法在传统服法的基础上也有创新（舌下、黏膜等），以便于治疗内、外各科疾病，更好地发挥方药的治疗作用。同时《肘后备急方》还记载了附子中毒的解救方，全面地阐述了附子的临床应用和中毒解救方法，为应用附子治疗疾病同时防止中毒提供了有力的参考依据。附子虽然临床应用广泛，但其毒性作用不可忽视，葛洪《肘后备急方》附子的记载包括用法用量、炮制方法以及毒性反应，还不够全面，这就为后世合理应用附子及进一步探索其毒性作用留下了广阔的研究空间。同时也为我们更深入探讨和开发其临床应用价值提供了重要依据。

（一）附子在《肘后备急方》的名称考证

据《名医别录》（下品·卷第三）载："附子生犍为山谷及广汉。冬月采为附子，春月采为乌头。"《广雅》云："奚毒，附子也。一岁，为子；二岁，为乌喙；三岁，为附子；四岁，为乌头；五岁，为天雄。"弘景曰："乌头与附子同根。附子八月采，八角者良。乌头四月采。春时茎初生有脑头，如乌鸟之头，故谓之乌头。有两歧共蒂，状如牛角者，名乌喙。取汁煎为射罔。天雄似附子，细而长，乃至三四寸。"《本草图经》载："乌头、乌喙，生朗陵山谷。天雄生少室山谷。附子、侧子生犍为山谷及广汉，今并出蜀土。然四品都是一种所产，其种出于龙州。"时珍曰："初种为乌头，象乌之头也。附乌头而生者为附子，如子附母也。乌头如芋魁，附子如芋子，盖一物也。别有草乌头、白附子，故俗呼此为黑附子、川乌子以别之。"

可见，附子、乌头、乌喙、射罔、天雄同出一物，只是根据采收、形态、炮制方法不同而有了不同的称谓，故本文统计的是附子一类药物。

（二）《肘后备急方》中附子组方治疗疾病的分类

葛洪所载附子治疗疾病的范围相当广泛，涉及的篇数为：第三、六、八、九、十、十一、十二、十三、十五、十六、十九、二十、二十一、二十六、二十七、二十八、二十九、三十、三十二、三十三、三十六、三十八、四十二、四十七、五十二、五十五、六十二、六十六、六十九、七十二等 30 余篇，其中卷一（第 1～11 篇）6 篇，卷二（第 12～15 篇）3 篇，卷三（第 16～24 篇）4 篇，卷四（第 25～35 篇）7 篇，卷五（第 36～42 篇）3 篇，卷六（第 43～52 篇）2 篇，卷七（第 53～71 篇）4 篇，卷八（第 72～73 篇）1 篇，共 30 篇，占全书篇数的 43%。其中各篇中附子治疗的疾病和应用附子的方剂数，归类如下，见表 7–3。

表 7–3 《肘后备急方》中附子应用统计

所在章节	所治疾病	含方剂数
救卒客忤死方第三	客忤病	1
治卒中五尸方第六	五尸病	2
治卒心痛方第八	心痛	9
治卒腹痛方第九	腹痛	2
治心腹俱痛方第十	心腹俱痛	2
治卒心腹烦满方第十一	心腹烦满	1
治卒霍乱诸急方第十二	霍乱	4
治伤寒时气温病方第十三	伤寒、时气、温病	5
治瘴气疫疠温毒诸方第十五	瘟疫	8
治寒热诸疟方第十六	疟疾	4
治中风诸急方第十九	中风	9
治卒风喑不得语方第二十	风喑不得语	1
治风毒脚弱痹满上气方第二十一	脚气病	4
治卒心腹癥坚方第二十六	心腹癥坚	3
治心腹寒冷食饮积聚结癖方第二十七	腹寒冷食饮积聚结癖	3
治胸膈上痰诸方第二十八	胸膈上痰	3
治卒患胸痹痛方第二十九	胸痹痛	1
治卒胃反呕方第三十	干呕	3
治卒患腰胁痛诸方第三十二	腰痛	3
治虚损羸瘦不堪劳动方第三十三	劳累病	2
治痈疽妬乳诸毒肿方第三十六	痈疽乳肿	4

续表

所在章节	所治疾病	含方剂数
治卒发丹火恶毒疮方第三十八	恶疮	1
治卒阴肿痛颓卵方第四十二	阴肿阴疮	2
治卒耳聋诸病方第四十七	耳疾	4
治面皰发秃身臭心鄙丑方第五十二	面皰发秃身臭	5
治卒毒及狐溺棘所毒方第五十五	马汗入疮	1
治卒蝎所螫方第六十二	蝎螫人	4
治卒中沙虱毒方第六十六	沙虱毒	1
治食中诸毒方第六十九	肉毒	1
治百病备急丸散膏诸要方第七十二	治百病	12

经表7-3统计,《肘后备急方》中附子所治疗的病症共30种,涉及范围非常广泛,从头到脚,从内科到外科,涵盖了妇科、男科,所涉及的方剂共105方。附子在临床上主要应用于治疗心腹方面的疾病,如心痛、腹痛、心腹俱痛、心腹烦满、心腹癥坚、心腹寒冷食饮积聚结癖等,共20方,占总方剂数的19%;还有用治传染病的方子,如霍乱、伤寒、瘟疫、疟疾,共21方,占总方剂数的20%。另外,还用于干呕,腰痛,疮毒,耳面部疾病,中毒的解救等等。

(三)《肘后备急方》含附子方剂的服药方法

《肘后备急方》含附子方剂的服用方法主要包括内服和外用。内服的服药方法主要有口服、舌下、吸入。外用给药主要为散粉涂、煎药汁涂、膏涂、灌耳、点耳、敷面、注眦中、塞耳等。内服剂型中口服的为汤剂、丸剂、散剂、酒剂。舌下和吸入给药的主要为散剂(如:末生附子,置管中,吹纳舌下,即瘥矣)。外用的剂型有散剂、搽剂、膏剂、凝胶剂、滴耳剂、涂膜剂。

含附子的方剂以制成散剂的方剂数为最多,故散剂的服法也比较多,主要有冲服(以冷水,蜜水,井华水冲服)、酒(或茶酒)服、煮散、舌下、吸入、涂抹、外敷。其中也有一散多用,例如将方药捣为散后,以鼻吸入,然后温酒送服,亦可以散粉涂抹全身,或者以舌下灌服以治疗牛马瘟疫。例如赤散方:牡丹五分,皂荚五分,炙之,细辛、干姜、附子各三分,肉桂二分,真珠四分,踯躅四分,捣筛为散,初觉头强邑邑,便以少许内鼻中,吸之取吐,温酒服方寸匕,覆眠得汗即瘥。晨夜行及视病,亦宜少许,以内粉粉身佳。牛马疫,以一匕著舌下,溺灌,日三四度,甚妙也。

（四）《肘后备急方》含附子方剂的剂型分类

《肘后备急方》成书于东晋时期，书中涉及的剂型主要为中药传统剂型，包括丸、散、膏、酒、汤、饮、茶、糊等，另外，还有搽剂、涂膜剂、凝胶剂、滴耳剂等不常用的剂型。这些剂型按照给药途径和给药方法分类，口服给药剂型有丸剂、散剂、汤剂、酒剂，外用给药剂型有散剂、膏剂、酒剂、搽剂、涂膜剂、凝胶剂、滴耳剂。其中散剂、膏剂、酒剂、搽剂、涂膜剂、凝胶剂为皮肤给药的剂型，滴耳剂为黏膜给药的剂型。

经统计，葛洪《肘后备急方》中含有丸剂 36 方（其中蜜丸 25 方，醋制丸 5 方，普通丸剂 4 方，酒糊丸 1 方，滴水丸 1 方），散剂 25 方，膏剂 14 方，酒剂 8 方，汤剂 11 方，搽剂 3 方，涂膜剂 1 方，凝胶剂 1 方，滴耳剂 3 方。余下 3 方没有载明剂型。各剂型典型方剂如下，见表 7-4。

表 7-4 《肘后备急方》中的典型剂型及处方

剂型	典型方剂举例
丸剂 – 蜜丸	又方，附子二两，干姜一两。蜜丸。服四丸如梧子大，日三服
丸剂 – 醋制丸	又方，干姜六分，附子四分，末。以苦酒和如梧子大，一服三丸，日三服
丸剂 – 普通丸	又方，巴豆一枚（去心、皮），射罔如巴豆，大枣一枚（去皮），合捣成丸。先发各服一丸如梧子大也
丸剂 – 酒糊丸	《博济方》治冷热气不和，不思饮食，或腹痛刺，山栀子、川乌头等分，生捣为末，以酒糊丸如梧桐子大，每服十五丸，炒生姜汤下。如小肠气痛，炒茴香、葱酒任下二十丸
丸剂 – 滴水丸	神验乌龙丹。川乌头（去皮、脐了）、五灵脂各五两，上为末，入龙脑、麝香，研令细匀，滴水丸如弹子大，每服一丸
散剂	末生附子，置管中，吹纳舌下，即瘥矣
膏剂	丹参、萹蓄各二两，秦胶、独活、乌头、白及、牛膝、菊花、防风各一两，罔草叶、踯躅花、蜀椒各半两，十二物切。以苦酒二升渍之一宿，猪膏四斤，俱煎之，令酒竭，勿过焦，去滓，以涂诸疾上，日五度，涂故布上贴之。此膏亦可服，得大行即须少少服，《小品》同
酒剂	又，射罔封之，温酒渍之，即愈
汤剂	又方，附子一枚，椒二百粒，干姜半两，半夏十枚，大枣三十枚，粳米一升，水七升，煮米熟，去滓，一服一升，令尽
搽剂	又方，临发时，捣大附子，下筛，以苦酒和之，涂背上
涂膜剂	又方，鳖甲、乌头涂之，欲正即揭去之
凝胶剂	又方，腊月猪膏一升，乱发如鸡子大，生鲫鱼一头，令煎令消尽，又内雄黄、苦参末二两，大附子一枚，末，绞令凝，以敷诸疮，无不瘥。胡洽疗瘑疥疖，大效
滴耳剂	细附子末，以葱涕和，灌耳中，良

（五）《肘后备急方》中含有附子的方剂归纳

经统计，《肘后备急方》全书药方总计 1898 个，其中葛氏和陶氏编撰整理的有 1294 个，杨氏收集的有 604 个，葛洪在该书中广泛应用附子（包含附子、乌头、乌喙、射罔、天雄）入药，组成各种单方、复方共 105 方（其中包含附方共 13 方），占全书比例 6%。全书中以附子入药的方剂有 78 方，以乌头入药的方剂有 23 方，以乌喙入药的有 3 方，以射罔入药的有 8 方，以天雄入药的有 2 方。其中部分方剂中均含有附子、乌头，或共同含有附子、乌头、天雄。

《肘后备急方》中除了 78 个含有附子的方剂外，另还有含香附子、白附子、白附等方剂共 3 方，因不属于附子类药物，故不予统计。

（六）与附子配伍的药物及辅料

《肘后备急方》中与附子配伍组成方剂的药物很多，包括植物类药、动物类药和矿物类药，归纳总结有如下品种：干姜、桂心、巴豆、吴茱萸、白术、人参、橘皮、椒、甘草、黄芩、当归、桔梗、半夏、细辛、龙胆、黄连、大枣、狼毒、小草（远志的茎叶）、龙骨、厚朴、生姜、大麻仁、柏子仁、牡丹、皂荚、肉桂、真珠（珍珠）、踯躅、雄黄、丹砂、矾石、大黄、麻子、小豆、稷米、常山、鳖甲、升麻、乌贼骨、豆豉、白蔹、牡蛎、蒲黄、虎胫骨、石膏、麝香、通草、茯神、防风、麻黄、杏仁、独活、白垩石、钟乳、蜀椒、茵芋、金牙、罔草、干地黄、地肤、蕳蓄、羌活、牛膝、旋复花、硫黄、礜石、赤石脂、釜月下墨（锅灰）、麦门冬、杜仲、茯苓、秦艽、芎䓖、芍药、干漆、巴戟天、狗脊、五加皮、山茱萸、干薯蓣、藜芦、鹿角、乱发、鲫鱼、苦参、菖蒲、白松脂、蔓荆子、青木香、石灰、莽草、蛇衔、薤白、鬼臼、蜈蚣、斑蝥、前胡、白芷、熟艾、柴胡、葛根、犀角、山栀子、女萎、云实、五灵脂、龙脑、龙衔藤、黄柏、水银、胡粉、连翘、桑白皮、菝葜、菟丝子。

经统计，与附子配伍的中药共 116 种，其中植物药 90 种，动物药 11 种（鳖甲、乌贼骨、虎胫骨、麝香、鹿角、乱发、鲫鱼、蜈蚣、斑蝥、犀角、五灵脂），矿物药 15 种（龙骨、真珠、雄黄、丹砂、矾石、牡蛎、石膏、白垩石、钟乳、金牙、硫黄、礜石、赤石脂、石灰、水银）。

与附子配伍应用的辅料有蜂蜜水、生姜汁、酒、苦酒（食醋）、井花水、米（粟米/黍米）、茶酒、蜡茶、猪脂（猪膏/猪油）、鸡子白（鸡蛋清）。

《肘后备急方》中的方剂经常配伍以上辅料使用，这些辅料皆为食物类，又称为引经药，也就是我们通常所说的药引。这些引经药在方剂中发挥使药的作用，引导其他药物的药力到达病变部位或某一经脉，起"向导"的作用，而使整个药方发挥更好的作用。此外，"药引子"还有增强疗效、解毒、矫味、保护胃肠道等作用。可见，在东晋时期葛洪就已经使用食物作为药引，从而使方药达到更好的治疗作用，为现代食物类药引在中医药临床的应用提供了依据。

（七）含附子的处方配伍

1. 相反之药相伍为用 附子、半夏配伍属中药"十八反"内容之一，为临床用药禁忌。附子、半夏配伍，古今医家对此多有异议，但临床用其配伍治疗疾病者亦屡见不鲜，现代研究表明在一般临床用量范围内，半夏配伍附子不会出现毒性增强或疗效降低。《肘后备急方》附子半夏同用有两方，如卷1第8篇："半夏五分，细辛五分，干姜二分，人参三分，附子一分。捣末，苦酒和丸如梧子大。酒服五丸，日三服。"此方用于治疗久患心痛，不能饮食，头中痛重，治应温阳散饮、通达阳气，故方中用附子祛寒通阳，半夏醒脾燥湿，细辛温阳化饮，干姜助附子、细辛温阳散寒，加人参益气扶正，各药相互为用，增强疗效；另有一方即卷一第九篇："附子一枚，椒二百粒，干姜半两，半夏十枚，大枣三十枚，粳米一升，水七升，煮米熟，去滓，一服一升，令尽。"此方为附子粳米汤加椒及干姜而成，用于寒疝反复发作，每次发作腹中绞痛，治应温中散寒，化饮降逆，故方中用附子补阳益火、祛寒止痛，半夏燥湿化浊、降逆和胃，与附子相配可助附子祛除阴寒湿浊之邪。二者相伍既温中散寒，又化浊燥湿、降逆和胃，治疗元阳不足、寒邪内阻、阴寒湿浊上犯之证相得益彰，另配椒温中散寒，干姜散寒止痛，大枣、粳米补中益气，各药相配，共奏其效。

2. 乌头、附子相伍为用 在《肘后备急方》中，除去重复之处，有4首方剂将附子和乌头同时配伍使用。乌头为附子的母根，附子为乌头的子根，两者虽属同类，但功用略有不同，乌头之热力弱于附子，而宣通之力优于附子，长于起沉寒痼冷，并可使在经风寒得以疏散，附子长于治在脏的寒湿，使之得以温化，故有乌头长于祛风、附子长于祛寒之说，葛洪用之协同配伍，以达到振奋心阳、驱散寒邪的目的。

3. 附子配干姜，回阳救逆 《肘后备急方》附子、干姜配伍同用者有22方。葛洪用附子干姜配伍，其意义有二：①以干姜制附子之毒；②附子祛外寒，干姜暖内寒，附子无干姜不热，附子走而不守，干姜守而不走，两者合用，一走一守，相得益彰，治疗阳气虚脱、阴寒内盛之亡阳厥逆证，非它药之力所及。《肘后备急方》含附子、干姜的组方多用于治疗心痛、腹痛、心腹俱痛、心腹烦满、心脏病等，此与附子具有强心作用相符，现代药理实验研究亦表明，干姜与附子相伍，可改变冠脉血流量，加快心率，改善心衰大鼠的血流动力学。同时，干姜可明显拮抗附子对心脏的毒性，减少心肌能量需求，达到回阳救逆的目的。

4. 附子配桂枝，温通经脉 《肘后备急方》附子与桂同用者有12方，与桂心同用者 5 方，与椒桂、肉桂同用者各 1 方。治疗病症有心痛、厥逆烦满欲呕、瘟疫、中风、心腹寒冷食饮积聚结癖、胸膈上痰、腰胁疼痛、虚损羸瘦等，虽然治疗病症有所不同，但同类方剂中存在着共同的主治功能和基本药对组成。附子温经扶阳，散寒止痛，助卫固表，通行十二经脉；桂枝辛温发散，助阳化气，解肌通经，行里达表，无处不到。二药配伍，共奏调和营卫、温通阳气、化气行水、温通血脉、调经活血之效，用于治疗各种类型的阳虚兼夹证。因主治病症不同，其用量调配比例也各异，以取得用温热药而不助邪热的效果。

（八）《肘后备急方》附子的剂量

《肘后备急方》中附子剂量单位有枚、分、两等，散剂用量又有钱匕、方寸匕、刀圭之不同。《补阙肘后百一方》序中指出："凡说等分，都是丸剂散剂，随病情轻重，所需多少，无固定铢两，都是均分得分两。凡说丸剂散剂若干分两者，是指该方诸药宜多宜少之比例，不是必须限定若干分两，假如日服三方寸匕，须病愈为止，约三五两药。凡说钱匕者，用大钱抄满；如果说是半钱，则是用一钱抄取半边，均用汉代五铢钱。方寸匕，是用一寸见方抄满。刀圭，以两大豆的量为准。"由此可知，《肘后备急方》丸剂散剂中所说分两，多数指药物比例，并非药物重量，而《肘后备急方》汤剂、酒剂、膏剂中所说分两，均指药物重量，但由于度量衡制度在各个历史时期的不同，故其所载分两，从数字看，和现在相差很大。全国高等中医药教材《方剂学》总论指出：晋代一两相当于今 13.92g。考证古书剂量研究文献，一方寸匕药散约合五至八分，即 2～3g；一钱匕散约合三至五分，即 1～2g。本文按一方寸匕合 3g，一钱匕合 2g 计算。剂型不同，服药的剂量亦不同。汤剂、膏剂通过煎煮，尤其是长时间的煎煮，会减弱附子的毒性，所以用量相对较大。而丸剂、散剂，因药物多以全质服入体内，并且缺少煎煮减毒过程，故剂量应小，以下根据剂型的不同分别对《肘后备急方》附子的用量做一初步考量。

1.汤剂中附子剂量　《肘后备急方》含附子汤剂共 7 方，用量一两者 1 方、二两者 2 方、6 分者 1 方、一枚者 1 方、一枚大者 1 方，另有一方原剂量缺失，按目前较为统一的看法，附子小者重 15～20g，大者重 20～30g，由此可知葛洪汤剂中附子用量控制在 13.92～30g 之间。

2.膏剂中附子剂量　《肘后备急方》含附子膏剂有赵泉黄膏、苍梧道士陈元膏、华佗虎骨膏、莽草膏、蛇衔膏、神黄膏、神明白膏，共 7 方，各膏方附子用量分别为 1 两、2.5 两、15 枚、3 两、1 两、1 两、30 枚。用量范围为 13.92～450g。从总剂量看，膏剂中附子用量较汤剂大，特别是神明白膏附子用量高达 30 枚。原因可能有以下几点：①虽总用量较大，但其内服时单次用量并不大，最大者不过弹丸一枚，不及总膏量的百分之一，故实际进入体内的量并不大。②除莽草膏及神黄膏仅外用外，其余5膏外用内服均可，而在可供内服的膏方中，除神明白膏外，赵泉黄膏、苍梧道士陈元膏、华佗虎骨膏、蛇衔膏制备时，药物在用猪脂炼制提取前均用苦酒浸泡一宿。一方面乌头类生物碱为附子主要有效成分及毒性成分，苦酒浸泡能使其生成生物碱盐类而减毒，并增加生物总碱的量，从而增强疗效。另一方面猪脂为非极性物质，对亲脂性较强的毒性大的乌头碱、次乌头碱等双酯型生物碱有一定的溶解度，但对生物碱盐类等极性较大的成分不溶。故用苦酒浸泡一宿后再用猪脂炼制可起到减毒增效的作用。③经过煎煮加热过程，亦可促使双酯型生物碱的水解而减毒。

3. 酒剂中附子剂量 《肘后备急方》含附子酒剂4方，用量分别为1两、3两、4两、5两。从剂量本身来看，其用量较大，但服用时其日服剂量最多者不过二三合。如卷三第二十一篇独活酒方："独活五两，附子五两（生用，切）。以酒一斗，渍经三宿，服从一合始，以微痹为度。"从此方可知，虽附子用量高达五两，且生用，但折算成日服剂量，用量甚少，且服药遵循小剂量递增的原则，尚且强调中病即止，从而将中毒概率降低到最小。

4. 散剂中附子剂量 《肘后备急方》含附子丸剂、散剂较多，因其多以用药比例制丸或散，故其实际服用剂量难以考量，本文按附子用量比粗略计算其日用量。经统计《肘后备急方》含附子散剂共11方，除一方未提及剂量外，即卷一第三篇"末生附子，置管中，吹纳舌下，即瘥矣"，其余各方日用量小者1/7刀圭，大者10/9方寸匕，换算成今之用量，其用量范围为0.043～3.33g，集中用量在0.31～1.13g范围内。

5. 丸剂中附子剂量 《肘后备急方》丸剂大小以实物类比，其中含附子丸剂有"梧子、小豆、胡麻、大豆、弹丸"五种大小规格。《本草纲目》载："丸药云如细麻者，即胡麻也，不必扁扁，略相称尔。黍、粟亦然。云大麻子者，准三细麻也。如胡豆者，即今青斑豆也，以二大麻子准。如小豆者，今赤小豆也，以三大麻子准之。如大豆者，以二小豆准之。如梧子者，以二大豆准之。如弹丸及鸡子黄者，以四十梧子准之。"《本草品汇精要》云："一方寸匕散，蜜和得如梧子，准十丸为度。"由此可大致推算出：一方寸匕散蜜丸＝0.25弹丸＝10梧子丸＝20大豆丸＝40小豆丸＝120大麻子丸＝360小麻子丸。《肘后备急方》含附子丸剂如梧子大者16丸，如小豆大者1丸，如大豆者1丸，如弹丸者1丸，如胡麻者1丸，另有2丸大小未记载，按日服总丸数及附子所占比例计算其用量（一方寸匕按3g算），算得其用量范围为0.014～3.48g，其中0.1g以下者3丸，0.1～0.9g者11丸，0.9～1.5g者3丸，1.5～2.5g者2丸，3g以上者1丸。

（九）《肘后备急方》附子的减毒

1. 炮制减毒 《肘后备急方》附子有"生用"和"炮用"两种，书中记载附子炮用的方法是"炮，炮去皮脐烧"。《肘后备急方》使用生附子者仅有3方，其中二方内服，如卷一救卒客忤死方第三"若卒口噤不开者，末生附子，置管中，吹纳舌下，即瘥矣"，值得注意的是此方采用舌下含服生附子末的方式，意在取其大辛大热之性，从而更好更快地达到回阳救逆之功；卷三第二十一独活酒方"独活五两，附子五两（生用，切）。以酒一斗，渍经三宿，服从一合始，以微痹为度"，此方附子生用，酒浸，总用量颇大，但服用时从一合（少量）开始，取其散寒解痹之功，治疗风毒脚气。另有一方生附子外用，即卷六·治卒耳聋诸病方第四十七发生方"蔓荆子三分，附子二枚，生用，并碎之，二物以酒七升和，内瓷器中，封闭经二七日，药成。先以灰汁净洗须发，痛拭干，取乌鸡脂揩，一日三遍，凡经七日，然后以药涂，日三、四遍，四十日长一尺。余处则勿涂"。由此可见，葛洪非常重视附子的毒副作用，除上述三方附子生用外，其余各方均去皮经火烧减毒后用于临床，且应用生附子时，为减少中毒反应，内服剂量甚小或从小剂量开始。

2. 煎煮减毒 附子具有显著的强心作用，其强心成分为水溶性物质，久煎其强心效果不减弱，但可促使强毒性的双酯型乌头碱水解，从而使毒性减弱或消失。《肘后备急方》含附子汤剂、膏剂均经过不同程度的煎煮，其煎煮时间取决于给药途径、剂型、附子剂量大小、炮制与否以及配伍干姜、甘草等因素。如卷二第十二篇四顺汤用附子二两，以水六升，煮取三升半，而卷四第三十二篇治肾气虚衰、腰脊疼痛方用附子（大者）一枚，以水九升煎煮得三升，前者较后者附子用量虽大，但因配伍干姜、甘草，煎煮时间反而较短。《肘后备急方》所载含附子膏剂煎煮方法较汤剂有所不同，其煎煮采用猪脂煎煮几上几下（煮沸），相对而言，较汤剂煎煮时间短，这与膏剂外用及日用量较小有关。

3. 配伍减毒 合理配伍可减少药物毒性和烈性，正所谓"有毒宜制，可用相畏相杀者"。通过合理配伍可降低附子的毒性。古有用黑豆、生姜、蜂蜜、绿豆、童便、甘草或犀角、黄连等减小附子之毒。葛洪常将附子与干姜、生姜、甘草、蜜等配伍减毒，其中与干姜配伍者22方，与甘草配伍者7方。附子的主要活性成分为乌头碱类生物碱，具有强心、升压及抗炎、镇痛等作用，但易引起心律失常，甚至心跳停止，甘草与附子合煎时可显著降低附子毒性成分乌头碱的溶出率，且甘草中黄酮类化合物能很好地拮抗乌头碱引发的心律失常。研究表明，干姜有类似甘草解附子毒的作用，干姜与附子同煎，可降低3种毒性生物碱含量而有解毒作用，甘草与干姜的交互作用对降解附子之毒更为有效。

4. 制成丸剂缓毒　丸剂为《肘后备急方》收载最多的剂型，"丸者，缓也"，将含附子等有毒药物制成丸剂，能延缓毒性成分在体内的吸收，减少不良反应。《肘后备急方》含附子的丸剂共 22 方，其中 19 方为蜜丸，一方面取蜜甘缓之性，另一方面蜜中含有某些氨基酸，能与附子中毒性成分乌头碱结合成盐，易溶于水，既能提高疗效，又能减低毒性。

（十）附子中毒的解救

对于不合理应用附子引发的中毒反应，葛洪在书中也记载了相应的解救方，共有以下 5 方。①中附子、乌头毒，大豆汁、远志汁，并可解之。②中射罔毒，蓝汁、大豆、猪犬血，并解之。③又方，治射罔在诸肉中有毒，及漏脯毒，用贝子，末，水调半钱服，效。或食面臛毒，亦同用。④孙思邈论云：有人中乌头、巴豆毒，甘草入腹即定方。称大豆解百药毒，尝试之，不效。乃加甘草，为甘豆汤，其效更速。⑤肉有箭毒，以蓝汁、大豆，解射罔毒。

以上解毒方剂中含有的解毒药物主要有大豆、远志、蓝汁、猪犬血、贝子、甘草。

现代研究表明，大豆具有健脾宽中、润燥消水、清热解毒、益气的功效。甘草具有补脾益气、清热解毒、祛痰止咳、缓急止痛、调和诸药的作用。远志功效为宁心安神、祛痰开窍、解毒消肿。这些药物均具有一定的解毒功效，特别是甘草解毒被后世沿用，广泛应用于各种毒性中药引起中毒的解救。

（十一）小结

综上所述，葛洪《肘后备急方》收载附子治疗疾病的方剂共 100 余方，其临床应用广泛，治疗疾病的种类丰富，其方剂所成中药剂型较多，有数十种，其服用方法在结合传统的服药方法的基础上也有创新（舌下、黏膜等），以便于治疗内、外各科疾病，更好地发挥方药的治疗作用。同时，《肘后备急方》还记载了附子中毒的解救方，为应用附子治疗疾病同时防止中毒提供了有力的参考依据。附子虽然临床应用广泛，但其毒性作用不可忽视，《肘后备急方》对附子的运用，内容丰富，配伍精良，减毒有法，用量则因剂型不同而有所不同，为后世临床运用附子提供了丰富的经验。

八、常山的应用探讨

常山，原名恒山，为虎耳草科植物常山 *Dichroa febrifaga* Lour. 的根。别名黄常山、鸡骨常山、鸡骨香，主产于四川、贵州等地，其中以四川所产鸡骨常山品质为最佳。本品有截疟、截痰的作用，临床主要用于治疗疟疾、瘰疬等病症。本品生用可产生较强的催吐功效，自古亦称"翻胃木"是也。

中医使用常山治疗疟疾之症的历史悠久，常山始载于《神农本草经》，列为下品。我国医学历史上第一次系统全面记载疟疾病症的书是《素问·疟论》，而首次以常山叶（蜀漆）来治疗疟疾的是东汉的张仲景，其所著《金匮要略》中就这样提道："虐多寒者，名曰牡疟，蜀漆散主之。"这里所说的蜀漆指的就是常山叶。而后追溯至东晋时期，葛洪在其所著的《肘后备急方》中更是频繁使用常山抗疟，并取得了良好的效果。除此之外，葛洪还根据常山的特性，将其进一步用于其他病症的救治，率先为常山的使用开辟了新方向。现对《肘后备急方》中所含常山的方剂予以整理，试从方剂的分类组成、服药方式、治疗效果及现代研究等方面进行分析，以探讨常山的药用价值。

（一）《肘后备急方》中含有常山的方剂统计

书中含有常山的方剂统计见表7-5。

表7-5 《肘后备急方》中含有常山的方剂

出处		原文
肘后备急方·卷三·治寒热诸疟方第十六	1	常山（捣，下筛成末）三两，真丹一两，白蜜和捣百杵，丸如梧子。先发服三丸，中服三丸，临卧服三丸，无不断者。常用，效
	2	常山、知母、甘草、麻黄等分，捣蜜和丸如大豆，服三丸，比发时令过毕
	3	常山三两，甘草半两。水、酒各半升，合煮取半升。先发时一服，比发令三服尽
	4	常山三两（锉）。以酒三升，渍二三日，平旦作三合服。欲呕之，临发又服二合，便断。旧酒亦佳，急亦可煮
	5	常山三两，秫米三百粒。以水六升煮取三升。分之服，至发时令尽
	6	若发作无常，心下烦热。取常山二两，甘草一两半。合以水六升煮取二升。分再服，当快吐，仍断，勿饮食
	7	老疟久不断者。常山三两，鳖甲一两（炙），升麻一两，附子一两，乌贼骨一两。以酒六升，渍之，小令近火，一宿成。服一合，比发可数作
	8	常山三两，甘草半两，知母一两。捣蜜丸。至先发时，服如梧子大十丸，次服减七丸、八丸，后五六丸，即瘥
	9	常山三两。捣，筛，鸡子白和之丸。空腹三十丸，去发食久三十丸，发时三十丸，或吐或否也，从服药至过发时，勿饮食
	10	治温疟不下食。知母、鳖甲（炙）、常山各二两，地骨皮三两（切），竹叶一升（切），石膏四两，以水七升煮二升五合，分温三服。忌蒜、热面、猪、鱼
	11	治瘴疟。常山、黄连、豉（熬）各三两，附子二两（炮）。捣，筛，蜜丸。空腹服四丸，欲发三丸，饮下之，服药后至过发时，勿吃食。
	12	无时节发者。常山二两，甘草一两半，豉五合。绵裹，以水六升煮取三升。再服，快吐

出处		原文
肘后备急方·卷三·治寒热诸疟方第十六	13	无问年月，可治三十年者。常山、黄连各三两。酒一斗，宿渍之，晓以瓦釜煮取六升，一服八合，比发时令得三服，热当吐，冷当利，服之无不瘥者。半料合服得
	14	治一切疟，乌梅丸方：甘草二两，乌梅肉（熬）、人参、桂心、肉苁蓉、知母、牡丹各二两，常山、升麻、桃仁（去皮尖，熬）、乌豆皮（熬膜取皮）各三两。桃仁研，欲丸入之，捣筛，蜜丸，苏屠白捣一万杵。发日，五更酒下三十丸，平旦四十丸，欲发四丸，不发日空腹四十丸，晚三十丸，无不瘥。徐服后，十余日吃肥肉发之也
肘后备急方·卷四·治胸膈上痰诸方第二十八	15	常山二两，甘草一两，松萝一两，瓜蒂三七枚，酒水各一升半，煮取升半，初服七合，取吐。吐不尽，余更分二服。后可服半夏汤
	16	常山四两，甘草半两，水七升，煮取二升，纳半升蜜，服一升，不吐，更服，无蜜亦可
肘后备急方·卷七·治卒中诸药毒救解方第六十八	17	常山四两，切，白盐四钱，以水一斗，渍一宿，以月尽日渍。月一日五更，以土釜煮，勿令奴婢鸡犬见，煮取二升，且旦再服。服了，少时即吐，以铜器贮取。若青色，以杖举五尺不断者，即药未尽，二日后更一剂。席辩曾饮酒得药，月余始觉，道领梁坟将土常山与为，呼为一百头牛药，服之即瘥。瘥后二十日，慎毒食，唯有煮饭食之，前后得瘥，凡九人
肘后备急方·卷七·治防避饮食诸毒方第七十	18	杂果菜诸忌：常山忌葱
肘后备急方·卷八·治百病备急丸散膏诸要方第七十二	19	常山十四两，蜀漆，石膏一斤，阿胶七两，牡蛎，朱砂，大青各七两，鳖三枚，鲮鲤甲一斤，乌贼鱼骨，马蔺子一大升，蜀升麻十四两，槟榔五十枚，龙骨，赤石脂，羚羊角三枚，橘皮，独活，其不注两数者，各四两，用芒硝一升，良

经统计，《肘后备急方》中含有常山的方剂共有 19 首，主要分布于以下卷宗中：卷三·治寒热诸疟方第十六含 14 首；卷四·治胸膈上痰诸方第二十八含 2 首；卷七·治卒中诸药毒救解方第六十八含 1 首；卷七·治防避饮食诸毒方第七十含 1 首（属于配伍禁忌类）；卷八·治百病备急丸散膏诸要方第七十二含 1 首。

（二）含常山方剂的药物配伍

经统计，这 19 首方中与常山配伍使用的药物共有 37 种，其中使用甘草 8 次；知母 4 次；鳖甲、升麻 3 次；附子、乌贼骨 2 次；槟榔、秫米、地骨皮、竹叶、乌梅肉、人参、独活、芒硝、羚羊角、橘皮、龙骨、麻黄、真丹、桂心、肉苁蓉、牡丹、桃仁、乌豆皮、赤石脂、蜀漆、松萝、瓜蒂、阿胶、牡蛎、朱砂、大青、鳖、鲮鲤甲、马蔺子各 1 次。含常山方剂药物配伍频次见表 7-6。

表7-6　方剂药物配伍频次表

药名	频次	药名	频次	药名	频次	药名	频次
甘草	8	秫米	1	麻黄	1	松萝	1
知母	4	地骨皮	1	真丹	1	瓜蒂	1
鳖甲	3	竹叶	1	桂心	1	阿胶	1
升麻	3	乌梅肉	1	肉苁蓉	1	牡蛎	1
附子	2	人参	1	牡丹	1	朱砂	1
乌贼骨	2	独活	1	桃仁	1	大青	1
黄连	2	羚羊角	1	乌豆皮	1	鳖	1
豉	2	橘皮	1	赤石脂	1	鲮鲤甲	1
槟郎	1	龙骨	1	蜀漆	1	马蔺子	1

从表7-6可以看出，除甘草以外，其他药物与常山的配伍基本无规律可循，究其原因可能是由于甘草有解毒的作用，多用于方中以调和或制约某些烈性药物的药性，故称之为"国老"。

（三）含常山方剂的服药方式

由于常山有很强的致吐作用，葛洪在运用常山治疗疾病的过程中非常重视其服药方式，现将方剂中用到的基质种类统计如下表7-7。

表7-7　调和方剂的基质种类

基质	使用次数
水	6
蜜	5
酒	3
水酒各半	2
白蜜	1
鸡子白	1
芒硝	1

葛洪强调空腹服药，如"疟，空腹服四丸"；按剂量分次服药"先发服三丸，中服三丸，临卧服三丸，无不断者。常用，效"；按时服药"空腹三十丸，去发食久三十丸，发时三十丸"；服药过程中还要观察是否呕吐，"或吐或否也，从服药至过发时，勿饮食"，并注意观察呕吐物的形态及颜色，如《卷七·治卒中诸药毒救解方第六十八》有载："服了，少时即吐，以铜器贮取。若青色，以杖举五尺不断者，即药未尽，二日后更一剂。"由表7-7可

知，葛洪除常规用水煎煮常山以外，还常将药物捣碎与蜜和为丸使用，有时亦会用酒或酒水参和煎煮使用。葛洪屡用蜜与酒调和药物可能是因为蜜有矫味矫臭、调和药性的作用，与常山诸药和丸口感较好，利于患者服用；用酒煮常山则能缓和其苦寒之性，更有利于发挥药效。

（四）《肘后备急方》中常山的应用

1. 治疟疾　葛洪《肘后备急方》记载了丰富的疾病种类，其中也包括疟疾这一急性传染病，书中记载治疗疟疾的方剂共有 42 剂，集中在卷三·治寒热诸疟方第十六，其中原文部分有 38 剂，附方部分有 4 剂。以常山为主药抗疟的方剂有 14 首，占抗疟总方剂的 33%。可见葛洪在治疗疟疾方面有其独到的见解，葛氏方中频繁使用常山抗疟取得了良好的效果，这与后世研究常山抗疟作用得出的结论是相符的。值得一提的是，经考证发现，葛洪也是我国历史上使用青蒿抗疟的第一人，这为其后的医家在青蒿抗疟的研究和应用上提供了重要依据。

2. 治胸中多痰　常山有较强的截痰作用，尤其生品苦寒有毒，涌吐痰涎之力更强。葛洪《肘后备急方》卷四中就有 2 则方剂是以常山为主药，利用其截痰、涌吐之功来治疗"胸中多痰，头痛不欲食""饮酒则瘀阻痰"，均取得了满意的治疗效果。

3. 解诸药毒　葛洪善于利用常山的催吐作用。常山在临床难以推广使用的一个重要原因是其有较强的致吐作用，但是葛氏却利用这一副作用解救中毒患者，取得了立竿见影的效果。如《肘后备急方·卷七·治卒中诸药毒救解方第六十八》中载"初得俚人毒药且令定方"，说的是若被当地人毒药所毒之初，施以常山为主药的当地药方催吐治疗，便可使患者病情稳定。

4. 其他　《肘后备急方》中记载了多种药物的饮食禁忌，在卷七杂食果菜的各种忌法中首次明确指出了"常山忌葱"，这也为后世如何安全使用常山提出了值得参考的意见，但常山与葱是否确有配伍禁忌，后世未见有更进一步的研究。由于《肘后备急方》是一本急救的方书，所以书中的方药有些简单易得，有些则是提前制得以备不时之需。卷八中就提到葛氏用常山、蜀漆等二十余种药物制成药剂，便于常备及外出携带，可见常山在急救方面有着举足轻重的作用。

（五）常山的现代研究进展

常山在我国各地的使用较为混乱，市场上常见白常山、山常山、海州常山、和常山及土常山混淆使用，经白宇明等考证，其正品应该是虎耳草科植物常山 *Dichroa febrifaga* Lour. 的根，品质以鸡骨常山为上乘。

近年来，国内外众多学者都展开了对常山的系统研究，众多研究表明常山的生物活性较高，化学成分多样，包括喹唑酮类生物碱、香豆素、甾体、多酚等有效成分；其中常山酮作为常山碱的化学衍生物更是有用量少、毒副作用小、无交叉耐药性等特点，如今已成为常山研究的一大热点。

常山作为传统截疟药，有良好的截疟效果，但由于其具有较强的催吐作用也给临床广泛使用带来了不便。曾有学者采用常山配伍槟榔以减轻疾病治疗过程中恶心呕吐的症状，取得了满意的止呕效果；同时也有人对常山的毒性大小提出质疑，雷宏东等采用小白鼠进行急性毒性实验来评价常山提取物的安全性，结果表明仅部分受试给药小鼠出现中毒死亡反应，符合安全使用范围，初步说明常山提取物的毒性较低，临床可安全使用。

常山在很长的一段时间内都作为广谱抗球虫药使用，后来一些学者通过对常山的化学成分分析，从而发现了其更为广泛的生物活性作用。赵建玲等采用 12.5%～50% 的常山水提液体外进行抗阴道毛滴虫的实验，并于电镜下观察用药后的虫体结构，结果表明药液作用与时间成正比，作用时间越长，虫体受损越严重。梁洁等通过刀豆蛋白 A 来诱导大鼠肝纤维化，并观察常山酮对肝纤维化大鼠的影响，结果表明常山酮是通过减轻肝组织中胶原沉积、降低胶原蛋白含量来改善大鼠肝脏的病理损害，且呈剂量依赖性。巩琳琳通过 X 射线对 C57BL/6J 小鼠进行辐射造成肺损伤，经常山酮长期干预治疗后，结果表明常山酮能有效保护放射性肺损伤，抑制辐射小鼠的肺组织炎性反应及纤维变化。有研究表明，常山有较强的愈合创面作用。张恒术等通过大鼠创面模型观察常山酮的作用，结果表明常山酮防治瘢痕形成的原理是控制伤口愈合和 I 型胶原合成，属于特异 I 型胶原合成抑制剂。

现代药理研究发现常山对心血管系统有较好的保护作用。胡玲等通过大鼠心脏移植模型来研究常山酮对树突状细胞成熟的影响，结果表明常山酮能抑制心脏移植大鼠树突状细胞成熟，并通过刺激它来诱导免疫排斥能力下降，具有抑制淋巴细胞增殖的能力。丁书文等通过犬冠脉结扎心肌缺血模型来观察常山、青蒿对心血管系统的保护作用，结果发现常山、青蒿可有效减少室性早搏次数，对急性心肌缺血型心律失常有很好的保护作用。

近年来，我国肿瘤的发病率不断升高，中药抗肿瘤有毒副作用小、多靶点协同治疗等优势，使得学者们对常山的研究向提高免疫及抗肿瘤方面探索。郭志廷等通过体外 MTT 法来观察常山碱及常山乙素对小鼠脾 T、B 淋巴细胞增殖的影响，结果发现常山碱及常山乙素在一定浓度时可产生协同作用，与 ConA 一起刺激小鼠脾 T 淋巴细胞发生增殖，进而使机体细胞增强免疫。同时，研究还发现在一定浓度条件下，常山碱及常山乙素对 LPS 诱导的 B 淋巴细胞增殖同样有促进作用。舒峻等研究发现，常山中所含的常山酮可通过调控 Bcl-2、Bax 促进 THP-1 肿瘤细胞凋亡，说明其抗肿瘤作用是通过调节这 2 种基因表达来实现的。有文献报道常山酮联合放疗可抑制小鼠 Lewis 肺癌移植瘤模型的肿瘤细胞生长、转移及Ⅰ型胶原蛋白表达，加速肿瘤细胞死亡。

（六）小结

综上所述，常山有极高的药用价值。早在晋代葛洪就已经利用常山抗疟以外的其他作用治疗多种疾病了，这对后世开发利用这一药物提供了良好的基础。常山药性辛苦寒，有小毒，可致吐，经炮制后虽可降低其毒性，但其有效成分也同时减少，降低了药效。我们在今后的研究中可以从该方面入手，对其炮制后有效成分的含量进行对比研究，以求找到更好的方法来最大限度地保留其有效成分，为进一步将常山安全有效地用于临床提供有利的科学依据。

第二节　方药用法研究

《肘后备急方》中方药的用法并不拘于简单的煎汤内服，其应用形式丰富多样，包括熏洗、芳香药物佩戴外用、涂擦、吹入等简便易行之法，具有很强的普适性和可操作性。此外，由于考虑到实际情况，对于内科急症患者多采用舌下、鼻饲给药等方法，大大提高了应对急救情况的效用性。

一、对熏洗疗法的研究

《肘后备急方》收录了魏晋南北朝时期急症诊治方法与经验，在一定程度上反映出两晋时期的医药水平及治疗技术。熏洗疗法历史悠久，最早起源可能与人们用水洗浴身体或树叶、柴草等点燃熏烤某一部位，发现可以起到减轻或消除病痛作用的认识有关。我国最早的医学著作《五十二病方》中就有许多熏洗方药的记载。至秦汉时期，《黄帝内经》已将熏洗疗法从临床应用的基础上，开始逐渐转向理论上的初步探索，并将熏洗疗法列为重要而常用的治则治法。之后东汉张仲景《伤寒杂病论》、汉代华佗《华佗遗书》均为熏洗疗法应用的推动起到了积极作用。发展至晋代与南北朝时期，熏洗疗法已成为治疗急症的常用方法，而葛洪的《肘后备急方》为这一时期代表作。

（一）《肘后备急方》收录熏洗方剂的统计

熏洗疗法是熏与洗两种外治法的结合，所以从广义来说应包括烧烟熏、蒸汽熏和药物熏洗三法，也即指用烟雾、蒸汽、药液熏蒸或洗浴全身或局部治疗疾病的方法（狭义的熏洗疗法，目前专指将药物煎煮后，乘热先用蒸汽熏疗，待药液降温后，再用药液洗浴全身或局部以治疗疾病的一种方法）。本文统计《肘后备急方》的熏洗疗法，指广义的熏洗疗法。

《肘后备急方》经梁·陶弘景增补缺秩，致葛、陶二人之方混淆，本文均作葛方计，金·杨用道摘录唐慎微《证类本草》之附方凡属熏洗疗法，本文均列入。同一方，如出现加或减去一药，或另有功用的，均做二方统计。经统计葛氏熏洗方有105方，杨氏增补56方。据统计，全书药方总数为1898个，其中葛氏和陶氏编撰整理的有1294个，杨氏收集的有604个。由此可知，熏洗方占全书总药方8.48%，虽占比较少，但熏洗疗法恰好体现了该书简廉易得、实用性强的特点。

（二）《肘后备急方》的熏洗形式和治疗方法多样

1. 渍渍法 为浸渍法的古称，是把药物煎汤浸洗患部，使疮口洁净，祛除病邪，从而达到治疗目的的一种治疗方法。《肘后备急方》中葛氏载有渍渍法30方，杨氏增补渍渍法12方。用于治疗卒死、霍乱、瘟病、气逆咳嗽、身面肿满、脚肿、脚气、阴茎卒痛、蛇毒、蝎螫、狐尿刺螫、蚯蚓咬等。如治毒攻手足肿，疼痛欲断方：用虎杖根，锉，煮，适寒温以渍足，令踝上有赤许水止之（治伤寒时气温病方第十三）；阴茎中卒痛不可忍：雄黄、矾石各二两，甘草一尺，水五升煮取二升，渍（治卒阴肿痛颓卵方第四十二）。

2. 淋洗法 又称淋射法，是用药物煎剂或冲剂不断喷洒患处的一种外治法。《肘后备急方》中葛氏载有淋洗法35方，杨氏增补淋洗法31方。用于治疗卒死、瘟病、癫痫病、疽疮、骨疽、乳疮、恶疮、白秃、阴疮、蜂螫、疥等病症。

《肘后备急方》中载有洗的方法有多种，如沾洗法："虏疮，以水浓煮升麻，绵沾洗之"（治伤寒时气温病方第十三）；淋法："治卒发狂方，又方卧其人著地，以冷水淋其面，为终日淋之"（治卒发癫狂病方第十七）；洗浴法："中水毒秘方：以小蒜五寸，咀投汤中，莫令大热，热即无力。捩去滓，适寒温以浴。"（治卒中溪毒方第六十四）；坐浴法："若下部生疮，已决洞者。秫米一升，盐五升，水一石煮作糜，坐中，即瘥"（治卒中溪毒方第六十四）；浸洗法："葛疗阴囊下湿痒皮剥。乌梅十四枚，钱四十文，三指撮盐，苦酒一升，于铜器内总渍九日，日洗之"（治卒阴肿痛颓卵方第四十二）。

葛氏根据病症部位不同，其洗的方式也是多样的，如全身洗："小儿身中恶疮。取笋汁，自澡洗，以笋壳作散敷之，效"（治瘑癣疥漆疮诸恶疮方第三十九）；洗眼："毒病后攻目方，煮蜂窠以洗之，日六七度，佳"（治伤寒时气温病方第十三）；洗疮："疗人阴生疮，脓出臼方。高昌白矾一小两，捣细，麻人等分……作汤以洗疮上"（治卒阴肿痛颓卵方第四十二）；洗脸："疗人，令人面皮薄如蕣华方。……每夜先以暖浆水洗面，软帛拭之"（治面疱发秃身臭心鄙丑方第五十二）；洗须鬓："疗人须鬓秃落不生长方。又方，桑白皮锉三、二升，以水淹煮五、六沸，去滓，以洗须鬓，数数为之，即自不落"（治面疱发秃身臭心鄙丑方第五十二）。

3. 熏洗法　是用药物煎汤，趁热在患部熏蒸、淋洗和浸浴的方法；或借助药物燃烧或加热后产生的烟雾或药物本身散发的物质治病的方法。《肘后备急方》中葛氏载有熏洗法 10 方，杨氏增补熏洗法 4 方。用于治疗瘟病、疫疠、惊吓精神恍惚、虫类入耳、熊虎爪牙所伤、咳嗽、骨疽等病症。

《肘后备急方》中记载熏洗的方法有多种，如熏烟法："太乙流金方，雄黄三两，雌黄二两，矾石、鬼箭各一两半，羖羊角二两，捣为散，三角绛囊贮一两，带心前并门户上。月旦青布裹一刀圭，中庭烧，温病人亦烧熏之，即瘥"（治瘴气疫疠温毒诸方第十五）；香薰法："蚁入耳。炙猪脂香物，安耳孔边，即自出"（治耳为百虫杂物所入方第四十八）；熏吸法："崔知悌疗久嗽熏法。每旦取款冬花如鸡子许，少蜜拌花使润，内一升铁铛中，又用一瓦碗钻一孔，孔内安一小竹筒，笔管亦得，其筒稍长，作碗铛相合，及撞筒处皆面泥之，勿令漏气，铛下著炭，少时款冬烟自从筒出。则口含筒，吸取烟咽之。如胸中少闷，须举头，即将指头捻筒头，勿使漏烟气，吸烟使尽止"（治卒上气咳嗽方第二十三）；熏洗法："又方，治雀目不计时月。用苍术二两，捣罗为散，每服一钱，不计时候。以好羊子肝一个，用竹刀子批破，糁药在内，麻绳缠定，以粟米泔一大盏，煮熟为度，患人先熏眼，药气绝即吃之"（治目赤痛暗昧刺诸病方第四十三）。

《肘后备急方》中记载的熏洗法分为全身熏和局部熏，如全身熏："治女人与邪物交通，独言独笑，悲思恍惚者。末雄黄一两，以松脂二两，溶和，虎爪搅令如弹丸，夜内火笼中烧之，令女人侵坐其上，被急自蒙，唯出头耳。一尔未差，不过三剂，过自断也"（治卒发癫狂病方第十七）；局部熏："又方，烧艾于管中熏之，令烟入下部，中少雄黄杂妙"（治伤寒时气温病方第十三）。

4. 罨洗法　是用布巾蘸药液敷于患处；或将药物研细末敷于患部然后用热水袋外敷；或者用布包裹炒热的药物或用特制的熨引器热熨人体，以助药力治疗疾病的方法。《肘后备急方》中葛氏载有罨洗法 30 方，杨氏增补罨洗法 9 方。用于治疗心腹绞痛、心痛、霍乱、瘟病、中风、卒暴癥、胁痛、虚损羸瘦、乳痈等病症。

《肘后备急方》中记载罨洗的方法有多种，如热敷法："若转筋入肠中，如欲转者。又方，苦酒煮衣絮，絮中令温，从转筋处裹之"（治卒霍乱诸急方第十二）；冷敷法："若四肢身外有诸一切痛违常者。皆即冷水洗数百遍，热有所冲，水渍布巾，随以撘之，又水渍冷石以熨之，行饮暖酒，逍遥起行"（治服散卒发动困笃方第二十二）；药熨法："治卒有物在皮中，如虾蟆，宿昔下入腹中，如杯不动摇，掣痛不可堪，过数日即煞人方。巴豆十四枚，龙胆一两，半夏、土瓜子各一两，桂一斤半。合捣碎，以两布囊贮，蒸热，更番以熨之"

（治卒中五尸方第六）；器熨法："客忤者，中恶之类也。多于道门门外得之，令人心腹绞痛胀满，气冲心胸，不即治亦杀人。又方以铜器若瓦器，贮热汤，器著腹上；转冷者，撤去衣，器亲肉；大冷者，易以热汤，取愈则止"（救卒客忤死方第三）。

（三）《肘后备急方》应用熏洗治疗的病症

从表7-8中所列疾病种类和名称，可见熏洗疗法在内、外、妇、骨伤、皮肤、五官等临床各科均有使用，尤其在瘟疫、疮疡肿毒、皮肤疾患、关节肿痛、跌打损伤等方面的使用尤为突出（卷二和卷五），占总熏洗方的45.34%。熏洗法在书中也用于急症卒死的治疗，如"救卒死而壮热者。矾石半斤，水一斗半，煮消以渍脚，令没踝""治卒心腹烦满，又胸胁痛欲死方。以热汤令灼灼尔，渍手足，复易，秘方"。书中另收载10条熏洗美容养须发验方（治面皰发秃身臭心鄙丑方第五十二），如"疗人面体黎黑，肤色粗陋，皮厚状丑。细捣羚羊胫骨，鸡子白和敷面，干以白粱米泔汁洗之，三日如素，神效""疗人须鬓秃落不生长方。麻子仁三升，秦椒二合，置泔汁中一宿，去滓，日一沐，一月长二尺也"。

表7-8 《肘后备急方》应用熏洗疗法治疗疾病种类情况

卷次	葛氏熏洗方治疗疾病种类	杨氏熏洗方治疗疾病种类	方数
卷1	卒死、客忤死、卒心痛、心腹烦满等	心腹俱痛等	9
卷2	霍乱、瘟病、房疮、疫疠、癫狂、惊吓、精神恍惚等	霍乱、伤寒等	30
卷3	中风、全身痛、咳嗽、身面肿等	中风、脚气、咳嗽等	20
卷4	暴癥、胁痛、虚损羸瘦不得眠、脾胃虚弱等	腰痛、脚膝风湿等	10
卷5	乳痈妒肿、疽疮、骨疽、诸败疮、恶疮、瘑疮、白秃、鼠瘘、阴茎卒痛、阴疮、阴囊湿痒等	骨疽、鱼眼疮、痈疽痔瘘疮、手足肿、疮疥、漆疮、风疹、瘾疹、丹瘾疹、肺毒疮、热疮、髭发脱落、蝼蛄瘘、阴下湿等	43
卷6	耳聋、百虫杂物入耳、疗人面体黎黑、疗人䵟、须鬓秃落等	目赤痛、治面野黑子、发不生、令面光泽等	22
卷7	熊虎爪牙所伤、狐尿棘、蛇毒、蛇螫、蜈蚣蜘蛛螫、蜂螫、蝎螫、中水毒等	狐尿刺螫痛、蛇咬疮、蚯蚓虫咬、蜂螫、蝎螫等	22
卷8	诸恶疮、疥等		5
合计			161

（四）《肘后备急方》应用于熏洗疗法的药物

根据《肘后备急方》的记载统计，应用于熏洗法的药物有116种，具体如下：

矾石、巴豆、龙胆、半夏、土瓜子、桂、灶下灰、大豆、椒、竹叶、楠若樟木、苦酒、盐、商陆、蜂窠、升麻、虎杖、稻穰灰、苦参、豉、羊尿、黄柏、羊桃汁、常思草、猪蹄、葱、艾、雄黄、赤小豆、麻黄、吴茱萸、雌黄、鬼箭、羚羊角、虎头骨、朱砂、皂荚、芫荑、松脂、头垢、鼠壤土、朽木、杏仁、葶苈子、柳白皮、莒草、款冬花、杏叶、桐木、灶中黄土、芫花、菊花、踯躅花、黄狗皮、柳根皮、黄连、牡蛎、槲树皮、白酒、杨柳皮、硝石、狗头骨、棘根、苍耳、猪蹄、笋、醋泔淀、大麻子、藜芦、漏芦、蒺藜子苗、茵陈蒿、汉椒、莲叶、枳实、楝皮、蚕沙、桑叶、绿豆、柏叶、乌梅、香叶、槐白皮、黄芩、乌喙、五倍子、当归、芍药、苍术、羊子肝、胡麻、猪脂、羚羊胫骨、鸡子白、白粱米泔汁、鹿角尖、干姜、麻子仁、秦椒、蔓荆子、附子、桑白皮、白桐叶、葛根、生铁、地榆根、大小蒜、石灰水、马苋、蜀葵花、石榴花、水萍、桃皮叶、水银、羊蹄、樗根。

（五）《肘后备急方》对熏洗疗法的贡献

从历代文献来看，并无熏洗疗法专著出现，有关熏洗内容只散见于医药方书中，葛氏汇集前人经验，去繁就简，将其收入《肘后备急方》中。根据上文的药方分析来看，可知熏洗疗法经过秦汉时期的理论形成和应用推广，至魏晋南北朝时期已经成为治疗急症的常用方法，《肘后备急方》的编著反映了这一时期熏洗疗法发展的新水平。

1.《肘后备急方》的熏洗形式和治疗方法已形成较完整的理论体系 经分析整理书中所载有161条熏洗方，从方法上其包含种类有溻渍法、淋洗法、熏洗法、罨法等，其中淋洗法还包含有沾洗、淋法、洗浴、坐浴、浸洗等不同，并根据病患部位的不同分为全身洗、洗眼、洗疮、洗脸、洗须鬓等；熏洗法包含有熏烟法、香薰法、熏吸法、熏洗法等的不同，根据病患部位的不同分为全身熏和局部熏；罨法也分为热敷法、冷敷法、药熨法、器熨法等。由此说明熏洗疗法在魏晋南北朝时期已经形成了较完整的理论体系，熏洗疗法发展至当时应该已经得到广泛推广，这为后世研究熏洗疗法提供了重要的资料和依据。

2.《肘后备急方》熏洗疗法治疗的病症广泛 《肘后备急方》中记载熏洗疗法治疗的病症范围相当广泛，涉及内、外、妇、儿、皮肤、五官、骨伤等科近百种疾病，也为"病者衰老而不胜攻者；病者幼小而不宜表者；病邪郁伏而急难外达者；局部之疾药力不易到达者；上下交病不易合治者；内外合病势难兼护者；病起仓卒不易急止者；既要祛病，又怕药苦者"提供了更为简便有效的治疗方法。尤其倡导了简便实用的美容方法，应用熏洗疗法进行美容美肤美发，发挥中药熏洗增白悦颜、祛斑润肤、香身除臭等美容保健作用，为后世研究和推广中药熏洗美容提供了启示。

3.选用的熏洗方药科学合理，疗效显著 葛氏应用于熏洗的方药很多已经被现代研究所证实，如黄柏具有消肿祛腐的功效，对绿脓杆菌、化脓性链球菌等多种化脓性细菌具有较强的抑制作用，并具有抗炎及抑制免疫反应、减轻炎症损伤的作用，与《肘后备急方》中"男子阴疮损烂。煮黄柏洗之"的论述相符。现代研究表明艾叶烟熏或艾叶挥发油对多种细菌、病毒和真菌有杀灭或抑制作用。《肘后备急方》载"《斗门方》治火眼。用艾烧令烟起，以碗盖之，候烟上碗成煤，取下，用温水调化，洗火眼，即瘥"。"火眼"即为传染性结膜炎，俗称"红眼病"，多由细菌或病毒引起。艾叶燃烧后在碗上结的煤含有较多艾叶挥发油，因此洗眼治疗"红眼病"有较好的疗效。另据研究表明桑白皮乙醚浸出物对新西兰兔的毛发生长有促进作用。这与《肘后备急方》中记载的"桑白皮锉三、二升，以水淹煮五、六沸，去滓，以洗须鬈，数数为之，即自不落"相符，现在市面上已经有很多桑白皮类洗发用品销售。

（六）小结

综上所述，熏洗疗法经过秦汉时期的理论形成和应用推广，至魏晋南北朝时期在熏洗形式和治疗方法已形成较为完整的理论体系，在外、内、妇、骨伤、皮肤、五官等临床各科均有广泛使用，并且很多熏洗方药组方科学合理，疗效显著，故有必要对《肘后备急方》进一步整理、研究、开发，吸取其精华以使其在防病治病方面发挥更大的作用。

二、舌下给药对急症治疗的探讨

《肘后备急方》全书共八卷，共计73篇，经统计，全书共计有药方1060首，技法器物方85首，针灸方98首，综合性方21首，合计1264方，若加上附方605首，则共计1869首。其主要是通过口服中药治疗，其次还有针灸，值得一提的是本书中葛洪首次将药物制成舌下含丸剂用于治疗心脏病，这无疑是一个伟大的创举。这种用法在历代医籍中均鲜有记载，西方也是近代才研制出了硝酸甘油含片舌下含服用于治疗心脏病，而葛洪早在1600多年前就掌握应用了这种方法，他的这种创新精神的确是值得后人称道和学习的。以下就葛洪舌下给药方法进行论述，以供参考。

（一）《肘后备急方》中关于舌下给药的记载

舌下含服给药于西医学中属常用给药方式，如硝酸甘油舌下含服，用于治疗心绞痛效果明显。而中医应用舌下给药治病的时间更早，追溯至东晋时《肘后备急方》就有运用舌下给药的方法治疗急症的记载。

1.卷一救卒死尸厥方第二 又方：捣干菖蒲，以一枣核大著其舌下。

以菖蒲屑内鼻两孔中，吹之，令人以桂屑舌下。又云扁鹊法，治楚王效。

2. 卷一救卒客忤死方第三 又方：鸡冠血和真朱，丸如小豆，内口中与三四枚，瘥。若卒口噤不开者，末生附子，置管中吹内舌下，即瘥矣。

3. 卷一治卒魇寐不寤方第五 又方：菖蒲末吹两鼻中，又末内舌下。

4. 卷三治风毒脚弱痹满上气方第二十一 又方：用新好桂削去皮，捣筛三指撮，著舌下咽之。

又方：矾石、桂，末，绵裹如枣，内舌下，有唾出之。

5. 卷四治胸膈止痰方第二十八 膈中之病，名曰膏肓。汤丸径过，针灸不及，所以作丸子含之，令气势得相熏染，有五膈丸方：麦门冬十分，去心，甘草十分，灸，椒、远志、附子炮、干姜、人参、桂、细辛各六分，捣筛，以上好蜜丸如弹丸，以一丸含，稍稍咽其汁，日三丸。服之主短气、心胸满、心下坚、冷气也。

从以上方药记载可以看出当时的医家已经意识到，在急救治疗的过程中舌下含服药物在某些特定的情况下可起到事半功倍的治疗效果。

（二）《肘后备急方》中记载舌下给药的特点

通过观察《肘后备急方》所载医方可得出，葛洪舌下给药救治急症的医方虽数量不多，但其所用药物多以桂枝、菖蒲居首。桂枝善散寒解表，温通经脉，通阳化气，善治胸痹、心悸、四肢厥冷等症；而菖蒲可化痰开窍，化湿行气，祛风利痹，消肿止痛，多用于热病神昏、痰厥、健忘，其挥发油成分镇静作用更强。此二药性辛温，均富含挥发油，于舌下给药吸收快，生物利用度高，更能快速发挥其治疗急症的功效。附子药性辛、甘，大热；虽有毒，但其回阳救逆、补火助阳、散寒止痛之功尤胜，称为回阳救逆第一药。葛氏巧用其回阳救逆之效，将其生品研末置管中，吹纳舌下，即治卒口噤不开者。人参性平、味甘苦，微温；人参自古属名贵药材，可大补元气，复脉固脱，扶正固本，用于一切劳伤虚损、气血津液不足之症，被誉为"百草之王"。葛氏借其复脉固脱之功与附子相须为用，在配以远志、椒、桂、细辛等药，制得蜜丸，以一丸含，稍咽其汁，日三丸，即救膈中之病。后世也效用其舌下含服之法来验证人参之真伪，宋代苏颂《图经本草·论人参》中就记载了这么一段话，相传"欲试上党人参者，当使二人同走，一与人参含之，一不与，度走三、五里许，其不含人参者，必大喘，含者气息自如，其人参乃真也"，把葛洪创用的舌下含服法进一步推广应用。

笔者仔细斟酌葛氏舌下给药法，发现其用药特点是善用辛温发散之性的药物，置于舌下则利于有效成分吸收，故针对尸厥、卒痹等急症救治的效果显著，能充分发挥舌下含药的独特功效。

（三）舌下给药对现代急救医学的影响

近年来，现代医学对舌下给药治疗急症的研究在秉承前人经验的同时发挥其特有优势，广泛应用于临床各种病症，且在某些疾病的治疗上发挥着不可替代的作用。现代研究表明，由于舌下黏膜血管丰富，舌下腺位于舌下黏膜，分泌、积存的唾液多，药物在这里溶解吸收快，疗效发挥迅速，尤其适用于救治某些急症的患者。舌下给药有着诸多优点，如能有效避免肝脏首过效应、避免药物受胃肠道降解从而减少药物吸收等等，特别是舌下给药与传统口服给药方式相似，患者能很容易的适应这种给药方式，临床给药方便，如遇不适亦可即停即止。舌下给药的药物在体内吸收时间仅需 30 秒至 1 分钟，比口服药物吸收快了近 20 倍，因此用此法急救有其特有的优势。

现代临床治疗一些急性病症，虽然以静脉给药或肌内注射为首选的急救方法，但急症发作时无论静脉注射或肌内注射均需专业医护人员操作，往往等到医护人员赶来已经错过了最佳的救治时期，对治疗疾病有一定的医疗限制，故不适于临时急症患者救治。舌下给药安全有效，患者或患者家属均易掌握该种救治方式，且此法又较注射疗法方便快捷，故将其针对性地用于治疗某些急症是行之有效的。

现代临床更是将舌下含服法广泛用于治疗高血压危象、心绞痛、肾绞痛、胆绞痛、胃肠痉挛性腹痛等急症，且临床疗效显著。刘芳等术前舌下给予阿托品用于观察早产儿吸入七氟醚全麻下行眼底检查术对眼心反射和唾液分泌量的影响，结果表明早产儿行全麻眼底检查术前舌下给予阿托品 0.02mg/kg，起效快，操作简便，患儿无痛苦；可明显减少唾液分泌量，降低眼心反射引起的 HR 减慢程度。有研究表明硫酸阿托品片舌下给药可以迅速缓解并且控制疼痛。王晓闲等观察发现硫酸阿托品片舌下给药治疗急性痉挛性腹痛效果好，服药后 1 小时药物止痛效果仍明显，且持续性好，仅有少数患者疼痛复发，而复发后继续用本方法治疗同样有效。

桂建中采用舌下含化米索前列醇片联合宫颈注射缩宫素治疗中期妊娠引产产后出血 26 例，结果表明，舌下含化米索前列醇片联合宫颈注射缩宫素治疗中期妊娠引产产后出血可达到满意的临床疗效。马多芝等将舌下含化米索前列醇应用于无痛人流术中，观察发现将丙泊酚 – 芬太尼与舌下含化 0.2mg 米索前列醇复合麻醉用于无痛人流术，能够充分改善宫颈软化度，收缩子宫，缩短手术时间，减少术中出血量，无明显不良反应，应用安全有效。

付永勇等采用舌下含服间苯三酚治疗急性胃肠痉挛性腹痛，结果表明，间苯三酚舌下含服治疗急性胃肠痉挛性腹痛的疗效与肌注山莨菪碱相当，但不良反应的发生率较低，且给药更为方便。刘元华等采用舌下含服速效救心丸和小剂量的氯胺酮滴鼻治疗肾绞痛，结果表明，速效救心丸舌下含服与小剂量氯胺酮滴鼻联用治疗肾绞痛作用快，镇痛效果确切，安全可靠，无药物依赖等潜在危险，可作为肾绞痛的首选治疗方式。彭红等观察月桂氮卓酮作为胰岛素舌下黏膜吸收促进剂对正常家兔的降血糖作用，结果表明，月桂氮卓酮是一种有效的胰岛素舌下黏膜吸收促进剂，在丙二醇和微晶纤维素的协助下，其促进吸收能力有所增强。

近年来变应性疾病如过敏性哮喘、变应性鼻炎等也提倡舌下变应原特异性免疫疗法。姜毅等采用舌下含服"粉尘螨滴剂"加常规吸入糖皮质激素治疗儿童过敏性哮喘，结果表明该法较传统单独吸入糖皮质激素法在临床控制率、总有效率上都有显著差异，说明舌下含服法治疗儿童过敏性哮喘临床疗效显著，并可明显改善过敏性哮喘儿童肺功能。蔡冰等观察舌下特异性免疫治疗在慢性荨麻疹中的作用，采用粉尘螨舌下特异性免疫治疗结合基础的抗组胺药治疗，结果表明，该法在已确定变应原的慢性荨麻疹患者中，能针对病因治疗，改善临床症状，减少疾病复发。

（四）注意事项

舌下含服虽有其特殊的疗效，但也不能掉以轻心，随意服药，含服方法是否正确是治疗急症的关键。首先，切记勿将药物置于舌面上，因舌面上有舌苔和角化层，故药物有效成分很难迅速被机体吸收；如直接将某些难溶性药物置于舌下等待其自行溶解也是阻碍药物迅速发挥疗效的一个原因。舌下含服法需注意，药物的正确摆放位置应是舌下有唾液的地方，如所服药物为难溶性丸剂或片剂应先将其咬碎后再服，这样能加速药物的溶解速率；如精液亏虚的老年人或是口干舌燥的病人，舌下含服时可饮极少水助溶，以便加快药物吸收，但需注意不可将药物随水吞下；如唾液分泌过多，亦不利于舌下含服药物，此时可以通过反复多次深呼吸等方法缓解唾液分泌过剩。

其次，服药体位也是舌下含服中需要特别注意的，正确的体位能使治疗效果事半功倍。舌下含药时，以坐位或半卧位为佳，站位或平卧位均不可取。如治疗心血管疾病的药物多数有扩张血管的作用，服用药物后能产生明显的降血压作用，站立时由于头位较高，含服后药物浓度立刻升高，在药物因素的影响下血管扩张，血压降低，易引起晕厥，或因为脑血管供血不足而发生其他意外，故不可取；平卧位服药又会导致大量血液回流心脏，加重心肌负荷量及耗氧量，在治疗心绞痛时反而起不到很好的作用；坐位或半卧位是最好的服药体位，因为此时心脏处于一个相对适中的位置，使得心回血量减少，减轻心脏负担，心肌供氧相对满足自身需要，从而缓解病情。

再次，需要注意的是舌下含服药物时，不应用水送服，以免稀释药物浓度，从而降低药物的生物利用度，推迟药物的起效时间。最后，虽说舌下含服给药效果甚好，但若适应证不对，也是很难起到治疗效果的，所以若含服两次以上均不起效者，应立即停止该给药方式并另寻他法治疗。

（五）小结

《肘后备急方》是现存较早的中医急症临床专著，在中医急症学科的发展中起着重要作用，是研究中医急症不可忽视的古典医著。葛洪在《肘后备急方》中一直强调急症一旦发作，必须立刻采取急救措施，他认为急救最根本的原则是时间，故"急"在这里体现了葛洪整本《肘后备急方》的精髓。《肘后备急方》中所用的急救方法大部分是比较简便的，他强调"凡人览之，可了其所用"。因此，书中的一些救急工具也是简单易制作的，便于就地实施急救，节省治疗时间。此书属最早提及舌下给药的古籍，由于舌下给药的诸多优点，近年来在临床的应用也越来越多，但目前专门用于舌下给药的制剂种类并不多，主要包括普通片剂、栓剂、注射液，虽然也能够达到治疗的目的，但在药物的吸收、给药剂量及剂型等方面仍存在一些不足，我们应秉承前人的研究基础，进一步深入开发，将舌下给药法更加全面地推广应用于临床。

三、鼻饲给药对急症治疗的探讨

《肘后备急方》以传统汤剂或是丸、散剂口服为主要治疗途径，另外书中还提到舌下含服法等救急途径，以及灸法、熏洗法，虽然书中对于鼻药疗法的论述篇幅甚少，但该法胜在简便快捷，起效迅速，在救治某些急症等方面有一定优势，故该法值得临床推广应用。

（一）《肘后备急方》中关于鼻药疗法的记载

鼻药疗法其实就是鼻腔给药，属中医内病外治的范畴。主要操作方法是将中草药通过不同的方式放入鼻腔，刺激鼻黏膜吸收药物，从而运化体内经气，疏通脏腑经络，促进气血运行，以起到防治疾病的一种疗法。在现代医学发达的今天，鼻药疗法早已发展为多种形式，如雾化吸入法就是经此法衍化而来。追溯鼻药疗法治疗急症的历史可以发现，早在东晋时期《肘后备急方》中就已经提到，其记载如下。

1. 卷一救卒中恶死方第一　救卒死或先病痛，或常居寝卧，奄忽而绝，皆是中死救之方：

一方：取葱黄心刺其鼻，男左女右，入七八寸，若使目中血出，佳。扁鹊法同。是后吹耳条中，葛当言此云吹鼻，故别为一法。

又方：以葱叶刺耳，耳中、鼻中血出者莫怪。无血难治，有血是候。时当捧两手忽放之，须臾死人自当举手捞人，言痛乃止。男刺左鼻，女刺右鼻中，令入七八寸余，大效。亦治自缢死，与此扁鹊方同。

又方：以绵渍好酒中须臾，置死人鼻中，手按令汁入鼻中，并持其手足，莫令惊。

又方：取皂荚如豆大，吹其两鼻中，嚏则气通矣。

又云：半夏末如大豆，吹鼻中。

又张仲景诸要方：捣薤汁，以灌鼻中。

又方：割丹雄鸡冠血，管吹内鼻中。

救卒死而目闭者，骑牛临面，捣薤汁灌之耳中，吹皂荚鼻中，立效。

2. 卷一救卒中恶死方第一　附方孙真人治卒死方：以皂角末吹鼻中。

3. 卷一救卒死尸厥方第二　以菖蒲屑内鼻两孔中，吹之，令人以桂屑舌下。又云扁鹊法，治楚王效。

4. 卷一救卒死尸厥方第二　又方：熨其两胁下，取灶中墨如弹丸，浆水和饮之，须臾三四以管吹耳中，令三四人更手吹之。又小管吹鼻孔，梁上尘如豆，著中吹之令入，瘥。

5. 卷一治卒得鬼击方第四　一方：以醇酒吹内两鼻中。

6. 卷一治卒魇寐不寤方第五　一治之方：末皂角，管吹两鼻中，即起。三四日犹可吹。又以毛刺鼻孔中，男左女右，展转进之。

又方：以芦管吹耳，并取病人发二七茎，作绳纳鼻孔中。割雄鸡冠取血，以管吹入咽喉中，大效。

又方：末灶下黄土，管吹入鼻中。末雄黄并桂，吹鼻中，并佳。

又方：取韭捣，以汁吹鼻孔。冬月可掘取根取汁，灌于口中。

又方：捣雄黄，细筛，管吹纳两鼻中，桂亦佳。

又方：菖蒲末吹两鼻中，又末内舌下。

7. 卷二治伤寒时气温病方第十三　若生曀者，烧豉二七粒，末，内管鼻中以吹之。

治时行病发黄方：若初觉，便作瓜蒂赤豆散，吹鼻中，鼻中黄汁出数升者，多瘥。

8. 卷二治瘴气疫疠温毒诸方第十五　赤散方：牡丹五分，皂荚五分炙之，细辛、干姜、附子各三分，肉桂二分，珍珠四分，踯躅四分，捣筛为散，初觉头强邑邑，便以少许内鼻中，吸之取吐，温酒服方寸匕，覆眠得汗即瘥。

9. 卷三治中风诸急方第十九　《陈藏器拾遗》序云：头疼欲死，鼻内吹消石末，愈。

《博济方》治偏头疼，至灵散：雄黄、细辛等分，研令细，每用一字以下，左边疼吹入右鼻，右边疼吹入左鼻，立效。

《经验后方》治偏头疼，绝妙。荜茇为末，令患者口中含温水，左边疼令左鼻吸一字，右边疼令右鼻吸一字。

偏头痛方：用生萝卜汁一蚬壳，仰卧注鼻，左疼注左，右疼注右，左右俱注，也得神效。

10.卷七 治卒有猘犬凡所咬毒方第五十四 凡犬食马肉生狂方：便宜枸杞汁，汁糜饲之，既不狂，若不肯食糜，以盐伺鼻，便忽涂其鼻，既舐之，则欲食矣。神验。

以上鼻药疗法绝大多数都是葛洪所用所载，少数几个为后世补充进《肘后备急方》的，从中不难发现葛洪在当时已经掌握该法的特点，懂得运用鼻药疗法治疗急症。

（二）《肘后备急方》中记载鼻药疗法给药的特点

通过统计葛洪的《肘后备急方》所载医方得出，葛洪鼻药疗法救治急症的医方数量不多，仅27首，其中治卒中恶死方9首、治卒死尸厥方3首、治卒得鬼击方1首、治卒魇寐不寤方6首、治伤寒时气温病方2首、治瘴气疫疠温毒诸方1首、治中风诸急方4首、治卒有猘犬凡所咬毒方1首。《肘后备急方》中所用鼻疗药物多味厚气窜，其中以皂荚、生葱、细辛、菖蒲、肉桂为多。皂荚辛，温，有小毒。可开窍、祛痰、解毒。临床用于中风口噤、喘咳痰壅、癫痫、痈疮中毒；葛洪用其末吹入鼻中，则气通，即救卒中恶死。生葱性温，味辛平。可发汗解表、散寒通阳、解毒散凝。菖蒲可化痰开窍、化湿行气、祛风利痹、消肿止痛，多用于热病神昏、痰厥、健忘，其挥发油成分镇静作用更强；其末吹两鼻中，又含舌下，治卒魇寐不寤之效甚好。细辛善解表散寒、祛风止痛、通窍、温肺化饮，用于治疗风寒感冒、头痛、牙痛、鼻塞流涕、鼻䶞、鼻渊、风湿痹痛、痰饮喘咳等。而肉桂辛、甘、热；可补元阳、暖脾胃、除积冷、通血脉。临床用治命门火衰、肢冷脉微、亡阳虚脱等症。葛氏巧用此二药与皂荚等组成赤散方置于鼻中，可治瘴气疫疠温毒。笔者根据以上诸方仔细分析葛氏鼻药疗法的给药特点发现，他能正确地认识急症发生的病机，广施温法，以调畅气机、温通气血以消除气机逆乱，调理气血不畅。其用治急症之药性多辛温，且普遍富含挥发油，用时常以醇酒或薤汁为引，这样可使药物迅速到达病所，起到治疗急症的目的，故用于卒痹、尸厥此法颇佳。这些方药仍是今天的鼻腔给药或搐鼻疗法常用之药，而且多是行之有效的。

（三）中、西医学对鼻的认识

1.中医学对鼻的认识 中医学认为，鼻为气出入之门户，属肺系，曰："肺开窍于鼻，主宣发肃降，主全身气机升降出入，以达清升浊降，且肺朝百脉，主治节，可以管理和调节血液的正常运行。"《素问·五脏别论》曰："故五气入鼻，藏于心肺，心肺有病，而鼻为之不利也。"《灵枢·口问》曰："口鼻者，气之门户也。"可见鼻的功能之一是气出入人体的门户。

鼻与各脏腑经络有密切的关系，在其相应部位皆可找到脏腑的分属关系。如手阳明大肠经、足阳明胃经、手太阳小肠经、足太阳膀胱经、足少阳胆经、手少阴心经、任督阳蹻脉皆直接循行于鼻。《素问·热论》有载："阳明主肉，其脉侠鼻络于目，故身热目疼而鼻干。"《素问·脉解》称："阳明并于上，上者则其孙络太阴也，故头痛鼻鼽腹肿也。"《灵枢·胀论》谓："胃胀者，腹满，胃脘痛，鼻闻焦臭。"由此皆可看出鼻与脏腑经络间的关系。故当药物作用于鼻部时，可以通过经络作用而达到治疗全身疾病的目的。对于浊邪蒙闭清窍，气机逆乱之闭证和脱证，经鼻给药，更可起到开窍祛闭、宣畅气机、益气固脱的急救作用。

2. 西医学对鼻的认识 鼻药疗法的优点就是可使药物经鼻黏膜吸收后直接进入体循环，避免了药物被胃肠道降解或发生肝脏首过效应，一些对胃肠道有刺激性的药物亦可通过此法来避免胃肠道刺激。尤其是某些有效成分易被胃肠道破坏、难于被胃肠道吸收的大分子药物，如多肽类、蛋白质类等均可通过鼻黏膜吸收来发挥药效。鼻腔所处的特殊位置使得脑组织中的一些神经束与其相连形成嗅黏膜屏障膜，当药物经鼻黏膜吸收后有小部分药物能透过嗅黏膜直接进入脑组织，利用这一特点可以发挥鼻药疗法特有的优势以治疗脑血管疾病；鼻黏膜下所含的丰富神经，也为鼻药疗法治疗某些中枢神经系统疾病开辟了另一条有效的给药途径。另有研究表明，通过鼻黏膜免疫可达到与皮下注射免疫相近的效果，因此种给药方法既可以诱导局部黏膜免疫应答，也可以诱导免疫系统应答。故中药鼻腔给药也得到广泛应用，如用清开灵滴鼻剂治疗昏迷、抽搐等危急重症获得较好疗效；用柴胡注射液滴鼻治疗上呼吸道感染、急性支气管炎、消化不良、化脓性脑膜炎等引起的发热，结果显效 55 例，有效 135 例，总有效率 87.16%，且未见有任何副作用。

（四）鼻药疗法对现代急救医学的影响

近年来，西医学对鼻药疗法治疗急症的研究在秉承前人经验的同时继续发挥其特有优势，而药物通过鼻黏膜吸收已被证实是高效的给药方式之一，且对某些疾病的治疗发挥着不可替代的作用。

鼻药疗法延续到现代临床应用主要是针对昏迷、口噤不开、恶心呕吐、不能张口进食、口腔疾病、食管癌、喉癌术后等病人，可通过鼻药疗法以保证治疗效果。有学者指出，而今的雾化吸入法也是从该法衍化发展而来的，如《肘后备急方·救卒中恶死方第一》之"以绵渍好酒中，须臾，置死人鼻中，手按令汁入鼻中，并持其手足，莫令惊"。可以看出葛洪当时用该法的治病原理与今雾化吸入法如出一辙。亦有学者提出，葛洪当时所用的吹鼻法为今人工呼吸的源头。《肘后备急方》卷一中有载："救卒死或先病痛或常居寝卧奄忽而绝皆是中死救急之方，一方取小管吹鼻孔，梁上尘如豆大，着中吹之，令人，瘥。……又方取皂荚如大豆吹其两鼻中嚏则气通矣。……以菖蒲屑内鼻两孔中，吹之。"根据上述方法可以看出，吹鼻法在应用中强调一次性疏通气道，并辅以药物来缓解气管紧张，消除呼吸道阻塞物，故可有效缓解其病症。《肘后备急方》是最早记载用胸外按压、人工呼吸的方法进行急救的医书，书中提道："徐徐抱解。不得截绳，上下安被卧之，一人以脚踏其两肩，手少挽其发，常弦弦，勿纵之。一人以手按据胸上数动之，一人摩捋臂胫，屈伸之。若已僵，但渐渐强屈之。并按其腹，如此一炊顷，气从口出，呼吸眼开，而犹引按莫置。"

此外，鼻药疗法所使用的药物剂型也很关键，根据《肘后备急方》中记载鼻药疗法给药的特点，一些辛温芳香含挥发油成分多的中药常被鼻药疗法选用。结合鼻药疗法和此类药味特点，目前已研发出常用的鼻药疗法剂型有滴鼻剂、喷雾剂和气雾剂、膜剂、微球制剂、凝胶剂和脂质体等。

（五）鼻药疗法在救治急症时的注意事项

①给药前宜先将鼻腔内容物排除，清洁鼻腔，使药物易于进入鼻腔吸收。②选择适宜的药物剂型，如药物刺激性过大可用纱布或棉球包住塞鼻。此法切忌使用有强烈腐蚀性的药物，以免灼伤鼻黏膜。③给药剂量和体积要适宜，不可过多，以免吸气时进入气管，造成窒息；亦不可过少，否则不能起到治疗作用。雾化治疗时应注意调节喷雾的浓度，避免浓度过高造成呼吸困难。④吹鼻法时不宜用力过大，患者口中可含水以预防药物不慎吸入气道，从而导致呛咳。⑤选择适宜的体位尤其重要，患者通常可采用侧卧位、坐位或半卧位，但遇患者昏迷则应立即采取俯卧位，以减轻舌后坠感，利于口腔分泌物自然流出，达到最佳置管位置；给药过程中还应注意清洁，需不断清理鼻腔内的分泌物或药物残渣。⑥鼻腔取嚏法较为特殊，仅可用于救治神志不清的患者，中病即止，待症状缓解后再实施其他救治措施。需注意的是，孕妇、脑出血、脑损伤患者严禁用此法，以免导致颅内压增加，使病情加重。

（六）小结

葛洪，作为我国东晋的著名医药学家在医学及药学上的成就和贡献是巨大的。葛洪的《肘后备急方》是现存较早的中医急症临床专著，其中记载了大约350种用于急症的药物剂型，这在当时的医药书籍中实属罕见。《肘后备急方》在中医药学方面如此突出的成就，不仅对当时急症学科的发展起到了非常重要的作用，也给后世研究中医急症提供了有利的参考。《肘后备急方》强调急症一旦发作，需即刻采取相应的急救措施，此书的特点就是"凡人览之，可了其所用"，书中介绍的方法皆可就地取用，便于抓住急救时间与机会；且治法简便，方药简廉，故该书既适于应急，也利于民间学习及普及。虽然早时的《黄帝内经》及《伤寒杂病论》中也有提及鼻药疗法，但葛洪的《肘后备急方》却是最早将鼻药疗法用于急救的医学古籍，这对现代临床急救都有很好的参考意义。特别是针对昏迷不醒、给药困难者，或者是口服、肌注及静脉给药不便者尤为适合。

虽然近些年来鼻药疗法发展迅速，但仍有一些问题亟待解决。首先，目前鼻药疗法的研究仅限于中西医理论方面的认识，缺乏对古今文献的系统整理，导致对鼻药疗法的认识仍不成熟，研究资料不完善等；其次，鼻药疗法研究多局限于临床观察，缺乏针对该疗法系统合理的实验研究；最后，鼻疗器械及鼻疗剂型发展缓慢使该疗法在临床推广上有一定的局限性，远不能满足目前临床急症治疗的需求。

在现代医学高速发展的今天，我们应承古创新，在前人的基础上将《肘后备急方》中所载鼻药疗法进一步整理、研究、开发，使鼻药疗法广泛应用于临床，造福广大患者。

四、芳香药物外治疗法的探讨

我国早在殷商甲骨文中就有薰燎、艾蒸和酿制香酒的记载，到周代有佩带香囊、沐浴兰汤的习俗。《山海经》收载中草药百余种，记有芳香药物如薰草（零陵香）、药（白芷的别名）、桂、杜衡、芎䓖、蘪芜（川芎的地上部分）等。其中《山海经卷二·西山经》："（浮山）有草焉，名曰薰草，麻叶而方茎，赤华而黑实，臭如蘪芜，佩之可以已疠。"《神农本草经》对汉以前的药学知识和理论做了总结，全书共收载 365 味药物，其中芳香药占 10% 左右。而在端午节，民间有一种习俗一直延续至今，就是在家门口悬挂艾叶，于室内点燃艾叶、苍术、菖蒲等，令其烟雾弥漫而起到提神醒脑的作用，并对周围空气有消毒杀菌的作用。至东晋葛洪《肘后备急方》已载有大量运用芳香类中药的外治疗法，如香熏法、香囊佩戴法、香枕法、香粉扑身、敷面法等。

（一）香熏法

香熏法是将芳香醒脑、辟秽的天然香料加工制作后，盛于瓶内置居室中；或将馨香醒神的香药置于室中点燃，去其明火，使居室香气萦绕，将烟吸入之或以其烟熏患处；或将芳香鲜花或新鲜植物置于室内；或将具芳香之气的木材制作栋梁及家具等，以其芳香之气怡神悦志，洁净空气，以达到治病防疫、摄养心身目的的一种外治疗法。这里特别要指出的是艾叶，艾是中国人民认识和使用较早的植物。《孟子》有"七年之病，求三年之艾"的说法，《庄子》中记有"越人熏之以艾"。作为古代芳香疗法的主要原料，艾在民俗中的应用也非常广泛，并流传至今，如端午节悬艾以避邪，制作艾糕、艾酒等。"香气盛则秽气除"，香薰疗法可治疗溃疡、湿疹等创面湿浊的病症。香薰疗法所用的艾经点燃后，可直接作用于患处，起燥湿、辟秽化浊之效。《肘后备急方》载有燃艾以烟熏患处，如"治伤寒时气瘟病方第十三"云："毒病下部生疮者……又方，大丸艾灸下部，此谓穷无药。……若病人齿无色，舌上白，或喜睡眠，愦愦不知痛痒处，或下痢，急治下部。不晓此者，但攻其上，不以下为意，下部生虫，虫食其肛，肛烂见五脏便死。治之方……又方，烧艾于管中薰之，令烟入下部中，少雄黄杂妙。此方是溪温，故尔兼取彼治法。”另由于艾具有辛散芳香气味和可靠的治疗作用，以及可燃性好的特点，以艾灸肌肤以疗中风麻木不仁，如“治中风诸急方第十九”曰：“若身中有掣痛，不仁不随处者，取干艾叶一斜许，丸之，内瓦甑下，塞余孔，唯留一目，以痛处著甑目下，烧艾以薰之，一时间愈矣。”再者，葛洪认识到艾薰环境能净化空气，以达到防治传染病的目的，如“治瘴气疫疠温毒诸方第十五”曰：“断温病令不相染……又方，密以艾灸病人床四角各一壮，不得令知之，佳也。”此外，一些以辛温走窜、解毒杀虫为主的药物组成的方剂，也可用以熏蒸环境，如“太乙流金方……月旦青布裹一刀圭，中庭烧。温病人亦烧薰之，即瘥”。另一方曰：“虎头杀鬼方……家中悬屋四角。月朔望夜半，中庭烧一丸。”香薰法借助氤氲的药性直达病所，起到开窍救急、杀虫除痒、活络除痛、消毒空气、醒脑提神等多种作用，且作用比较直接迅捷。

（二）取嚏法

取嚏法是指将芳香辛窜之药末以细管吹入或以布包裹塞入或取药液滴入鼻腔内，通过药物对鼻黏膜的刺激，引起喷嚏反射，从而达到祛除病邪治疗疾病的一种治疗方法。在“救卒中恶死方第一”中记载了关于用取嚏法治疗卒中恶死等危重症的外治法。如“又方，取皂荚如豆大，吹其两鼻中，嚏则气通矣”。“治卒胃反呕啘方第三十”记有用取嚏法治疗干呕不止：“治卒啘不止方……又方，以新物刺鼻中各一分来许，皂荚内鼻中令嚏，瘥。”取嚏次数及刺激鼻孔，应根据具体病情而定。若用于急救者，以得嚏气通苏醒为度；用于证候较缓者，应根据病情轻重、体质强弱及所用药物等而定。

（三）吹药法

吹药法是指将芳香开窍药物研成极细末，吹布耳、鼻、喉腔黏膜，以达到治疗目的。如“救卒中恶死方第一”中记载：“……又云：半夏末如大豆，吹鼻中。”又“附方”云“孙真人治卒死方。以皂角末吹鼻中”。“救卒死尸厥方第二”中记有“以菖蒲屑内鼻两孔中，吹之”。“治卒魇寐不寤方第五”中记载“又治之方，末皂角，管吹两鼻中即起，三四日犹可吹。……又方，末雄黄并桂，吹鼻中，并佳。……又方，捣雄黄，细筛，管吹纳两鼻中。桂亦佳。又方，菖蒲末，吹两鼻中”。“治瘴气疫疠温毒诸方第十五”记有“赤散方……捣筛为散，初觉头强邑邑，便以少许内鼻中吸入，取吐，温酒服方寸匕，覆眠得汗，即瘥”。另在“治伤寒时气瘟病方第十三”记有“毒病攻喉咽肿痛方，若生翳者，烧豉二七粒，末，内管鼻中以吹之”。

（四）滴药法

滴药法是将芳香开窍药物制成水剂或油剂滴入耳内或鼻内的一种外治法。《肘后备急方》载有以韭捣汁滴鼻救治卒中恶死，如"救卒中恶死方第一"曰："捣薤汁，以灌鼻中。"又言："救卒死而目闭者，骑牛临面，捣薤汁，灌之耳中。"另"治卒魇寐不寤方第五"中云："……又方，取韭捣，以汁吹鼻孔。"而滴药法更多的是疗耳鼻等五官疾患，如"治卒耳聋诸并方第四十七"曰："姚氏，耳痛有汁出方，熬杏仁令赤黑，捣如膏，以绵裹塞耳，日三易，三日即愈。……耳聋菖蒲根丸，菖蒲根一寸，巴豆一粒（去皮心）。二物合捣筛，分作七丸，绵裹，卧即塞，夜易之，十日立愈，黄汁立瘥。……耳卒痛，痛不可忍求死者，菖蒲、附子各一分。末，和乌麻油炼，点耳中，则立止。"

（五）舌下给药法

舌下给药法是将芳香开窍药物置舌下自然溶解，通过舌下黏膜吸收进而分布于全身的一种给药方法。"救卒死尸厥方第二"载有："尸厥之病……又方，捣干菖蒲，以一枣核大著其舌下。"桂枝温经通脉、助阳化气，舌下含服桂枝屑可以达到温经通脉、开心窍的效果，即"令人以桂屑著舌下"。"治卒风瘖不得语方第二十"曰："治卒不得语方……又方，用新好桂，削去皮，捣筛，三指撮，著舌下咽之。""卒失声，声噎不出方……又方，矾石、桂，末，绵裹如枣，内舌下，有唾出之。"

（六）香熨法

香熨法是将芳香药物炒热后，用布包裹，熨摩人体肌表某一部位，并时加移动，以收祛风、散寒、止痛、活络之功的一种外治法。如"治卒中五尸方第六"曰："治卒有物在皮中如虾蟆，宿昔下入腹中如杯不动摇，掣痛不可堪，过数日即煞人方……合捣碎，以两布裹贮蒸热，更番以熨之。亦可煮饮少少服之。"又"治卒患腰胁痛诸方第三十二"曰："胁痛如打方……又方，芫花、菊花等分，踯躅花半斤。布囊贮，蒸令热，以熨痛处，冷复易之。"另以香熨法可治疗各种痈疽肿毒皮肤病，如"治痈疽妬乳诸毒肿方第三十六"曰："葛氏，妇女乳痈妬肿，削柳根皮，熟捣，火温，帛囊贮熨之，冷更易，大良。……葛氏疗卒毒肿起急痛，柳白皮，酒煮令热，熨上，痛止。"

（七）香囊佩戴法

香囊佩戴法是指将辛香走窜药末装在特制囊状布袋或绸袋中，佩戴在胸前、腰际等处，或装入贴身衣袋内，以防治某些疾病的一种外治法。"治卒魇寐不寤方第五"中治疗"人喜魇及恶梦者"一方为"带雄黄，男左女右"；一方为"用真麝香一子于头边"。"辟魇寐方"中治法一方为"取雄黄如枣核，系左腋下，令人终身不魇寐"。"治瘴气疫疠温毒诸方第十五"为载有各种防治传染病方药的专篇，其用药途径丰富多样，其中的悬挂香佩法，一直被后世沿用至今。"太乙流金方"以"三角绛囊贮一两，带心前并挂门户上""虎头杀鬼方……捣筛，以蜡蜜和如弹丸，绛囊贮，系臂，男左女右。……一方有菖蒲、藜芦、无虎头、鬼臼、皂荚，作散带之"。"治尸注鬼注方第七"中载有治疗舟车眩晕"女子小儿多注车、注船，心闷、头痛、吐，有此尔者，宜辟方""车前子、车下李根皮、石长生、徐长卿各数两分等。粗捣，作方囊贮半合，系衣带及头"。"治为熊虎爪牙所伤毒方第五十三"以"捣雄黄、紫石，缝囊贮而带之"令猛兽毒虫不敢接近。

（八）香枕法

香枕法属于中医外治法的一种，是将一些天然芳香植物直接装成作为枕芯或做成药包装入枕芯，利用睡眠时头部温度使药物有效成分散发出来，从而达到防病治病、养生保健的目的。如"辟魇寐方……又方，作犀角枕佳，以青木香内枕中，并带"。"治耳为百虫杂物所入方第四十八"以"熬胡麻，以葛囊贮，枕之，虫闻香则自出"治"蚰蜒入耳"。

（九）香粉扑身法

香粉扑身法是将香药加工成细末，浴后取适量均匀扑洒于身体或腋窝、腹股沟、腘窝等处的一种外治法，此法具香肌利汗、腻肤美容之功。"治面疱发秃身臭心惛鄙丑方第五十二"实为美容专篇，其载有以香粉扑身法祛除狐臭、香身美肌，如："葛氏疗身体及腋下狐臭方……又方，青木香二两，附子一两，石灰一两。细末，著粉腋中，汗出，即粉之。"方出《隐居效验方》（见《肘后备急方》卷六）："疗胡臭，鸡舌、藿香、青木香、胡粉各二两。为散，内腋下，绵裹之，常作，瘥。"

（十）香粉敷面法

香粉敷面法是将所用芳香药物研成极细末，选用水、酒、醋、蜜或油类调粉，每日晨起，洗面毕用其敷面。此法有润肤香肌、悦白面容之效。如："卒病余面如米粉敷者……又方，白蔹二分，杏仁半分，鸡矢白一分。捣下，以蜜和之，杂水以拭面，良。"方出《隐居效验方》（见《肘后备急方》卷六）："面黑令白，去黯方……以粉面，丑人特异鲜好，神妙方。又，令面白如玉色方……合煎，以白器成，涂面，二十日即变，兄弟不相识，何况余人乎？"方出《传效方》（见《肘后备急方》卷六）："疗化面方……又，疗人面无光润，黑黯及皱，常敷面脂方……绞用汁以敷面，千金不传。此膏亦疗金疮并吐血。"这些方剂不仅可治病，更是着眼于美化人的容貌，是早期的化妆品，如书中载有"莘豆香藻法，莘豆一升，白附、芎藭、白芍药、水栝蒌、当陆、桃仁、冬瓜仁各二两。捣碎，和合，先用水洗手面，然后敷药粉饰之也"。

（十一）香药洗浴护发

香药洗浴是一种有效的美发方法，可使芳香药物直接作用于皮肤组织和头发，达到美发健发的作用。书中记有煎煮药物成液洗浴以生发："疗人须鬓秃落不生长方，麻子仁三升，秦椒二合。置泔汁中一宿，去滓，日一沐，一月长二尺也。又方，蔓荆子三分，附子二枚。碎，酒七升，合煮，器中封二七日，泽沐，十日长一尺。勿近面上，恐有毛长。"另记有用涂抹药物以生黑发："又，拔白毛，令黑毛生方，拔去白毛……比见诸人水取石子研丁香汁，拔讫，急手敷孔中，亦即生黑毛。"

（十二）香脂法

香脂法是指用具有美容以及治疗皮肤病作用的天然香料加工制作成香脂，擦于患者头面及患处，有润泽香身之功。书中记有腋下涂抹香脂疗狐臭方："姚方，取牛脂、胡粉，合椒，以涂腋下，一宿即愈。可三两度作之，则永瘥。"及记有面部涂抹香脂疗皮肤病"疗人头面患疠疡方，雄黄、硫黄、矾石，末，猪脂和涂之"。香脂亦可用作护手霜以润泽双手："作手脂法，猪胰一具，白芷、桃仁（碎）各一两，辛夷各二分。冬瓜仁二分，细辛半分，黄瓜、栝蒌仁各三分。以油一大升，煮白芷等二三沸，去滓，挼猪胰取尽，乃内冬瓜、桃仁末，合和之，膏成，以涂手掌，即光。"而香脂法更多的是用作润泽秀发，已具备护发素雏形："敷用方，头不光泽，腊泽饰发方，青木香、白芷、零陵香、甘松香、泽兰各一分。用绵裹，酒渍再宿，内油里煎再宿，加腊泽斟量硬软，即火急煎。着少许胡粉、胭脂讫，又缓火煎令粘极，去滓，作梃以饰发，神良。作香泽涂发方。依腊泽药，内渍油里煎，即用涂发，亦绵裹，煎之。"

（十三）香料熏衣法

香料熏衣法是指在穿衣前用自然香料加工制作的熏衣料烧烟熏衣；或将自然香料加工制作后，与衣物一起存放。古代贵族上层社会，普遍有燃香料熏衣之习，可令服饰香味持久，穿戴时香气袭人，具醒目提神、舒缓情绪、放松身心之效。书中记有熏衣一方："六味熏衣香方，沉香一片，麝香一两，苏合香（蜜涂微火炙，少令变色），白胶香一两。捣沉香令破如大豆粒，丁香一两亦别捣，令作三两段，捣余香讫，蜜和为炷，烧之。若熏衣着半两许。又藿香一两，佳。"

（十四）小结

综上所述，葛洪《肘后备急方》在外治法中大量运用芳香药物，积累了宝贵的用药经验，弥补了口服药物的不足，极大地丰富了中医学的外治疗法，为中华民族的医疗保健做出了杰出贡献。随着现代社会的发展，芳香药物外治疗法作为一种有效安全的替代和辅助医疗手段将会受到越来越广泛的重视和应用，有待进一步对该书的芳香疗法进行整理和挖掘研究。

五、香佩疗法的应用探讨

香佩疗法系将芳香药末装在特制囊状布袋或绸袋中，佩戴在胸前、腰际等处，或装入贴身衣袋内，以外用达内治的一种疗法。按使用部位来分类，可分为药枕、保健床褥、护背、护腰、护肩、护膝等。早在殷商时期的甲骨文中就有"紫（柴）""燎""香""鬯"（芳香的酒）等的文字记载，周代已有佩带香囊、沐浴兰汤的习俗。《楚辞补注》记有"佩袆"，佩袆即佩带香囊。《礼记》载有"鸡初鸣，咸漱……皆佩容臭"（陈皓注：容臭，香物也。……后世香囊即其遗制）。《山海经》载："熏草，佩之可已病。"就是说，嗅闻或佩带某些药物，可以驱疫防病，算是嗅鼻疗法和香佩疗法的较早文字记载，可见先秦两汉时期香佩法的应用已初具雏形，但未见香佩疗法具体运用的系统文字记载。

东晋葛洪的《肘后备急方》所载的剂型种类繁多，除汤剂外，还有丸、膏、酒、栓、散、洗、搽、含漱、滴耳、眼膏、灌肠、熨、熏等10余种剂型；所用的方法有内服、熏洗、敷贴、搽擦、吹入、塞入、蜡疗、泥疗、烧灼止血、温熨、针刺、艾灸等。其中多处涉及香囊及药枕等剂型的药物组成、用法、适应证等的记载，其使用简便，疗效确切，充分体现了《肘后备急方》疗法的丰富多样性，也体现了葛氏用药的"简、便、廉"的特点。《肘后备急方》对后世香佩法的发展及应用具有深远的影响。

（一）《肘后备急方》中关于香佩法的记载

"治卒魇寐不寤方第五"中治疗"人喜魇及恶梦者"一方为"带雄黄，男左女右"；一方为"用真麝香一子于头边"。"辟魇寐方"中治法一为"取雄黄如枣核，系左腋下，令人终身不魇寐"；一为"真赤罽方一赤，以枕之"；一为"作犀角枕佳，以青木香内枕中，并带"。"治瘴气疫疠温毒诸方第十五"为载有各种防治传染病方药的专篇，其用药途径多，除内服外，还有鼻吸、佩带、悬挂等香佩法，一直被后世沿用至今。"太乙流金方"以"三角绛囊贮一两，带心前并挂门户上"；"虎头杀鬼方……捣筛，以蜡蜜和如弹丸，绛囊贮，系臂，男左女右。……一方有菖蒲、藜芦，无虎头、鬼臼、皂荚，作散带之"。另有"单行方术"一为"捣女青屑，三角绛囊贮，系户上帐前，大吉"；一为"马蹄木，捣屑二两，绛囊带之，男左女右"；一为"取东行桑根，大如指，悬门户上，又人人带之"。"治尸注鬼注方第七"中载有治疗舟车眩晕"女子小儿多注车、注船，心闷，头痛，吐，有此尔者，宜辟方""车前子、车下李根皮、石长生、徐长卿各数两分等。粗捣，作方囊贮半合，系衣带及头"。"治耳为百虫杂物所入方第四十八"以"熬胡麻，以葛囊贮，枕之，虫闻香则自出"治"蛐蜓入耳"。"治面疱发秃身臭心惛鄙丑方第五十二"中治"疗人心孔惛塞，多忘喜误"，一方"取鳖甲著衣带上，良"；一方"孔子大圣智枕中方"。"疗人嗜眠喜睡方"中用"父鼠目一枚，烧作屑，鱼膏和，注目外眦，则不肯眠，兼取两目绛囊裹带"以治之。"治为熊虎爪牙所伤毒方第五十三"以"捣雄黄、紫石，缝囊贮而带之"令猛兽毒虫不敢接近。

（二）历代对香佩法的发挥和运用

《小品方》乃陈延之所撰，是我国南北朝著名的医方书。记有"舌蜕皮，头尾完具者一枚，觉痛时以绢囊盛，绕腰，甚良"。唐孙思邈《备急千金要方》有佩"绛囊""避疫气，令人不染"的记载："右七味末之，以蜜蜡和为丸如弹子大，绛袋盛系臂，男左女右，及悬屋四角，晦望夜半，中庭烧一丸"。宋《太平圣惠方》《太平惠民和剂局方》《圣济总录》中均多有以香药命名之方剂。明代李时珍《本草纲目》介绍了用辰砂装囊，戴身及髻中，以气嗅鼻，用治不寐多梦（失眠）的辰砂囊；有"酒拌吴茱萸叶袋盛蒸熟，更互枕，痛止为度"，治大寒犯头脑疼痛的药枕；亦有由苦荞皮、绿豆壳、决明子、甘菊花等切碎装入纱袋而成的明目枕，久枕可明目。清代刘灏《广群芳谱》载以决明子作枕，治头风明目胜黑豆。吴尚先的《理瀹骈文》也收载了多张香佩法方子，如辟瘟囊、绛囊（内盛七宝如意丹）、抗痨丸佩囊等，其中以槐木为枕壳，其上钻一百二十孔，内装川椒、桔梗、菊花等30余种药物，具有防病治病、延年益寿之功。

（三）现代对香佩法的研究和开发

1. 香佩法在临床上的应用

（1）防治上呼吸道感染　将川芎、白芷、荆芥、薄荷等11味药共研细末制成川芎闻鼻散，从早起每3小时鼻闻一次直至睡前，或制作成布包闻吸，共用1～3天。将藿香、丁香、木香等九味药共研细末制成三香散，用绛色布缝制小药袋，装入药末，包成每袋4g，佩戴胸前，时时嗅闻；山奈苍术散：山奈、苍术、藁本、菖蒲、冰片、甘松各等份，除冰片外，将各药烘干，研为细末，加入冰片，调均匀装袋，包成每袋4g左右，佩戴胸前，时时嗅闻之。

（2）预防手足口病　2008年5月浙江省卫生厅发布了《浙江省中医药防治手足口病技术指导方案》，向全省公众推荐简便易行、可操作性强，价格也比较低廉的中药"方子"。对于有手足口病发生的区域，儿童可以采取预防措施：将藿香、艾叶、肉桂等烘干磨成细粉做成中药香囊，每天让孩子挂在胸前（离口鼻要近一点），睡觉时放在枕头边，半个月到一个月后香味消失再换一个。

（3）预防H7N9禽流感　H7N9禽流感属于中医"瘟病"范畴，可采取按摩迎香穴、佩戴中药香囊等方法预防。取藿香、佩兰、艾叶等各等量，制成香囊，挂于前胸，每天置于鼻前闻香数次，每次3分钟，晚上睡觉时放置枕边，每周更换药物1次，有辟秽解毒功效。

（4）治疗失眠症 以中药香袋敷贴神阙穴位治疗126例失眠症患者，能较好改善失眠症状，尤其对轻、中度患者总有效率达90%以上，且未见不良反应。另有报道，以杭菊花、冬桑叶、野菊花等七味药做成的药枕有疏肝解郁、泻火安神的作用，有助于失眠多梦、性情急躁易怒、口苦目赤、便干尿黄者更好入睡。

（5）治疗神经衰弱症 有人选用黄菊花、黄荆叶、荞麦等八种药物取生药，制成粗末，装入枕芯密封制成眠尔康药枕，治疗神经衰弱症患者88例，临床疗效满意。亦有人采用荞麦皮药枕加用药物综合治疗神经衰弱症候群（荞麦皮药枕的主要成分为荞麦皮、金银花、菊花、玫瑰花、夏枯草、龙胆草等），主要临床症状改善疗效优于单用药物治疗。

（6）防治高血压病 有用"李时珍药枕"治疗高血压病61例，药枕由薄荷、野菊花、青木香等药物组成，药物装布袋内代日常睡枕使用，用枕期间停用降压药，血压如有波动，可减量服用降压药，三个月为一疗程，总有效率为88.5%。还有将干预组100例高血压病人根据证型分别使用社区制作的相应药枕。临床疗效表明，降压药枕具有较好的降压效果。

（7）治疗腰痛 梅全喜等在《肘后备急方》"治卒患腰肋痛诸方第三十二"治疗腰痛的基础上，组方研制出"葛洪腰痛宁保健袋"，该药袋以艾叶、独活、秦艽、防风、细辛等药物组成，每袋50g，装入特制药袋中，系于腰部，对准疼痛部位，每天佩戴6小时，连续使用1～3个月治疗腰痛患者83例，治疗期间停用其他治疗腰痛的药物和方法，结果表明，"葛洪腰痛宁保健袋"治疗腰痛总有效率为96.39%。滕高铃报道使用药枕及腰部练功治疗腰肌劳损腰痛患者51例，加味葛根散药枕（葛根、麻黄、桂枝、白芍、威灵仙各40g，研粉均匀装入薄布袋），每天睡时枕在腰部，药物1周1换，总有效率为100%。

（8）治疗颈椎病 以独活寄生汤加减内服，并把内服药的药渣凉晒干爽，以棉布或纯棉毛巾为包装物，将药渣包成圆柱状药枕辅助治疗，共观察治疗颈椎病患者120例，临床疗效满意。用加味蠲痹散药枕治疗颈型颈椎病，治疗组65例将加味蠲痹散（姜黄、当归、防风等）研粉后均匀装入薄布袋，布袋裹在圆形竹筒外面制成药枕，每天睡前及起床前枕在颈部，每次5分钟，药物两周1换，连用3个月。对照组72例采用自我双手按揉颈部肌肉及抗阻力后伸颈部，每次5分钟，1天2次，连用3个月。治疗组总有效率为100%，对照组为83.33%，治疗组总有效率明显优于对照组（$P < 0.01$）。

（9）防治多种儿科疾病　采用香薷、白芷、苍术、香附等药物共研细末制成皮康香囊，预防小儿丘疹性荨麻疹 2500 例，取得较为满意的疗效。方法为所有患儿除给予丘疹性荨麻疹的常规治疗外，每年 4～10 月给香囊 2 个。1 个挂颈项或放入衣袋内，另 1 个放于床两侧、床单或枕下，每 2 个月换香囊 1 次。应用儿童保健药枕，（药枕由黄芪、蚕沙、肉桂、防风等 10 多味研成粉末，充分混合，装入枕套内制成），每天至少使用 8 小时，应用于反复呼吸道感染、支气管哮喘、盗汗、睡眠不安的 103 例患儿，总有效率为 88.9%。用自制中药香囊（由藿香、苍术、山奈、艾叶等中药，混合粉碎，按 10g/ 袋包装制成香囊），每天佩戴 1 个（白天挂在胸前，晚间放在枕边），每 2 周更换 1 次，连续佩戴 4 周。防治患腹泻幼儿 2009 年 1122 例、2010 年 735 例，总有效率分别为 97.59%、85.58%。

2. 香佩法的药效学研究

（1）对细菌、病毒抑制作用　有人进行的细菌抑制试验结果显示，防感散药味对肺炎双球菌和流感嗜血杆菌有一定的抑菌作用，但对金黄色葡萄球菌溶血性链球菌似无抑菌作用。另外，病毒抑制试验结果显示，药物浓度分别为 1.67、2.5mg/mL 的防感散对腺病毒 7 型有半抑制作用，对流感病毒 B 型有完全抑制作用。

（2）对机体免疫调节作用　有研究报道，小鼠通过持续吸入苗药香囊，可上调呼吸道 TOLL 样受体 2、TOLL 样受体 4 基因及蛋白的表达以提高小鼠呼吸道免疫力。采用动物腹腔给予环磷酰胺，造成实验动物机体免疫低下状态，给予辟秽防感香囊提取液滴鼻 1 周后，模型动物的脾指数和呼吸道 SIgA 含量明显升高，CD3$^+$ 和 CD4$^+$ 细胞数、CD4$^+$/CD8$^+$ 比值及血清 INF-γ 呈现上升趋势。通过临床观察，疗效结果表明防感香袋对反复呼吸道感染患儿有明显的免疫调节作用，可作为反复呼吸道感染患儿的长期免疫增强剂。

（3）对脑膜微循环的影响　有人考察了不同保存期的 505 神功药枕气味吸入对小鼠脑膜微循环的影响。结果表明，动物机体在不与药枕药物直接接触的情况下，仅吸入其气味，即可使脑膜微循环得到改善。

（四）小结

由于香佩法中所用的药物多具芳香通窍的作用，孕妇要慎用。另外要保持干燥，注意防水、防潮。若皮肤接触处出现红疹、瘙痒等现象，请立即取下停用。

综上所述，葛洪《肘后备急方》对香佩法在流行病学、预防保健医学等方面的应用均有精辟的论述，对后世香佩法的发展起到了积极的推动作用，至今仍有重要的临床指导实用价值。近年来中医"治未病"学术思想得到医学界高度重视，并随着人们生活水平的提高，保健意识增强，历经数千年而不衰的香佩法又逐步成为流行趋势，从它具有简、便、验、廉及患者乐于接受的诸多优势来看，确有广阔的发展前景，值得大力推广。

第三节　制剂学研究

《肘后备急方》所载药物应用以制剂为主，可以成批生产以备急需，所载剂型种类，据初步统计，除最常用的汤剂外，还有丸剂、膏剂、酒剂、栓剂、散剂、洗剂、搽剂、含漱剂、滴耳剂、眼膏剂、灌肠剂、熨剂、薰剂、香囊剂等10多种剂型，其中以丸剂、熨剂、酒剂等剂型颇具特色而较多采用。

一、药剂学成就

《肘后备急方》在一定程度上反映出我国两晋南北朝时期的医药水平和治疗技术，现就《肘后备急方》的药剂学成就做如下探讨。

（一）药物剂型齐全

《肘后备急方》记载的剂型种类颇多，据初步统计，除汤剂外，还有丸、膏、酒、栓、散、洗、搽、含漱、滴耳、眼膏、灌肠、熨、熏、香囊及药枕等10多种剂型，约350个品种（见表7-9）。如此众多的剂型及品种，这在晋以前历代医药书籍中是罕见的，其剂型主要有以下几大类。

表7-9　《肘后备急方》所载药物剂型种类表

丸剂（103个）						散剂（82个）	
蜜丸	苦酒和丸	鸡子白丸	药汁丸	面糊丸	其他丸剂	内服散剂	外用散剂
64	5	4	3	1	26	64	18

膏剂（95个）							
煎膏剂	硬膏剂	猪脂膏	蜜和醋（苦酒）膏	醋（苦酒）和膏	唾液和膏	鸡子白或黄和膏	其他膏剂
20	8	16	5	22	3	7	14

其他剂型												
药酒	栓剂	洗剂	搽剂	滴耳剂	眼膏剂	舌下含剂	含漱剂	熨剂	熏剂	香囊剂	药枕	灌肠剂
18	12	11	4	2	2	2	1	5	5	3	1	1

1. 丸型　丸剂是《肘后备急方》中记载品种最多的剂型，达103种，按其赋形剂分，有蜜丸、苦酒丸、鸡子白丸、药汁丸、面糊丸等，其中以蜜丸最多，达64个，可见在当时蜜丸的使用已是相当普遍了。除了表7-9中所列各种丸剂外，其他丸剂还有蒸饼丸、醋墨和丸、狗血丸、牛胆丸、猪脂丸以及将几种药物合捣为丸等，品种较多。在当时众多的医药学家均普遍采用汤剂时，葛洪能如此重视和推崇丸剂的使用，确实是难能可贵的。

2. 散剂　葛洪在编写以急症治疗为主旨的《肘后备急方》时，对散剂的应用十分重视。所载散剂数量仅次于丸剂和膏剂，达82种，其中绝大多数是内服散剂，亦有煮散剂型，此外还有少部分外用散剂。葛洪对散剂的大量运用，也充分体现了《肘后备急方》的"治急症"（散剂奏效快）和"简验便廉"（制备方法简便）的两大特点。

3. 膏剂　葛洪对膏剂的发展起到积极推动作用，他在《肘后备急方》中收载了各种膏剂95个，是该书收载数量仅次于丸剂的第二大剂型。所使用膏剂的种类也较多，有煎膏剂、硬膏剂、调膏剂等，这些膏剂大都是今天广泛使用的各种膏剂的原型。葛洪应用膏剂不仅治外病，而且还用其治内病，如"卷四·方第二十六"记载："治卒暴癥，腹中有物如石，痛如刺……又方：葫十斤，去皮，桂一尺二寸，灶中黄土，如鸭子一枚，合捣，以苦酒和涂。"这说明葛洪早在1600多年前就应用药物通过透皮吸收而达到内病外治。

4. 栓剂　我国现存医籍中最早记载栓剂的是张仲景《伤寒论》，载有一个蜜煎导方，就是用于通便的肛门栓，葛洪在此基础上发明了尿道栓剂、阴道栓剂、鼻用栓剂及耳用栓剂。在《肘后备急方》中载有栓剂12个，是当时记载栓剂最多的医籍。如"卷二·第十三"记载"小腹满不得小便方，细末雌黄，蜜和丸，取如枣核大，内溺孔中，令半寸"（尿道栓）；"卷六·方第四十七"记载"巴豆十四枚，捣，鹅脂半两火熔，内巴豆，和取如小豆，绵裹内耳中，日一易"（耳栓剂）等，从而增加了栓剂的种类，扩大了栓剂的应用范围，为推动栓剂发展做出了积极贡献。

5. 舌下含剂　《肘后备急方》最早记载了用含剂治疗心脏病："膈中之病，名曰膏肓，汤丸经过，针灸不及，所以作丸含之，令气势得相熏染，有五膈丸方：麦门冬十分去心，甘草十分炙，椒、远志、附子、炮干姜、人参、桂、细辛各六分，捣筛，以上好蜜丸如弹丸，以一丸含，稍咽其汁，日三丸，服之，主短气、心胸满、心下坚、冷气也。"硝酸甘油含片是近代才研制出的用于治疗心脏病的舌下含剂，而葛洪早在1600多年前就已研制了这种剂型。

（二）赋形剂品种繁多

赋形剂亦称辅料。葛洪在各种剂型中广泛采用不同辅料，从而使各种剂型的特点完全体现出来，充分发挥了药物的作用。《肘后备急方》中使用的辅料有蜜、酒、醋（苦酒）、药汁、面糊、水、麻油、猪脂、羊脂、鸡子白或黄、乳汁、胶汁、枣泥、唾液、米泔水、动物血等近 20 种，现将其主要应用的辅料介绍如下。

1. 蜜 是葛洪使用频率最高的一种辅料，主要用于丸剂的黏合剂，《肘后备急方》载丸剂 103 个，其中 64 个是用蜜作黏合剂，说明葛洪已充分认识到蜜作为药剂辅料的特点和优越性，从而把蜜作为药剂，尤其是丸剂黏合剂的首选辅料。长期的临床应用和现代研究证明蜜确是一种良好的黏合剂。此外，蜜在《肘后备急方》中还被用作膏剂基质。

2. 醋（苦酒） 醋在《肘后备急方》中应用较常见，多用于膏剂基质，达 22 个品种，是膏剂中使用最多的基质，此外，醋亦用作丸剂的赋形剂（黏合剂）。用醋作膏剂基质不仅起到赋形剂作用，还可增强药物活血散瘀、消肿止痛作用，且有助于药物的吸收，实属一种较好的膏剂基质。

3. 酒 《肘后备急方》中酒主要用作制备酒剂，共载酒剂品种 18 个。酒除了有溶出（提取）有效成分作用外，还有活血通络、引药上行等作用。故这 18 个酒剂品种中有不少是用于治疗瘀阻、肿痛、痹满之类病症。此外，葛洪在制备煎剂或洗剂时亦用（或加入一定量）酒以提高有效成分溶出，达到提高疗效的目的，如"卷一·方第三"记载："桂一两，生姜三两，栀子十四枚，豉五合，捣以酒三升，搅，微煮之，味出去渣顿服。"

4. 猪脂 在《肘后备急方》中猪脂主要用作膏剂基质，亦有少数用于丸剂的赋形剂。据统计有 16 个膏剂是用猪脂作基质，是膏剂基质中使用频率仅次于醋（苦酒）而排第二位的基质，可见葛洪是将猪脂作为重要的膏剂基质。现代认为，猪脂有来源方便，无刺激性、稠度适宜、释放药物较快等特点，是较为理想的油脂类基质，就是在今天猪脂作为膏剂基质也是比较常用的。

5. 其他辅料 《肘后备急方》中还介绍了用药汁作浓缩丸的赋形剂；面糊作糊丸的赋形剂；麻油作膏剂的基质；还有鸡子白或黄作丸剂和膏剂辅料；枣泥、动物血作丸剂黏合剂；乳汁、羊脂、胶汁、唾汁作膏剂基质等。《肘后备急方》所采用的辅料种类之多，不同剂型所选用辅料之科学合理性在当时来说是前所未有的，对后世药剂辅料的使用也有重要的参考指导意义。

（三）制备工艺科学合理

《肘后备急方》不仅收载剂型多，而且所介绍的药剂制备工艺也是十分科学合理的，在今天看来仍不失其科学性和先进性。

1. 酒剂制备工艺 《肘后备急方》中部分药酒制备采取了比较先进的温浸法，如"卷四·方第二十六"记载："牛膝二斤，以酒一斗，渍，以密封于熟灰火中，温令味出，服五合至一升。"熟灰一般温度可达 50～70℃，是一个很好的恒温装置，将药物浸在酒中，密封后再在熟灰中温浸，既可提高有效成分浸出率，又使酒不致挥发，还能缩短制备时间。葛洪设计出如此绝妙的温浸装置用于制备酒剂在当时来说是当之无愧的"先进工艺"，就是在科学发达的今天，酒剂工艺改革也只不过是重复葛洪的冷浸改温浸法方法而已。

《肘后备急方》在设计酒剂制备工艺时还充分体现了"简便廉"的特点，如"卷三·方第十六"记载："常山三两，锉以酒三升，渍二、三日，平旦作三合服，欲呕之，临发时又服二合，便断，旧酒亦佳，急亦可煮。"葛洪设计的这种视急用需要将冷浸改煮提法以缩短制备时间和方法实际上是药物浸提原理中影响浸提效果的二个因素即浸提温度和浸提时间的合理利用。

2. 膏剂制备工艺 《肘后备急方》除了介绍用猪脂、羊脂等与药料炼成膏剂的制备工艺外，还记载了与今天的黑膏药相差无几的制法："清麻油十三两，菜油亦得，黄丹七两，二物铁铛文火煎，粗湿柳批篦搅不停，至色黑，加武火仍以扇扇之，搅不停烟断绝尽，看渐稠，膏成。"（卷八·方第七十二）在控制膏剂炼制火候与时间方面，《肘后备急方》又记载了至今仍在使用的"白芷变黄"经验判断法："细辛……十一物切之，以绵裹……内猪脂煎之，七上七下，别出一片白芷，内煎，候白芷黄色成，去渣。"（卷六·方第五十二）《肘后备急方》在膏剂制备工艺上也是有所创新的，有些方法在今看来仍是有很高的科学价值。如许多药物在用猪脂炼制提取前用酒浸、醋浸、水煎等方法进行预提取处理，如"丹参膏：丹参……（等）十二物切之，以苦酒浸二升，渍之一宿，猪膏四斤，俱煎之，令酒竭，勿过焦，去渣，以涂诸疮上"（卷五·方第三十六）。现代研究证明油脂类系非极性溶媒，对生物碱盐类、某些苷类等极性成分是不溶的，故近年来已有用水煎提取去渣浓缩代替传统的熬枯去渣工艺，而葛洪早已用醋、酒、水煎等法将其有效成分提取出来再用猪脂炼膏，这种工艺无疑对于保证药剂质量，提高药剂疗效具有重要意义。

3. 其他工艺方法的采用 蒸馏："东行桑根，长三尺，中央当甑上蒸之，承取两头汁，以涂须发则立愈。"（卷六·方第五十二）蒸馏是现代制药工艺最常采用的一种方法，一般认为近代才广泛采用。而葛洪早已采用，足见其采用工艺之先进性。粉碎（醋沃）："取雄黄、雌黄色石，烧热令赤，以醋沃之，更烧醋沃，其石即软如泥，刮取涂肿。"（卷五·方第三十六）醋沃本是一种炮制方法，不仅能使不易粉碎的矿物变得十分细腻，而且醋沃时还通过溶解作用达到除去药物中部分毒性及刺激性物质的目的。葛洪用醋沃的方法来粉碎雄、雌黄以制备膏剂，既可达到理想的粉碎效果，又可消除或减轻毒性及刺激性的作用，真可谓一举两得，是十分科学合理的。

（四）小结

综上所述，《肘后备急方》收载和介绍的药剂学知识是十分丰富和科学合理的，所收载药物剂型种类之齐全，所用辅料品种之繁多，采用制剂工艺之先进是当时医药书籍所无法比拟的，尤其是所介绍舌下含剂的应用、温浸法制备药酒以及蒸馏等方法的采用等，就是在1600多年后的今天也不失其科学性和先进性。足见《肘后备急方》的药剂学成就是巨大的，对丰富传统药剂学内容、推动我国药剂学发展做出了重要的贡献，作为《肘后备急方》的作者，葛洪不愧为我国古代最伟大的药剂学家。

二、丸剂的应用探讨

中药丸剂是我国临床医学应用最早的剂型之一，具有悠久的历史。我国最早的丸剂见于先秦时期的《五十二病方》，最早的丸剂理论则见于《神农本草经》，即"药性有宜丸者"。汉以前，丸剂的制备均按照"药性有宜丸者"这一理论，以处方中药物的"药性"为主要根据，将适用于制备丸剂的药物制成丸剂使用，不添加其他外来成分（如黏合剂）。此类丸剂相对于煎剂而言，在外形上虽有所改变，但服法仍然保持了煎剂服法特点，即我们所说的"煎服丸剂"，"煎服丸剂"其剂型尚未充分定型，仅适用于本身具有黏合性能的药物。东汉张仲景灵活应用"药性有宜丸者"的原则，首次提出在丸剂中加入不影响药物疗效的黏性物质来制备丸剂，提出了蜂蜜和淀粉糊等现代剂型最常用的两种"黏合剂"。至两晋南北朝时期，中药丸剂的制备渐发展为从疾病特点的角度考虑，与"药性有宜丸者"并驾齐驱的理论"疾有宜服丸者"基本形成。由于此时期特殊的历史背景，现存两晋时期的医药学著作，特别是与药剂相关的著作甚少，其中《刘涓子鬼遗方》无丸剂的记载，可供参考者仅《本草经集注》及《肘后备急方》。现试从葛洪《肘后备急方》丸剂的药方组成、分类、服药法及治疗病症等方面进行分析，以探讨《肘后备急方》对药剂学，尤其是对丸剂发展的贡献。

（一）《肘后备急方》丸剂统计

《肘后备急方》共8卷，73篇（现缺其中3篇），全书共载药方1294首（不计杨用道记载方），其中药物方856首。据统计，《肘后备急方》收载的剂型有汤、丸、散、膏、栓、酒、洗、搽、熏、熨、滴耳、含漱、灌肠、眼膏、香囊及药枕等10余种，约350个品种。丸剂是《肘后备急方》中记载方剂量最多的剂型，共128丸，占总药物方剂量15.0%，其中卷一载24丸，卷二15丸，卷三34丸，卷四42丸，卷五3丸，卷六3丸，卷七6丸，卷八1丸。按其赋形剂分，有蜜丸、苦酒丸、鸡子白丸、乌鸡肝丸、狗血丸、人血丸、枣膏丸、饭丸、药汁丸、糊丸、酒丸、蜡丸、猪脂丸等等，种类繁多。其中以蜜丸最多，共70丸，占总丸剂的54.7%；醋丸7丸，煎膏丸6丸，糊丸4丸，蜡丸2丸，酒丸3丸，亦有不加赋形剂，药物直接捣为丸。从丸剂药味数来看，单味药方16丸，2味到5味的分别为40、24、16、9丸，六味以上的多味药丸剂共有 19 丸，尚有大方羊脂丸及备急方玉壶丸、五蛊黄丸、五蛄黄丸，充分突出了《肘后备急方》"简、便、廉"的特点。"丸者，缓也"，相对于汤剂而言，丸剂吸收较慢，临床多用于慢性疾病或久病体弱、病后调和气血者。从统计结果来看，《肘后备急方》收载丸剂并非仅用于缓症，猝死、霍乱、伤寒、癫狂等急症亦有应用，有些方剂组成中含有非常峻猛的或是有毒药物，为了减缓其峻猛之性或减少对人体的不良影响，也采用丸剂。尚有些方剂制备成丸剂，以备急用，如备急三物丸、玉壶丸、五蛊黄丸。

（二）《肘后备急方》丸剂所使用的药物

《肘后备急方》丸剂所用药物共 144 种，其中植物药 107 种，动物药 17 种，矿物药 20 种。值得注意的是，144 种药物中含有巴豆、附子、乌头、半夏、细辛、芫花、大戟、甘遂、牵牛子、莨菪子、大麻子、蒺藜子、狼毒、女萎、藜芦、瓜蒂、常山、干漆、杏仁、皂荚、吴茱萸、泽漆、斑蝥、雄黄、朱砂、雌黄、水银、蜈蚣、砒霜、真丹 30 种有毒药物，而含毒性药物的丸剂 78 丸，占总丸剂的 60%，用药频次最高的为干姜 26 次，其次为巴豆 25 次，附子、桂、杏仁、大黄、椒分别使用 24、18、15、12、12 次，详见表 7–10。

表 7–10 《肘后备急方》丸剂使用的药物及其用药频次

分类	药物名称及用药频次
植物药	干姜 26、巴豆 25、附子 24、桂 18、杏仁 14、大黄 13、椒 12、人参 10、甘草 10、莨菪子 8、豆豉 8、麻黄 7、皂荚 7、细辛 6、吴茱萸 6、山茱萸 6、常山 6、桔梗 5、白术 5、乌头 5、黄连 5、藜芦 5、当归 4、黄芩 4、茯苓 4、防风 4、狼毒 4、大枣 4、饴糖 3、知母 3、地黄 3、鬼臼 3、苦参 3、干漆 3、贝母 2、桃仁 2、牡丹 2、生姜 2、大蒜 2、橘皮 2、枳实 2、乌梅 2、旋复花 2、芫花 2、半夏 2、曲 2、松脂 2、大豆 2、通草 1、莨菪子 2、云实 1、芫荑 1、芍药 1、升麻 1、乌豆皮 1、黄柏 1、冈草 1、小草 1、苏屠白 1、绿豆 1、菖蒲 1、天门冬 1、麦冬 1、紫苑 1、松屑 1、苏合香 1、柯枝皮 1、慈弥草 1、鼠尾草 1、马鞭草 1、补骨脂 1、肉豆蔻 1、五味子 1、栀子 1、栝蒌 1、巴戟天 1、杜仲 1、牛膝 1、狗脊 1、独活 1、五加皮 1、肉苁蓉 1、薯蓣 1、泽泻 1、车前子 1、忍冬 1、枸杞子 1、槐白皮 1、白芷 1、薰草 1、杜若 1、杜蘅 1、藁本 1、大麻子 1、龙胆 1、甘遂 1、大戟 1、牵牛子 1、蒺藜子 1、女萎 1、瓜蒂 1、泽漆 1、小麦黑勃 1、茯神 1、远志 1、射干 1
动物药	麝香 2、珍珠 2、斑蝥 2、蜈蚣 1、白马尾 1、白马前脚目 1、白驴蹄 1、鳖 1、猪心 1、鸟翅 1、蜘蛛 1、鼠妇虫 1、虎头骨 1、犀角 1、鼠妇 1、蚕屎 1、头发 1
矿物药	雄黄 9、芒硝 8、朱砂 5、矾石 4、釜底墨 5、礜石 2、硫黄 2、石膏 2、牡蛎 2、龙骨 2、灶突墨 2、梁上尘 2、水银 1、雌黄 1、铁精 1、砒霜 1、赤石脂 1、浮散石 1、真丹 1、朴硝 1

（三）《肘后备急方》丸剂的分类

《肘后备急方》在丸剂赋形剂使用方面有了新的发展，除了使用最常用的蜜外，尚有苦酒、酒、饭、面、粉、饴糖、大蒜、枣膏、牛乳、猪脂、鸡冠血、狗心血、乌鸡肝、牛胆汁、生姜汁、鸡子白或黄、生地黄汁、雄鹧鸡合血、蜡蜜、杏仁、巴豆、豆豉等。按赋形剂不同，将丸剂分为蜜丸、醋丸、糊丸、酒丸、蜡丸等，亦有同时使用两种赋形剂者，如蜜蜡丸，统计结果见表7-11。

表7-11 《肘后备急方》丸剂的种类及数量

卷数	丸剂总数	蜜丸	醋丸	煎膏丸	糊丸	酒丸	蜡丸	其他
一	24	13	2	0	0	0	0	9
二	15	10	2	0	0	0	2	1
三	34	19	0	2	2	2	0	9
四	42	23	3	4	2	1	0	9
五	3	1	0	0	0	0	0	2
六	3	2	0	0	0	0	0	1
七	6	1	0	0	0	0	0	5
八	1	1	0	0	0	0	0	0
总计	128	70	7	6	4	3	2	36

（四）《肘后备急方》丸剂的服药法

《肘后备急方》丸剂的服药法根据病证的不同而在给药途径、送服剂、服药时间、服药剂量、服药注意事项等方面有所不同。

1.《肘后备急方》丸剂给药途径及送服剂 《肘后备急方》丸剂给药途径主要为口服给药，值得注意的卷四第二十八篇记载的五膈丸采用含服给药，如"……以一丸含，稍稍咽其汁，日三丸。服之主短气，心胸满，心下坚，冷气也"。此外，亦有极少数采用外用给药，如卷五第四十一篇"槐白皮，捣丸，棉裹内下部中敷，效"；卷二第十五篇虎头杀鬼方"虎头骨五两，朱砂、雄黄、雌黄各一两半，鬼臼、皂荚、芜荑各一两，捣筛，以蜡蜜和如弹丸，绛囊贮，系臂，男左女右，家中悬屋四角，月朔望夜半中庭烧一丸"。

《补阙肘后百一方》序指出："凡下丸散，不云酒水饮者，本方如此，而别说用酒水饮，则是可通用三物服也。"由此可见《肘后备急方》收载丸剂未特意标明送服剂的，则酒、水、饮通用，统计结果显示，《肘后备急方》标明送服剂的共14丸，其中酒下8丸，新汲水、热水、冷水、水、茶汤、生麦汁下各1丸。如卷八中治久患常痛，不能饮食，头中疼重方："乌头六分，椒六分，干姜四分。捣末，蜜丸。酒饮服，如大豆四丸，稍加之。"卷三中治卒上气咳嗽方第二十三："陈橘皮、桂心、杏仁去尖皮熬，三物等分，捣，蜜丸，每服饭后，须茶汤下二十丸。忌生葱。"卷四中治卒发黄疸诸黄病第三十一："苦参三两，龙胆一合，末，牛胆丸如梧子，以生麦汁服五丸，日三服。"

2.《肘后备急方》丸剂的服药时间　根据病情轻重、药物类型及病症特点，服药时间有食前服、食后服、空腹服、睡前服、不拘时服、据疾病发作时间和不同病位服药等不同。《补阙肘后百一方》序指出："凡服药不言先食者，皆在食前。应食后者，自各言之。毒利药，皆须空腹。补泻其间，自可进粥。"由此可知，《肘后备急方》丸剂服药时间除另有注明外，均为食前服。统计结果显示，《肘后备急方》丸剂大部分为食前服，注明饭后服3方，饭前食后任意1方，空腹服5方，而具有显著特点的当数卷三治寒热诸疟方，对服药时间做了详细记载，有"未发时服、欲发时服、临发时服、临卧服、空腹服、发日五更酒下"等。如"治疟病方，常山，捣，下筛成末，三两，真丹一两。白蜜和捣百杵，丸如梧子。先发服三丸，中服三丸，临卧服三丸，无不断者。常用，效"。又如"老疟久不断者，藜芦、皂荚各一两，炙，巴豆二十五枚，并捣，熬令黄，根据法捣蜜丸如小豆，空心服一丸，未发时一丸，临发时又一丸，勿饮食"。再如治一切疟，乌梅丸方："发日五更酒下三十丸，平旦四十丸，欲发四十丸，不发日空腹四十丸，晚三十丸，无不瘥。徐服，后十余日吃肥肉发之也"。

3.《肘后备急方》丸剂规格及其服药剂量　《肘后备急方》对丸剂的大小规格，以实物类比，大者如弹丸，小者如胡麻、粟粒子，另有梧桐子、胡豆、大麻子、杏子、枣核、皂荚子、弹子等多种规格。《肘后备急方》非常重视药物剂量，根据药力药性强弱大小及病情轻重，加减剂量，如卷八中治百病备急丸散膏诸要方第七十二扁鹊陷冰丸的服用剂量为："腹内胀病，中恶邪气，飞尸游走，皆服二丸如小豆。若积聚坚结，服四丸，取痢，泄下虫蛇五色。若虫注病、中恶邪、飞尸游走，皆服二、三丸，以二丸摩痛上。若蛇蜂百病，苦中溪毒、射工，其服者，视强弱大小及病轻重，加减服之。"又有急性病、病情重，而采用顿服者，如卷二治温毒发斑，大疫难救的黑奴丸和麦奴丸："麻黄二两，大黄二两，黄芩一两，芒硝一两，釜底墨一两，灶突墨二两，梁上尘二两，捣蜜丸如弹丸，新汲水五合，末一丸，顿服之。"亦有服用含毒性药丸剂，剂量渐增者，如卷一中治心腹相连常胀痛方："狼毒二两，附子半两，捣筛，蜜丸如梧子大，日一服一丸，二日二丸；三日后服三丸，再一丸，至六日，服三丸，自一至三，以常服，即瘥。"尚有随病情好转渐减量者，如卷四中治心腹寒冷食饮积聚癖方第二十七："贝母二两，桔梗二两，矾石一两，巴豆一两，去心皮生用，捣千杵，蜜和丸，如梧子，一服二丸，病后少少减服。"

4. 丸剂的服药注意事项

（1）饮食禁忌 《肘后备急方》对服药时饮食禁忌有明确记载，包括："勿吃热食、勿饮食、七日内忌油、忌生葱、勿食盐、勿饮酒、禁肥肉，生冷勿食。"如卷四中治卒大腹水病方第二十五方："鼠尾草、马鞭草各十斤，水一石煮取五斗，去滓，更煎，以粉和为丸，服如大豆大二丸，加至四五丸。禁肥肉，生冷勿食。"

（2）服后饮食疗养 《肘后备急方》对服用丸剂后的饮食疗养亦有记载，如卷二治霍乱的崔氏云理中丸："……温汤一斗，以糜肉中服之，频频三五度。"卷三治一切疟的乌梅丸："……徐服，后十余日吃肥肉发之也。"卷四治卒大腹水病方第二十五方："常食小豆饭，饮小豆汁，鳢鱼佳也""节饮，糜粥养之。"以及胡洽水银丸："瘥后食牛、羊肉自补，稍稍饮之。"

（3）未病先防 《肘后备急方》对传染病注重未病先防，如卷二中治温毒发斑，大疫难救方："大黄三两，甘草二两，麻黄二两，杏仁三十枚，芒硝五合，黄芩一两，巴豆二十粒熬，捣，蜜丸和如大豆，服三丸，当利毒。利不止，米饮止之。家人视病者亦可先服取利，则不相染易也，此丸亦可预合置。"

（五）《肘后备急方》丸剂治疗的病症

由表 7-12 可知，《肘后备急方》丸剂多为内科用药，可用于卒中五尸、心痛、心腹俱痛、霍乱、伤寒、瘴气瘟疫、时气病、疟病、癫狂病、中风、脚气病、腹水、心腹癥坚、食饮积聚结、胃反呕、黄疸、中蛊毒等 40 种疾病，尤其是心痛、伤寒时气温病、疟病、咳嗽、腹水、食饮积聚结、心腹癥坚等疾病应用较多，共 73 方，占丸剂总方数的 57.0%。从卷别分布来看，主要分布于前四卷，占总丸剂数的 89.8%，后四卷为外发病及为物所苦病，故丸剂应用较少，共 13 方，占丸剂总方数的 10.2%。值得一提的是，在卷六第 52 篇中，收载 2 丸美容验方及一丸令人香方，如葛氏服药取白方："白松脂十分，干地黄九分，干漆五分，熬，附子一分，炮，桂心二分，捣下筛，蜜丸，服十丸，日三。诸虫悉出，便肥白。"又如令人香方："白芷、薰草、杜若、杜蘅、藁本分等，蜜丸为丸，但旦服三丸，暮服四丸，二十日足下悉香，云大神验。"

表 7-12 《肘后备急方》丸剂治疗疾病种类情况

卷别	治疗疾病种类及治疗方数	方数
卷一	卒死 1，卒死尸厥 1，客忤死 2，卒中五尸 5，尸注鬼注 2，卒心痛 9，心腹俱痛 3，卒心腹烦满 1	24
卷二	霍乱 1，伤寒时气温病 11，时气病起诸劳 1，疫疠 2	15

续表

卷别	治疗疾病种类及治疗方数	方数
卷三	疟病15，癫狂病2，心下虚悸1，风喑不得语1，脚气病2，服散卒发动困1，咳嗽10，身面肿满2	34
卷四	腹水9，心腹癥坚7，食饮积聚结12，胸膈上痰2，胸痹痛2，胃反呕1，黄疸诸黄病2，腰胁痛1，虚损羸瘦不堪劳2，脾胃虚弱不能饮食4	42
卷五	肉瘘1，男子阴肿痛2	3
卷六	美白2，令人香1	3
卷七	辟蛇1，蚕螫1，中蛊毒3，连月饮酒，喉咽烂，舌上生疮1	6
卷八	内胀，并蛊疰、中恶1	1
合计		128

（六）《肘后备急方》对丸剂的贡献

《肘后备急方》为配合当时的客观需要，在黏合剂方面除了用蜜外也有了新的发展，创始了既有黏合力又有疗效作用的黏合剂，如"治卒忤，停尸不能言者……鸡冠血和真珠，丸如小豆，内口中"。又如"治卒发黄疸诸黄病，谷疸者……苦参三两，龙胆一合，末，牛胆丸如梧子，以生麦汁服五丸，日三服"。此处所用的鸡冠血、牛胆汁等，既是黏合剂又可发挥一定的药效。突出了中药丸剂不同于西药丸剂的特色，亦为后世黏合剂的发展提供了有利线索。

《肘后备急方》中记载了蜜蜡丸，卷二中治伤寒时气温病方第十三载："若下痢不能食者，黄连一升，乌梅二十枚，炙燥，并得捣末，蜡如棋子大，蜜一升，合于微火上，令可丸，丸如梧子大，一服二丸，日三。"此为较早出现的有关蜡丸的记载，并为后世蜡丸的广泛应用提供了经验。

《肘后备急方》中多次出现了"煎膏丸"，如卷四中治卒大腹水病方第二十五："又方，多取柯枝皮，锉，浓煮，煎令可丸，服如梧桐子大三丸，须臾又一丸。"此记载的煎膏丸与现今的浓缩丸在制备方法及药物处理原则上大致相似，正是现代浓缩丸的雏形，本质上相对于现代所说"剂型改革"，与现代"新剂型"水平不相上下，此煎膏丸的出现不仅是我国古代在药剂学上的光辉成就，而且也是现代剂型改进的历史根据，值得后世学习与研究。

《肘后备急方》记载所用丸剂，均一一对应治疗某种疾病，有十分鲜明的针对性，为"疾有宜丸者"理论的形成奠定了基础。如卷四治心腹寒冷食饮积聚结癖方第二十七，首先指明此类方是针对"腹中冷癖，水谷癥结，心下停痰，两胁痞满，按之鸣转，逆害饮食"，根据疾病的表现，再选出若干方药，较为突出的是，所选十方其中八方均为蜜丸，如"又方，大黄八两，葶苈四两，并熬，芒硝四两，熬令汁尽，热捣蜜和丸，丸如梧子大，食后服三丸，稍增五丸"。又如"又方，茯苓一两，茱萸三两，捣，蜜丸如梧子大，服五丸，日三服"。且在此十方后又特别列出几种蜜丸药方，在处方前再次强调治疗本病的突出症候，如"中候黑丸治诸癖结痰癖第一良""硫黄丸，至热，治人之大冷，夏月温饮食，不解衣者"，充分体现了"疾有宜丸者"的理论特点。

（七）小结

按照现代严格的药剂学规格来要求，《肘后备急方》关于丸剂的记载尚且简陋，未形成系统的理论与方法，但《肘后备急方》在一定程度上代表了魏晋南北朝时期中药丸剂的理论特点，推动了"疾有宜丸者"理论的形成及发展，并在黏合剂方面有了新的发展，率先使用了既有黏合又有疗效作用的黏合剂，出现了现代浓缩丸的雏形，为中药丸剂的发展做出了不可磨灭的贡献，故有必要对《肘后备急方》进行深入研究，为后世医药学的发展提供更多的线索。

三、熨剂的运用探讨

《肘后备急方》不仅对疾病治疗有独创见地，对药物剂型的运用也堪称一绝。书中使用的剂型种类繁多，其中以丸剂、散剂、膏剂为主，此外尚有熨剂、酒剂、栓剂、洗剂、搽剂、滴耳剂、眼膏剂等10多种剂型贯穿应用于全书。《肘后备急方》中所记载的众多药物剂型与当时其他古籍相比着实出众，这不仅打破了晋以前药物剂型单一的僵局，还将当时的药剂技术推向了另一个新高度。现对《肘后备急方》中所载熨剂进行归纳总结，拟从方药分布、治疗方法和治疗疾病种类等方面进行分析，以探讨葛洪在《肘后备急方》中对熨剂的运用。

（一）《肘后备急方》中有关熨剂的记载

此处统计仅以同一病症为一条熨剂来计算数量，如某些病症下提及多种治疗方法，均按一条为计。经统计，《肘后备急方》中共载有熨剂26剂，在所有剂型中所占比例不多，属于少数剂型。记载如下：

1. 卷一

（1）卒死尸蹶方第二　又方，熨其两胁下，取灶中墨如弹丸，浆水和饮之，须臾，三四，以管吹耳中，令三四人更互吹之。

（2）治卒中五尸方第六　又方，理当陆根，熬，以囊贮，更番熨之，冷复易。

（3）治卒中五尸方第六　巴豆十四枚，龙胆一两，半夏、土瓜子各一两，桂一斤半。合捣碎，以两布囊贮，蒸热，更番以熨之，亦可煮饮，少少服之。

（4）治卒心痛方第八　又方，取灶下热灰，筛去炭分，以布囊贮，令灼灼尔。便更番以熨痛上，冷，更熬热。

（5）治卒心痛方第八　又方，蒸大豆，若煮之，以囊贮。更番熨痛处，冷复易之。

（6）治心腹俱痛方第十　《孙真人方》治心腹俱痛。以布裹椒，薄注上火熨，令椒汗出，良。

2. 卷二

（1）治卒霍乱诸急方第十二　凡所以得霍乱者，多起饮食，或饮食生冷杂物，以肥腻酒鲙，而当风履湿，薄衣露坐或夜卧失覆之所致。亦可以熨斗贮火著腹上。

（2）治伤寒时气温病方第十三　毒病攻喉咽肿痛方，切商陆，炙令热，以布藉喉，以熨布上，冷复易。

（3）治伤寒时气温病方第十三　《圣惠方》治阴毒伤寒，四肢逆冷，宜熨。以吴茱萸一升，酒和匀，湿绢袋二只贮，蒸令极热，熨脚心，候气通畅匀暖即停熨，累验。

3. 卷三

（1）治中风诸急方第十九　若头身无不痛，颠倒烦满欲死者。取头垢如大豆大，服之，并囊贮大豆，蒸熟逐痛处熨之，作两囊，更番为佳。若无豆，亦可蒸鼠壤土，熨。

（2）治风毒脚弱痹满上气方第二十一　《斗门方》治卒风毒肿气急痛。以柳白皮一斤，锉，以酒煮令热，帛裹熨肿上，冷再煮，易之，甚妙也。

（3）治风毒脚弱痹满上气方第二十一　《经验方》治诸处皮里面痛。何首乌，末，姜汁调成膏。痛处以帛子裹之，用火炙鞋底，熨之，妙。

4. 卷四

（1）治卒心腹症坚方第二十六　熨症法。铜器受二升许，贮鱼膏，令深二三寸，作大火炷六七枚，燃之令膏暖，重纸覆症上，以器熨之，昼夜勿息，膏尽更益也。

（2）治卒心腹症坚方第二十六　熨症法。又方，茱萸三升，碎之，以酒和煮令熟，布帛物裹以熨瘕上，冷更均番用之。瘕当移去，复逐熨，须臾消止。

（3）治卒患腰胁痛诸方第三十二　胁痛如打方。又方，芫花、菊花等分，踯躅花半斤，布囊贮，蒸令热，以熨痛处，冷复易之。

（4）治虚损羸瘦不堪劳动方第三十三　治卒连时不得眠方。暮以新布火炙，以熨目，并蒸大豆，更番囊贮枕，枕冷复更易热，终夜常枕热豆，即立愈也。

5. 卷五

（1）治痈疽妒乳诸毒肿方第三十六　葛氏妇女乳痈妒肿。削柳根皮，熟捣，火温，帛囊贮，熨之，冷更易，大良。

（2）治痈疽妒乳诸毒肿方第三十六　葛氏妇女乳痈妒肿。又方，取研米，槌，煮令沸，絮中覆乳，以熨上。当用二枚，牙熨之，数十回止。姚云神效。

（3）治痈疽妒乳诸毒肿方第三十六　又云，二、三百众疗不差，但坚紫色者。用前柳根皮法云，熬令温，熨肿一宿，愈。

（4）治痈疽妒乳诸毒肿方第三十六　气痛之病。宜先服五香连翘数剂，又以白酒煮杨柳皮暖熨之。有赤点，点处宜镵去血也。

（5）治痈疽妒乳诸毒肿方第三十六　葛氏疗卒毒肿起急痛。柳白皮，酒煮令热，熨上痛止。

（6）治瘑癣疥漆疮诸恶疮方第三十九　《外台秘要》涂风疹。取枳实，以醋渍令湿，火炙令热，适寒温用，熨上，即消。

（7）治卒得虫鼠诸方第四十一　姚方，鼠瘘肿核痛未成脓方。以柏叶敷著肿上，熬盐著叶上，熨令热气下，即消。

6. 卷六

（1）治卒耳聋诸病方第四十七　若卒得风，觉耳中恍恍者。急取盐七升，甑蒸使热，以耳枕盐上，冷复易。亦疗耳卒疼痛，蒸熨。

（2）治卒耳聋诸病方第四十七　耳卒痛。蒸盐熨之。

7. 卷八　治牛马六畜水谷疫疠诸病方第七十三：马羯骨胀。取四十九根羊蹄烧之，熨骨上，冷易。如无羊蹄，杨柳枝指粗者，炙熨之，不论数。

熨剂在《肘后备急方》中主要分布在卷一，含6剂，占总熨剂的23%；卷二含3剂，占总熨剂的12%；卷三含3剂，占总熨剂的12%；卷四含4剂，占总熨剂的15%；卷五含7剂，占总熨剂的27%；卷六含2剂，占总熨剂的7%；卷八含1剂，占总熨剂的4%。虽然《肘后备急方》中熨剂为数不多，但根据以上统计可以看出，熨剂的分布比较均匀，除卷七以外，几乎涵盖于书中各卷。

（二）《肘后备急方》所载熨剂分析

1.《肘后备急方》熨剂的使用方法　虽然《肘后备急方》中熨剂的记载为数不多，值得注意的是，葛洪使用熨剂的巧妙之处就是善于举一反三，不拘一格。现将《肘后备急方》中熨剂的使用方法统计如下，见表7-13。

表 7-13 《肘后备急方》中熨剂的使用方法

数量（剂）	方 法
11	药物以囊贮，更番熨于病患
8	将处理好的药材鼠壤土、柳根皮、杨柳皮、柳白皮、枳实、柏叶、羊蹄、杨柳枝直接熨于病患
3	直接熨两肋，脚心，目等病患处
2	蒸盐熨于病患
1	熨斗敷以病患
1	药物以布隔，敷于患处，以熨布上
1	纸覆症上，以器熨于病患
1	火炙鞋底，熨于病患
1	絮中覆乳，以熨病患

　　《肘后备急方》中所载熨剂的用法较多，有的是将药材蒸过之后，裹于布中熨之，如"卷一·治卒中五尸方第六：巴豆十四枚，龙胆一两，半夏、土瓜子各一两，桂一斤半。合捣碎，以两布囊贮，蒸热，更番以熨之，亦可煮饮，少少服之"；有的则是将药物酒煎后熨之，如"卷五·治痈疽妒乳诸毒肿方第三十六：葛氏疗卒毒肿起急痛。柳白皮，酒煮令热，熨上，痛止"；亦或是在患处隔着纸、布等物熨之，如"卷二·治伤寒时气温病方第十三：毒病攻喉咽肿痛方。切商陆，炙令热，以布藉喉，以熨布上，冷复易"；还有的是借助熨斗、鞋底等器具加热后熨于患处进行治疗，如"卷二·治卒霍乱诸急方第十二：亦可以熨斗贮火着腹上""卷三·治风毒脚弱痹满上气方第二十一：《经验方》治诸处皮里面痛。何首乌，末，姜汁调成膏。痛处以帛子裹之，用火炙鞋底，熨之，妙"。可以看出，葛洪对熨剂的运用并未一成不变，而是善于利用疾病的特性有针对性的变换熨剂的运用方式，一些熨剂经过改良更能直达病所，发挥疗效。

　　2.《肘后备急方》熨剂使用的药物 《肘后备急方》熨剂使用过的药物共有 25 种，统计结果见表 7-14。

表 7-14 《肘后备急方》中熨剂药物使用频次

药物	频次	药物	频次	药物	频次	药物	频次
商陆	3	大豆	3	吴茱萸	2	柳根皮	2
盐	2	椒	1	枳实	1	龙胆	1
柏叶	1	半夏	1	鼠壤土	1	巴豆	1
土瓜子	1	柳白皮	1	桂	1	何首乌	1

续表

药物	频次	药物	频次	药物	频次	药物	频次
灶下热灰	1	芫花	1	菊花	1	研米	1
踯躅花	1	杨柳皮	1	羊蹄	1	杨柳枝	1
贮鱼膏	1						

从表7-14中可以看出，商陆、大豆、吴茱萸、柳白皮、柳枝皮、柳枝等药相对常用，其他药物如巴豆、龙胆、半夏、土瓜子、桂、灶下热灰、椒、何首乌、芫花、菊花、踯躅花、研米、枳实、柏叶、羊蹄等在熨剂中仅用过一次。葛洪在熨剂中所用的药物有的药性峻猛，如巴豆或是商陆；有的辛香走窜如柏叶、枳实、椒、桂；有的可能只是单纯为了便于恒定温度，如鼠壤土、灶下热灰等。在熨剂的用药技巧上基本无规律可言，推测可能由于《肘后备急方》是一本救急的方书，故所用药材须在治疗的同时以简单易得为主。葛洪也曾在其自序中也提过撰写该书的目的是为了人们可以在仓促间临时救急而用，且书中搜罗的方法方药大多通俗易懂，简便易得，故其用药方法也可能是根据当地民间民俗的一些用药习惯来进行辨证使用的。

3.《肘后备急方》熨剂治疗的疾病《肘后备急方》应用熨剂所治的病症种类繁多，且分布于诸多章节中，现将其所治疗的疾病统计如下，见表7-15。

表7-15 《肘后备急方》中熨剂治疗疾病种类

病症	频次	病症	频次	病症	频次	药物	频次
周身诸痛	4	尸厥、阴尸	3	乳痈	3	卒心痛	2
癥症	2	气痛、急痛	2	耳病	2	咽喉肿痛	1
失眠	1	心腹痛	1	马羯骨胀	1	霍乱	1
鼠瘘肿核	1	肋痛	1	风疹	1		

熨剂本身属温热疗法，可利用本身热量使毛细血管扩张，使药物受热穿透表里，直接到达病处，促进病患部位恢复，起到活血散瘀、解毒消癥的作用。故熨剂非常适合用于寒痛阻塞诸症的治疗。从表7-15可以看出，葛氏运用熨剂治疗的病症多属痛症、痹症、瘀症等，如治疗周身诸痛、尸厥、阴尸、乳痈、心痛等。这与熨剂有温通经脉、活血散瘀、行气止痛的特点相关。

4.《肘后备急方》熨剂中所使用的辅料在熨剂的制备过程中，为了使药物疗效发挥得更好，往往会使用一些辅料。葛洪不仅注重熨剂的使用，对熨剂的制备也是颇有讲究。如《肘后备急方》熨剂的制备过程中就分别使用过白酒、姜汁、乳汁、醋以及盐等辅料。他懂得借用白酒引药上行之性，使熨剂增强活血祛瘀之功效，如"卷二·治伤寒时气温病方第十三:《圣惠方》治阴毒伤寒，四肢逆冷，宜熨。以吴茱萸一升，酒和匀，湿绢袋二只贮，蒸令极热，熨脚心，候气通畅匀暖即停熨，累验"；用姜汁则是取其辛、温之性，制熨剂入肺、胃、脾经以祛风散寒，使内毒外发，风邪尽除，如"卷三·治风毒脚弱痹满上气方第二十一:《经验方》治诸处皮里面痛。何首乌，末，姜汁调成膏。痛处以帛子裹之，用火炙鞋底，熨之，妙"；而经醋炮制过的中药，可引药入肝经，增加熨剂疏肝散结、行血止痛之效，如"卷五·治癥癣疥漆疮诸恶疮方第三十九:《外台秘要》涂风疹。取枳实，以醋渍令湿，火炙令热，适寒温用，熨上，即消"；因盐味咸、寒，归属肾经，故经盐制过的熨剂可引药下行，滋阴降火，缓和熨剂燥性，增强软坚散结作用，如"卷五·治卒得虫鼠诸方第四十一：姚方，鼠瘘肿核痛未成脓方。以柏叶敷著肿上，熬盐著叶上，熨令热气下，即消"。除此以外，这些辅料在熨剂的制备过程中不仅可以引药入经，还可以起到矫味矫臭、防腐防虫、调和药性的作用。所以说，葛洪制备熨剂的方法并不千篇一律，他懂得选用适合的辅料，使药物功效发挥到极致，这一点对熨剂发挥疗效起到了至关重要的作用。

（三）熨剂的起源

熨剂作为中医治疗的传统剂型很早就被历代医家所推崇。熨剂的治疗原理其实就是热敷。传统熨剂是将药材用一定的方法加热，通过热力传导将药物药力作用于病患处，从而发挥药效，舒缓病痛，活血祛瘀，温经通络，达到治疗疾病的目的。我国古代的许多古籍对熨剂的使用都有记载，早在《史记·扁鹊仓公列传》虢太子案里就有"扁鹊以熨法治虢太子尸厥案"的记载，书中所提到的"以八减之齐和煮之，以更熨两胁"便被认为是最早的熨剂了。后《内经·灵枢》中提出"刺寒痹内热奈何？……刺大人者以药熨之"也是主张以药熨法来治疗风湿痹痛寒症者。至东晋时期，熨剂的使用就更为普遍了，葛洪在其《肘后备急方》中就屡次使用熨剂来治疗尸厥及心腹俱痛等多种疾病，直到现在，一些民间边远山区还依旧沿用此类方法来治疗疾病。后来随着人们认知的不断提高，熨剂在使用过程中也逐步得到改良。改良初期是单纯利用醋与铁混合发生反应，从而产生热量用于患处；后来人们在此基础上把药打成粉末后与铁屑均匀混合，于使用前再加入醋，使反应产生热量，并用布袋裹住熨于患处，效果甚好。熨剂首次被载入《中国药典》是 1977 年版，后更名为"坎离砂"收载入 1985 年版《中国药典》一部，自此"坎离砂"便成了《中国药典》收载的唯一一个熨剂。坎离砂是利用热传导将药效渗透到患处，有着与人体可吸收的相应远红外辐射率，该剂型温度可恒定在50℃左右，使得药物持续渗入患处，从而维持药效，临床不仅可以发挥药效，还可起到理疗、热疗的作用。

（四）现代熨剂的运用

近年来随着中医外治法的广泛盛行，现代熨剂也被普遍用于临床治疗一些疾病，且取得了较好的疗效。临床上小儿给药一直是个难题，而熨剂具有无创伤、无疼痛感这一优点，非常适合儿科治疗。有人将食盐炒炸与葱白拌匀，包于热毛巾中裹敷肚脐，自制成葱盐熨脐剂用于治疗小儿腹泻、腹痛、菌痢、消化不良、新生儿尿闭、小儿淋涩及小儿腹胀等病症，取得了较好的疗效。临床常利用熨剂敷腹部以助腹部术后患者的胃肠功能恢复，及减少手术围期并发症。有人将自主研制的大承气汤熨剂敷于外科急腹症术后病人的腹部。结果表明，经大承气汤熨剂治疗的患者在术后 1～2 天内均能肛门排气排便，临床总有效率为 93.3%。熨剂可通过热刺激促进机体血液循环，发挥药物活血通络止痛之效，故用于治疗跌打损伤、腰肌劳损、椎间盘突出等病症也有极好的效果。有人采用红花及细砂混合放入药包，隔水蒸煮制得红花药熨包，用于改善慢性腰肌劳损。经过 2 周 8 次敷熨治疗后与推拿治疗组相比，红花熨剂能较好地改善慢性腰肌劳损，与推拿按摩组相比无统计学差异。利用艾灸合并熨剂疗法治疗急性期腰椎间盘突出症，治疗期间艾灸熏烤穴位，熨剂放于腰部及局部痛点来回按摩热敷，治疗两个疗程，每一疗程 7 天。结果表明，艾灸结合熨剂疗法可有效改善腰椎间盘突出的症状，明显缓解椎间盘突出所导致的腰腿部疼痛，大大提高了患者的生活质量，取得了预期的效果。有人采用药熨法配合中医推拿促进脑卒中所致偏瘫患者恢复期肢体康复，结果表明，经过四周的热熨加按摩治疗，有 70.4% 的患者日常生活能力得到较好的改善，肢体恢复效果好。由于大部分熨剂的发热原理都是利用药物的化学或物理性质相互作用而产生的，熨剂药物经加热后温经通络、行气止痛作用加强。中医认为痛经乃"不通则痛"，所以该种疗法对治疗妇女痛经也有较好的疗效。有人用寒痛乐熨剂结合益母草颗粒联合治疗原发性痛经，所有病例月经前均口服益母草颗粒并神厥穴外敷寒痛乐熨剂至症状缓解或消失。结果表明有 91.67% 的患者痛经症状得到缓解或消失，说明寒痛乐熨剂可有效缓解女性痛经症状。熨剂药物主要是通过其热量发挥疗效，进而改善淋巴循环及局部微循环，促进炎症引起的局部组织水肿代谢，抑制炎症扩散。有人采用寒痛乐熨剂热敷结合抗菌药治疗女性前庭大腺炎，经治疗 7 天后患处囊肿明显减小，手触无颗粒感且疼痛症状完全消失，整个治疗过程中患者无不适感及不良反应。临床也常用熨剂来治疗妇女带下病、乳腺增生等妇科疾病，有人观察补脾固元散熨法结合穴位敷贴治疗妇女脾虚型带下病，所有患者经宫颈液涂片病理检查均未发现恶性病变。结果表明该法对所有患者均有较好疗效，且暂未出现任何副作用。熨剂散发的热量有利于乳腺经络及血管的疏通，适用于乳腺病的辅助治疗。运用乳癖消熨剂治疗妇女乳腺增生，一周为一治疗疗程。临床观察发现，乳癖消熨剂起效快，疗程短，其中67.5%的患者于用药后一周疼痛症状即得到缓解；而经过乳癖消熨剂治疗两周后，有87.5%的患者乳腺增生结节、肿块明显缩小或消失，取得了良好的治疗效果。

（五）熨剂的特点

熨剂在现代临床应用有着无创、患者易于接受，可独立完成用药等优点。首先，熨剂的药物经加热后其成分可以通过热量透过皮层，温熨穴位，直达病所。其次，现代熨剂经工艺改进后热度相对恒定，发热时间持久，生物利用度高，临床使用相对安全。熨剂持续发热不仅可以长时间维持药效作用，还可以扩张局部血管，加速肌肤组织的新陈代谢，从而改善血液循环，起到止痛、消肿的作用。再次，熨剂疗法使用简单，有无创伤、无痛苦、方便操作的特点，尤其适合小孩及老年人使用。最后，该法属于中医外治法，这不仅巧妙地避免了口服药物经胃肠道消化酶分解和肝脏首过效应，还减轻了口服用药需经肝肾代谢的负担，降低了药物不良反应。然而，熨剂在临床使用过程中也有一些需要注意的事项：①熨剂临床使用温度不宜过高，最好控制在50℃左右。如果温度过高则易灼伤患者，而温度过低又不能起到有效的治疗效果。②使用过程中如灼热感强烈，应将熨剂暂时移开或用毛巾垫上隔开以防止烫伤。③因为熨剂有一定的温度，如皮肤有水泡或破损者均不宜使用熨剂，以免伤口受到刺激而引起不适。④因为熨剂有一定的热刺激性，故孕妇及哺乳期妇女、婴幼儿应根据病情选择性使用。

（六）小结

《肘后备急方》是一部综合性的救急方书，其对中医在急症治疗方面的贡献不胜枚举。葛洪在书中罗列了方剂、针灸、药剂等多个学科领域的内容，并且他还大量运用包括膏贴法、药枕法、隔物灸法、熨法等外治法来治疗内症疾病。葛洪从不墨守成规，在治法运用过程中也非常重视药剂的改良与创新，这一点从他对熨剂的使用就可以看出，他在熨剂的使用上敢于推陈出新的精神是非常值得我们学习的。熨剂是一种古老的剂型，至今都广泛流传于民间使用。熨剂有价格低廉、安全有效、使用简便快捷、患者依从性好等特点，现代临床更是将其广泛地应用于内、外、妇、儿等多个学科领域。因此，熨剂有着广阔的使用前景，随着现代医疗技术的推进，应该通过前人的经验来发掘熨剂的精髓，将其多元化发展，最终更好的应用于临床，服务于人民。

四、酒方的应用探讨

酒甘、苦、辛，温，有毒。入心、肝、肺、胃经。通血脉，御寒气，行药势。治风寒痹痛、筋脉挛急、胸痹、心腹冷痛。酒应用于医疗，在我国有着悠久的历史，"醫"字从"酉"，"酒为百药之长""酒以治疾"，均充分说明了古代酒在医疗中的重要作用。现代认为酒能提高高密度脂蛋白水平，预防和降低动脉硬化及冠心病发病率、抗氧化、辅助抗癌的作用。故研究酒在古代医籍中的应用具有较重要的意义。

《肘后备急方》中160余首方剂应用到酒，包括直接酒疗法、以酒送药法、以酒制药法及酒制外用等。治疗范围包括心痛、胸痹、霍乱、疟疾、脚气、水肿、头痛、腰痛、中风、肺痿、咳嗽、黄疸、暴癥、水毒、客忤、中死、鬼击病、鼠瘘、白癫、蛊毒、癫痫、风喑不得语、伤寒时气温病、腹内诸毒等多种病症，较为全面地展示了中医酒方的丰富内涵。

（一）《肘后备急方》中用酒方剂汇总

《肘后备急方》用酒方剂共计160方，其中内服方142方，外用方18方。内服包括直接饮酒者1方，以酒送药者55方及以酒制药者86方，以酒送药方又可分为单味为末酒服18方，复方为末酒服21方，复方为丸、膏酒服各8方；以酒制药者则包括酒煮31方、酒浸34方、酒煎6方、酒搅5方、酒绞3方、酿酒3方、酒和3方、酒研及酒消各1方。外用方有滴鼻2方、滴耳1方、外敷5方、外涂3方、外洗1方、洗浴1方、浸洗1方、熏洗1方、热熨3方。《肘后备急方》中酒方所用之酒，酒名甚多，其中直接称"酒"者占绝大多数，但尚有清酒、白酒、醇酒、淳酒、春酒、旧酒、新米酒、蛮夷酒等多种酒名的记载，从此也可看出葛洪对酒的应用很有讲究。历代文献医籍关于古代酒存有颇多争议，亦有不少精辟论述。特别是白酒，有黄酒、米醋、高粱酒或白酒（现代白酒）之分。本文在参阅文献的基础上，认为《肘后备急方》中葛洪所言之酒，无论是白酒、清酒还是醇酒、春酒等，均为米酒，其名不同，是因酒之质量、色泽、气味、纯度或酿制时间等的不同而给予的不同称谓。如美酒、好酒、醇酒、淳酒均为质量较好的酒，春酒为冬天酿酒，经过冬天才做成的酒，或另一种说法为春节走家串户用来待客的酒。蛮夷酒为外国酒，而白酒则为带糟，较混浊而色白的米酒，白酒去糟存汁则为清酒。如我们现今酿的江米酒（也叫醪糟）就是此处的白酒，今所饮用的黄酒可以称为清酒。

（二）《肘后备急方》中酒应用方法

1.内服法

（1）直接酒疗法　即直接饮用米酒或药物酒对相关疾病进行治疗。如治过量服用五石散所致心腹痛，烦闷恍惚者，取温酒，饮一二升，渐渐稍进，觉小宽，更进冷食，若肉冷，口已噤，但折齿下热酒。现代研究表明，米酒冷喝有消食化积和镇静作用，对消化不良、厌食、心跳过速、烦躁等有疗效；烫热饮用能驱寒祛湿、活血化瘀，对腰背酸痛、手足麻木和震颤、风湿性关节炎及跌打损伤等有益。

（2）**以酒送药法** 即将药物以酒送服、冲服或灌服。如漆叶末酒服治卒中五尸病；桂末或干姜末温酒服治心痛；升麻、独活、牡桂为末，酒服，治鬼击病；桂心、当归、栀子捣为散，酒服，治卒心痛，亦治久心病，发作有时节者；半夏、细辛、干姜、人参、附子，捣末，苦酒和丸酒服，治尸注鬼注方；礜石、干姜、桂、桔梗、附子（炮）、皂荚，捣筛，蜜丸如梧子大，酒，下治大寒冷积聚；裴氏五毒神膏，疗中恶暴百病方，温酒服如枣核一枚，不瘥，更服，得下即除；苍梧道士陈元膏，疗百病方，酒温服之如杏子大二枚等。

（3）**以酒制药法** 即以酒作为溶媒，通过不同方法炮制后服用。如大豆酒煮服治脚气；常山、甘草水、酒各半合煮服治疟疾；葶苈子春酒浸服治卒大腹水病；常山、鳖甲、升麻、附子、乌贼骨酒浸一宿，小令近火，治老疟久不断；桃枝酒煎顿服治卒心痛；生天门冬，捣取汁一斗，酒一斗，饴一升，紫菀四合，铜器于汤上煎可丸，服如杏子大一丸，日可三服，治肺痿咳嗽，吐涎沫，心中温温，咽燥而不渴；鸡子三枚，芒硝方寸匕，酒三合，合搅散消，尽服之，治伤寒时气温病已患病六七日，身大热，心下烦闷，狂言者；煮豉汁，稍服之一日，可美酒半升中搅，分为三服，治卒风喑不得语；捣囊荷根，酒和，绞饮其汁，治卒风喑不得语；梨叶一把，熟捣，以酒一杯和绞，服之，治中水毒；橉木烧为灰，淋取汁八升，以酿一斛米，酒成服之，治卒暴癥，腹中有物如石，痛如刺，昼夜啼呼；艾干茎，浓煮，以汁渍曲作酒，常饮使醺醺，治白癞；獾豚胫及血，和酒饮之，治交接劳复，阴卵肿，或缩入腹，腹中绞痛或便绝方。

2.外用法

（1）**滴鼻法** 如救中死方，以绵渍好酒中，须臾，置死人鼻中，手按令汁入鼻中，并持其手足，莫令惊；治鬼击病，以淳酒吹内两鼻中。

（2）**滴耳法** 如治百虫入耳，以好酒灌耳中，起行自出。

（3）**外敷法** 如消痈肿方，白敛、藜芦为末，酒和如泥贴上；治发背欲死方，伏龙肝末之，以酒调，厚敷其疮口；治人面体黧黑，肤色粗陋，皮厚状丑，芜菁子、杏仁，并捣，破栝蒌去子囊，猪胰、淳酒和，夜敷之，寒月以为手面膏；疗人面无光润，黑及皱，常敷面脂方，细辛、葳蕤、黄芪、薯蓣、白附子、辛夷、芎劳、白芷、栝蒌、木兰、成炼猪脂十一物切之，以绵裹，用少酒浸之一宿，内猪脂煎之七上七下，别出一片白芷内煎，候白芷黄色成，去滓，绞用汁，敷面，千金不传；疗白癞，大蝮蛇切勿令伤，以酒浸之以糠火温，令取蛇一寸许，以腊月猪膏和，敷疮，瘥。

（4）**外涂法** 如治卒病馀面如米粉敷者：熬矾石，酒和涂之；又黑面方：

牯羊胆、牛胆、淳酒三升，合煮三沸，以涂面良；发生方：蔓荆子三分，附子二枚，生用，并碎之，二物以酒七升和，内瓷器中，封闭经二七日，药成，先以灰汁净洗须发，痛拭干，取乌鸡脂揩，一日三遍，凡经七日，然后以药涂，日三、四遍，四十日长一尺。

（5）外洗法　如治疽疮骨出：黄连、牡蛎各二分，为末，先盐酒洗，后敷。

（6）洗浴法　如疗人须鬓秃落不生长方：蔓荆子三分，附子二枚，碎，酒七升，合煮，器中封二七日，泽沐，十日长一尺。勿近面上，恐有毛生。

（7）浸洗法　如治毒攻手足肿，疼痛欲断方：酒煮苦参，以渍足，瘥。

（8）熏洗法　如治毒攻手足肿，疼痛欲断方：作坎令深三赤，少容两足，烧坎令热，以酒灌坎中，着屐踞坎中，壅勿令泄。

（9）热熨法　如治癥块：茱萸三升，碎之，以酒和煮令熟，布帛物裹以熨癥上，冷更均番用之。癥当移去，复逐熨，须臾消止；治气痛之病，以白酒煮杨柳皮暖熨之；治卒毒肿起急痛，柳白皮，酒煮令热，熨上痛止。

（三）《肘后备急方》酒在酒方中的作用

中医学认为，酒乃水谷之气，辛、甘、大热，气味香醇，入心肝二经，能升能散，宣引药势，且活血通络、祛风散寒、健脾胃消冷积、矫臭矫味。西医学认为，酒能扩张血管，增加脑血流量，刺激中枢神经系统、血液循环系统、消化系统等。葛洪集前人经验之大成，并结合自己对酒特性的认识，在应用中药时，经过合理的酒制加工充分发挥了其防病治病的作用，收到了事半功倍的效果，突出了《肘后备急方》"简、便、廉、验"的特点。

不论是酒服还是酒制，酒的作用均可归纳为三个方面：①增效：一方面，酒辛散上行，可以载药直达病所；另一方面，酒的主要成分是乙醇，而乙醇是一种半极性溶媒，可以溶解水溶性的某些成分，如生物碱及其盐类、苷、糖等，又能溶解脂溶性的一些成分，如树脂、挥发油、内酯、芳烃类化合物等。如治胸痹、心绞痛方栝蒌薤白白酒汤，首先白酒既可载药上行祛除上乘之阴邪，增强栝蒌豁痰宽胸，薤白行气通阳之功效。其次，现代实验研究证明瓜蒌薤白醇提物具有明显的抗缺氧作用，而相同剂量的水提物则无效；相同剂量的醇提物及水提物对离体豚鼠心脏均具有明显的扩冠作用，并均可抑制由 ADP 诱导的血小板聚集，但醇提物略优于水提物。②减毒：如治寒热诸疟方中的常山苦寒有小毒，为常用抗疟药，但生服易刺激脾胃，引起恶心呕吐。经用酒制后苦寒之性减且能抑制呕吐之副作用。③矫臭矫味：动物药及其血类药，入药具有腥味，难以服用。将此类药酒制，可掩盖药物的腥味，使患者更易服之。如猳豚胫及血，和酒饮之，治交接劳复，阴卵肿，或缩入腹，腹中绞痛或便绝方。

（四）《肘后备急方》中酒方的特点

1. 制备方法特点 《肘后备急方》酒制方法较多，包括煮、浸、煎、搅、绞、酿、和、研、消法等。即便是同种方法，亦有不同之处，如同为煮法，有单纯酒煮、酒水共煮及先水煮后酒煮之别，浸法则有冷浸、热浸之差，尤其是热浸法，如"疗腹内诸毒：都淋藤二两，长三寸，并细锉，酒三升，合安罂中，密封，以糠火烧四边，烧令三沸，待冷出，温服。常令有酒色，亦无所忌，大效"（卷七·治卒中诸药毒救解方第六十八）。此法设计之妙有五：①细锉：本方中都淋藤细锉，其粒度相当于现代所说的粗粉。现代研究表明药材粒度为影响浸提效果的主要因素之一，粒度过大，溶剂不易于渗入药材内部，过小，则粉末吸附作用增强，浸提效果亦会受到影响。且药材的粒度要视所采用的溶剂和药材的性质而有所区别。如以水为溶剂时，药材易膨胀，浸出时药材可粉碎得粗一些，或者切成薄片或小段；若用乙醇为溶剂时，因乙醇对药材的膨胀作用小，可粉碎成粗粉（通过一号或二号筛）。②安罂中：罂，即瓦器，葛洪以瓦器作为浸提容器，一则瓦器受热均匀，二则不与药材有效成分反应。③密封：本方设计密封，使酒不挥发，保证了酒与药材的充分接触，提高浸提效果。④糠火烧四边：以糠火烧四边，有文火慢煮之功，既能保证浸提温度，又不至于温度太高而使酒精挥发、药物有效成分破坏，是一个很好的恒温提取装置。葛洪在1600多年前的晋代设计出如此绝妙的温浸装置，就是在科学发达的今天然仍沿用，如江西建昌帮特色炮制法炆法（既得陶坛砂罐忌铜铁之便，又以糠火烧四边，使饮片纯真滋补力胜）及民间瓦罐煨汤，均与此法有异曲同工之妙。⑤烧令三沸，待冷出：此涉及浸提时间，浸提时间直接影响到浸提效果，时间过短，则浸出不完全，但当扩散达到平衡后，时间即不起作用，此外，长时间的浸提往往导致大量杂质溶出，某些有效成分分解。若以水作为溶剂时，长时间浸泡则易霉变，影响浸提液的质量。

2. 服法特点 为了提高疗效，避免对药效与机体产生不良影响，《肘后备急方》不少酒方对服法有特殊要求。如服药温度方面有槐皮酒的适寒温，稍稍服之（卷三第十九）；豆豉酒的温服（卷三第十九）；均借酒温以助药力。而龙骨酒则及热尽服（卷三第十六），意在借酒热发挥药物强劲之势。用量方面既有吴茱萸酒的不痛者止，勿再服之（卷四第二十七）；莨菪子酒的勿多，益狂（卷三第十七）；强调中病即止，以防中毒；又有牛膝酒量力服之（卷三第二十六）；榖枝叶酒的随多少饮之（卷三第二十）；亦有豉酒的微令醉为佳（卷三第十九）；独活酒的以微痹为度（卷三第二十一）；还有艾干茎酒的常饮使醺醺（卷五第四十）；都淋藤酒的常令有酒色（卷七第六十八）；苦参酒饮勿绝（卷五第四十）之长期服用，以发挥药物的持续作用。

3. 用药特点 《肘后备急方》所载酒方多以单味、少味药入药，主张少而精、量大而力专，充分体现了"肘后"之特点。极少数酒方药味多且贵，如金牙酒，为此，葛洪令设"若田舍贫家，此药可酿拔葜，及松节、松叶，皆善"，既体现了《肘后备急方》便、廉之特点，又体现了葛洪想病人之所想，急病人之所急的高尚医德。

（五）解酒

适量饮酒有利于身体健康，过量饮酒则对身体有害。葛洪充分认识了过量饮酒的害处，设立解酒专节（治卒饮酒大醉诸病方第七十一），记载了生葛根汁、葛花、生竹皮、龙骨、大麻子、蔓青菜、柏子仁、麻子仁、小豆花子等16种解酒药，用于预防醉酒或治疗饮酒大醉后引起的各种病症，如头痛、下痢不止、口舌生疮、昏闷烦渴等。如"欲使难醉，醉则不损人方：葛花，并小豆花子，末为散，服三二匕。又时进葛根饮，枇杷叶饮，并以杂者干蒲、麻子等。皆使饮，而不病患，胡麻亦煞酒，先食盐一匕，后则饮酒，亦倍"。此方中葛花及葛根汁已被现代药理研究所证实具有防醉酒、治醉酒和对抗酒精性肝损伤等作用，并广泛用于现代生活，开发出一系列解酒产品，如葛花茯苓片、葛根散、葛柏解酒液、曲灵双葛汤、丹葛解酒茶、葛花饮料、茶葛大豆条等，且效果显著。

（六）小结

综上所述，《肘后备急方》中有关酒的内容，囊括了酒类、酒药、酒用、酒量、酒害、酒醉、酒戒、酒解等方面，内容丰富，论述独到而精细，在中国传统医药学中起到了承前启后的作用，值得进一步研究。但鉴于酒的两面性，在研究《肘后备急方》所收载的酒方验方时，不能盲目效仿，因古代酒同现代酒差异较大，又有醇酒、清酒、白酒、旧酒、新米酒等不同类别，再加上酒煮、酒水煮、酒浸、酒煎等制备工艺的不同，其乙醇含量无法确定。因此，研究时应结合现代科学实验研究成果，确定哪些药材适宜用酒，用什么酒，其浓度、用量比例以多少为佳，从而更好地发挥酒与药物的最大价值，以满足人类防病治病及保健的需求。

第四节　药物炮制研究

《肘后备急方》成书于动乱年代，为解百姓之苦，多采用简便易得价廉之药，为了使这些天然的药材能安全、有效、方便使用，就要进行加工处理。书中所用方剂在其脚注多标明有某些药物的炮制方法，除个别药材的炮制方法复杂一些，其他药材的炮制方法相对于现代炮制专著来说工艺往往比较简单，但其炮制用语已接近现代，尤其是炮制辅料的应用，扩大了药物的使用范围，增强了中药在临床应用的灵活性，已具现代中药炮制的雏形，对后世中药炮制产生了较大影响，极大地丰富了后世的炮制理论及方法，很多炮制方法仍为现代采用，至今仍有现实指导意义。

一、修制与切制

1. 修制　修制是药物最基本的加工炮制，用以除去非药用部分和杂质，使药材清洁纯净，以符合临床需要。葛洪十分重视药物的修制，书中记述了许多药材的修制方法，如：去皮尖（杏仁、桃仁）、去皮心（巴豆、天门冬）、去皮（杏仁、枣、皂荚）、去心（巴戟天、麦门冬）、去毛（枇杷叶）、去丝（白僵蚕）、去核（乌梅、枣）、去闭口及子（椒）、去足翅（斑蝥）、去皮脐（附子）、去节（麻黄）、去芦头（藜芦）、削去皮（桂、生枳木）、去头（蝙蝠）、破腹去肠（生虾蟆）、去穰（青橘皮、陈皮）等。

其中，"治食中诸毒方第六十"明确指出"蜀椒闭口者有毒，载人咽，气便欲绝，又令人吐白沫"；"治卒中诸药毒救解方第六十八"亦谓"蜀椒闭口者有毒，误食之。便气欲绝，或下白沫，身体冷"。进而在"治卒心痛方第八"中提出"椒"的修制方法为"去闭口及子"。可知通过简单的挑选加工，除去非药用部分可使有毒药物达到减毒去毒的作用，说明了修制的重要性。

2. 切制　在切制或粉碎方面有：咬咀（姜、干姜、小蒜、桂、苦参）、嚼（生大豆黄、胡麻、梨叶）、切（姜、桃叶、蓼若叶、竹叶、松叶、生地黄、牛膝茎叶、莎草根、真珠、生茅根、杜仲）、捣取汁（韭、牛蒡茎叶、土瓜根、地黄、小蒜、生刺蓟、蛇莓、生天门冬、生葛）、绞取汁（牛马粪、驴屎、青蒿、生菖蒲根、葛根、韭根、蘘荷根、常思草、生瓜根、生地黄、羊蹄根、地榆根、赤苋茎叶、生麦苗）、捣为末、捣碎（天南星、沙参、龙骨、附子、荇菜）、捣筛（常山、釜下土、鸡屎白、猪苓）、锉（拔葜、黄柏、虎杖根、京芎、柳白皮、生地黄）、削（樟木、楠）、劈（黄杉木）、擘（栀子、生姜、橘皮、大枣、桃仁）、研（杏仁、麝香）、碾（瓜蒂、僵蚕）、杵（桃仁、杏仁、乌梅肉、葶苈、麻仁、胡麻、黑豆叶）等方法。

"（绞、捣）取汁"为其中比较特色的中药炮制方法之一，源于鲜药治病的传统中医用药经验，通常是将药物捣碎后用压榨的方法，使所含的汁液大量排出，多以甘凉多汁的新鲜药物为宜，如书中多用于新鲜植物的根茎叶类药物的炮制。而最为现代人所津津乐道的作为治疗疟疾的药物青蒿，早在东晋就已经由葛洪在《肘后备急方·治寒热诸疟方第十六》中谓："青蒿一握，以水二升渍，绞取汁，尽服之。"2015 年诺贝尔生理学或医学奖获得者之一的屠呦呦教授，正是受其启发，采用低温提取的方法，从青蒿中提取出具有

"高效、速效、低毒"优点的抗疟有效单体青蒿素，成为首位获得诺贝尔奖该科学类奖项的中国人。屠呦呦曾表示，青蒿素的发现是中国传统医学给人类的一份礼物，在研发的最关键时刻，是中医古代文献给予她灵感和启示。亦正如该奖项的评选委员会主席齐拉特的评价"这表明中国传统的中草药也能给科学家们带来新的启发"。

此外，书中所载的"㕮咀"是一种较为原始的药物粉碎加工方法，历代对其有多种解释，元代李杲的注释："夫㕮咀，古之制也。古者无铁刃，以口咬细，令如麻豆，为粗药，煎之，使药水清，饮于腹中，则易升易散也，此谓㕮咀也。"后改用其他工具切片、捣碎或锉末，但仍用此名。

二、水制、火制与水火共制

1. 水制　书中所载水制方法有：汤浸洗去滑（半夏）、洗尘令净（旋覆花）、酒醋浸（鸡子）、水浸（栝蒌、蓝实叶、川芎、蜗牛、炙甘草、猪脂肪）、酒浸（莎草根、虎头骨、川芎、石斛、威灵仙、鹿角、菟丝子、淫羊藿）、醋浸（青木香）、米泔水浸（桑根白皮、川芎、苍术）、乳汁浸（覆盆子）、童子便浸（木贼）、生乌麻油浸（乌麻花）、酒渍（菟丝子、牛膝、常山、牡荆子、黄连、莨菪子、豉、松节、乌鸡、大蝮蛇、百部根、商陆、杜仲、粳米、苦参、皂荚）、水渍（粳米、乌梅、青蒿、白胶、常山）、醋渍（枳实、鸡子）、暖汤渍（小蒜）、乳汁渍（黄连、蕤仁、干姜）、牛胆汁渍（槐子）等。所涉及液体辅料较为广泛，除现代较为常用的水、蜜、酒、醋、米泔水外，还有较为少用的乳汁、胆汁、童子便、生乌麻油等，而且对辅料质量要求严格，如醋制以陈年米醋"三年醋酽"、酒浸以封缸酒"无灰清酒"等。其中常山、牛膝酒渍服等的记载，为后世酒制常山、牛膝的起源。

书中对某些有毒药物的水制方法，记载得较为具体，如生半夏毒性大，"治伤寒时气温病方第十三"指出"用半夏半两，汤浸洗七遍去滑，生姜一两同锉碎，以水一大盏，煎至六分"。"治胸膈上痰癖诸方第二十八"载有"半夏，不计多少，酸浆浸一宿，温汤洗五七遍，去恶气"，提示炮制具有使药物去毒、减低毒副反应的作用，可见已经积累了一些炮制有毒药物的经验，开始有意识地对有毒药物进行炮制，以适应临床的安全使用。此外，在"治卒中诸药毒救解方第六十八"中，提到用生姜汁可解半夏毒，大豆汁可解附子、乌头毒，为后世用姜制半夏和用豆腐、黑豆制附子等炮制方法提供了依据。

2. 火制　在不同方剂中针对所治病症以及配伍药物的不同，其炮制方法也有差异，书中对许多药物的火制法进行了说明，如烧为末（发、鼠屎、刀鞘、鳖头、独父蒜、蛇蜕）、烧灰（马蹄、鹿角、桑树白皮、花桑枝）、烧令赤（鹿角）、熬令黑（鸡矢白）、熬令赤黑（杏仁）、熬令黄黑（鸡子白）、熬令黄（鸡矢白、杏仁）、熬令焦（大豆）、熬令紫色（芫花、杏仁）、熬令香（莎草根、胡麻）、熬烟绝（干漆）、炒令紫色（黄丹）、炒令无声（大豆）、煨（生姜、梨、半夏、白槟榔）、蜜煎（升麻）、炮（附子、干姜、藜芦）等。其中特别重视炮制中的"煨法"，论述较为详细，根据包裹物的不同分为面裹煨、纸裹煨、糖煨等，如"治卒上气咳嗽方第二十三"中"以梨一颗，刺作五十孔，每孔内以椒一粒，以面裹于热火灰中煨令熟"。"治胸膈上痰诸方第二十八"中"用半夏净洗，焙干，捣，罗为末，以生姜自然汁和为饼子，用湿纸裹，于慢火中煨令香"。"治卒胃反呕方第三十"中"生姜四两，烂捣，入兰香叶二两，椒末一钱匕，盐和面四两，裹作烧饼熟煨"。可见火制品的品种已相当丰富，其应用不断扩大，且同为火制，已经提出火候程度的要求，对炮制程度的控制更加严格，如炒制中其火候程度分为炒令黑、炒令焦、炒令黄等；熬制中又分为熬令黑、熬令赤黑、熬令紫色、熬令焦、熬令烟断、熬令香等；在烧制中分为烧末、烧灰、烧令赤等，可见已经开始重视炮制技术的标准问题，炮制技术得以进一步完善。

除上述直接用火或间接用火加热处理药材的加工方法外，还介绍了加入不同辅料拌炒的"炙法"，如酥炙（海犀膏、鳖甲、虎头骨、枣、马兜铃）、蜜炙（杜仲、苏合香）、醋炙（皂角）、姜汁炙（厚朴、金挺蜡茶）等方法，并首次记载了胶状类药物的炮制技术，"治卒上气咳嗽方第二十三"中以酥炙法炮制海犀膏："用海犀膏一大片，于火上炙令焦黄色，后以酥涂之，又炙再涂，令通透。可碾为末用，汤化三大钱匕，放冷服之，即血止。水胶是也，大验"。此外，"治卒阴肿痛颓卵方第四十二"中载有以直火煅牡蛎的煅法："牡蛎不限多少，盐泥固济，炭三斤，煅令火尽"。这些方法为后世的火制法奠定了基础，至今仍有效指导中医药实践。

3. 水火共制　水火共制法是既用水，又用火，或加入辅料共同处理药物的方法，以改变药物性能与形态。葛洪所用的水火共制法主要有：清蒸（桑树白皮灰、皂荚刺灰、大豆、商陆根、桑根、茯苓、稻米、侧柏叶、桑叶、胡麻、盐）、辅料蒸（百合和蜜蒸、吴茱萸和酒蒸、威灵仙酒蒸）、清水煮（马屎、粳米、桃仁、芫花、商陆根、巴豆、水银、半夏）、浆水煮（温州白干姜）、酒煮（牛子屎、吴茱萸、龙胆、苦参）、醋煮（干漆、小蒜、苦参、茹子）、人溺煮（大蚓）、牛乳煮（硫黄）、姜汁煮（牵牛子、皂荚）、蜜煮（天门冬）等。书中不仅简述了炮制的制法，还对炮制提出了要求，如，"治卒绝粮失食饥惫欲死方第三十五"中"十斤松脂，五度以水煮过，令苦味尽"。

其中，反复蒸制（三蒸三曝、九蒸九曝、百蒸百曝）是书中所提及的一种采用蒸法和晒法反复炮制中药材的传统方法，具体操作方法因药材品种不同而不同，主要目的是为了纠偏药材药性或增加药物成分。如"治风毒脚弱痹满上气方第二十一"中云"取好豉一升，三蒸三曝干"。"治卒绝粮失食饥惫欲死方第三十五"中云"取稻米一斗，淘汰之，百蒸百曝"。"治卒得癞皮毛变黑方第四十"中云"用侧柏叶，九蒸九曝"；"治百病备急丸散膏诸要方第七十二"中云"威灵仙一味，洗焙为末，以好酒和，令微湿，入在竹筒内，牢塞口，九蒸九曝"。

　　针对不同的药材，其干燥方法亦不尽相同，书中做了说明：有自然干燥，如曝干（桑树白皮、漆叶、葨苺子、天门冬、桃仁、鸡粪、韭、猪胆白皮、水萍、西国草）、日中晒干（半夏、川芎、浮萍、桑叶）、悬令干（生栗、鳜鱼胆）、放干（补骨脂）等；人工干燥，如焙干（半夏、青橘皮、陈皮、威灵仙、干柿蒂、菟丝子）、炙燥（乌梅）、炒干（生地黄）三大类。

　　《肘后备急方》虽叙述简略，但言简意赅，文风朴实，便于实用，所载方剂，有许多至今仍有卓效，其中关于药物的炮制理论和方法，对当今中药炮制理论的继承整理和开发研究有着重要的指导价值，其宝贵内容值得进一步挖掘研讨，是一部具有较高实用价值的医方著作。

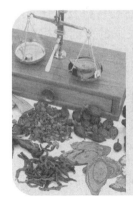

第八章
临床医学研究

《肘后备急方》列有70余篇，所涉及病症包括传染性热病、心痹、疟疾等内科系疾病，痈疽、恶脉、骨折等外科系疾病，以及妇科、儿科、五官科等多种疾病，还有美容、治未病、兽医等内容，所述疾病多以急性病为主，也有常见多发的慢性病。在临床治疗学方面的成就尤为突出，特别是在传染病和寄生虫病的认识和治疗方面，如恙虫病的发现与治疗，用狂犬的脑来治疗狂犬病，青蒿治疗疟疾，天花的描述，对脚气病的记述等等都是在医学史上的首次记载。《肘后备急方》中的部分医学思想，对后世仍有着深远影响。该书对各科病症论述详略不同，处方用药经济实惠，简便易行，可从病症含义、病因病机、治疗方药等方面，综合分析，以了解《肘后备急方》临床学术特色。

第一节　内科学研究

《肘后备急方》开创了我国传染病学和临床急症学的先河，对后世中医急症的诊疗具有重要的指导意义，而且在许多方面都远远早于世界其他国家，其医学价值在中国乃至世界医学史上也是绝无仅有的。《肘后备急方》的医学价值，绝不仅仅在于对某些传染性疾病和临床急症学的认识，书中对于某些内科疾病如失眠、黄疸、呕、腰痛等亦有精辟的论述和治疗方法的介绍。

一、产后及虚劳失眠的治疗

《肘后备急方》中所载之方，以救治急病危症为主，也收录了少部分慢性病的效方，内容涉及内、外、妇、儿、五官、疫病、骨伤各科及虫伤、药毒等病症。现对《肘后备急方》治疗产后失眠及虚劳失眠的方药及相关论述进行分析整理，探求其学术思想对当今失眠辨治的指导意义，以求斧正于同道。

（一）《肘后备急方》产后失眠论治

在《肘后备急方》治妇人胎产诸病方中，录有"葛氏治产后虚烦不得眠者方"一首，"枳实、芍药分等，并炙之，末服方寸匕，日三"。葛氏治方所论，"不得眠"前有"虚烦"二字，《寿世保元》云："夫虚烦者。心胸烦扰而不宁也。多是体虚。摄养有乖。荣卫不调。使阴阳二气皆有所偏胜也；或阴虚而阳盛，或阴盛而阳虚。……巢氏病源曰心烦不得寐者，心热也。但虚烦不得寐者，胆冷也。"可见，葛洪所治产后失眠并非单纯之不寐，而是情志不宁与睡眠不安并见之症，或者虚烦之苦甚于不寐。这一病症可见于当今的产后抑郁症，临床治疗时可资参考。

产后抑郁症的诊断可根据美国精神病学会1994年制订的《产后抑郁症的诊断标准》（DSM-IV）：在产后2周内出现下列5条或5条以上的症状，首先必须具备①、②条。①情绪抑郁；②对全部或多数活动明显缺乏兴趣或愉悦感；③体重显著下降或增加；④失眠或睡眠过度；⑤精神运动性兴奋或阻滞；⑥疲劳或乏力；⑦遇事皆感毫无意义或有自罪感；⑧思维能力减退或注意力涣散；⑨反复出现死亡想法。按照现代中医学观点，产后抑郁症多由于气血亏虚、气滞血瘀或平素心情不畅、肝气郁结所致。产妇在生产过程中体力耗损，可使气血亏虚，心神失养；或因剖宫产手术过程中损伤经脉气血，乃至气滞血瘀，清窍不通；而素有情志内伤，也可因生产而致使气机郁结更甚，肝失调达。凡此三者，皆可形成气血亏虚、气滞血瘀之共同病理基础，使神窍失养，阴阳不接，乃成情绪不宁、睡眠不安之抑郁症。

葛氏本方，仅枳实、芍药二味。枳实，据成书于葛洪之前的《神农本草经》载："味苦寒。主大风在皮肤中，如麻豆苦痒，除寒热结，止利，长肌肉，利五脏，益气轻身。"陶弘景《本草经集注》则云："味苦、酸，寒、微寒，无毒。主治大风在皮肤中，如麻豆苦痒，除寒热热结，止痢。长肌肉，利五脏，益气，轻身。除胸胁痰癖，逐停水，破结实，消胀满，心下急、痞痛、逆气、胁风痛，安胃气，止溏泄，明目。"陶氏为葛洪之后的南朝医家，相距时代较近，曾对《肘后备急方》进行补充，辑为《肘后百一方》，又称《补阙肘后百一方》。芍药原无分赤白，陶弘景《本草经集注》始将芍药分为赤、白两种。因此，葛洪此方中芍药用的是赤芍还是白芍，目前难以判断。据《神农本草经》载芍药："味苦平。主邪气腹痛，除血痹，破坚积寒热，疝瘕，止痛，利小便，益气。"《本草经集注》则云："味苦、酸，平、微寒，有小毒。主治邪气腹痛，除血痹，破坚积，寒热，疝瘕，止痛，利小便，益气。通顺血脉，缓中，散恶血，逐贼血，去水气，利膀胱大小肠，消痈肿，时行寒热，中恶，腹痛，腰痛。"由此观之，葛氏用这两味药，照顾到了产后妇人气血虚弱、气滞血瘀的病机。两药均炙用，当是考虑患者产后气虚多不耐寒凉，即所谓产后无热，故不生用以免流弊。

枳实、芍药两药亦见于张仲景《金匮要略·妇人产后病脉证》，曰："产后腹痛，烦满不得卧，枳实芍药散主之。枳实芍药散方，枳实（烧令黑，勿太过），芍药等分，右二味，杵为散，服方寸匕，日三服，并主痈脓，以麦粥下之。师曰：产妇腹痛，法当以枳实芍药散。"诚然，从条文可见，仲景原方主治产妇（产后）腹痛，其烦乃由满痛这一躯体症状所生，与产后抑郁症之虚烦不宁不同。故芍药生用，以取除血痹、止痛之力，收主邪气腹痛之功。《肘后备急方》也载有治"产后腹中疠痛"之方，具体为"末桂，温酒服方寸匕，日三。又方，烧斧令赤，以染酒中饮之"。由此推知，葛洪用枳实芍药组方并非为治产后腹痛，实为虚烦不得眠所设。

当前，产后抑郁症发病日益增多，"产后虚烦不得眠"是部分患者典型的临床表现，而不同体质的患者均有气血亏虚、气滞血瘀的基本病机。笔者认为，葛洪的学术观点对该病的诊治有重要的启迪作用。

（二）《肘后备急方》虚劳失眠论治

目前认为，虚劳所致失眠的病机多为气血亏虚，精髓不足；或心胆气虚、或心脾血虚、或肝血不足、或脾肾阳虚、或肝肾阴虚、或心肾不交所致。一般起病缓，病势轻，病程反复，但可渐进发展为顽固性失眠。临床多从调补脏腑阴阳气血的法则组方，且多采用内服汤药膏剂，或使用中成药以滋补劳损，而短期往往难获明显效果，故多缓调图功。

葛洪在《肘后备急方》中创造性地使用了外治法——以新布熨目配合蒸大豆制成药枕治疗虚劳失眠。《肘后备急方》治卒得惊邪恍惚心昏鄙丑方中录有"治从早夜连时不得眠方"，云："暮以新布火灸，以熨目，并蒸大豆，更番囊盛枕，枕冷后更热，终夜常枕热都，即立愈。"据尚志钧辑校，此条文同时见于《医心方》中，但文字略有不同。"葛氏治卒苦连时不得眠方，暮以新布，火灸熨目，并蒸大豆，囊盛枕之，冷复易，终夜常枕立愈。"在《肘后备急方》治虚损羸瘦不堪劳动方中载有两方，方二与此相同，原文为："治人素有劳根，苦作便发，则身百节皮肤无处不疼痛，或热筋急方。取白柘东南行根一尺，刮去上皮，取中间皮以烧屑，亦可细切捣之。以酒服三方寸匕，厚覆取汗，日三服。无酒以浆服之。白柘，是柘之无刺者也。治卒连时不得眠方。暮以新布火灸，以熨目，并蒸大豆，更番囊贮枕，枕冷复更易热，终夜常枕热豆，即立愈也。此二条本在杂治中，并皆虚劳，患此疾，虽非乃飚急，不即治，亦渐瘵人，后方劳救，为力数倍，今故略载诸法。”

两段文字互参，可见葛洪在此所治疗的失眠确为虚劳失眠无疑，他敏锐地发现，这种失眠虽为虚劳所致，却呈急性发病，即"卒苦"，且症状严重，"早夜连时"。因此，虽非危症（"飚急"）葛洪却主张救急（"即治"）。

葛洪方中新布所用何种材质，暂不可知。李时珍《本草纲目》第三十八卷有载："布有麻布、丝布、木棉布……新麻布，能逐瘀血，妇人血闭腹痛、产后血痛。"并根据不同布料的颜色，罗列了相关的功效，这可能和所用染料的功效有关，如青布"和脂涂之，与蓝靛同功"。

方中大豆，应为黑豆。《本草纲目》曰："豆有黑、白、黄、褐、青、斑数色。黑者名黑豆，可入药及充食作豉；黄者可作腐、榨油、油酱；余但可作腐及炒食而已。"《本草纲目》谷部第二十四卷附方中载："服食大豆，令人长肌肤，益颜色，填骨髓，加气力，补虚能食，不过两剂：大豆五升，如作酱法，取黄捣末，以猪肪炼膏和丸梧子大。每服五十丸至百丸，温酒下。神验秘方也。肥人不可服之（《延年秘录》）。"《延年秘录》作者为东晋学者张湛，著有《养生要集》10卷、《延年秘录》12卷，均佚，但其撰《列子注》对后世影响甚大。张湛所处年代与葛洪相近，养生思想也主要为道家观点。推想葛洪用大豆外治虚劳，也是由于其功效卓著之故。

《本草纲目》第三十八卷有一附方与葛洪之法相类："目痛碜涩不得瞑，用青布炙热，以时熨之，仍蒸大豆作枕（《千金方》）。"翻阅唐代孙思邈《备急千金要方》七窍病上有"治目痛不得睡方。暮灸新青布熨，并蒸大豆袋盛枕之，夜恒令热"的记载，孙思邈在具体应用时还根据不同的目患配以不同的穴位，如"目中赤痛，从内眦始取之阴蹻"。另外，《备急千金要方》亦载："治头项强不得顾视方，蒸好大豆一斗，令变色，纳囊中枕之。"可见葛洪以布熨目，以豆为枕之法，亦为药王孙思邈所宗。

笔者认为，失眠的基本病机乃卫气入阴不利，以致阴阳不相交接。卫气属阳，扶阳助卫，畅通气道，交接阴阳，为失眠的基本治则。当然，具体治法应根据卫气入阴受阻的原因而制定。本文论及的虚劳者猝发失眠，当因阴阳亏损明显，卫气虚弱太甚而致阳分不能顺接入阴分也。细推葛洪处方之义，目为肝窍，肝为魂舍，魂安则目瞑而寐，否则夜不得眠。入暮以布热熨双目，可助窍闭神宁，魂归肝舍。头为诸阳之会，终夜以热豆为枕，温养阳气，大补虚劳，两者配合，故能迅速收到安神助眠之功。他还告示后人，此法不但治虚劳失眠"立愈"，而且治虚损羸瘦不堪劳动，较其建议的内服方药"为力数倍"。

葛洪对虚劳失眠有着独特的认识和治法，其学术观点大大拓宽了虚劳失眠的辨治思路。首先，虚劳失眠亦有起病急、病势重者，应仔细审度，不可一概当作有余之病，犯虚虚之戒；其二，补虚理劳的方法有多种，外治亦可取速效，不可执着内服滋养；其三，虚劳失眠，当入暮温养；通过热疗温补头目，可迅速起到救劳安神之功。

（三）小结

葛洪（284—364）字稚川，自号抱朴子，生活在晋代，擅长医术与炼丹术，晚年隐居在广东的罗浮山，是中医岭南医学流派的创始人。他著作颇丰，现仅存《肘后救卒方》和《抱朴子》。葛洪的方药及其学术思想在中医学发展中影响深远，备受晋唐名家及后世医者的推崇。时至当代，《肘后备急方》采用青蒿治疗疟疾的论述，直接启发了当今一类新药青蒿素的发明，为世界人民的卫生保健事业做出了巨大的贡献。《肘后备急方》是葛洪医学思想精华的集中体现，值得进一步挖掘整理，这不但对岭南医学的传承发展具有重要意义，也对整个中医药界学术水平的提高有所裨益。诚然，《肘后备急方》为备急救卒的简便手册，言简意赅，今人如不结合本书中葛氏其他疾病治方，以及当时影响较大的方书与本草，或曾经引用葛氏方药的其他名医的论述，恐难以理解其论治本义。本文试图对葛洪治疗产后虚烦失眠及虚劳失眠的学术思想进行初步探讨，以期丰富中医失眠的辨治方法。

二、黄疸病的治疗

《肘后备急方》中记载了治疗黄疸的方剂共 21 首（不含附方），数量较多，剂型多样，涉及汤剂、丸剂、散剂，多为单方验方，侧重实践经验。

（一）黄疸的病因病机与分类

黄疸病以目黄、身黄、小便黄为主症，其中目黄为主要特征。黄疸最早见于《黄帝内经》。《素问·平人气象论》记载"溺黄赤卧者，黄疸。……目黄者曰黄疸"；又有《灵枢·论疾诊尺》记载"身痛而色微黄，齿垢黄，爪甲上黄，黄疸也，小便黄赤，脉小而涩者，不嗜食"，概括了黄疸的主要特征。

葛氏在《肘后备急方》中不拘泥于《黄帝内经》，将黄疸病分为黄疸、谷疸、酒疸、女疸及劳疸。葛氏言"虏黄"（黄疸）"初唯觉四体沉沉不快，须臾见眼中黄渐至面黄，及举身皆黄，急令溺白纸。纸即如蘖染者，此热毒已入内"，可知其病机主要是湿热之毒邪侵袭人体所致发黄。《灵枢·经脉》记载"脾足太阴之脉……是主脾所生病也，溏瘕泄，水闭，黄疸"。《素问·六元正纪大论》记载"溽暑湿热相薄……民病黄疸而为胕肿"。皆得出黄疸病变的主要脏腑在脾，与湿热之邪有关；脾属土，主湿，司运化，其色黄。若湿热熏蒸，瘀结于血，脾色外现，则发为黄疸。葛氏还认为与饮食水谷有关的发黄为谷疸，"谷疸者，食毕头旋，心怫郁不安而发黄，由失饥大食。胃气冲熏所致"，由于过度饥饿后大量进食，脾胃虚弱，脏腑功能减弱，饮食难消，遏伏化热，生湿生痰，脾胃为仓廪之官，痰聚湿蒸，不能外泄，溢于肌肤，使面目肢体皆黄。

与饮酒有关的发黄为酒疸，"酒疸者，心懊痛，足胫满，小便黄，饮酒发赤斑黄黑，由大醉当风，入水所致"。李杲言："酒为五谷所致，为有毒之湿热，其气归心，味归脾胃。"饮酒使胃内生热，脾胃受损，脾胃运化功能失常，导致中焦湿热阻滞，熏蒸肝胆，胆汁外溢，浸淫肌肤而发黄；与房事不节，大劳伤身有关的发黄合并为女劳疸，"女劳疸者，身目皆黄，发热恶寒，小腹满急，小便难，由大劳大热交接，交接后入水所致"，即该病为体虚感受热邪，房劳伤肾，水湿之邪入侵，湿热交蒸所致。

西医学则认为，黄疸为一种临床症状，很多疾病都可导致黄疸，其主要原因为胆汁排泄失常所致，但胆汁的排泄失常，实源于脾胃。

（二）《肘后备急方》中黄疸病治法方药

针对黄疸的治疗，葛氏主要从以下几个方面探讨：①清热利湿退黄：主要用于湿热蕴结脾胃，影响肝胆疏泄，胆汁外溢肌肤而发黄。如温病发黄治疗以甘草、栀子、黄柏三药合用，使热清，小便利，湿热之邪得以出路。②解表散邪退黄：主要针对黄疸兼有表证，寒热与湿相合，郁遏于内而发黄。如葛氏言"黄汁者，身体四肢微肿，胸满不得汗"，选用酒煮麻黄，取其发汗解表以退黄。③益胃健脾退黄：因脾胃虚寒，阳虚失运，寒湿内蕴，气血运行不畅，则皮色萎黄，治以健脾益胃，温阳化湿退黄。"黄芪二两、木兰一两，末之，酒服。"④涌吐逐邪退黄：湿热内蕴于胃，热毒炽盛，以涌吐为快，《黄帝内经》曰："其高者，因而越之。"葛氏"治黄疸方"采用单味药藜芦炮制后捣碎服，又有瓜蒂、赤小豆合用催吐逐邪毒。⑤通腑泻下退黄：此法与清热利湿退黄法的病机均为湿热蕴结熏蒸，全身发黄，但两者侧重点不同，通腑泻下退黄法侧重于大便不通，而清热利湿退黄法主要是小便不利。"谷疸者，以芫花、椒目等分，烧末，服用。"

《肘后备急方》中治疗黄疸疾病所用药较为广泛，包括解表药、清热药、利水渗湿药、泻下药、涌吐药、补益药、行气药、活血化瘀药等，其中以清热利湿药为主，后世医家丹溪"疸不分其五，同是湿热"的观点印证了葛洪用药的特点。具体用药详见表8-1。

表8-1 《肘后备急方》治疗黄疸所用药物

分类	所用中药
解表药	麻黄、木兰（辛夷）、芜菁子
清热药	黄芩、栀子、黄柏、龙胆、苦参、生地黄、石膏、竹（竹叶）、柞树皮
利水渗湿药	茵陈、椒目、生瓜根、土瓜根、赤小豆、鸡屎白

续表

分类	所用中药
泻下药	芫花、猪脂、硝石、大黄、巴豆、瓜蒌子
涌吐药	瓜蒂、藜芦、盐
补益药	甘草、黄芪、小麦
行气药	枳实
活血化瘀药	烧乱发（血余炭）、生茅根
其他药	矾石、雌鸡血、猪肉、鸡子、秫米

（三）《肘后备急方》中黄疸病治疗常用方剂及其现代研究

葛氏在《肘后备急方》中列举了一系列方药用于黄疸病，以下选取其中对后世影响较大且现今研究较多、临床常用方药进行整理分析探讨。但因葛氏均未对其所用方剂命名，因此笔者根据其使用的方药，将其中部分方剂与张仲景《伤寒论》中的方剂进行比较，方剂药物组成及煎服方法无明显差异，仅药量上有些许区别，便沿用《伤寒论》中相关方剂的命名，以便叙述。

1. 茵陈蒿汤 治时行病发黄方：茵陈六两，大黄二两，栀子十二枚，以水一斗，先煮茵陈，取五升，去滓，内二物，又煮取三升，分四服。亦可兼取黄疸中杂治法，瘥。

黄汗者，身体四肢微肿，胸满不得汗，汗出如黄柏汁，由大汗出，卒入水所致方：茵陈六两，水一斗二升，煮取六升，去滓，内大黄二两，栀子十四枚，煮取三升，分为三服。

谷疸者，食毕头旋，心怫郁不安而发黄，由失饥大食。胃气冲熏所致，治之方：茵陈四两，水一斗，煮取六升，去滓，内大黄二两，栀子七枚，煮取二升，分三服。溺去黄汁，瘥。

葛氏《肘后备急方》在黄疸、谷疸及时行病发黄中均用到茵陈、栀子、大黄，且煎服法区别甚小，仅各药物间的用量有所区别，体现了葛氏治病辨证论治、随症加减的思想。因葛氏对其所用方药未命方名，笔者便沿用了仲景《伤寒论》中茵陈蒿汤之方名。茵陈蒿汤虽药不过三味，却配伍严谨，用药精当，《神农本草经》记载："茵陈蒿，味苦，平，无毒。治风湿寒热邪气，热结，黄疸。久服轻身、益气、耐老。""栀子，一名木丹，味苦，寒，无毒。治五内邪气，胃中热气，面赤，酒疱渣鼻，白癞，赤癞，疮疡。""大黄，味苦，寒，无毒。主下瘀血，血闭，寒热，破癥瘕积聚，留饮，宿食，荡涤肠胃，推陈致新，通利水谷，调中化食，安和五脏。"方中重用茵陈且先煎以去其轻扬外散之性，使其功专苦降，直入于里，善利湿清热；栀子清热降火、通利三焦，助茵陈引湿热从小便而去；大黄泻热逐瘀、通利大便，导热从大便而下。三药合用，利湿与泄热并进，通利二便，前后分消，湿邪得除，瘀热得去，黄疸自退。

现代临床多应用加味茵陈蒿汤治疗新生儿高胆红素血症、黄疸型肝炎、胆囊炎、胆石症、钩端螺旋体病等。药理研究证实，茵陈蒿汤具有促进胆红素代谢、抗肝损伤、抑制肝细胞凋亡、抑制 HSC 活化和胶原合成等作用。研究还表明，茵陈蒿汤内含有一种 β - 葡萄糖醛酸普酶抑制物质，可抑制肝脏疾患时升高的 β - 葡萄糖醛酸普酶活性，从而减少胆红素及有害物质从肠道再吸收，间接促进胆红素排出体外。利胆作用机理与对抗胆汁郁滞因子（CF）有关，主要是促进毛细胞管胆汁的形成与排出。

2. 栀子柏皮汤　甘草一尺，栀子十五枚，黄柏十五分，水四升煮取一升半，分为再服，该药亦治温病发黄。

栀子柏皮汤被后世用以治疗湿热内盛，热重于湿之黄疸。栀子苦寒，泻火除烦，善泄三焦之湿热，使湿从小便而出。黄柏苦寒，清热燥湿，泻火解毒，治五脏肠胃热结发黄。炙甘草甘缓和中，既健脾又防栀子、黄柏苦寒伤胃。诸药伍用，有清热泄湿退黄之功。

现代药理研究表明，栀子柏皮汤可促进胆汁中胆红素的分泌，可能通过将胆汁中胆红素排入肠道，降低体内胆红素含量，并预防胆汁瘀积，从而达到利胆的作用。有研究显示，栀子柏皮汤可明显提高肝 SOD 活性，适当剂量可显著降低 MDA 含量，且病理切片显示其可减轻肝损伤，提示栀子柏皮汤对于阳黄证大鼠具有明显的保肝降黄作用。根据药理作用，可进一步研究其对胆汁瘀积性黄疸的治疗效果。

3. 栀子大黄汤　大黄一两，枳实五枚，栀子七枚，豉六合，水六升煮取二升，分为三服。

葛氏将栀子大黄汤主要用于治疗酒疸，其认为酒疸是"由大醉当风，入水所致"，以心懊痛、足胫满、小便黄为主要症状，故予以清热利湿除烦药治之。栀子苦寒清热，泻火除烦，使热从小便而出；豆豉解表宣肺，除烦，宣发郁热；大黄入血分，清血分瘀热。枳实行气导滞，配伍大黄，通腑除积。

有研究表明，栀子大黄汤具有明显利胆抗炎作用，对肝脏有一定的保护作用。有人采用栀子大黄汤加减治疗黄疸型肝炎患者 45 例，其中治疗组患者复常率 60.0%，对照组复患者复常率为 37.3%，提示栀子大黄汤对治疗黄疸型肝炎具有一定的疗效。

4. 硝石矾石散　硝石、矾石等粉末，以大麦粥饮服方寸匕，日三。令小汗出，小便当去黄汁也。

女劳疸乃"由大劳大热交接，交接后入水所致"，以身目皆黄，发热恶寒，小腹满急，小便难为主要症状，治以硝石矾石散。该方仅两味药，硝石即火硝，性味寒苦咸、入血分，消瘀活血以去瘀血，有利水通便作用。矾石即皂矾，性味寒酸，入气分而化湿利水；大麦性味甘平，能养胃，缓和硝、矾之剽悍性。诸药合为养胃、消瘀、化痰、祛火之方。硝矾性峻烈，本非脾肾两虚所宜，但佐以大麦粥养胃去其性，取其消瘀化浊之用。《金匮要略·心典》曰："硝石咸寒除热，矾石除痼热在骨髓，骨与肾合，用以清肾热也。大麦粥和服，恐伤胃也。"

有人采用硝石矾石散治疗急性黄疸型肝炎、早期肝硬化、胆结石等疾病，疗效明显。临床观察显示，以该方治疗瘀胆型肝炎具有显著退黄作用，且明显缩短淤胆型肝炎的病程，无特殊副作用。

（四）小结

葛氏在《肘后备急方》中不仅对黄疸的分类、病因病机、治法用药等方面进行了简述，而且在治疗上体现了中医的辨证论治的精髓，对现代临床具有十分重要的指导意义。还提出了"急令溺白纸，纸即（黄）檗染者"。溺白纸的检测方法作为黄疸客观诊断的最早记载，相当于当时的"尿常规"检查，不同于现今高科技发展下的尿常规检查，当时只能通过对尿液颜色与清浊进行判断，但对黄疸病的诊断具有重要意义。

迄今为止，医者仍然会通过询问观察尿液的颜色作为诊断黄疸疾病的辅助手段。《肘后备急方》作为葛氏医学思想精华的集中体现，不仅对岭南医学的传承具有重大意义，也对整个中医药界的发展有所裨益，值得后世医者进一步研究，以期更好地挖掘、传承和发挥其作用。

三、治呕之临床经验探讨

《肘后备急方》是现存最早的急症诊治专著，其所载急救之方，虽然卷帙不多，但对中医的急症仍有重要的参考意义。其中"治卒胃反呕哕"篇中论述了突发呕吐症状的治疗。"胃反呕哕"泛指恶心呕吐病症。呕吐是临床常见的症状，常出现在西医学多种疾病当中，如肝胆疾病、胃肠道疾病、颅脑疾病等。而呕吐的中医辨证多由外邪犯胃、饮食停滞、痰饮内阻、肝气犯胃、脾胃虚寒、胃阴不足等所致，是以胃失和降，气逆于上，迫使胃中之物从口吐出的一种病症。呕吐一证轻则伤津耗气，重则损伤人体阴阳，危及生命。

（一）辨证论治，重视理气

《肘后备急方》中关于呕吐这一病症的病因病机描述虽少，其主要以症用药，或治"干呕不息"或治"呕哕，又厥逆""饭后喜呕吐""忽恶心不已""食毕噫醋及醋心"等，但实际上葛洪用药症中有证，按辨证论治用药。现代观点认为，呕吐如同咳嗽一样是人体的一种保护性反应，有利于排除人体内的有害物质，古代也有"病人欲吐者，不可下之"之说。所谓吐者不可下，乃因邪在上而为之立法，因邪有外出上越之机，故当因势利导使用吐法。而葛洪在"治人胃反不受食，食毕辄吐出"中的治法则有所不同，这主要是因为该患者实为胃肠积热，实热阻于胃肠，腑气不通，浊腐之气上逆，不受食，食已即吐，为胃热上逆之证，故用攻下为法，处以大黄四两、甘草二两入汤。该方原方应出自《金匮要略》中大黄甘草汤。《神农本草经》关于大黄一药有言："荡涤肠胃，推陈出新，通利水谷，调化中食，安和五脏。"大黄气味苦寒，入脾胃、大肠等经，攻下之力较强，兼有清热之效，善于荡涤肠胃实热。所以大黄为君，臣以缓和之甘草，使清升浊降，胃气得以条畅。君臣相伍，呕吐自然得止。在现今，大黄甘草汤除了应用于治呕外，临床上还用于一些胃溃疡、便秘、肿瘤等证见胃有实火、肠腑实热积聚、瘀毒胶结的患者。

另外，即使治疗同一病症，葛洪也会辨证。患者临床症状表现同为"干呕不息"，葛洪也有寒热虚实辨证的不同，其治法亦相差甚远，或祛邪或扶正，如治疗胃火旺盛致干呕者用葛根、蔗汁清热生津，和胃止呕；胃中虚寒者则用生姜汁温中止呕等。实际上，葛根因其甘凉清胃热而不峻猛，除了是治疗热病口渴、消渴症之常用药，也是百姓胃热煲汤之常用食材。生姜也不仅仅只有止呕功效，外感风寒、中焦虚寒等寒证也屡屡使用生姜入药。

葛洪在治呕上十分重视理气，《肘后备急方》所载关于治呕的二十几首方所用中药不过十几味，多为理气之品或兼有理气作用的药物，如薤白、橘皮、半夏、吴茱萸、生姜、干姜、人参、枳实、豆蔻、槟榔等，"多嚼豆蔻子""咬槟榔"，亦有用单品达止呕之目的。呕吐的病因虽多，其病机不外邪干胃腑与脾胃虚弱两方面。其病位在胃，胃气受损，失于和降，气逆于上是总的病机。故气机的条畅是治疗关键。此外，葛洪还善用温中、清胃等法。如仅用芦根一药治疗肺胃热盛、胃气上逆所致的干呕不止。可见葛洪在重视理气之余，亦加以辨证用药，并非一味理气止呕。

（二）用药简单，善用生姜

中医处方用药，不在药味多、药量重，贵在配伍得当，药量适中。中药药味过多，反而不治病。现代中医处方中单药组方使用的少之又少，往往十几味药组一方，药味太多影响口感，减低了用药依从性，尤其是对于呕吐频繁，食入即吐的病人来说苦不堪言。葛洪治病往往简廉，在治呕上亦是如此，少则一味，多则四五味，且药味易得。如使用豆豉煮汁治疗突然干呕不止；半夏一药晒干研末服用治疗"秽不止"。

葛洪治呕善用生姜，如用生姜汁治疗干呕不止；生姜去皮加橘皮切开煮水治疗呕吐引起的厥逆；生姜加人参、茱萸、大枣治疗"食毕噫醋及醋心"。

生姜被誉为"呕家圣药"，而现代研究证实，生姜含有生姜酮，具有健脾、促进食欲与止吐的作用，古人的智慧不得不令人诧异。后世医家治疗恶心、呕吐也多用生姜入药。

（三）剂型不一，手法多样

《肘后备急方》本为治疗急症而设，记载了当时最具效验的急症救治手段。葛洪治呕除了采用汤剂、丸剂、生用等不同剂型入药外，还通过针灸和其他手法治疗呕吐。在一些严重格拒不能服药的呕吐患者中，针法、灸法等不失为好方法。

1. 内服法　内服是中医主要给药途径，葛洪在治"胃反呕哕"共二十二首方中有十八首方是通过内服给药的，包括汤剂、丸剂、冲剂及鲜药取汁服等。汤剂如"香苏，浓煮汁"；丸剂如"薤白半斤……盐如弹丸……""干姜六分……酒丸如梧子……"；冲服者如"稍鹿角灰二两……捣末，方寸匕，日三服"；鲜药取汁服如"捣葛根，绞取汁""蘡薁藤，断之当汁出"等。

2. 取嚏法　呕吐为胃失和降，胃气上逆所致，理应和胃降逆，但亦可因势利导，祛邪外出。葛洪"以物刺鼻中"，并用"皂荚内鼻中令嚏"，通过宣通肺气来治干呕不止。中医学认为肺胃相连，《灵枢·经脉》有言："肺手太阴之脉，起于中焦，下络大肠，环循胃口，上隔属肺"。肺胃之气相通，同主于降，通过取嚏宣通肺气，胃气得以降，降则呕止。取嚏法在现代中医也多有应用，如治疗感冒、过敏性鼻炎、便秘等，由于其无需服用药物，方法简便，且有一定的效果，颇受患者欢迎。

3. 灸法　葛洪认为"先辈所用药皆难得，今但疏良灸之法……用之有效不减子贵药。已死未灸者，犹可灸"。阐明了灸法在救治急症中的重要意义。《肘后备急方》中阐述了"灸两腕后筋中一穴，名间使，各七壮，灸心主尺泽亦佳"。可治因胃热所致的干呕不止。这一治病观点前人亦有论述，《甲乙经》有记载："热病烦心，善呕，胸中澹澹，善动而热，间使主之。"间使属于手厥阴心包经，主治心痛、心悸等心疾，还可治疗胃痛、呕吐等热性胃病。而尺泽为手太阴肺经五俞穴的合穴，合穴可用于治疗气机上逆的疾病。《难经·六十八难》载"……合主逆气而泄"。葛洪继承前人学术思想，辨证取穴，值得后人学习。

4. 其他方法　如"但闭气仰引之""痛爪眉中夹间气也"等方法。这类似现代屏住呼吸、按压天突穴治疗打嗝的一些保健手法，实际上，也是通过调畅气机以达止呕的功效。

（四）食疗治呕

葛洪重视食疗，如治干呕可"破鸡子，去白，吞中黄数枚"或"粱米三升，为粉，井花水服之"等。鸡子黄及粱米均为常见食物，所谓药食同源，葛洪善于使用日常食物以达到治病目的。关于鸡子黄治疗呕吐，《本草纲目》中描述"鸡子黄，气味俱厚……其治呕逆诸疮，则取其除热引虫而已"。《长沙药解》也有记载："鸡子黄，补脾精而益胃液，止泄利而断呕吐。"鸡子黄因含卵磷脂、甘油三酯等物质，现在多作为营养食物用，而很少用于疾病的治疗。粢米为禾本植物黍的种子，入肺、大肠、脾、胃经，有益气补中、除烦止渴、解毒之功效，可用于治疗呕吐上逆、咳嗽、胃痛、泻痢等症。

（五）小结

关于呕吐的治疗，不同于西医学往往通过减少胃肠蠕动来止呕的单一对症治疗，中医学有其独特的优势，尤其是在治疗一些功能性呕吐的方面，只要辨证得当，可立见其效。葛洪治呕立法严谨，辨证用药，以常达变，非见呕止呕，并善用各种手段达到治病目的，充分体现了中医学的整体观念及辨证施治的基本点。受个人信仰和时代的限制，尽管《肘后备急方》的某些治病方法在我们看来是匪夷所思的，但仍有很多可师之处。

四、治疗腰痛经验的推广应用

腰痛是临床常见病与多发病，好发于中老年人，目前尚无较好的治疗方法，但传统医药对腰痛却有其独到的疗效。东晋著名医药学家葛洪对腰痛病治疗颇有研究，他在《肘后备急方》中专列一章"治卒患腰肋痛诸方"，介绍了诸如"葛氏治腰痛不得俯仰方"等治疗腰痛的经验方，多达 18 个。我们在此基础上，根据中医学"衣冠疗法"理论和清代著名的内病外治专家吴师机的"外治之理，即内治之理，外治之药，亦即内治之药"的理论，组方研制出了"葛洪腰痛宁保健袋"，治疗腰痛取得了显著疗效，现介绍如下。

（一）研制

1.处方来源及组方　本处方设计是以《肘后备急方》卷四"治卒患腰肋痛诸方第三十二"中"治肾气虚衰，腰脊疼痛，或当风卧湿，为冷所中，不速治，流入腿膝，为偏枯冷痹缓弱，宜速治之方"为基本方剂进行加减而成。处方组成如下：独活、秦艽、防风、细辛、肉桂、花椒、断续、八角茴香、杜仲、牛膝、赤芍、川芎、白芷、艾叶、薄荷脑等。每袋药物重量为 50 克，方中用薄荷脑是为了打开皮肤毛孔，扩张毛细血管，促进药物的透皮吸收。

2.制备　将薄荷脑研细单独备用，其余药物置于 60℃以下干燥 2 ～ 3 小时，粉碎成粗粉，按药袋单个分量（50 克）称出，加入薄荷脑充分混匀，装入特制药袋中，封口后装入腰袋中。

药袋大小为 7cm×17.5cm，贴近皮肤的一层为通透性较好的细棉布，靠外面的一层为无通透性的无毒塑料布，中间填药粉，使用时能使药物定向向皮肤部位释放。

（二）临床疗效观察

本品在广州市中医院等医疗单位临床观察治疗腰痛患者 83 例，获得满意疗效。

1. 一般资料 83 例患者中，男 44 例，女 39 例，年龄 25～82 岁，平均 43 岁。按中医辨证分型，分为寒湿型 22 例，湿热型 18 例，肾虚型 35 例，血瘀型 8 例。西医诊断为腰肌劳损 31 例，腰椎肥大及骨质增生 28 例，风湿及类风湿脊椎炎 10 例，慢性前列腺炎 7 例，其他（包括急性扭挫伤、慢性附件炎、胆结石等）7 例。

2. 治疗方法 将本品系于腰部，对准疼痛部位，每天佩带 6 小时，连续使用 1～3 个月，使用期间停用其他治疗腰痛的药物和方法。

3. 疗效判定标准 显效：使用一周内自觉腰痛症状减轻，二周内症状消失，无压痛感，腰部功能活动基本正常，随访 6～12 个月未复发。有效：使用二周后自觉腰痛症状减轻，1 个月内症状消失，腰部功能活动基本正常，随访 6～12 个月基本未复发或复发次数及程度较治疗前明显减少。无效：使用 1 个月，自觉症状无改善或改善不明显。

4. 治疗结果 83 例腰痛患者使用葛洪腰痛宁保健袋治疗 1～3 个月后其疗效如表 8-2 所示。

表 8-2　葛洪腰痛宁保健袋治疗腰痛的疗效

总例数	显效		有效		无效		总有效率（%）
	例数	占 %	例数	占 %	例数	占 %	
83	55	66.26	25	30.12	3	3.36	96.39

按中医分型观察本品对不同类型腰痛的疗效如表 8-3 所示。

表 8-3　葛洪腰痛宁保健袋对不同类型腰痛的疗效

中医分型	例数	显效	有效	无效	总有效率（%）
寒湿型	22	17	5	0	100
湿热型	18	9	7	2	88.89
肾虚型	35	24	10	1	97.14
血瘀型	8	5	3	0	100

5. 典型病例 王某，女，53 岁，工人，1994 年 1 月就诊，诉 20 年前因外伤造成腰椎骨折，经治疗痊愈，近 10 年来，每逢气候变化或劳累即感腰部疼痛、酸胀，喜按喜温，疼痛剧烈时卧床不起，生活无法自理。腰部俯仰转侧困难，局部有凉冷感，每年发作数次至十余次，每次持续时间不等，最长

达 2～3 个月，疼痛持续不减，曾用多种方法治疗，效果不显，舌淡苔白，脉沉细，X 线检查示：第四腰椎陈旧性骨折，腰椎骨质增生。中医辨证属肾虚兼寒湿型。采用葛洪腰痛宁保健袋治疗，并停用其他疗法，连用一周疼痛明显减轻，半月后疼痛消失，其他症状大减，20 天后完全消失，并恢复工作，嘱其续用两个月巩固疗效，随访一年，未再复发。

（三）小结

本品系以东晋著名医药学家葛洪在《肘后备急方》中介绍的治疗腰痛病经验方的基础上研制而成的，经临床观察发现本品对各种腰痛均有较好疗效，临床治愈率（显效）达 66.26%，总有效率 96.39%。表明古代医药学家的宝贵经验是值得认真挖掘整理、继承研究的。

从中医证型看，本品对寒湿型、血瘀型及肾虚型腰痛均有显著疗效，有效率分别为 100%、100% 和 97.14%，对湿热型腰痛则效果略次，有效率为 88.89%，这与本品组方时重用散寒除湿、活血祛瘀及补肾壮阳药是有密切关系的，组方设计与疗效结果是相吻合的。

经动物实验和临床应用表明本品对人体无任何明显的毒副作用。

第二节 食疗养生学研究

《肘后备急方》记载了大量有关药膳食疗的方剂，使得药物及食物与治疗疾病有机结合，让药物不再使人望而生畏。书中所介绍的有关风寒、风热、水肿、风湿痹证、脾胃虚弱等方面的食疗方剂均为后人研究药膳奠定了基础。药膳是膳食的一种特殊形式，是以中医理论为依据，使用可食用、无毒、补益、无相反作用的中药，配合食物，烹制成具有一定的色、香、味、形，且有滋补强身、保健益寿、治疗疾病、美容减肥功效的膳食。食材、药材和调味料是组成药膳的三大原料。现对《肘后备急方》中用于药膳食疗的药物，从应用概况、食物原料、膳食类型、食疗禁忌等方面进行综述，具体如下。

一、药食同源药物及食疗概况

所谓药食同源品种，是指具有传统食用习惯且列入国家中药材标准中的动物和植物药（包括食品原料、香辛料和调味品）。原国家卫计委日前公布药食同源品种共 101 种。《肘后备急方》中"药食同源"药物的应用概况见表 8-4。

表 8-4 《肘后备急方》中"药食同源"药物的应用概况

药物名称	疾病（组方）
甘草	①卒客恶死（甘草、麻黄、杏仁）；②腹痛（甘草、牡蛎、肉桂）；③头痛、胸中痞塞、短气膈者（甘草、茯苓、杏仁）；④虚中有热，咳嗽脓血（甘草、黄芪）；⑤虚中有热，咳嗽脓血、肺痈（甘草、桔梗）；⑥伤寒时气（甘草、柴胡、黄芩、半夏、生姜、人参、大枣）；⑦急干呕不止（甘草、人参、生姜）；⑧腰经常冷痛（甘草、干姜、茯苓、白术）；⑨烦闷不止，有红斑，身重腰背痛（甘草、升麻、雄黄、当归、花椒、肉桂）；⑩积劳虚损（甘草、桂枝、芍药、生姜、大枣、饴糖）；⑪积劳虚损（甘草、白术、麦冬、牡蛎、大枣）；⑫积劳虚损（甘草、黄芪、地骨皮、生姜、麦冬、桂枝、生米）；⑬蛊毒（炙甘草）；⑭乌头、巴豆毒（甘草、大豆）；⑮食物中毒（甘草、生姜）；⑯食野葛昏死不醒（甘草汁）；⑰胸膈上痰（甘草、常山、松萝、蜂蜜）
杏仁	①救卒客恶（心腹绞痛胀痛，有气上冲心胸）（杏仁、麻黄、甘草）；②上气咳嗽（杏仁、麻黄、甘草、桂枝）；③救卒客恶死（杏仁、巴豆）；④卒中五尸方（杏仁、血余炭）；⑤尸注鬼注方（杏仁、血余炭）
肉桂	①卒客恶死（肉桂、细辛）；②卒得鬼击方（肉桂、升麻、独活）；③腹痛（肉桂、牡蛎、甘草）；④寒疝腹痛（肉桂、吴茱萸）；⑤烦闷不止，有红斑，身重腰背痛（肉桂、升麻、雄黄、当归、花椒）
桃仁	①心痛（桃仁）；②男性阴部急肿痛（桃仁、酒）；③中风（桃仁、醋、盐）
乌梅	①卒客恶死（乌梅、茱萸、韭菜根）；②心腹俱痛（乌梅）；③痰厥头痛，急性头痛，痛如破裂（厥头痛）（乌梅、食盐、酒）；④伤寒时气温病（乌梅、盐）；⑤伤寒时气温病，头痛，壮热，脉大（乌梅、豆豉、苦酒）
藿香	①误中巴豆毒（藿香、黄连、小豆、大豆）；②巴豆毒（藿香汁）
麻仁	呕吐（麻仁、食盐）
花椒	①重腰背痛，烦闷不止，面有红斑（花椒、雄黄、升麻、当归、甘草、肉桂）；②咳嗽（花椒、梨）；③咳嗽（花椒、杏仁、大枣）；④寒疝腹痛（花椒、干姜、饴糖）；⑤腹痛（花椒、半夏、附子、干姜、大枣、粳米）
栀子	①救卒客恶死（栀子、肉桂、生姜、豆豉）；②黄疸（栀子、豆豉、茵陈、葛根）；③黄疸（栀子、瓜蒌、苦参、鸡蛋）；④卒中五尸方（栀子）；⑤卒心痛（栀子、苦参、龙胆、升麻、醋）；⑥误中蜘蛛毒（栀子汁）；⑦卒中五尸方（栀子、雄黄、芍药）
豆豉	①救卒客恶死（豆豉、栀子、肉桂、生姜）；②黄疸（豆豉、栀子、葛根、茵陈）；③伤寒及时气（豆豉、乌梅、苦酒）；④面部肿大（豆豉、羊肉、葱盐、商陆）；⑤房黄病（豆豉、雌鸡血、金色脚鸡）；⑥脚气（豆豉）；⑦黄疸（豆豉、大黄、枳实、栀子）；⑧中风（豆豉、酒）；⑨咳嗽（豆豉、干姜、饴糖）；⑩伤寒时气温病（豆豉、生葛汁）；⑪食马肉引起洞泄欲死（豆豉、杏仁、五升饭内同蒸熟）；⑫酒病（豆豉、葱白）；⑬腹内出现硬结块、热癖（豆豉、栀子）；⑭中缓风四肢不收（豆豉）
大枣	①腹痛（大枣、附子、花椒、干姜、半夏）；②肺痿咳嗽，吐涎沫（大枣、甘草、干姜）；③咳嗽上气（大枣、猪胰）；④伤寒时气（大枣、柴胡、人参、黄芩、半夏、干姜、甘草）

药物名称	疾病（组方）
牡蛎	①腹痛（牡蛎、甘草、肉桂）；②卒心腹烦满方（牡蛎、杏仁、黄芩）；③大病后鼻中出血（牡蛎、石膏）；④百病诸疾（牡蛎、常山、石膏、朱砂、鳖、䏽鲤甲、乌贼鱼骨、马蔺子、独活、赤石脂、龙骨、阿胶、橘皮）
人参	①伤寒时气（人参、柴胡、黄芩、半夏、生姜、大枣、甘草）；②卒心痛（人参、桂心、栀子、炙甘草、黄芩）；③肺痿咳嗽，吐涎沫（人参、生姜、甘草、大枣）；④食后吐酸及醋心方（人参、茱萸、生姜、大枣）；⑤奔豚病（人参、甘草、桂心、茱萸、生姜、半夏）；⑥咳嗽上气，喘急，嗽血（人参、鸡蛋清调服）；⑦卒腹痛（人参、桂末、干姜）；⑧大腹水病（人参、雄黄、麝香、甘遂、芫花、蜂蜜）
枸杞子	①脾胃虚弱（枸杞子、苦参、黄连、蜜）；②虚损羸瘦（枸杞子）
橘皮	①伤寒呕吐（橘皮、甘草、升麻、生姜）；②醋心（橘皮、槟榔、蜂蜜）；③食鱼中毒（橘皮浓汁）；④上气咳嗽（陈橘皮、桂心、杏仁、蜂蜜）；⑤卒心痛（橘皮、吴茱萸、干姜、桂心、白术、人参、椒、炙甘草、黄芩、当归、桔梗、附子）；⑥胸痹（橘皮、枳实、生姜）；⑦急得食噎（陈皮）；⑧伤寒呕吐（橘皮、甘草、升麻、生姜）
葛根	①黄疸（葛根、豆豉、栀子）；②熊虎爪牙所伤毒痛方（干葛根汁）；③醉酒方（生葛根汁）；④醉酒方（葛根汁、枇杷叶汁、干蒲、麻子、胡麻）；⑤急干呕不止（葛根）；⑥伤寒时气温病（葱豉汤加葛根、升麻）；⑦脊骨腰痛（生葛根，嚼烂咽汁）；⑧卒服药过剂烦闷方（鲜葛根捣汁）；⑨房黄病（生葛根、豆豉、栀子、茵陈）
生茅根	①黄疸（生茅根、猪肉）；②水肿（白茅根、小豆）
桔梗	①救卒客恶死（桔梗、麝香）；②痰嗽喘急不定（桔梗、童子尿）
蜂蜜	①胸膈上痰（蜂蜜、常山、松萝、甘草、酒、瓜蒂）；②鲠喉方（蜂蜜慢慢咽服，可使鲠物排下）；③胃气虚弱，风热不能进食（生姜汁、蜂蜜、生地黄汁）
姜（生姜/干姜）	①卒客恶死（生姜、肉桂、豆豉、酒）；②犬咬伤人（干姜末或姜汁）；③卒中五尸方（干姜、桂分）；④卒中五尸方（干姜、肉桂、巴豆）；⑤腹痛（干姜、附子、花椒、半夏、大枣、粳米）；⑥卒心痛（生姜、干姜煮水）；⑦心腹俱痛（生姜、茱萸、豆豉）；⑧寒疝腹痛（生姜、吴茱萸、豆豉、酒）；⑨咳嗽（干姜、猪肾）；⑩急呕吐并厥逆方（生姜、橘皮）；⑪主胃反，早晨食傍晚吐，食后吐（生姜汁、甘蔗汁）；⑫半夏毒（生姜、干姜）；⑬伤寒时气（生姜、柴胡、人参、甘草、黄芩、半夏、大枣）
赤小豆	①尸注鬼注方（赤小豆、桑白皮、羊肉）；②胸中多痰，头痛不思饮食（赤小豆、瓜蒂）；③卒绝粮失食饥（赤小豆、黄豆炒黄捣为细末）；④水肿（赤小豆、白鸡）；⑤水肿（赤小豆、鲤鱼）
当归	①卒心痛（当归、桂心、栀子）；②心痛（当归）；③阴毒（当归、椒、甘草、升麻）；④蛊毒下血（当归、蘘荷叶、苦参、黄连）；⑤头痛（当归）
郁李仁	①突然心痛（郁李仁再用淡盐水）；②急性水肿，不得平卧（郁李仁、白面粉）。
麦芽	温病（麦芽、粟米、干姜、麻子仁）
高良姜	①心腹痛（高良姜炒末）；②脚气（高良姜煮水）
芫荽	卒心腹烦满方（香菜取汁）

药物名称	疾病（组方）
薤白	①突然心痛（小根蒜、浓醋煮）；②食后常呕者（薤白、茱萸、豆豉、枣、枳实、盐）；③治误吞钗方（薤白煮熟，服食一把）；④狂犬咬伤（薤白汁）；⑤食腐臭肉中毒（薤白汁）；⑥卒得惊邪（薤白、珍珠、白雄鸡）
紫苏	①伤寒呕吐（紫苏）；②食螃蟹中毒（紫苏茎叶取汁）；③寒凉上气方，咳嗽（干苏叶、陈橘皮）
茯苓	①卒得惊邪（茯苓、干地黄、人参、桂枝、甘草、麦冬、半夏、生姜、公鸡）；②腹内冷癖，胃脘部停痰，两胁痞满（茯苓、茱萸、蜂蜜）；③心神昏塞，多忘误事（茯苓、茯神、人参、远志、菖蒲）；④肿入腹，苦满急（茯苓、泽泻、桑白皮、鲤鱼）
薄荷	风邪侵于皮肤，瘙痒不止（薄荷、蝉蜕）
薏苡仁	水肿（薏苡仁粥）
桃仁	①咳嗽方（桃仁、酒）；②上气咳嗽，胸膈痞满（桃仁、粳米）
莱菔子	上气咳嗽，多痰喘促，咳唾脓血（莱菔子研碎，煎汤）
荜茇	冷痰饮、恶心（荜茇、稀粥）
胡椒	①脾胃虚弱不能食（胡椒、鲫鱼、干姜、橘皮等）；②霍乱（胡椒，米汤送服）
芦根	①五噎，心膈气滞烦闷（芦根以水三大盏）；②食狗肉不得消化，导致心下坚硬或腹胀口干（芦根煎煮）；③鲈鱼肝中毒（芦根锉碎煮汁）
百合	心急黄（百合、蜂蜜蒸）
茴香	脾胃进食（茴香、生姜、酒）
黄精	卒绝粮失食饥（黄精）
夏枯草	肝虚。目痛，冷泪不止，筋脉疼痛（夏枯草、香附子，辣茶调服）
覆盆子	眼睛昏暗看不见物，冷眼浸淫不止（覆盆子）
马齿苋	①马咬伤人，毒入心腹（马齿苋煮汤）；②卒中射工水弩毒方（马齿苋捣烂饮服）。

从表8-4可知，《肘后备急方》中用到42种药食同源的药物，甘草、豆豉、杏仁、生姜、茯苓等几种药物的应用范围最为广泛，在所治疾病中，伤寒时气使用药食同源药物的品种数最多。

二、食物应用概况

《肘后备急方》中常用到的食物有10余种，书中还收载了大量食疗方，据统计，按食物品种可分为鱼、禽蛋、畜肉与内脏、蚧、豆、菜蔬、果类、乳制品及粥类等九大类共65种治病的食疗方，可见葛洪善于运用各种食物以达到治病的目的。食物应用概况见表8-5。

表8-5 《肘后备急方》中食物应用概况

食物名称	应用概括
鳗鲡鱼	熟服治卒心痛（鳗鲡鱼，羹）
鲫鱼	①脾胃虚弱不能食（鲫鱼、胡椒、干姜、橘皮等）；②脚气（鲫鱼薄片）
鲤鱼	①面肿，大腹水病（鲤鱼、豆豉，羹）；②鲠喉方（鲤鱼鳞、皮共烧为屑）；③水病肿胀（鲤鱼、赤小豆）
鳢鱼	大腹水病（鳢鱼）
乌鸡	风毒脚弱痹满上气（乌鸡，羹类）
鸡蛋	①卒中五尸（鸡蛋）；②卒胃反呕哕（鸡子黄）；③醋心痛（鸡子黄）
猪肝/猪心	卒肿（猪肝/猪心，羹类）
羊肾	虚损劳（羊肾、肉苁蓉，羹类）
羊肝	治伤寒时气（羊肝，羹类）
猪肾	卒腰肋病（猪肾、粳米，粥类）
白米粥	胸膈上痰（白米，粥类）
冬瓜	食鱼中毒、螃蟹中毒（冬瓜汁、生藕汁）
大豆	①卒客恶死（突然昏死）（大豆、鸡蛋清、酒）；②中恶（大豆、卵白）；③卒风喑不得语（大豆）；④肿满（熟大豆）
小豆	①瘴气疫疠（小豆）；②大腹（小豆、白鸡）
松子仁	提高饮酒量（松子仁、柏子仁）

三、药膳应用类型

药膳是适用于特定人群的食品，包括菜肴、汤品、面食、米食、粥、茶、酒、饮品、果脯等。《肘后备急方》中用于食疗养生的药膳类型及常用药物见表8-6。

表8-6 《肘后备急方》中药膳类型及所用药物食物

药膳类型	药食同源药物及食物
汤类	甘草、杏仁、肉桂、桃仁、乌梅、藿香、麻仁、花椒、栀子、豆豉、大枣、牡蛎、竹叶、人参、麻仁、枸杞、橘皮、葛根、生姜、干姜、赤小豆、薤白、茯苓、鲤鱼、鲫鱼
粥	甘草、生姜、干姜、薏苡仁、桃仁、荜茇、猪肾
茶点	甘草、橘皮
酒类	甘草、乌梅、豆豉、大枣、牡蛎、枸杞、蜂蜜、生姜、干姜、当归、陈皮、紫苏、薄荷

续表

药膳类型	药食同源药物及食物
羹类	豆豉、生茅根、赤小豆、胡椒、羊肝、羊肾、猪肝、猪心、乌鸡、鲫鱼、鲤鱼、鳗鲡鱼
蒸饭	豆豉
饼	郁李仁

从表8-6可知,《肘后备急方》中常用的药膳类型有汤、粥、酒、羹、茶点、蒸饭、饼等,其中汤类是《肘后备急方》中最常用的药膳类型。甘草、杏仁等20余种药食同源药物用于汤类。这与现在药膳饮食习惯的调研结果也是一致的,在508份(含多选,所谓的"多选"就是某些问题有多个答案)广东药膳调查问卷中,深受百姓喜爱的药膳类型是汤类(74.0%),其次是菜肴类(10.0%),之后是饭类(11.0%),最后是饮料类(6.0%)。

四、食疗禁忌

《肘后备急方》中共有13处记载了食疗禁忌方面的内容,如肿满、水肿病必须禁盐。这些食疗禁忌大部分对于今天都有指导意义。见表8-7。

表8-7 《肘后备急方》中食疗禁忌

疾病	食疗禁忌
毒病愈后	百日内禁食猪、狗、羊肉,伤血及久食肥腻、干鱼,则必然引致严重痢疾,泻下则不可救之。又禁食面食、胡蒜、韭薤、生菜、虾、鳝等,吃这些物品多导致病情复发,病发后则难以治愈
温疟不进饮食	知母、鳖甲(炙)、常山、地骨皮(细切)、竹叶(细切)、石膏,以水煎煮,分为三次温服。忌食大蒜、热面、猪、鱼等
历节各种风疾,百节酸痛不可忍	酥油、松脂,服药期间以面食粥为佳。慎食血腥生冷食物及酸性食物、水果等
上气咳嗽	陈橘皮、桂心、杏仁三味等分,同捣为细末,以蜂蜜和为丸。每于饭后服,须用热茶水调服二十丸,忌食生葱
久咳逆上气,身体浮肿,短气,胀满,昼夜靠墙不能平卧,咳时常如水鸡声	用白前汤(白前、紫苑、半夏、大戟)。服药后禁食羊肉、饴糖,有特效
咳嗽上气,喘急,嗽血,吐血	取人参捣末,鸡蛋清调服,五更初时服,服后既睡。服药后忌食腥、咸、腌鱼、糟鱼、酱面等食物。同时,切勿过醉、过饱,慢慢调养痊愈

续表

疾病	食疗禁忌
身体面部突然肿满洪大	鲤鱼一条，用醇酒三升煎煮，煎至酒干尽，然后食用。不要添加醋及食盐、豆豉等杂物
从脚部肿起，逐渐向上蔓延	取小豆一斛，煎煮小豆食用，不可杂食米饭和鱼、盐等
狂犬咬伤	每到七日时，就应该饮服蘘白汁三二升。并应终生禁食狗肉、蚕蛹，若食这两种食物，则发病不可救治
心疝病定时发作，疼痛剧烈难忍	真射罔、吴茱萸等份，捣碎末，蜜和丸如麻子大小，服二丸，日三次，不要吃热食物
霍乱吐泻	用黄米五升，水一斗，煮至三升，澄清，少量喝下，不要喝其他汤水
大热烦躁，止渴，利小便，压一切热毒	虎杖治大热烦躁，止渴，利小便，压一切热毒。暑天和甘草煎，色如琥珀，可爱好看，味甜美，用瓶放井中，冷彻如冰，称为冷饮子。能破女子月经不通，捣碎，用酒浸泡，常服。有孕人不要服，服后破血
鸟兽及配食物的多种忌法	白羊不能与雄鸡一同杂食。养肝不可与乌梅及椒同食。猪肉不能与养肝同食。牛肠不能与狗肉同吃。雄鸡肉不能与生葱菜等共同食用。鸡、鸭肉不能与蒜、李子、鳖肉等同食。鱼不要与乌鸡同食。腌青鱼或糟青鱼不能与生胡荽同食。鳖肉不能和鸡、鸭蛋及红苋菜同食。妊娠的妇女不能食脍鱼。妊娠的妇女勿食桑椹及鸭蛋、巴豆、藿羹，甘草忌食菘菜。牡丹忌食胡荽。常山忌食葱。黄连、桔梗忌食猪肉。茯苓忌食大醋。天门冬忌食鲤鱼。苍耳与猪肉同食对人有害

综上所述，《肘后备急方》在药膳食疗方面做出了巨大的贡献。葛洪将辅料与主料进行了的结合。书中的药物都是平常易得之物，且有简单、廉价、高效等优点，故历来备受青睐。越来越多的药学、医学专业人员对这些有效食疗方、"药食同源"药物进行研究，中国知网有近百篇文章对《肘后备急方》进行了报道，中医药膳食疗网对《肘后备急方》中药食同源药物及部分健康知识也进行了收录。《肘后备急方》药膳食疗理念给笔者带来了以下几个方面的启发：重视古籍古方的挖掘与筛选；药食同源药物的运用与推广；现代常见疾病的食疗选方；药膳食疗禁忌知识的普及。

第三节　美容应用研究

《肘后备急方》是我国东晋著名的医药学家葛洪从其所撰百卷《玉函方》中采其要约而成，是现存两晋南北朝时期最早载录中医美容方剂的医籍，以其所刊载的美容方剂之早、之多、之专，以及所明显体现出的美学思想，堪称中医美容第一书。现就《肘后备急方》中医美容方药特点做一些探讨。

一、中医美容方的用药特点

1. 多用外治法　从用药特点来看，《肘后备急方》中的美容方除少数内服外，大多采用外治法，外用方占83%之多。如治斑秃、脱发，常用药物外涂法和沐浴法。"疗人须鬓秃落不生长方：麻子人三升，秦椒二合，置泔汁中一宿，去滓，日一沐，一月长二尺也。""疗须鬓黄方：烧梧桐灰，乳汁和，以涂须鬓，佳。""染发须，白令黑方：醋浆煮豆，漆之，黑如漆色"。又如治疗狐臭用局部粉扑方"青木香二两，附子一两，石灰一两，细末，著粉腋中，汁出即粉之"。此外，很多面疱疮、面黑等面部损美性疾病也多用外涂法。提示美容的给药途径以外用为佳。究其原因，可能是外用时局部皮肤直接吸收，药物直接作用于患部，疗效也迅速。

2. 取象比类　《肘后备急方》美容方以头面美容方剂最丰富，其中面部美容方剂又以美白方为最，美白方的一个重要特点就是均选用大量带白字和白色的药物，如白石脂、白蜜、鸡子白、白芷、白术、白蔹、白附子、白头翁、冬瓜仁、杏仁、桃仁、白杨皮、白桐叶、桑白皮、白松脂、云苓……如"疗人面体黎黑，肤色麤陋，皮厚状丑：细捣羖羊胫骨，鸡子白和，傅面，干以白粱米泔汁洗之，三日如素，神效"。此乃取药物色白之象比类人面色，认为使用此类药物后其色白之象就会转移到人体，因而能起到美白的功效。

花朵赏心悦目，既有红润的色泽，又呈娇艳婀娜之态，"花容月貌"就是形容容貌姣好。在书中即有内服桃花美颜色的方剂，一方"取三树桃花，阴干，末之，食前服方寸匕，日三"。一方"白瓜子中仁五分，白杨皮二分，桃花四分，捣末，食后服方寸匕，日三"，还说明"欲白加瓜子，欲赤加桃花"。可见葛氏认为白瓜子、白杨皮能使皮肤色白，加上红艳的桃花后便能收白里透红之效，而又可通过对增白功效药物和悦色功效药物药量比重的调整来满足个人对肤色偏白或偏红的不同需求。

3. 发挥药物特性

（1）善用动物药　书中不少美容方用猪脂、麋脂、羊脂、狗脂、羊胆、猪胰等。如"疗人面体黎黑，又方：芜菁子二两，杏仁一两，并捣，破栝蒌去子囊，猪胰五具，淳酒和，夜傅之。寒月以为手面膏""令面白如玉色方：羊脂、狗脂各一升，白芷半升，甘草一尺，半夏半两，乌喙十四枚，合煎，以白器成，涂面，二十日即变，兄弟不相识，何况余人乎？"此外，用白蜜涂面，治（黚）（黵）雀斑，涂毛孔治白秃落发；用牛髓治面黑皮皱；以乳汁涂肤毛，滋润皮肤及毛发；鸡子白作面膜治面皱黑斑，这些方法确实有效，直到现在仍广为应用。

（2）善用矿物药　矿物药药性猛烈，偏温或偏寒，有毒，具有杀虫解毒、祛邪辟瘟等功效。书中有不少美容方采用矿物药，如对于面生疱疮、酒渣鼻、头面疬疡、面（黚），常用黄矾石、石灰、硫黄、朱丹、铅丹、水银、珍珠、朱砂等。如"疗人头面患疬疡方：雄黄、硫黄、矾石，末，猪脂，和涂之"。以现代科技水平衡量这些组方，可知铅、汞等都已过量，是不可行的。

（3）善用芳香药　中医学认为气滞血瘀，则暗生黑斑，而芳香类药物具有走窜之性，能开窍、通经络，使血气通行，荣卫和畅。如书中"疗人面无光润，黑（黚）及皱"，采用细辛、辛夷、川芎、白芷等芳香药，配以葳蕤、黄芪、山药、白附子、瓜蒌、木兰皮、猪脂作面脂敷面，通过祛风活血，润肤解毒止痒，使面容光润。再如"令人香方：白芷、薰草、杜若、杜衡、藁本分等，蜜丸为丸，但旦服三丸，暮服四丸，二十日足下悉香，云大神验"。

二、中医美容方的方剂特点

1. 美容方剂治疗疾病范围广　《肘后备急方》收载美容方剂的种类与数量在现存两晋南北朝医书中是最多的。其中美容方剂集中载录于卷六"治面疱发秃身臭心昏鄙丑方第五十二"一篇中，该篇除附方部分，共载美容方剂67首，其中以治疗损美性疾病的美容方剂为主，有35首，包括治疗面疱疮、粉刺、面鼻酒皶、疬疡的面部美容方剂23首，治疗发须秃落、发须黄白的美发方剂8首，治疗狐臭方10首，此外在卷五"治癞癣疥漆疮诸恶疮方第三十九"一篇中还载有治疗白秃的美容方剂5首，其治疗的范围覆盖了整个人体。

2. 增加了保健美容方剂　《肘后备急方》不仅是晋唐时期第一部集中载录美容方剂的医书，亦是第一部载录保健类美容方剂的古籍。卷六"治面疱发秃身臭心昏鄙丑方第五十二"一篇中就载有美白方17首，内服香身方3首，泽发方1首。如书中有一首方据称为"陈朝张贵妃常用膏方"，方用"鸡子一枚，丹砂二两，末之，安白鸡腹下伏之，出取涂面"，并指出"鸡子令面皮急而光滑，丹砂发红色"，敷面不过五度即能使面白如玉，光润照人。另有一首内服肥白方"大豆黄炒，舂如作酱滓，取纯黄一大升，捣，筛，炼猪脂和令熟丸，酒服二十丸，日再，渐加至三四十丸，服尽五升"。还说明了"不出一月，即大即食，肥白"。

3. 美容方剂与美容化妆品的融合　《肘后备急方》中有染发剂、手脂、荜豆香藻、熏衣香方等化妆品，尽管数量不多，但却初步体现了中医美容方剂与化妆品的结合。书中还将治疗美容方剂和化妆品配合使用来达到效果。如一首治疗小儿恶疮的方就将蛇床子合黄连二两捣末，以猪脂和涂。中医美容方剂与化妆品的结合是中医美容方剂和化妆品各自发展的需要和体现，两者的相互融合既扩大了中医美容方剂的应用范围，有利于新剂型的创制，同时亦使化妆品不仅局限于对容貌的修饰作用，更从保健治病角度，起到更好的美容效果。保健修饰化妆品成为中医美容方剂的一部分，和治疗美容方剂相得益彰。

4. 丰富了美容方剂剂型　《肘后备急方》中美容方剂剂型已具备丸、散、膏、汤、酒等基本剂型，外用方剂亦增加了洗剂、粉剂、酒剂、醋剂、蜜剂、澡豆剂等。以膏脂剂剂型较多且颇具特色，既有用动、植物油脂直接和药调成的调膏，又有以水或酒将药物加热，滤净去渣而成；既有加热浓缩的熬膏，又有以动、植物油直接煎熬药物的油脂膏、蜡脂膏，还有捣研膏、蜜膏等等，极大地丰富了中医美容方剂的剂型。特别值得一提的是，《肘后备急方》中首创多种面膜调制法，即以新鲜鸡蛋清，或以猪蹄熬渍，或用鹿角熬成胶体状物作面膜，敷贴面部，以治疗面部瘢痕，这可能是世界上最早的面膜制剂了。

5. 出现了美容成药　为供长期用药和随时取药方便之需，一部分美容方剂被制成了成药，并用特定的容器储存。如治疗狐臭的方剂需要长期用药，《肘后备急方》中一首治疗腋下狐臭方就用绢囊盛烧好的矾石末，以常粉腋下。保健修饰类美容方如面脂面膏、抹发香膏、手油、澡豆等因为平时常用，故亦被制成成药以供随时取用。面脂面膏由于含有动物脂肪，容易变质，因此方后多指出需用瓷器贮存。

《肘后备急方》是以论治急性病为主要特色，而其中记载了如此丰富的美容内容，年代又如此之早，实属罕见。书中许多美容方所选择药物易得，制作方法简便；方药配伍科学合理，疗效显著。后世许多医书都引录有葛氏的美容方剂，如唐代的《千金翼方》《外台秘要》，明代的《本草纲目》，乃至现代的《美容·秀发·丽影》《最新美容化妆》都有采用，足见其影响之巨。虽然记载的某些美容方药或方术，以现代科技水平衡量绝不可行，如有些外用药或化妆品用铅、汞过量。然而瑕不掩瑜，《肘后备急方》在防治损容性皮肤病及保健养颜方面的许多独特经验，对于中医美容治疗及美容药物研究都有很好的启迪，我们有必要对其进行进一步的挖掘整理、研究开发，以更好地发挥其作用。

第四节　治未病思想探析

中医学"治未病"的思想理论源远流长，其起源最早可追溯到《黄帝内经》，书中有大量关于"治未病"的理论记载。《肘后备急方》其内容广博，对后世产生了深远的影响，集中反映了魏晋南北朝时期的医学成就，是我国现存较早、应用价值较高的一本古代中医药文献。《肘后备急方》中虽没有专门的篇章言明"治未病"，但全书对"治未病"的防治思想及临床应用在各篇中多有论及，反映了葛洪在遣方用药治疗疾病的同时，亦十分重视疾病的预防与保健，正如其在《抱朴子·养生论》中所言"至人上士，乃施药于未病之前，不追修于既败之后"，可以说是我国预防医学和流行病学的先驱和伟大的实践家。

随着我国医药卫生事业的发展与改革，现阶段"以预防为主、防治重心前移"的医疗卫生方针与中医"治未病"理论体系是一致的，"治未病"思想再次受到重视。因此，倡导实施中医"治未病"健康工程，重视中医经典古籍的研读及挖掘，发挥中医"治未病"的预防保健特色优势，进一步提升中医"治未病"的理论内涵和实践价值，对于当下的临床医学和预防医学，都有着广阔的应用前景和重要的现实指导意义。

一、葛洪的预防医学思想内涵

1. 未病先防，调摄养生　未病先防即未病养生，防病于先，指在没有患病的时候，要做到防患于未然，积极消除致病因素，预防疾病的发生，实为一种预防思想。葛洪十分重视未病先防，强调积极主动或被动免疫，事先服食某些药物或采取某些措施，提高机体的免疫能力，防止病邪侵袭。如"治尸注鬼方第七"对预防晕车、晕船的发生有云："以车前子、车下李根皮、石长生、徐长卿各数两，等分。粗捣，作方囊贮半合，系衣带及头；若注船，下暴惨，以和此共带之。又临入船，刻取此船，自烧作屑，以水服之。"指出可用药物做成香囊随身佩戴，可帮助改善晕车（船）症状。这与现代医学研究一致，由于香囊选用的中草药大都含有挥发油，这些芳香物质可通过呼吸道进入人体，兴奋神经系统，刺激机体免疫系统，促进抗体的生成，提高身体抗病能力，起到解闷除烦、宁神清心的作用，从而防晕车、晕船。

又如"治伤寒时气瘟病方第十三"中指出可服食药物以阻止疾病的相互传染："大黄三两，甘草二两，麻黄二两，杏仁三十枚，芒硝五合，黄芩一两，巴豆二十粒（熬）。捣，蜜丸和如大豆，服三丸，当利毒。利不止，米饮止之。家人视病者亦可先服取利，则不相染易也，此丸，亦可预合置。"尤其对一些瘟毒、疫病等具有强烈传染性的病邪，采取必要的预防措施显得更为重要。如"治瘴气疫疠温毒诸方第十五"中有大量的论述："赤散方……晨夜行及视病，亦宜少许，以纳粉粉身佳。""度瘴散，辟山瘴恶气，若有黑雾郁勃及西南温风，皆为疫疠之候。……辟毒诸恶气，冒雾行，尤宜服之。"

除可服食药物预防疾病外，还可用芳香性药物制作成香囊，佩戴身上或将其悬挂，以减轻密集人群相互传播的危险性而起预防作用，如载曰："太乙流金方……捣为散，三角绛囊贮一两，带心前并门户上。月旦青布裹一刀圭，中庭烧。温病人亦烧熏之，即瘥。""虎头杀鬼方……捣筛，以蜡蜜和如弹丸，绛囊贮，系臂，男左女右。家中悬屋四角。月朔望夜半，中庭烧一丸。一方有菖蒲、藜芦，无虎头、鬼臼、皂荚，作散带之。""又方，正月上寅日捣女青屑，三角绛囊贮，系户上帐前，大吉。又方，马蹄木捣屑二两，绛囊带之，男左，女右。"

此外，以艾熏环境能净化空气，可以达到防治一些传染病的作用，如"断温病令不相染……又方，密以艾灸病患床四角，各一壮不得令知之，佳也"。由于葛洪意识到该类传染病可通过空气，从口鼻侵入人体而致病，故多采用对空气熏蒸灭菌的方法来预防传染性疾病的发生和流行，对现代预防医学的应用仍有很好的借鉴意义。

2. 既病防变，早期治疗　在疾病发生的初期，如做到早发现、早诊断、早治疗，可防止疾病的发展与传变。如已发生传变，可根据疾病的发生发展规律及传变途径，分别予以不同的诊疗方法，尚可治愈。如"治伤寒时气瘟病方第十三"中指出伤寒早期具少数不明显的临床表现，此时病位尚浅，病情多轻，正气未衰，若能及时诊疗，尚可阻止病情的发展；若不及早治疗，病邪可能逐步深入，不断加剧发展成为具有明显症状的疾病而变得复杂难治："又治伤寒及时气瘟病，及头痛，壮热脉大，始得一日方……又伤寒有数种，人不能别，令一药尽治之者。若初觉头痛、肉热，脉洪，起一二日，便作葱豉汤……若汗出不歇，已三四日，胸中恶，欲令吐者……若已五六日以上者……若已六七日，热极，心下烦闷，狂言见鬼，欲起走……治时气行垂死，破棺千金煮汤……治温毒发斑，大疫难救，黑膏……麻黄解肌，一二日便服之……亦可服葛根解肌汤……三日以上至七八日不解者，可服小柴胡汤……若有热实，得汗不解，腹满痛，烦躁，欲谬语者，可服大柴胡汤。"

书中强调，若发展到疾病的后期，病入膏肓，已属难治："此四方最第一急须者，若幸可得药，便可不营之，保无死忧，诸小治为防以穷极耳。若病失治，及治不瘥，十日以上，皆名坏病，唯应服大小鳖甲汤。"

此外，内科杂病亦存在一定的传变规律，应当在发病之初及时治疗，防止疾病的加重、恶化，采取的措施包括截断疾病传播途径。如"治卒患腰胁痛诸方第三十二"曰："治肾气虚衰，腰脊疼痛，或当风卧湿，为冷所中，不速治，流入腿膝，为偏枯冷痹缓弱，宜速治之方。""治虚损羸瘦不堪劳动方第三十三"亦指出："……此二条本在杂治中，并皆虚劳，患此疾，虽非乃飚急，不即治，亦渐瘵人。"

3. 瘥后调摄，防其复发　在病情稳定或病愈后，防止疾病再次复发的防"食复""劳复"仍是"治未病"的重要补充。如"治时气病起诸劳复第十四"为专门论述病后禁忌的篇章,指出病初愈时若饮食不节,或起居作劳,就会发生食复、劳复之变,并针对劳复和食复等后遗症采取对症治疗:"凡得毒病愈后,百日之内,禁食猪、犬、羊肉,并伤血,及肥鱼久腻、干鱼,则必大下痢,下则不可复救。又禁食面食、胡蒜、韭薤、生菜、虾鲑辈,食此多致复发,则难治,又令至他年数发也。治笃病新起,早劳及食饮多致欲死方。……治交接劳复,阴卵肿,或缩入腹,腹中绞痛或便绝方……大病瘥后,小劳便鼻衄方……大病瘥后,多虚汗,及眼中流汗方……又,瘥复虚烦不得眠。"

其他篇章亦有散在论述病后的饮食调护及对症治疗,如"治寒热诸疟方第十六"曰:"治疟病方……又方,若发作无常,心下烦热。取常山二两,甘草一两半。合以水六升,煮取二升。分再服,当快吐,仍断,勿饮食。老疟久不断者……从服药至过发时,勿饮食。治温疟不下食……忌蒜、热面、猪、鱼。治瘴疟……服药后至过发时,勿吃食。""治一切疟,乌梅丸方……徐服后,十余日吃肥肉发之也。"

此外,有专门论述水肿病人的饮食护理的篇章:"治卒身面肿满方第二十四"及"治卒大腹水病方第二十五"多处强调,宜"勿食盐,常食小豆饭,饮小豆汁,鳢鱼佳也;肿瘥后渴,慎不可多饮;节饮及咸物;节饮糜粥养之;勿饮酒。禁肥肉、生冷勿食。"这些论述与西医学理论一致,认为水肿病患者应饮食清淡,控制盐、水摄入,少食难消化及生冷食品,可多食富含蛋白质的食物,并强调可食用鲤鱼以消除水肿,效果佳。后世医籍中亦有用鲤鱼治疗水肿病的论述,如唐代王焘《外台秘要》专门介绍了用鲤鱼治疗水肿(包含妊娠水肿)的验方:"用大鲤一尾,赤小豆一升,水二斗,煮水饮汁,一顿服尽,当下利尽即瘥。"李时珍在《本草纲目》中亦曰:"鲤乃阴中之阳,其功长于利小便。"

此外,"治卒有猘犬凡所咬毒方第五十四"指出狂犬噬人后,患者应慎饮食,做好疾病后期的善后治疗与调理,方能巩固疗效,防止疾病复作:"凡猘犬咬人,七日一发,过三七日不发,则脱也,要过百日,乃为大免耳。每到七日,辄当饮薤汁三二升,又当终身禁食犬肉、蚕蛹,食此,发则不可救矣。疮未瘥之间,亦忌生物、诸肥腻及冷,但于饭下蒸鱼及就腻气中食便发。不宜饮酒,能过一年乃佳。"

二、"治未病"理论对现实的指导意义

葛洪《肘后备急方》"治未病"思想体现了中医学预防为主的精神,为后世历代医家发展和完善中医"治未病"理论提供了很好的指导作用。像这种

未雨绸缪、防患于未然的预防思想和具体措施，至今仍具有十分重要的实际指导意义，从中获得许多有益的借鉴。经过长期的实践总结，时至今日，中医"治未病"已形成了系统的防治理念和措施。

1. 指导健康养生 《肘后备急方》的"治未病"思想要求注重平素养生，防病于先。做到起居有常，顺应自然变化，保持健康的生活方式，避免不良刺激，提高心理调适能力；强身健体，适当运动；用药膳保健、针灸、推拿按摩、药物调理等方式，扶助正气，可达到保健和防病之目的。

2. 指导早期传染病预防 葛洪"治未病"思想要求加强预防，防治病邪入侵。开展预防传染病的卫生健康教育，做好预防接种工作，养成良好个人卫生习惯，传染病流行时不到人群密集的地方去，室内常开窗透风，勤洗手，防止细菌病毒污染，必要时用艾灸熏环境以预防。

3. 指导临床疾病防治 葛洪的"未病先防，既病防变，早期治疗"的核心内涵对临床各科都有指导意义，尤其可针对各类慢性疾病的防治，如用于指导高血压病、脑中风、冠心病、糖尿病、气管炎、胃炎、慢性肾炎、滑胎等。临床上用"治未病"理论指导治疗滑胎，可提高保胎成功率，还可用于指导高尿酸血症及痛风、骨伤科、肝脏疾病等疾病的防治。

4. 指导肿瘤防治 《肘后备急方》的"治未病"的学术思想对于肿瘤的临床治疗、预防复发转移方面均有十分重要的指导意义，即可从癌症未发病前预防其发病、癌症已发早期诊治、综合治疗预防其复发转移等三个方面予以指导，能够降低肿瘤的发生率，提高患者的生存质量，延长生存期，节约医疗资源。

当下应充分发挥中医预防保健特色优势，认真学习葛洪的"治未病"思想，强调治疗与预防并举，防病于未然，这样不仅可减轻医疗卫生负担，还可直接或间接地提高社会生产力，促进社会发展。随着中医"治未病"理论研究的深入及中医现代化的进程，将"治未病"理论契合于现代中医预防医学、亚健康状态的医疗保障的临床实践中，并将其运用到临床实践当中，加以大力弘扬，更好地发挥其作用。

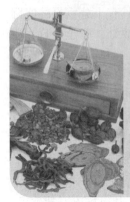

第九章
葛洪及《肘后备急方》研究进展

　　葛洪为我国东晋著名的道教学者、炼丹家、医药学家，作为一名"兼修医术"的道教代表，其医药思想极为深远广博，不仅体现在对中医理论的构建、中药学的创新、疾病治疗的探索、养生理论的总结，而且在"治未病"的预防观、"济世为怀"的行医观等方面也有所彰显。同时，启发了后世在传染病学、药学、免疫学等方面的创新与突破，对现代医学的发展具有一定的推动作用。

　　随着中国科学家屠呦呦因受该书的启发，开创性地从中草药中分离出青蒿素应用于疟疾治疗，于2015年获得诺贝尔生理学或医学奖。再次引起我国学术界对葛洪在道教、化学、医药学及自然科学史等方面的重要贡献与历史地位的重视，相关研究论述颇多，主要集中在中医药学、养生与炼丹、儒道玄学、文学、美学等领域，虽然取得了丰硕成果，但仍有众多的课题值得进行深入探讨，如葛洪年谱、《抱朴子》外篇的深入研究、葛洪在科学技术上的贡献等等，由于葛洪的成就涉及宗教、哲学以及医学、化学等诸多方面，研究队伍比较分散，因此研究方法也亟须改进。

　　《肘后备急方》全书共八卷七十三章，卷一至卷四共三十五章，以内科病症为主，内容涵盖了中医内科学的大部分病症，如传染病、外感热病等。书中载有关于外科疮疡及意外创伤、骨折、脱位等多种骨外科疾病的防治经验。此外，《肘后备急方》中介绍很多妇科、儿科病症以及各病症的治疗方法，有内治法和外治法，且某些病症也是岭南妇科、儿科病症的首次记载。书中对耳鼻咽喉科的急症的内容论述也十分丰富，载有诸多五官科方药并记载了世界上最早的咽部金属异物吸出术，以及多种给药途径。此外，葛洪十分重视对疾病的预防，论述了预防医学的预防观点、养生观念、预防疾病的方药、各种防御疾病的方药，并提出最早免疫学思想。《肘后备急方》还体现了美学思想，其所载的美容方剂之早、之多、之专，堪称中医美容第一书。再者，葛洪的多种养生防病方法以及未病先防的思想在书中亦有所体现。故《肘后备急方》的临证经验以及医学思想为后世提供了非常宝贵的参考以及研究资料，对后世中医药的发展乃至今天中医学仍有深远的指导意义。本节主要介绍近年来对葛洪及《肘后备急方》的一些研究进展。

第一节　葛洪研究进展综述

在中国道教史、文化史及医药学史上，葛洪是一位做出过突出贡献并享有很高地位的学者，著有《抱朴子》《肘后备急方》《神仙传》等，在中医药学、养生与炼丹、儒道玄学、文学、美学等领域均有论述，对后世的影响深远。尤其是在医药学领域，《肘后备急方》记载青蒿治疗疟疾，启发了新药青蒿素的发现，在国内外影响力倍增。现对近年来研究葛洪的文献情况略做回顾，以期为进一步研究葛洪提供参考。

一、综合研究

20 世纪 80 年代以来，将葛洪作为一个在道教史和文化史上占有重要地位的历史人物进行综合研究的专著陆续出版。由于流传下来的葛洪著作中，《抱朴子》内外篇集中体现了他的思想，所以对葛洪的研究主要集中在对《抱朴子》的综合研究上。较早的专著有台湾学者蓝秀隆的《抱朴子研究》(台湾文津出版社，1980 年出版)，该书对《抱朴子》内篇和外篇作一整体研究，对葛洪的思想基础和渊源、长生论、方技论、本体论、政治论、身心论、处世论和文学论等做了较为全面的探索；林丽雪的《〈抱朴子〉内外篇思想析论》(台湾学术书局，1980 年出版)，从整体上概述了《抱朴子》内外篇的主要思想；李丰懋的《抱朴子：不死的探求》(台北中时出版社，1982 年出版)，可谓是专门研究葛洪《抱朴子内篇》的开创之作；胡孚琛著《魏晋神仙道教——〈抱朴子内篇研究〉》(人民出版社，1990 年出版)，则是大陆首次将葛洪作为道教史上的人物进行专题研究的著作，该书以《抱朴子内篇》作为研究对象，探讨了葛洪神学思想的渊源、发展和创新以及对方术的巨大贡献；符国栋著《不死的探求——抱朴子》(中国三环出版社，1992 年出版)，也是以内篇为对象，研究涉及葛洪的生平、著述和思想，重点放在内篇中体现的神仙不死思想，对其中的养生、服食、存思、变化、法术等等进行了条分缕析；此外，梁学义的《抱朴子研究》（台湾牧童出版社）、王利器的《葛洪论》（台北五南图书出版公司 1997 年出版）、张广军的《葛洪》（中国国际广播出版社，1998 年出版）等，也是综合研究葛洪的专著。

重要论文有王明的《论葛洪》，收入王先生所著《道家和道教思想研究》（中国社会科学出版社，1984 年出版）。文章对葛洪的生平、内篇和外篇的哲学思想做了整体概括，认为葛洪的思想比较复杂，前期的绝非纯儒，后期的也绝非纯道，他的思想总的来说是由儒入道的。既是宗教家又是科学试验家的二重性格，反映出他思想上的唯心和唯物的矛盾。伍卫民的《黄老之学与抱朴子》（中国哲学史研究，1988 年第 1 期），与大多数学者将葛洪纯粹作为道教学者的观点不同，作者认为《抱朴子内篇》侧重于黄老之学的养生部分并发扬为神仙学，而《抱朴子外篇》对治平之术的论说，更能体现出博采众长的黄老之学的特色，《抱朴子》是黄老之学的殿军，葛洪的思想乃是黄老之学的余晖。

以上的论著对葛洪及《抱朴子》的研究主要是从道教的角度展开的，所以大多只涉及其著作《抱朴子内篇》，对《抱朴子外篇》的研究相对比较薄弱。

二、著述研究

葛洪一生著述十分丰富，《晋书》本传言其"著述篇章，富于班马"，可惜大多已佚（详见王明先生《抱朴子内篇校释》附录二《葛洪撰述书目表》），加之后人伪托者多，因此从文献学的角度对其著作进行去伪存真和校勘训释是十分必要的。

首先值得一提的是对《抱朴子》内外篇的整理和校订工作，有关这方面的研究成果主要有：王明的《抱朴子内篇校释》（中华书局，1985 年出版）和杨明照的《抱朴子外篇校笺》上下册（中华书局，1996 出版）。王明的《内篇校释》是以清人孙星衍的平津馆校勘本为底本，参校多种版本精校而成。杨明照先生的《抱朴子外篇校笺》，参校二十多种版本，多方收集资料，花费四十多年的心血，考证精详，是研究葛洪思想不可或缺的基础资料。台湾陈飞龙的《〈抱朴子外篇〉今注今译》（台湾商务印书馆，2002 年出版），集作者四十多年研究《抱朴子》之经验，对葛洪的生平和《抱朴子》内外篇的文本进行了精详考证，并翻译成通俗易懂的白话，有益于葛洪研究的深入和著作的普及。

陈兴伟的《〈抱朴子·外篇〉标点举误》（《浙江师范大学学报》1994 年

第 5 期），发表在杨先生的校笺本出版之前，对中华书局 1986 年版诸子集成重印本之《抱朴子·外篇》标点失检之处进行了细致疏证，纠正 36 处标点错误。王家葵的《〈证类本草〉引〈抱朴子〉文字汇考》(《宗教学研究》1998 年第 2 期），以宋代医学著作《证类本草》所引《抱朴子内篇》文字 59 条，校正《抱朴子内篇》异文 8 条，佚文 5 条，以及《证类本草》引文错误 11 条。金毅的《〈抱朴子外篇校笺上〉笺补》(《古籍整理研究学刊》,1997 年第 4 期），对《抱朴子外篇校笺》上册进行了多处文字笺补。

谷方的《〈老子河上公章句〉考证——兼论其与〈抱朴子〉的关系》(《中国哲学》第七辑），认为《抱朴子》与《老子河上公章句》在思想上有许多相同之处，《老子河上公章句》是葛洪门徒所作；金春峰的《也谈〈老子河上公章句〉之时代及其与〈抱朴子〉之关系——与谷方同志商榷》(《中国哲学》第九辑，三联书店 1983 年出版），是对谷方观点的回应，文章通过考证得出《抱朴子》的成书时间不可能早于《老子河上公章句》的结论。台湾学者林丽雪的《葛洪事迹及著述考——葛洪研究之一》（台湾《国立编译馆馆刊》），是林丽雪研究葛洪的系列成果之一，该文不仅疏证了葛洪的生平事迹，也对历代史志所载葛洪著作做了详细考证。汪大白的《曹植〈释疑论〉应系葛洪所杜撰》(《学术界》,2001 年 5 月），认为曹植的《释疑论》可能是葛洪本人杜撰，目的是为了抵消曹植《辩道论》的影响。陈飞龙的《抱朴子修撰过程考论》(《中央大学社会文化学报》第 1 期，1994 年 5 月），考证了《抱朴子》内外篇的具体成书过程。

《抱朴子内篇》中的《遐览》篇，是现存最早的道经目录，保存了许多东晋以前的道经目录。但是葛洪对大多数经书的记载，仅记其书名和卷数，只有少部分记载了来历和流变。杨福程的《读〈抱朴子·遐览篇〉的道书数目：兼谈错误估计所造成的错误结论》(《社会科学战线》,1988 年第 4 期），认为《遐览》篇对道书的数目估计是错误的。杨光文的《葛洪与道教目录学》(《宗教学研究》,2002 年第 3 期），则从目录学的角度探讨了葛洪所做的贡献，作者认为《抱朴子内篇》中的《遐览》篇是中国道教目录学史上的第一部道教目录，为两晋南北朝道教目录学的发展打下了基础。

其次对《肘后备急方》的整理和校订工作，有关这方面的研究成果主要有：尚志钧的《补辑肘后方》（安徽科学技术出版社，1983 年出版）、梅全喜等的《抱朴子内篇·肘后备急方今译》（中国中医药出版社，1997 年出版）、《肘后备急方校注》（中医古籍出版社，2015 年出版）及《葛洪医药研究集成》（中医古籍出版社,2017 年出版），杜祖贻、汤伟奇等的《中医救治术精华——葛洪与陶弘景〈肘后备急方〉辑述》（商务印书馆，2007 年出版）。尚志钧的《补辑肘后方》为尚氏从《外台秘要》《医心方》《伤寒论》等书中散秩《肘后备急方》条文辑复，校勘订正共得 101 篇，为目前更可能接近《肘后备急方》原貌的版本。梅全喜、郝近大等的《抱朴子内篇·肘后备急方今译》对《抱朴子内篇》和《肘后备急方》进行了详细校勘，并将难懂的古文翻译成通俗易懂的白话文，更有助于葛洪著作研究的普及和推广。古求知、梅全喜等校注的《肘后备急方校注》以 1956 年人卫影印本为底本，参考多部医籍进行校勘，并首次将方剂中现今少见之药物进行考证标注，更有助于葛氏方剂推广应用。许岸高、梅全喜主编的《葛洪医药研究集成》将葛氏《抱朴子内篇》《肘后备急方》等医药成就和贡献，从"生平及其医药著作研究""医药学术思想贡献研究""方药学术贡献研究""临床学术贡献研究"四个方面进行了一次系统全面的总结，为国内首部全面系统研究葛洪医药学成就和贡献的专著。香港杜祖贻、汤伟奇等的《中医救治术精华——葛洪与陶弘景〈肘后备急方〉辑述》从《肘后备急方》中挑选了部分方剂进行点评，并对部分章节进行综论及名方释析，有助于中医急救方药的研究。

三、葛洪生平和事迹研究

由于文献不足及史料真伪莫辨、表述不清等种种原因，有关葛洪家世、生平和事迹等诸多问题一直是葛洪研究中的难点，这方面的研究成果如下。

葛洪是东晋时期人，目前关于他的生平事迹的记载主要见于《晋书·本传》和《抱朴子外篇自序》。对其出生年代，学术界基本无异议，但关于他的卒年，历来有两种记载，即 81 岁说和 61 岁说。《晋书》《太平寰宇记》《罗浮记》《晋书校注》《晋中兴书》《艺文类聚》等记载互有差异；目前多以 61 说为主，唯钱穆先生早年所作《葛洪年历》考证葛洪年寿不足 60。程喜霖《葛洪生卒年及隐居罗浮考》(载《武汉大学学报》，1982 年第 6 期)，考证葛洪于330 年隐居罗浮山，于 343 年卒，享年 61 岁。专门考证葛洪生卒年的还有谭世保的《葛洪生卒年考》(《广州研究》1986 年第 1 期)和王荣彬的《葛洪生平及其著述考辨》(《内蒙古师大学报》，1989 第 3 期)。新近梅全喜《关于葛洪生卒寿年及其晚年隐居、逝世地的再探讨》提出了葛洪生卒寿年及逝世地的新认识：葛洪寿年为 81 年，其最终的隐居、逝世地不在罗浮山，而极有可能在浙江宁海或安徽宁国(《亚太传统医药》，2018 年第 1 期)。

韩素杰的《基于中国方志库的葛洪遗迹考》(《岭南药学史》2017 年第 1期)从中国方志库共计收录历代地方志文献中梳理出的葛洪遗迹 160 余处，以浙江省数量最多，江西省次之，广西、广东、安徽、江苏、福建、湖北 6省再次之，山东、陕西、湖南、河南、四川、贵州、重庆、河北、山西等 9个省市也有零星分布。葛洪遗迹绝大多数为炼丹处，因葛洪主张在名山中炼丹，所以其炼丹遗迹多位于风景秀丽的山中。该文系统梳理葛洪遗迹，以期为现今各地研究弘扬葛洪文化提供一定参考。

王承文的《葛洪早年南隐罗浮考》(《中山大学学报》，1994 年第 2 期)，考证了葛洪早年南适岭南的道教背景，认为葛洪与著名道士鲍靓有过确实的师承关系。冯汉镛的《葛洪曾去印支考》(《文史》，1995 年第 39 期)，考证葛洪为炼丹曾经去过印支的事实。盖建民的《左慈、葛洪入闽炼丹考》(《中国道教》，1997 年第 1 期)，则详细考证了葛洪及其师左慈进入福建霍山炼丹的事实；邹远志的《葛洪家族世系考辨》(《湖南省政治管理干部学院学报》，2002 年第 12 期)，考证葛洪九世祖应该是葛浦庐而不是葛玄，葛玄乃葛洪祖父葛系之从兄，与葛洪血缘关系更疏远，该结论与杨明照的《抱朴子外篇校笺》序言和陈国符《道藏源流考》的考证略有差异，对于研究葛洪的思想渊源有一定的意义。许抗生《葛洪及其政治观》(《北京教育学院学报》，1997 年第 2 期)，对以往大多数哲学史著作认为葛洪出自江南士族的提法提出怀疑，认为葛洪之父祖辈实际上处于寒门地位。胡孚琛《魏晋神仙道教》(人民出版社，1990 年版)、陈飞龙的《葛洪之文论及其生平》(《文史哲出版社》)等，对葛洪生平也有考证。

葛洪年谱研究略显薄弱，除了前面提到的钱穆先生所作《葛洪年历》之外，80 年代以来，仅见台湾学者陈飞龙的《葛洪年谱》(载台湾《国立政治大学学报》，1980 年第 42 期)，该年谱起于葛洪生年晋武帝太康四年（283）年，止于其卒年晋康帝建元元年（343 年)，对于澄清葛洪一生的主要经历具有参考价值。

四、对学科的贡献研究

近年来对葛洪的研究发现，葛洪在中医药学、养生与炼丹、儒道玄学、文学、美学等多个学科领域起到承上启下的重要作用。

（一）中医药学

通过对《肘后备急方》的研究分析，归纳总结葛洪医药学成就：创新医学思想与实践，在传染病学、药学、免疫学、创伤外科等方面多有发明；中医治疗急症的"鼻祖"，开中医急诊专著及治疗急症之先河；善用针、灸、药、熨、烙、熏洗等诸法灵活应用，创隔物施灸众方、辟灸疗取穴诸法，奠定了灸疗学科的雏形，推动了后世灸疗学的发展。

1. 内科学 黄英的《〈肘后备急方〉治疗产后失眠及虚劳失眠学术思想浅谈》(《新中医》，2013 年第 10 期)对《肘后备急方》中失眠的分型和失眠的治法进行了分析。王瑶的《〈肘后备急方〉之黄疸病探讨》(《亚太传统医药》2016 年第 14 期)认为葛氏提出的黄疸病的分类、治法方药以及溺白纸的检测方法，不仅拓展了黄疸病的治疗方案，对后世研究黄疸病也具有指导意义。

陈晓坚的《〈肘后备急方〉治呕之临床经验探讨》(《亚太传统医药》2016年第11期)认为葛洪治呕立法严谨,辨证用药,以常达变,方法多样,非见呕止呕,并善用各种手段达到治病目的,充分体现了中医学的整体观念及辨证施治的基本点。

2. 外科学 谢强的《葛洪在盱江流域创教行医及对耳鼻咽喉科急症的贡献》(《江西中医药大学学报》2014年第6期)开创性地总结了《肘后备急方》中耳鼻咽喉科疾病方面的成就,葛氏所载治疗耳病采用多种给药方法,包括药熨、药敷、点药、塞药、吹药、灌药于耳部,对于耳痛、耳流脓、耳鸣耳聋、百虫入耳等有了明确的治疗方法,同时在治疗口鼻冷、口鼻生疮、咽喉不利、咽喉肿痛及生疮、骨鲠或误吞阻塞于咽部、失声、失语等鼻咽喉方面的急症,也运用了丰富的治疗手段。

3. 急症医学 王丽慧《〈肘后备急方〉急症辨治经验总结》(《中国中医基础医学杂志》2008年第10期)对《肘后备急方》中急症治疗经验进行了总结,认为葛洪在急症的辨治方面重用温法,活血行气,以速行止痛之效。治猝死以"通"为治则,多以半夏末、皂荚等辛药吹鼻,或以管吹耳窍、前阴或脐,或以药食开窍,此类药物多辛温,结合"吹法",直达病区以发挥通腑泄热之速效。以急则治标为原则,常投以峻烈之药,如以巴豆峻下逐水。在治疗单纯大腹水肿急症时还结合针刺放水疗法。

俞欣玮《〈肘后备急方〉现代急救方法源流考》(《浙江中医药大学学报》2006年第4期)考察了葛洪所载的急救方法与现今临床急救方法的源流关系,其研究结果表明,《肘后备急方》所记载吹鼻、竹管导尿法、吐下法及外科感染和止血等方法为现代临床医学上的人工呼吸法、导尿术、洗胃灌肠法、术后感染之抗菌消毒的源头,为现代急症医学的发展做出了重要贡献。

陈玉铭的《浅述葛洪从鼻治疗急症法对后世的影响》(《中国医药现代远程教育》2010年第18期)对于葛洪急症治法之"鼻疗法",即药物经鼻腔或非药物刺激鼻腔发挥速效治疗急性症状的方法,做了深入探讨。论述了通过鼻腔应用吹药法、滴鼻法、喷药、非药物刺激等法对急症的救治,其方法简便,并且药效迅速明显,可为后世治疗急症提供借鉴。

4. 传染病学 姜丕政的《〈肘后备急方〉中的传染病认识》(《中华医史杂志》2005年第4期)认为传染病是常见病、多发病,早期人们称之为瘟疫,其特点是传播及流行迅速。东晋时期医药学家就已经对瘟疫的传染性有了充分认识,葛洪在《肘后备急方》中提出防治疫病温病的具体方药,如大黄甘草麻黄杏仁芒硝黄芩巴豆丸,书中"治瘴气疫病温毒方"篇载有多种预防中药方,当时人们就已经懂得采用内服、鼻吸、外敷、佩带、烧熏、悬挂等多种方式预防瘟疫。《肘后备急方》所载常山、青蒿治疗疟疾被现代沿用,并且书中所载治疗狂犬咬伤法对于后世预防天花的人痘接种法具有一定启发性。

周鸯的《试论〈肘后备急方〉对传染病的认识》(《岭南药学史》2017年第1期)认为葛氏《肘后备急方》对一些急性传染病的认识颇具特色，书中记载的传染病有尸注鬼注、霍乱、伤寒时气温病、瘴气疫疠温毒、寒热诸疟、射工水弩毒、猘犬所咬毒、癞、沙虱毒、时疾发黄、虏黄病、天行毒病、溪毒等十几种，对传染病的研究细致入微。注意到传染病的时行性与流行性，认为传染病的发生与感染"毒气（或恶毒之气）""疠气""时气""虫"等有关，且明确地认识到"射工毒虫""沙虱"两种寄生虫病；对传染病观察细致，对同一种传染病的相同症状、传染病的进展规律等都有深刻的认识；十分注重传染病的预防；治疗上大量运用清热解毒药物、表里双解法，大量运用灸法，亦十分注重瘥后防复。

5. 中医养生学　在东晋时期，葛洪就对中医养生有了一定认识，可谓是早期的养生学家。王左原的《论晋代葛洪的防病养生思想》(《中国中医基础医学杂志》2009年第7期)总结了葛洪的养生观，提出行气祛恶、宝精不损、服食丹药等防病养生的有效手段。葛洪认为饮食、起居、情志、运动等因素可导致机体损伤，非常注重饮食起居方面的和谐，养生护正以防止损伤与疾病。

丁宏武在《关爱生命挑战极限——葛洪笃信金丹追求长生原因新探》(《宁夏师范学院学报》2008年第2期)总结了葛洪的养生经验，主要有导引行气、还精补脑、服食药物、思神守一、坚齿明目等养生方法。葛洪记载胎息气功养生法，强调了行气的重要性，认为行气治百病，促进了后世气功的发展。葛洪提出反对天命思想，主张积极同自然做斗争，而炼丹服丹则是其充分体现。葛洪的养生思想推动了后世养生思想的发展，其对后世的养生观产生重要影响，但其养生思想的理论来源为其道教神学思想，其求道成仙的思想过分强调了心理作用对身体的影响，违反科学规律，后人应当批判性学习其养生长生理念。

林慧的《葛洪〈肘后备急方〉治未病思想探析》(《岭南药学史》2017年第1期)从"未病先防，调摄养生""既病防变，早期治疗""瘥后调摄，防其复发"三个方面探讨了葛洪《肘后备急方》书中关于"治未病"思想，对后世"治未病"的思想拓展和临床应用提供了很好的借鉴价值。

张洪芳在《葛洪养生学术思想探析》(《岭南药学史》2017年第1期)中认为葛洪在《抱朴子·内篇》记载了大量养生的学术思想、方法和实践，对后世诸多医家的养生学术思想的发展产生了重要影响，现今沿用的不少养生理论和方法仍然源自葛洪的学术思想。其养生思想的产生在中国道教史中起着承上启下的作用。并总结了葛氏的养生思想主要有三点："修身养性、乐知天命""宝精爱气、形神并重""养生之道意在得法"。

韩蕊《葛洪养生思想及养生方法撮述》(《岭南药学史》2017 年第 1 期)认为葛洪的养生思想是在动乱的魏晋时期产生的,这个时期有着特殊的历史背影,在他所著的《抱朴子内篇》中主要论述了神仙方药、鬼怪变化、养生延年、禳邪却祸之事,是葛洪养生思想的集中体现。

陈昱良《从〈神仙传〉看葛洪养生思想》(《岭南药学史》2017 年第 1 期)认为《神仙传》中记载了传说中的仙人和当世的仙人事迹,其中很多仙人都在道教史上有着很重要的地位。葛洪以详析的笔触描述了神仙们服食养生、修炼度人的方式,对上古到当世的仙人修炼之法做了详细记载。作者认为深入梳理《神仙传》中的神仙修养之法,对于研究葛洪的养生思想,有重要的补充作用。

6. 中医美容学 葛洪对美学也有一定认识和研究,可谓是当时的美学专家。傅美容《葛洪美学思想及其对中医美容的影响》(《郑州牧业工程高等专科学校学报》2013 年第 4 期)认为葛洪推崇中和之美,人体健康需要"心神意思"与"精气血"和谐,也就是我们现在追求的生理健康和心理健康的和谐。

高玉桥《试论〈肘后备急方〉中医美容方药特点》(《时珍国医国药》2014 年第 12 期)对《肘后备急方》中记载美容方药进行研究,发现葛洪美容方大多采用外治法,外用方占 83%。如治斑秃、脱发,常用药物外涂法和沐浴法,治疗狐臭于局部腋下用药。此外,他还用外涂法治疗一些面疱疮、面黑等面部损美性疾病,对现代美容业的发展产生了重要影响。

7. 灸疗学、推拿学、香疗学、熏疗学等 针灸疗法是中医学的重要组成部分,其应用历史悠久,并且疗效显著,经济安全。陈居伟在《〈葛洪肘后备急方〉对针灸学的贡献》(《山东中医药大学学报》2009 年第 6 期)中认为葛洪《肘后备急方》记载了丰富的灸疗内容,共记载针灸资料 101 条,其中包括针方 6 条,针灸并用 1 条,穴位按摩 2 条,其余为灸方。葛洪重视灸疗,孔穴定位,取穴方法丰富,主要有体表解剖标志定位、同身寸的应用、骨度折量法的应用、特殊体位取穴法以及通过辨别体表病理改变定位等方法,且首创了隔物灸法,极大地推动了后世灸疗学的发展,其取穴方大多被沿用至今。

赵晓梅在《〈肘后备急方〉论灸法》(《岭南药学史》2017 年第 1 期)中从急症用灸、隔物灸法、取穴方法、补阳学说四个方面总结概括《肘后备急方》的灸法学术思想。

张永臣在《葛洪〈肘后备急方〉针法灸法探析》(《岭南药学史》2017 年第 1 期)中将葛洪在针法(毫针法、指针法、放血法、挑针法、放水法)和隔物灸（隔蒜灸、隔盐灸、隔椒面饼灸、隔香豉饼灸、雄黄药灸、巴豆药灸、隔瓦甑灸）方面的贡献进行了探析。

王黎明在《〈肘后备急方〉灸法学术思想浅析》(《岭南药学史》2017 年第 1 期)中认为葛氏将灸疗法应用于内外妇儿各科，并创新灸法种类，扩展了灸法治疗疾病的范畴，为中医灸疗学科的发展奠定了坚实基础。并从善用灸法、施灸壮数、施灸顺序、隔物灸法、灸药并用和灸治急症六个方面对《肘后备急方》灸法学术思想进行了浅析。

何文菊在《〈肘后备急方〉刺络放血初探》(《针灸临床杂志》2010 年第 9 期)中对《肘后备急方》刺络放血疗法进行了深入研究，对刺络放血的工具、部位、适应证等做了探讨。

熊震坤在《〈肘后备急方〉对膏摩的贡献》(《长春中医药大学学报》2013 年第 3 期)中对《肘后备急方》中膏摩做了探讨，共记载 10 余首膏方，可内服亦可外摩，在前人外用摩法的基础上增加了内服。膏摩治疗范围涵盖了内、外、妇、五官科等疾病。葛洪记载膏摩方数量虽不多，但临床应用非常广泛，为后世推拿学膏摩疗法发展奠定了基础。

林慧在《〈肘后备急方〉香佩法的应用及其对后世的影响》(《今日药学》2014 年第 7 期)对葛洪香佩法进行了研究，包括香囊及药枕等剂型的药物组成、用法、适应证等方面。香佩法对各种传染病的防治，以及治疗晕船、失眠等，简廉效著，推动了现代香佩法的发展。继香佩法的研究之后，林慧在《〈肘后备急方〉对芳香药物外治疗法的贡献》(《中药材》2015 年第 6 期)对《肘后备急方》中芳香类中药的外治疗法进行了系统总结，主要有香熏法、香熨法、香囊佩戴法、香枕法、香粉扑身、香粉敷面法、香药洗浴护发、香脂法、取嚏法、吹药法、滴药法、舌下给药法等等。胡莹《〈肘后备急方〉熨剂的运用探讨》(《中药材》2016 年第 3 期)认为葛洪对熨剂疗法的应用也十分重视，全书使用熨剂疗法的方剂共 26 首，其中有不少是用于救治急症的。

戴卫波的《论葛洪〈肘后备急方〉对熏洗疗法的贡献》(《时珍国医国药》2013 年第 10 期)对葛洪熏洗疗法进行了探讨，包括熏洗疗法的药方统计，熏洗形式和治疗方法，以及熏洗法治疗疾病的种类和所用药物等。经统计《肘后备急方》中熏洗方包括葛氏熏洗方有 105 方，杨氏增补 56 方，占全书总药方 8.48%，这些熏洗方中包含用于熏洗的药物共 116 种。所记载的熏洗形式主要包括渍渍法、淋洗法、罨洗法、熏洗法，在外、内、妇、骨伤、皮肤、五官等科均有应用，尤其是在瘟疫、疮疡肿毒、皮肤疾患、关节肿痛、跌打损伤等方面病症的应用所占比例较大，占总熏洗方的 45.34%。

8. 医学思想 葛洪的医学思想成就颇丰，包括人体医学思想、病因医学思想、预防医学思想、治疗医学思想、医德思想等，对后世有重大影响。余植的《〈葛洪的医学思想对现代人医疗观念的启示〉》(《中国道教》2009 年第 2 期)从葛洪医学思想中得到启示,他阐述了葛洪所主张的简单易行、经济实用思想为解决群众看病难问题提供了思路,先行自救、降低风险的思想提倡人们学习急症自救的常识,预防为主、务谨其细的思想为现代养生及治未病思想的来源,相信医学的思想启示人们应该相信医学的力量,谨防巫术。

刘学春的《葛洪的创新医学思想及认识论》(《辽宁中医杂志》2011 年第 6 期)总结了葛洪医学思想方面的创新;主要有临床检验法的创用(比色验尿、验唾诊病、浴身试验法),急救给药途径的创新(鼻腔给药、口服给药、皮肤给药、阴道给药),急救药物的创新(急救药物的发现,免疫药物、汞剂被广泛应用于临床),还有金属烧烙和塞物压迫止血术、咽部异物剔除术、兔唇修复术、骨折小夹板固定法、催吐术、导尿术、颞颌关节脱臼复位术、手法肠复位术、肠吻合术等一系列手术方法的创用。

9. 药物学 对于葛洪药物学方面研究,梅全喜的《葛洪腰痛宁保健袋的研制与临床疗效》(《中药材》1998 年第 6 期)结合葛洪《肘后备急方》中治疗腰痛病相关方剂,早在 1988 年就研制出了葛洪腰痛宁保健袋,并在临床观察治疗各种腰痛 83 例,总有效率达 96.39%,其中对寒湿和血瘀型效果最好,有效率达 100%。在 1996 年举办的"纪念葛洪及其药剂学成就学术研讨会"上探讨了葛洪在医药学的贡献,并成立了葛洪研究会,会议上收录论文约 100 篇,梅全喜在会上对《肘后备急方》的药剂学成就进行了充分的探讨。张文霞的《〈肘后备急方〉对中药丸剂的贡献》(《世界中西医结合杂志》2013 年第 10 期)对《肘后备急方》所载丸剂的方药组成、分类、服药法及治疗病症进行分析总结。胡莹的《〈肘后备急方〉所创舌下给药对急症治疗的探讨》(《时珍国医国药》2015 年第 8 期)通过对《肘后备急方》中舌下给药治疗急症的方剂进行了归纳,并剖析了其用药特点,多用桂枝、菖蒲等温通开窍药,用于热病神昏,痰厥,健忘,二药均富含挥发油,于舌下给药吸收快,生物利用度高,更能发挥其治急症之速效。本书中葛洪首次将药物制成舌下含丸剂用于治疗心脏病,对现代急救医学产生了深远影响。

梅全喜的《〈肘后备急方〉鼻药疗法对急症治疗的探讨》(《中药材》2016 年第 2 期)对鼻饲给药治疗疾病进行了探讨,并对鼻药疗法的古今应用及影响和应用注意事项进行了阐述。陈小露的《〈肘后备急方〉之鲜药应用探讨》(《中药材》2014 年第 7 期)对《肘后备急方》所载的鲜药进行了分析探讨,总结了部分鲜药的制作方法和应用给药途径(内服和外用)。范文昌的《〈肘后备急方〉中"药食同源"与药膳食疗之探讨》(《亚太传统医药》2016 年第 12 期)对《肘后备急方》中药膳食疗部分进行总结分析。李红念的《〈肘后备急方〉解酒药之探讨》(《中药材》2015 年第 1 期)整理归纳《肘后备急方》

中有关解酒的药方。林慧的《〈肘后备急方〉动物排泄物类中药的应用及其对后世的影响》(《中药材》2016 年第 5 期)对动物排泄物类中药的应用也进行了总结。胡玉良的《葛洪〈肘后备急方〉中毒性中药合理应用探讨》(《亚太传统医药》2016 年第 13 期)对《肘后备急方》中使用的毒性中药进行了分析。钟希文的《浅论〈肘后备急方〉附子的应用》(《时珍国医国药》2016 年第 1 期)对葛洪附子毒性方面进行了更为深入的研究。李红念的《葛洪〈肘后备急方〉中附子的应用探讨》(《中药材》2016 年第 1 期)整理归纳葛洪《肘后备急方》包含附子的药方。

戴卫波的《葛洪〈肘后备急方〉中艾叶治疗疾病的机理探讨》(《中国民间疗法》2014 年第 7 期)对《肘后备急方》单味中药艾叶的治病机理做了深入探讨。胡莹的《浅述葛洪〈肘后备急方〉中常山的运用》(《岭南药学史》2015 年第 2 期)对《肘后备急方》中常山的应用进行研究。辛晓芳的《〈肘后备急方〉中鸡子的应用探讨》(《时珍国医国药》2016 年第 5 期)对《肘后备急方》中鸡子的应用做了探讨。

何慧玲的《〈肘后备急方〉中葛根应用经验探析》(《岭南药学史》2017 年第 1 期)挖掘和整理了该书中葛根所治疾病和制药方法特点,认为葛氏在书中对葛根的应用范围涵盖了外感热病、内科和外科疾病。葛根治疗外感热病为历代医家常用,而其在治疗内科疾病中的烦闷呕吐、突发腰痛、药食中毒方面应用较少。在外科方面,葛根是治疗熊、虎等动物咬爪伤、毒箭伤等金疮出血的良药,具有止血止痛、防止疮口败坏的作用,此方面古今应用较少。葛洪对葛根的应用特点为重视鲜药捣汁服用,这为葛根鲜药的临床应用提供了一定的参考。

杨枝青在《葛洪〈神仙传〉"仙方"小议》(《岭南药学史》2017 年第 1 期)中认为葛氏所撰之《神仙传》对后世影响颇大,并在参考《神仙传》相关分类法的基础上,将服食仙方分为服方类、服石类、服饵类三大类,并结合《抱朴子·内篇》《本草经集注》《云笈七签》等经典书籍对相关组方药物从"仙方"的角度进行了解析。

(二)道教养生与炼丹

葛洪是魏晋时期养生思想集大成者,建立了一套神仙道教养生体系,其炼丹术理论和炼丹技术是追求长生的时代产物;其养生思想、养生观及具体的养生方法主要见于《抱朴子·内篇》。

1. 养生思想及方法　刘志贤的《葛洪养生思想研究及其养生方法探讨》(南京中医药大学 2010 年硕士论文)认为葛洪生平、所处的时代背景对其养生思想的形成具有很大的作用。葛洪"不随世变而成抱朴之士""家族熏陶而成儒学之家""葛玄郑隐引入神仙道教""世事混乱造就隐逸思想"还整理出

"葛洪怡情术""葛洪行气术""葛洪导引术"等。陈炜的《葛洪养生思想及
其流变研究》(广州中医药大学 2016 年硕士论文)认为葛洪继承道家养生观
念和方法,对道家老庄的养生思想批判地继承,吸取了东汉以来的哲学"气
一元论"等养生思想,形成了以气论为主导的宇宙观和生命观,结合了道学
"我命在我不在天"的主动养生观,构建起"宝精爱气""因气以长气"的养
生理论。胡可涛的《葛洪养生思想撮述》(《商丘师范学院学报》2015 年第
10 期)亦持此观点,并认为葛洪重建道教"长生不死"的神仙信仰,将服食
"金丹大药"视为长生成仙的根本,吸纳前人各种养生技术,形成了"藉众术
之共成长生"的开放式养生学立场。曾勇的《葛洪养生学说简论》[《江西师
范大学学报(哲学社会科学版)》2007 年第 1 期]认为葛洪的养生学说涵盖三
方面内容:以"正心""养性"为主要内容的积德济生论;"假求外物以自坚
固"的假物论;以"形宅神主"为主要特征的神住形固论。三者分别从道德
涵养、肉身永存、境界追求等层面互济互补,共铸养生学说。陆艳、陈怀松
的《〈抱朴子内篇〉养生思想与方术探讨》(《黄山学院学报》2009 年第 2 期)
认为《抱朴子内篇》的养生特点及意义是积极自为、中和谐顺、生德并重、
善择循序、即世修仙。宋晓宇的《基于〈抱朴子〉的葛洪养生思想与实践的
研究》(广西师范大学 2011 年硕士论文)论述了葛洪养生思想的内修理论基
础、重要原则、长生不死的指导思想和以循序渐进为主的修炼方法;阐述内
修和外养的各种养生的实践应用;分析葛洪养生学思想对道教养生保健发展
的历史评价。王左原的《论晋代葛洪的防病养生思想》(《中国中医基础医学
杂志》2009 年第 7 期)认为在追求成仙的同时,葛洪将疾病的防治作为长生
求仙的重要手段,认为损伤和疾病是影响修炼的重要因素。

陈虹的《略论晋代岭南名医葛洪养生之道》(《时珍国医国药》2015 年第
3 期)认为《抱朴子·内篇》是重要的养生文献,总结了葛洪养气存神,恬
淡寡欲,宝精行气,动以养形,吐纳炼气,得其节宣之和,以不伤为本,饮
食有节、五味调和,药养治未病等养生之道。宫月欣的《葛洪养生思想研究》
(西藏民族大学 2016 年硕士论文)对葛洪养生思想进行系统的总结,认为葛
洪养生思想的哲学基础主要包括"玄道"的本体论、宇宙论认识,形神关系
的认识论关系,神仙道教重生的神学思想基础以及道德修养的四个方面,将
"玄道"作为养生思想的理论基础。魏胜敏的《葛洪"神仙论"养生思想发
微》(《兰台世界》2014 年第 18 期)认为葛洪的养生思想是以神功养生为内,
儒术应世为外的养生学说。赵文朝的《〈抱朴子〉养生思想综论》(西北大学
2008 年硕士论文)认为《抱朴子》的养生思想既是葛洪以玄解道哲学认识的
体现,也是其神仙道教实践的归宿。李金阳的《论〈抱朴子内篇〉与嵇康之
关系》(郑州大学 2011 年硕士论文)认为葛洪批判与继承嵇康的养生思想,

嵇康之神仙不可学致，葛洪从理论上去证明神仙的存在，认为神仙可学。

黄金生的《〈抱朴子〉儒道兼修的养生思想研究》（西南大学 2010 年硕士论文）认为葛洪的神仙道教养生理论是其养生实践方法的理论基础，围绕长生成仙的养生目标，葛洪建立一套以食丹为核心，宝精和行气为重要辅佐，同时兼用众术的养生方法体系。徐刚的《〈抱朴子内篇〉的养生思想》[《西南民族大学学报（人文社科版）》2013 年第 3 期] 总结葛洪养生基本理念为：恬淡寡欲、守真存一；养气存神，防患于未然；吐故纳新，以不伤为本；多闻而体要、博见而善择。服食金丹、导引、行气、房中、注意生活习惯则是长生养生方法。卢银兰的《葛洪〈抱朴子·极言〉养生思想探微》（《广州中医药大学学报》2012 年第 1 期）认为《抱朴子·极言》是凝聚其修炼道术及养生长存思想的主要篇章，总结了人们在日常生活中容易出现的 13 种损伤身体的情况，对当今人们的养生颇具指导性和实践性。

2. 金丹与炼丹　赵文朝的《〈抱朴子〉养生思想综论》（西北大学 2008 年硕士论文）认为"玄道"是葛洪《抱朴子》养生思想的理论基础，养生观包括"养生以不伤为本"的养生思想原则，"我命在我不在天"的养生的主体认识思想和金丹成仙思想。葛洪的养生方法兼容并蓄，以金丹为主，代表了道教金丹派的主要特色。薄阿维的《葛洪养生观考释》（《兰台世界》2013 年第 12 期）认为葛洪在炼丹过程中，获得了较为丰富的养生经验。余文海的《葛洪的炼丹术及其对中医药学的贡献研究》（《江苏中医药》2008 年第 8 期）认为葛洪的《金丹》《黄白》和《仙药》等篇章为内丹修炼的研究和发展起到了触类旁通的作用。徐刚的《论葛洪金丹思想对传统饮食文化的影响》（《求索》2013 年第 3 期）认为葛洪金丹思想促进了食源的开拓、深化了对药食同源的认识、促进了饮食养生思想的发展。朱越利的《论葛洪的阴丹术》[《西南民族大学学报（人文社科版）》2007 年第 7 期] 认为葛洪提倡配合金丹术而修炼房中术。葛洪的阴丹术口诀，继承了《周易参同契》及五行之道。雷志华的《中国古代消炼五石的模拟实验及初步研究》（《自然辩证法通讯》2014 年第 3 期）根据葛洪消炼五石工艺的记载，使用矿石原料对此进行了模拟实验，结果表明消炼五石是炼制砷铜和铅玻璃的工艺。

（三）道教神仙玄学

1. 道教　郭树森的《葛洪儒家伦理观与道教理论的建构》（《江西社会科学》2011 年第 1 期）认为葛洪在建构道教理论时，积极援儒入道，提出了道教秩序、道本儒末、忠孝成仙、戒律护道等道教思想，对中古道教理论的创新与发展产生了较大的影响。陆爱勇《尊道贵儒观：葛洪之道儒关系论》（《河南师范大学学报哲学社会科学版》2015 年第 6 期）支持上述观点，并指出葛洪在批判玄学弊端时吸收了玄学与自然的思想。张君的《魏晋道教学者葛洪》(《文学界：理论版》2010 年第 9 期）认为葛洪的思想十分驳杂，从诸家中汲取知识各有所取，综合交融，其儒道兼综思想对中国传统思想文化的弘扬有着重要的借鉴意义。张泽洪的《中国道教史上的葛洪》(《西南民族大学学报人文社科版》2009 年第 6 期）尝试从士族道士角度把握葛洪的性格，揭示葛洪其人及对道教理论发展的贡献。

崔文静的《〈抱朴子内篇〉的神仙道教理论综述》[《重庆科技学院学报（社会科学版）》2007 年第 6 期]认为葛洪以"玄"作为宇宙的本原，对神仙信仰及修炼方法做了系统的理论论证，为道教从原始的民间宗教向成熟的以仙道为中心的官方宗教的发展奠定了理论基础。刘立夫的《魏晋神仙道教中的儒道关系论——以〈抱朴子内篇〉为中心》[《淮阴师范学院学报（哲学社会科学版）》2009 年第 6 期]指出葛洪按儒家的伦理纲常建构起道教的神仙体系。通过对儒道的比较，论证了道本儒末，道先儒后，道简儒难，故可离俗世而求神仙。靳小强的《葛洪伦理思想的历史地位研究》(《世纪桥》2009 年第 9 期）认为葛洪第一次系统地建立了道教的理论体系和以仙道为中心的官方宗教方向发展，葛洪提出的"道本儒末"的思想对后来道教伦理思想的建构及其进入我国传统伦理思想主流体系有独特的历史作用。

杨芳芳的《通向仙境之路——葛洪〈抱朴子〉生命哲学思想探析》(杭州师范大学 2013 年硕士论文）将《抱朴子》看作是道教生命哲学初步形成的基本标志，认为葛洪把人的自然生命与社会生命相连，形成了一整套全新的生命哲学理论。周山东的《论葛洪对道教忠孝伦理发展的历史贡献》(《唐都学刊》2014 年第 4 期）认为葛洪对道教忠孝伦理发展的历史贡献集中体现在处理"忠孝与修道"这一内在矛盾上，指出"修道不违忠孝，更是大忠大孝"，求仙"当以忠孝为本"的思想，促使了道教忠孝伦理的发展。唐超的《永恒与不朽：老子与葛洪的生命观比较》(《人文天下》2016 年第 19 期）探讨葛洪务实的不朽生命观，认为生命本不朽，要悟道存真，尊道贵儒，务实驳杂，长生方可不朽。

2. 神仙　徐国焱的《〈抱朴子内篇〉的仙论体系》(《湖南工业职业技术学院学报》2010 年第 1 期）认为葛洪创立了神仙道教，建构了神仙体系，证明神仙实有，具有长生不死、神通广大等特点，论述了修仙的具体途径和可操作的道术，主要是金丹术、守一、宝精行气。许小峰的《葛洪神仙思想的生命哲学研究》(南京理工大学 2007 年硕士论文）通过对葛洪的神仙思想与哲学基础、伦理原则与制约机制以及其历史地位与现代价值三个问题的解读与分析，认为葛洪的神仙思想作为一种生存的理想，其对生命价值的肯定具有合理性，对生命本质的阐释也具有一定的科学性，挖掘葛洪神仙学中的生命思想对当代生命伦理的重建有着启迪意义。周永健的《论〈抱朴子〉的社会思想》(《船山学刊》2012 年第 2 期）认为葛洪创教的知识系谱主要依托于中国传统社会中固有的儒道两大理论体系，并试图寻找二者的最佳结合点，以使其开创的神仙道教具有更好的解说机制和可接受性。申喜萍的《葛洪神仙思想的哲学根基探源》(《中华文化论坛》2007 年第 1 期）系统分析了葛洪的神仙思想，认为其思想有着完整的体系和深刻的哲学根基。陈进林的《论葛洪的"人间神仙"观》(西藏民族学院 2007 年硕士论文）认为葛洪的"人间神仙"观在道教哲学发展史上有着重要的价值，尤其在生命哲学、人生哲学和科学思维等贡献上。

何伙旺的《宗教学视域中的葛洪神仙信仰体系探析》(《云南社会科学》2010 年第 1 期）认为葛洪阐明了神仙是可以通过克服世俗生活中诸种欲望的修行和服食金丹达致，在思想和实践的双重层面上神仙信仰最终成为一个完整的宗教信仰体系。熊铁基的《再论葛洪的神仙思想》(《中国道教》2011 年第 2 期）认为葛洪极具自知，他自认为对于"旨意深远"的"神仙"之道并辟谷、行气、炼丹并没有完全清楚，给后人留下了继续阐发神仙之道的空间。李小艳的《葛洪的仙道思想》[《江南大学学报（人文社会科学版）》2012 年第 2 期]指出葛洪提出了玄、道、一的本体论，使道教神仙思想得到了本体论论证。宫力的《在天道与人道之间——葛洪仙道思想研究》(华东师范大学 2010 年硕士论文）认为葛洪的仙道观是其天道观与人道观的统一，神仙是人格化的"道"，更是得道行道的完满的人。

滕巍的《葛洪〈抱朴子内篇〉与魏晋士人的生命意识论析》(《教师教育学报》2011 年第 9 期）认为《抱朴子内篇》体现了魏晋士人追求生命永恒与精神自由的生命意识。从葛洪对于仙道孜孜不倦的探索中，使得修仙成为士人的一种生存方式。王丽英的《葛洪的罗浮情结与神仙道教的形成》(《广州大学学报（社会科学版）》2007 年第 9 期）认为葛洪神仙道教的形成与他栖隐学道罗浮山关系至切。孙伟杰的《六朝"浑天说"思想与葛洪神学宇宙论的构建》(《宗教学研究》2016 年第 1 期）认为葛洪在《枕中书》中对"浑天说"思想以及与浑天思想密切相关的"盘古神话"进行改造塑形，构建出以"元始天王"作为主神的神学宇宙论，以区别于传统天师道的"太上老君"主神，这一融合改造过程在扩大葛氏道派社会影响的同时，也凸显了地域、家学、师承在宗派整合过程中的特殊影响。

3. 玄学与隐逸 孙亦平的《葛洪与魏晋玄学》(《南京社会科学》2011 年第 1 期）认为葛洪在《抱朴子·内篇》中对神仙存在的论述，对得道成仙途径与方法的介绍，充满着玄学的清谈思辨和养生追求。宋丽莎的《从〈抱朴子〉看葛洪的"以玄代道"思想》(《北方文学旬刊》2010 年第 6 期）认为葛洪以"玄"代"道"，继承和发展了老庄道教思想中的"道"的理论，并丰富了其神仙美学思想。本文中通过对"玄"的内涵、来源、意义阐释的分析，从而来进一步揭示葛洪的道教理论和美学思想。郭灵爽的《〈抱朴子内篇〉"玄"之思想研究》（曲阜师范大学 2016 年硕士论文）持相同观点。

丁宏武的《葛洪的汉学倾向——兼论葛洪与魏晋玄学的关系》（《宗教学研究》2008 年第 2 期）认为葛洪虽然生活在玄学盛行的两晋之交，但他所处的地域及家学、师承都倾向于汉代儒学，崇尚以人物品评为主的汉末清议，在构建神仙道教理论的过程中，也吸收借鉴了玄学关于本末、有无、养生等问题的理论精华。钟盛的《从〈抱朴子〉看葛洪对玄学的批判》（《中华文化论坛》2008 年第 1 期）亦持此观点。李勇强的《葛洪对玄学的反思》（《贵州社会科学》2013 年第 6 期）指出葛洪站在江东旧学的角度对于晋室南渡之际士大夫所好尚的玄学，进行批评与反思，以清除对神仙道教不利的理论障碍。

张骏翚的《葛洪隐逸思想试论》（《上饶师范学院学报》2014 年第 2 期）认为葛洪在隐逸文化史上地位极为重要，其《嘉遁》《逸民》二篇隐逸文化专论，最终融合了儒道隐逸观，标志着隐逸文化发展的完全成熟。丁成际、武锋的《葛洪隐逸思想述论》（《江淮论坛》2009 年第 2 期）指出葛洪沟通隐逸与国家政权的关系，消除出世与入世的紧张关系，打通名教与自然，为隐逸的合理发展打下更加广阔的空间。曲丰的《〈遁〉卦与葛洪的隐逸思想》（《周易研究》2011 年第 5 期）认为葛洪的隐逸思想与《遁》卦存在密切关系，《遁》卦并非是倡导消极隐退，而是反复强调隐遁的两个重要条件：时与志。梁上燕的《静为逸民之宗，动为元凯之表——葛洪人生理想管窥》（《甘肃理论学刊》2007 年第 5 期）认为葛洪隐显任时的人生态度是其"静为逸民之宗，动为元凯之表"的人生理想以及两晋之交风云变幻的政局共同作用的结果，是两晋士族既贪恋世俗生活又想得道成仙的人生观的反映，也是家世师承中儒道两种因素共同作用的必然结果。范江涛的《驳杂与务实:〈抱朴子外篇〉政治思想新研》（浙江大学出版社 2015 年版）对于葛洪的人生观加以分析，认为《抱朴子外篇》中所提出的"立德""立言"是葛洪的人生目标，其"重生"等主张隐逸的目的也并非对抗朝廷权威，而是从基层教化入手，力图重建士风，由于社会动乱，隐逸亦是士人实现人生观的重要方式。

（四）儒学法学

1. 儒学　刘翼民的《葛洪儒道兼综思想研究》（中南大学 2009 年硕士论文）、姚娟的《论〈抱朴子外篇〉为儒家文献》[《齐齐哈尔大学学报（哲学社会科学版）》2008 年第 1 期]均认为《抱朴子》外篇属儒家，内篇属道家，合而成一书，这种情况本身就证明了葛洪儒道双修、互为融合的主张。崔红健的《葛洪〈抱朴子外篇〉政治思想中对儒家思想的取与弃》（《齐鲁师范学院学报》2009 年第 6 期）认为葛洪是以儒家思想为底色，却没有拘泥于儒家说教，而是以社会状况的真实需要为基础，或者吸收法、墨等家，或者丢掉儒家的包袱。赵芃的《论葛洪的"君道"思想》(《宗教学研究》2007年第3期)认为葛洪的"君道"治政思想具有独特见解和系统观点，其基本思想和观点是儒道治政思想和理念的概括和总结。

李中华的《葛洪〈抱朴子外篇〉儒学思想辨微》(《江西科技师范大学学报》2010年第1期)认为《抱朴子外篇》儒学思想有两个特点：一为"驳难"，二为"通释"。赵静怡的《析葛洪〈抱朴子〉中的伦理思想——以"自然之有命"为中心》[《阜阳师范学院学报（社会科学版）》2012年第4期]认为葛洪的伦理思想主要体现在以"自然之有命"为核心，将"制礼数"的道德根据论、"自然之有命"的性情论、"习与性成"的道德教化论和"以道制情"的理想人格论贯穿，形成自己独特的伦理思想。管丽珺的《敬让：葛洪的治世理路——兼论葛洪之于儒学的意义》(《广东技术师范学院学报》2015年第6期)认为葛洪提出缘礼以制情，以"敬让"作为礼法之原则，并由此形成合理的束缚和制约关系;《从葛洪知止思想看儒道互通》(《文化学刊》2015年第2期)指出儒道在"知止"的问题上各有不同理解，葛洪将两家杂揉，综合乐观与悲观的生命之道，丰富了传统的身心性命之学。张媛的《儒家思想对葛洪的影响》(山东大学2007年硕士论文)亦有此认识。

管丽珺的《葛洪的义利观》(《滨州学院学报》2015年第3期)指出葛洪从时和命的语境中展开对义利问题的探讨，意图为此增添宿命的色彩;在唯"义"的隐藏前提下形成"义高于利"理论内核;提出理想生活的终极追求：孔颜乐处。陈启云的《葛洪言行观综论》(《河北学刊》2011年第5期)认为在言行观方面，葛洪提出了重"言"、慎"言"以及"言重于行"等主张。邹晓鹏的《浅谈〈神仙传〉中的"和"文化》(《中南大学学报社会科学版》2008年第4期)基于《神仙传》中的"和"这个词，发现"和"在不断传承和发展的过程中渗透进了社会生活的各个领域，进而形成了不同类别的"和"文化，所谓"和"文化，简言之就是和谐、统一与安康。魏仕庆的《葛洪的圣人观》(《船山学刊》2009年第2期)认为从金丹道教的立场出发，葛洪心目中圣人形象儒家色彩非常浓，也不乏道家及道教的特征，反映其金丹道教信仰与世俗社会调和的价值旨趣。

武锋的《葛洪〈抱朴子外篇〉仁明思想析论》(《孔子研究》2009年第6期)认为葛洪提出明先仁后、舍仁用明的主张，是受王充、徐干思想的启发，也与魏晋之际才性论思潮及方法论的影响有关。瀚青的《葛洪言行观综论》(《河北学刊》2011年第5期)认为葛洪强调学习对人及人才对国家的重要作用，提出了"舍仁用明"的人才标准，阐述了选才、用才的原则和方法等问题，构成了较完整的人才学思想体系，对今天的教育和人才选拔仍有借鉴意义。张文亭的《〈抱朴子外篇〉人才观管窥》(《人力资源管理》2014 年第 12 期)挖掘葛洪在《抱朴子外篇》中有《官理》等七篇,都是以贵贤任能为主题,从各个角度和层面,反复强调贤才的重要。张亚群的《致贤用才 科举先声——葛洪的人才观与考试观辨析》(《考试研究》2012 年第 1 期)从科举学的视角,认为葛洪有关人才价值与标准、选才原则与途径、考试功能与方法的系统论述,成为隋唐科举考试之先声。

丁毅的《〈抱朴子内篇〉科学教育思想初探》(《华中师范大学研究生学报》2012 年第 4 期)呼吁重视《抱朴子内篇》中的科学教育思想,认为其科教内容主要体现在化学、医学、养生、博物等方面,科学教育的方法则由作者的认识论和实践论所决定。孔毅的《论葛洪〈抱朴子外篇〉的社会风俗批判思想》[《重庆师范大学学报(哲学社会科学版)》2009 年第 4 期]指出葛洪不仅对汉晋"风俗凋敝"的情形进行了细致的梳理和归纳,也对当时"道微俗弊"进行了尖锐的批判,并在此基础上提出了移风易俗的设计。

2. 法学 葛洪将刑罚视为"国之神器",对刑罚的必然性与必要性做了充分论证。朱明的《葛洪法律思想述论》(《南京晓庄学院学报》2010 年第 5 期)认为,葛洪所主张的君执法权、德刑相济、刑为仁佐、重刑惩奸、罪刑相适等思想,不仅非常深刻,而且符合时代所需。尹怡的《以杀止杀,岂乐之哉!——试析葛洪的刑治思想》(《宗教学研究》2010 年第 3 期)认为葛洪的刑治思想是秦汉黄老道家涵容法家思想的延续与发展,也是其自身思想体系不可分割的组成部分,对于理解和把握道教的社会政治思想有着重要的价值和意义。韩绍深的《葛洪政治思想研究》(兰州大学 2011 年硕士论文)认为葛洪所主张的限制士权加强君权、德刑并用和以综核名实为主的用人思想都有针砭时弊的意义,具有很强的针对性和现实性。曾刘锋的《葛洪的治国之道》(西南政法大学 2011 年硕士论文)认为从治道层面来看,葛洪"道治"思想具有主导性,"礼治""法治"思想具有从属性。

(五)文学

学者通过整理研究《抱朴子》内外篇、《神仙传》《西京杂记》来探讨葛洪的文学思想、文化价值。

1. 文学思想 刘运好的《英异宏逸:〈抱朴子〉的文学思想论》[《安徽师范大学学报(人文社科版)》2016 年第 4 期]提出葛洪文学思想一是以文道－文德论为核心的文章功能研究,二是以创作－接受论为核心的文章美学研究,表现出对东晋文学主潮的反拨且向建安－西晋文学主潮回归的审美倾向。张文亭的《〈抱朴子〉文学思想研究》(南开大学 2013 年硕士论文)运用文学思想史的研究方法,认为《抱朴子》的文章价值论从注重思想内容向兼顾表现形式过渡的意义,鉴赏论由作家禀气向作品风貌发展,其文质观与时代风尚有关系。在文学思想史上有承上启下的重要意义。

郑全的《葛洪的文论思想》(《文艺理论研究》2009 年第 2 期）指出葛洪的文论思想为：对文的价值肯定并将文提高到与德同等的地位；对文的历史发展趋势的认识及对文之美的肯定；对文章鉴赏的重视及诸多要求，影响了刘勰的文艺鉴赏理论。"味""神""韵"作为中国古代文论的基本范畴，其应用始于葛洪。吴祥军的《从"太上立德"到"德粗文精"——葛洪文德论的文化解读》(《南京师范大学文学院学报》2013 年第 4 期）亦认为葛洪在《抱朴子》提出了"文德皆本"和"德粗文精"的新观念。刘凤泉的《略论葛洪的文学思想》(《韩山师范学院学报》2009 年第 2 期）指出葛洪强调文学本体，主张文学进化，重视文学鉴赏，探索美与美感，其文学思想有着广阔的历史视野和深刻的审美蕴涵。罗佳艺的《文学理论在西晋的新变—儒道调和—以"旁观者"葛洪为中心》[《井冈山大学学报（社会科学版）》2013 年第 3 期]指出葛洪提出"文德钧等"的儒道调和的文学创作原则，又从道教的宗教适用角度提出文章应有益于教化，从而与儒家主张的文章政教合一思想殊途同归。

薛婷儒的《葛洪文艺思想研究》(青岛大学 2015 年硕士论文）以葛洪的《抱朴子》内外篇为材料基础，深入探讨葛洪的文学发展观、文学功能观、文学创作观、文学批评观等文艺思想，认为葛洪在继承前人元气论及以气论文等观点的基础上形成了作者才气论和作品风格论。宋杨的《葛洪〈抱朴子外篇·辞意〉的文学思想》(《大众文艺》2010 年第 3 期）以《抱朴子外篇·辞意》为例，阐述葛洪文学上的独特见解，即文章要符合自然之意，浑然天成，不假外物之雕琢，随意挥洒而能不滞于物；文章在立意上要能有自己新颖独到的见解，在语言上也要有标新立异之处。

曹艳的《葛洪〈抱朴子外篇〉文学研究》(河南大学 2013 年硕士论文）从立言助教、义深辞美、文贵丰赡、子赋相通等方面分析了葛洪的文学理论主张。认为《抱朴子》文体形态浑融众体，风格类型丰富多样。王文姁的《〈抱朴子内篇〉的思想体系与文学特色》(山东师范大学 2008 年硕士论文）认为《抱朴子内篇》有明显的辞赋化追趋，显示出其独特的文学特色。葛洪行文，铺排辞藻，使文章具有骈散结合的句式美，回环和谐的声律美，贴切得体的故事美，问难辩论的形式美，平易真挚的感情美。

2. 文化价值 邢培顺的《撼采繁复取材不竭——论葛洪〈西京杂记〉的文化价值增值现象》(《滨州学院学报》2016 年第 3 期）论述了葛洪《西京杂记》的文化价值不断增值现象，为研究汉代的社会、历史、思想观念、学术史、文学史和文学观念演变提供了丰富的材料。

李波的《葛洪古今观与其文论思想》(《渭南师范学院学报》2012 年第 11

期）指出葛洪既认识到古代对后代的借鉴意义和启发作用故而重视古代传统，又认为后世的雕饰华美是历史发展的必然故而提出了今胜于古的主张。侯敏的《刘勰与葛洪：诗学之境的联通与疏离》(《文心雕龙研究第十辑》2011 年）通过对比《文心雕龙》与《抱朴子》，认为两作者生卒年代相近，两书在观点上有联通之处，对古典文论在魏晋南北朝时期的承传线索和演化发展均有重大作用。

李燕的《试论葛洪〈神仙传〉的人物塑造特色》(《文学界：理论版》2011 年第 4 期）认为《神仙传》中的神仙基本都是凡人经修炼而成的，在他们身上更多的还是体现的与凡人相似的品质，具有生活化和世俗化的特点，为后世文学创作提供了丰富的灵感和素材。马维明的《〈抱朴子内篇〉仙道文学研究》(广西师范大学 2012 硕士论文）指出《抱朴子内篇》的仙道文学具有奇特的意象、驰骋的想象和直隐的语言。意象方面撷取了神仙与仙境、鬼怪与法术两个角度；想象主要从宗教的修炼方式，如虚静、存思和形神三个角度；语言方面主要从直语和隐喻两个方面，来分析仙道文学对后世文学创作的影响深远。

（六）美学

学者依据《抱朴子》《神仙传》，或从文学领域脱胎，或从道教对生命本身热爱的宗教美学思想探讨，或从审美人格的完善、美貌追求的角度对葛洪的美学进行追寻。葛洪的美学思想上承《淮南子》《论衡》，下启《文心雕龙》，在魏晋美学思想发展史上有着承上启下的重要作用及意义。

1. 从文学看美学 管丽珺的《〈抱朴子〉美学思想研究》(《湖南科技学院学报》2009 年第 6 期）从美和美感、人工美和自然美、美的特殊性与共同性以及从美学鉴赏的角度，认定《抱朴子》是一部非常有影响、有价值的美学著作。赵婧的《〈抱朴子内篇〉的审美特征》[《阜阳师范学院学报（社会科学版）》2008 年第 5 期]从意蕴层、结构层、思维层三个层面论述了《抱朴子内篇》的审美特征，认为该书具有幽奇、严整、精辩的美学风格。

2. 从道教看美学 阳淼的《"齐"生死与"化"生死——从生死问题看庄子与葛洪的审美立场与意蕴》(《西南大学学报社会科学版》2009 年第 2 期）认为庄子的"齐"生死遵循"道法自然"，葛洪的"化"生死引导人走向长生，指出道教美学在生死观念不同的背后有着审美立场的差异与审美意蕴的不同。阳淼的《化"化"之美——关于葛洪〈神仙传〉的审美分析》(《宗教学研究》2012 年第 1 期）指出《神仙传》站在"大道为一"的角度，展现了一种人在向道的旅途中与道合一的化"化"之美。"美"贯穿于众仙在化"身"为"生"的始终，见天地之大美。管丽珺的《朴：葛洪的生命情调及美学追求》(《现代哲学》2015 年第 1 期）认为葛洪以"朴"命名其子书，并在

《抱朴子》中透露出"朴"的生命情调与美学追求，由野朴－自然、敦朴－自我（生命）、玄朴－自由的审美旨趣构成。

许洁的《葛洪美学思想研究》（西北大学 2010 硕士论文）探讨葛洪的生态美学思想，人格美学思想和文艺美学思想，认为儒家思想、道家思想、科学思想均对其美学思想产生影响。传统文化中的生态美学因素使葛洪发展出以身心高度和谐的个体生命为本的生态美论；注重主体生命的博大深邃与丰赡弘丽的艺术之美。许军的《论葛洪的生态美学》（《南方论刊》2007 年第 4 期）认为葛洪的生态伦理学已经内化成生态美学的一个组成部分，即葛洪的道教生态美学的伦理化，充分反映在其神仙美学和生态伦理美学上。陈辞的《葛洪神仙道教美学思想的生态意蕴》（《长春教育学院学报》2016 年第 2 期）亦持此观点。张丽霞的《葛洪环境美学思想研究》[《湖南大学学报（社会科学版）》2016 年第 4 期] 指出葛洪明确地选择修炼环境体现了以"道法自然"为原则，以"长生久视"为最终目的，以"神秘主义"为特质的环境美学思想。

3. 从美貌看美学 李丽西的《道教美学"生—美"的观点在〈神仙传〉中的体现——以葛洪对神仙容颜的刻画为例》（《剑南文学：经典教苑》2011 年第 12 期）指出葛洪以"年轻"为美，即是以生命本身为美，是道教美学中"生即美"这一观点的具体体现。曹艳丽的《葛洪神仙道教美学思想探析》（山东大学 2010 年硕士论文）论述葛洪的人格美追求。葛洪将"仙"作为可致可学的人生美好理想，主张以道塑美，以美得道。他提倡的"人格美"其实就是"仙格"。这一人格美的定义带有鲜明的儒家伦理色彩，超越了老庄消极无为的人生追求。

汪玉兰的《葛洪〈抱朴子〉美学思想解读》（《四川师范大学》2008 硕士论文）认为《抱朴子》中"玄－道"美学思想反映了魏晋美学思潮，葛洪积极入世的人生态度、虚静的审美心态的人格美学思想是对儒、道两家人格美学思想的融合和升华；葛洪对自然美尤其是艺术美、形式美的追求和对形式美与内容美相结合的重视，可以表现出葛洪美学思想是对儒道美学思想的继承、发展和超越。

总之，近年来对葛洪的相关研究呈现上升趋势，主要集中在中医药学、养生与炼丹、儒道玄学、文学、美学等领域，学者普遍认为葛洪在这些领域起了承上启下的重要作用。葛洪博闻多识，著作丰硕，《肘后备急方》是一部临床急救专著，具有简、便、廉、验的诊疗特色，在传染病、临床急症方面贡献尤为突出。针灸推拿并施，重视灸法，奠定了灸疗学科的雏形。倡导怡情宝精、养气存神、不伤为本、服食金丹药物等多种养生方法。其炼丹理论与实践有两大贡献：开创中药化学研究先河；"内丹修炼法"促进气功发展。

倡导金丹道派，奠定了中国神仙道教的理论基础，明确儒道之间的关系为"道本儒末""道源儒流"，其道教思想来源于儒学、玄学、哲学、自然与名教的融合。在文学与美学领域多有建树，备受推崇。关于葛洪的研究虽然取得了丰硕成果，但是仍有众多的课题值得进行深入探讨，如葛洪年谱、师承关系和思想渊源、著作的真伪、《抱朴子外篇》的深入研究、葛洪在科学技术上的贡献等。由于葛洪的成就涉及宗教、哲学以及医学、化学等诸多方面，研究队伍比较分散，研究方法也亟须改进。

第二节 《肘后备急方》医药学研究进展

《肘后备急方》是我国东晋著名医药学家葛洪所著，全书共70余篇，分为上卷、中卷、下卷。《肘后备急方》为治疗急病所需的袖珍著作，所列疾病有急性传染病及内、外、妇、儿、五官、疫病、骨伤各科及虫伤、药毒等，在医药学方面做出了巨大贡献。现代学者对《肘后备急方》进行中医药学方面的研究探讨，主要涉及内科学、外科学、急症医学、传染病、中医养生、中医美容、灸疗学、推拿学、药物学等多个方面的内容。现就其医药学方面研究做如下综述。

一、在医学上贡献的探讨

（一）内科学

葛洪在《肘后备急方》中对众多的内科杂症、伤寒、痢疾、时行、时气（流行性传染病）、瘟疫、疫疠（急性传染病）、狂犬病、结核病、疟疾以及食物中毒等疾病都有相当深刻的认识和医学创见。他在急性热病的病因分析上明确提出温病、时行、伤寒三种，指出温病与时行、伤寒的区别，认为前者的病因主要不在于气候变化异常所致，而在于"病气兼夹鬼毒相注"，急病不是鬼神引起的，而是中了外界的疠气，这个"疠气"就是今天的病毒、细菌，这对以后的温病学派产生和发展确实起到很重要的作用。对于危害人类健康的疟疾，《肘后方》对其种类和症状也有较详细的记载，总结出六种疟疾，包括疟疾、老疟、温疟、劳疟、瘴疟和疟兼痢等，并创制30多首治疗方剂，其中多次用到的"常山"，已被现代证实是一种抗疟特效药。葛洪还首创用鲜青蒿绞汁治疟，这种方法不仅在当时有实用价值，而且成为我国现代成功研制抗疟新药青蒿素的重要线索。此外，葛洪在失眠、黄疸和呕吐等内科病症的认识和治疗上均充分体现了整体观念和辨证论治的特点。

（二）外科学

葛洪对开放性创伤口的早期处理及止血方法、防止伤口感染等已积累了一定的经验。如"葛氏治鼻卒衄方，苦酒渍棉塞鼻孔"，有压迫止血之意；"急乱伤舌下，青脉血出不止，便杀人，方可烧纺軞铁，以灼此令焦"，是至今仍为外科止血重要手段的烧灼止血法；此外，书中用狼芽草茎叶熟捣，敷贴之，是具有中医特色的药物止血。

对于被虎、熊、马等动物咬伤、踢伤及抓伤者，葛洪很重视防感染，他认为这些伤口可因"动物毒气"侵入而致肿痈化脓。他主张先进行熏洗创口，提出了先以"烧青而以熏疮，毒即出"，再"煮葛根令浓以洗疮"或"煮生铁令有味以洗疮"（《肘后方·卷七》）的方法治疗被熊虎爪牙所伤后引起的伤口感染。《肘后方·卷五》治疗疽疮骨出"者，则先以"盐酒洗"，而后以"黄连牡蛎各二分为末后敷"的方法治疗。

葛洪对于防止创口感染所采取的以热水、盐水、药物或酒等冲洗、浸洗，或烧伤灼创口后外敷药物以及正确包扎伤口等处理方法是较科学的，这是开放创伤治疗学的一大进步。

葛洪在"治金创若肠已断者方"中，率先运用了肠吻合术："以桑皮细缝合，鸡热血涂之，乃令入。"

在"治唇卒有伤缺破败处者方"中，葛洪又创用了兔唇修复术："刀锋细割，取新獐鹿肉，以剒补之。"

（三）急症医学

葛洪创立的急症治疗技术的应用，大大地提高了我国古代的临床治疗效果，这是《肘后备急方》在急症治疗方面的成就之一。尽管这些技术还不够完善，甚至有些是原始的，但是它反映了我国古代医家的智慧。

1. 人工呼吸法 在"治自缢死，心下尚微温，久犹可治方"中说："徐徐抱解其绳，不得断之，悬其发，令足去地五寸许，塞两鼻孔，以芦管内其口中至咽，令人嘘之。有顷，其腹中砉砉转，或是通气也，其手捞人，当益坚捉持，更递嘘之。"这是口对口呼吸抢救法的最早记载。在"救卒自缢死方"中记载："徐徐抱解，不得截绳，上下安被卧之，一人以脚踏其两肩，手少挽其发，常弦弦，勿纵之，一人以手按据胸上数动之，一人摩捋臂胫，屈伸之。若已僵，但渐渐强屈之，并按其腹，如此一炊顷，气从口出，呼吸眼开，而犹引按莫置。"这是人工呼吸法用于急救的最早记载。

2. 洗胃术 在"治食野葛已死者方"中最先运用了洗胃术："以物开口，取鸡子三枚，和以吞之，须臾吐野葛出。"

3. 救溺倒水法 在抢救溺水时，创用了与现在临床所运用的抢救方法极其相似的倒水法："屈死人两脚着人肩上，以死人背向生人，背负持走，吐出水，便活。"

4. 腹穿放水法 "若唯腹大，下之不去，使针脐下二寸，入数分，令水出孔合，须腹减乃止"，是简单的腹腔穿刺放腹水法。

5. 导尿术 "以竹管注阴，令痛朔之通"治"小腹满，不得小便"为最早的导尿术，比孙思邈的葱管导尿术还早 250 多年。

6. 灌肠术 "生土瓜根捣取汁，以少水解之，筒中吹下部，取通"，类似现在的灌肠术。

7. 治腹水 葛洪认为腹水为病"皆从虚损大病或下痢后、妇人产后饮水不即消，三焦受病，小便不利，乃相结渐渐生聚，遂流诸经络故也"。强调治标为先。《肘后备急方》治腹水有 18 方，其中 10 首方以利尿消肿为法，葛洪治腹水之法，非利小便一端，尚有峻下之法以逐水消肿。对于腹水病的治疗，葛洪不但用药考究，而且十分重视病后的饮食调养。葛氏指出："常食小豆饭，饮小豆汁，鲤鱼佳也。"此处小豆为赤小豆。葛氏治腹水有三忌：一曰忌盐，如其在首方后言："勿食盐。"二曰节饮，其在真苏合香水银血粉方后云："节饮，好自养。"三曰忌酒，如治水蛊巴豆方后强调："勿饮酒，佳。"

8. 汞剂治疗蛲虫病 在"治肠痔及下部痒痛方"中，记载了"胡粉、水银……以枣膏调匀，绵裹，夜卧内谷道中，导之，效"。这里所谓"痔"，不是今之痔疮，而是蛲虫病。

此外，葛洪在急症的辨治方面重用温法，活血行气，以速行止痛之效。治猝死以"通"为治则，多以半夏末、皂荚等辛药吹鼻，或以管吹耳窍、前阴或脐，或以药食开窍，此类药物多辛温，结合"吹法"，直达病区以发挥通腑泄热之速效。以急则治标为原则，常投以峻烈之药，如以巴豆峻下逐水。在治疗单纯大腹水肿急症时还结合针刺放水疗法。

有学者考察葛洪所载的急救方法与现今临床急救方法的源流关系，其研究结果表明，《肘后备急方》所记载吹鼻、竹管导尿法、吐下法及外科感染和止血等方法为现代临床医学上的人工呼吸法、导尿术、洗胃灌肠法、术后感染之抗菌消毒的源头，为这些现代急症医学的发展做出了重要贡献。

葛洪急症治法之"鼻疗法"，即药物经鼻腔或非药物刺激鼻腔发挥速效治疗急性症状的方法，有学者对此做了深入探讨。论述了通过鼻腔应用吹药法、滴鼻法、喷药、非药物刺激等法对急症的救治，其方法简便，并且药效迅速明显，可为后世治疗急症提供借鉴。

（四）传染病学及预防医学

传染病是常见病、多发病，早期人们称之为瘟疫，其特点是疾病传播及流行迅速。东晋时期医药学家就已经对瘟疫的传染性有了充分认识，葛洪在《肘后备急方》中提出防治疫病温病的具体方药，如大黄甘草麻黄杏仁芒硝黄芩巴豆丸，书中"治瘴气疫病温毒方"篇载有多种用于预防的中药方，当时人们就已经懂得采用内服、鼻吸、外敷、佩带、烧熏、悬挂等多种方式预防瘟疫。《肘后备急方》所载常山、青蒿治疗疟疾被现代沿用，并且书中所载治疗狂犬咬伤法对于后世预防天花的人痘接种法具有一定启发性。

葛洪十分重视对疾病的预防，可以说是我国预防医学和流行病学的先驱和伟大的实践家。在《肘后备急方》中，葛洪第一次准确而详细地描述了天花症状，命之曰"天行斑疮"，并且第一次提出了治疗的方药。

《肘后备急方》中还记载了一种叫疯狗咬人引起的病症。葛洪首先观察到健康狗和疯狗的区别，以提醒人们注意疯狗。他说："及寻常，忽鼻头燥，眼赤不食，避人藏身，皆欲发狂"，被此"犬啮者难治"。同时他还明确地指出其潜伏期问题，即"七日一发，过三七不发则脱也。要过百日，乃为大免耳"。书中还记载了用狂犬脑敷贴狂犬咬伤的创口为治疗狂犬病的方法："又方，仍杀所咬犬，取脑傅（敷）之，后不复发（方第五十四）。"

《肘后备急方》记载了用大豆、小豆、牛奶和松叶等防治脚气的方剂，现代研究证明，这几种食物和植物所含物质可以有效防治 B 族维生素类缺乏疾病。这些正确的记载是世界医学史上最早的。

《肘后备急方》对麻风病的症状进行了具体的描述。麻风病开始时，患者皮肤的感觉渐渐变得不灵敏，或者皮肤上感到有虫爬行一样的发痒，或出现赤黑色的皮肤。并指出本病的后果是严重的，书中已有对麻风病人隔离的记载。葛洪还记载了沙虱（恙虫）病一项，并准确地描述了沙虱的生活形态和该病的发病地带、临床特征、传染预后、预防等，并着重指出此病见于岭南（《肘后方·卷七》）。直到 19 世纪，日本学者才对恙虫病做了较为科学的研究。

值得一提的是《肘后备急方》中提出的艾消毒法，"以艾灸病人床四角，各一壮，令不相染"预防"疫病"传染，效果"佳也"。据现代研究表明，艾叶燃烧的烟对引起不同传染性、流行性疾病的多种致病菌、真菌和病毒都有抑制作用，故葛洪早在二千年前就用其预防疾病传染是有科学道理的。今天艾叶烟熏防疫法是广大农村预防传染病，甚至是预防非典型性肺炎的有效方法之一。据陕西中医药研究院副院长刘华介绍，艾叶烟熏法就是一种防止非典流行的简便易行的防疫方法。

（五）中医骨科学

葛洪在骨伤科方面的学术成就和其他领域一样，也是辉煌的。他提出的诊断、治疗创伤及骨伤疾病的理论和方法，有着重要的临床使用价值。

骨折小夹板固定法：在抢救"腕折四肢破碎及筋伤蹉跌方"中，葛洪首次创用了小夹板固定治疗骨折的方法，即"以竹片裹之，令遍病上，急缚勿令转动。"以及"葛氏治卒失欠，颌车蹉跌张口不得还方；令人两手牵其头，暂推之，急出大指"的下颌关节脱位整复术，经过了历代医家的补充完善，一直应用于临床。

葛洪在《肘后备急方》中曰："又破脑出血不能语言，戴眼直视，咽中沸声，口急溘出，两手妄举，皆死候，不可疗，若脑出而无诸候者可疗。"书中描述的颅骨骨折的死候，与现代所见的脑干损伤或颅内血肿、脑疝形成十分相似，这些症候至今也还是危重症。而"脑出而无诸候者可疗"系指一般颅骨开放性骨折而无上述脑干损伤及颅内出血等症状，是颅脑损伤的轻症，所以说"可疗"。

《肘后备急方》虽是以论治急症为主的专著，但对一些较常见的慢性病或多发病也有较精辟的阐述。葛洪对于慢性腰痛或腰腿痛的病因及其证治就论述得较为透彻，曰："肾气虚衰，腰脊疼痛，或当风卧湿，为冷所中，不速治，流入腿膝，为偏枯冷痹缓弱。"葛洪已明确指出该病乃本虚标实之证，以肾虚在先为本，后为风寒湿邪入侵为标。该病初起腰部疼痛，并逐渐向下肢放射，以致下肢发生疼痛麻木，最后发展到肌肉萎缩，行动无力。这些描述即为现代"腰椎间盘突出症"的典型证候，这是世界上对腰突症的最早记载。而且，葛氏所提出的治疗方药，包括独活、附子、杜仲、茯苓、桂心、牛膝、秦艽、防风、川芎、芍药、细辛、干地黄等十二味，均是后世治疗慢性腰痛及腰腿痛的常用药物，也是对后世影响较大的千金独活寄生汤的基本组成，至今仍在临床广泛应用。他还将巴戟、杜仲、牛膝、狗脊、独活、五加皮、山茱萸、桂心、淮山、防风、附子及干漆等炼蜜为丸，治疗"肾虚冷腰痛"及"诸腰痛"。而对于急性腰扭伤，葛氏称之为"反腰有血痛"，他首次采用酒调杜仲外敷，并结合灸法治疗（以上各条均出自《肘后方·卷五》）。这些治疗方药一直为后世所推崇。梅全喜教授曾参考葛洪治患卒腰胁病诸方研制出了葛洪腰痛宁保健袋，并用其治疗各种腰痛83例，总有效率达96.39%，其中对寒湿和血瘀型效果最好，有效率达100%。

（六）中医养生学

在东晋时期，葛洪就对中医养生有了一定认识，可谓是早期的养生学家。王左原等总结葛洪的养生观，提出行气缺恶、宝精不损、服食丹药等防病养生的有效手段。葛洪认为饮食、起居、情志、运动等因素可导致机体损伤，非常注重饮食起居方面的和谐，养生护正以防止损伤与疾病。

葛洪的养生经验主要有导引行气、还精补脑、服食药物、思神守一、坚齿明目等。葛洪记载胎息气功养生法时，强调了行气的重要性，认为行气治百病，促进了后世气功的发展。葛洪提出"我命在我不在天"，反对天命思想，主张积极同自然做斗争，而炼丹服丹则是其思想的充分体现。葛洪的养生思想对后世的养生观产生了重要影响，但其养生思想的理论来源为道教神学思想，其求道成仙的思想过分强调了心理作用对身体的影响，违反科学规律，后人应当批判性学习其养生长生理念。

（七）中医食疗学

《肘后备急方》中收载了大量食疗方，据统计，按食物品种可分为鱼、禽蛋、畜肉与内脏、蚧、豆、菜蔬、果类、乳制品及粥类等九大类共65种治病的食疗方，表明葛洪善于运用各种食物以达到治病的目的。其配方不仅与现代营养学甚为吻合，如用动物蛋白质（鱼类、鸭类等）及大豆类治疗肿满、水病，且必须禁盐；治虚损用乌雌鸡等，而且配制方法多种多样，如鸭煮粥、鸭纳药、梨纳胡椒、梨纳黑锡等。

（八）中医美容学

葛洪对美容学也有一定认识和研究，可谓是当时的美容学专家。他推崇中和之美，人体健康需要"心神意思"与"精气血"和谐，也就是我们现在追求的生理健康和心理健康的和谐。他将美容思想完美运用到中医美容养生方面，认为既要修养德行追求精神美，也要注重身体调和节制追求形体美，还主张通过食疗和中药来调理精气血，美容驻颜。因此，葛洪《肘后备急方》中有不少中药方经过加工制成美容化妆品的记载。

《肘后备急方》所刊载的美容方剂之早、之多、之专，以及所明显体现出的美学思想，堪称中医美容第一书。该书融入了葛洪的美容学思想，在"外发病"一卷中，载有手足皲裂、浸淫疮（湿疹）、漆疮、疣目（寻常疣）、白癜风、粉刺、酒渣鼻、狐臭、目不明、唇疮、口气臭、齿根动欲脱等损美性病症的治疗方法。尤为引人注目的是，该书第五十二篇为"治面疱发秃身臭心惛鄙丑方"，实为美容专篇。这是迄今发现的最早的美容专篇，篇中集中了治粉刺、酒渣鼻、黑痣、脱发、体气的方药，如"治年少气充，面生疱疮方""去黑痣方"等。在该篇中还刊载了很多美容妆饰方，如"服药取白方""疗人面无光润……常傅面脂方""疗人面体黧黑，肤色粗陋，皮厚状丑""令人香方""染发须，白令黑方"等。这些方剂不是着眼于治病，而是着眼于美化人的容貌，是典型的具保健性质的化妆品。

具统计，《肘后备急方》中记载的美容方有66条，应用于美容的药物有95种，笔者认为葛洪对美容的贡献表现在：①为后世研究美容提供了大量的依据；②倡导了简便实用的美容方法，很多方法至今仍在沿用；③选用的美容方药科学合理，疗效显著；④对现代美容有很多有益的启示。

葛洪美容方大多采用外治法，外用方占83%。如治斑秃、脱发，常用药物外涂法和沐浴法，治疗狐臭于局部腋下用药。此外，他还用外涂法治疗一些面疱疮、面黑等面部损美性疾病。葛洪还创造性地采用取象比类法，在美白方中应用大量的白色药物，认为白色药物吸收入体内后可产生增白的效果。

《肘后备急方》中收载美容方剂种类和数量在当时是最多的，并载录了保健美容方剂及美容化妆品（染发剂、手脂、荜豆香藻、熏衣香方），并出现了美容成药，在当时就开发出多种美容方剂剂型，对现代美容业的发展产生了重要影响。

（九）中医男科学

本书记载有关男性病证的条文 30 余处，并有专节论男性疾病的治疗。葛洪将鹿角屑用酒送服，治男子梦遗；用巴戟天、杜仲、牛膝、狗脊、干姜、附子等温阳药治"阴痿"；牡蛎壳研末外敷局部治"阴汗"；黄柏浸水外洗治"男子阴疮损烂"；若"阴囊下湿痒，皮剥"（即绣球风），可用乌梅或黄柏叶浸渍外洗。

二、在针灸推拿学上贡献的探讨

（一）灸疗学

针灸疗法是中医学的重要组成部分，其应用历史悠久，并且疗效显著，经济安全。葛洪的针灸学成就突出的表现在灸法方面。倡导针灸救治急症是《肘后备急方》在治疗方面的特色之一，而其中又以灸法尤显突出，且运用广泛。《肘后备急方》所录针灸医方 109 条，其中有 99 条是灸方。这大大地改变了当时灸法非常贫乏的状况。葛洪重视灸疗，孔穴定位、取穴方法丰富，主要有体表解剖标志定位、同身寸的应用、骨度折量法的应用、特殊体位取穴法以及通过辨别体表病理改变定位等方法，且首创了隔物灸法，极大地推动了后世灸疗学的发展，其取穴方法大多沿用至今。《肘后备急方》主张急症灸治，有其明确的指导思想："使人用针，自非究习医方，素识明堂流注者，则身中荣卫尚不知其所在，安能用之以治之哉。"葛洪认为针法不易为常人所掌握，而灸法则操作简便而安全可靠；其又进一步指出："先辈所用药皆难得，今但疏良灸之法……用之有效不减于贵药，已死未灸者，犹可灸。"阐明了灸法在救治急症中的重要意义。

《肘后备急方》所载灸方涉病种十分广泛，包括卒死、尸厥、卒心腹痛、伤寒、时气、霍乱、中风、发黄、痈疽、疮肿、狂犬咬伤等 28 种，其中大部分属卒发之急暴病证。《肘后备急方》在施灸方法上，可谓形式多样，内容丰富。一方面继承了《黄帝内经》《针灸甲乙经》艾炷直接灸之法，并除一般言明施灸壮数外，对特殊病证尚交代施灸顺序、疗程和注意事项，如救卒客忤死灸脐四周须"令四火俱起"，治风毒脚弱痹满上气"必先从上起"灸等。尤值一提的是在急症救治中创用了隔物灸，为我国隔物灸法最早的文献记载，书中隔物灸方共 7 首，包括盐、蒜、椒、面饼、黄蜡、香豉、雄黄等，对后世隔物灸的发展产生了重要的影响。

有人对《肘后备急方》刺络放血疗法进行了深入研究，对刺络放血的工具、部位、适应证等做了探讨，认为书中所载刺络工具"刀"应为九针中的锋针，相当于现在的三棱针；刺络部位多选用督脉经络，现今也常用督脉进行刺络放血疗法；刺络放血治疗急性咽喉炎、卒中等危重病症疗效显著。

（二）推拿学

《肘后备急方》为指针疗法、捏脊疗法之始。指针疗法是以指代针进行治疗急病的一种方法。它包括了掐法、点法、捣法等，即以指甲掐穴、指端按穴和指端捣击穴位，都属于指针疗法的范畴，是推拿疗法的一种常用手法。《肘后方·救卒中恶死方》云："令爪其病、人中，取醒。"在救"卒死尸蹶""卒中五尸"等昏迷不醒的病人时，葛洪都使用了这种掐人中的方法，有的还配合"爪其心下一寸"。又如治心腹疼痛，《肘后方·治卒心痛方》云："闭气忍之数十度，并以大手指按心下宛宛中，取愈。"《肘后方·治卒腹痛方》云："令卧高一尺许，拄膝使腹皮，气入胸跗令人抓脐上三寸便愈。"这些指针疗法不仅因其有效而沿用至今，而且对后世的指针疗法的发展有其重要指导意义。

捏脊疗法最早记述于《肘后方·治卒腹痛方》中，其云："拈取其脊骨皮，深取痛引之，从龟尾至顶，乃止，未愈，更为之。"葛洪发明的这种捏脊疗法，对后世临床治疗小儿和成人各种杂症以及保健防病提供了一个良好的治疗方法。

《肘后备急方》首次介绍了小儿肠扭转的手法："使病人伏卧，一人跨上，两手抄举其腹，令病人自纵重轻举抄之，令去床三尺许，便放之，如此二七度止。"这种治疗卒腹痛的方法，于现在治疗小儿肠扭转的颠簸方法极为相似。这种方法既丰富了推拿方法，也为临床治疗小儿肠扭转提供了一个良好的治疗手法。

葛洪在《肘后备急方》中首次记载了下颌关节脱位，并介绍了运用推拿手法使其复位的方法："令人两手牵其颐已，暂推之，急出大指，或咋伤也。"这也是世界上记载的最早的颞颌关节脱位整复手法，目前仍然在临床上广泛应用。

膏摩是将推拿按摩与药物配合运用，属于中医学中推拿的一种特色疗法。葛洪十分重视膏摩的运用，是第一位系统论述膏摩，并且使膏摩证、法、方、药齐备的医家。《肘后方·卷八》记载了葛洪治百病常备的丸、散、膏方和药物，其中共记载10余首膏摩方，可内服亦可外摩。膏摩治疗范围涵盖了内、外、妇、五官科等疾病。几乎每方都有苦酒、猪脂作为膏药的赋形剂，这10余首膏摩方中用药共50余味，除了晋之前膏摩方常用的附子、细辛之类的药物，还特别使用了莽草、巴豆、水银、斑蝥等峻烈药物。葛洪记载膏摩方数量虽不多，但临床应用非常广泛，为后世推拿学膏摩疗法的发展奠定了基础。

三、在药物学上贡献的探讨

梅全喜教授带领的课题组对《肘后备急方》中药物剂型、给药方法、治疗方法、药物的应用等方面的内容做了一系列更为深入全面的研究和探讨，综述如下。

（一）对剂型的探讨

《肘后备急方》中所载剂型种类颇多，据初步统计，除最常用的汤剂外，还有丸剂、膏剂、酒剂、栓剂、散剂、洗剂、搽剂、含漱剂、滴耳剂、眼膏剂、灌肠剂、熨剂、薰剂、香囊剂等10多种剂型，约350个品种，其中以丸剂、膏剂、散剂等较多用。

《肘后备急方》中赋形剂种类多，所介绍使用的辅料有蜜、酒、醋（苦酒）、药汁、面糊、水、麻油、猪脂、羊脂、鸡子白或黄、乳汁、胶汁、枣泥、唾液、米泔水等10多种。其中以蜜、醋、酒的使用较多。特别是在制剂工艺上，葛洪首次采用舌下含剂治疗心脏病，应用温浸法制备药酒以及采用蒸馏法等制剂工艺在今天来说也不失其先进性。

对《肘后备急方》所载丸剂的方药组成、分类、服药法及治疗病症进行分析后发现，丸剂是《肘后备急方》中记载最多的剂型，共128丸，占总药物方剂量15.0%。丸剂方药所含药物共144种，其中植物药107种，动物药17种，矿物药20种。按赋形剂不同分类，丸剂可分为蜜丸、醋丸、煎膏丸、糊丸、酒丸、蜡丸等。其给药途径多为口服，送服剂的共14丸。服药方法多为食前服，也有饭后服、空腹服等服法。丸剂治疗病症广泛，多达40余种，且多为内科疾病。

（二）对给药途径的探讨

对《肘后备急方》中舌下给药治疗急症的方剂进行归纳后发现，用于热病神昏、痰厥、健忘等症的多为桂枝、菖蒲等温通开窍药，桂枝、菖蒲均富含挥发油，于舌下给药吸收快，生物利用度高，更能发挥治急症之速效。本书中葛洪首次将药物制成舌下含丸剂用于心脏病的治疗，这对现代急救医学产生了深远影响。

梅全喜等对鼻饲给药治疗疾病进行了探讨，并对鼻药疗法的古今应用及影响和应用注意事项进行了阐述。统计分析《肘后备急方》中有关鼻药疗法的方剂共27首，所用鼻疗药物多味厚气窜，其中以皂荚、生葱、细辛、菖蒲、肉桂为多，这些药多辛温，且富含挥发油，治疗时广施温法，以调畅气机，常以醇酒或薤汁为引，可使药物迅速到达病所，起到治疗急症的目的。

这些鼻疗方至今仍为鼻腔给药或搐鼻疗法常用之方药，并且效佳。

（三）对治疗方法的探讨

对葛洪香佩法进行了研究，包括香囊及药枕等剂型的药物组成、用法、适应证等方面。葛洪香佩法对各种传染病的防治，以及治疗晕船、失眠等，简廉效著，推动了现代香佩法的发展，现代临床常将香佩法应用于防治上呼吸道感染、手足口病、禽流感，治疗失眠、高血压、腰痛、颈椎病等多种疾病。《肘后备急方》中芳香类中药的外治疗法主要有香熏法、香熨法、香囊佩戴法、香枕法、香粉扑身、香粉敷面法、香药洗浴护发、香脂法、取嚏法、吹药法、滴药法、舌下给药法等。葛洪对熨剂疗法的应用也十分重视，全书使用熨剂疗法的方剂共 26 首，其中有不少是用于救治急症的。

经统计，《肘后备急方》中熏洗方包括葛氏熏洗方 105 方，杨氏增补 56 方，占全书总药方 8.48%，用于熏洗的药物共 116 种。所记载的熏洗形式主要包括溻渍法、淋洗法、罨洗法、熏洗法，在外、内、妇、骨伤、皮肤、五官等科均有应用，尤其是在瘟疫、疮疡肿毒、皮肤疾患、关节肿痛、跌打损伤等方面病症的应用所占比例较大，占总熏洗方的 45.34%。同时熏洗在古代也用于急症猝死和美容养颜。

（四）对药物应用的探讨

《肘后备急方》收载药物约 350 种，其中植物药约 230 种，动物药约 70 种，矿物药和其他药物约 50 种，贵重药极少，多为山野易得之药。在药物的使用上葛洪有其独到之处，如他在《肘后备急方》中最早记载了青蒿抗疟和黄连治疗心脏病，此外对豆豉的应用也是很有特色的，全书载有用豆豉的单、复方 40 多首，是《肘后备急方》中使用频率最高的药物，他创用的葱豉汤至今仍是中医临床常用方剂。

对《肘后备急方》所载的鲜药进行了分析探讨，总结了部分鲜药的制作方法和应用给药途径（内服和外用）。经统计，全书共收载药物约 439 种，其中应用鲜药多达 198 种，占总药物数的 45%，并且这些鲜药的临床应用广泛，治疗疾病涉及内科、外科、妇科、儿科、皮肤科、眼科、耳鼻喉科等，包括卒中、中风、霍乱、伤寒、瘴气时疫、腹水、胸痹疼痛、脚气、痈疽肿毒、丹毒恶疮、狂犬病、食物药物中毒等疾病。对《肘后备急方》中药膳食疗部分进行总结分析，发现共有 43 种药食同源的药物，其中甘草、豆豉、杏仁、生姜、茯苓等几种药物的应用范围最为广泛，药食同源药物在所治疗疾病中伤寒时气使用品种数最多，还有 13 处记载了食疗禁忌方面的内容。

整理归纳《肘后备急方》中有关解酒的药方，经统计，《肘后备急方》载解酒及戒酒药物共 24 种，其中 19 种为植物类药，4 种为动物类药，1 种为矿物类药。可见魏晋南北朝时期一些解酒的药物和食物已经应用于饮酒大醉后引发的各种病症，并且有些组方科学合理，简便实用，对于解酒和戒酒疗效显著，对现代解酒方法和戒酒方法的推广应用做出了重要贡献。

对动物排泄物类中药的应用也进行了总结，书中大量记载了以人或动物排泄物类中药疗疾的方剂，如利用人尿、鸡矢白、雄鼠屎、狗粪、马屎、牛洞（稀牛粪）等动物粪便治疗疾病的方剂。如今大部分药物已经弃而不用，只有人尿、鸡矢白和蚕沙被继承沿用至今，并发挥出良好的临床疗效。

对《肘后备急方》单味中药艾叶的治病机理做了深入探讨，艾叶在该书中第一次被广泛记载，书中收载有艾叶的处方21首，分布在15篇中，占实际69篇的21.74%。艾叶可用于治疗内科疾病，如心腹痛、传染病、神经系统疾病；治疗外科疾病，如背部痈肿、疥癣、白癞、火眼、吞钱；治疗外物（如蛇、蝎、沙虱等）所伤等。我国古代单味艾叶内服，或以艾叶为主另加他药配伍，或艾灸法，或用艾烟熏及外洗，广泛地运用于预防和治疗临床各科多种急症。

对《肘后备急方》中常山的应用进行研究，主要从常山的配伍分类、服药方式及现代研究等方面进行分析。经统计，《肘后备急方》中含有常山的方剂共19首，与常山配伍使用的药物共37种，配伍使用较多的中药有甘草、知母、鳖甲、升麻、附子、乌贼骨等，主要用于治疗疟疾、胸中多痰和解药毒。因常山致吐作用较强，葛洪强调空腹服药，并多用蜜与酒调和药物服用。葛洪对常山的应用较早，但因其致吐毒性受到了一定限制，炮制后可减毒但同时也降低了药效，现代研究着眼于炮制的同时应尽量减少有效成分流失，以利于常山安全有效地应用于临床。

此后，又整理归纳葛洪《肘后备急方》包含附子的药方，从《肘后备急方》中附子的名称考证，所含附子的方剂数，含附子的方剂治疗疾病的类型，剂型分类，服药方法等多方面进行分析探讨。研究结果表明，葛洪《肘后备急方》中附子、乌头、乌喙、射罔、天雄为同一物，书中收载含附子方剂共100余方，其治疗疾病种类丰富，其方剂所成中药剂型较多，有数十种，其服用方法在传统的服药方法的基础上结合了现代给药方法（舌下、黏膜等）。同时他们还研究了附子中毒的解救方，阐述了附子的临床应用和中毒解救。

对葛洪附子毒性方面进行了更为深入的研究，将附子减毒方法归结为炮制、煎煮、配伍及制成丸剂缓和毒性。《肘后备急方》中附子的用量则因剂型的不同而有所不同，总剂量膏剂较汤剂用量大，酒剂介于膏、汤剂之间，汤剂附子用量13.92～30g，膏剂、酒剂中附子虽总剂量较大，但日用量较小，丸剂附子用量范围为0.014～3.48g，散剂用量范围为0.043～3.33g，丸剂较散剂用量稍大。可见，葛洪《肘后备急方》中附子的应用记载，为其现代临床应用以及毒性毒理的研究提供了重要依据。

此外，还对《肘后备急方》中鸡子的应用做了探讨，发现全书共有 44 个含鸡子的方剂，临床应用非常广泛，所载剂型种类丰富。对《肘后备急方》中酒的应用做了初探，全书共有用酒方剂 160 多个，内容丰富。这些对后世中医药学和药剂学的发展均起到积极的推动作用。

（五）方剂学上的成就

《肘后备急方》所载方剂大都价廉效著，治法简便易行，适应范围包括内科急性病症，外伤科、五官科等，甚至还有预防医学、性医学、食疗、美疗及兽医等，范围非常广泛。全书载有药物附方 1060 首，是我国古代一部具有重要研究价值的方书。

综上所述，《肘后备急方》所载的医药学知识十分丰富，其应用非常广泛，涉及医学、药学、针灸推拿学、养生学、美容学等多个方面。《肘后备急方》中医药学预防和治疗疾病的方法以及医药学思想对后世影响深远，部分被继承、沿用或改进，已被广泛应用于临床。但学者们对《肘后备急方》的研究还不够深入，以上对葛洪《肘后备急方》医药学方面进行综述，为其临床应用、养生食疗、美容业的研究，特别是药物学的研究提供了充分依据，同时有利用于推动医药事业的发展。

第三节　葛洪研究会及葛洪医药研究学术会议

在我国东晋时期出现过一位对中国医药发展做出过重要贡献、被誉为炼丹史上承前启后的重要人物，他就是东晋著名的医药学家、炼丹术家和道教理论家葛洪。历代对他的研究一直都没有停止过，最近 20 多年来在葛洪隐居、炼丹、行医、布道之地惠州（罗浮山）曾先后成立两个葛洪研究会，开展了一些研究工作，并召开了三届葛洪医药研究学术会议，为挖掘、整理、继承葛洪宝贵医药经验发挥了重要作用。

一、葛洪研究会成立始末及开展的工作

第一个葛洪研究会是在 20 世纪末成立的，虽然存在的时间只有短短的几年，但确实为推动葛洪研究的广泛深入开展发挥了积极作用。本文现就首个葛洪研究会成立始末及开展的工作做一简要介绍，为今后的葛洪研究工作保留一点史料。

（一）葛洪研究会成立的背景

在广东省惠州市西北境内有一座被誉为"百粤群山之祖"的罗浮山。古代的罗浮山并不很出名，自东晋咸和初年葛洪辞官上山隐居后，渐渐地有一

些人上山追随葛洪学道，葛洪遂分别在罗浮山东、西和北方建三个观，自己往来讲学，自此之后罗浮山名传渐远。历代不断有人上山建寺修观，而且香火十分鼎盛，遂形成九寺十八观的宏大气势，使罗浮山成为古代道教圣地。

葛洪在罗浮山上，利用罗浮山的矿石建炉炼丹，以求长生不死。这些自然是不可能的，但炼丹实际上是早期的化学实验，通过长期的炼丹经验，葛洪认识了很多化学物质的特性，积累了丰富的药物、冶金、化学等方面的知识。他在罗浮山一带采药行医，其主要医学著作《肘后备急方》就是在广泛收集岭南民间医药方法，结合自己研究罗浮山药物的成果及前人的经验而撰成的。葛洪开拓了罗浮山，使罗浮山成为道教圣地和旅游胜地；同时，罗浮山也孕育了一代圣贤葛洪，使葛洪在医药学、炼丹术及道教理论上取得巨大成就。

笔者当时正在罗浮山下的广东博罗制药厂工作，作为中医药工作者，对葛洪在医药学发展上做出的贡献十分钦佩，但也认识到国内医药界对葛洪的研究、认识和重视是远远不够的。为此，笔者萌发了在罗浮山召开葛洪学术研讨会，成立葛洪研究会，组织协调有关专家，积极开展葛洪学术研究，挖掘葛洪的宝贵医药经验，为人类健康造福的想法。这一想法很快得到时任惠州市药学会副理事长兼秘书长的张景硕先生和中国药学会药学史分会郝近大、胡晓峰等委员的肯定和支持。

1995 年，中国药学会正式发出征文通知：拟于 1995 年 11 月份在葛洪隐居、炼丹地惠州（罗浮山）召开"纪念葛洪及其药剂学成就学术研讨会"。《中国药学杂志》《中成药》《中药材》《医药导报》《中医外治杂志》《医药科技市场报》《上海中医学院学报》《中国医药报》等医药报刊刊登了这次会议消息和征文通知。

1995 年 11 月 26 ～ 29 日，由中国药学会主办，中国药学会药学史分会和惠州市药学会承办的"纪念葛洪及其药剂学成就学术研讨会"在广东惠州市召开。与会代表交流探讨了葛洪在医药学上的贡献，一致认为葛洪在医药学、药剂学及制药化学方面的成就贡献是巨大的，葛洪作为我国古代伟大的医药学家是当之无愧的，葛洪的医药经验是值得挖掘整理、深入研究、推广应用的。代表们建议尽快成立葛洪研究会，统筹安排规划今后的葛洪医药学术研究工作的开展。会上成立了葛洪研究会筹委会，并对今后的葛洪医药学术研究工作进行了规划。学术会后，有关部门积极进行了葛洪研究会的申请报批工作，并很快得到了中国药学会药学史分会和惠州市科协的批准。1996 年 4月 11 日，"葛洪研究会成立暨挂牌仪式"在广东惠州召开，来自北京、成都、广州等地的领导、专家及代表 40 多人参加了会议，中国药学会药学史专业委员会以及全国著名的医药史专家程之范、马继兴、李经纬、谢宗万、蔡景峰等为葛洪研究会题词。会议成立了葛洪研究会专业委员会，由张景硕任主任委员，郝近大、胡晓峰、冉懋雄、梅全喜任副主任委员，委员由全国各地 59 位专家组成。会上确定了葛洪研究会今后的工作任务和目标。

（二）葛洪研究会成立前后所开展的工作

葛洪研究会成立前后围绕着葛洪研究筹办了二件极为重要的工作，一是召开纪念葛洪及其药剂学成就学术研讨会，二是组织葛洪研究会成员编译了《抱朴子内篇·肘后备急方·今译》专著，现介绍如下：

1. 纪念葛洪及其药剂学成就学术研讨会　本次会议收到学术论文 100 多篇，录用 92 篇，编成论文集发行。内容涉及葛洪在医学、临床治疗学、药剂学、性医学、养生食疗、灸疗、美容、炼丹术、制药化学等学科上的成就与贡献，葛洪医药经验的开发利用，葛洪在广东罗浮山、江苏句容、江西樟树等地的活动及影响等方面，现综述如下。

梅全喜探讨了"葛洪《肘后备急方》在药剂学上的成就"：①收载药物剂型种类齐全。除了汤剂外，还有丸、膏、酒、栓、散、洗、搽、含漱、滴耳、眼膏、灌肠、熨、熏及香囊剂等 10 多种剂型，约 350 个品种，这在当时的医药书籍中是罕见的。尤其是葛洪发明了尿道栓、阴道栓、鼻用栓及耳用栓剂，发明了将药物制成舌下含服丸剂治疗心脏病。②使用的药剂赋形剂品种繁多。有蜜、酒、醋、药汁、面糊、水、麻油、猪脂、羊脂、鸡子白或黄、乳汁、胶汁、枣泥、唾液、米泔水等 10 多种，且其不同剂型所选用辅料的科学合理性在当时来说是前所未有的，对后世药剂辅料的使用也有重要的参考指导意义。③采用药剂制备工艺先进。如采用温浸法制备药酒以及蒸馏法制备药剂都是十分先进的。

单健民探讨了"葛洪在中国性医学方面的贡献"。他认为葛洪对中国性医学的贡献主要反映在《抱朴子·内篇》中。该书不仅对晋以前有关性医学资料作了保存，同时对晋以前许多房中术观点进行系统阐发。葛洪在"至理""微旨""释滞""极言"等篇中，反复强调服药、行气、房中术是健康长寿的主要条件，这为后世性医学的研究奠定了理论基础。葛洪认为："服药为长生之本，若能兼行气者，甚益甚速……然又宜知房中之术。所以尔者，不知阴阳之术，屡为劳损，则行气难得力也。"指出了房中术与人生寿夭的关系。在节制房欲问题上，他讲得很客观："人复不可都绝阴阳。"但也不可过于夸大它的补益作用。那些宣扬房事可以"移灾解罪""居室高迁"等纯属荒诞之词。对节育养生方面，他中肯地指出："善求其术者，即能却走马（阻止泄精）以补脑，还阴丹以朱肠，采玉液于金地，引三五于繁梁，令人老美色，终其所禀之天年。"否则将如"羽苞包火，冰盆盛水"一样有危害。现在看来，葛洪的节育养生观点是有其科学内涵的。

田新村等"浅探葛洪对美容的贡献",统计了《肘后备急方》中记载的美容方有 66 条,应用于美容的药物有 95 种,认为葛洪对美容的贡献表现在:①为后世研究美容提供了大量的依据;②倡导了简便实用的美容方法,很多方法为后世甚至今天仍然采用;③选用的美容方药科学合理,疗效显著;④对现代美容有很多有益的启示。

俞雪如等探讨了"《肘后备急方》中的食疗方",对《肘后备急方》中收载的食疗方进行统计,按食物品种分为鱼、禽蛋、畜肉与内脏、虫介、豆、菜蔬、果类、乳制品及粥类等九大类共 65 种治病的食疗方,表明葛洪善于运用各种食物以达到治病的目的。不仅其配方与现代营养学甚为吻合,如对肿满、水病善用动物蛋白质(鱼类、鸭类等)及大豆类,并必须禁盐,治虚损善用乌雌鸡等,而且配制方法多种多样,如鸭煮粥、鸭纳药、梨纳胡椒、梨纳黑锡等。总之葛洪不独以炼丹、调气来养生,亦强调食养。

王剑等论述了"葛洪对灸疗的学术贡献":①对危重症施用灸疗,倡导灸疗急证。葛洪在《肘后备急方》中共收录了 100 多条针灸处方,绝大多数是灸方,且大多是用于危重症的。葛洪用灸疗范围广,且方法简便易行,应用方便。②首创隔物灸疗法,开辟灸疗方法多样化。《肘后备急方》是记载隔物灸法最早的文献。该书对隔蒜、隔盐、隔椒、隔面、隔黄蜡及隔瓦甑等施灸方法均有记载,其中以隔蒜灸最为常见。葛氏扩大了灸疗的应用范围,又使灸疗方法多样化,对促进灸疗进一步发展做出重要贡献。

聂晶探讨了"《肘后备急方》治疗腹水的经验",《肘后备急方》有治腹水方 18 首,其中 10 首方以利尿消肿方法,可见是以利水消肿为主。但葛氏治腹水之法,非利小便一端,尚有峻下法以逐水消肿,如选用巴豆、甘遂等。葛氏虽选用峻泻之品以疗腹水,然用法考究,采用峻药丸服,以缓和药物峻烈之性,取"丸者,缓也"之意,以防伤人体正气。此外,葛氏还注重病后饮食调养。尤其是葛氏提出治腹水三忌,即一是忌盐,二是节饮,三是忌酒的饮食禁忌对今天仍有指导意义。

此外,施仲安、张浩良、黄汉强、黄建财、高正树等人探讨了葛洪在医学上的成就与贡献;高毓秋、李承春、杨均等探讨了葛洪在炼丹术、化学等方面的成就与贡献;胡晓峰、古康德等对《抱朴子内篇》进行了研究探讨,认为《抱朴子内篇》是一部道家养生的重要著作,也是一部含有丰富科学技术史的著作。

张景硕等介绍了葛洪在罗浮山的活动情况,以及罗浮山至今仍然保留的许多有关葛洪遗迹,如冲虚观、葛仙祠、衣冠冢、稚川丹灶、洗药池、长生井、遗履轩等。李承春等介绍了葛洪故乡江苏句容有关葛洪的遗迹。黄文鸿等介绍了葛洪在江西樟树的活动情况及影响。《肘后备急方》被樟树药界奉为炮制典范，几乎所有的樟树帮药材店号都有 24 字的炮制规范，即"遵《肘后》、辨地道，凡炮制、依古法，调丸散、不省料，炮虽繁、不惜工"，并制成匾额，高悬于店堂之中，以昭示世人。开宗明义第一句就是"遵《肘后》"，可见葛洪在樟树药帮中的影响之深远。

值得一提的是，梅全喜在参照葛洪《肘后备急方》"治卒患腰肋痛诸方"中介绍的"葛氏治腰痛不得俯仰方"等葛洪治疗腰痛经验的基础上开发研制出"葛洪腰痛宁保健袋"，经广州市中医院、广州医学院附属医院等单位观察治疗腰痛 83 例，显效率 66.26%，总有效率 96.29%，获准批量生产［批准文号：粤医械准字（94）第 326117 号］，并已获国家专利（专利号 94223483.9）。

针对葛洪生卒年代不一致的情况，梅全喜对其生卒年代进行了考证，认为葛洪生卒年代为 283～363 年，享年 81 岁。

2. 编译出版了《抱朴子内篇·肘后备急方·今译》 葛洪虽生活在动荡年代，但他勤奋好学，刻苦钻研，积极著述。他的著作甚多，包括诗赋、杂谈、兵事、方技等，达 600 多卷，正如《晋书·葛洪传》中所载："博闻深洽，江左绝伦，著述篇章，富于班马。"葛洪著述虽多，但大多已亡佚，现存且与医药有关系的当数《肘后备急方》和《抱朴子内篇》。

《肘后备急方》全书列有 70 余篇名，所论述疾病多以急性病为主，包括各种传染性热病及由物理、化学、生物等因素引起的急症，对于常见而多发的慢性病也未忽视，还有疗牛马疯症等兽医的内容。在临床治疗学方面的成就尤为突出，特别是在传染病和寄生虫病的认识和治疗方面，如沙虱（恙虫病）的传染途径和治疗方法；用狂犬的脑（狂犬毒素）来治疗狂犬病的免疫接种疗法；对疟疾的治疗，尤其是最早提出用青蒿治疗疟疾；对天花的描述是世界最早的记载；对脚气病的记述以及各种药物、毒物中毒的急救方法等，都是十分科学合理的。

又因其编写的目的是作"手册"使用，所以对于每一病症均略记病因、症状，直接简述各种治法，以应急需。并且所用的药物"率多易得之药""所在皆有"，切合实用，后世医家对其评价为"简、验、便、廉"是很恰当的。总之，《肘后备急方》在一定程度上反映出我国两晋南北朝时期的医药水平和治疗技术，为我们今天研究医药学发展史提供了可贵的资料。

《抱朴子内篇》全书 20 卷，首次全面论述了道教宗旨、哲理、仪式、方法，对宇宙本体、人的本质及生活哲学、神仙的存在、俗人成仙的可能性、养生健身、金丹的炼制及斋醮的方法也都进行了阐述说明，正如葛洪在《抱朴子内篇·自叙》中所说："其《抱朴子内篇》言神仙、方药、鬼怪、变化、养生延年、禳邪却祸之事，属道家；其《抱朴子外篇》言人间得失、世事臧否，属儒家。"反映出葛洪以神仙养生为内，儒术应世为外，内外兼用，仕隐变通的人生哲学。

《抱朴子内篇》继承了早期的炼丹、医疗、养生等理论与实践，在科学史上留下了可贵的一页。他在《金丹》《仙药》《黄白》等卷中较集中地讨论了炼制金银及丹药，书中载有不少炼丹炼金的实验、炼丹的设备及丹方等化学及制药知识。如方中载有硫化汞加热分解出汞，而汞和硫黄又能生成硫化汞（"丹砂烧之成水银，积变又还成丹砂"）；铅能变成红色的四氧化三铅，而四氧化三铅又能分解出铅（"铅，性白也，而赤之以为丹，丹性赤也，而白之以为铅"）的可逆性化学反应；金属铁可以从铜盐中置换出铜（"曾青涂铁，铁赤色如铜"）的置换反应；雌黄、雄黄的升华反应等。此外还载有大量矿物药的应用，介绍了养生理论、方法、养生药物的应用以及部分医学理论的阐述及医学实践。总之，《抱朴子内篇》对推动炼丹术、化学、制药化学、养生学、医药学、性医学等方面的发展是有一定贡献的。

《肘后备急方》和《抱朴子内篇》是葛洪的二部重要的著作，研究探讨葛洪在医药学、炼丹术及制药化学等学科上的成就及贡献，挖掘整理继承葛洪的宝贵医药经验，是离不开这二部重要著作的。但这二书著成年代较早，文字偏繁难认，内容深奥难懂，阅读起来颇为费劲。1995年11月在"纪念葛洪及其药剂学成就学术研讨会"上，经过葛洪研究会筹委会的讨论，正式将编译该二书的工作确定为葛洪研究会的近期首要任务。并对编译工作做了具体安排。经过半年多时间的紧张工作，终于如期完成了这二部著作的白话文翻译工作。其中胡晓峰负责《肘后备急方》全书的圈点、序及卷一至卷二的翻译，郝近大负责《肘后备急方》卷三至卷八的翻译，冉懋雄负责《抱朴子内篇》卷一至卷十的翻译，梅全喜负责《抱朴子内篇》序及卷十一至卷二十的翻译，"葛洪及其《肘后备急方》《抱朴子内篇》研究"及"附录"部分亦由梅全喜负责加工整理，并由梅全喜负责全书的统稿工作。可以说《抱朴子内篇·肘后备急方·今译》是葛洪研究会成立以来完成的又一项任务，也可以说是葛洪研究会取得的首项成果。

《肘后备急方》的白话翻译是以人民卫生出版社影印的明·万历刘自化刊本为底本，并参考其他版本进行的。《抱朴子内篇》的白话翻译是以清代孙星衍校刊本为底本并参考王明先生的《抱朴子内篇校释》等版本进行的。翻译时力争简练并符合原意，不能直接翻译的特殊名词，包括《抱朴子内篇》中的道教术语，《肘后备急方》中的部分病症名等，仍直接使用原名词，在词后括号内加以注释。对《抱朴子内篇》中一些隐晦的药名，能查考到的就译为今名，未能查考明白的仍用原名，以免误译；对《肘后备急方》中的少用药名，考虑到临床使用问题，故凡能考证确定的均在药名后括号内注明学名。

为了保持该二书的完整性，在翻译时未做任何删减，由于其成书时间较早，故书中有些思想观点、疾病治疗方法是不正确的，特此提醒读者在阅读参考和应用该书时应慎重甄别。

"葛洪及其《肘后备急方》《抱朴子内篇》研究"中的文章主要是从 1995 年 11 月 26 至 29 日中国药学会在广东惠州召开的"纪念葛洪及其药剂学成就学术会"上交流的论文中精选加工整理出来的，虽不能全面反映葛洪的伟大成就和科学贡献，但通过这些文章可以看到，葛洪推动了科技的发展，并且在推动医药学及制药化学的发展方面做出了巨大贡献，对后世的影响是深远的。

该书 1997 年 3 月由中国中医药出版社正式出版，印发 3000 册，已销售一空，颇受文史、医药工作者欢迎。该书的出版有利于总结整理葛洪在医药学上的成就与贡献，有利于挖掘继承推广应用葛洪宝贵医药经验，对于推动葛洪医药学术研究工作的广泛深入开展也具有重要的现实意义。

葛洪研究会正式成立后，曾提出了几项具体的工作规划：①积极开展学术交流，计划 1998 年在葛洪故乡江苏句容召开第二届葛洪医药学术研讨会，2000 年后在香港召开"国际道教与医药学术研讨会"；②编撰学术专著，除了抓紧完成《抱朴子内篇·肘后备急方·今译》外，还计划编撰《葛洪和他的科学贡献》，该书将全面阐述葛洪在各学科上的科学成就和伟大贡献；③挖掘整理、继承推广葛洪的宝贵医药经验，研制开发新产品等。但由于葛洪研究会的主要领导及骨干成员因退休、工作调动等原因，使葛洪研究会的工作自 98 年起已处于停滞状态，致使这些很好的规划未能得到实施。

虽然，葛洪研究会存在时间短暂，但葛洪研究会主办的"纪念葛洪及其药剂学成就学术研讨会"和组织编译的《抱朴子内篇·肘后备急方·今译》，对于推动葛洪医药学术研究的广泛深入开展，提高葛洪在国内外的知名度及影响，发挥了积极的作用。我们相信，在不久的将来，将会有更多的医药工作者积极广泛地开展葛洪医药学术研究，挖掘出更丰富的医疗经验，开发出更好的医药产品。葛洪研究将取得更大的成绩，葛洪的丰富医药经验将会为防病治病、保障人民身体健康发挥出更大、更多的作用。

二、第二届（全国）葛洪医药学术思想研究学术研讨会

为了开展对葛洪医药学术思想的学术研讨和宝贵医药经验的挖掘、整理、推广，让这些传统医药学的精华得以传播和发扬，为了进一步推动葛洪医药学术研究及推动岭南地区中药资源可持续开发利用研究的广泛深入开展，由中国药学会药学史专业委员会和广东省药学会主办，广东省药学会药学史专业委员会、惠州市药学会、广州中医药大学中药资源与工程技术中心、惠州

市科协等单位联合承办的"第二届葛洪医药学术思想研究暨岭南中药资源可持续开发利用学术研讨会"于 2015 年 12 月 11 ～ 13 日在广东省惠州市罗浮山隆重举行，来自北京、安徽、湖北、广西及广东等省市的医药学专家、领导共 200 多人出席本次大会。

本次大会得到了各级领导、学者和专家的高度重视，大会开幕式由广东省药学会药学史专业委员会主任委员、广州中医药大学附属中山中医院科教科科长梅全喜教授主持，中国药学会药学史专业委员会主任委员万芳教授致开幕词，广东省惠州市药学会理事长何国增教授致欢迎词，广东省药学会理事长王宁生教授、惠州市人民政府刘冠贤副市长、原惠州市食品药品监督管理局曾劲副局长、惠州市科协学术部周惠玲部长等领导分别到会致辞。在会议开幕式上，大会主席梅全喜教授代表广东省药学会药学史专业委员会向与参会代表及有关领导和嘉宾提出了二点呼吁和倡议：一是呼吁我们广大的医药工作者积极投身到对祖国传统医药宝库特别是葛洪《肘后备急方》的宝贵医药经验上进行努力发掘与传承，并加以研究和提高，充分发挥中医药治病"简、验、便、廉"的特点，为保护广大人民群众的身体健康做出应有贡献；二是倡议惠州市以屠呦呦教授获得诺贝尔医学奖为契机，举办葛洪医药文化节，认真做好葛洪这个医药大文章，推动惠州乃至整个广东的医药事业发展。这一呼吁和倡议立刻得到了与会全体代表的赞同和支持。

在学术报告会上，来自中国中医科学院中药研究所研究员郝近大教授、安徽省立医院药学部主任药师屈建教授、广州中医药大学中药资源科学与工程研究中心詹若挺研究员、澳门科技大学中医药学院副院长周华教授、原惠州市卫生和计划生育局许岸高局长、国家中药现代化工程技术研究中心主任曹晖教授、广州中医药大学附属中山中医院梅全喜教授、湖北中医药大学李时珍中药研究所王剑教授、广州中医药大学附属中山中医院彭伟文教授等 16 位专家分别就葛洪医药学术思想与成就的研究、《肘后备急方》的研究、岭南中药资源的调查与保护、南药的种子种苗质量标准研究、南药的规范化种植（GAP）关键技术与产业化发展等方面内容与参会代表进行了精彩讲解与广泛交流。本次大会共征集论文 35 篇，其中研究葛洪《肘后备急方》的有 20 篇，全部收录出版于广东省药学会药学史专业委员会主办的《岭南药学史》2015 年第 2 卷 2 期。

葛洪，字稚川，自号抱朴子，丹阳句容（今属江苏人），长期在岭南惠州市罗浮山修道、炼丹、行医。作为我国东晋著名的医药学家、炼丹术家、道教理论家，在医药学上的成就和贡献是巨大的，著有《肘后备急方》，书中最早记载一些传染病如天花、恙虫病证候及诊治，因创制新型抗疟药——青蒿素而在今年获得诺贝尔医学奖的屠呦呦，她的研制方法及灵感均来自《肘后备急方》，因此罗浮山也称青蒿治疗疟疾之源。葛洪还在一些急症的救治以及药物的研究及药剂学的发展等方面做出了积极的贡献，对岭南医药学的发展也起到了积极的推动作用，其提倡的"简、验、便、廉"是非常符合今天的医改精神的。因此有必要通过对其进行学术研讨和医药经验的挖掘、整理、推广，让这些传统医药学的精华得以传播和发扬。召开这次学会研讨会宗旨是为了进一步推动葛洪医药学术研究及推动岭南地区中药资源可持续开发利用研究的广泛深入开展。

据悉，以梅全喜教授为核心的"葛洪《肘后备急方》"研究团队自1995年11月第一次成功召开"纪念葛洪及其药剂学成就学术研讨会"以来，陆续在葛洪医药学术思想研究方面做了大量工作，2012年申请的"葛洪《肘后备急方》研究"项目获广东省科技厅中医专项资助，现已出版有关葛洪《肘后备急方》专著2部，撰写相关论文30余篇，并制作葛洪《肘后备急方》学术研究网站，宣传课题研究成果及葛洪医药学术思想。这些研究成果的取得为葛洪《肘后备急方》研究奠定了坚实的基础，有良好示范作用。此外，本次研讨会召开时间与屠呦呦在瑞典领取诺贝尔奖几乎同时，可以说有某种契合，也可以说我们正赶上了进一步深入研究葛洪及其《肘后备急方》的好时机。此次会议是继1995年11月26～29日中国药学会药学史分会在广东惠州召开的"纪念葛洪及其药剂学成就学术会"之后的第二次全国性的葛洪医药学术研究的学术会议。与会专家一致认为，现时召开有关葛洪医药学术思想研究研讨会非常及时和必要，可乘屠呦呦获诺奖的东风，并在梅全喜教授团队研究取得成果效应下，广开思路，继承先贤，勇于创新，积极深入开展对《肘后备急方》的研究，挖掘整理继承岭南医药学家葛洪的宝贵医药经验，大家相信这次会议的召开对于推动葛洪医药学术研究、推动岭南中草药资源的研究与开发将起到积极的推动作用。

三、中国中医药信息研究会葛洪研究会暨首届全国葛洪学术研讨会

2017年7月8至9日，中国中医药信息研究会葛洪研究会成立大会暨首届全国葛洪学术研讨会在广东省惠州市博罗县罗浮山顺利召开。本次会议由中国中医药信息研究会、中国中医科学院中国医史文献研究所主办，广东罗浮山国药股份有限公司承办，惠州市博罗县人民政府、罗浮山风景名胜区管委会、广东省葛洪中医药研究院协办。来自全国10多个省市自治区的200余位中医药专家、学者出席本次大会。

莅临本次盛会的领导和著名医药专家有广东省委原常委、常务副省长、广东省人大常委会原副主任肖志恒，惠州市委副书记、市长麦教猛，中国中

医科学院原副院长、中国中医药信息研究会副会长杨友群，中国中医药信息研究会副会长、常务副秘书长朱佳卿，原广东省卫计委副主任刘冠贤，原广东省食品药品监管局副局长严振，广东省中医药局局长徐庆锋，原卫生部办公厅主任杨保华，农工党中央社会服务部原部长刘峻杰，南方医科大学教授、广东省葛洪中医药研究院院长陈宝田，中国中医科学院中国医史文献研究所所长胡晓峰，惠州市委常委、宣传部部长、博罗县委书记江菊莲，博罗县委副书记、县长卢伟航，中国中医科学院中医基础理论研究所研究员周超凡，中国科学院教授卢祥之，哈尔滨商业大学副校长、黑龙江中医药大学原副校长程伟，北京中医药大学中医学院院长李峰，原广东食品药品监督管理局安监处处长赖育健等。

8日，中国中医药信息研究会杨友群副会长、朱佳卿副会长主持召开了中国中医药信息研究会葛洪研究会选举大会。会议通过无记名投票选举出葛洪研究会第一届理事会会长1人、副会长8人、秘书长1人，常务理事36人，理事90人。中国中医科学院中国医史文献研究所所长胡晓峰研究员任会长，哈尔滨商业大学副校长程伟、北京中医药大学中医学院院长李峰、南京中医药大学中医药文献研究所所长陈仁寿、广东省中医药学会/广东省中西医结合学会副会长金世明、上海市中医文献馆副馆长王春艳、北京国医堂中医研究院副院长杨武、广州中医药大学附属中山中医院科教科科长梅全喜、广东罗浮山国药股份有限公司副总经理廖志钟担任副会长，廖志钟副总经理兼任秘书长。

选举大会后，在广东罗浮山国药股份有限公司厂区内举行了葛洪塑像揭幕仪式。该企业表示，葛洪在罗浮山留下了大量珍贵的中医药资源，公司生产的罗浮山百草油原方源自葛洪，经历代传承至今，并于2011年被国务院认定为"国家非物质文化遗产"。在公司厂区内修建葛洪雕像，是为了纪念葛洪为中医药文化发展做出的重要贡献。葛洪雕像揭幕仪式结束后，中国中医药信息研究会葛洪研究会成立大会在罗浮山国药公司会议室召开。会上，中国中医药信息研究会副会长、常务副秘书长朱佳卿宣读了《关于同意召开葛洪研究会成立大会及分会任职人选的批复》文件。中国中医科学院原副院长、中国中医药信息研究会副会长杨友群认为，葛洪研究会的成立体现了国家中医药管理局、当地政府以及社会各界对葛洪在传统中医药方面的肯定。中国中医科学院中国医史文献研究所所长、葛洪研究会会长胡晓峰表示，葛洪研究会的成立，为开展中医药学术交流与实践提供了广阔的平台，为深入挖掘葛洪中医药文化，保护和传承历史文脉注入了动力。中国中医科学院常务副院长黄璐琦院士委托原卫生部办公厅主任杨保华宣读他的贺信。他希望大家充分利用葛洪研究会这个平台，加强交流和协作，深入挖掘葛洪中医药文化遗产，发掘出更多像青蒿素这样的好药，造福世人。

此次大会得到了广东省、市、县各级领导的高度重视。惠州市委常委、宣传部部长、博罗县委书记江菊莲表示，葛洪研究会的成立，有助于惠州、博罗加强中医药文化传承和创新，将中医药和健康养生产业打造成为惠州经济社会持续健康发展的重要引擎，实现传统中医药文化产业大发展。广东省委原常委、常务副省长、广东省人大常委会原副主任肖志恒在会上讲话，他表示，葛洪研究会的成立，将有助于研究、发掘葛洪中医药文化遗产，为人类健康事业服务。希望药企、科研单位等医药领域各层级均以葛洪研究会成立为契机，弘扬青蒿素精神，大力发展中医药文化，为"健康中国"建设做最大的贡献。

上午，到会代表还听取了陈宝田、卢祥之、胡晓峰、梅全喜四位专家教授的葛洪研究学术报告。下午，分别有山东中医药大学针灸推拿学院副院长张永臣教授、福建中医药大学华碧春教授、上海市中医文献馆杨枝青主治医师、北京中医药大学肖红艳副教授、中国中医科学院中国医史文献研究所肖永芝研究员、广州中医药大学中药学院李耿副教授，以及当地葛洪研究者谢泽南、刘俊发等八位专家学者做大会发言。与会人员分享了来自全国各地知名专家、学者关于葛洪文化及学术研讨的成果。并初步确定2018年在葛洪的故乡江苏句容召开第二届葛洪医药研究学术会议。

1996年4月在广东惠州成立的葛洪研究会是中国药学会药学史分会下属的三级分会，当时是挂靠在惠州市卫生局药政科和博罗先锋药业集团有限公司（现广东新峰药业），该研究会后因副会长梅全喜工作调动离开惠州市、会长张景硕退休并身体欠佳而逐渐停止运转。在这种情况下，经各方多次协商，2016年经胡晓峰、梅全喜、杨武和廖志钟等发起，并得到广东罗浮山国药股份有限公司大力支持，经过中国中医药信息研究会研究批准，正式成立了中国中医药信息研究会葛洪研究会（属于国家二级分会），相信她的成立对于推动葛洪医药学术研究、推动葛洪医药宝贵经验的继承与发展将发挥重要的作用。

本草考证研究

中药历史悠久，传承千年，历经众多朝代变更，一直经久不衰。但其在传承过程中受当时社会生产力和科学技发展术水平的限制，以及古代医家对客观世界和医药学知识认知局限，有关中药知识及记载文献难免存在良莠不齐，以致出现同名异物、异物同名等品种混乱现象。为核实古今用药品种的延续与变迁，考订出传统药用正品和法定品种，使古为今用，达到正本清源，辨明是非，澄清混乱，正确继承用药经验，保证用药安全的目的，因此，开展本草考证研究尤为重要。

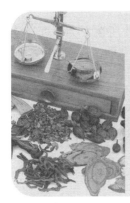

第十章
医药古籍药物考证

中医药古籍历来重视药物的搜集整理，自《神农本草经》记载了365种药物以来，历代本草书籍无不在继承前代基础上，不断拓展、更复损益。由于这些医药古籍成书离现在年代久远，书中诸多药材和现在的名称已经相差甚远，加之刻写传抄过程中的错误，今人释读起来有相当的难度。诚如《四库全书总目》云："虫鱼草木，今昔异名，年代超远，传疑弥甚。"因此，考证并明确这些药物，对挖掘古人积累的丰富经验有着重要意义。

第一节 《肘后备急方》药物考证

东晋著名医家葛洪所撰《肘后备急方》由于年湮世远，所载药物存在名实混乱情况，影响了后世的应用。中国文化博大精深，本草知识属于古籍文献中的"和氏璧"。现通过对《肘后备急方》中少用药物品种以及"粉""蓝""矾石"等药材品种的本草考证，以核实药物在历史应用中的基原品种，澄清品种混乱，如实反映用药史实，继承历史经验，在此基础上正确地开展中药学相关各领域研究工作。

一、少用药物品种考订

葛洪《肘后备急方》中载有常用药物众多，亦有大量的少用中药，有些药名今天已极为少见，为了方便今天研究应用《肘后备急方》中方剂和药物，特对该书中少用药物的来源做出考订，以供参考。

（一）药物考订结果

按药物在《肘后备急方》中出现的顺序进行排列，按所在方类中进行分类，具体如下。

1. 救卒中恶死方第一 女青：为萝藦科植物地梢瓜 *Cynanchum thesioides*（Freyn）K.Schum.，以全草和果实入药。

2. 治卒得鬼击方第四

（1）牡桂 即肉桂，为樟科植物肉桂 *Cinnamomum cassia* Presl 的干皮及枝皮。

（2）粉 书中多处有"粉"一物，据考证当有二种，一种是指胡粉，即铅粉；另一种是指米粉，研米而成。此处"粉"（又方，以粉一撮，着水中搅。饮之）当为胡粉，即铅粉。"治时气病起诸劳复方第十四"处亦有"粉"（又方，粉三升，以暖水和服之，厚覆取汗），此处当为米粉。

3. 治卒中五尸方第六

（1）当路根 即商陆科植物商陆 *Phytolacca acinosa* Roxb. 的根。

（2）乌臼 为大戟科植物乌桕 *Sapium sebiferum*（L.）Roxb. 的根。

（3）射罔 为毛茛科植物乌头（野生种）*Aconitum carmichaeli* Debx. 和北乌头 *Aconitum kusnezoffii* Reichb. 等的汁制成的膏剂。

4. 治尸注鬼注方第七

（1）杜衡 为马兜铃科植物杜衡 *Asarum forbesii* Maxim. 的根。

（2）瓠子 为葫芦科植物瓠子 *Lagenaria siceraria*（Molina）Standl. *var. hispida*（Thunb.）Hara 的果实。

（3）鬼臼 为小檗科植物八角莲 *Dysosma versiPcllis*（Hance.）M.Cheng ex Ying 的根茎。

（4）罔草 为禾本科植物罔草 *Beckmannia syzigachne*（Steud.）Fernald 的地上部分。

（5）车下李根皮 为蔷薇科植物李 *Prunus salicina* Lindl. 的根皮。

（6）石长生 别名丹草，为铁线蕨科植物单盖铁线蕨 *Adiantum monochlamys* Eaton 的全草。

5. 治卒心腹烦满方第十一 小草：即远志，为远志科植物远志 *Polygala tenuifolia* Willd. 的根。

6. 治卒霍乱诸急方第十二

（1）芦蓬茸 为禾本科植物芦苇 *Phragmites australis*（Cav.）Trin. Ex Steud. 的花。

（2）编荐索 为编蒲席的蒲草绳，据《本草纲目》蒲席项下记载："蒲席释名为荐。弘景曰：蒲席惟船家用之，状如蒲帆。人家所用席，皆是莞草，而荇多是蒲也。"

7. 治伤寒时气温病方第十三

（1）梓木 为紫葳科植物梓 *Catalpae ovatae* G.Don 的根皮和树皮。

（2）蘘荷 为姜科姜属植物蘘荷 *Zingiber mioga*（Thunb.）Rosc. 的根及根茎。

（3）小麦黑勃 指生黑穗病的麦子。真菌类担子菌纲黑粉菌科麦奴 *Ustilago nuda*（Jens.）Rostr.，以冬孢子粉入药。

（4）大青 为马鞭草科植物大青 *Cleredendrum cwtophyllum* Turcz. 的茎、叶。

（5）蔺茹 据明代万历年间岳州刘自化奉檄校刊本改，其他版做"蕳茹"。又名白狼毒，为大戟科植物月腺大戟 *Euphorbia ehracteolata* Hayata 和狼毒大戟 *Euphorbia fischeriana* Steud. 的根。

（6）葵菜 为锦葵科植物野葵 *Malva verticillata* Linn. 和冬葵 *Malva crispa* Linn. 的苗叶。

（7）生瓜 又名越瓜、羊角瓜、菜瓜，为葫芦科植物菜瓜 *Cucumis melo* L. var. *conomon*（Thunb.）Makino 的果实。

（8）常思草 为菊科植物苍耳 *Xanthium sibiricum* Patr. 的地上部分。

（9）荇菜 又名荇菜，水荷叶，为龙胆科植物荇菜 *Nymphoides peltatum*（Gmel.）O. Kuntze 的全草。

（10）女萎 毛茛科植物女萎 *Clematis apiifolia* DC.，以根、茎藤或全株入药。

（11）云实 豆科植物云实 *Caesalpinia decapetala*（Roth）Alston 的种子。

（12）蓝淀 用蓼科植物蓼蓝 *Polygonum tinctorium* Ait.、爵床科植物马蓝 *Baphicacanthus cusia*（Nees）Bremrk.、十字花科植物菘蓝 *Isatis indigotica* Fort. 等植物制作的可以用来染制深蓝色的染料。

8. 治瘴气疫疠温毒诸方第十五

（1）鬼箭 即卫矛，别名鬼箭羽，为卫矛科植物卫矛 *Euonymus alatus*（Thunb.）Sieb.，药用部位为具翅状物的枝条或翅状附属物。

（2）芜荑 为榆科榆属植物大果榆 *Ulmus macrocarpa* Hance 的种子经加工后的成品。

（3）穄米 即糜子，为禾本科植物稷 *Panicum miliaceum* L. 的种子，又称黍、黄米、糜米。

（4）麦蘖 即麦芽，是禾本科植物大麦 *Hordeum vulgare* L. 的成熟果实经发芽干燥而得。

9. 治寒热诸疟方第十六

（1）鼠妇　出《神农本草经》，为卷甲虫科动物普通卷甲虫 *Armadillidium vulgare*（Latrielle）或潮虫科动物鼠妇 *Porcellio scaber* Latreille 的全体。

（2）秫米　禾本科植物粱 *Setaria italica*（L.）Beauv. 的干燥种子，在我国北方俗称高粱米。

（3）乌豆皮　为豆科植物大豆 *Glycine max*（L.）merr. 的黑色种子（亦称黑豆）的种皮。

10. 治卒得惊邪恍惚方第十八　莎草根：为莎草科植物莎草 *Cyperus rotundus* L. 的根茎，即香附。

11. 治中风诸急方第十九

（1）空青　为碳酸盐类矿物蓝铜矿的矿石，成球形或中空者。

（2）木天蓼　为猕猴桃科植物葛枣猕猴桃 *Actinidia polygama*（Sieb. et Zucc.）Maxim. 的枝叶，其枝叶、果实、根均入药。枝叶入药称木天蓼、果实入药称木天蓼子、根入药称木天蓼根。

（3）枫柳皮　为胡桃科植物枫杨 *Pterocarya stenoptera* C. DC. 的树皮。

（4）寄生枫树上者　即为后世的"枫香寄生"，为桑寄生科植物枫香槲寄生 *Viscum liquidambaricolum* Hayata 的带叶茎枝。

（5）羊蹄菜根　为植物蓼科皱叶酸模 *Rumex crispus* L. 或羊蹄 *Rumex japonicus* Houtt. 的根，又称土大黄、野大黄。

12. 治风毒脚弱痹满上气方第二十一

（1）三白根　为三白草科植物三白草 *Saururus chinensis*（Lour.）Baill. 的根。

（2）茵芋　芸香科植物茵芋 *Skimmia reevesiana* Fort. 的枝叶。

（3）金牙　据《本草图经》记载："生蜀郡，今雍州亦有之。《本经》以如金色者良，而此物出于溪谷，在蜀、汉江岸石间打出者，内即金色，岸摧入水年久者多黑。"据此，当指原始的成色较高的金矿石。

（4）蒴藋　忍冬科植物接骨草 *Sambucus chinensis* Lindl. 的全草或根。

（5）五石　包括阳起石、钟乳石、灵磁石、空青石、金刚石等五种矿物，见《史记·扁鹊仓公列传》。但后来的"五石"的成分并不是一致的，即并非一首固定的方剂。如《抱朴子》载为丹砂、雄黄、白矾、曾青、磁石；而《诸病源候论》则认为当由石钟乳、硫黄、白石英、紫石英、赤石脂等组成。

（6）孔公孽　为碳酸盐类方解石族矿物方解石的钟乳状集合体。

（7）荭草　为蓼科植物红蓼 *Polygonum orientale* L. 的地上部分。

13. 治服散卒发动困笃方第二十二

（1）刺蓟　泛指大蓟、小蓟，即为菊科植物蓟 *Cirsium japonicum* Fisch.

ex DC. 和刺儿菜 *Cirsium setosum*（Willd.）MB. 的全草和根。

（2）菰根　为禾本科植物菰 *Zizania latifolia*（Griseb.）Stapf 的根茎及根，为我国特有的一种水生蔬菜，民间称为高笋。

14. 治卒上气咳嗽方第二十三

（1）浮散石　为浮石，即海浮石，为火成岩类岩石浮石的块状物或胞孔科动物脊突苔虫、瘤苔虫等的骨骼。

（2）蓝实叶　为蓼科植物蓼蓝 *Polygonum tinctorium* Ait. 的果实和叶。

15. 治卒身面肿满方第二十四

（1）醍醐　为酥酪上凝聚的油状物。据《本草衍义》载："做酪时，上一重凝者为酥，酥上奶油者为醍醐，熬之即出，不可多得，极甘美。"

（2）麻子　即火麻仁，为桑科植物大麻 *Cannabis sativa* L. 的干燥成熟种子。

16. 治卒大腹水病方第二十五

（1）柑枝　又名木奴，为芸香科植物茶枝柑 *Citrus reticulata* 'Chachi' 及其同属多种近缘植物的茎枝。

（2）鬼扇　为鸢尾科植物射干 *Belamcanda chinensis*（L.）DC. 的根茎。

（3）鼠尾草　为唇形科植物鼠尾草 *Salvia japonica* Thunb. 的全草。

（4）白椹树　为结白色桑葚果实的桑树 *Morus alba* L. 的根皮，又称为白桑、蜡皮桑葚。

17. 治卒心腹癥坚方第二十六

（1）楂木　为蔷薇科植物楂木 *Padus buergeriana*（Miq.）Yu et Ku 的根，亦称"楂筋木"。

（2）诃黎勒　为使君子科植物诃子 *Terminalia chebula* Retz. 或绒毛诃子 *Terminalia chebula* Retz. *var. tomentella* Kurt. 的果实。

（3）桃奴　为蔷薇科植物桃 *Prunus persica*（L.）Batsch 或山桃 *Prunus daridiana*（Carr.）Franch. 的尚未成熟的果实。药材名碧桃干。

18. 治卒患胸痹痛方第二十九　乌喙：乌头、附子的别称。

19. 治卒胃反呕哕方第三十

（1）蔓藤　为葡萄科植物细本葡萄 *Vitis thunbergii* Sieb.et Zucc. 的藤茎。

（2）香苏　为唇形科植物水苏 *Stachys japonica* Miq. 的全草。

（3）粢米　即穄米，禾本科植物穄 *Panicum miliaceum* L. 的种子。

（4）兰香叶　唇形科植物罗勒 *Ocimum basilicum* L. 的叶。

20. 治卒发黄疸诸黄病第三十一

（1）芜菁　为十字花科植物芜菁 *Brassica rapa* L. 的根，别名：蔓菁、诸葛菜、大头菜。

（2）土瓜根　为葫芦科植物王瓜 *Trichosanthes cucumeroides*（Ser.）Maxim. 的根。

21. 治卒患腰胁痛诸方第三十二　破故纸：即补骨脂，为豆科植物补骨脂 *Psoralea corylifolia* Linn. 的果实。

22. 治虚损羸瘦不堪劳动方第三十三　白柘：为桑科植物柘树 *Cudrania tricuspidata*（Carr.）Bur.ex Lavallee，以树枝、根皮入药。

23. 治脾胃虚弱不能饮食方第三十四　莞：为莎草科植物水葱 *Scirpus validus* Vahl，又名席子草，民间常用来编织铺席。

24. 治卒绝粮失食饥惫欲死方第三十五　葳蕤：即玉竹，为百合科植物玉竹 *Polygatum odoratum*（Mill.）Druce 的根茎。

25. 治痈疽妬乳诸毒肿方第三十六

（1）白楸叶　又名白背桐，为大戟科植物白楸 *Mallotus paniculatus*（Lam.）Muell.Arg. 的叶。

（2）萍子草　又名浮萍、水萍，为浮萍科植物紫萍 *Spirodela polyrrhiza*（L.）Schleid. 的全草。

（3）薰陆香　即乳香，为橄榄科植物乳香树 *Boswellia carterii* Birdw. 及同属植物鲍达乳香树 *Boswellia bhaw-dajiana* Birdw. 树皮渗出的树脂。

（4）荻　为禾本科植物荻 *Triarrhena sacchariflorus*（Maxim.）Benth et Hook 的全草。

（5）酸蓴　即酸模，为蓼科属植物酸模 *Rumex acetosa* L. 的地上部分。

（6）木占斯　据谢志民等考证为水龙骨科骨碎补 *Davallia mariesii* Moore ex Bak.，万毅考证为桑寄生 *Taxillus sutchuenensis*（Lecomte）Danser 的一个品种。亦有人认为是多孔菌科的樟芝，也称牛樟芝，为台湾特有种。

（7）鸡肠草　又名鹅不食草，为菊科植物石胡荽 *Centipeda minima*（L.）A. Br. et Aschers. 的全草。

（8）鸡舌香　为桃金娘科植物丁香 *Eugenia caryophyllata* Thunb. 的果实。

（9）夜干　即射干，为鸢尾科植物射干 *Belamcanda chinensis*（L.）DC. 的根茎。

（10）紫葛　为葡萄科植物异叶蛇葡萄 *Ampelopsis heterophylla*（Thunb.）Sieb. & Zucc. 的根皮。

（11）蛇衔　为蔷薇科植物蛇含委陵菜 *Potentilla kleiniana* Wight et Arn. 全草。

（12）苎根　属荨麻科植物苎麻 *Boehmeria nivea*（L.）Gaudich. 的根及根茎。

（13）章陆根　即商陆，商陆科植物商陆 *Phytolacca acinosa* Roxb. 的根。

（14）蛴螬 为金龟子科昆虫朝鲜黑金龟子 *Holotrichia diomphalia* Bates 或其他近缘昆虫的幼虫。

（15）葵菜子 为锦葵科植物野葵 *Malva verticillata* L. 的种子。

26.治瘑癣疥漆疮诸恶疮方第三十九 羊蹄草根：本书中亦称做羊蹄菜根、羊蹄根，为蓼科植物皱叶酸模 *Rumex crispus* L. 或羊蹄 *Rumex japonicus* Houtt. 的根。

27.治卒得癞皮毛变黑方第四十 马先蒿：为玄参科植物返顾马先蒿 *Pedicularis resupinata* L. 及其同属植物的根。

28.治卒得虫鼠诸方第四十一（后有瘰疬）

（1）鲮鲤甲 即穿山甲，为鲮鲤科动物穿山甲 *Manis Pentadaetyla linnaeus* 的鳞甲。

（2）石南 为蔷薇科植物石楠 *Photinia serrulata* Lindl. 的叶或带叶嫩枝。

29.治卒阴肿痛颓卵方第四十二

（1）楸叶 为紫葳科植物楸 *Catalpa bungei* C. A. Mey. 的叶。

（2）金铃子 即川楝子，为楝科植物川楝 *MeLia toosendan* Sieb.et Zucc. 的干燥成熟果实。

30.治卒误吞诸物及患方第五十一 葈耳头：为菊科植物苍耳 *Xanthium sibiricum* Patr. 的带果实的茎叶。

31.治面皰发秃身臭心鄙丑方第五十二

（1）女菀 即女菀、女宛，为菊科植物女菀 *Turczaninowia fastigiata* （Fisch.）DC. 的根或全草。

（2）薰草 为报春花科植物灵香草 *Lysimachia foenum-graecum* Hance 的带根全草。亦称零陵香。

（3）麻勃 桑科植物大麻 *Cannabis sativa* L. 的花序。

（4）零陵香 为报春花科植物灵香草 *Lysimachia foenum-graecum* Hance 的带根全草。亦称薰草。

（5）甘松香 即甘松，为败酱科植物甘松 *Nardostachys jatamansi* DC. 的干燥根及根茎。

（6）荜豆 即豌豆，又称毕豆、麦豆，为豆科植物豌豆 *Pisum sativum* L. 的种子。

（7）乌麻 即黑芝麻，为胡麻科植物脂麻 *Sesamum indicum* L. 的黑色种子。

32.治卒青蛙蝮虺众蛇所螫方第五十六

（1）鬼针草 为菊科植物婆婆针 *Bidens bipinnata* L. 的全草。

（2）酸草 即酸角草、酸浆草，为酢浆草科植物酢浆草 *Oxalis corniculata*

L. 的地上部分。

（3）菰蒋　为禾本科植物菰 *Zizania latifolia*（Griseb.）Stapf 的肉质茎。

33. 治卒蜈蚣蜘蛛所螫方第五十九　蓝汁：为蓝叶（板蓝根的叶）捣取的汁，大蓝汁、青蓝汁、青蓝汁、蓝叶汁等均为此。据《医统》卷四十六记载（蓝汁的制作法是）：生蓝青叶（捣取自然汁）一大碗。

34. 治卒蜂所螫方第六十一　榖树：为桑科植物构树 *Broussonetia papyrifera*（Linn.）L'Hér. ex Vent.，以根及种子入药。

35. 治卒蝎所螫方第六十二　蜀葵花：为锦葵科植物蜀葵 *Althaea rosea*（L.）Cavan. 的花。

36. 治中蛊毒方第六十三　隐荵草：为桔梗科植物桔梗 *Platycodon grandiflorus*（Jacq.）A. DC. 的幼苗。

37. 治卒中射工水弩毒方第六十五

（1）豉母虫　为豉虫科昆虫豉虫 *Gyrinus curtus* Motsch. 的全虫。

（2）乌翣　为鸢尾科植物射干 *Belamcanda chinensis*（L.）Redouté 的根状茎。

38. 治卒中诸药毒救解方第六十八

（1）野葛　即钩吻，《神农本草经》载有"钩吻一名野葛"，为马钱科植物胡蔓藤 *Gelsemium elegans*（Gardn. et Champ.）Benth. 的全株。

（2）狼毒　为瑞香科植物瑞香狼毒 *Stellera chamaejasme* L. 及大戟科植物月腺大戟 *Euphorbia ehracteolata* Hayata 和狼毒大戟 *Euphorbia fischeriana* Steud. 的根。

（3）荠苨　为桔梗科植物荠苨 *Adenophora trachelioides* Maxim. 的根，又称杏叶沙参，甜桔梗。

（4）都淋藤　又名天仙藤，为马兜铃科植物马兜铃 *Aristolochia debilis* Sieb.et Zucc. 的茎叶。

（5）蓝实　为蓼科植物蓼蓝 *Polygonum tinctorium* Ait. 的果实。

（6）白花藤　为莎草科植物白花藤 *Millettia bonatiana* Pamp. 的藤茎。

39. 治食中诸毒方第六十九

（1）莨菪　又名天仙子，为茄科植物莨菪 *Hyoscyamus niger* L. 的干燥成熟种子。

（2）苦瓠　又名苦壶芦，为葫芦科植物小葫芦 *Lagenaria siceraria*（Molina）Standl. var. *microcarpa*（Naud.）Hara 的果实。

（3）蕺菜　即鱼腥草，为三白草科植物蕺菜 *Houttuynia cordata* Thunb. 的带根全草。

40. 治防避饮食诸毒方第七十

（1）小豆藿　为豆科植物赤小豆 *Vigna umbeuata* Ohwi et Ohashi 的叶。

（2）菘菜　又名小白菜，为十字花科植物青菜 *Brassica chinensis* L. 的地上部分。

41. 治百病备急丸散膏诸要方第七十二

（1）莽草　为木兰科植物狭叶茴香 *Illicium lanceolatum* A.C.Smith 的叶。

（2）蜀漆　为虎耳草科植物常山 *Dichroa feberifuga* Lour. 的嫩枝叶。

（3）马蔺子　为鸢尾科植物马蔺 *Iris lactea* Pall.var.*chinensis*（Fisch.）Koidz. 的种子。

42. 治牛马六畜水谷疫疠诸病方第七十三

（1）黄瓜蒌根　为葫芦科植物栝楼 *Trichosanthes kirilowii* Maxim. 的干燥根。

（2）樗根　为苦木科植物臭椿 *Ailanthus altissima*（Mill.）Swingle 的树根。

（二）讨论与结论

以上 125 种少用药材中，一部分是当时的药名在今天已不用或作别名用，但药材仍是常用的，如牡桂（肉桂）、葳蕤（玉竹）、莎草根（香附）、葈耳头（苍耳）、章陆（商陆）、鬼扇（射干）、夜干（射干）、破故纸（补骨脂）、薰陆香（乳香）、鸡肠草（鹅不食草）、鸡舌香（母丁香）、葅菜（鱼腥草）等，有一部分是当时有用，今天已不常用了，如女青、乌臼、阆草、编荐索、蘘荷、乌豆皮、茵芋、荏草、橼木、莞草、马先蒿、藦藦藤、荻、菘菜等。还有一部分是古今的药用部位的不同，如蜀漆（为枝叶，今天多用其根）、小豆藿（为叶，今天多用种子）、蓝实（为果实，今天多用其叶）、隐苊草（为幼苗，今天多用其根）等。根据现有的资料及笔者的认识对这些品种做出了具体的考订，其中一些品种的考订只是初步结论，还有少数品种至今仍无定论，如木占斯等，均将其结果列出，以便为现代人应用《肘后备急方》中的宝贵医药经验提供参考。

二、"粉"的考证

粉，作为一味独立的药物未见于本草，但方书却早见其应用，东汉张仲景《金匮要略》一书的甘草粉蜜汤中的"粉"为其首例。晋代葛洪的《肘后备急方》中亦屡见应用。粉，是何种药物？为千古一谜。古人虽多有争论，但至今未有定论。

（一）"粉"的释义

据训诂，粉之实物有二说：一是铅粉，如《墨子》："禹造粉。"《博物志》载："纣烧铅锡作粉。"《洛神赋》载："芳泽无加，铅华不御。"李善注："铅华，粉也。"一是米粉，如《释名》载："粉，分也，研米使分散也。"《篇海》载："粉，米粉。"也有兼采二说者，如《韵会》载："粉，古傅面亦用米粉，又染之为红粉，后乃烧铅为粉。"《急就篇》载："芬薰脂粉膏泽篇。"颜师古注："粉，铅粉及米粉。"而《说文解字》对粉有一个中性的解释："粉，傅面者也。"何以说这是一个中性解释呢？原因在于，傅面既可以用米粉，也可以用铅粉，显然这是不定解。

（二）《金匮要略》中的"粉"

《金匮要略》"趺厥手指臂肿转筋阴狐疝蛔虫病脉证并治第十九"载有甘草粉蜜汤："甘草二两，粉一两，蜜四两，上三味，以水三升，先煮甘草，取二升，去滓，纳粉、蜜，搅令匀，煎如薄粥。温服一升，愈即止。"该方的功用是安蛔止痛，解毒和胃。主治蛔虫心下痛，时发时止，吐涎；用毒药杀虫，痛势不减者。对于方中的"粉"到底是什么？历来医家说法不一。一说是铅粉，为杀虫峻药；一说是米粉，为和中养胃之品。自明代赵良《金匮衍义》以来一直争论不休。1958年《中医杂志》还专门就此进行了讨论，共收到13篇文章，其中4篇认为是米粉，9篇认为是铅粉。至今，这些争议还在进行中。现代有人报道用甘草粉蜜汤集体驱蛔，因使用铅粉，致使服用该方的74人全部中毒，1人死亡的中毒事件，因而肯定认为此处"粉"是米粉。

日本学者对汉方特别是张仲景的处方研究较为深入，他们对甘草粉蜜汤中"粉"的解释也是不一致的，如尾台释为"铅粉"，丹波释为"米粉"，雉间焕释为"甘草粉"。释铅粉的理由是杀蛔虫，释米粉的理由是和中养胃，但有一点矛盾，二说各以自己的医方主治为依据，对此，陆渊雷在《金匮要略今释》中也做了解释"若用粉锡，则不当单称粉……惟本方改用粉锡，亦可下蛔，改用草粉，亦可缓急迫，故尾台、雉间各以其试效云尔"。然而各自的主治却并非同一疾病、同一症状，前者一蛔虫为病，后者为解毒药之中毒烦闷。因此，笔者认为目的不同，药物也必然有别，这就要求释粉必须因地制宜了，其实质存在一个"同名异物"的问题。

（三）《肘后备急方》中的"粉"

《肘后备急方》（以下简称为《肘后方》）中的"粉"应该如何来认识，笔者认为也应用"因地制宜""同物异名"观点来认识。试举其中4个医方例子论证：

（1）治卒得鬼击方第四 "……又方，以粉一撮，着水中搅，饮之"（卷一）。

（2）治卒腹痛第方九 "……又方，米粉一升，水二升和饮。"（卷一）

（3）治时气病起诸复劳方第十四 "……又方，以水服胡粉少许，又方，粉三升，以暖水和服之，厚复取汗。"（卷二）

从以上3例4方中得知，《肘后方》所用之粉，有粉、米粉、胡粉之别，它们的不同用量是判断其性质的依据，运用"质与量互变的规律"分析如下：

胡粉即铅粉，系毒药，用量宜小。米粉系食用粉，无毒，用量宜大。这是胡粉与米粉使用剂量的常规，违反这个常规就会出现中毒事故。所以笔者认为，判断《肘后方》中的"粉"是何物，除了根据该方所主治的病症外，还应根据这个"用量"的规律来分析，如例（3）中胡粉用少许，符合上述解释；例（2）中米粉用一升，也符合上述解释。那么，例（3）中的"粉"用三升，应该是米粉，而绝非胡粉，胡粉不论升计量，推之例（1）中粉用一撮，一撮是小量，不论升，则这个"粉"可能是"胡粉"。

日本人伊泽信恬说："《外台》天行，备急疗劳复方，以粉三升，以暖饮和服。又以水和胡粉少许服之，亦佳。据此，则粉与胡粉自别可知。"考伊泽所引《外台》之方，即上引《肘后方》之例（3）方，伊泽显然是粉主米粉说者，在此场合为不误，但在上引例（1）中为不切。

又治卒胃反呕啘方第三十："又方，粢米三升，为粉，井花水服之良。（卷四）"此处之粉，有"粢米"之前提，就不与胡粉相混了，其用量也是升。这也进一步验证了我们提出的"用量"规律判断法。

（四）小结

葛洪所集《肘后方》诸方，来源广泛，古今不一，药物之间存在"同名异物"也属必然。所以，对于《肘后方》中的粉也应具体问题具体分析。同时，我们认为：这种根据方剂主治病症和"粉"的具体用量规律来考证判断古方中"粉"的具体实质也是适合于其他古医籍的。

三、"蓝"的考证

《肘后备急方》距今已有1600多年，书中所载药物现多难以辨识，书中17处有关"蓝"的记载，如蓝淀、蓝、蓝实叶、蓝汁、青蓝汁、蓝青汁、蓝子汁、蓝青蓝子、蓝药、干蓝实、吴蓝等，而从古至今"蓝"来源复杂，存在着同名异物的现象，如爵床科的马蓝 *Baphicacanthus cusia*（Nees）Bremek.，蓼科的蓼蓝 *Polygonum tinctoria* Ait.，豆科的木蓝 *Indigofera tincturia* L.，十字花科的菘蓝 *Isatis indigotica* Fort. 等都叫做蓝，现对《肘后方》中所载"蓝"进行考证如下。

（一）《肘后方》蓝淀考

蓝淀在《肘后方》中有两处记载，第十三治伤寒时气温病方，附方载："《圣惠方》治伤寒四日，已呕吐，更宜吐方。治时气热毒，心神烦燥。用蓝淀半大匙，以新汲水一盏服。"第四十九治卒食噎不下方，附方中载："永徽中绛州僧病噎不下食……时夏中，蓝多作淀，有一僧以淀置器中，此虫遂绕器中走，须臾化为水。"两方载明该蓝淀可治疗伤寒、食噎。两方均引自《证类本草》"蓝实"条目，条目中摘引《唐本草》云："蓝实有三种：一种围径二寸许，厚三、四分，出岭南，云疗毒肿，太常名此草为木蓝子"，如陶所引，乃是菘蓝，其汁抨（普更切）为淀者。按《经》所用，乃是蓼蓝实也，其苗似蓼，而味不辛者。此草汁疗热毒，诸蓝非比，且二种蓝，今并堪染，菘蓝为淀，惟堪染青；其蓼蓝不堪为淀，惟作碧色尔。"宋代苏颂《图经本草》"蓝实"条载曰："按蓝有数种：有木蓝，出岭南，不入药；有菘蓝，可以为淀者，亦名为马蓝，《尔雅》所谓葴，马蓝是也；有蓼蓝，但可染碧，而不堪做淀，即医方所用者也。"由此可知，唐宋时期所载蓝有木蓝、蓼蓝、马蓝等，而木蓝不入药，蓼蓝可染色不做淀，惟菘蓝可做淀。虽然之后的明代宋应星（1637 年）《天工开物》中列茶蓝、蓼蓝、马蓝、吴蓝和苋蓝 5 种蓝，并曰"蓝凡五种，皆可为淀"。笔者认为，《肘后方》中所载"蓝淀"为引自宋代《证类本草》，制靛技术在明代之后得到了发展，后来发现延长发酵时间及加大碱剂用量，很多科属植物都可以用来制成淀。由此从时间角度，《肘后方》中所载"蓝淀"应为十字花科的菘蓝 *Isatis indigotica* Fort.。

（二）《肘后方》蓝实考

《肘后方》第二十三治卒上气咳嗽方，附方中摘引《梅师方》，载："治上气咳嗽，呷呀息气，喉中作声，唾粘。以蓝实叶（水浸良久），捣，绞取汁一升，空腹顿服。须臾，以杏仁研取汁，煮粥食之，一两日将息，根据前法更服，吐痰尽方瘥。"第六十八治卒中诸药毒救解方，有三处蓝实的记载："中杏仁毒，以蓝子汁，解之。""今取一种，而兼解众毒。蓝青蓝子，亦通解诸毒，常预畜之。""初得俚人毒药且令定方。干蓝实四两，白花藤四两，出隽州者上，不得取野葛同生者。切，以水七升，酒一升，煮取半升，空腹顿服之，少闷勿怪。单干蓝捣末，顿服之，亦瘥。"蓝子应为蓝的种子，即蓝实。《肘后方》全书有蓝实四处记载，可用于治疗上气咳嗽，解杏仁等多种药物中毒。

蓝实首载于《神农本草经》，载其"主解诸毒"，唐代《新修本草》载蓝实曰："蓝有三种。……《本经》所用乃是蓼蓝实也，其苗似蓼而味不辛者。"宋代苏颂《图经本草》载蓝实曰："至三月、四月生苗，高三二尺许，叶似水蓼，花红白色，实亦若蓼子而大，黑色，五月、六月采实。但可染碧，不堪作淀，此名蓼蓝。即医方所用者也。"明代李时珍《本草纲目》载蓝实曰："蓝凡五种，各有主治，惟蓝实专取蓼蓝者。蓼蓝：叶如蓼，五六月开花，成穗细小，浅红色，子亦如蓼，岁可三刈，故先王禁之。"据上考证，蓝有数种，但蓝实主要是蓼科植物蓼蓝 *Polygonum tinctoria* Ait. 的果实。

（三）《肘后方》蓝汁考

《肘后方》中有关蓝汁的记载有 8 处，如摘引刘禹锡《传信方》，取大蓝汁一碗，入雄黄、麝香，治虫豸伤咬；摘引《太平圣惠方》，捣青蓝汁，频频服半合，治小儿中蛊，下血欲死；捣蓝青汁，以少水和涂之，头面身体令匝，治病中水毒；捣蓝取汁，服数升，治服药过剂烦闷，及中毒多烦闷欲死；蓝汁还可解射罔毒、狼毒毒、茛菪毒。由此，《肘后方》所载蓝汁用于治疗虫豸伤咬，解蛊毒、病中水毒及射罔、狼毒、茛菪等多类药物中毒。

历代本草均记载蓝汁可解蛊毒及解狼毒、射罔毒等药毒，还有止心烦躁等作用，与《肘后方》所载蓝汁功效相同，如唐代《新修本草》载："蓝实有三种……《本经》所用乃是蓼蓝实也，其苗似蓼而味不辛者。此草汁疗热毒，诸蓝非比。"唐代甄权《药性论》云："蓝实……蓝汁止心烦躁，解蛊毒。"宋代唐慎微《证类本草》载蓝实曰："主解诸毒，杀虫蚑。其叶汁，杀百药毒，解狼毒、射罔毒。"而从现存的文献来看，一直以来对蓝的描述较简单，难以确认当时所用品种，直至唐之后才有较为详细的记载，尤其唐代《新修本草》注有"陶隐居所引乃是菘蓝，其叶拼为淀者"。陶隐居即为陶弘景，由于本书是由陶弘景后期增补整理而来，由此《肘后方》所载蓝可能即为菘蓝，蓝汁即为菘蓝的汁。黄胜白和滕炯等对蓝进行考证，均认为最早记载的蓝应为十字花科的菘蓝 *Isatis indigotica* Fort.。

（四）小结

《肘后方》是葛洪从《玉函方》中摘录而成，全书所选方剂具有"简、效、便、廉"的特点，可用于急症的治疗。蓝自古来源复杂，同名异物较多，而古本草记载多简单，给方剂中药味的基源考证带来困难。本文对《肘后方》中所载的蓝进行了考证，认为书中所载蓝淀和蓝汁植物来源应为十字花科的菘蓝 *Isatis indigotica* Fort.，蓝实应是蓼科植物蓼蓝 *Polygonum tinctoria* Ait. 的种子。书中另载有吴蓝，该药在古方中时有记载，除了《图经本草》有载"江宁吴蓝，如蒿，叶花白"，后世本草未见更多的有关吴蓝描述，由此至今未能确定其植物来源。

四、"矾石"的考证

矾石在历代本草古籍中均有记载，晋代葛洪的《肘后备急方》中对矾石的应用也很普遍，既可内服用于治疗猝死、疫疠、黄疸等，又可含服治卒失声及外敷（涂）治癣疥恶疮、蛇（狗）咬伤等。现今以矾命名的中药有白矾、皂矾（绿矾）、胆矾、黄矾等，它们所含化学成分有本质区别，性味功效也各不相同，究竟本草古籍中记载的矾石属于现今何种矾？古今医药界行家对此也有不同看法，一直存在争论，至今未有定论。

（一）"矾"的释义

矾古称"礜"，《说文解字》并无"礬"字，《新修本草》日本残卷及《医

心方》等作"燓"。《说文解字》解释为："燓,烧田也,从火棥,棥亦声,附
袁切(音矾)。"明代著名医药学家李时珍也对矾石名进行过注解:"礬者,燔
也,燔石而成也。"说明矾在古代多由烧石所得,但对烧何种石并没有具体
明确的记载,既可烧主含硫酸铝钾的明矾石而成,也可烧主含硫酸铜的胆矾
石而成,还可烧主含硫酸亚铁的水绿矾矿石或主含硫酸铁的黄矾矿石所得,
这显然是不定解释。然而,矾石之名作为药用记载,最早并不是以正名出现
在《神农本草经》中,仅以旧有矾石之名记载,正名则为涅石,一名羽涅。
要考证矾石名,就应从《神农本草经》中矾石本名涅石之名进行考证,涅石
出于《山海经》"女床之山,其阳赤铜,其阴多涅石"。《本草纲目》引郭璞
注云"矾石也,楚人名涅石,秦人名羽涅",对矾石、涅石、羽涅三名称的
渊源做了进一步阐释。"涅"在《说文解字》谓"黑土在水中也";西汉刘安
等《淮南子·叔真训》载:"今以涅缁,则黑以涅",故可推测涅石为一种可
染黑布的黑色物质,应为黑矾。因皂与黑同义,故黑矾当指皂矾,《新修本
草》名青矾,《日华子本草》谓绿矾,李时珍曰:"绿矾可以染皂色,故谓之
皂矾。""青"在古汉语中亦作黑色讲。综上,矾石本名为涅石释义,《神农
本草经》所载矾石应为皂矾(绿矾、青矾),且矾石本义也应指皂矾(绿矾、
青矾)。

(二)"矾石"的本草记载及历史沿革

矾石以药用记载始见于《神农本草经》,原著以涅石记载:"旧作矾石,
味酸寒,主寒热,泄利白沃,阴蚀恶疮,目痛,坚骨齿。炼饵服之,轻身不
老增年。一名羽涅,生山谷。"其后,《吴普本草》以矾石为正名云:"一名羽
涅,一名羽泽。神农、岐伯:酸。扁鹊:咸。雷公:酸,无毒。生河西或陇
西,或武都、石门,采无时。岐伯:久服伤人骨。"书中搜罗了各家对矾石的
认识。这之后历代本草均多以矾石为正名记载,梁代陶弘景则在《名医别录》
辑校中新增了"无毒,除固热在骨髓,去鼻中息肉。能使铁为铜。一名羽泽。
甘草为之使"。在《本草经集注》中则融合了以上三部本草专著内容,并新增
矾石"味酸,寒"。根据《名医别录》说矾石"久服伤人骨"与《神农本草
经》能"坚骨齿"不相符,王家葵认为《名医别录》中记载的矾石与《神农
本草经》所述矾石不是一物,且根据《名医别录》新增"能使铁为铜"的内
容,推断《名医别录》中记载矾石为石胆,即胆矾。"久服伤人骨"与"坚骨
齿"字面意义确实为相佐内容,陶弘景也对此不解,曰:"以治齿痛,多即坏
齿,是伤骨之证,而云坚骨齿,诚为疑也。"但在他所著的《本草经集注》还
是将以上内容均列入矾石项中。为此,清代张璐在《本经逢原》解释道:"以
其性专入骨,多用则损齿,少用则坚齿,齿乃骨之余也。"此解释很好地说
明了矾石有"坚骨齿"功效,而过量使用则可出现"伤人骨"的不良反应,

并不存在相佐问题。而《名医别录》中矾石新增"能使铁为铜"内容，可能是陶弘景将石胆与矾石项下内容相混淆或是陶弘景对两药认识不全而致的错误，因陶弘景在自己所辑校《名医别录》和所著《本草经集注》均有石胆记载，且在《本草经集注》石胆中亦有"能化铁为铜"的内容，若以王家葵所述《名医别录》中矾石为石胆，则专著中出现并列两个石胆内容，重复收载，不符合逻辑，故将《名医别录》中矾石当作石胆是欠妥当的。但究竟《名医别录》中矾石为何物？根据《名医别录》所收载的内容为秦汉时各医家的在《神农本草经》一书记载药物的补充，与《神农本草经》所载内容及成书年代相近，故《名医别录》与《神农本草经》记载的矾石较一致，应为皂矾（绿矾、青矾）。而陶弘景在《本草经集注》提到"生者名马齿矾，已炼成绝白，蜀人又以当消石，名白矾。其黄黑者名鸡屎矾，不入药，惟堪镀作以合熟铜"。书中提到白矾、鸡屎矾的应用，说明矾石在当时已开始出现多种并存，但受《神农本草经》《名医别录》的影响，期间的矾石应用还是沿袭《神农本草经》记载的矾石为主，即以皂矾（绿矾、青矾）为主。

进入隋唐时期，随着矾石的广泛应用，矾石种类和名称亦出现多样化，唐代《新修本草》所载矾石正文内容虽与《本草经集注》基本相同，但在附注中特别指出："矾石有五种，青矾、白矾、黄矾、黑矾、绛矾。然白矾多入药用。"表明此时的矾石并不是指单纯的某一种矾，而是以矾石之名承载了多种矾，且指出以白矾入药为主，与之前的《神农本草经》《名医别录》等本草专著记载的单一皂矾（绿矾、青矾）入药有较大区别。到宋代，人们开始逐渐认识到一些不同品种的矾有不同的性味与功效，遂将不同性味功效的矾从矾石中分出来，如唐慎微的《证类本草》则将绿矾、柳絮矾、金线矾、波斯白矾作为单味药进行单列，而矾石正文则基本沿用《本草经集注》内容。到明代李时珍时，又经过多个朝代医药学家根据不同矾石品种性能、质量优劣或炮制加工等因素，将其越分越细，以至时珍曰："矾石析而辨之，不止于五种也。"在其所著《本草纲目》将绿矾、黄矾等单列，波斯白矾、柳絮矾并入矾石中，矾石释名虽有涅石，但在修治与附方中多见明矾、白矾、枯矾，这可能是受《新修本草》中"白矾多入药用"或与李时珍善用白矾的用药经验有关。其后，缪希雍在《神农本草经疏》中指出矾石即白矾，且在简误中直接以白矾记载。至清代汪昂便在《本草备药》中直接以白矾为正名收载矾石，此后，《本经逢原》《本草从新》《本草求真》等也均以白矾收载，无矾石药味，矾石之名逐渐退出人们视线。现代《全国中草药汇编》《中药大辞典》《中药学》《中华本草》等专著、教材均注明白矾（明矾）原（别或异）名矾石，来源为《神农本草经》。

通过对矾石在历代本草中记载与演变过程的阐述，结合矾石始为"涅石"

名之释义，我们可知矾石在历史变迁中经历了几个阶段，初始为秦汉时期，以《神农本草经》《吴普本草》《名医别录》为代表本草的矾石专指皂矾（绿矾、青矾），至南北朝时，虽出现了白矾、鸡屎矾，但矾石主要还是指皂矾（绿矾、青矾）。第二阶段为隋唐时期，该时期的矾石包含多种矾，以《新修本草》为代表的唐朝时期的矾石则包含青矾、白矾、黄矾、黑矾、绛矾，且以白矾为主。第三阶段为宋元明时期，这时期由于绿矾、柳絮矾、绿矾、黄矾从矾石中分离出来单列，《证类本草》《本草纲目》等该时期的本草专著中矾石应专指白矾。最后为明末至清朝，这一时期白矾逐渐取代矾石，矾石之名退出。鉴于矾石自《新修本草》记载以"白矾多入药用"以来，历代本草中矾石多指或专指白矾，结合现代本草中白矾（明矾）注有原（别或异）名矾石，而在皂矾、黄矾、胆矾原（别或异）名中均无矾石名，有人即认为"矾石"当为"明矾"，此为对矾石始为"涅石"名之释义及其历史演变不了解得出的片面的、不成熟的结论，其实矾石最初本义是指皂矾（绿矾、青矾），后逐渐转指多种矾的总称，最后才演变至白矾，其在不同时期所指的药物不尽相同，所以将矾石直接认为是白矾、明矾是不妥当的，建议取消矾石作为白矾的原（别或异）名，来源由《神农本草经》更改为《新修本草》等，而皂矾（绿矾、青矾）增加矾石作为原（别或异）名，来源修订为《神农本草经》。

（三）《肘后备急方》中"矾石"

由于《肘后备急方》为一部纯方剂类著作，矾石多与其他药味组方治疗，并无矾石性味、功效等记载。考证本专著中矾石是指何物似无具体依据，难度较大。其实，根据矾石历史变迁的几个阶段，结合《肘后备急方》作者生存和成书年代，可初步判断书中矾石所指何物。《肘后备急方》为东晋时期葛洪所著，成书于东晋，东晋处于秦汉之后，南北朝之前，即成书于《神农本草经》《吴普本草》《名医别录》之后，《本草经集注》之前，结合矾石的历史演变过程，可知这一时期的矾石多指皂矾（绿矾、青矾），因此，可初步推断《肘后备急方》中矾石为皂矾（绿矾、青矾）。另可采用排除选择法，对现今白矾、皂矾（绿矾）、胆矾、黄矾等主要矾进行逐一排除，剩余的即为矾石所指。根据葛洪《抱朴子内篇·黄白》制作赤盐法载："用寒盐一斤，又作寒水石一斤，又作寒羽涅一斤，又作白矾一斤，合内铁器中，以炭火火之，皆消而色赤，乃出之可用也。"此处羽涅即为矾石，矾石与白矾并举，可判断此处矾石非白矾。而在《肘后备急方》"治卒阴肿痛颓卵方第四十二"载有："高昌白矾一小两，捣细，麻仁等分，研，炼猪脂一合……"此处也提到白矾，与书中矾石并列记载，说明葛洪当时对白矾与矾石非一物有一定认识，可排除书中矾石即为白矾。同理，在"治痾癣疥漆疮诸恶疮方第三十九"则有载："黄矾石二两，烧令汁尽，胡粉一两，水银一两半，捣筛，矾石、胡粉更筛……"此处提到黄矾，亦与书中矾石并列记载，可排除矾石为黄矾。而在"治痈疽妬乳诸毒肿方第三十六"则载有："……置石胆、丹砂、雄黄、矾石、磁石其中，烧之三日三夜，其烟上著，以鸡羽扫取之。"此处则将石胆（即胆矾）与矾石并举，可以排除矾石为胆矾。通过排除法，《肘后备急方》中矾石不可能为白矾、黄矾、胆矾，因此，最大可能为皂矾（绿矾、青矾），与之前推断一致。

古代"礬"与"礜"字体相近，常有混淆，然而礬（矾）石与礜石性味相差甚远，在《神农本草经》中，矾石以上品收载，注明味酸寒；礜石则以下品收载，注明味辛大热；在《名医别录》中，矾石注明无毒，礜石注明有毒，所以两者不宜相互混用。《肘后备急方》"治风毒脚弱痹满上气方第二十一"载有："又方，白礜石二斤，亦可用钟乳（末），附子三两，豉三升，酒三斗，渍四五日，稍饮之。"有人将方中礜石译为矾石，实为不妥。另在治心腹寒冷食饮积聚结癖方第二十七中硫黄丸（硫黄、礜石、干姜、茱萸、桂、乌头、附子、椒、人参、细辛、皂荚、当归）、露宿丸［礜石、干姜、桂、桔梗、附子（炮）、皂荚］方中皆有礜石，且处于温热药味包围中，均为至热品，可主治大寒（冷）之症，此处将礜石当作寒性矾石是极不妥当的，应该为大热之品的礜石。尚志钧根据《证类本草》《医心方》等也将露宿丸中礜石修改为礜石。

（四）小结

考证方剂类医学书《肘后备急方》中某一味药，由于其性状、性味、功效等内容缺乏，书中给出该药特征性的信息少，"考证难度大"也属必然。现通过对"矾"的释义及其历史变迁过程的阐述，联系《肘后备急方》所处年代，结合排除选择法，综合推断书中矾石是指皂矾（绿矾、青矾）。此种综合考证方法有别于传统局限于药物性状、性味、功效等方面参考资料直接考证的方法，为中药本草考证的创新方法，也适合其他古医籍方中某一药味的考证。

五、"白柘"的考证

《肘后备急方》是东晋时期葛洪撰辑的一部医学方书，多次被《备急千金药方》《证类本草》《本草纲目》等医学文献引用，为重要的医学典籍，所用多为易得之药，如用白柘治虚损羸瘦不堪劳动方，经考证白柘为桑科植物柘树，在我国南北各地均有生长，分布广泛，有的地方以此物命名，如河南省商丘市的柘城县、浙江省庆元县官塘乡白柘洋村、白柘坑村等。但在古代本草书籍和现代文献中对白柘基原认识不一，时与构棘混淆，作为穿破石使用，临床运用时名称不一，不利于开发利用，现根据古今文献记载对其综合考证如下。

（一）古籍中有关"白柘"的描述

白柘之名最早出现于三国·吴·陆玑·疏中记载《三苍》中械即柞也。今人谓之白棣，或曰白柘"，这里械是白柘的别名，且认为械与柞是同种植物。在《诗·大雅·绵》中云："柞械拔矣，行道兑矣。"东汉末年郑玄解释："柞，栎也，械，白桵也。"可看出柞与械是二种植物。亦可见白柘用名之混乱。

（二）柘的本草考证

1.品种考证 三国·吴·陆玑·疏中的《三苍》说："械即柞也。其材理全白无赤心者为白桵；直理易破，可为楱车；又可为矛戟铩。今人谓之白棣，或曰白柘。"对白柘的茎干特征有了记载。时珍曰："《尔雅》所谓棘茧，即此蚕也。"证明柘在《诗经》中已有记载，在《嘉祐本草》《救荒本草》《植物名实图考》中均称为"柘"。

而在民间柘桑常不做分辨。在高诱注的《淮南子》中却称为柘桑，战国至秦汉年间的《礼记·月令》："（季春之月）命野虞无伐桑柘……"唐·韩愈《县斋有怀》诗："惟思涤瑕垢，长去事桑柘。"宋·基础朱或《萍洲可谈》卷二："而先植桑柘已成，蚕丝之利，甲于东南，迄今尤盛。"说明柘树与桑树叶均可用以饲蚕。元·张养浩在《寨儿令·绰然亭独坐》中曲："杨柳风微，苗稼云齐，桑柘翠烟迷。"清·周亮工《樵川城中》诗："林边桑柘好，何地认烽烟。"可见柘与桑的叶均可用来养蚕，根、茎均显黄色，茎干也是很好的木材。

明·朱棣的《救荒本草》称之为柘树，这与现代的命名相符。宋·寇宗奭的《本草衍义》卷十五："柘木，里有纹，亦可旋为器。叶饲蚕曰柘蚕。叶硬，然不及桑叶，入药以无刺者良。"与现代描述的柘树的叶近革质一致，且桑树叶为纸质，桑与柘有区别。《本草汇言》称"柘木以酒醋调矿灰涂之，一宿则作间道乌木纹。物性相伏也"，与《本草衍义》中"柘木，里有纹"描述一致。《纲目》："柘，处处山中有之，喜丛生。干疏而直，叶丰而厚，团而有尖。其木染黄赤色，谓之柘黄。"并按陆佃《埤雅》云："柘宜山石，柞宜山阜。"意为柘宜生长于山石上，柞宜生长于土山上，这也印证了柘作为"穿破石"入药的说法。李时珍描述柘"喜丛生，干疏而直"与《中国植物志》中"落叶灌木或小乔木"相符，"叶丰而厚，团而有尖"与《中国植物志》中"叶近革质，卵形或菱状卵形，先端渐尖"一致。

李时珍在《本草纲目》中称《尔雅》所谓棘茧是用柘养的蚕，这句不妥，因桑科柘属植物多具棘刺，如构棘，一般不用来养蚕。清·陈士铎《本草新编》卷之三（角集）中则认为"柘木，即柞木也"，有差误，因时珍谓柞木为："此木坚韧，可为凿柄，故俗名凿子木。方书皆作柞木，盖昧此义也。柞乃橡栎之名，非此木也。"并对柞木有较详细描述"叶小而有细齿，光滑而韧。其木及叶丫皆有针刺，经冬不凋。五月开碎白花，不结子。其木心理皆白色。"陈藏器也认为"柞木生南方，细叶，今之作梳者是也"。二者均认为柞木为壳斗科植物，与柘木心部黄色，二者差别较大。

《广东中药志》有柘根一名，药材名为穿破石，来源于桑科植物葨芝 *Cudrania cochinchinensis*（Lour.）的根，葨芝为直立或攀缘状灌木，枝刺粗壮、直立或略弯，聚花果球形，肉质，直径 3 ～ 5 厘米，黄色或橙红色，另有柘木一药，其原植物为桑科柘属植物柘树 *Cudrania tricuspidata*（Carr.）Bur. ex Lavallee，《中华本草》中称柘树 *Cudrania tricuspidata*（Carr.）Bur. ex Lavallee 除去栓皮的树皮或根皮为柘木白皮，其木材为柘木。《中华药海》收载的柘木为桑科植物柘树 *Cudrania tricuspidata*（Carr.）Bur. ex Lavallee）的木材，柘树的根作为穿破石，树皮或根皮作为柘木白皮。这三者与《中国植物志》描述一致。《岭南采药录》中的"穿破石"为同属构棘 *Cudrania cochinchinensis*（Lour.）kudo et Masam. 的根，根皮红黄色，味甘，性平，可祛风湿，与柘木白皮不同。

因柘树干皮浅灰色，此处"白皮"应为去掉外层皮即今之栓皮后的皮，"东行根皮"是柘伸往东或东南向的根皮，古人认为东向祥瑞，且有升提之性，在古代本草中主补虚损之类的根类药材多取"东行根"，如《日华子本草》中的金樱子根也取"东行根"。"无刺者良"，柘树的老枝无刺，嫩枝有刺，意用老的茎枝才可奏效。

经考证葛洪在《肘后备急方》中所用柘树 *Cudrania tricuspidata*（Carr.）Bur. ex Lavallee 的药用部位是干皮、根皮、茎枝，但功效不同，应用时切记应辨证用药。

而现多用其根作为穿破石。经考证穿破石的来源主要是构棘 *Cudrania cochinchinensis*（Lour.）kudo et Masam，构棘又名葨芝，《广东中药》《粤北草药》上以葨芝的根用为穿破石，言其与柘树根形态相似，广东地区作为穿破石用药的有构棘、柘树的根。但古代本草以干皮、根皮入药，根与皮的功效孰强，没有对比研究，再者有文献研究构棘、柘树二者成分不同，总黄酮含量柘树根大于构棘根，多糖含量柘树根最多，柘树茎次之，构棘根最少。黄酮类成分花旗松素、槲皮素的含量柘树根明显高于构棘根，柘树茎明显高于构棘茎，柑橘素、山奈酚的含量构棘根高于柘树根，柘树茎与构棘茎含量相当。虽有人对穿破石的保肝、抗炎镇痛等作用进行研究，但大多未对构棘、柘树进行对比研究。

2. 性味及功效考证 东晋葛洪在《肘后备急方》中治虚损赢瘦不堪劳动方用其"补虚损""活血通络""清热"之功，称"治人素有劳根，苦作便发，则身百节皮肤，无处不疼痛，或热筋急方。取白柘，东南行根一尺，刮去上皮，取中间皮以烧屑，亦可细切捣之。以酒服三方寸匕，浓覆取汗，日三服，无酒以浆服之。白柘是柘之无刺者也"。

而柘木首次作为药物出现于唐·陈藏器所撰的《本草拾遗》中："柘木，味甘，温，无毒。主补虚损。取白皮及东行根皮，煮汁酿酒，主风虚耳聋，劳损虚赢，瘦，腰肾冷，梦与人交接泄精者，取汁服之。无刺者良。木主妇人崩中血结及主疟疾。"树皮功效主要有"补虚损"，木材主"活血""截疟"，首次对柘木的茎木、树皮的不同功效进行了说明。宋代的《本草衍义》中也以柘木药用："柘木东行根及皮煮汁酿酒，治风虚耳鸣有验。"二者均增加了祛风作用。《圣惠方》云："治耳鸣耳聋，柘根20斤，菖蒲5斗，水一石，煮，取汁五斗……"《证类本草》《大观本草》等都从陈藏器"主补虚损"之说。明代的《本草汇言》称其可"养肾固精"，《本草纲目》提出"柘能通肾气"，《救荒本草》也都遵其功效之说，《本草品汇精要》云："甘，温，缓。气之厚者，阳也。"

清代的《生草药性备要》称柘根为"川破石"，谓其味甜，性平，治酒顶，消蛊胀；浸酒祛风。《本草求原》："壮筋骨，活血，理跌打。"清代陈士铎《本草新编》卷之三（角集）中用柘木枝治疗难产、解酒："苦平，最消酒毒，一缸佳酿，只消一枝柘木入之，即变为水；尤能开产门交骨，同人参、当归、川芎服下，少刻即骨响，而儿门大开，儿随之而下矣。此物必须儿头在产门边始可用，否则，先开交骨，又变生不测矣。柘木枝，开产门交骨尤神，下喉不须一时立开，余亲试而奏效者也。但服后断须安眠，则骨开自易。三吴临产之时，每教产妇绕室而走，走则骨坚，转难开矣，非柘木之不效也。或柘木枝，既是开产门交骨神药。"《岭南采药录》谓"穿破石"味甘，性平，可祛风湿，其言与《生草药性备要》所述相似，但与柘木白皮功效不同。

而现代的《浙江民间常用草药》则记载其性平，味苦，可清热凉血，舒筋活络，《云南中草药》则称其茎叶味淡微凉，用于消炎止痛，祛风活血，治流行性腮腺炎，疖肿，二者均未提及"主虚"之功。《贵州草药》："性平，味苦，涩。"《安徽中草药》："性温，味甘微苦。"《南宁市药物志》："血通经，治淋浊，去远年瘀积、结石。孕妇忌用。"与清代陈士铎用柘木枝治疗难产的功效相同。《闽东本草》："味甘，性温。健脾益胃，舒筋活络，祛风湿，去瘀血。治腰痛、关节痛，虚劳黄肿，脾虚泄泻。"广州部队《常用中草药手册》："淡微苦，微凉，凉血散瘀。治经闭。"《广西实用中草药新选》："微苦微甘，性平，无毒。清热活血，止咳祛痰，治劳伤咳血。"《福建中草药》："清热利湿。治湿热黄疸，湿热痹，疔疮痈肿。"均有活血、清热化湿之功，葛洪用时也取其此类功效。

（三）小结

东晋葛洪在《肘后备急方》中所用白柘应为桑科柘属植物柘树 *Cudrania tricuspidata*（Carr.）Bur. ex Lavallee 的去掉栓皮的根皮，其功效主要有"补虚损""活血通络""清热"，这与现代的临床应用较为一致。但现在临床应用时受地域等方面影响，也有用根皮、根、茎的，且它们的功效也有所不同，均为临证所得，没经科学验证，因此，为了更好地发挥临床疗效，建议对干皮、根皮与根、构棘根与柘树根进行有关成分、药理作用的相关研究，以便更好地开发应用。

六、"菖蒲"的考证

《肘后备急方》收载药方 1294 首（不计杨用道记载方），其中药物方 856 首。经统计，含有"菖蒲"的处方有 13 首，分布在 8 篇中，且多用于治疗急病重症，可见"菖蒲"的作用不可小觑，为葛氏常备药。

现有药学典籍及地方史志中所记载的"菖蒲"存在同名异物的情况，其中中药材石菖蒲、水菖蒲、钱蒲、九节菖蒲为最常见的易混品，它们分别来源于天南星科菖蒲属的石菖蒲 *Acorus tatarinowii* Schott.、菖蒲 *Acorus calamus* L.、金钱蒲 *Acorus gramineus* Soland. 以及毛茛科银莲花属植物阿尔泰银莲花 *Anemone altaica* Fisch. ex C. A. Mey。鉴于《肘后备急方》中未提及"菖蒲"的药材原植物来源及其组方原理，故针对其原植物来源进行考证，并探讨《肘后备急方》中含"菖蒲"的处方治疗疾病的机理，从而为更好地开发利用《肘后备急方》中的良方打下基础。

（一）基原考证

《中药大辞典》中记载石菖蒲"根茎横卧，芳香，粗 5～8mm，皮黄褐色，节间长 3～5mm，根肉质，具多数须根，根茎上部分枝甚密……叶片薄，线形，基部对折，中部以上平展，宽 7～13mm，先端渐狭……叶鞘宽可达 5mm，上延几达叶片中部，暗绿色，无中脉，平行脉多数，稍隆起"。而菖蒲与石菖蒲主要区别在于其根茎直径 5～10mm，叶片剑状线性，中部以上渐狭，中脉在两面均明显隆起，如图 10-1、图 10-2 所示，由图亦可看出石菖蒲根茎节较菖蒲多，且更加密集。《中国植物志》中描述金钱蒲与石菖蒲的原植物形态特征十分相像，其中栽培的金钱蒲个体较小较易与石菖蒲区分开来，而野生的金钱蒲与石菖蒲较难区分，二者主要区别在于金钱蒲叶片厚较狭小。由于二者功效相近，金钱蒲可与石菖蒲同等入药。

关于"菖蒲"原植物形态的描述始载于梁代医药学家陶弘景的《本草经

集注》，具体如下："今乃处处有，生石碛上，概节为好。在下湿地，大根者名昌阳……真昌蒲叶有脊，一如剑刃，四月、五月亦作小厘华也。"其大意是：菖蒲如今到处都有，其中生长在沙石积成的浅滩上的、节密的较好。而在潮湿的地方生长的根大的菖蒲名叫昌阳……真正的昌阳叶子上有脊，形状像剑刃，每年四五月间开小花。由此判断"菖蒲"的原植物来源不止一种。结合《中药大辞典》和《中国植物志》描述的菖蒲根茎较大，叶子有中脉，而石菖蒲根茎较细，节密集，叶子无中脉的特点判断：生长在沙石积成的浅滩上的、节密的"菖蒲"有可能是石菖蒲 *Acorus tatarinowii* Schott. 或金钱蒲 *Acorus gramineus* Soland.，而昌阳有可能是水菖蒲 *Acorus calamus* L.。文中所述真正的"昌蒲"有脊，此"昌"非彼"菖"，应该指的亦是菖蒲 *Acorus calamus* L.。而"昌蒲"一说最早见于《神农本草经》"昌蒲……一名昌阳。生池泽"。可见与《本草经集注》描述一致，这更说明了"昌蒲"与"昌阳"极有可能均是水菖蒲 *Acorus calamus* L.。

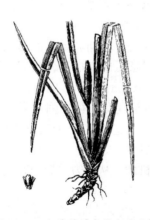

图 10-1　水菖蒲《中药大辞典》

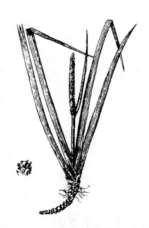

图 10-2　石菖蒲《中药大辞典》

　　《本草图经》对菖蒲的描述如下："春生青叶，长一二尺许，其叶中心有脊状，如剑，无花实，五月、十二月采根，阴干。今以五月五日收之。其根盘屈有节，状如马鞭大，一根傍引三、四根，傍根节尤密，一寸九节者佳，亦有一寸十二节者。"并且还附上了几个产地的"菖蒲"，见图 10-3。结合文字及附图可知戎州产的"菖蒲"可能为石菖蒲 *Acorus tatarinowii* Schott. 或金钱蒲 *Acorus gramineus* Soland.，而其他两个产地的"菖蒲"应为水菖蒲 *Acorus calamus* L.。虽三者都可入药用，但苏颂认为戎州产的"菖蒲"较好，故推测石菖蒲 *Acorus tatarinowii* Schott. 或金钱蒲 *Acorus gramineus* Soland. 要比菖蒲 *Acorus calamus* L. 好。《本草蒙筌》对"菖蒲"有如下描述："生石涧而叶细嫩者，名菖蒲，根小节稠"并亦附戎州产"菖蒲"的图（图10-4），结合文字表述，亦证实前述观点。另根据吴其浚的《植物名实图考》记载"石菖蒲也。凡生名山深僻处者，一寸皆不止九节。今人以小盆莳之，愈剪愈矮，故有钱菖诸名"。结合相应附图（图10-4、图10-5）更可以断定戎州产的"菖蒲"就是石菖蒲 *Acorus tatarinowii* Schott. 或金钱蒲 *Acorus gramineus* Soland. 无疑。然李时珍于《本草纲目》中总结到："菖蒲凡五种：……生于水石之间，叶有剑脊，瘦根密节，高尺余者，石菖蒲也；人家以砂栽之一年，至春剪洗，愈剪愈细，高四、五寸，叶如韭，根如匙柄粗者，亦石菖蒲也；甚则根长二、三分，叶长寸许，谓之钱蒲是矣。服食入药须用二种石菖蒲，余皆不堪"。可见李时珍认为石菖蒲 *Acorus tatarinowii* Schott. 和叶有剑脊的水菖蒲 *Acorus calamus* L. 均可入药服用，其余品种不可入药服用，由于《肘后方》中"菖蒲"多入药口服，故可排除《肘后方》中"菖蒲"来源于金钱蒲 *Acorus gramineus* Soland. 的可能性。

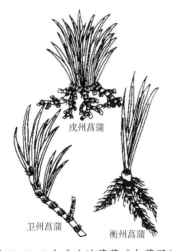
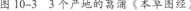

图 10-3　3个产地的菖蒲《本草图经》

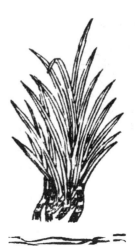

图 10-4　戎州菖蒲《本草蒙筌》

　　《肘后方》中的"菖蒲"较多用于各种昏厥，故需要依赖于其较强的开窍醒神的功效。而《本草蒙筌》对"菖蒲"的药性有如下表述："味甚辛烈，堪收入药，通窍开心；种池塘而叶粗长者，名菖阳，根大节疏，味兼和淡，惟取作饯，餍酒点茶。故古方中但用此味，特加石字于上，示其所优，使人之不误取也。"由此可知在开窍醒神方面石菖蒲优于水菖蒲。另有现代研究报道表明石菖蒲和水菖蒲中均含挥发油，其主要化学成分 β-细辛醚和 α-细辛醚具有解痉、抗惊厥等作用，以及对戊巴比妥钠有协同作用。有研究发现石菖蒲中 β-细辛醚和 α-细辛醚的含量均比水菖蒲高，且有较大的差异。故有文献报道称石菖蒲的中枢镇静作用及抗惊厥作用强于水菖蒲，即石菖蒲开窍之力强于水菖蒲，这为它们不可混用提供了依据。此外，《北方常用中草药手册》记载（水）菖蒲"味辛性温，有小毒"。综合多方面考证，《肘后方》中的"菖蒲"来源于水菖蒲 Acorus calamus L. 的可能性不大。

此外，《本草经集注》曰"一寸九节者良"，故"菖蒲"易与来源于毛茛科银莲花属植物阿尔泰银莲花 Anemone altaica Fisch. ex C. A. Mey. 的药材九节菖蒲混淆。《中华本草》对中药材九节菖蒲的原植物叶子的形态描述如下："三出复叶，叶片轮廓宽卵形，长2～4cm，3全裂，中央全裂片又3裂……两面近无毛。"结合其附图（图10-6）及前述"菖蒲"原植物形态可知中药材九节菖蒲绝非《肘后方》中的"菖蒲"，故不可混用。

综上所述，初步认定《肘后方》中的"菖蒲"来源于石菖蒲 Acorus tatarinowii Schott.，但不能排除菖蒲 Acorus calamus L. 的可能性。

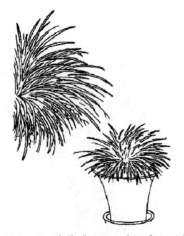

图 10-5　菖蒲《植物名实图考校释》

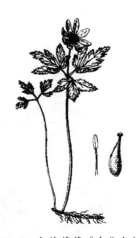

图 10-6　九节菖蒲《中华本草》

（二）临床应用机理探讨

1. 治疗惊痫、昏厥、嗜睡　在《肘后方》卷一救卒中恶死方第一中含"菖蒲"的处方记载如下："捣菖蒲生根，绞汁灌之，立瘥。"救卒死尸蹶方第二记载："又方：捣干菖蒲，以一枣核大，著其舌下。""以菖蒲屑纳鼻两孔中，吹之，令人以桂屑著舌下。又云扁鹊法。治楚王效。"救卒客忤死方第三记载："捣生菖蒲根，绞取汁，含之，立瘥。"治卒魇寐不寤方第五记载："又方，菖蒲末，吹两鼻中，又末内舌下。"在《肘后方》卷六治面皰发秃身臭心鄙丑方第五十二中记载有治疗嗜睡的处方："菖蒲三分，茯苓五分，伏神、人参各五分，远志七分。末，服方寸匕，日三夜一，五日则知神良。"

"卒中恶死"指的是突然昏厥而气不绝者；"卒死尸蹶"指的是突然昏死

而脉搏还在跳动；"客忤"指的是突然受外界异物、巨响或陌生人的惊吓，而发生面色发青、口吐涎沫、喘息腹痛、肢体瘛瘲、状如惊痫等的病证，亦可见心腹胀满，有气上冲心胸的症状。"卒魇寐不寤"指的是睡梦惊叫不醒。"菖蒲"芳香走窜，具有较强的开窍醒神之功，故《肘后方》多用其治疗惊痫、昏厥、嗜睡。有报道称石菖蒲挥发油既有兴奋醒神作用，又有抗惊厥作用，表明了挥发油对中枢神经系统有双向调节作用。为了更好地发挥药效，所以《肘后方》中多将菖蒲绞汁或捣成粉末用。另外，呼吸区是鼻腔中最大的部分，其黏膜富含毛细血管，血流丰富，药物可由此吸收进入体循环而更快发挥作用，故适合于急症。同时鼻腔给药不经肝肠循环可避免口服药物的首过效应。因此，"菖蒲"经鼻给药可发挥较好作用。

2. 治疗神识不清、健忘　在《肘后方》卷六治面疱发秃身臭心惛鄙丑方第五十二中记载："又方，茯苓、茯神、人参五分，远志七分，菖蒲二分，末，服方寸匕，日三夜一服。"该方可用于治疗心神昏塞，多忘误事。这依赖于"菖蒲"开窍醒神、益智的功效。有研究表明，石菖蒲水提液能明显延长小鼠跳台潜伏期、减少错误次数、提高迷宫试验正确率。有研究发现石菖蒲的各提取部位（成分）对小鼠正常学习均有促进作用，对小鼠各种类型记忆障碍模型均有不同程度的改善作用。

3. 治疗急性传染病　在《肘后方》卷二治瘴气疫疠温毒诸方第十五中收载了"虎头杀鬼方"："虎头骨五两，朱砂、雄黄、雌黄各一两半，鬼臼、皂荚、芜荑各一两，捣筛，以蜡蜜和如弹丸，绛囊贮，系臂，男左女右，家中悬屋四角，月朔望夜半中庭烧一丸。一方有菖蒲、藜芦、无虎头、鬼臼、皂荚，作散带之。"该方可用于治疗瘟疫。

"瘟疫"就是现在所指的急性传染病。"菖蒲"具有芳香辟秽之功，故在该方中配伍运用可发挥作用。

4. 治疗耳鸣、耳聋、耳内急痛　在《肘后方》卷六治卒耳聋诸病方第四十七中记载了两首治疗耳聋的处方："耳聋，菖蒲根丸：菖蒲根一寸，巴豆一粒（去皮心）。二物合捣筛，分作七丸，绵裹，卧即塞，夜易之，十日立愈。黄汁，立瘥。""又方，磁石、菖蒲、通草、薰陆香、杏仁、蓖麻、松脂。捣筛，为末，分等，蜡及鹅脂和硬，和为丸，稍长，用钗子穿心为孔，先去耳塞，然后内于药，日再。初著痒，及作声月馀总差。殿中侯监效。"另收载有治疗耳痛和耳鸣的处方各一首："耳卒痛。蒸盐熨之。痛不可忍求死者：菖蒲、附子各一分。末，和乌麻油炼，点耳中，则立止。"《杨氏产乳方》疗耳鸣无昼夜：乌头（烧作灰）、菖蒲等分。为末，绵裹，塞耳中，日再用，效。"

突发性耳聋为气滞血瘀，耳部经络被瘀血痰浊阻塞，清阳之气不能上达于耳窍，使耳部的正常生理功能减退，从而发生了耳鸣、耳聋与眩晕诸症。

而石菖蒲辛香走散，能开闭塞，故可治疗耳鸣、耳聋。至于为何能治疗耳内急痛有待进一步研究。

5. 其他 在《肘后方》卷四治虚损羸瘦不堪劳动方第三十三中记载："又方，苦参、黄连、菖蒲、车前子、忍冬、枸杞子各一升，捣蜜丸如梧子大，服十丸，日三服。"此处"菖蒲"应用机理未查到相关资料，有待进一步研究。

（三）小结

经原植物来源考证及应用机理分析可初步断定《肘后方》中的"菖蒲"来源于天南星科菖蒲属的石菖蒲 *Acorus tatarinowii* Schott.，但不能排除来源于菖蒲 *Acorus calamus* L. 的可能性。因此，有待进一步研究考证来最终确定其基原。由上述应用分析，可知"菖蒲"在治疗急症方面发挥了重要作用，另外也是治疗耳科疾病之要药。可见文献古籍中有许多的良方有待我们去开发利用。

七、"荇菜"的考证

为理清《肘后备急方》中荇菜的药用历史，正确指导临床应用，并为其开展科学研究提供理论依据。在历代本草文献中关于荇菜的记载进行系统查阅的基础上，对其原植物形态、品种、性味及功效等有关问题进行考证。

（一）原植物形态描述及品种的古今描述

荇菜最早出现在文学作品《诗经》的开篇《国风·周南·关雎》反复吟诵女子采荇的场景里："参差荇菜，左右流之""参差荇菜，左右采之""参差荇菜，左右芼之"。南北朝学者颜之推《颜氏家训·书证第十七》："诗云：'参差荇菜。'尔雅云：'荇，接余也。'字或为莕。先儒解释皆云：水草，圆叶细茎，随水浅深。今是水悉有之，黄花似莼，江南俗亦呼为猪莼，或呼为荇菜。"三国时期陆玑所著《毛诗草木鸟兽虫鱼疏》为专释《诗经》所及动植物名称的专著，其中有曰："荇，一名接余。白茎，叶紫赤色，正圆、径寸余，浮在水上，根在水底，茎与水深浅等。大如钗股，上青下白，美白茎，以苦酒浸入，美可案酒。"宋代罗愿《尔雅翼》中有关于荇菜的描述："陂泽多有，今人犹止谓之荇菜，非难识也。叶亦卷，渐开，虽圆而稍羡，不若尊之极圆也。花则出水，黄色，六出。今宛陵陂湖中弥覆顷亩久，日出照之如金，俗名'金莲子'，状亦似尊，猪亦好食，民以小舟载取之以饲猪，又可粪田，或因是得'猪尊'之名。"

明代陈继儒的《岩栖幽事》里有段关于荇菜作为蔬菜食用的记述："吾乡荇菜，烂煮之，其味如蜜，名曰荇酥，郡志不载，遂为渔人野夫所食，此见于《农田余话》。俟秋明水清时，载菊泛泖，脍鲈持橙，并试前法，同与莼丝荇酒。"乃至近代陆文郁谓："河北安新近白洋淀一带旧有鬻者，称黄花儿菜，以茎及叶柄为小束，食时以水淘取其皮，醋油拌之，颇爽口。"由此可见，荇菜是一种普通常见的水草，圆叶细茎，其高低随水的深浅而定，凡是有水的地方都有它，黄色的花就像莼菜，江南民间有称它为猪莼，也有称为荇菜。荇菜是可以食用的，而且味道不错，在我国民间作为野菜食用已有两三千年的历史，其嫩茎可以焯熟后凉拌、炒食，或者和面蒸食，也可以晒干菜。

历代本草亦有该植物形态的记载，如《名医别录·中品·卷第二》："凫葵……生水中，即荇菜也。一名接余。五月采。"《本草图经》云："郭璞以为丛生水中，叶圆在茎端，长短随水深浅，江东人食之。《诗·周南》所谓参差荇菜是也……今处处池泽中皆有之。叶似莼，茎涩，根甚长，花黄色。水中极繁盛。"《证类本草·第九卷》"水萍"项下："一名水花，一名水白，一名水苏。生雷泽池泽。三月采，曝干。"《救荒本草》谓："荇丝菜，水中拖蔓而生，叶似初生小荷叶，近茎有桠劐，叶浮水上，叶中窜茎，上开金黄花。茎味甜。"

《本草纲目·第十九卷·草部》有关于荇菜较详尽的描述："《诗经》作荇，俗呼荇丝菜。池人谓之荇公须，淮人谓之屓子菜，江东谓之金莲子……荇与莼，一类二种也。并根连水底，叶浮水上。其叶似马蹄而圆者，莼也；叶似莼而微尖长，荇也。夏日俱开黄花，亦有白花者。结实大如棠梨，中有细子。按宁献王《庚辛玉册》云：'凫葵，黄花者是荇菜，白花者是白苹（即水镜草），一种泡子名水鳖。虽有数种，其用一也。其茎叶根花，并可伏硫，煮沙，制矾。'此以花色分别苹、荇，似亦未稳。"考其植物形态特征，本品与今之龙胆科荇菜属植物荇菜 Nymphoides peltatum（Gmel.）O. Kuntze 相符："生于平地或低山池塘沼泽中，多年生水生草本。茎圆柱形，多分枝，沉水中，具不定根，又于水底泥中生地下茎，匍匐状。叶飘浮，圆形，近革质，基部心形……花序束生于叶腋；花黄色……。"综上所述，本品的古今描述较为统一，虽名称有所不同，但均为同一种植物，并无同名异物、异物同名的混用现象。

（二）性味及功效的古今考证

据《中华本草》所收录，荇菜始载于唐代《新修本草》，其《草部中品之下卷第九》曰："凫葵，味甘，冷，无毒。主消渴，去热淋，利小便。生水中，即荇菜也。一名接余，五月采。南人名猪莼，堪食。"但据现有的文献记载所考证，值得商榷的是：较之《新修本草》年代更为久远的东晋葛洪所著《肘后备急方·治伤寒时气瘟病方第十三》早已将荇菜收载入药："毒病下部生疮者……又方，水中荇菜，捣，绵裹导之，日五易，瘥。"书中指出将水中所生长的荇菜捣烂，用棉布包裹纳入下部以疗下部生疮之疾。后世本草多有沿用本品外用以疗疮疡肿毒，可谓开创荇菜外用的先河，为后世临床应用荇菜提供了参考。

此后，关于荇菜药用功效的记载可见于历代本草，如，宋代官修本草《开宝本草》谓其："捣汁服之。疗寒热。"《普济方·食治门·食治五淋》收录有烹制药膳"凫葵粥"以疗热淋、小便不利："凫葵二斤，粟米半斤。先用盐、豉汁五升，煎令沸，下米煮十余沸，下凫葵煮作粥。空心任意量多少食之。"《本草纲目》曰："捣敷诸肿毒，火丹游肿。"引《范汪方》治谷道生疮："荇叶捣烂，绵裹纳下部，日三次。"引孙天仁所著《孙氏集效方》："荇丝菜根一钱半（捣烂。即叶如马蹄开黄花者），川楝子十五个，胆矾七分，石次，七日见效也。"并引《医林纂要·药性》谓其："甘、咸、寒，滑。除烦，解热，消炎，行水。"引《保生余录》以其疗痈疽及疮疖："荇丝菜或根、马蹄草茎或子各取半碗，同苎麻根五寸，去皮，以石器捣烂，敷毒四周，春、夏、秋日换四五次，冬换二三次。换时以荠水洗之。"《本草品汇精要·卷之四十·菜部下品》云其："主消渴热痹（引《名医所录》）。合鮒鱼为羹食之治胃气弱不下食至效。合鲫鱼作羹食之下气止呕多食发痔，虽冷而补热。"清代许克昌著《外科证治全书·卷四·外因杂伤证治（计三十七证）》用本品治疗蛇咬伤："蛇切牙折肉中疼甚，勿令人知，用荇菜（即葳草）复其上，以物包之，所折牙自出。"此法虽不为现代所用，但丰富了荇菜外用的治疗范围。

及至现代本草研究文献亦可散见以该品收载入药，如《吉林中草药》："清热，利尿。治消渴，痈疽，虫毒，蜂螫等。鲜水镜草适量，捣烂敷患处，治痈毒，蜂螫。"《全国中草药汇编》"莕菜"项下谓其："辛，寒。发汗，透疹，清热，利尿。用于感冒发热无汗，麻疹透发不畅，荨麻疹，水肿，小便不利，外用治毒蛇咬伤。"《浙江药用植物志》："清热解毒。主诸疮肿毒。水煎内服治疗热淋、小儿便秘。鲜莕菜全草适量，捣烂取汁外涂治诸疮肿毒。"荇菜全草均可入药，除具有一定的药用价值外，因其叶漂浮水面，花大而美丽，可以引种供观赏作园林应用，还可以作猪的饲料和鱼的饵料。

（三）小结

荇菜在我国属于较少应用的中草药，从历代文献的考证看，古今药用荇菜均是龙胆科植物莕菜 *Nymphoides peltatum*（Gmel.）O. Kuntze 的全草，并不混乱。从历代本草对荇菜药用的记载看，荇菜是一味味辛、性寒、无毒的中药。主要是用于感冒发热无汗，麻疹透发不畅，荨麻疹、水肿、小便不利等。但由于荇菜广泛生长于池塘、河溪中，耐寒又耐热，适应性很强，产量很大，更多的是用作绿化水面、净化水质或作为水生饲料的一种野生水生植物而不被重视，现今基本不作药材入药。

但荇菜是很好的可食用野菜，其营养价值也较高，可以制作成荇菜炒肉丝、荠菜烩豆腐、蒜茸荠菜等美味佳肴。目前发现荠菜的主要有效成分为三萜、甾醇、黄酮等，其中三萜类齐墩果酸具有保肝、消炎、降糖、抗 HIV 等作用；熊果酸具有抑制血管生成、抗肿瘤、抗炎、抑菌等作用，具有重要的药用开发价值。但是目前对于荠菜的药理作用及临床应用研究报道较少，还没有严格质量控制标准，尚停留在性状描述水平上。因此，很有必要对荠菜进行深入的研究。荠菜的工业化生产和药用价值开发将具有广阔的市场前景和巨大的社会经济效益。

第二节 《植物名实图考》中水杨梅与水杨柳考证

水杨梅与水杨柳之名经常互为正名和别名出现在不同文献之中，有文献将其描述为同一来源植物，也有文献将其描述为不同来源的多种植物，导致同名异物、同物异名等引起混名混用现象，清代吴其浚所编著的植物学专著《植物名实图考》就收载了 3 种水杨梅和 1 种水杨柳。为明确书中记载的水杨梅与水杨柳具体是指现代何种品种，现对书中记载的水杨梅与水杨柳做了初步考证。

一、卷十三载水杨梅的考证

《植物名实图考》湿草卷之十三收载有水杨梅，曰："水杨梅，《本草纲目》：生水边，条叶甚多，子如杨梅。按此草，江西池泽边甚多，花老为絮，土人呼为水杨柳，与所引庚辛玉册地椒开黄花不类。"这里提到的"水杨柳"是作为水杨梅之别名出现的，根据其描述"生池泽边""花老为絮"，与《庚辛玉册》地椒开黄花不同，所附之图与《广东省中药材标准》第一册的水杨梅比较，其"小灌木，叶对生，卵状披针形或卵状椭圆形，头状花序单一，腋生或顶生，直径 0.5～1.5cm；花序梗长 2～5 厘米，微具柔毛；花萼筒短，裂片 5；花冠管状，长约 5mm，裂片 5；子房下位，花柱细长，超出花冠长的 1 倍。塑果长卵状楔形，长约 3mm。生于溪边、河边、沙滩等湿润的地方"等特征，基本上与《植物名实图考》中记载的水杨梅一致。所以此植物应为茜草科植物水杨梅 *Adina rubella*（Sied.et Zucc.）Hance。在《中药志》《湖南药物志》等近代药学著作中也都有本品的记述，在 1977 版的《中国药典》中使用的也是本品。在《广东中药志》《中药大辞典》中则以茜草科植物细叶水团花［*Adina rubella*（sieb.et Zucc.）Hance.］为名收载。上述文献对该植物的生长环境、植物形态等描述均与《植物名实图考》卷十三载水杨梅基本一致，进一步可证实其即为当今茜草科植物水杨梅 *Adina rubella*（Sied.et Zucc.）Hance。

二、卷十四载水杨梅的考证

《植物名实图考》湿草卷之十四也收载了水杨梅,载曰:"水杨梅,本草纲目始著录。按图亦与水滨水杨相类,生子微似杨梅老则非絮。俗无水杨梅之名,恐即一物,而两存图之。"此处所提水杨梅引用《本草纲目》所载水杨梅,且附图一致,应为同一植物。水杨梅在《本草纲目》中记载为:"生水边,条叶甚多,生子如杨梅状。庚辛玉册云:地椒一名水杨梅,多生近道阴湿处,荒田野中亦有之。丛生,苗叶似菊,茎端开黄花,实类椒而不赤。"即为《庚辛玉册》中地椒,地椒在现代药学专著中也多有记载,如《中国药典》1977版中就记载了地椒,而《中国高等植物图鉴》以别名记载地椒(正名为百里香),上述文献记载的地椒为唇形科植物百里香 *Thymus mongolicus*(Ronn.)Ronn. 或兴凯百里香 *Thymus przewalskii*(Kom.)Nakai.,其植物为半灌木、叶对生、花紫红色或棕色,与《庚辛玉册》中地椒的描述有较大差异。而与当今《中华本草》中柔毛路边青描述的生长环境、苗叶形态、花的着生部位和颜色等特征极为相似,所以此植物应为蔷薇科植物柔毛路边青 *GeumjaponicumThunb.var chinense* F.Bolle。

三、卷三十七载水杨柳的考证

《植物名实图考》木类卷之三十七载有水杨柳一药,曰:"水杨柳,业生水濒,高二三尺,长叶对生,似柳而细,茎柔可编筐筥,光州谓之簸箕柳,水农种之。"这里提到的"水杨柳"是作为水杨柳之正名出现的,水杨梅又一名称为水杨柳。高明乾编著的《植物古汉名图考》就将其考证为细叶水团花,即现在所指茜草科植物水杨梅 *Adina rubella*(Sied.et Zucc.)Hance,但我们认为不妥,无论是《植物名实图考》中对水杨柳的形态描述,还是观察其所附简图,均可看出文中描述水杨柳叶细长,与茜草科植物水杨梅叶卵状椭圆形相差甚远。梁代陶弘景曾称柳为水杨柳,明代李时珍又称水杨为水杨柳。查近代文献,被称为"水杨柳"的植物有很多,如柳叶菜科植物丁香蓼 *Ludwigia prostrata* Roxb.(《四川中药志》),大戟科植物水柳 *Homonoia riparia* Lour.(《云南中草药选》),大戟科植物水黄花 *Esphorbla chrysocoma* Levl,et Vant.(《贵州民间方药集》),虎耳草科植物扯根菜 *Penthorum ehinense* Pursh.(《贵州民间药物》),萝摩科植物柳叶白前 *Cyaanchum steuntoni*(Decne.)Schltr.ex Lev1.(《江西草药》),杨柳科植物红皮柳 *Salix purpurea* L. 和簸箕柳 *Salix suchowentis* Cheng(《中国高等植物图鉴》)等。根据文中对水杨柳的形态描述、用途、别称来看,杨柳科植物红皮柳和簸箕柳与其最为相符,他们均为长叶似柳而细,枝条可编筐,都有簸箕柳之称。然而文献中提及一地名光州有水农种之，光州为古地名，即现今河南省潢川县，说明该植物主要在河南省人工栽培，这与《中国高等植物图鉴》（补编第一册）对红皮柳产地描述"分布于内蒙古、东北、华北、华东；朝鲜、日本、蒙古，欧洲也有。生于河边、草地、灌木丛及湿润砂地"有出入，与《中国高等植物图鉴》（补编第一册）对簸箕柳产地描述"分布于浙江、江苏、山东、河南。多栽培"较一致，故认为该植物应为杨柳科植物簸箕柳 *Salix suchowentis* Cheng。

四、卷三十八载水杨梅的考证

《植物名实图考》木类卷之三十八收载了又一个水杨梅，载曰："水杨梅生宁都，高丈余，叶如小桑，赭纹有齿。冬时附茎结实，紫黑均圆，大如绿豆。土人云，果叶可退热，根可治遗精。一名水麻。"此处提及的水杨梅与前面文献记载的品种有较大差异，其高丈余，应为乔木类，其别称为水麻。查阅现代文献发现，称为"水麻"的植物比较多，如荨麻科植物水苎麻 *Boehmeria macrophylla* Hornem.[*B.platyphylla* D.Don]（《中华本草》《中药大辞典》），荨麻科植物大叶苎麻 *Boehmeria penduliflora* Wedd.[*B.macrophylla* D.Don]（《中华本草》），荨麻科植物水麻 *Debregeasia orientalis* C.J.Chen[*D.edulis auct non*（Sieb.et Zucc）D.Don]（《中华本草》）等。根据文中植物叶如小桑，有齿，冬时附茎结实等特征描述，结合附图，与《中华本草》中水苎麻比较，其"半灌木，高达 4 米。叶片卵形或宽卵形，长 5～13cm，宽 4～9cm，基部圆形，边缘密生牙齿。花期 8～10 月，果期 10～12 月"等特征，基本上与《植物名实图考》卷三十八中记载的水杨梅一致，与其他称为"水麻"的植物形态描述均有差异，所以此植物应为荨麻科植物水苎麻 *Boehmeria macrophylla* Hornem.[*B.platyphylla* D.Don]。

经初步考证，《植物名实图考》所载 3 种水杨梅和 1 种水杨柳均为不同品种，其功能用途也各不相同。卷十三载水杨梅为茜草科植物水杨梅 *Adina rubella*（Sied.et Zucc.）Hance，具有解毒清热、收湿止痒、散瘀止痛的功效，主要用于感冒风热表证、疳腮、咽喉肿痛、疮疖中毒；卷十四载水杨梅为蔷薇科植物柔毛路边青 *Geum japonicum* Thunb.var *chinense* F.Bolle，具有补肾平肝、活血消肿的功效，主要用于头晕目眩、小儿惊风、阳痿、遗精、虚劳、风湿痹痛、跌打损伤；卷三十七载水杨柳为杨柳科植物簸箕柳 *Salix suchowentis* Cheng，无药用价值，主要用于编织及固沙；卷三十八载水杨梅为荨麻科植物水苎麻 *Boehmeria macrophylla* Hornem.[*B.platyphylla* D.Don]，具有祛风除湿、通络止痛的功效，主要用于风湿痹痛、跌打损伤。因此，我们对《植物名实图考》所载多种水杨梅和水杨柳应加强鉴别，区别对待，不宜混淆使用。

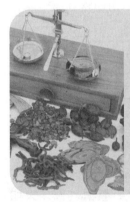

第十一章
道地药材与地产药材考证

　　道地药材是一定的药用生物品种在特定环境和气候等诸因素的综合作用下，所形成的产地适宜、品种优良、产量高、炮制考究、疗效突出、带有地域性特点的药材。地产药材则是本地生产、民间应用广泛、疗效确切的中药材，与地道药材相比，地产药材多为民间用药，研究水平低下，省外应用很少，其生产历史不及地道药材悠久，栽培加工技术不及地道药材精细。独特的广东气候，孕育了丰富的广东道地药材和地产药材，也延续了广东人民素来喜爱使用中药的传统。然而有些道地药材和地产药材品种也很混乱。混乱品种的形成常与其历史变迁、条件限制和当地习惯用药等多种原因有关。为全面地反映出广东道地药材和地产药材发展的历史过程，以及这些药物在不同历史时期存在的种种问题，包括了产地演变、品种的变化、加工炮制的不同方法，以及临床应用的改变和发展等，有必要对它们开展品种考证工作。

第一节　道地药材考证

一、沉香的考证

　　沉香为瑞香科植物白木香 *Aquilaria sinensis*（*Lour.*）Gilg 含有树脂的木材。为著名的南药，也是中医临床常用药之一，有行气止痛、温中止呕、纳气平喘的功效。主治胸腹胀闷疼痛、胃寒呕吐呃逆、肾虚气逆喘急等症，有较好的效果。国产沉香过去主要来源于广东、广西和海南等地，现对沉香的名称、药用历史、品种沿革、产地、功效与配伍应用进行考证，以便为其进一步研究和开发提供依据。

（一）名称考证

沉香作为药物记载，最早见于梁代陶弘景的《名医别录》，被列为上品，载："沉香、薰陆香、鸡舌香、藿香、詹糖香、枫香并微温。"《南方草木状》对沉香进行了细致的描述："蜜香、沉香、鸡骨香、黄熟香、栈香、青桂香、马蹄香、鸡舌香，按此八物，同出一树也。交趾有蜜香树，干似柜柳，其花白而繁，其叶如橘。欲取香，伐之；经年，其根、干、枝、节各有别色也。木心与节坚黑沉水者，为沉香；与水面平者，为鸡骨香；其根，为黄熟香，其干，为栈香；细枝紧实未烂者，为青桂香；其根节轻而大者，为马蹄香；其花不香，成实乃香，为鸡舌香。"可见，此处关于沉香别名的记载与《名医别录》中有较大差异，没有薰陆香、藿香、詹糖香、枫香的记录，增加了蜜香、鸡骨香、黄熟香、栈香、青桂香、马蹄香，唯有鸡舌香的记载是一致的。

《唐本草》注曰："沉香、青桂、鸡骨、马蹄、栈香等，同是一树，叶似橘叶，花白，子似槟榔，大如桑葚，紫色而味辛。树皮青色，木似榉柳。"此书亦有薰陆香及鸡舌香的记载。后有宋代苏颂《图经本草》引："沉香、青桂香、鸡骨香、马蹄香、栈香，同是一本，旧不著所出州土，今惟海南诸国及交、广、崖州有之。有木类椿、榉，多节，叶似橘，花白，子似槟榔，大如桑葚，紫色而味辛，交州人谓之蜜香。"宋代《开宝本草》载："沉香、熏陆香、鸡舌香、藿香、詹糖香、风香，并微温。"以上文献所载沉香别名有：沉香、薰陆香、鸡舌香、藿香、詹糖香、枫香、蜜香、鸡骨香、黄熟香、栈香、青桂香、马蹄香等。但薰陆香、蜜香、青木香、鸡舌香（丁香）、藿香、檀香等是否与沉香为同一来源和物种，尚需从本草学研究加以探讨。

薰陆香是一种树脂，并非一种植物。"薰陆"是梵语的音译。薰陆香的树叶为羽状复叶，花落，结小核果，呈三角形。其树脂除供药用外，也可制香，称为薰陆香，因为其脂汁滴如乳头，所以也称乳头香、乳香。古代对薰陆香的认识，在唐代以前稍有分歧，宋代以后一般认为就是"乳香"，如宋代苏颂的《本草图经》载："今人无复别薰陆者，通谓乳香为薰陆耳。"《广志》云："南波斯国松木脂，有紫赤如樱桃者，名乳香，盖薰陆之类也。"《本草纲目》卷三十四"薰陆香"引南宋叶廷珪《香录》："乳香，一名薰陆香。"李时珍亦认为二者为同一种药。明代部分中医中药书中亦认为其为乳香。薰陆香属橄榄科落叶乔木，又名乳香，《名医别录》中记载的薰陆香只是沉香的别名，切不可认为薰陆香就是沉香。

蜜香、青木香又称木香，和沉香一样，具有行气止痛，调中和胃的功效，但其为菊科多年生草本植物云木香的粗壮木质化的根，原产于印度。陶弘景

《本草经集注》谓：木香，此即青木香。永昌不复贡，今皆从外国舶上来。而《唐本草》中青木香又名独行根。此处与沉香的别名同名，但沉香来源于瑞香科，二者为不同科属的两种植物。赵存义《本草名考》另有本草所论及之青木香，本名"土青木香"，为马兜铃科植物马兜铃之根，因我国所产之马兜铃根，其长短、皮色、香气与青木香相似，故称土青木香，明代时省去"土"，直接称青木香。《本草纲目》载："木香，草类也。本名蜜香，因其香气如蜜。缘沉香中有蜜香，遂讹此为木香尔。昔人谓之青木香。"可见文献所指的蜜香、青木香皆非沉香，只是一种同名异物的现象。

至于鸡舌香，《唐本草》载："树叶及皮并似栗，花如梅花，子似枣核，此雌树也，不入香用。其雄树著花不实，采花酿之，以成香，出昆仑及交、爱以南。"

《广志》载："鸡舌香，出昆仑及交爱以南，枝叶及皮并似栗，花如梅花，子似枣核，此雌者也；雄者著花不实，采花酿之，以成香。古书籍多记载，鸡舌香是沉香木花，或云草花，蔓生，实熟贯之。这些说法均无定论。今医家又一说云：按《三省故事》，尚书郎口含鸡舌香，以其奏事答对，欲使其芬芳也。而方家用鸡舌香，疗口臭者，亦缘此义耳。今人皆于乳香中时时得木实似枣核者，以为鸡舌香，坚顽枯燥，绝无气味，烧亦无香，不知缘何得香名，无复有芬芳也。"鸡舌香是桃金娘科的丁香，作香料或入药，其近成熟的果实名为"鸡舌香"，亦名"母丁香"；其花蕾别名"丁香"，以别于"鸡舌香"。古人常说鸡舌香就是丁香，如《要术》及一些本草书等。可见，鸡舌香的原植物为桃金娘科的丁香，燃烧无气味，而沉香烧之有浓烈香味，辨之，沉香别名鸡舌香只是与其同名异物。

檀香亦不是沉香，《图经本草》载其"生南海，消风热肿毒，主心腹痛、霍乱、中恶鬼气、杀虫。有数种，黄、白、紫之异。"李时珍曰："檀，善木也，故字从亶。亶，善也。释氏呼为旃檀，以为汤沐，犹言离垢也。番人讹为真檀。云南人呼紫檀为胜沉香，即赤檀也"。时珍又云："按李珣海药本草谓沉者为沉香，浮者为檀香。梁元帝金楼子谓一木五香：根为檀，节为沉，花为鸡舌，胶为薰陆，叶为藿香。并误也。五香各是一种。"

虽然古本草将薰陆香、蜜香、青木香、鸡舌香、檀香等列为沉香的别名，但他们是与沉香不同的几种植物，易与沉香相混。切不可认为薰陆香、蜜香、青木香、鸡舌香、檀香就是沉香的一种，不辨明情况，在市场上互相取代应用。因此，对沉香进行本草学考证，有利于纠正沉香在市场上的混乱应用。

（二）药用历史及品种沿革

沉香的药用历史是比较悠久的，其作为药物记载最早见于梁代陶弘景的《名医别录》，列为上品，载："沉香、薰陆香、鸡舌香、藿香、詹糖香、枫香并微温。悉治风水毒肿，去恶气。"并在《本草经集注》中注云："此六种香皆合香家要用，不正复入药，唯治恶核毒肿，道方颇有用处。"

西晋嵇含所著《南方草木状》作为岭南的第一部本草书籍，对沉香有详细描述（见名称考证内容）。《唐本草》注云："沉香、青桂、鸡骨、马蹄、笺香等同是一树，叶似橘叶，花白，子似槟榔，大如桑椹，树皮青色，木似榉柳。"

唐代《新修本草》在木部上品中收载有沉香，指出"沉香叶似橘叶"，但在其功用记载上并无新意。陈藏器著《本草拾遗》，在木部第四卷载其"蜜香，味辛，温，无毒。主臭，除鬼气"。又在解纷第八卷收载有"沉香"，云："其枝节不朽，最紧实者为沉香；浮者为煎香；以次形如鸡骨者为鸡骨香；如马蹄者为马蹄香；细枝未烂紧实者为青桂香。"并针对苏敬《新修本草》的记载做了补充："（沉香）枝叶并似椿，苏云如橘，恐未是也。"其实二人所说均无错误，因为沉香的来源有沉香树和白木香两种，二者的叶是有所不同的。苏敬所言的是沉香树，主产于交州（今越南）；陈藏器所指的是白木香，主产于广州（包括中山、东莞在内的今珠三角地区）。可见唐代的药用沉香当已包括今天的进口沉香和国产白木香的两个不同品种。

同时期的李珣著《海药本草》，也载有沉香，曰："沉香，味苦，温，无毒。主心腹痛，霍乱，中恶邪，鬼疰，清人神，并宜酒煮服之；诸疮肿宜入膏用。"对沉香功能主治记载最详细的要属五代时期吴越的《日华子本草》，该书载："沉香，味辛，热，无毒。调中，补五脏，益精，壮阳，暖腰膝，去邪气，止转筋吐泻冷气，破癥癖，冷风麻痹，骨节不任，湿风皮肤痒，心腹痛气痢"。宋代《开宝本草》载有沉香，但都是照搬《新修本草》的内容，宋苏颂《图经本草》亦载有沉香，并记载了易与沉香相混的薰陆香、鸡舌香（丁香）、苏合香、檀香、乳香等。宋代《本草衍义》载："然《经》中止言疗风水毒肿，去恶气，余更无治疗，今医家用以保和卫气，为上品药，须极细为佳。"

明代李时珍在《本草纲目》中对沉香的品种、主治和附方做了系统的总结，他指出："沉香品类，诸说颇详，今考……诸书，撮其未尽者补之云。香之等凡三：曰沉，曰栈，曰黄熟是也。沉香入水即沉，其品凡四：曰熟结，乃膏脉凝结自朽出者；曰生结，乃刀斧伐仆，膏脉结聚者；曰脱落，乃因水朽而结者；曰虫漏，乃因蠹隙而结者。生者为上，熟脱次之。坚黑为上，黄色次之。角沉黑润，黄沉黄润，蜡沉柔韧，革沉纹横，皆上品也。"认为沉香"辛，微温，无毒……咀嚼香甜者性平，辛辣者性热"。其主治症除了前人所载外，还有"治上热下寒，气逆喘急，大肠虚闭，小便气淋，男子精冷"。并附有治疗"诸虚寒热""胃冷久呃""心神不足""肾虚目黑""胞转不通""大肠虚闭""痘疮黑陷"等病症的附方。

明代陈嘉谟《本草蒙筌》载有沉香，并认为以黄蜡沉最好，云："品极精美，得者罕稀。应病如神，入药甚捷。堪为丸作散，忌日曝火烘。补相火抑阴助阳，养诸气通天彻地。转筋吐泻能止，噤口痢痛可驱。"并加按语"（沉香）今人多与乌药摩服，走散滞气。独行则势弱，与他药相佐，当缓取效，有益无损。"

清代医家在沉香功效应用上多有见解，《本经逢原》载："沉香专于化气，诸气郁结不伸者宜之。温而不燥，行而不泄，扶脾达肾，摄火归元。主大肠虚秘，小便气淋及痰涎血出于脾者之要药。"《本草从新》载："诸木皆浮，而沉香独沉，故能下气而坠痰涎，能降亦能升，故能理诸气调中。"而在品种产地上并无新的论述，仅清代赵学敏在《本草纲目拾遗》"伽楠香"条引《宦游笔记》云："伽楠一作琪楠，出粤东海上诸山，即沉香木之佳者，黄蜡沉也。"又引金立夫之言曰："现在粤中所产者，与东莞县产之女儿香相似，色淡黄，木嫩而无滋腻，质粗松者气味薄。"

综上所述，可知古代之沉香出自我国广东、海南琼崖及越南等东南亚各国。就形态描述而言，其原植物包括了瑞香科的沉香（亦称蜜香、沉水香树、伽罗树、奇南香木，药材名为伽楠香、棋楠香等）和白木香（海南沉香、岭南沉香、土沉香、女儿香等）。《本草纲目拾遗》中所提到的女儿香，则与现今广东所产的女儿香是一致的，其原植物就是白木香。而历代本草所记载的鸡骨香、黄熟香、栈香、青桂香、马蹄香、煎香、黄蜡沉等，均是当时药用沉香的不同商品规格而已。

由于进口沉香的来源越来越少，而且已禁止出口，所以，1977版《中国药典》开始以白木香为沉香的唯一来源，已删去去进口沉香。因此，扩大种植白木香，开发利用白木香资源已成为当务之急。

（三）产地考证

沉香主产于南方地区，以广东、广西、海南为主产地。有关沉香产地的最早记载见于西晋嵇含所著《南方草木状》，载："交趾有蜜香树，干似柜柳，其花白而繁，其叶如橘。欲取香，伐之；经年，其根、干、枝、节各有别色也。木心与节坚黑沉水者，为沉香。"交趾即今天之广西、越南交界地。唐代《海药本草》指出："沉香按正经生南海山谷。"宋代苏颂所著《本草图经》对当时药用沉香的产地作了准确的描述，云："旧不著所出州土，今惟海南诸国及交、广、崖州有之。"又转载《天香传》云："窦、化、高、雷，中国出香之地也，比海南者优劣不侔甚矣。既所禀不同，复售者多，而取者速，是以黄熟不待其稍成，栈沉不待似是，盖趋利戕贼之深也。"并收载有"崖州沉香"和"广州沉香"植物图。宋《本草衍义》载："沉香木，岭南诸郡悉有之，旁海诸州尤多。交干连枝，冈岭相接，千里不绝。"可见古代沉香的产地是以岭南（广东、广西及海南等）地区（主要为白木香）及越南等东南亚国家所产（主要为进口沉香）为主。

谈到沉香的产地，我们不得不提到古代以出产沉香闻名的香山县（今中山市），据考证，香山县于南宋绍兴二十二年（1152年）建置。立县前的香山原是东莞县属下的香山岛。据《香山县志》载："香山县，汉番禺县地，晋以后为东官郡地，唐为东莞县地，宋绍兴二十二年分置香山县，属广州，元属广州路，明属广州府。"可见，宋之前香山是属于东莞。

香山自古产沉香，且质量上乘，因香山属东莞所辖，故所产之香被称为莞香，是瑞香科植物白木香的树脂凝聚在树木部分，能沉于水底为上品，故称沉水香，简称沉香。其原植物瑞香科沉香属乔木白木香，亦被称为莞香树，别名牙香树、女儿香，是《中国药典》收载沉香药材唯一的植物来源，属国家二级保护植物，据《中国树木分类学》记载："牙香树，别名女儿香、莞香（广东东莞）。是中国树木中唯一以东莞地方命名的树木，历史悠久。"

古代东莞县地域广大，今之香港、深圳、宝安、中山及东莞市本土都属古代东莞县范围，东莞县属下的区域（以香山为主）盛产莞香，因而，这些地区在唐宋以前已出现了与香有关的一系列地名，香山、香山场、香洲、香港、香港仔、香埠头、香港围等。有资料介绍，隋唐以前，东莞就是沉香的著名产地，每年有大批"莞香"进贡朝庭。属下的香山岛（即今日之中山市）是莞香的主产地。可见，早在一千多年前中山所产的沉香就是"道地药材"了。当时有专门的人从事沉香种植、养护和采收，称"香农"。每年香农把采收后的沉香交到政府专门设立的收购地点"香山场"。收集好的沉香都运到"香洲"等候装船，运送到伶仃洋对岸的港口集散，此地称"香港"至今。具体运香上船的地方称香埠头，船户避风居住的地方称香港围。这些冠以"香"名的地名都印证了当年沉香种植采收、装船运送以及进贡朝廷、出口国外的说法。

从历代的本草医籍记载来看，中山也是古代沉香的重要产地之一。宋《本草图经》载"广州沉香"植物图。"广州沉香"就是当时产于香山地区的白木香。宋《本草衍义》载："沉香木，岭南诸郡悉有之，旁海诸州尤多。交干连枝，冈岭相接，千里不绝。"中山正属于"岭南诸郡，旁海诸州"的中心位置，古香山区域下的五桂山、凤凰山、黄杨山以至澳门的自然生态林至今还有香树——白木香的踪迹。可见，古时沉香（白木香）的主产地就在广东、广西和海南的沿海地区，而位于这一区域的中山地区自古就是沉香（白木香）的主产地。

古代香山远离大陆，唐代朝廷设兵镇守，为香山镇，地属东莞县。明代嘉靖年间编的《香山县志》曾对香山的取名说法做了注释："旧《志》云：以地宜香木得名，今按县地产香木绝少，岂以香炉山之故歟。"可知香山得名于隋唐时代之前，是因产沉香而得名的。但由于其名贵而被列入贡品后，官府的无节制的采挖、盗贼猖狂盗采，致使白木香树招致毁灭性灾难，到明代时沉香已近绝产。"沉香木以老为贵，不是朝夕之间能栽种有收成，一旦荒废，无人补种，后来莞香竟因此绝种，不再生产了。"

中山的沉香资源虽然受到毁灭性的打击，但至今在中山的五桂山区域仍遗留有不少的野生沉香树，梅全喜教授于2007年3月31日带领中山电视台的采风组考察了五桂山镇的梅坪、桂南、逍遥谷和三乡镇的乌石、三合等村部分野生白木香树，这些白木香树中粗的须二人才能合抱，细的只有拇指大的幼苗，皆是野生长成，可惜粗如合抱白木香大树大多被偷采，树身被历年无序采割，自树头以上至两米多，树身被砍削，状如狗牙，大树岌岌可危，惨不忍睹。这些野生的白木香树也说明了中山自古就是产沉香的。中山沉香的质量在近现代也一直是国产沉香中的佳品，据《广东中药志》沉香项下载："我省在几百年前已成为土沉香的重要产地，尤以当时海南产的'黎峒香'中的'东峒香'、东莞（实是中山）一带产的'女儿香'品质最优，驰名遐尔。"可见，在中山地区只要种植年限得到保证，采香方法合理，就一定能收到质量优良的沉香。

（四）功能主治考证

沉香在古代最早是作为香料使用，早在2000多年前的西汉时期人们就在使用博山炉熏烧沉香了。而作为药物应用，最早见于梁代陶弘景的《名医别录》，该书载沉香"治风水毒肿，去恶气"。并在《本草经集注》中注云："此六种香皆合香家要用，不正复入药，唯治恶核毒肿，道方颇有用处。"同时期的李珣著《海药本草》载："沉香，味苦，温，无毒。主心腹痛，霍乱，中恶邪，鬼疰，清人神，并宜酒煮服之；诸疮肿宜入膏用。"对沉香功能和主治记载最详细的要属五代时期吴越的《日华子本草》，该书载："沉香，味辛，热，无毒。调中，补五脏，益精，壮阳，暖腰膝，去邪气，止转筋吐泻冷气，破癥癖，冷风麻痹，骨节不任，湿风皮肤痒，心腹痛气痢。"

宋《本草衍义》载："然《经》中止言疗风水毒肿，去恶气，余更无治疗，今医家用以保和卫气，为上品药，须极细为佳。"此处盖以引《别录》语。元代王好古《汤液本草》中对沉香的药用在前人的基础上做了总结，云："治风水毒肿去恶气，能调中壮阳，暖腰膝，破癥癖，冷风麻痹，骨节不任，湿风皮虚癢，心腹痛，气痢，止转筋吐泻。"又加按语云："能养诸气，上而至天，下而至泉。用为使，最相宜。"

明代陈嘉谟《本草蒙筌》认为黄蜡沉品极精美，得者罕稀。云："……应病如神，入药甚捷。堪为丸作散，忌日曝火烘。補相火抑阴助阳，养诸气通天彻地。转筋吐泻能止，噤口痢痛可驱。"并加按语云："沉香保和卫气，为上品药。今人多与乌药摩服，走散滞气。独行则势弱，与他药相佐，当缓取效，有益无损。于药不可方也。"同时期李中立《本草原始》对沉香的药用做了较详细的记载，云："入药沉水者上，半沉者次之，不沉者但可熏衣及焚烧而已。主治风水毒肿，去恶气。主心腹痛，霍乱，中恶邪鬼疰气。清人神，并宜酒煮服之；诸疮肿宜入膏中。调中，补五脏，益精壮阳，暖腰膝，止转筋吐泻，冷气，破癥癖，冷风麻痹，骨节不任，风湿皮肤瘙痒，气痢。补右肾命门。补脾胃，及痰涎、血出于脾。益气和神。治上热下寒，气逆喘急，大肠虚闭，小便气淋，男子精冷。"并引吴球《活人心统》："治胃冷久呃，沉香、紫苏、白豆蔻仁各一钱，为末，每柿蒂汤服五七分。"后来李时珍在《本草纲目》中对沉香的品种、主治和附方做了系统的总结，除了上述主治症外，还能"补脾胃，及痰涎、血出于脾。益气和神。治上热下寒，气逆喘急，大肠虚闭，小便气淋，男子精冷"。

清代吴仪洛《本草从新》载："……治心腹疼痛，噤口毒痢，癥癖邪恶，冷风麻痹，气痢气淋，肌清水肿，大肠虚闭。"多是总结引用前人著作。赵存义《本草名考》载："本品性温，具有行气止痛之功，故用治于寒凝气滞、胸腹胀满作痛等证。因本品有温降调中的作用，故可用于胃寒呕吐、呃逆等证。因本品有温肾纳气之功效，故可用于肾不纳气之虚喘。"故后人总结古人对于沉香的认识并载入药典，认为沉香具有行气止痛、温中止呕、纳气平喘的功效。

（五）应用及配伍考证

沉香与其他中药同用组成附方，可以治疗多种疾病。李时珍在《本草纲目》中载有"诸虚寒热""胃冷久呃""肾虚目黑""胞转不通""大肠虚闭""痘疮黑陷"等症的治疗附方。诸虚寒热：冷香汤（用沉香、附子等分，水一盏，煎气分，露一夜，空心温服）；胃冷久呃：沉香、紫苏、白豆蔻仁各一钱，为末，每柿蒂汤服五七分；心神不足：朱雀丸（用沉香五钱，茯神二两，为末，炼蜜和，丸小豆大。每食后人参汤服三十丸，日二服）；肾虚目黑：用沉香一两，蜀椒去目，炒出汗，四两，为末，酒糊丸梧子大，每服三十丸，空心盐汤下；胞转不通：沉香、木香各二钱，为末，白汤空腹服之，以通为度；大肠虚闭：沉香一两，肉苁蓉酒浸焙二两，各研末，以麻仁研汁作糊，丸梧子大，每服一百丸，蜜汤下；痘疮黑陷：沉香、檀香、乳香等分，热于盆内，抱儿于上熏之，即起。

清代黄宫绣《本草求真》载："沉香专入命门，兼入脾。辛苦性温，体重色黑，落水不浮，故书载能下气坠痰。气香能散，故书能入脾调中。色黑体阳，故书能载能补火暖精壮阳。是以心腹疼痛，禁口毒痢，癥癖邪恶，冷风麻痹，气痢气淋，审其病因属虚属寒，俱可用此调治。盖此温而不燥，行而不泄。同藿香、香附，则治诸虚寒热，并妇人强忍入房，或过忍尿以致胞转不通。同丁香、肉桂，则治胃虚呃逆。同紫苏、白豆蔻，则治胃冷呕吐。同茯苓、人参，则治心神不足。同川椒、肉桂，则治命门火衰。同肉苁蓉、麻仁，则治大肠虚闭。"同时，沉香做成丸散等剂型，亦可更好地发挥不同的效用，如书中载："古方四磨饮、沉香化气丸、滚痰丸用之，取其降泄也。沉香降气散用之，取其散结导气也。黑锡丸用之，取其纳气归元也。但降多升少，气虚下陷者切忌。色黑中实沉水者良。敦曰：沉于水下者为上，半沉者次之，不可见火。香甜者性平，辛辣者热。入汤剂磨汁用，入丸散纸裹至杯中，待燥碾之，忌火。"

同时期的严洁在《得配本草》中云："疗下寒上热，消风水肿毒。辟鬼疰，散郁结，下痰气，治吐泻，通经络，祛寒湿。得木香，治胞转不通。佐苁蓉，治大肠虚秘。佐熟地，能纳气归肾。或入汤，或磨汁用。中气虚，阴血衰，水虚火炎者，禁用。气虚，火盛，二者禁用。"

如今沉香的配伍应用更为广泛，可用其配制成许多中成药，例如时疫救急丹、大活络丹（丸）、清眩治瘫丸、人参再造丸、回天再造丸、偏瘫复原丸、沉香化滞丸、阿魏化痞膏、礞石滚痰丸、黑锡丹、暖脐膏、舒肝丸、沉香舒气丸、沉香化气丸、理气舒心丸、十香丸、十香止痛丸、开郁顺气丸、苏子降气丸、消栓再造丸、苁蓉补肾丸、苏合香丸、通窍镇痛散、紫雪（散）、再造丸、温经丸、舒肝保坤丸、妇科痛经丸、八宝坤顺丸、安神赞育丸、妇宁丸、小儿奇应丸、小儿久咳丸、梅花点舌丹、十五味沉香丸、十六味冬青丸、十香返生丹、八味沉香散、胃肠安丸等，在临床上已经广泛用于治疗消化系统、呼吸系统、心脑血管、神经科、妇科、男科、儿科、五官科、皮肤科等多种疾病。

（六）结语

综上所述，沉香的药用历史悠久，自古以来以沉香入药的是沉香（进口沉香）和白木香（国产沉香）两种，白木香主产于广东及海南沿海山区，香山（今中山）沉香早在一千多年前就已成为道地药材，中山曾经是国产沉香的重要产地，是适宜白木香生长的地方，无论气候、水源、土壤、树种等自然生态都非常适合。因此，在中山发展沉香种植是很有必要的，也是十分可行的。目前广东省粤西地区已有广东君元药业与电白南药药业公司正在大面积发展种植白木香（沉香）GAP 基地，作为沉香道地产地的中山（香山）应该秉承弘扬古老沉香文化，进一步在中山市山区地域重视发展种植"香木"。使"香山沉香"成为地域性的产品标志，成为中国南药的"道地药材"基地，这不仅能拯救濒于绝种的国家二级保护植物物种，也可为国内沉香的应用需求提供丰富的药材资源，还会为中山经济的发展做出重要贡献。

二、广陈皮的考证

陈皮为芸香科植物橘 *Citrus reticulata* Blanco 及其栽培变种的干燥成熟果皮。药材分为"陈皮"和"广陈皮"。广陈皮来源于橘的变种茶枝柑（*Citrus reticulata* 'Chachi'）和四会柑（*Citrus suhoiensis* Tanaka）的干燥成熟果皮。其中以茶枝柑作为广陈皮的主要来源，因茶枝柑主产新会，又称新会陈皮。新会陈皮作为国家地理标志产品，有 700 多年的种植栽培历史，是广东三宝（陈皮、老姜、禾秆草）之首，也是十大广药之一。新会皮作为广陈皮的上品，两者虽可相互指代，但是新会陈皮有着自身特异性的道地历史。现通过查阅文献和古籍，对陈皮、广陈皮、新会陈皮用药历史进行考证。

（一）陈皮的考证

1. 基原考证　唐宋以前，就有关于橘的记载，如《禹贡》《考工记》记载橘"淮、海惟扬州……厥包橘柚锡贡"，又载"橘逾淮而北为枳"。《神农本草经》《本草经集注》中均以"橘柚"之名记载。由此可知在这一时期，橘皮用药存在橘柚不分的现象。到唐代，虽对橘柚有新的认识，但仍以"橘柚"之名载入古籍。《新修本草》载："柚皮厚，味甘，不如橘皮味辛而苦，其肉亦如橘，有甘有酸，酸者名胡柑。今俗人或谓橙为柚，非也。"对橘、柚在性味上进行区分，橘皮味辛而苦，有甘有酸，较柚皮薄，与今天的芸香科植物橘的性味性状相符。至宋代，《图经本草》对橘的植物性状有详细的描述"橘柚……木高一、二丈，叶与枳无辨，刺出于茎间。夏初生白花，六月、七月而成实，至冬黄熟，乃可啖"，并且规定橘为青橘和黄橘，而非柚"又闽中、岭外、江南皆有柚，比橘黄白色而大；襄、唐间柚，色青黄而实小。皆味酢，皮厚，不堪入药。今医方乃用黄橘、青橘两物，不言柚"。宋代虽明确橘柚之分，但也出现橘、柑混用的现象，寇宗奭云："乳柑子，今人多作橘皮售于人，不可不择也。柑皮不甚苦，橘皮极苦，至熟亦苦。若以皮紧慢分别橘与柑，又缘方宜各不同，亦互有紧慢者。"

明清时期对橘、柑、橙、柚有了较准确的认识。李时珍曰："夫橘、柚、柑三者相类而不同。橘实小，其瓣味微酢，其皮薄而红，味辛而苦。柑大于橘，其瓣味甘，其皮稍浓而黄，味辛而甘。柚大小皆如橙，其瓣味酢，其皮最浓而黄，味甘而不甚辛。"《本经疏证》载："橘树高丈许，其性直竦，枝叶不相妨，又畏霜。洞庭四面皆水，水气上腾能辟霜，故生是者为最佳。枝多刺，其叶两头尖犬，绿青色，面大寸余，长二寸许，四月著小白花甚香，结实至冬黄熟，包中有瓣相向，横砌，瓣中有核，圆白而微尖，类不一，以不接而种成者为上。"《本草崇原》对橘性状作如下描述："橘，枝多坚刺，叶色青翠，经冬才凋，结实青圆，秋冬始熟，或黄或赤，其臭辛香，肉味酸甜，皮兼辛苦。橘实形圆色黄，臭香肉甘，脾之果也。"现代《新编中药志》载橘性状："常绿小乔木或灌木，高 3～4 米，枝柔弱，有刺或无刺。叶互生，单身叶，叶片披针形或椭圆形……花单生或数朵生于枝端和叶腋，白色或带淡红色，有柄；花萼杯状、5 裂，裂片三角形……花期 3～4 月，果实成熟期 10～12 月。"由此说明，古籍所载橘即为今之所述芸香科植物橘 *Citrus reticulata* Blanco 及其近缘种。

唐宋以前古人对橘的用药存在橘柚不分的情况，后又出现橘、柑、橙的混用。到了现代，主流观点认为始载于《神农本草经》的橘柚与《中国药典》记载的芸香科植物橘 *Citrus reticulate* Blan-co 及其栽培变种的干燥成熟果皮是一致的，其栽培变种有茶枝柑 *Citrus reticulate* 'Chachi'（广陈皮）、大红袍 *Citrus reticulata* 'Dahongpao'、温州蜜柑 *Citrus reticulata* 'Unshiu'、福橘 *Citrus reticulate* 'Tangerina'。

2. 功效考证　陈皮以橘柚之名始载于《神农本草经》，列为木部上品，而到魏晋南北朝时期，陶弘景将其合入果部，注"《本经》合入果部，宜加实字，入木不非也"。隋唐以前古人只说橘柚作药用，并没有明确指出橘柚的药用部位。隋唐以后才有关于橘皮、橘叶、橘络等分别作药用的记载。橘皮以陈皮之名作药用处方最早见于唐《食疗本草》："又，取陈皮一斤，和杏仁五两……脚气冲心，心下结硬，悉主之。"

橘皮取其陈久者良之意，故名陈皮。关于"陈久者良"的记载始见于《本草经集注》："凡朗狼毒、枳实、橘皮、半夏、麻黄、吴茱萸，皆须陈久者良。"此后，关于陈皮陈用之说在本草书籍中频繁出现，如《本草图经》载"黄橘以陈久者入药良"；《汤液本草》载"橘皮以色红日久者为佳，故曰红皮、陈皮"；《本草纲目》载"它药贵新，唯此贵陈"。明清时期，各医家在论述陈久者良时，也对其观点进行了分析，陈嘉谟认为陈皮久藏，能使气味更加辛烈，对治疗痰阻气壅效果更佳，他指出："新采者名橘红，气味稍缓，胃虚气弱者宜；久藏者名陈皮，气味辛烈，痰实气壅服妙。"贾所学《药品化义》载："用广产者佳，取其陈久，燥气全消，温中而不燥，行气而不峻，故名陈皮。"贾所学阐述的陈久者良观点与陈嘉谟有所不同，贾所学认为陈久消燥烈之气，陈嘉谟认为陈久增燥烈之气。清代医家大多同意贾所学观点，如吴仪洛、林玉友等在各自的本草著作《本草从新》和《本草辑要》中都有载："陈则烈气消，无燥散之患。半夏亦然，故同名二陈汤。"地方志也有关于陈皮陈久者良的记载，如《广州府志》载"柑……具未熟而落者青皮，年久而芳烈入脑者陈皮踰岭得雪霜气益发香"；《新会县志》载"柑如橙……陈者尤良，四五月落实不堪食，然曝乾可为線香料"。现代药理研究发现，陈皮的抗氧化、祛痰、解痉等药理活性会随着储藏年限的增加而增强，进一步证实了"陈久者良"之说。

陈皮药用功效随历史发展不断拓展。《神农本草经》记载："橘柚，味辛，温。主胸中瘕热逆气，利水谷。久服，去臭，下气通神。"《本草经集注》新增止呕、止咳、止泻、去寸白虫等功效，曰"主下气，止呕咳，除膀胱留热，下停水，五淋，利小便，治脾不消谷，气行胸中，吐逆，霍乱，止泄，去寸白。久服轻身长年"。唐《药性论》橘皮新增苦味，功效记载："治胸中膈间气，主气痢，消痰涎，治上气咳嗽，开胃。"五代《蜀本草》性味记载"暖，味甘、酸"；功效记载"消痰止嗽，破癥瘕疟癖"。元《汤液本草》首次将橘皮以陈皮之名独立记载，并新增利肺气功效，"能益气，加青皮减半去滞气，推陈致新。若补脾胃不去白，若调理胸中肺气，须去白"；又引《珍珠囊》云"益气利肺"，同时有解酒毒的用法。明清时期是中医药发展的鼎盛时期，这一时期的陈皮药用与前人记载有所变化，同时增加合治内容："合白术补脾胃，合甘草补肺气，合葛根茯苓甘草生姜治气逆上而不下，核合酒服治腰痛膀胱肾冷。"《本草品汇精要》《本草纲目》《本草原始》《药品化义》《本草备要》等均载"解鱼食毒"；《本草纲目》《本草原始》《本草详节》载"治大肠秘塞，妇人乳痈"；《本草纂要》《本草汇言》称陈皮为"脾胃之圣药"；《本草纲目》《本草汇笺》《本草从新》称陈皮为"二经气分之药"；《本经逢原》称其为"消痰运食之要药"；《长沙药解》对陈皮有"行郁理气之佳药"的称赞。

（二）广陈皮药用历史考证

陈皮之名虽早在唐代就有记载，但是在后来的本草古籍著作中陈皮、橘皮并见，并有红皮、黄橘皮、广陈皮、新会皮等别称。有关广陈皮、新会皮的记载始于《本草品汇精要》，载"道地广东"，《本经逢原》载"产粤东新会"。但是在此之前广陈皮、新会皮是否有作药用有待考究。现对广陈皮、新会皮药用历史考究做以下分述。

查阅本草古籍可知，陈皮在历史的变迁中发生了数次道地迁移，《神农本草经》载"生南山川谷"，即今天的秦岭一带。南北朝时期陶弘景云"以东橘为好，西江亦有而不如"，东橘所在产地为今长三角江浙一带，西江则指今江西地区。唐朝时期关于陈皮道地记载沿用前人所写。宋代苏颂对其产地描述："橘柚，生南山川谷及江南，今江浙、荆襄、湖岭皆有之。"自此至元代，陈皮道地记载并无过多改变，到明清时期，随着医药发展，陈皮道地记载再次发生变化，自《本草品汇精要》开始强调道地广东，各医家在陈皮用药上多以广产者为良。有关广陈皮道地记载见表 11-1。

表 11-1　广陈皮道地记载

时间	古籍名称	作者	道地记载
明 1505 年	《本草品汇精要》	刘文泰	"道地：广东"
明 1565 年	《本草蒙筌》	陈嘉谟	"浙郡俱生，广州独胜"
明 1596 年	《本草纲目》	李时珍	"今天下多以广中来者为胜，江西者次之"
明 1612 年	《本草原始》	李中立	引"时珍曰：今天下多以广中来者为胜江西者次之"
明 1618 年	《删补颐生微论》	李中梓	"橘皮：味辛性，微温，无毒……产广中者良，陈久者良"
明 1622 年	《雷公炮制药性解》	李中梓	"产广中，陈久者良"
明 1624 年	《本草汇言》	倪朱谟	"李氏曰：今天下多以广中橘皮为胜，盖因香辛而烈故也。江西次之，台、衢又次之"
明 1644 年	《药品化义》	贾所学	"用广产者佳，取其陈久"
明末清初	《本草乘雅半偈》	卢之颐	"橘柚生江南及山南山谷，今广中者称胜"
清 1681 年	《本草详节》	卢之颐	"生江南，惟广州者胜"
清 1694 年	《药性纂要》	王逊	"产广中者为胜"
乾隆年间	《番禺县志》	孔兴琏	"橘白，华赤……以广陈皮为最，味亦甘美"
清 1757 年	《本草从新》	吴仪洛	"广产为胜，皮厚不脆，有猪棕纹。陈久者良，故名陈皮"
清 1786 年	《本草辑要》	林玉友	"橘皮，广中陈久者良，故名陈皮"
咸丰年间	《噶玛兰厅志》	陈淑均	"陈皮、橘皮也，以广中陈久者良"
清 1833 年	《本草述钩元》	杨时泰	"自广州来陈久者佳，真广陈皮，猪鬃纹，香气异常……"
光绪年间	《潮阳县志》	周恒重	"陈皮即陈橘皮。晒干为粤中药材称为第一"

由上表可知广陈皮明确道地记载始见《本草品汇精要》，但是在这之前医家对陈皮的用药是否有广产陈皮仍有待考究。有人对广陈皮与"真陈皮""真橘皮"之间的关系进行了考证，认为"真陈皮""真橘皮"均为广陈皮的别称。而"真橘皮""真陈皮"早在宋代就有药用记录。如宋《传信适用方》治酒食过度，胃膈膨满，口吐清水，载："真陈橘皮半斤（去白），切作细条右件"；宋《仁斋直指方》治呕吐所用翻胃方载："橘皮汤治翻胃呕吐，真橘皮用日照西方壁土炒香，取橘皮为末右，每二钱姜枣略煎服。"若此论点成立则可将广陈皮药用历史推至宋代。

（三）新会陈皮用药考证

1. 新会陈皮道地记载沿革　查新会皮之名，发现明代《普济方》和《幼科医验》中始有新会陈皮记载。《普济方》载"韵梅汤半黄梅、青椒、姜、盐、甘草、新会皮、干山药，右于净盆中一处拌匀安烈日中晒半日"；《幼科医验》载"一儿鲁以食伤脾胃故稍有所感便昏仆不省手足微搐呕吐三四日矣大便通后始得更醒稍进饮食……治之：人参、白术、茯苓、半夏曲、新会皮、甘草、天麻、钩藤、川黄连、龙胆草、楂肉"。明代陈皮虽有新会皮的记载，但没有对其进行过多说明，以致有人不知新会是地名，书"新会皮"作"会皮"。甚至在清朝时期，依旧有人对新会皮不了解，《冷庐杂识》载有明代名医戴元礼闻一医家术甚高，亲往观之发现医家将"锡"作"饧"的例子，故载："余谓今之庸医，不特未识古方也，即寻常药品，亦不能辨其名。有书'新会皮'作'会皮'，盖不知'新会'是地名也。有书'抚芎'作'抚川芎'，盖不知'川'与'抚'为二地也。"但是清代也是历代对新会皮认识最深入的时期，医家对新会陈皮的广泛应用，使得新会陈皮逐渐得到关注，并有后来的"橘皮，产粤东新会，陈久者良""广东新会系橙为岭南佳品"以及"广东新会皮为胜，陈久者良，故名陈皮"的记载。

古人对道地药材的推崇体现在他们的用方之中，因此就有了"用药必依土地，所治十得九"之说；《理伤续断方》亦载"凡所用药材，有外道者，有当土者"；又《太平圣惠方》载"凡合汤药，误在精专，甄别新陈，辨别州土，修制合度，分两误差，用得其宜，病无不愈"。古人用药讲究道地性，而陈皮的使用亦是如此，早在《考工记》就有"橘渝淮而北变为枳，地气使然也"之说。岭南古籍《异物志》亦载"橘……江南有之，不生他所"。现代地理研究认为新会地处珠江三角洲，濒临南海，其土壤兼具多种土壤成分类型，全年四季分明，气候温和，雨季充沛，具有独特的"湿盆地"的小气候特点，干湿交替陈化及冷热交替陈化是其他地方所没有的。因此古人将新会作为陈皮的道地是有因可循的。也就有了"橘禀东南阳气而生，故以闽粤者最胜"之说。本草古籍中，强调新会陈皮源于《本经逢原》，载"产粤东新会"，此后渐以新会陈皮为道地药材并沿用至今。古籍中的新会陈皮道地记载见表11-2。

表 11-2　新会陈皮古籍道地记载

时间	古籍名称和作者	产地描述
明 1609 年	《新会县志》王植	对新会土特产介绍："陈皮、枳壳、巴豆、益母草、香附……"
康熙年间	《新会县志》薛起蛟等	介绍新会物产果："橙、柑、桔、柚、桃、梅、李、奈、梨……"

时间	古籍名称 作者	产地描述
1695 年	《本经逢原》 张璐	"产粤东新会,陈久者良。" "橘禀东南阳气而生,故以闽粤者最胜。其逾淮而北,则变为枳,此地气使然,与人之乡音习俗无异"
乾隆年间	《新会县志》	"徐甘俗名油柑,苹婆药之属,陈皮邑出者佳"
乾隆年间	《广州府志》	"橘皮入药以广陈皮为贵,出新会者最良"
道光年间	《新会县志》 林星章	"柑树如橙……而果皮又以新会皮为尤佳,入药去白,用能祛痰,与橘红同功"
道光年间	《广州通志》 阮元修	"橙橘若柚而香雅脾甘香沁齿入口融化,性辛,可醒酒,又有水橙似柑而差大皮甜可食广南橙子出新会者佳"
清代 1841—1846 年	《植物名实图考》 吴其濬	"今以广东新会者为天下冠……" "广东新会系橙为岭南佳品……"
清代 1862 年	《本草害利》 凌奂	"广东新会皮为胜,陈久者良,故名陈皮。福建产者名建皮,力薄。浙江衢州出者名衢皮,更次矣"
清代 1879 年	《广州府志》 史澄	"橙皮辛性温,主消肠胃中恶气兼醒宿醒实甘香沁齿又有水橙似柑而差大皮甜可食广南橙子出新会者佳顶有间纹如囵囵士人以此辨真伪"
光绪年间	《新会乡土志》 谭镳	"柑皮之独可入药,为他地所不及,则尤其特别者也" "(陈皮)岭北人甚重之,盖经北方霜雪地,香倍于常"
民国 1930 年	《药物出产辨》 陈仁山	"陈皮,产广东新会为最,四会、潮州、四川所产者,俱不适用"
民国 1932 年	《本草正义》 张寿颐	"以广东化州产者为佳……其通用者,则新会所产,故通称曰新会皮"
民国 1934 年	《开平县治》 余棨谋	"甜橙多产于新会,本地出者多是柳橙,不如新会产之佳"
民国 1946 年	《潮连乡志》 卢子骏	"橙以新会为著名,近城源清禮義两地所产,最为上品,树以老为贵……前时新会土贡,每年八月摘色清味颇淡者,至京香甜"

新会陈皮的道地记载首见于明代万历年的《新会县志》,此后的地方县志及本草古籍中均能查到陈皮以新会产者为佳的记载。但是在一些地方志中只有在橙的项下记载以新会产者为佳,而在柑属下并没有新会产者为佳的记载。《广州通志》中载:"今广东柑橘橙柚之皮皆充广陈皮。"因此可见古人使用新会所产陈皮时有橙柑混用的现象。

2. 新会陈皮药用历史 《广州府志》载宋元时期新会县为"广南东路广州

南海郡新会"。《鸡肋编》载："广南可耕之地少，民多种柑橘以图利。"宋元时期新会所属广南，由此可知新会在宋元时期就有柑橘种植，距今有700多年的历史。而宋元时期，新会陈皮是否有做药用暂时未查到史料记载。明代新会陈皮在本草古籍中鲜有记载，只在医案和地方县志中有记载，而到清代，新会陈皮迅速发展，成为医家推崇的道地陈皮，同时广销省外。

清代新会陈皮最先出现在薛雪《扫叶庄一瓢老人医案》和叶天士《临证指南医案》中，《扫叶庄一瓢老人医案》载："治疗胃呃逆气痹当随四时温热寒凉而治，大补阴丸加减组方：右脉如控弦、北苏子、半夏、代赭、生枳实、淡姜、茯苓、新会皮、郁金。"叶天士根据不同病症对广皮和新会陈皮的使用也不同，如"杨朝八阔踏瘭陷，浆色白滞不荣，谓之气衰毒陷，所翼堆沙加食一线机耳，治方：人参、黄芪、川芎、归身、木香、炙草、广皮、桂心、又朝十浆满堆沙，四肢园绽，但气弱恐其不肯收痂，必实脾利水为法，治方：人参、冬术、炙草、茯苓、新会皮、白芍"。新会陈皮盛名于《清宫医案研究》，清同治帝因风寒腹泻服用陈李济珍藏旧陈皮所制成的中成药而病除，便下旨钦定陈皮为广东省朝贡品，至此新会陈皮蜚声遐迩。随着清代医家在药物使用上对道地药材的讲究，新会陈皮在医案中记载使用的次数逐渐增多，如《扫叶庄一瓢老人医案》有11处、《临证指南医案》有24处、《何元先生医案》有17处、《竿山草堂医案》有22处、《问齐医案》有25处、《徐氏四世医案合编》有38处使用新会陈皮。

历代医家对新会皮有不同评价，张璐曰："橘皮，产粤东新会，陈久者良。主治胸中痰热逆气，为消痰运食之要药。"吴其濬云："广东新会系橙为岭南佳品，皮薄紧，味甜如蜜，走数千里不变形状。"《本草害利》载："橘皮，广东新会皮为胜，陈久者良，止嗽定呕清痰，理气和中妙品。"《清宫医案研究》中发现宫廷用药极为严谨，所用药物既求道地，更重质量。中药应用上限定产区，处方用药标注药物产区，如陈皮必须为广陈皮，下注："产广东，以新会县署内最佳"。《药性切用》首次也是唯一一次将新会皮独立于陈皮和广陈皮记载："即新会县橘皮。性味辛温，微苦微燥，入脾胃而理气化痰，和中快膈。久服亦能耗，橘白即新会白，功专和胃进食……会皮，古名陈皮。一种广皮，单取外面薄皮；即名广橘红，功理嗽散寒。连白功同陈皮，而性稍烈，阴虚肺胃燥热者均忌"。

新会陈皮用药始于明清，宋元时期虽有新会种植柑橘的记载，而是否作药用却鲜有记载。因此新会陈皮明确作药用时间至今约有600多年历史。清朝以后新会陈皮作为道地药材受众医家推崇，并广销全国。

（四）结语

陈皮与新会陈皮的不同之处不仅仅在于功效方面，其来源也有不同，古之所载橘皮为今之所用陈皮，而柑皮即今之所用新会陈皮。新会陈皮距今有700多年的种植历史，药用记载始于明清时期，其应用盛名于清代。现作为广东三宝之首，十大广药之一，已成为国家地理标志产品。陈皮因其陈久者良而素有"千年人参，百年陈皮"之称。"它药贵新，唯此贵陈"是陈皮的独特之处，时珍曰："橘皮，今天下多以广中来者为胜……其治百病，总是取其理气燥湿之功。"说明广陈皮功效重点主在理气燥湿，新会陈皮亦是如此，同时新会皮区别于陈皮，有疏肝利胆、解结化痰之功。此外新会陈皮从药用拓展，可作为一种香料佐食物而用之；因其具有茶的要素；即甘、香、醇甜，又做茶饮，故有"百年陈皮胜黄金，新会陈皮甲天下"之说。

三、罗汉果的考证

罗汉果为葫芦科植物罗汉果 *Siraitia grosvenorii*（Swingle）C. Jeffrey ex A.M. Lu et Z. Y. Zhang. 的干燥果实，具有清热润肺、利咽开音、滑肠通便的功效，临床可用于治疗肺热燥咳、咽痛失音、肠燥便秘等病证。罗汉果主要甜味成分甜苷的含量丰富，热量较低，不直接参加体内糖代谢，常作为肥胖症、高血压、糖尿病和心脏病等患者的甜味剂及保健品。中药材市场中存在山橙冒充罗汉果的情况，易导致误用。现对罗汉果的首载本草、最早记载县志、品种、混伪品及药用历史进行考证，正本清源，保障用药安全。

（一）罗汉果本草考证

1.首载本草考证 多年以来，大多数人都认为罗汉果始载于本草著作《岭南采药录》中，而这种认识是基于现代两本著名的药物学专著《中药大辞典》和《中华本草》的记载，这两本书在药物正名后面标注了该药的始载本草，如《中药大辞典》就在凡例中指出"正名：采用历代本草常用或现代习用者……出处以最早记载本名的药学著作为准"，《中药大辞典》和《中华本草》在罗汉果正名之后都标注了《岭南采药录》，说明这两本专著都认为罗汉果始载于《岭南采药录》，《中药大辞典》在"性味"和"功用主治"栏目下载有《岭南采药录》：味甘"和"《岭南采药录》：理痰火咳嗽，和猪精肉煎汤服之"，《中华本草》也有类似的记载。鉴于《中药大辞典》和《中华本草》在业界有较高的专业性和权威性，故现代很多的中药专著均接受或认可罗汉果首载于萧步丹《岭南采药录》的观点。

后来一位中药专家告诉我萧步丹《岭南采药录》并未收载罗汉果，他有书为证，的确在他收藏的一本完整的《岭南采药录》中没有罗汉果。为此，我们对该书的版本进行考察，发现《岭南采药录》因出版年限不同而有两个版本，首版《岭南采药录》成书于1932年，收载的484种中药，遍查该版内容却发现收载罗字开头的药物只有三个：罗裙博、罗裙带和罗晃子，并未收录以罗汉果为正名的药物；而《中药大辞典》和《中华本草》均载有罗汉果的别名"假苦瓜"，在首版《岭南采药录》中确有收载"假苦瓜"一药："假苦瓜：藤叶具似苦瓜，一夹三子，其花色黄，味苦，性寒，凉血消疮，去黄气，理蛇伤。"然而书中对其形态和功效的描述与罗汉果相去甚远，这个假苦瓜肯定不是罗汉果。《岭南采药录》再版于1936年，作者在首版的基础上增加了一百多种药材，增补药中就有罗汉果，其载："罗汉果，果形圆如橙，味甘。理痰火咳嗽，和猪精肉煎汤服之。"由此可见，《岭南采药录》的确是有收载罗汉果。但据我们考证，《岭南采药录》并不是最早收载罗汉果的药物学书籍。我们查考到1930年出版的陈仁山《药物出产辨》中就收载了罗汉果这味药物，其载"罗汉果产广西桂林府，主治止咳清热"，可以说这是最早记载罗汉果产地与功效的药物学著作。通过对比，《药物出产辨》出版年代要比《岭南采药录》（再版）成书早6年，因此，罗汉果的首载本草应该是《药物出产辨》，而不是《岭南采药录》。

2. 首载县志考证 关于罗汉果的首载县志一直都有争论。梅全喜在其主编的《广东地产药材研究》中认为罗汉果最早记载于清代道光十年（1830年）的《修仁县志》（现广西荔浦市），而黄璐琦主编的《中国珍稀濒危药用植物资源调查》及缪剑华主编的《南药与大南药》都认为罗汉果始载于《重修临桂县志》。《临桂县志》曾在明清时期经历9次编修，其中清代康熙、嘉庆、光绪年间都有重修，但只有在清光绪三十一年（1905年）的《重修临桂县志》中才首次收录有罗汉果，书中对罗汉果的形态学特征、药性和主治都有描述，云："罗汉果大如柿，椭圆，中空，味甜、性凉，治劳咳。"而成书于清道光十年（1830年）的首版《修仁县志》就已收录了罗汉果，其云："按：罗汉果可以入药，清热治咳，其果每生必十八颗相连，因以为名。"对罗汉果的药用功效、主治及其名称由来有所描述。由此可见，罗汉果始载于清道光十年（1830年）的《修仁县志》，《修仁县志》记载的罗汉果要比《重修临桂县志》（1905年）收载的罗汉果早75年。罗汉果最早在清代就在广西民间有了广泛的应用，并已流传至广东地区。这一点从清代本草学家赵其光编撰的《本草求原》中得到验证，清代著名生草药学家赵其光是广东新会人，生活在清朝中晚期的他潜心研究本草，亲自采药尝试，在儿子赵延椿、侄子赵延芬的共同协助下，"稿凡几易，七越冬夏，而书始成"，在清道光二十八年（1848年）正式出版《本草求原》。该书载药972种，没有收载"罗汉果"这味药，但我们在该书收载的"山橙"这味药里见到了"罗汉果"的名字，"山橙即屈头鸡，苦甘、平、滋阴、消热积气痛，功同罗汉果"。可见当时在广东的赵其光已经知道罗汉果的功效应用了，只是这种应用并不是十分普及而已。

（二）品种考证

罗汉果虽然于清代时期就在岭南地区已有广泛应用，但是对于它的品种则一直没有明确，直到 1964 年香港生草药家庄兆祥先生在《增订岭南采药录》时提出了观点："罗汉果未详为何种植物，果内有数十粒扁圆种子相叠如苦瓜，据植物专家中山大学陈教授告余，罗汉果是 Momordica 之类，盖即苦瓜木鳖子，属于葫芦科之缠绕性草本也。"罗汉果俗名光果木鳖，从形态上相似于木鳖，种子相叠如苦瓜，庄先生认为罗汉果为葫芦科苦瓜属植物。其后香港关培生先生再次增订《岭南采药录》也认为罗汉果为葫芦科苦瓜属植物，并将罗汉果的基源确定为葫芦科植物罗汉果（*Momordica grosvenori* Swingle）的果实，并对罗汉果品种来源、原植物形态、地理分布及性味功能等做了十分详细的描述并附有绘图，现代植物学者认为罗汉果应为葫芦科罗汉果属植物，罗汉果的叶和果实与苦瓜属的叶和果实形态上相差较大，罗汉果属的叶不分裂、稀有不规则波状浅裂或极稀 3 浅裂，苦瓜属叶掌状 3 ～ 7 浅裂或深裂，稀不分裂，罗汉果属的果外表皮光滑，苦瓜属常具瘤状、刺状突起。故将罗汉果确定为罗汉果属植物，2010 版《中国药典》罗汉果属名正式修订为罗汉果属，其拉丁名修改为 *Siraitia grosvenorii*（Swingle）C.Jeffrey ex A.M.Lu et Z.Y.Zhang.

罗汉果被本草典籍收录的历史较短，记载较为模糊，容易将其他品种药材误混为罗汉果，其中山橙常被混淆当作罗汉果使用，这种混用情况的出现很有可能与清赵其光著《本草求原》最早对山橙的记载中提到"罗汉果"有关，书中载："山橙即屈头鸡。苦，甘，平。滋阴，消热积气痛。功同罗汉果。其壳洗皮肤血热毒，搽湿癣，疗癫。"其后《岭南采药录》（1936 年再版）收载了罗汉果，载其"果形圆如橙"。前书提到山橙的功用与罗汉果相同，后书则提到罗汉果的形状如橙，虽然没有说到二者可以互相代用，但这二书的记载可能是今天二者混用的原因。其后，清代吴其俊在《植物名实图考》中对山橙做了记载："山橙，生广东山野间。实坚如铁，不可食。土医治膈证，煎其皮作饮服之，良效。贩药者多蓄之。"并附有形态学特征图，而到了现代，学者们对山橙原植物形态和功效主治的描述更加详细，并记载应以其果实入药。1974 年《广西本草选编》载山橙："本质藤本，除花序稍被毛外，其他秃净。单叶对生，有短柄，革质，卵形，长圆形或披针状，长 5 ～ 8cm，宽 2 ～ 5cm，两端均渐尖，叶面平滑光亮，全缘。夏季开白色花，芳香，为顶生聚伞花序。浆果球形，径 5 ～ 6cm，秋季成熟时橙红色。"并认为其"味苦，性凉，有小毒。行气止痛，清热利尿。可用治疝气腹痛，睾丸炎，消化不良，小儿疳积，急性肾炎浮肿，跌打扭伤，风湿痹痛"。1994 年《广东中药志》除对山橙的原植物形态和性味功效等做出记载外，还对山橙的药用果实形状进行了详尽的描述，"果实呈圆球形，直径 5～8cm。表面稍有光泽，棕红色或棕褐色，常见带有黑褐色的斑块；常有花萼宿存，基部有木质果柄，果皮厚而韧，果肉干缩呈海绵状。种子扁圆形，棕褐色，表面密布细孔，种仁黄色，富油性。气无，味涩"。从这些记载中可以看出，罗汉果与山橙分属两个不同的科属，无论是外观形态学特征，还是性味功效上都有较大的差异，应加以区别。罗汉果与山橙的比较见表 11-3。

表 11-3　罗汉果与山橙的比较

名称	科属	性味归经	功效主治	性状特征
罗汉果	葫芦科罗汉果属	甘，凉。归肺、大肠经	清热润肺，利咽开音，滑肠通便。用于肺热咳嗽，咽痛失音，肠燥便秘	罗汉果呈椭圆形、球形或卵形，长 4.5～8.5cm，直径 3.5～6.5cm。表面褐色、黄褐色或绿褐色，有黄白色柔毛、深棕色斑块及木栓斑点，有的具纵纹 6～11 条。顶端带花柱残痕，基部带果梗痕。体轻，质脆，易破。果瓤海绵状，浅棕色。种子多数，浅红色至棕红色，扁圆形，两面中间微凹，四周具放射状沟纹，边缘带槽。气微，味甜
山橙	夹竹桃科山橙属	味苦，性凉。归肝、脾经	行气止痛，消积杀虫，清热利尿。用于疝气腹痛，睾丸炎，消化不良，小儿疳积，跌打损伤	果实呈圆球形，直径 5～8cm。外表带光泽，橙红色、棕红色或棕褐色，常见带有黑褐色或深棕色的斑块；基部常有花萼宿存，并带木质果柄，果皮厚而韧，果肉干缩呈海绵状，白色或淡棕色相杂，2 室。种子扁圆形，棕褐色至黑褐色，表面密布斜细孔，种仁黄色，富油性。气微香，味苦涩

（三）药用历史考证

清朝《修仁县志》就有罗汉果的药用记载，认为其具有清热治咳的功效，是最早的关于罗汉果药用价值的文字记载。其后无论是县志，还是中医药专著都有对罗汉果的记载，但对其性味、功效及主治记载各有不同。笔者通过查阅文献对罗汉果的药用历史考证如下，见表 11-4。

表 11-4　罗汉果的药用历史

时间（年）	作者	书籍	描述
1830（清）	佚名	《修仁县志》	"按：罗汉果可以入药，清热治嗽，其果每生必十八颗相连，因此为名"
1905（清）	佚名	《重修临桂县志》	"罗汉果大如柿，椭圆中空，味甜性凉，治痨咳"
1926（民国）	佚名	《昭平县志》	"罗汉果味甜润肺，火症用煲猪肺食颇有效"

续表

时间（年）	作者	书籍	描述
1930（民国）	陈仁山	《药物出产辨》	"产广西桂林府，主治止咳清热"
1960	南京药学院药材教研组集体	《药材学》	"产地，广西北部一带的临桂、永福、全县、蒙山、融安等地""有止咳、清热功效"
1963	广西壮族自治区卫生厅	《广西中药志》	"产地以临桂、永福、龙胜为主""味甘，性凉无毒。入肺、脾二经。止咳，清热，凉血润肠。治咳嗽、血燥、胃热、便秘等症。肺寒及外感咳嗽者忌用"
1974	广西壮族自治区革命委员会卫生局	《广西本草选编》	"味甘微苦，性凉。清肺止咳，润肠通便。主治急慢性支气管炎，急慢性扁桃体炎，咽喉炎，急性胃炎，便秘"
1975	叶橘泉	《食物中药与便方》	"消暑，止渴，清肺化痰，润喉。主治喉痛失音"
1977	国家药典委员会	1977年版《中国药典》	"甘，凉。清解暑热，润肺止咳。用于暑热口渴，肺燥咳嗽，咽喉干痛"
1977	江苏新医学院	《中药大辞典》	"清肺润肠。治百日咳、痰火咳嗽，血燥便秘"
1986	方鼎，沙文兰，陈秀香等	《广西药用植物名录》	"清解暑热，润肺止咳。用于暑热口渴，肺燥咳嗽，咽喉肿痛"
1990	国家药典委员会	《中国药典》	"甘，凉。归肺、大肠经。清热润肺，滑肠通便。用于肺火燥咳，咽痛失音，肠燥便秘"
1994	《广东中药志》编辑委员会	《广东中药志》	"甘，微寒。归肺、大肠经。清热润肺，滑肠通便。用于肺热燥咳，咽痛失音，肠燥便秘"
1999	国家中医药管理局《中华本草》编委会	《中华本草》	"味甘，性凉。归肺、脾经。清肺利咽，化痰止咳，润肠通便。主治肺热痰火咳嗽，咽喉炎，扁桃体炎，急性胃炎，便秘"
2003	郑汉臣	《中国食用本草》	"甘，凉。清热解毒，润肺止咳，润肠通便。用于百日咳、痰火咳嗽、口腔溃疡、喉痛失音、血燥便秘"
2004	程超寰，杜汉阳	《本草药名汇考》	"味甘，性凉。归肺、脾经。清热润肺，利咽开音，润肠通便。用于肺热燥咳，咽痛失音，肠燥便秘"
2011	彭成	《中华道地药材》	"甘，凉。归肺、大肠经。清热润肺，利咽开音，滑肠通便。用于肠热燥咳，咽痛失音，肠燥便秘"

时间（年）	作者	书籍	描述
2013	邓家刚	《桂本草》	"味甘，性凉。归肺、大肠经。清肺利咽，化痰止咳，润肠通便。主治肺热燥咳，咽喉炎，扁桃体炎，肠燥便秘"
2014	王国强	《全国中草药汇编》	"治急、慢性支气管炎，扁桃体炎，咽喉炎，便秘"

地方县志及地方药材标准对罗汉果性味描述大体相似，多为味甘，性凉，如《重修临桂县志》"罗汉果……味甜性凉"，《昭平县志》"罗汉果味甜润肺"，《广西中药志》"味甘，性凉无毒"，《广西本草选编》"味甘微苦，性凉"，1977 年版《中国药典》"甘，凉"，《广东中药志》"甘，微寒"，《中华本草》"味甘，性凉"。凉与微寒同义，都表明罗汉果性凉；甘与甜同义，都表明罗汉果的甜度极高，有的记载"微苦"，笔者认为这是由于罗汉果的加工不当等原因造成的，鲜果采摘后经过后熟，在烤箱内烘烤 6～7 天，温度控制在 45～65℃之间进行糖分转化，如果在加工过程中，加工温度超过 70℃，罗汉果会出现微苦的焦果。

随着罗汉果的广泛应用，对其功效的研究越来越全面。《修仁县志》载其"清热治嗽"，《重修临桂县志》载其"治痨咳"，《广西中药志》在功效上增加"凉血润肠"，并提出"肺寒及外感咳嗽者忌用"使用禁忌。《广西本草选编》指出罗汉果可用于"急慢性支气管炎，急慢性扁桃体炎，咽喉炎，急性胃炎，便秘"具体病症治疗；《食物中药与便方》提出罗汉果可以在"消暑"和"喉痛失音"方面有疗效，《中国食用本草》认为罗汉果可用于"百日咳""口腔溃疡"。这些用药经验与《中国药典》记载的"用于肺热燥咳，咽痛失音，肠燥便秘"相符合。

罗汉果主要栽培在广西、广东、贵州、江西及湖南南部，云南、福建、浙江等省也有种植，广西的罗汉果产量占据全球的 90% 以上。有文献记载以来，罗汉果一直是以广西桂林地区主产，且质量较好。罗汉果首载于《修仁县志》，修仁县隶属于广西壮族自治区桂林荔浦市，《药物出产辨》也指出罗汉果"产广西桂林府"，《广西中药志》进一步指出"产地以临桂、永福、龙胜为主"，有学者比较湖南衡阳、广西南宁、广西桂林等地的罗汉果止咳效果，发现都有止咳作用，止咳作用最为显著的是产于广西桂林市永福县的罗汉果。故罗汉果的道地产地应为广西桂林市。

（四）结语

罗汉果之名始见于《修仁县志》，其作为本草始载于民国时期陈仁山所著的《药物出产辨》。罗汉果应用历史悠久，在市面上存在山橙充当罗汉果出售的现象，可能会造成误用或混用。本文通过对罗汉果进行系统的本草考证，明确了罗汉果的首载本草、最早记载的县志、品种及其药用历史的逐步演变过程，减少或避免临床误用、错用，有助于今后罗汉果的未来研究、应用和产业发展。

四、冬虫夏草的考证

冬虫夏草为肉座菌目 Hypocreales 线虫草科 Ophiocordycipitaceae 冬虫夏草菌 Ophiocordyceps sinensis 寄生在蝙蝠蛾科 Hepialidae 昆虫幼虫上所形成的药材，最先出现于藏区著作《月王药诊》，汉文本草首载于《本草备要》（1694 年，较《本草从新》早 63 年）中，性味甘平，归肺、肾经，具有补肾益肺、止血化痰的功效，是"中药三大宝"（鹿茸、人参、冬虫夏草）之一，也有"百药之王"的美称。但由于古人对冬虫夏草的物种认识不深，导致多个冬虫夏草混淆品与其混用的现象。目前冬虫夏草资源严重紧缺，有不少学者认为应寻求冬虫夏草的替代品，然而冬虫夏草具有独特的功效，是其他混淆品所不可替代的。随着现代科学技术的发展，冬虫夏草的生态繁育已实现产业化生产，很好地解决了野生资源稀缺的问题，为产业的稳定发展提供了保障。

通过查阅文献和古籍，我们对冬虫夏草进行本草考证，并与冬虫夏草的易混淆物种亚香棒虫草 C. hawkesii、凉山虫草 C. liangshanensis、戴氏虫草 C. taii 进行对比，现综述如下。

（一）名称来源考证

公元 710 年成书的《月王药诊》（亦称《医法月王论》）是现存最早的藏医学经典著作，全书共 113 章，内容涵盖人体的胚胎发育、生理功能与组织构造、疾病的起因、诊断与治疗、药物的性味功效等多个方面，其中就有冬虫夏草的最早文字记载。书中冬虫夏草叫作"雅扎贡布"（藏语"yarza gun bu"，即长角的虫子)，并记载其可治肺部疾病。

15 世纪，随着汉藏文化交流的加深，冬虫夏草被汉族中医药学借鉴、吸收，正式以"冬虫夏草"一名首载于《本草备要》中，"冬虫夏草……冬在土中，形如老蚕，有毛能动，至夏则毛出土上，连身俱化为草"。《聊斋志异外集》又云："冬虫夏草……一物竟能兼动植……入夏，虫以头出地，尾自成草，杂错于蔓草、薄露间，不知为虫也。"清代檀萃撰写的《黔囊》则第一次以"夏草冬虫"一名记载此药云："夏草冬虫者，出乌蒙塞外，暑苗土为草，冬蛰土为虫，故以名。"而对于"虫草"一名，《中药大辞典》认为最早将冬虫夏草叫作"虫草"是在 1893 年唐宗海所撰的《本草问答》一书中，但我们通过查阅古籍发现成书于 1885 年清光绪唐氏刻本的《血证论》卷六中就有记载："……三才汤加盐炒肉桂少许、桑叶、云苓、白芍、虫草、枣皮、牛膝……"显然，《血证论》比《本草问答》要早 8 年，故"虫草"一名最早应出现于 1885 年的《血证论》一书中。

综上所述，"雅扎贡布""冬虫夏草""夏草冬虫"及"虫草"均因其"冬为虫，夏为草，一物竟能兼动植"而得名。

（二）品种考证

《藏医千万舍利》最早对冬虫夏草的形态有所记载，"夏季变为草，冬季地下部分变为虫"，《本草备要》中有"冬虫夏草……冬在土中，形如老蚕，有毛能动，至夏则毛出土上，连身俱化为草"。随后古籍对冬虫夏草的形态描述也基本沿用"冬为虫，夏为草，一物竟能兼动植"一说，其形态学特征描述则变得更为具体，如《青藜馀照》云："根如蚕形，有毛能动，夏月其顶生苗，长数寸，至冬苗抵，但存其根。"《樗散轩丛谈》曰："嘉庆八年冬，余叔由四川秀县旋里，带归一物，其形似蚕，长经寸，尾生草，长二寸许。"

现代药典认为冬虫夏草为冬虫夏草菌寄生在蝙蝠蛾科昆虫幼虫上所形成的药材，是由虫体与出自虫体头部的真菌子座相连而成。虫体似蚕，长 3～5cm，直径 0.3～0.8cm；表面深黄色至黄棕色，有环纹 20～30 个，近头部的环纹较细；头部红棕色；足 8 对，中部 4 对较明显；质脆，易折断，断面略平坦，淡黄白色。子座细长圆柱形，单生，长 4～7cm，直径约 0.3cm；表面深棕色至棕褐色，有细纵皱纹，上部为子座头部，长 1.5～4.0cm，稍膨大，褐色，密生多数子囊壳且大部分陷入子座中，其先端突出于子座以外，呈卵形至椭圆形，每个子囊壳内含较多细长的子囊，且内含 2～8 个线形带横隔的子囊孢子；质柔韧，断面类白色。气微腥，味微苦（图 11-1-a）。由此可见，古代所述冬虫夏草与今中国药典所记载的冬虫夏草一致。

然而，通过查阅古籍发现有关"冬虫夏草"混伪品的记载，如清《植物名实图考》按语中所述冬虫夏草"此草两广多有之，根如蚕，叶似初生茅草，羊城中采为馔，云：鲜美"，其附加的配图显示冬虫夏草子座中间二分叉，通过将其与冬虫夏草的混淆品地理分布及形态学特征进行比较，发现冬虫夏草混淆品亚香棒虫草主要分布在广东、广西等地，其子座单生，二叉分枝，与吴氏所述冬虫夏草"两广多有之……羊城中采为馔"，配图形态特征上二分叉相似，因而认为其可能为麦角菌科真菌亚香棒虫草菌 C. hawkesii 寄生在鳞翅目幼虫上所形成的药材亚香棒虫草（图 11-1-b）。

此外，《本草问答》记载冬虫夏草"及夏至时，虫忽不见，皆入于土，头上生苗，渐长到秋分后，则苗（子座）长三寸，居然为草也"，其中"苗长三寸（约 10 cm）"显然与今正品冬虫夏草不符。将其与冬虫夏草的混淆品凉山虫草做比较，发现凉山虫草的子座长 10～30cm，与《本草问答》中所记载冬虫夏草"苗长三寸"相似，认为其可能是 1979 年因在四川省凉山州雷波县发现而得名的麦角菌科真菌凉山虫草菌 C. liangshanensis 寄生于鳞翅目幼虫上所形成的药材凉山虫草（图 11-1-c）。

朱枫所著《柑园小识》中记载："冬虫夏草……夏则头上生苗形……较蚕差小，如三眠状，有口眼，足十有二，宛如蚕形，苗不过三四叶……"其中，"苗不过三四叶"显然与今冬虫夏草不符。通过将其与冬虫夏草的易混淆品戴氏虫草做比较，发现戴氏虫草的子座常 3～5 个簇生于虫体头部，与朱枫所述冬虫夏草"苗不过三四叶"相似，因而认为其可能为梁宗琦教授于贵州省都匀茶场采得，为缅怀戴芳澜教授对我国真菌学的贡献而得名的麦角菌科真菌戴氏虫草菌 C. taii 寄生在鳞翅目昆虫幼虫上所形成的药材戴氏虫草（图 11-1-d）。

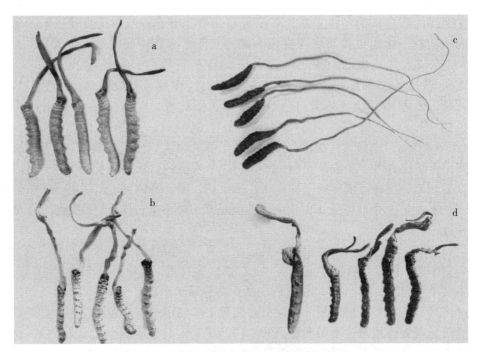

a. 冬虫夏草 Chinese cordyceps　b. 亚香棒虫草 Cordyceps *hawkesii*
c. 凉山虫草 Cordyceps *liangshanensis*　d. 戴氏虫草 Cordyceps *tai*
图 11-1　几种虫草的样品图

（三）野生分布及生态繁育研究

自古以来，西藏、青海、四川、云南和甘肃等地一直是我国野生冬虫夏草的产区。《月王药诊》最早记载青藏高原是野生冬虫夏草的产区，其后《藏医千万舍利》也表明野生冬虫夏草"生于高寒山区草丛"，可见青藏高原是现存古籍记载最早的野生冬虫夏草产区。16世纪冬虫夏草逐渐被应用于汉族中医药中，本草及相关书籍也对野生冬虫夏草的地理分布进行了大量记载，如《本草备要》载"冬虫夏草……四川嘉定府所产者佳"；《青藜余照》云"四川产夏草冬虫……"；《四川通志》有"冬虫夏草，出拨浪工山……"；《本草从新》云"冬虫夏草……四川嘉定府所产者最佳。云南、贵州所出者次之……"；《本草纲目拾遗》载"夏草冬虫，出四川江油县化林坪……"；《本草问答》载"此物生于西番（四川、云南、陕西以西的少数民族居地）草地"；《陕甘宁青中草药选》记载冬虫夏草"甘肃、青海有分布"；《甘肃中草药资源志》记载"冬虫夏草产陇南、甘南、武威等地区"。

近几十年来，由于人们的过度采挖，野生冬虫夏草生长的高原水土流失严重，土壤结构受到破坏。此外，全球气候变暖导致雪线上升，野生冬虫夏草药用资源变得更为匮乏。1999年，冬虫夏草在我国被列为二级保护物种。面对如此严峻的形势，为维持濒危药材的可持续发展和保护生态环境，国家已经连续几十年投入大量的人力物力进行有关冬虫夏草的人工培育研究工作，并取得了突破性进展。其中东阳光冬虫夏草研究团队、青海省畜牧兽医科学院、重庆市中药研究院、广东昆虫所、中科院动物所等单位均取得较好的研究成果。

有关于冬虫夏草繁育的研究最初主要集中于冬虫夏草真菌的分离与培养方面。青海省畜牧兽医科学院沈南英教授在1983年分别通过离心机离心净化并以抗生素庆大霉素抑制杂菌及平板、试管分离的方法从单个子囊孢子、僵虫和活虫草上成功分离培养出纯冬虫夏草真菌，且被鉴定为中国被毛孢。其后相关科研单位也开展了关于冬虫夏草寄主昆虫的种类、生物学特征与饲养繁殖等方面的研究。目前，国内外发现了冬虫夏草的寄主昆虫有74种，大部分分布于我国境内，其种群分布呈聚集状态，遵循负二项式理论分布型。在自然条件下，冬虫夏草寄主蝙蝠蛾的生长周期有2～4年不等，分为卵、幼虫、蛹、成虫4个阶段。蝙蝠蛾幼虫一般生长在6～12℃，相对湿度＞70%的环境中，为多食性昆虫，以蓼科、蔷薇科、龙胆科、伞形科等植物为食。通过总结前人对蝙蝠蛾幼虫的研究，重庆市中药研究院在20世纪80年代对贡嘎蝙蝠蛾 *Thitarodes gonggaensis* 幼虫的生态学、生活史和生物学特征进行研究，并在半野生饲养环境下成功饲养出了一定规模的蝙蝠蛾幼虫。至今，有调查表明斜脉蝙蛾、白马蝙蛾、门源蝙蛾等 8 个品种的蝙蝠蛾幼虫已经被饲养成功。近年来，冬虫夏草培育技术的提升方面取得很好的成果。如东阳光冬虫夏草研究团队首次实现了冬虫夏草产业化生态繁育技术，即遵循高原冬虫夏草生长习性，利用智能生态科技还原青藏高原的生态系统，建立了大规模冬虫夏草生态繁育基地，年产冬虫夏草在 10t 以上。

（四）性味功效考证

对于冬虫夏草的药性，历史上存在两种观点。第一种观点是性温说，最早见于《藏医千万舍利》中记载冬虫夏草"性温，效润而柔"，其后不少书籍也认同冬虫夏草性温的观点，如《寿世保元》《四川通志》《脉药联珠药性食物考》《金汁甘露宝瓶札记》《本草纲要》《陕甘宁青中草药选》《中华药海》与《中国药典》1963 年版及 1977 年版。

从清朝开始，性平说作为第二种观点出现于本草书籍中，如《本草备要》《本草从新》《药性切用》《本草分经》《植物名实图考》《本草用法研究》《中国药物学》《中药学》，以及自 1985 年版起历年《中国药典》均认为"冬虫夏草……平"。现代药理学对冬虫夏草药性的深入研究表明，冬虫夏草以"平性"来确定其药性更为恰当。

在冬虫夏草的药味方面，历代本草普遍认为冬虫夏草味甘，在此基础上不同本草著作对其有所补充，如《藏医千万舍利》记载冬虫夏草"味甘，微涩"，《本草用法研究》记载"冬虫夏草……味甘酸"，《中华本草》藏药卷载"冬虫夏草甘、咸，消化后味甘"。

冬虫夏草的药用功效也随历史发展不断扩展。现存最早的藏医药学著作《月王药诊》首次记载冬虫夏草的功效为"治肺部疾病"。随后，《藏医药》对冬虫夏草的功效有所补充，认为其"补肺益肾，强精，化痰"。后世对冬虫夏草药用功效的探索，也在"补肺益肾"的基础上继续补充，如用冬虫夏草治疗脾胃疾病、"赤巴病"及"培根病"等（表 11-5）。

表 11-5 冬虫夏草的功效记载

时期	作者	书籍	描述
唐代	秩名	《月王药诊》	"治肺部疾病"
	秩名	《藏本草》	"补肾，润肺"
明代	卡索年姆尼多吉	《藏医千万舍利》	"清'隆'及'赤巴'病，补精液"
	龚廷贤	《寿世保元》	"虚劳咯血，阳痿遗精"

时期	作者	书籍	描述
清代	汪昂	《本草备要》	"保肺益肾，止血化痰，止劳咳"
	常明，杨芳灿	《四川通志》	"补精益髓"
	朱枫	《柑园小识》	"治腰膝间痛，有益肾之功"
	吴仪洛	《本草从新》	"保肺益肾，补精髓，化血止咳，已劳咳，治膈症皆良"
	徐大椿	《药性切用》	"滋肾保肺，功专止血化痰，能已劳咳"
	马揭，盛绳祖	《卫藏图识》	"补精益髓"
	龙柏	《脉药联珠药性食物考》	"秘精益气，专补命门"
	工珠·云丹嘉措	《金汁甘露宝瓶札记》	"滋补肾阴，润肺，治肺病、培根病"
	姚澜	《本草分经》	"补肺肾，止血化痰，治劳嗽"
	姚莹	《康輶纪行》	"补精益髓"
	吴其濬	《植物名实图考》	"保肺益肾，补精髓，止血化痰，已劳咳，治膈证皆良"
近代	周志林	《本草用法研究》	"保肺益肾，止血化痰，治虚劳久咳"
现代	时逸人	《中国药物学》	"甘平补肺，止血，化痰，治诸虚百损"
	南京中医学院本草教研组	《本草纲要》	"添精益髓，补肺止血"
	国家中医药管理局《中华本草》编委会	《中华本草》	"保肺气，实腠理，补肾益精"
	南京中医药大学	《中药大辞典》	"补肺固表，补肾益精"
	国家药典委员会	《中国药典》	"补肾益肺，止血化痰"
不详	佚名	《藏医药》	"补肺益肾，强精，化痰"
	佚名	《图鉴》	"清肺热，治肺病、培根病"
	佚名	《吾三卷香》	"冬虫夏草可治胃痛，筋骨疼痛"
	佚名	《甘露宝库》	"避免罹患消化器官方面的疾病"

综上所述，冬虫夏草性味甘平，具有补肾益肺、止血化痰的功效，可用治肾虚精亏、阳痿遗精、腰膝酸痛、久咳虚喘、劳嗽咯血及脾胃疾病等。

（五）药用历史考证

冬虫夏草是我国著名的一种药用真菌，其营养价值历代医著皆有论述，具有悠久的药用历史。中国是最早收载冬虫夏草的国家，最早的应用是从古代的藏医药籍开始，但藏医药籍除了描述其功效外无其他具体记载。早在 710 年唐中宗时，金城公主嫁到西藏，带来了大批医药人员和书籍，《月王药诊》（亦称《医法月王论》）成书于此时，其中就有冬虫夏草的藏语"牙儿札更布"的记载，是现存最早的藏医学著作，其中首次记载了冬虫夏草功效——治肺部疾病。其后经过了 70 年，在《藏本草》中也记载了冬虫夏草"补肾、润肺"的功能，是最早关于冬虫夏草药用价值的文字记载。后来许多藏医著作中均有记载，如《图鉴》记载冬虫夏草生长在高山和灌丛林地，可以清解肺热，主要治疗肺病和"培根"病。《吾三卷香》中提到冬虫夏草可以治疗胃痛和筋骨痛。《金汁甘露宝瓶札记》中记载"冬虫夏草味甘，性温。滋补肾阴，润肺"，主要用于治疗肺病和"培根"病。15 世纪藏医南方学派创始人索·年姆尼多吉所著《藏医千万舍利》对冬虫夏草载："生于高寒山区草丛，夏季变为草，冬季地下部分变为虫，花状如阿娃花，秋末地上部分状如茴香。味甘、微涩，消化后味苦，性温，效润而柔。清'隆'及'赤巴'病，补精液。"在西藏的《甘露宝库》中亦记载了冬虫夏草。日本金城典子博士的译文如下："冬虫夏草可以恢复身体丢失的精气，调节全身的身体机能，除去因为过于偏重体力的增强而产生的疾病，避免罹患消化器官方面的疾病。对一切疾病都很有效，没有副作用，是具有多种功效的宝库。"

冬虫夏草传到中原后，其应用越来越广泛，收载该药的本草典籍也越来越多。而虫草在中原地区的应用一般认为是从明末清初开始的。冬虫夏草的本草记载见表 11-6。

表 11-6 冬虫夏草的本草记载

时间（年）	本草典籍名称	作者	描述
1615（明）	《寿世保元》	龚廷贤	冬虫夏草，味甘，性温，虚劳咯血，阳痿遗精
1694（清）	《本草备要》	汪昂	冬虫夏草，甘平，保肺益肾，止血化痰，止劳咳。四川嘉定府所产者最佳。冬在土中，形如老蚕，有毛能动，至夏则毛出土上，连身俱化为草。若不取，至冬复化为虫
1735（清）	《四川通志》	黄廷桂	冬虫夏草，出拨浪工山，本草不载，性温暖，补精益髓
1744（清）	《书隐丛说》	袁栋	昔有友人自远来，饷予一物，名曰"夏草冬虫"，出陕西边地，在夏则为草，在冬则为虫，故以是名焉。浸酒服之，可以却病延年
1749（清）	《儒林外史》	吴敬梓	扬州盐商万雪斋邀牛玉圃等到酒楼聚饮，奉过酒，头一碗上的冬虫夏草。万雪斋请诸位吃着，说到"像这样东西也是外方来的"

时间（年）	本草典籍名称	作者	描述
1757（清）	《本草从新》	吴仪洛	甘、平。保肺、益肾、止血、化痰、已劳嗽，四川嘉定府所产者最佳。云南、贵州所出者次之
不详（清）	《柑园小识》	朱枫	冬虫夏草，生打箭炉，冬生土中，如蚕，夏则头上生苗形。长寸许，色微黄，较蚕差小，如三眠状，有口眼，足十有二，宛如蚕形，苗不过三四叶。以酒浸数枚，啖之，治腰膝间痛楚，有益肾之功，以番红花同藏则不蛀。或云：与雄鸭同煮食，宜老人
1756（清）	《本草纲目拾遗》	赵学敏	夏草冬虫，出四川江油县化林坪；夏天为草，冬天为虫，身长有三寸多；下跌六足，蛊以上绝类蚕，羌俗采为上药，功与人参相同；冬虫夏草性温暖，补精益髓，此物保肺气
1693-1771（清）	《药性切用》	徐大椿	性味甘平，滋肾保肺，功专止血化痰，能已劳嗽
不详（清）	《黔囊》	檀萃	夏草冬虫者，出乌蒙塞外，暑苗土为草，冬蜇土为虫，故以名
1777（清）	《西域闻见录》	七十一	冬虫夏草，生雪山中，夏则叶歧出，类韭，根如朽木，凌冬叶干则根蠕动化为虫，入药极热
1778年（清）	《文房肆考》	唐铨衡	孔裕堂之弟患怯而汗大泄，盛夏密室尤畏风寒，以夏草冬虫和作肴炖食，食之而愈，因相信其能保肺气，实腠理，确有征验，嗣后用之俱奏效
1791（清）	《柳崖外编》	徐昆	滇南有冬虫夏草，一物也，冬则为虫，夏则为草。虫形似蚕，色微黄。草形似韭，叶较细。入夏，虫以头入地，尾自成草，杂错于蔓草溥露间，不知其为虫也
1792（清）	《卫藏图识》	马揭、盛绳祖	冬虫夏草，出拨浪工山，本草不载，性温暖，补精益髓
1795（清）	《脉药联珠》	龙柏	味甘、性温、秘精益气，专补命门……用夏草冬虫合鸦片、人参合成，乃房中药也。此草性更能兴阳，则入肾可知
1804（清）	《樗散轩丛谈》	陈镛	嘉庆八年冬，余叔由四川秀县旋里，带归一物，其形类蚕，长经寸，尾生草，长二寸许。问何物？曰："此小金川所产，名'冬虫夏草'"……或曰：人患心头痛，以此虫煎汤食之，立愈，永远不发
1808（清）	《重庆堂随笔》	王秉衡	冬虫夏草，具有温和平补的性质，为治疗虚疟、虚痨、虚胀和虚痛的圣药，功胜九香虫。凡阴虚阳亢而为喘逆痰嗽者，投之悉效，不但调经，种子有专能也
1825（清）	《医门棒喝》	章楠	冬虫夏草，冷反活而变虫，热反死而变草，又何也？

续表

时间（年）	本草典籍名称	作者	描述
1840（清）	《本草分经》	姚澜	甘，平。补肺肾，止血化痰，治劳嗽
1845（清）	《康輶纪行》	姚莹	打箭炉至藏地，物产亦各有同异。曰冬虫夏草，出拨浪工山，本草不载，性温暖，补精益髓
1848（清）	《植物名实图考》	吴其濬	此草两广多有之，根如蚕，叶似初生茅草，羊城中采为馔，云：鲜美
1862（清）	《随息居重订霍乱论》	王士雄	刘氏妇患病，已两月不纳谷矣。忽吐泻转筋，舌光声哑，气液两亡也。亟以人参、炙草、石脂、余粮、龙、牡、斛、芍、木瓜、乌梅、冬虫夏草为方，服两剂，音开脉续，诸证皆平。所亲沈则甫，按法调补而瘳。吴氏子患此，脉微弱，舌色淡红，口微渴，此本虚邪不盛也。宜清解药中，加参以扶正气，则甫亦如法施治而愈
1890（清）	《一得集》	心禅僧	宁波蓬莱宫羽士陈信良。患虚喘，咳逆无痰，动喘乏力，脉虚自汗，症属肺脾两虚。与西洋参、冬虫夏草、川贝、青盐陈皮、阿胶、当归、杞子、枇杷叶、蒺藜、牡蛎等，土金相生。服二十余剂而愈
1893（清）	《本草问答》	唐宗海	又如冬虫夏草……此物冬至生虫，自春及夏，虫长寸余粗如小指，当夏至前一时犹然虫也。及夏至时，虫忽不见，皆入于土，头上生苗，渐长到秋分后，则苗长三寸，居然草也……观其能化雪，则气性纯阳，盖虫为动物，自是阳性，生于冬至，盛阳气也。夏至入土，阳入阴也，其生苗者，则是阳入阴出之象，至灵之品也

其实，冬虫夏草在我国作为药材出口到国外的历史远远早于文字的记载。早在明代初期到中叶，冬虫夏草就作为贵族广泛食用的保健品从浙江传到日本。1723 年，欧洲的传教士尚加特利茨库将在中国采到的冬虫夏草带到了法国，在法国科学院的学士大会上 R eaumur 对其做了介绍，并将其写入了会议纪要。1943 年，中国的虫夏草被贝克莱所鉴定，正式定名为中国虫草。1878 年将其归为真菌界虫草属 *Cordyceps*。自此，冬虫夏草的研究开始在国外引起重视，中国的冬虫夏草也从此闻名于世。

到了民国 1920 年，张山雷在《本草正义》中写道："近人恒喜用之，皆治阴虚劳怯、咳嗽失血之证……入房中药用……此物补肾，必是温暖作用，宜于虚寒，当然不宜于虚热，能治蛊胀者，盖脾肾虚寒，真阳不能布护之证……赵氏引诸家之说极多，皆言其温肾兴阳的作用。"1921 年谢观的《中国医学大辞典》："夏草甘寒，冬虫甘热，合用则甘平（一作甘温）……二者同用，则化痰益气，止血，治劳嗽、膈证、诸虚、百损、怯汗、大泄、肿胀……功效同于人参，为治劳嗽膈证诸虚百损之良品。"在江苏新医学院编写的《中药大辞典》中有载冬虫夏草的功用主治，"补虚损，益精气，止咳化痰。治痰饮喘嗽，咯血，虚喘，痨嗽，阳痿遗精，腰膝酸痛，自汗盗汗，病后久虚不复"。《中华本草》认为冬虫夏草能"实腠理，保肺气，补肾益精。主治肺虚咳喘、劳嗽痰血、盗汗、自汗、遗精、肾亏阳痿、腰膝酸痛"。此外，民间还认为有补虚扶弱的功效，用于病后体虚或自汗畏寒者。

综上可知，冬虫夏草的用药历史悠久，在古代早就以药用的形式出现在生活中，得到了诸多医学家的认可，并将其载入本草专著中。

（六）始载本草考证

在我国药物发展历史上，对冬虫夏草名称的出处和使用的记载均较晚，《中华本草》是迄今为止所收药物种类最多的一部本草专著，《中华本草》《中药大辞典》以及高等医药院校的教材《中药学》等一致认为冬虫夏草药用最早的本草记载是 1757 年清代吴仪洛的《本草从新》。由于这些著作具有一定的权威性，以至于现代国内中药界均认为冬虫夏草的始载本草是《本草从新》。经过考证，《本草从新》虽然收载了冬虫夏草，但并非是本草中第一个收载此药的，最早记载冬虫夏草的本草专著应是清代医学家汪昂的《本草备要》，比其要晚一个甲子的《本草从新》中对冬虫夏草的记载是在参考《本草备要》的基础上有所修订的。

《本草备要》由汪昂撰写并于清代康熙三十三年（1694 年）出版，在草部新增药物项下载："冬虫夏草，甘平，保肺益肾，止血化痰，止劳咳。冬在土中，形如老蚕，有毛能动，至夏则毛出土上，连身俱化为草。若不取，至冬复化为虫。"这可能是中医药传统本草中最早的关于冬虫夏草的功用及生活史的记载和描述。而《本草从新》由吴仪洛编写并于清代乾隆二十二年（1757 年）出版，书中记载："冬虫夏草，甘平补肺，益肾止血，化痰已劳嗽。四川嘉定府所产者最佳。云南、贵州所出者次之。冬在土中，身活如老蚕，有毛能动，至夏则毛出土上，连身俱化为草，若不取，至冬则复化为虫。"显然，从成书的时间可以明显看出《本草备要》要比《本草从新》早 60 多年。且关于这两本书之间的关系，《本草从新·原序》做了实事求是的表述："新安汪氏，著《备要》一编，卷帙不繁""独惜其本非岐黄家，不临证而专信前人，杂采诸说，无所折中，未免有承误之失。余不揣固陋，取其书重订之，因仍者半，增改者半"。由此可知《本草从新》是在《本草备要》的基础上重新修订而成的，因补充了一些新的内容，故订名曰《本草从新》。因此，溯本求源，最先记载冬虫夏草入药的本草当为《本草备要》。并且冬虫夏草并非载于《本草备要》正文，而是附于"新增"栏，这是否表明冬虫夏草是由以后医家所增？对此，作者自序中写道："世尚有仪余药味之简者……兹因重梓，更增备而可用者约六十品，以厌言者之口。"从中可以看出，"新增"栏内所有药物均出自汪氏之手，所以冬虫夏草作为药物最早见于《本草备要》而非《本草从新》是无可争辩的。

因此，冬虫夏草应始载于1694年汪昂的《本草备要》。

（七）结论

冬虫夏草为我国传统中药材，其药用历史悠久，功效确切。由于其苛刻的生长环境，造成野生资源稀少，无法满足市场的需求。目前冬虫夏草产业化生态繁育技术的成功，缓解了冬虫夏草供不应求的矛盾，推动了冬虫夏草产业的全面发展。通过调研，我们发现冬虫夏草之名源于其形态"冬为虫，夏为草，一物竟能兼动植"，而亚香棒虫草、凉山虫草、戴氏虫草虽均有虫草之名，但却有别于冬虫夏草。在基源和形态方面，4种虫草的宿主和形态学特征等方面差异较为明显；在分布位置方面，冬虫夏草主要分布于高原地区，有别于亚香棒虫草、凉山虫草和戴氏虫草；在功效方面，冬虫夏草具有"百药之王"的称号，其味甘性平，具有补肾益肺，止血化痰的确切功效。冬虫夏草是中华民族数千年智慧与经验的总结，是中国中医药文化的一个重要组成部分。正确认识冬虫夏草，对冬虫夏草产业健康发展具有重要意义。

五、何首乌的考证

何首乌为蓼科植物何首乌 *Polygonum multiflorum* Thunb. 的干燥块根，味苦甘涩，性微温，归肝、心、肾经，具有解毒、消痈、截疟、润肠通便的功效。其药材道地产品为"德庆何首乌"，虽然何首乌与德庆何首乌基源一致，但现代研究表明两者所含化学成分的含量不一。德庆何首乌的有效成分含量高，安全性好，质量优，如《本草求原》所述"产德庆州者良"。德庆何首乌作为国家地理标志性农产品，药用历史悠久。现通过查阅文献和古籍，对德庆何首乌的道地记载进行考证，并就其发展现状进行分析与归纳，做以下综述。

（一）何首乌的品种考证

唐代李翱所著《何首乌录》最早对何首乌的原植物形态特征有所记载："田中有藤，两本相远三尺，苗蔓相交，久乃解……其苗大如木藁，光泽，形如桃柳叶，其背偏独单，皆生不相对，有雌雄，雄者苗色黄白，雌者黄赤，其生相远，夜则藤蔓交或隐化不见。"何首乌作为药物则是始载于宋代（973年）《开宝本草》，载其"蔓紫，花黄白，叶如薯蓣而不光，生必相对，根大如拳，有赤白二种：赤者雄，白者雌"。

历代本草对何首乌的记载和认识多有不同（见图11-2），如宋代苏颂的《本草图经》载："春生苗，叶叶相对，如山芋而不光泽；其茎蔓延竹木墙壁间，夏秋开黄白花，似葛勒花；结子有棱，似荞麦而细小，才如栗大……秋冬取根，大者如拳，各有五棱瓣，似小甜瓜。"唐慎微的《证类本草》根据何首乌的生长年限将何首乌划分为数种，云："根远不过三尺……此药形大如拳连珠，其中有形鸟兽山岳之状，珍也……明州刺史李远传录经验：其仙草五十年者如拳大，号山奴，服之一年，髭鬓青黑；一百年如碗大，号山哥，服之一年，颜如童子；一百五十年如盆大，号山伯，服之一年，颜如童子，齿落重生；二百年如斗栲栳大，号山翁，服之一年，颜如童子，行及奔马；三百年如三斗栲栳大，号山精，服之一年延龄，纯阳之体，久服成地仙。"明代《救荒本草》载："根大者如拳，各有五楞瓣，状似甜瓜样，中有花纹。"明代李时珍的《本草纲目》载："苗如木藁，叶有光泽，形如桃柳，其背偏，皆单生不相对。有雌雄：雄者苗色黄白，雌者黄赤。根远不过三尺，夜则苗蔓相交，或隐化不见。"明代《本草蒙筌》载："篱堑墙垣，随处蔓发。有雌雄二种，对长苗成藤。夜则交合相联，画分开各植。"

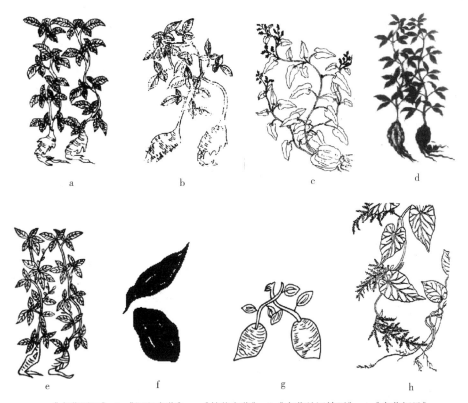

a.《本草图经》；b.《绍兴本草》；c.《救荒本草》；d.《本草品汇精要》；d.《本草纲目》；
e.《本草蒙筌》；f.《本草原始》；g.《本草汇笺》；h.《植物名实图考》
图 11-2　本草古籍中的何首乌附图

历代本草学家对本草记载的多种何首乌究竟为何种品种观点不一，其中最早对本草专著中描述何首乌的基源品种存在异议的是明代倪朱谟，在其所著的本草专著《本草汇言》中就有关于对《证类本草》形态为栲栳大如斗的何首乌品种探讨的记载："何首乌初十年如弹，如栗，五十年如拳，百年如碗，力足矣，百年外不复发，苗根渐腐坏，如山间偶得，如栲栳大，斗大者，苗叶藤茎酷似何首乌，实非何首乌也。数年渐长大如斗，不及十年随腐烂，不可服食，名为宕宇。"而现代本草学者安志斌等根据《本草汇言》中对"宕宇"的描述考证其应为今混淆品蓼科植物翼蓼 *Pteroxygonum giraldii* Damm. et Diels. 的根茎。此外，笔者通过查阅相关文献，发现现代学者对于何首乌的基源品种形成的观点主要有两个。第一个观点是以展雪峰为代表的学者认为，古人可能是因为未能将何首乌的生长全过程认识得十分详细透彻，造成张冠李戴，将蓼科植物何首乌 *Polygonum multiflorum* Thunb. 的块根称为雄首乌，而误将萝藦科植物大根牛皮消 *Cynanchum bungei* Decne. 的块根当作雌首乌记载。而第二个观点是以周燕华为代表的学者，认为何首乌的赤白雌雄均在于其鲜块根的肉色，其中白何首乌，即雌首乌应为蓼科植物棱枝何首乌 *Polygonum multiflorum* Thunb. var. angulatum.，也就是 2003 年《中国植物志》将棱枝何首乌从蓼属中分出来并单列为何首乌属的棱枝何首乌 *Fallopia. multiflora*（Thunb.）Harald var. multiflora.，而记载的蓼科植物何首乌已经包含棱枝何首乌 *Fallopia. multiflora*（Thunb.）Harald var. multiflora.。对此，笔者通过对比历代本草所收载的何首乌，发现何首乌不仅在"有赤白二种"及"宕宇"与今何首乌的药用品种存在差异，还发现本草古籍中对何首乌叶形的描述也有不统一的地方，如《何首乌录》《本草纲目》《本草汇笺》附图中何首乌的叶为"不相对"，而《开宝本草》《本草图经》《绍兴本草》《救荒本草》附图、《本草纲目》附图及《本草蒙筌》附图中叶的形态却为"对生"，有的甚至呈"对生""单生"并存，可见其与今何首乌在形态学上确实是存在一定的差异。

综上所述，本草古籍中对何首乌的植物形态描述是不一致的，但可以肯定的是古代所用何首乌的主流品种应为《中国药典》记载的蓼科何首乌 *Polygonum multiflorum* Thunb.。而"大如斗"的何首乌应为其混淆品蓼科植物翼蓼，所谓的雌首乌应为萝藦科植物大根牛皮消，它们皆不可以作为何首乌入药。

（二）德庆何首乌的道地沿革考证

历史上何首乌的道地产区曾经出现过多次变化。唐代《何首乌录》最先记载何首乌的产地为"顺州南河县（即今河北南河县）"。到宋朝，何首乌的产地开始扩大、南移，产于西洛、嵩山、归德、柘城县的被认为是最好的，如宋代《开宝本草》载"何首乌……本出顺州南河县，今岭外江南诸州皆有"；随后苏颂所著的《本草图经》载"何首乌，本出顺州南河县，岭外、江南诸州皆有，今处处有之，以西洛、嵩山及南京柘城县者为胜"；明朱橚所著的《救荒本草》又载"何首乌……出顺州南河县，其岭外江南诸州及虔州（今江西赣州市西南）皆有，以西洛、嵩山、归德、柘城县者为胜，今钧州密县山谷中亦有之"；《本草品汇精要》载"何首乌……道地：怀庆府柘城县"。到明朝中后期，李时珍所修撰的《本草纲目》称道："何首乌本出处州，江南诸道皆有。"并引明州刺史李远传录经验，认为"何首乌所出顺州南河县，韶州、潮州、恩州、贺州、广州四会县、潘州，已上出处为上；邕州晋兴县、桂州、康州、春州、勒州、高州、循州，已上所出次之"。可见何首乌的道地产区不断向南方移动，在明代时已是以广东的潮州、恩州、贺州、广州四会县、潘州所产质量为最好了。

到了清代，何首乌则以德庆产者佳，清代出版的《德庆州志》《肇庆府志》都有记载。这个观点最先出现于清朝1848年赵其光所著的《本草求原》，载"产德庆州者良"。现代地理研究认为德庆县位于东经111°～112°，北纬23°，属亚热带气候区，气候温和，年平均气温20～21.5℃，热量丰富，雨量充沛，霜期很短，东西北面环山，南临西江，形成北高南低的丘陵低山区地貌。德庆县多为沙质土，土质疏松，土壤肥沃，含有多种矿物质和微量元素，非常适合何首乌的生长。因此古人将德庆作为何首乌的道地产区是有因可循的，其后也就有"何首乌性禀阴中之阳，产南方者最胜。北地所生，虽极大者，殊不足珍，以地偏属阴，而无阳生之力也"一说。现查阅文献对德庆首乌的道地记载考证如下（表11-7）。

表11-7　德庆何首乌的道地记载

时间	古籍名称	作者	道地记载
1673年	《德庆州志》	谭桓，梁宗典	物产篇，药品有：何首乌、豨莶、茺蔚、陈皮、枸杞
1833年	《道光肇庆府志》	屠英	何首乌……德庆州者佳《吴志》土人云府城外得闻，府署钟鼓处产者佳《粤游纪闻》按府城明时，为德庆府也
1848年	《本草求原》	赵其光	产德庆州者良
1899年	《光绪德庆州志》	杨文骏	引吴《府志》："德庆州者佳。"《府志》引《粤游纪闻》："土人言府城外得闻府署钟鼓者，尤佳。府城，明时德庆府也。"《采访册》："今城内产者颇鲜，城东太平坊种者多，然地受西潦，岁一掘售，不及城中者佳。"
1930年	《药物出产辨》	陈仁山	产广东德庆为正，名曰何首乌。北江、连州亦有出，以广西南宁、百色为多出

续表

时间	古籍名称	作者	道地记载
1969 年	《广东中兽医常用草药》	广东省农林水科学技术服务站	本省大陆各地，以德庆出产的较著名
1985 年	《广东风物志》	曾定夷	我国何首乌的产地很多，但以广东德庆出产的最佳
1994 年	《广东中药志》	《广东中药志》编辑委员会	我省的野生品产于各山区县，以粤北地区出产较多；家种品产于德庆、南海、增城、番禺、台山、三水、东莞、吴川等市县，以德庆产品质量最优，成为我省地道药材之一
1995 年	《中药材商品规格质量鉴别》	冯耀南	野生品全国多数地区有产，家种品以广东德庆最有名，商品称为德庆首乌……德庆首乌……主产于广东德庆，该县栽培何首乌已有悠久历史
1999 年	《简明本草药用分类》	徐颂芬，徐颂军	何首乌分布于广东、海南、贵州、广西、河南、江苏、四川、浙江、安徽、湖南、湖北、福建、江西、山西、陕西、甘肃等省。亦有人工栽培，广东德庆栽培何首乌较多
2001 年	《新编中药志》	肖培根	何首乌（首乌）栽培品主产于广东德庆、清远、高州、湖南永州、会同、黔阳。以广东德庆为好，行销全国及出口
2003 年	《何首乌规范化栽培技术》	杜勤，徐鸿华	广东德庆县栽培的何首乌，为地道药材，产量大，除销往省内外，还远销东南亚地区。非主产地的南方各省区也都有少量生产，一般自产自销。西北及东北各省区使用的何首乌均从外省调入。广东德庆何首乌生产历史悠久
2009 年	《肇庆文化遗产》	中共肇庆市委宣传部	何首乌，德庆县特产……德庆何首乌以城内之出产质量最好，特点是横断面有菊花纹，呈金黄色；而外地之出产无菊花纹，呈白黄色，质量稍逊
2012 年	《中华道地药材》	彭成	何首乌……今则产于河南嵩县、卢氏，湖北恩施、建始、巴东、长阴、秭归，广西南丹、靖南，广东德庆，贵州铜仁、黔南，四川乐山、宜宾，江苏江宁、江浦等地。一般以广东德庆产量大，以为道地
2014 年	《名医珍藏食物本草》	谢文英	广东德庆县被誉为"首乌之乡"，所产何首乌质重、坚实、粉性足，片显云锦花纹，质地优良

由上表可知何首乌"以德庆产者佳"始于清代本草《本草求原》，民国时期陈仁山所著的《药物出产辨》认为德庆何首乌的补血功效要强于其他产地，载："凡用首乌者，取补血。南宁首乌用乌豆煲透，用刀切之数片，此刀即蓝黑。用舌舐之，即将舌苔撮起。味涩，其质瘦极，服之不衄血，于愿足矣。

尚望其有补血乎？惟德庆产者则不然，味和蔼甘香，带有微甜，刀切不蓝，入口不撮舌，其能养血无疑。"其后，德庆何首乌作为道地药材被广销全国。

此外，现代有学者通过对比不同产地何首乌，发现其具有调节血脂及改善学习记忆力等活性的二苯乙烯苷含量差异较大，其中何首乌应以德庆产为佳。有研究通过采用高效液相色谱法比较不同产地何首乌中的二苯乙烯苷含量，发现德庆何首乌所含的有效成分二苯乙烯苷为 2.49%，要比广东新兴（2.39%）、四川（2.22%）、贵州（1.83%）要高，结果表明德庆何首乌的质量较好。亦有研究发现，广东德庆何首乌所含的大黄素 –8–O– β –D– 葡萄糖苷、2,3,5,4′– 四羟基二苯乙烯 –2–O– β –D– 葡萄糖苷和决明酮 –8–O– β –D– 葡萄糖苷最高，药理作用较强，说明广东德庆产何首乌有效成分含量高，安全性高，品质最优，为道地药材。

（三）德庆何首乌的发展现状

何首乌生态适应性强，是一种广泛分布的药用品种，野生资源主要分布在我国甘肃、陕西、山东、河南、江苏、安徽、福建、广东、广西、云南、贵州等地。对于何首乌的栽培品，虽然在全国多数地区均有产，但因多数地区产量较低，一般均为自产自销。相反，广东德庆县凭借其优异的地理环境及当地农民独有的一套栽培技术，所栽培出来的何首乌产量大，质量最好，多销往外省及东南亚地区。2018 年，德庆何首乌经国家农业农村部批准获得"国家农产品地理标志"称号。

有学者称德庆栽培何首乌有 1500 多年历史，但笔者并未找到关于广东德庆栽培何首乌的最早历史记载。现存资料显示，德庆是在清代才有栽培何首乌的记录，如 1673 年《德庆州志》物产篇记载："药品有何首乌、豨莶、茺蔚、陈皮、枸杞。"1833 年屠英所著《肇庆府志》最早记录广东德庆何首乌产于德庆府城得闻钟鼓声之处，特别是旧监仓处品质最佳，为历代贡品，载："德庆州者佳《吴志》，土人云府城外得闻，府署钟鼓处产者佳《粤游纪闻》，按府城明时，为德庆府也。"此外，德庆何首乌虽为家种品，但其形态上要较其他地区所产野生何首乌个体小，表面光滑，切面粉性较丰富，横切面的"云锦花纹"较为模糊，味也较甘。而现今德庆当地将黑豆拌蒸加工的何首乌干片分为三个等级（表 11–8 ）。

表 11–8　何首乌黑豆拌蒸干片的等级划分

等级	形态特征
一等	干片中部直径 2cm 以上，厚度不超过 0.4cm。无细根、碎末、霉变、虫蛀
二等	干片中部直径 1.5 ～ 2cm，厚度不超过 0.4cm。无细根、碎末、霉变、虫蛀
三等	干片中部直径 0.7 ～ 1.5cm，厚度不超过 0.4cm。无细根、碎末、霉变、虫蛀

近年来，何首乌的市场需求不断增加，何首乌的价格也开始上涨，不少产区群众在利益的驱动下不断对野生何首乌资源进行滥采滥挖，导致我国目前拥有的野生何首乌资源蕴含量不足 20000 吨。此外，因何首乌的植株数量减少，分布密度降低，导致生物信息交流严重不足，优良基因丢失。对此，2017 年，广东省出台《广东省岭南中药材保护条例》对德庆何首乌进行立法保护，以规范化利用广东道地药材德庆何首乌的药材资源，同时也为德庆何首乌未来的发展提供保障。

为充分挖掘利用何首乌资源，德庆县大力发展何首乌深加工。除加工成首乌片由药材公司收购入药外，还开发出了一系列首乌制品，主要产品有精制何首乌、首乌酒、首乌汁、首乌饮料、首乌软糖、首乌洗发水等系列产品，产品畅销国内外及港澳市场，深受消费者的欢迎。其中，较为出名的产品有德庆牌首乌汁及德庆牌首乌酒。德庆牌首乌汁是以德庆地道药材首乌为主要原料，配以当归、金樱子、熟地、川芎、菟丝子等中药精制而成，可减慢心率，增加冠脉流量，促进对营养物的吸收，具有养肝益血、固肾益精、健脾和胃、乌须黑发、强身壮体等功效，是闻名中外的传统产品，1985 年获广东省优质产品奖，产品运销港澳和南洋各地。德庆牌首乌酒则是用德庆特产首乌精制而成，有补肾益精、乌须黑发的功效，酒精浓度适中，适合于常饮酒之体弱者饮用。1984 年，该品荣获地区一等奖，1986 年又被广东省卫药准字第 G-04 号文正式批准作为药用酒。

（四）结语

虽然历代本草古籍对何首乌的形态学记载与今蓼科何首乌存在一定的差异，现代不少本草学家也对其基源品种存在较大的分歧，但可以肯定其主流品种为现代药典所收录的品种蓼科何首乌 *Polygonum multiflorum* Thunb.。历史上何首乌的道地产区出现多次变迁，从清代开始以德庆何首乌为佳，现代研究也发现德庆何首乌所含的有效成分含量较高，安全性高，质量最优，为道地药材，值得进一步研究和推广应用，为人民健康事业做出更大贡献。

第二节　地产药材考证

近年来，广东地产药材越来越受到人们的青睐，其临床疗效得到越来越多的认可。而关于广东地产药材的应用与开发，自古以来就受到重视，有不少岭南本草类的书籍都有记载和研究。广东人民素来保持着喜好使用中医中药治病的传统，形成了特有的用药习惯，而随着药材的流通，部分药材出现了混名混用的现象。并且随着广东地区某些贵重和稀有药物资源的日益匮乏，某些不法药商为牟取利益借机销售假冒伪劣药材，更加重广东药材市场的混乱，严重影响着广东地产药材的发展。广东地产药材目前存在着以下几个方面的混乱：同名异物和同物异名引起的品种混乱；地方特有的用药习惯与药典收载的品种同名异物引起混乱；一药多源导致品种混乱；品种基原确定错误带来的品种混乱。面对以上情况，若贸然开展药理药化研究，必将会出现错误的结论，临床用药也会受到影响。因此，开展广东地产药材研究应重视品种考证工作。考证并确定广东历代本草中所收载中药材的原植（动）物品种，不但对如实反映广东地区用药的历史事实，研究不同历史时期广东地区药物品种的变迁情况有所帮助，而且对正确地继承广东地区古代及民间药物生产和临床用药经验也有重要的现实意义。

一、千斤拔的考证

千斤拔为豆科植物蔓性千斤拔 *Flemingia prostrata* Roxb.f.ex Roxb.[*Flemingia philippinensis* Merr. et Rolfe] 的干燥根，其别名有金鸡落地、土黄鸡、牛顿头、千尾荡、金牛尾、千斤坠等，为两广地区常用中草药。本品具有补脾胃、益肝肾、强腰膝、舒筋络的功效，临床上用于治疗脾胃虚弱、气虚脚肿、肾虚腰痛、手足酸软、风湿骨痛、跌打损伤等症，现代临床研究证实其对妇科病、风湿痹痛等有一定的疗效。千斤拔及其别名从古至今多有文献史料记载，但由于地理位置、语言的差异以及种类繁多，导致文献中记载的品种存在同物异名的现象，造成千斤拔使用的混乱。为正本清源，规范千斤拔临床使用，现根据古今文献资料，对千斤拔的始载本草、名称、混淆品及药用历史进行考证。

（一）始载文献考证

查阅古今本草文献，千斤拔首见于清代吴其濬所著《植物名实图考》中，书中记载了两种千斤拔，一种名千勒拔，云："千勒拔产湖南岳麓，江西南安亦有之。丛生，高二尺许，圆茎淡绿，节间微红。附茎参差生小枝，一枝三叶，长几二寸，宽四五分，面背淡绿，皱纹极细。夏间就茎发苞，攒密如球，开紫花。独根，外黄内白，直韧无须，长至尺余。俚医以补气血，助阳道。"另一种名山豆，云："山豆产宁都，赭茎小科，茎短而劲，一枝三叶，如豆叶而小，面青，背微白。秋节小角，长三、四分，四、五成簇，有豆两粒。赭根如树根，长四、五寸，俚医以治跌打，能行两脚，与广西山豆根主治异。"民国 21 年（1932 年）萧步丹编著的《岭南采药录》中只记载了千斤拔的功效及应用，云："祛风去湿，凡手足痹痛，酒煎服，并治腰部风湿作痛，里跌打。"民国 25 年（1936 年）再版的《岭南采药录》中增加了千斤拔的特征及性味的记载，云："其根形如鼠尾，颇长，味辛，性温，祛风祛湿。"香港草药学家庄兆祥在 1970 年出版的《增订岭南采药录》中将其确定为豆科植物 *Flemingia congesta* Roxb.，但另一香港草药学家关培生教授则将其确定为蝶形花科植物蔓性千斤拔 *Moghania philippinensis*（Merr.et Rolfe）Li. 的根。

　　成书于 1848 年距今 170 多年的《植物名实图考》是我国植物科学史中一份重要的遗产，它对中国植物本草的发展具有深远的影响。如建国初期中国科学院植物研究所出版的《中国主要植物图说——豆科》中记载的蔓性千斤拔和千劬拔都是参考《植物名实图考》的。《中国主要植物图说——豆科》中记载的千斤拔植物特性是参考《植物名实图考》中"山豆"的特征，并特别强调"山豆"就是本书中描述的蔓性千斤拔。作为我国目前收载药物最多、品种最齐全的《中华本草》，以及《新华本草纲要》《广东省中药材标准》《北京市中药材标准》《贵州省中药材、民族药材质量标准》《广东中药志》等现代主流本草中记载的千斤拔均是蔓性千斤拔 *Flemingia prostrata* Roxb.ex Roxb. [*Flemingia philippinensis* Merr. et Rolfe] 的干燥根，其植物主要形态特征为"嫩枝披短柔毛，有三出复叶，花冠紫色，稍长于萼"，与《植物名实图考》记载的山豆植物形态有些差异，而与《植物名实图考》记载的千劬拔"圆茎淡绿，节间微红；茎参差生小枝，一枝三叶，开紫花"更相符。综上所述，千斤拔最早记载于清代的《植物名实图考》，最早记载其植物形态、功效的也是《植物名实图考》。

（二）名称考证

　　千斤拔在始载本草《植物名实图考》中以千劬拔为正名，别名以土黄鸡、金鸡落地记载，云"亦呼土黄鸡，南安呼金鸡落地，皆以其三叶下垂如鸡距云"，其中"劬"与"斤"同音。真正首次出现"千斤拔"名字的是 1932 年出版的《岭南采药录》，之后经常以正名或别名出现在不同文献中，因其别名与品种众多，常常导致同物异名而引起混名混用现象，故应加以考证、规范。1936 年再版的《岭南采药录》以千斤拔为正名，以老鼠尾、透地龙、牛大力、千里马为别名记载。1942 年由胡真所著的《山草药指南》也沿用了再版《岭南采药录》对千斤拔正名及别名的记载内容。土黄鸡、金鸡落地均以其叶是三出复叶类似金鸡踩在地上而得名；老鼠尾是因其根上粗下细如鼠尾状得名；而因其根入地深长、难以拔起，因此得名透地龙、千斤拔。《广东中草药》《广东中药志》均以千斤拔为正名收载，《广东中草药》还以一条根、单根守、土黄芪为千斤拔的别名记载，《广东中药志》则以老鼠尾、一条根、钉地根为别名记载，都是因其根单一，入地坚牢难拔而得名。此外，有些地方本草中将大叶千斤拔作正品收载，而将千斤拔收录于别名中，如《南方药用植物图鉴》中以大叶千斤拔 *Flemingia macrophylla* 为正品收载，别名千斤拔；《贵州民间药物》（第一辑）以大叶千斤拔 *Moghania macrophylla*（Willd.）

O.Kuntze. 为正品收载，别名天根不到；《广西中草药》中以大叶千斤拔为正品收载，别名记以千斤力、大猪尾。此外，还有同属其他品种千斤拔作为千斤拔入药。

（三）易混淆品考证

全世界约有千斤拔属植物 40 种，分布于热带亚洲、非洲和大洋洲。我国产 16 种及 1 变种，分布于西南、中南和东南地区。千斤拔属植物拉丁文应用历史混乱，曾将 *Flemingia* 和 *Moghania* 作为属名，一直未统一。直到 1970 年由国际种子植物命名委员会讨论通过以 *Flemingia* Roxb.ex Ait. 作为属名，千斤拔属学名得以确定，并得到植物学界广泛认同与应用。因此在中华人民共和国成立前有关千斤拔属名的记载比较混乱，1970 年后出版的书籍文献中记载的就比较规范、统一。1988 年出版的《新华本草纲要》共记载千斤拔属植物 10 种，见表 11–9。

表 11–9　《新华本草纲要》记载 10 种千斤拔属植物

收载书籍名称	名称	拉丁文名
《中国主要植物图说——豆科》	大苞叶千斤拔	*Flemingia bracteata* Roxb.–*Moghania bracteate.*
	锈毛千斤拔	*Flemingia ferruginea* Wall.ex Bonth–*Moghania ferraginea*（Wall.ex Benth.）Li.
	水边千斤拔	*Flemingia fluminalis* O.B.Olarke–*Moghania fluminalis*（O.B.Olarke）Li.
	半灌木千斤拔	*Flemingia fruticulosa* Wall ex Coll.–*Flemingia fruticulosa*（Wall ex Coll）Wang et Tang.
	大叶千斤拔	*Flemingla macrophylla* Kuntze ex Prain–*Flemingia macrophylla*（Willd.）Kuntze.
	蔓性千斤拔	*Flemingia philippinensis* Merr.et Rolfe–*Moghania philippinesis*（Merr.et Rolfe）H.L.Li
	球穗花千斤拔	*Flemingia strobilifera* R.Br.ex Ait.
	毛叶千斤拔	*Flemingia walilchii* et arn
	半翅千斤拔	*Flemingia semlaate* Roxb
《植物名实图考》	千觔拔	*Flemingia involucrata* Benth.（总苞千斤拔）

这里记载的千觔拔的拉丁文名和《中国药用植物志》（第五卷）中记载总苞千斤拔 *Flemingia involucrata* Benth.Pl.Junjgh. 一样，因此有人据此认为《植物名实图考》里记载的千觔拔是总苞千斤拔。但实际上《中国药用植物志》（第五卷）中记载总苞千斤拔为"小枝稍粗壮，近圆形，被灰褐色绒毛；叶有三小叶，褐色，纸质近革质，长圆形近披针形；头状花序腋生或顶生，花冠

紫红色至浅蓝色"，与《植物名实图考》中载千觔拔的植物形态并不完全一致，故有待进一步考究。

由于千斤拔属不同品种的植物性状大多相似，故在各地经常被混淆使用。在有收载千斤拔的《广东省中药材标准》（第一册）、1990 年版《广西中药材标准》、2009 年版《湖南省中药材标准》《北京市中药材标准》《贵州省中药材、民族药材质量标准》《山西省中药材中药饮片标准》（第一册）等地方标准中，除《广东省中药材标准》《北京市中药材标准》《贵州省中药材、民族药材质量标准》在千斤拔项下仅收载了蔓性千斤拔 *Flemingia prostrata* Roxb. f.ex Roxb.[*Flemingia philippinensis* Merr. et Rolfe] 一种品种外，其余 1990 年版《广西中药材标准》、2009 年版《湖南省中药材标准》《山西省中药材中药饮片标准》等既收载了蔓性千斤拔，也收载了大叶千斤拔 *Flemingia macrophylla*（Willd.）prain。此外，1993 年版《湖南省中药材标准》还将绣毛千斤拔 *Flemingia ferruginea* Wall.ex Bonth–*Moghania ferraginea*（Wall.ex Benth.）Li. 收载在千斤拔中，《广东省中药材标准》（第一册）在千斤拔项下还收载了穗球千斤拔。在《云南种子植物名录》中将球穗千斤拔的别名记作大苞叶千斤拔，这可能与其花序的形态有关，即"聚伞花序包藏于大型叶状苞片内，苞片排成总状花序"。根据这些特征认为穗球千斤拔是大苞叶千斤拔，但是大苞叶千斤拔的苞片呈扁圆形，形似蚌壳，大而明显，内面有橘红色腺点；而穗球千斤拔的苞片呈蚌状，橘黄色。通过对比具体植物形态特征的描述可知穗球千斤拔并非是大苞叶千斤拔，应注意区别。

（四）药用历史考证

1. 传统中医药中千斤拔的药用历史考证　清代吴其濬所著的《植物名实图考》是最早记载千斤拔的文献。其中载有"千觔拔，补气血，助阳道"和"山豆，治跌打，能行两脚"两种千斤拔。

千斤拔是两广地区常用的中草药，在两广地区还有一些关于千斤拔的谚语，如"家中备有千斤拔，腰酸腿疼不需怕""千斤拔，是个宝，壮腰健肾效果好"等，这些都是对千斤拔功效的精辟概括。一些传统中医药古籍对千斤拔的药用记载见表 11-10 所示。

表 11-10　传统中医药中千斤拔的药用记载

书籍名称	记载内容
《植物名实图考》	"千觔拔，补气血，助阳道""山豆，治跌打，能行两脚"
《岭南采药录》	"祛风去湿，凡手足痹痛，酒煎服，并治腰部风湿作痛，里跌打"
再版《岭南采药录》	增加"味辛，性温"

书籍名称	记载内容
《山草药指南》	"取根浸酒服，祛风去湿"
《南宁市药物志》	"有舒筋活络、壮腰健骨作用。治风湿骨痛、腰肌劳损、气虚脚肿、跌打损伤、咳嗽吐血"
《广西中药志》（第2册）	"味甘、微涩，性平，无毒"。能"舒筋活血，强筋骨。治腰痛、筋骨痛、四肢酸软、跌打扭伤、阳黄疸"
《常用中草药》	"有舒筋活络、壮腰健骨作用。治风湿骨痛、腰肌劳损、气虚脚肿、跌打损伤、咳嗽吐血"
《广西中草药》	"味甘淡涩，性平"，能"舒筋活络，强腰壮骨"
《草药手册》	"甘、微涩，无毒"，能"强筋壮骨，散寒解毒。治产后关节痛，妇女白带，跌打损伤"
《福建药物志》（第一册）	"微苦、平"，能"祛风除湿，消肿解毒。主治风湿关节痛、坐骨神经痛、腰肌劳损、劳倦乏力、慢性痢疾、慢性肾炎、产后腰膝痛、咽喉肿痛、跌打损伤、疔疮痈肿、牙痛"
《湖南省中药材炮制规范》	"甘、辛、温，能祛风湿，强腰膝，舒筋活络。主治风湿性关节痛、腰腿痛、腰肌劳损、白带、跌打损伤"
《湖南药物志》（第一辑）	"蔓性千斤拔，性温，无毒，能补气血、助阳道；强筋壮骨，散寒解表"；"千斤拔，甘、淡、涩、平，能舒筋活络，强壮腰骨，润肺止咳"

由表 11-10 可以看出，《岭南采药录》中的功效记载沿用了《植物名实图考》中对"山豆"的记载，并且增加了性味和服用方法。其中"辛"有发散的作用，"温"有温中散寒、助阳补火的作用，辅料"酒"能行气活血，温经散寒，风湿类病多由风寒湿邪引起，多用辛温类中药。1942 版《山草药指南》将千斤拔直接归为祛风湿药，也基本沿用了《岭南采药录》对千斤拔功效与用法的记载，只是首次明确了药用部位为根，其后的药学专著记载千斤拔的药用部位也多为根。其中《广西中草药》《草药手册》等药学专著将《岭南采药录》记载千斤拔的"味辛，性温"改成了"味甘、微涩，性平"，并增加了"无毒"的记载。《草药手册》和《福建药物志》（第一册）中增加了"散寒解毒和消肿解毒"的功效记载，现代本草文献《中华本草》《广东地产药材研究》等结合了"散寒解毒和消肿解毒"与《植物名实图考》中的"补气血"，形成"活血解毒"的功效。《广东省中药材标准》（第一册）、1990 年版《广西中药材标准》《北京市中药材标准》《山西省中药材中药饮片标准》（第一册）等地方标准记载千斤拔性味为味甘、微涩，性平；而 2009 年版《湖南省中药材标准》《贵州省中药材、民族药材质量标准》则记载千斤拔性味为味甘、辛，性温。上述地方中药材标准中均记载千斤拔有祛风利湿、强筋壮骨的功

效，可用于风湿骨痛、跌打损伤等的治疗。

2. 民族药学中千斤拔的药用历史考证　千斤拔在许多少数民族中均有应用历史，一些民族医药书籍对不同品种千斤拔的认识和使用都有比较详细的记载。在《中国民族药志要》中共收载四种千斤拔的民族药用，分别是千斤拔、大叶千斤拔、墨江千斤拔、河边千斤拔。民族用药的特色是结合四种千斤拔的功效，赋予千斤拔更多的药用价值，使其用于更广范围的病症，而不再单纯的用于祛风除湿和强筋壮骨。千斤拔在民族药用记载见表 11-11。

表 11-11　民族药学中千斤拔的药用记载

民族药学	别名记载	功效记载
瑶药	千斤拔被称为"掏马桩"，大叶千斤拔被称为"冻寡根、天斤拔（金秀语）"	"千斤拔除了有祛风湿的功效，可用于风湿骨痛，跌打腰痛外，还可用于治疗肾炎、支气管炎"
壮药	千斤拔被称为"棵拉丁（柳城语）、棵前根（桂平语）、钻地龙（龙州语）"；大叶千斤拔被称为"棵代准对拢（崇左语）、棵索里、棵要批尔（柳城语）"	"除了有治风湿骨痛、腰骨疼痛的功效，还用于治疗软困目眩、四肢无力、消化不良、食欲不振，还认为大叶千斤拔有治肺结核咯血的作用"
傣药	大叶千斤拔被称为"嘎三比拢（西傣）、胖衡（德傣）、夏三比龙、嘎三比拢（西傣）"；河边千斤拔被称为"牙瞎蒿（西傣）"	"大叶千斤拔有治疗跌打损伤、风湿骨痛的作用，但不是其主要功效。大叶千斤拔主要用于治疗食欲不振、腹部胀满、痢疾、腹泻，以及月经不调、痛经、产后大出血、尿淋等。而且认为河边千斤拔的根、茎都可作药用，用于治疗风湿性关节炎、慢性阑尾炎、白带"
苗药	千斤拔被称为"跳马等、跳马登"	"根可用于治疗风湿关节炎、腰肌劳损、腰骨疼痛、跌打损伤等症。除此之外还认为千斤拔可治疗慢性支气管炎、乳腺炎、小儿麻痹后遗症、毒蛇咬伤"
白药	千斤拔被称为"野白点"	"根可用于治疗风湿关节炎、腰肌劳损、腰骨疼痛、跌打损伤等症。其还可用于血崩、白带的治疗"
侗药	将千斤拔称为"老鼠尾（三江语）"	"侗药特色在于认为其有治疗软困目眩、四肢无力、消化不良等症的作用"
彝药	将千斤拔称为"呢吾过旗（隆林语）"；将墨江千斤拔称为"桌尖、桌尖罗"	"墨江千斤拔根可治疗肾炎、膀胱炎"
傈僳药	将大叶千斤拔称为"垮乃拔"	"大叶千斤拔可治疗烫伤"
拉枯药		"其根主治风湿骨痛、月经不调、产后流血、腹泻腹胀痛，还可治肝炎"
哈尼药	将千斤拔称为"喇捋（la luo）"	"全草治风湿关节炎、跌打损伤、腰肌劳损、风寒骨痛，还可用于治疗咽喉炎"

注：千斤拔的民族药用历史在《滇省志》《傣药录》《版纳傣药》《滇药录》等医药书籍均有记载。

（五）结语

千斤拔作为岭南地区常用的中草药，其应用价值非常广泛。《植物名实图考》是最早记载千斤拔的文献，也是记载产地、植物形态以及功效较全的本草。根据其记载的两种千斤拔的功效（"千觔拔"补气血，助阳道；"山豆"治跌打，能行两脚）可看出"山豆"与现今的蔓性千斤拔（主要功效：祛风除湿，强筋壮骨，治跌打损伤）相符。1932年版的《岭南采药录》仅记载了千斤拔的功效，未记载其植物形态特征，很难确定其品种基源，但是通过1936年再版的《岭南采药录》对千斤拔根的特征（根形如鼠尾，颇长）记载来看，这与1955年版的《中国主要植物图说——豆科》里记载的蔓性千斤拔 *Moghania philippinesis*（Merr.et Rolfe）H.L.Li.："别名老鼠尾、一条根土黄芪、千斤吊等，味甘、辛、涩，性平。有祛风利湿，祛瘀解毒的功效"一致。通过"别名老鼠尾"及"有祛风利湿功效"的记载可以看出，《岭南采药录》和《中国主要植物图说——豆科》记载的是同一物，都是蔓性千斤拔 *Moghania philippinesis*（Merr.et Rolfe）H.L.Li.。通过对比记载的植物特性可知蔓性千斤拔与《植物名实图考》中的"千觔拔"一致；而其功效与《植物名实图考》中的"山豆"基本一致。因此，蔓性千斤拔究竟是《植物名实图考》中记载的"千觔拔"还是"山豆"，仍需更深一步的探究。

在《岭南采药录》首次以简体字"千斤拔"记载后，其后出版的一些权威药学专著《中华本草》《中药大辞典》《广东中药志》等均以千斤拔为正名记载此药。此外，一些各地省级药材标准如《广东省中药材标准》（第一册）、《广西中药材标准》1990年版、《湖南省中药材标准》2009年版、《北京市中药材标准》《贵州省中药材、民族药材质量标准》《山西省中药材中药饮片标准》（第一册）等均以千斤拔为正名收载，足以说明千斤拔符合该药命名原则，能承上启下，顺应历史，而其余土黄鸡、金鸡落地、老鼠尾、透地龙、牛大力、千里马、一条根、钉地根等均可作为该药别名。

千斤拔药用历史悠久，品种众多，各地使用不统一，不同品种的千斤拔经常被混淆使用。目前中药市场上主要的千斤拔品种有蔓性千斤拔 *Flemingia philippinensis* Merr. et Rolfe、大叶千斤拔 *Flemingia macrophylla*（Willd）Pram.、球穗千斤拔 *Flemingia strobilifera*（L.）Ait. 及绣毛千斤拔 *Flemingia ferruginea* Wall.ex Bonth-*Moghania ferraginea*（Wall.ex Benth.）Li. 四种，其中最常用的是蔓性千斤拔，其他三个品种由于功效与之类同，也常常在不同地区作为千斤拔来使用，而球穗千斤拔因其形态与蔓性千斤拔相似，经常被混杂于蔓性千斤拔中使用，应注意区分。

千斤拔的药用历史在传统中医药和民族医药学中均有记载，且各有特色。传统中医药药学专著及地方药材标准对千斤拔性味及功效的描述大体相似，都记载了千斤拔有祛风除湿、强筋壮骨的功效，只是不同文献记载的方式有差异。对千斤拔的性味描述有性"温、平"，味"辛、甘、微涩"的差异。中药四气包括寒热温凉，性平入性存在争议，其实性平也有偏温、偏凉的不同，综合千斤拔功能主治，本品药性应为温热，但根据现代许多本草和地方标准将其性定为平性，表明该品种温热性不明显，固将其性改为微温最为合适。在味中增加了"甘、微涩"，甘味与千斤拔有强筋壮骨的补虚作用相符；而涩味有收敛固涩作用，和近代一些文献中认为千斤拔可治疗白带、血崩等妇科滑脱病证相符。因此，千斤拔的味为辛、甘、微涩。民族医药将千斤拔的根、全草均作药用，不同民族的使用方法也各不相同。总的来说，民族医药中常将千斤拔用作治疗咽炎、肾炎、膀胱炎、腹部胀满、痢疾等疾病的良药。

二、牛大力的考证

牛大力为豆科植物美丽崖豆藤 *Millettia speciosa* Champ. 的干燥根，具有强筋活络、补虚润肺的功能，临床可用于病后虚弱、阴虚咳嗽、腰肌劳损、风湿痹痛、遗精、白带等，现代临床研究已证实其对多种慢性疾病，如风湿性关节炎、肺结核、慢性支气管炎、慢性肝炎等均有一定疗效。本品在两广地区还广泛用作煲汤原料，可补腰肾、强筋骨，为岭南地区著名的药食两用植物。牛大力及其别名从古至今多有文献史料记载，但也存在同物异名、同名异物现象，易给中药市场造成混淆，导致临床误用。为正本清源，规范牛大力临床使用，现根据古今文献资料，对牛大力的始载本草、名称、混淆品及药用历史进行考证。

（一）始载本草考

牛大力始载本草至今未有定论，作为我国目前收载药物最多、品种最齐全的《中华本草》以及在中药业界影响较大的《中药大辞典》均一致认为牛大力最早药用的本草记载是 1932 年出版的萧步丹《岭南采药录》，1998 年版《北京市中药材标准》及《中药炮制大全》等则认为牛大力最早药用本草记载是 1959 年由广西陆川县中医研究所编写的《陆川本草》。由于《中华本草》《中药大辞典》在业界均具有一定的权威性，以致当前国内中药界大多认为牛大力始载本草是《岭南采药录》。经过考证，《岭南采药录》《陆川本草》虽分别以牛大力别名大口唇、山莲藕收载了牛大力，但并非始载本草，最早记载牛大力的本草专著应该为明末清初时期岭南医药学家何克谏的《生草药性备要》，比其晚 200 多年的《岭南采药录》对牛大力的记载是在参考《生草药性备要》的基础上修订而来的。

《生草药性备要》是岭南生草药医家何克谏撰写，成书于 1717 年的本草著作，在其下卷载有"大力牛"一药，曰："味甜，性劫，壮筋骨，解热毒，理内伤，治跌打。浸酒滋肾。一名大口唇，一名扮山虎。"而萧步丹编写的《岭南采药录》于民国二十一年即 1932 年出版，书中则以大口唇为名延载了《生草药性备要》中的大力牛："别名牛大力、扮山虎。从化多出产。味甘，性劫，壮筋骨，解热，理内伤，治跌打。以之浸酒，滋肾。"可以看出成书比《生草药性备要》晚 215 年的《岭南采药录》记载的大口唇与《生草药性备要》记载的大力牛内容基本一致，应同属一物，只是《岭南采药录》中记载的大口唇在别名中将原书中的大力牛错写成牛大力，这一误写竟成为今天药物的正名了，这可能是《中华本草》《中药大辞典》等主流本草认为其是始载本草的主要原因。而 1959 年出版的《陆川本草》载有山莲藕："别名坡莲藕，生山麓。灌木，高一、二尺，根呈联珠状块根，略似莲藕故名。茎圆形，皮棕色，嫩枝有白色绒毛。奇数羽状复叶，小叶革质，有光泽，间或有绿色斑块，叶椭圆形或梭形，长一寸半至三寸，宽八分至一寸二分，叶脉网状，向背面突起，黄色，叶柄极短，大小叶柄基部有勾状托叶一对。"通过《陆川本草》对山莲藕的生长环境、植物形态等描述可知，该山莲藕与现今豆科植物美丽崖豆藤，即牛大力的生长环境、植物形态等描述基本一致，这应该是最早记载牛大力生长环境、植物形态描述的本草，这也可能是 1998 年版《北京市中药材标准》及《中药炮制大全》等部分书籍认为《陆川本草》是始载本草的根本原因，但其只是中华人民共和国成立后编写的一本本草，远晚于《生草药性备要》。综上所述，牛大力之名最早出现于《岭南采药录》，最早有牛大力生长环境、植物形态描述的本草应该是《陆川本草》，而始载牛大力的本草应为《生草药性备要》。

（二）名称考

牛大力在始载本草《生草药性备要》中是以大力牛为正名，大口唇、扮山虎为别名收载，而在 1932 年版的《岭南采药录》中则以大口唇为正名，牛大力、扮山虎为别名收载。该书首次出现了牛大力这一药名，也是现今众多主流本草将《岭南采药录》作为该药始载本草的主要原因。从大力牛改为牛大力显然是萧步丹的杰作，然而其是无心写错还是有意改之，尚不得而知，但大力牛、牛大力都有"服用此药能令人力气增大"的含义，表明该药有补虚的作用，只是大力牛重点突出牛，容易让人误解该药为一类与牛有关的动物药，故以牛大力为名较适合。大口唇则以该植物花呈蝶形花，花冠似张开的大口唇而得名；扮山虎则以该植物为藤类灌木常似攀缘于岩石、大树和山上而形成类似爬山虎植物形态得名。此后 1942 年版《山草药指南》也以大口唇为正名收载，而别名变为牛大刀、扮山虎，其余内容基本与《岭南采药录》收载的大口唇一致，牛大刀与牛大力只是一字之差，应该是刻工不精，误将"力"字刻成"刀"了。中华人民共和国成立后，1959 年出版的《陆川本草》

则以山莲藕为正名、坡莲藕为别名收载该药，此后的《民间中草药选》《梧州中草药》等地方本草均以山莲藕为正名收载该药，别名还有大甘草薯、九龙串珠等。20 世纪 60 ~ 70 年代也是各地中草药运动蓬勃兴起时期，众多两广本草对该药有记载，并涌现出众多异名，如《南宁市药物志》的地藕、《常用中草药手册》的大力薯、《龙门民间草药》的白花牛大力、《广西药用植物名录》的大莲藕、血藤及《广东中草药》的山藕、倒吊金钟、甜牛大力、大口牛等。这些异名多根据药用部位根呈连珠形状而来，例如山莲藕、坡莲藕、地藕、大甘草薯、大力薯、山藕、大莲藕、九龙串珠等；而白花牛大力、倒吊金钟、大口牛则均以其白色花冠或铃铛唇口形状花朵而得名；甜牛大力则以该药味甜而得名。综上所述，牛大力名称主要根据该植物功能、形态、根的形状、花的形状等来命名。由于根据植物藤本形态命名的扮山虎、山莲藕、坡莲藕、地藕、大甘草薯、大力薯、山藕、大莲藕、九龙串珠、大口唇、倒吊金钟、大口牛等专属性不强、内涵不足，不适合作为正名，而根据该药物功能命名的牛大力具有专属性强、内涵丰富的优点，可担当正名大任。1968年出版的《广东中兽医常用草药》就以牛大力为正名收载该药，此后出版的《广东中草药》《常用中草药手册》《中药大辞典》《广东中药志》《中华本草》等均以牛大力为正名收载该药，特别是 1990 年版《广西中药材标准》、1998年版《北京市中药材标准》《广东省中药材标准》（第一册）、《山西省中药材中药饮片标准》（第一册）等现代各地省级标准也均以牛大力为正名收载，足以说明牛大力符合该药命名原则，能承上启下，顺应历史，而其余扮山虎、大口唇、山莲藕、坡莲藕、地藕、大甘草薯、大力薯、山藕、倒吊金钟等均可作为该药别名。

（三）易混淆品考

与牛大力同属的植物全世界约有 200 种，在我国有 40 种，其中同属的绿花崖豆藤 *Millettia championi* Benth. 药材性状与牛大力相似，容易与之混淆。香港中草药学专家关培生教授在校勘及增订《岭南采药录》时，将其中的大口唇（别名牛大力）考证为绿花崖豆藤，并在增订内容中指出牛大力为同属植物美丽崖豆藤的商品名称，与本种非一物。其实绿花崖豆藤与美丽崖豆藤虽为同属植物，但两者之间还是有不少差异，其中最主要的绿花崖豆藤是味苦的，称其为苦味牛大力或苦牛大力，而美丽崖豆藤是味甘（甜）的，有甜牛大力之称，从这一点也可以推断《岭南采药录》中记载味甘的大口唇（别名牛大力）应该是美丽崖豆藤，而非关培生教授所说的绿花崖豆藤。其次，绿花崖豆藤根不呈牛大力的连珠状，而呈圆锥形，叶和小枝均光滑无毛，花冠淡绿色，与牛大力叶下表面、小枝均密被茸毛，花冠白色有明显区别；且绿花崖豆藤不具有牛大力的补虚润肺作用，而是具有凉血散瘀、祛风消肿之功效，民间用来治疗跌打损伤，应注意与牛大力区别使用。

此外，在 1936 年再版的萧步丹《岭南采药录》中载猪仔笠别名大力牛，故陈晨等据此将《岭南采药录》中记载的猪仔笠认为是牛大力。而 1932 初版的《岭南采药录》中载猪仔笠为："别名山葛，子有红白二种，味甘，性温，无毒。止咳化痰，润肺滋肾，新染痰火证者。宜和猪精肉煎汤饮之，又和童便、姜汁、黄酒、盐水，十蒸九晒，服之润颜益精。"其基本沿用了《生草药性备要》中对猪仔笠记载内容，而在 1936 年再版《岭南采药录》中则将猪仔笠别名修订为容易产生混淆的大力牛，并增加了"蔓生，根类葛"的植物形态描述。根据其对猪仔笠形态、功效描述，与现今豆科植物鸡头薯 *Eriosema chinense* Vog. 基本一致。现今《中华本草》《中药大辞典》等主流本草著作则将猪仔笠为正名收载，即猪仔笠为豆科鸡头薯属植物猪仔笠 *Eriosema chinense* Vog. 的块根，该植物为草本，根为纺锤形或球形，花冠黄色，有清肺化痰、生津止渴、消肿的功效，与牛大力的植物形态与功效不同，非为一物，切勿混淆。

（四）性味功效考

最早有牛大力药用记载的本草是清代何克谏所著的《生草药性备要》，其"味甜，性劫"，并具有"壮筋骨，解热毒，理内伤，治跌打，浸酒滋肾"的功效。其后民国期间出版的《岭南采药录》《山草药指南》基本沿用了《生草药性备要》对该药的记载，只是将该药性味修改为"味甘，性濇"，且《山草药指南》将"浸酒滋肾"的用法删除了。其味"甜"或"甘"，意思一致，现多用"甘"，而"劫"和"濇"也是意义相同，都通作现今的"涩"，只是"涩"也是中药味的一种，不属于中药的性，涩与酸味作用相似，都具有收敛固涩作用。然而从上述文献对牛大力功效描述来看，其只有补益作用，而并没有收敛固涩作用，由此可推断牛大力应该只有甘味，而涩味不适合作为其药味。1959 年出版的《陆川本草》载该药"味苦，性寒"，能"清肺，止咳，止衄，清凉解毒。主治痢疾、咳血、温病身热口渴、头昏脑涨"。其所载"清凉解毒"功能与《生草药性备要》《岭南采药录》《山草药指南》所载"解热毒"功效基本一致，而所载的"味苦"，增加药性偏寒及能"清肺止咳、止衄"功能，且未提及"壮筋骨、滋肾"等补益作用，与上述文献有较大区别。此后出版的《广东中兽医常用中草药（第一辑）》《广东中草药》《常用中草药手册》《梧州地区中草药》《中药大辞典》《广东中药志》《中华本草》等均将《陆川本草》记载的"清肺止咳"与《生草药性备要》记载的"壮筋骨，滋肾"内容融合在一起，形成"补虚润肺"或"补肺滋肾""舒筋活络"或"壮筋活络"两大主要功效，能主治"肺虚咳嗽，咳血，肾虚腰膝酸痛，风湿痹痛，跌打损伤"等，性味多为甘平，只是在功能主治排序方面存在差异，如

《常用中草药手册》等少数本草书籍将"舒筋活络"或"壮筋活络",能治"风湿痹痛,跌打损伤"列为第一功能主治;作为地方标准首次收载该药的1990年版《广西中药材标准》也是将"舒筋活络"列为第一功能,而《中药大辞典》《广东中药志》《中华本草》等大部分本草书籍则将"补虚润肺"或"补肺滋肾",能治"肺虚咳嗽,咳血,肾虚腰膝酸痛"列为第一功能主治。自《生草药性备要》记载牛大力药用以来,其味甘,能"壮筋骨、滋肾"功能得到广泛认同,故其补虚作用,即"补虚润肺"或"补肺滋肾"应为第一功效,而性属寒抑或平主要看牛大力对人体阴阳盛衰、寒热变化的作用倾向,从该药的功能主治及对人体作用来看,该药应偏凉,但作用较缓和,属药性平和类,故现代中药书籍均将其列为平性药。近年出版的1998年版《北京市中药材标准》《广东省中药材标准》(第一册)、《山西省中药材中药饮片标准》(第一册)等地方药材标准均将牛大力的性味注明为甘平,将"补虚润肺"列为其第一功效,"舒筋活络"列为其第二功效,且对其主治病症用中医术语进行了规范,删除了1990年版《广西中药材标准》记载的"慢性肝炎,肺结核"等西医病名。这些为该中药今后在中医临床合理使用奠定了坚实基础。

(五)结语

牛大力始载于明末清初生草药医家何克谏所著的《生草药性备要》,其应用历史悠久,在古今不同本草文献中名称各异,差异较大,且有易混淆品存在,常易造成误用或混用。通过对牛大力系统的本草考证,明确了牛大力名称、药用历史逐步演变的整个过程、有何易混淆品种及功能主治等,可减少或避免错用、误用,有利于今后临床合理应用和进一步深入开发研究。

三、走马胎的考证

走马胎为紫金牛科植物大叶紫金牛 *Ardisia gigantifolia* Stapf. 的根及根茎,具有祛风除湿、活血化瘀的功效,用于治疗风湿筋骨疼痛、跌打损伤、产后血瘀腹痛、痈疽疮疡,疗效显著,是岭南民间习用中药,两广地区有"双脚迈不开,不离走马胎"之说,可见其在消除疲劳、活血、行血等方面的功效。近年来,走马胎的市场需求不断增加,药用资源遭到掠夺式开发,资源面临枯竭,市场出现大量的混伪品,如黄马胎、朱砂根、羊踯躅、路边青等。为使走马胎能正确的应用,正本清源,因此,现对走马胎进行品种、性味、药用历史及常见的混淆品的考证,以便能更好地开发利用走马胎这一中草药资源。

(一)本草考证

1.品种考证 走马胎最早见于清代何克谏所撰《生草药性备要》(约1717年),载:"走马胎,味劫、辛,性温。祛风痰,除酒病,治走马风。"书中提及功效，未载产地、形态。清代赵学敏《本草纲目拾遗》（1765 年）载曰："走马胎，出粤东龙门县南困山中，属庙子角巡司所辖，山大数百里，多低槽，深峻岩穴，皆藏虎豹，药产虎穴，形如柴根，干者内白，嗅之清香，研之腻细如粉，喷座幽香，颇甜净袭人。研粉敷痈疽，长肌化毒，收口如神。"清代赵其光所著《本草求原》（1848 年）载曰："走马胎……祛风痰，理酒病。"民国萧步丹著《岭南采药录》（1932 年）载曰："走马胎，产龙门县，形如柴根，干者内白，嗅之清香。研之腻细如粉。研粉傅疮疽。长肌化毒收口如神。一说。味辛。性温。壮筋骨。祛风去湿。除酒病。治走马风。理跌打伤止痛。治四肢疼痛。俱水煎服。"以上记载未载原植物形态，但其产地、生境、药材性状及功效分析，与广东省龙门县等地用作跌打损伤和疮疡要药走马胎（*Ardisia gigantifolia* Stapf.）相符，系两广地区自清代以来的习惯用药，用法至今亦多研粉外敷。《龙门民间草药》亦载有走马胎，载其叶红背青，生长深山山沟，功用祛风湿消肿痛，用根冲酒服治疗风湿痹痛，可舒筋活络。并附走马胎图，与现今走马胎（大叶紫金牛 *Ardisia gigantifolia* Stapf.）一致，见图11-3。

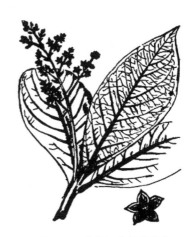

图 11-3 《龙门民间草药》
附走马胎图

2. 性味考证　走马胎性味辛温，历代本草所载性味基本一致，如《生草药性备要》《岭南采药录》《山草药指南》均载为辛温，《本草求原》载为辛涩微温，辛能散能行，这与所载其功效能活血祛瘀有关。《陆川本草》载为甘平，差异最大。现代本草多有增加苦味，如《广西中药志》载为辛微苦，《中药大辞典》《中华本草》载为苦、微辛，《中药材商品规格质量鉴别》载为辛、苦，苦能燥湿，这可能与近代本草书籍增加其有祛风湿的功效有关。

3. 药用历史考

（1）历代本草的药用记载　《生草药性备要》载走马胎："祛风痰，除酒病，治走马风。"《本草纲目拾遗》载："研粉敷痈疽，长肌化毒，收口如神。"《本草求原》载："壮筋骨，已劳倦，远行宜食。"《岭南采药录》载："理跌打伤止痛。治四肢疼痛。"《陆川本草》载："祛风湿，治风湿骨痛，风瘫鹤膝。"《山草药指南》载："治跌打伤，止痛，并治四肢疼痛。""性温，气香，取根研磨敷疮，生肌化毒，收口如神。"由此，古本草主要应用走马胎治疗跌打损伤、痈疽疮疡、风湿骨痛等病症。

（2）现代本草的功效记载 《龙门民间草药》载走马胎："祛风湿消肿痛，主治风湿痹痛、舒筋活络。"《广西中药志》载："行血活血。治产后血淤。"《广东中药志》载："产后血淤腹痛。"《潮汕青草药彩色全书》载其叶"外用治扭伤，痈疖肿毒，慢性溃疡。"《彩图中国百草良方》载："祛风活血，消肿止痛，根主治风湿性关节炎、腰腿痛、跌打肿痛、疮疡等症。叶外用治扭伤、痈疖肿毒、慢性溃疡。"并载单用叶煎服治疗产妇月内风，外用治疮疖肿痛。《民间医药秘诀》载走马胎可祛风活络、活血散瘀。根煎水服治疗产后风瘫、半身不遂；叶煎水服治疗崩漏。《临床实用中药》载走马胎可祛风湿、壮筋骨，治风湿脚肿脚痛，消肿止痛活络，理跌打。《中国植物志》载其有消除疲劳、活血、行血等方面的功效，根茎及全株用于祛风补血、活血散瘀、消肿止痛，外敷治痈疖溃烂。《广西中药材标准》载："祛风湿，壮筋骨，活血祛瘀。用于风湿筋骨疼痛，跌打损伤，产后血瘀，痈疽溃疡。"《广东省中药材标准》载："祛风除湿，活血化瘀。用于风湿痹痛，跌打损伤，产后血瘀腹痛，痈疽疮疡。"由此可见现代对走马胎的功效认识基本延续古本草，认为其具有很好的祛风除湿、活血化瘀的功效，在祛风湿、跌打损伤、消肿止痛等方面均有很好的应用。新增走马胎叶入药，外用可治疮疖肿痛、下肢溃疡、跌打扭伤，内服可治妇科产后内风等症。

（3）用药禁忌的记载 历代本草及《广东省中药材标准》《广西中药材标准》等标准类书籍均未载走马胎的用药禁忌。而2000年出版的《彩图中国百草良方》及2002年出版的《潮汕青草药彩色全书》中记载："孕妇忌服。"《广东中兽医常用草药》载走马胎妊畜忌用。孕妇忌服是指走马胎对孕妇或胎儿有一定的毒副作用，可导致胎儿畸形或流产等，不能服用。本品历代本草未载其毒性，应是无毒性。本品可做理血剂使用，有一定的活血化瘀功效，这可能是本品被列为孕忌服的主要原因。

（二）混淆品考证

在广东、广西部分地区有把以下几种中药混作走马胎入药，应注意区别。

1.走马风 《生草药性备要》载走马胎："祛风痰，除酒病，治走马风。"《岭南采药录》载"治走马风"，因此"走马风"在古本草中应是走马胎治疗的一种疾病。而现代本草已将走马风衍化成走马胎的别名，如1963年出版的《广西中药志》和1969年出版的《广西民间常用中草药手册》，均载走马胎别名走马风，而同时期的广东草药书籍未见该记载。直至1976年的《中草药学》和1979年出版的《中国植物志》分别载走马胎别名走马风，在《中国植物志》中并注明走马风为广西的称谓。之后的《中药炮制大全》《中药材商品规格质量鉴别》《广东省中药材标准》等书籍均将走马风列为走马胎的别名。

《广西中药志》另载有药物走马风，为忍冬科植物接骨草 *Sambucus chinensis* Lindl.，广西民间以全株入药，据《广西中药材标准》记载，该药与陆英、蒴藋为同一植物来源，具有悠久的药用历史。功效与走马胎均类似，走马风《广西中药材标准》载其活血消肿、祛风除湿，用于跌打损伤、风湿关节炎、骨折疼痛等。《广东省中药材标准》载走马胎可祛风除湿、活血化瘀，用于治疗风湿痹痛、跌打损伤、产后血瘀腹痛、痈疽疮疡等。走马风为孕妇忌服。因此，两药均有走马风这一名称，应注意区别使用。

2. 黄马胎 《本草纲目拾遗》载走马胎性状为"干者内白"，《广东中草药》《广东省中药材标准》《潮汕青草药彩色全书》等书籍记载其有"白马胎"的别名，因此断面白色应为走马胎重要的特征。而 1969 年广东南雄县出版的《中草药汇集》载走马胎"本品有两种，还有一种称黄马胎，作用相近，但一般以白马胎为多用。这两种是不同科属的两种植物，采时须注意鉴别"。1970 年《龙门民间草药》载走马胎并注释有黄白两种。同年广东省农林水科学技术服务站经济作物队编绘的《常用中草药彩色图谱》于走马胎附注项下说明，一种草药黄马胎也混做走马胎药用，并根据当时广东高要禄步公社药材收购站提供的标本，鉴定其为茶茱萸科植物甜果藤 *Mappianthus iodoides* Hand.-Mazz.。1995 年出版的《中药材商品规格质量鉴别》中走马胎项下收录走马胎和黄马胎两个品种，亦收载黄马胎为茶茱萸科植物甜果藤的根，功效为祛风活络、消肿解毒，用于风湿性腰腿痛、手足麻痹、跌打损伤等症，并强调黄马胎为地方习用品种，与走马胎性能相近，但不应与走马胎混同药用。性状区别为，黄马胎表面灰黄色，皮部厚。走马胎根呈念珠状，"蛤蟆皮"明显，皮层刀刮可见"血星点"，断面白色，带粉性。见图 11-4。据走访广西桂林原生药材交易市场以及购买国内几家大型饮片公司走马胎的供应情况，目前药材市场以黄马胎替代走马胎药用的情况仍很普遍。两者虽功效相近，但还是有区别。走马胎目前未见大规模的栽培种植，导致该药物资源日益匮乏，因此能否用黄马胎代替走马胎入药仍需要更多的临床和实验证据支持。

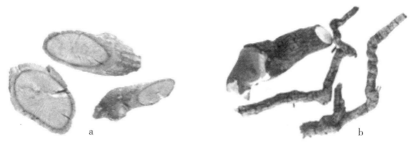

图 11-4 《中药材商品规格质量鉴别》载黄马胎图（a）、走马胎图（b）

3. 朱砂根　1969 年出版的《广东中兽医常用草药》载朱砂根在广东惠来（潮汕南部）有"马胎"的别名。1970 年出版的《常用中草药彩色图谱》走马胎附注条载有梅县和汕头地区用同属植物朱砂根 *Ardisia crenata* Sims 或斑叶朱砂根 *Ardisia punctata* Lindl. 的根作走马胎入药，自产自销，并注明不应与走马胎正品混淆。《潮汕生物资源志略》亦载朱砂根汕头有马胎的别名。从潮汕地区的普宁、揭阳、饶平三地民间生草药店购买走马胎，买到的都是朱砂根。因此，广东潮汕一带仍有用朱砂根代替走马胎入药的习惯。两者虽为同科属植物，但功效仍有区别，朱砂根为解毒消肿、活血止痛、祛风除湿的功效，用于咽喉肿痛、风湿痹痛、跌打损伤。性状方面，朱砂根比走马胎根茎小，中间有木心，质硬，皮部厚，外侧有紫红色斑点散在，习称"朱砂点"，与走马胎皮部的"血点"不同，应注意区别。

4. 羊踯躅　有文献报道，市面用杜鹃花科植物羊踯躅 *Rhododendron molle* G..Don 的根冒充走马胎，该品呈不规则块片状，表面暗紫色，粗糙具纵皱纹，皮部较薄，无窝点，木部浅黄色，不呈放射状，气微，味淡。性味功效均有很大的区别，羊踯躅有大毒，治风寒湿痹、跌打损伤、痔漏、癣疮。两者不能混同使用。

5. 路边青　有文献报道，另有用马鞭草科路边青 *Clerodendrum cyrtophylllum* Turcz. 的茎加工成饮片混作走马胎使用的情况。路边青茎呈不规则块片状，表面灰褐色，无纵皱纹，有黄色圆点状皮孔，皮部较薄，无窝点，木部白色，不呈放射状，气微，味涩。路边青茎未见药用报道，两者不能混同使用。

6. 其他　另有走马胎的其他同属多种植物出现混用的情况，如矮地茶 *Ardisia japonica*（Thunb.）Bl.、大叶百两金 *Ardisia crispa*（Thunb.）A.DC.var. *amplifolia* Walker、红毛走马胎 *Ardisia mamillata* Hance.，但植物体均较小，主根均不及走马胎粗壮，较易区别。

（三）结语

走马胎始载于《生草药性备要》，在《本草纲目拾遗》《岭南采药录》《本草求原》等岭南本草书籍均有记载，根据文献所载产地、生境、药材性状及功效分析，与广东省龙门县等地用作跌打损伤和疮疡要药走马胎 *Ardisia gigantifolia* Stapf. 相符。药性方面，历代本草因其具有活血化瘀的功效而载其药性辛温，近代本草多有侧重其在祛风湿方面的功效，而认为其性味辛苦温，但两广药材标准仍以古本草所载辛温性味收载。药用沿革方面，从古至今均载其具有祛风除湿、活血化瘀的功效。现代本草新增走马胎叶入药，认为其外用可治疮疖肿痛、下肢溃疡、跌打扭伤，内服可治妇科产后内风等症。有书籍记载走马胎孕妇忌用，可能出于其在活血化瘀方面药效较强的考虑，使用应注意。

走马胎与走马风、朱砂根、红毛走马胎等存在同名异物现象，应注意区别。该药与黄马胎、朱砂根及紫金牛科属植物混用历史较长，现仍充斥于市场，功效虽相近但仍有差别，应区别使用。羊踯躅和路边青两药与走马胎片型相近而冒充走马胎，但羊踯躅有大毒，路边青未载药用，不能混用。与混淆品性状特征进行对比分析，走马胎根更粗大，呈念珠状，"蛤蟆皮"明显，皮层刀刮可见"血星点"，断面白色，带粉性，这些特征可作为走马胎性状鉴别点。

四、宽筋藤的考证

宽筋藤为防己科植物中华青牛胆 *Tinospora sinensis*（Lour.）Merr. 的干燥茎藤，为南方地区常用中草药，具有舒筋活络、祛风止痛的功效，临床用于风湿痹痛、屈伸不利、跌打损伤等症。关于宽筋藤的别名古今本草多有记载，由于地理位置及语言的差异，记载的品种存在同名异物现象，常导致临床使用宽筋藤药材来源混乱。此外，对宽筋藤的用药部位、性味归经、功能主治不同的书籍描述也存在分歧。为正本清源，保证临床用药安全，现对宽筋藤的文献记载、名称、药用历史等进行考证。

（一）文献考证

清代以前，在本草专著中未见有宽筋藤的记载。清代岭南本草《生草药性备要》始载宽筋藤，曰："宽筋藤，味甘，性和，消肿，除风湿。浸酒饮，舒筋活络。其根治气结疼痛、损伤、金疮，治内伤，去痰止咳，治痛疽，挛手足，用热饭同敷甚效。一名火炭葛。"其后，多部岭南本草亦有类似的记载，如《本草求原》载："宽筋藤即火炭葛。除风湿，舒筋活络，消肿，敷疮，散热。藤、豏并用，浸酒良。根，治气结疼痛，止咳。"至近现代，如1932年版的《岭南采药录》载宽筋藤："味甘，性和，消肿，除风湿。敷疮散热，浸酒，舒筋络。其根，治气结疼痛，损伤金疮，治内伤，去痰止咳，治痛疽，手足拘挛，和热饭同捣敷甚效。"之后再版《岭南采药录》在原来记载的基础上增加了该植物生长环境、形态特征等描述，曰"生于山野，茎细长如蔓，匍匐地上，处处生根，长至数尺，有许多枝，分歧为数条。叶小，细长而尖，如鳞片状，密生于茎上。入药茎叶并用。又治酒风脚肿"。而其后胡真所著《山草药指南》也沿用《岭南采药录》记载宽筋藤的内容，简单记载了其别名、性味及治酒风脚肿作用。20世纪50年代香港草药学家庄兆祥医师根据再版《岭南采药录》描述在增订该书时将其确定为防己科植物中华青牛胆 *Tinospora sinensis* Merr.，之后香港另一草药学家关培生教授依据原文"叶小，细长而尖，如鳞片状"的描述，认为该药与防己科植物相差甚远（因防己科植物之叶片较大型，全缘或掌状深裂，非鳞片状也），将其订正为石松科植物铺地蜈蚣 Lycopodium cerunum L. 的带根全草，并指出，同属植物石松在北方地区亦作宽筋藤使用。其他现代本草书籍也把《生草药性备要》《本草求原》《岭南采药录》《山草药指南》所载的宽筋藤确认为石松科植物石松。

《生草药性备要》《本草求原》和 1932 年版《岭南采药录》所载的宽筋藤仅记载了其功效而未描述形态特征，因此很难确定其品种基源。我们从再版《岭南采药录》对宽筋藤形态特征描述的内容来看，其与现今防己科植物中华青牛胆 Tinospora sinensis（Lour.）Merr. 的确存在差异，而与石松科植物铺地蜈蚣 Lycopodium cerunum L. 或石松 Lycopodium japonicum Thunb. ex Murray 基本一致。但从《本草求原》中记载宽筋藤的"藤、薯并用"这句话来看，似乎不像是石松之类。因"薯"（或"头"）是广东地区古文献对药物记载融汇的地方特色方言，是指植物（且一般是指木质藤本）的地下部位（根及根状茎），如金樱子 Rosa laevigata Michx. 的根名为金樱薯，而石松是比较小的草本植物，不具备"藤、薯"的特点。故从这一点来说，《生草药性备要》《本草求原》等收载的宽筋藤似乎与防己科植物中华青牛胆更接近。因此，《生草药性备要》等岭南本草记载宽筋藤不能确定为防己科植物中华青牛胆 Tinospora sinensis（Lour.）Merr.。由此可见，广东地区使用的宽筋藤至少有防己科和石松科 2 种。

事实上，今天在广东作宽筋藤使用的药用植物来源也有多种，其中主要是防己科的中华青牛胆，也有少数地区用铺地蜈蚣等石松科植物入药，广东湛江地区还使用葡萄科植物四方藤及方茎宽筋藤作宽筋藤入药。《中药大辞典》载"四方藤，异名宽筋藤，为葡萄科植物四方藤 Cissus pteroclada Hayata.，木质藤本……"。同时，《广东中草药》也记载了四方藤，曰"方茎宽筋藤，味苦，性平，舒筋活络，去淤生新。为葡萄科白粉藤属植物方筋宽筋藤 Cissus hexangularis Therel. Ex Planch."。此习用品与中华青牛胆的植物科属种来源均不同，在植物形状方面较容易区分开来。

在 1959 年出版的《广西中兽医药用植物》中收载宽筋藤为防己科植物中华青牛胆 Tinospora sinensis（Lour.）Merr.，为内地最早正式明确宽筋藤的基原。其后，《广西特色中草药资源选编》《广西中草药》《粤北草药》《云南中药资源名录》《中华本草》等本草都图文并茂地记载了此药，收载的宽筋藤来源均为防己科植物中华青牛胆 Tinospora sinensis（Lour.）Merr.。

综上所述，宽筋藤之名最早出见于《生草药性备要》，其后有许多岭南本草文献均有宽筋藤记载，但基原均不明确，而首次以防己科植物中华青牛胆 Tinospora sinensis（Lour.）Merr. 作为宽筋藤正品明确收载的是 20 世纪 50 年在香港出版的庄兆祥增订本《岭南采药录》和 1959 年出版的《广西中兽医药用植物》。

（二）名称考证

宽筋藤之名最早出现在《生草药性备要》，之后，经常以正名或别名出现在不同医药文献之中，加之其别名众多，经常导致同名异物、同物异名等引起混名混用现象，故应加以考证、规范。《生草药性备要》《本草求原》均记载宽筋藤别名火炭葛，由于上述两部本草记载的宽筋藤尚不能确定为防己科植物中华青牛胆 *Tinospora sinensis*（Lour.）Merr.，故火炭葛不宜作为宽筋藤的别名。《山草药指南》载宽筋藤别名为伸筋草，伸筋草在《中药别名大词典》有记载："伸筋草出自《分类草药性》，为石松科植物石松 *Lycopodium japonicum* Thunb.ex Murray 的根全草。又名宽筋藤、火炭葛。其味苦、辛，性温。祛风散寒，除湿消肿，舒筋活血。"《国家药典中药实用手册》《中国药物大全》《本草图典》均记载伸筋草别名为宽筋藤，为石松科植物石松 *Lycopodium japonicum* Thunb. ex Murray，而宽筋藤的别名伸筋草已作为另一植物正名收载，故伸筋草亦不宜作为宽筋藤的别名出现。

《广西中兽医药用植物》《粤北草药》《广东中草药》《全国中草药汇编》等均明确以防己科植物中华青牛胆 *Tinospora sinensis*（Lour.）Merr. 收载的宽筋藤，其别名具有植物独特形态描述及地方特有习俗用语，或是描述其生态特点及独特功效。如《广西中兽医药用植物》记载其别名为"无地生须"，此别名可能与宽筋藤耐旱性颇强，不易枯死的植物特性相符合。《中药别名大词典》载其别名为"伸筋藤""无地根""砍不死"。其实，无地根与无地生须意思相近，"须"常形容植物的茎节间生出的须根，广东湛江地区常将甘蔗生出的须根称为"生须"。《粤北草药》载为"无爷藤""椿根藤""大椿根藤"等，"无爷""椿"都有表示长寿的意思，"椿龄"即祝人长寿，从字面意思都表示宽筋藤生命力顽强。而《广州常用草药增订本》载宽筋藤别名"透筋藤""吼筋藤"；《广东中草药》载其别名"松筋藤"；《广西本草选编》载其别名"软筋藤""松筋藤"；《全国中草药汇编》载"大接筋藤""牛掁藤""大松身"；这些别名则可能是对宽筋藤的生长形态、使用方式和药用功效的形容，如名"牛掁藤"可能与农民将其作为藤绳使用有关，"软筋藤"可能与宽筋藤具有舒筋活络功效以及治疗牛脚软病相关。

（三）性味功效考证

1. 传统中医药学中的宽筋藤性味功效记载　由于最早记载宽筋藤为 *Tinospora sinensis*（Lour.）Merr. 的《广西中兽医药用植物》为兽用医药本草，书中并未记载该药的性味，只简单记载宽筋藤的主要药用部位为茎部，可用于治疗牛脚软、喉风症等内容。其后 1969 年版《粤北草药》载："宽筋藤药用部位为藤。味苦涩，性平。宽筋活络，去湿热。"《海南岛常用中药手册》载：

"宽筋藤为中华青牛胆藤茎。味苦,性凉。舒筋活络,清热祛湿。"1970年版《广西中草药》载:"宽筋藤,茎入药,味微苦,性凉。祛风除湿,舒筋活络。风湿性关节炎,慢性腰腿痛,用五钱至一两,水煎服;外用适量,煎水洗患处。"1976年版《全国中草药汇编》载:"宽筋藤,味微苦,性凉。具有舒筋活络,祛风止痛的功效,用于风湿痹痛,坐骨神经痛,腰肌劳损,跌打损伤。"1996年版《广东中药志》载:"宽筋藤,中华青牛胆干燥藤茎,微苦、微寒。祛风湿,舒筋络。用于风湿痹痛,筋脉拘挛,屈伸不利。"

现各地方药材标准,如《广东省中药材标准》《广西中药材标准》和《湖南省中药材标准》对宽筋藤的药材来源、归经和功效记载一致,均载宽筋藤为防己科植物中华青牛胆 *Tinospora sinensis*(Lour.)Merr. 的干燥茎藤,归肝经,有舒筋活络、祛风止痛之功,可用于风湿痹痛、筋脉拘挛、屈伸不利、跌打损伤。《广东省中药材标准》和《湖南省中药材标准》对其性味记载也一致,即味苦,性微寒。而《广西中药材标准》对其性味描述为味苦,性凉。从以上药学专著对宽筋藤的药用部位、归经、功能主治描述来看,可见其大体相似,都记载宽筋藤具有舒筋活络和祛风湿的功效,且多用藤茎入药,而对宽筋藤的性描述有平、凉、寒、微寒,味有苦涩、苦、微苦的差异。性微寒、凉、寒及味微苦、苦的描述没有本质上的区别,只是程度上的不同,而与有关本草记载本品性平及味涩则有一定差异。中药四气包括寒热温凉,性平入性表述有争议,其实性平也有偏温、偏凉的不同,综合本品功能主治及主流本草对其药性的记载,本品药性应为微寒或凉。由于涩味有收敛固涩作用,与本品功能主治不符,故涩味不合适作为宽筋藤的药味,其应该只有苦味。

2. 民族药学中的宽筋藤应用   宽筋藤在许多少数民族中的应用也很多,且各民族对宽筋藤的认识和使用比较有特色。如在傣药中,宽筋藤也称为"竹扎令""竹杂领""赫端""嘿豁罗",除了具有祛风除湿功效,用于治疗风湿骨痛、跌打损伤外,还具有补虚的功效,可用于气虚体弱,还将其用于治疗感冒、痢疾、月经不调、蛇狗咬伤。在阿昌族和崩龙族,则将宽筋藤称为"隔夜找娘""隔耶召娘";景颇族将其称为"矛刀镍";佤族是"额思多""答额息多";苗族则名为"蔓瓜""慢栝""莽作椤";哈尼族称"咧则",用法均与傣族相似。佤药用法特色在于将宽筋藤的叶用于治疗赤痛;苗药特色在于使用宽筋藤治疗半身不遂、骨折牙痛、外伤出血。

毛南族将宽筋藤称为"缪硬";仫佬族名其为"猫马";瑶族称之为"红堆梅""青九牛";壮族称之为"棵温""棵钩温";都收录于《桂药编》,用法相似,都认为根、茎或全草可用于治风湿、脑膜炎后遗症、跌打损伤、半身麻痹等症,将宽筋藤的茎水煎后,用酒冲服,可用于治疗阳痿。瑶药特色在于使用宽筋藤藤茎治时疫、热病初期、风热、风湿、衰老等。藏药中的宽筋藤称为"勒哲",是将中华青牛胆 *Tinospora sinensis*（Lour.）Merr. 和心叶青牛胆 *Tinospora cordifolia*（Lour.）Miers 两个品种作为宽筋藤的来源,药用部位主要为茎,并且用于治疗"龙"病、"赤巴"合并症、"培根"病、时疫、热病、肝热、肺热、五脏热、风热、风湿性关节炎等。

（四）小结

本文通过系统查阅、分析古今文献,明确了防己科植物中华青牛胆 *Tinospora sinensis*（Lour.）Merr. 为正品的宽筋藤文献记载、名称、药用历史。宽筋藤之名始见于《生草药性备要》,其后多部岭南药学本草虽然也有记载,但均不能确定为防己科植物中华青牛胆 *Tinospora sinensis*（Lour.）Merr.,其真正以防己科植物中华青牛胆 *Tinospora sinensis*（Lour.）Merr. 为其正品的是香港庄兆祥医生,内地最早记载的专著为《广西中兽医药用植物》。宽筋藤名称考证表明,其别名众多,为避免发生同名异物、同物异名等引起混名混用现象,应对宽筋藤别名加以规范。宽筋藤药用历史考证表明,传统中医药以其藤茎部分入药,主要有舒筋活络、祛风止痛的功效;民族医药则以其藤茎、叶、根入药,除了能舒筋活络、祛风止痛外,还有补虚、调经等作用。

五、茅莓、蛇泡簕的考证

茅莓为蔷薇科植物茅莓 *Rubus parvifolius* L.,民间应用较多,因其入药部位、名称的不同而出现混乱。《中药大辞典》和《全国中草药汇编》均以"茅莓"之名收载,前者药用为茎叶,后者则是"以根或茎、叶入药。"《中国药典》（1977 年版）收载了茅莓和茅莓根二个药典品种,其中茅莓为 *Rubus parvifolius* L. 的干燥地上部分,茅莓根为其干燥根。二者的性味均为苦、涩,微寒,但功能主治稍有不同,茅莓活血消肿,清热解毒,祛风湿。用于跌扑损伤,风湿痹痛,疮痈肿毒。而茅莓根活血消肿,祛风利湿。用于跌扑损伤,痈肿,风湿痹痛。在《中华本草》中以"薅田藨"为正名收载该品种,药用为地上部分,同时也以"薅田藨根"为名收载了该品种的根入药,别名蛇泡簕,而《中华本草》中还在锈毛莓（蔷薇科植物锈毛莓 *Rubus refletus* Ker. 的根）的别名中也标注有蛇泡笋、大叶蛇泡簕,《全国中草药汇编》中收载了"大叶蛇泡簕"一药,其来源为"蔷薇科悬钩子属植物粗叶悬钩子 *Rubus alceaefolius* Poir.,以根和叶入药"。《广东省中药材标准》（第二册）以"茅莓根"为正名收载,药用为根,《广东中药志》则以"蛇泡簕"为正名收载,药用为根。可见茅莓、茅莓根和蛇泡簕、大叶蛇泡簕的药物名称和来源较为混乱,有必要对其进行梳理考证。

（一）茅莓的考证

茅莓作为一种传统中药广泛运用于中医临床,具有清热解毒、祛风利湿、活血凉血的作用，主要用于感冒发热、风湿骨痛、跌打损伤等。原植物为落叶小灌木，生长于向阳的山坡、路旁、荒地灌丛或草丛中，分布于河北、山西、陕西、四川及我国中南地区以及华东各省；广东各地有产，以南海、阳山、郁南等地出产较多。1977年版《中国药典》将其收录，但后来各版均未见记载，《广东省中药材标准》（第二册）收载茅莓根为蔷薇科植物茅莓 Rubus parvifolius L. 的根。由于蔷薇科悬钩子属植物的植物形态以及名称常有混淆，同名异物现象较为严重，现从茅莓的植物形态、品种、名称以及药用源流等方面的记载进行梳理归纳，以期澄清混乱，正本清源，为其临床的正确使用提供理论依据。

1. 品种源流　早期本草古籍对茅莓的品种记载较为模糊混乱，推测主要是由于悬钩子属植物的果实在古代习惯以蘦（即现在所称的莓）来表示。《尔雅》卷下释草第十三最早记载了茅莓"菋山莓，今之水莓也，实似蘦，莓而大，亦可食"。唐代陈藏器《本草拾遗》中记载："悬钩根皮，味苦，平，无毒。主子死腹中不下，破血，杀虫毒，卒下血……茎上有刺如钩，生江淮林泽，取茎烧为末服之，亦主喉中塞也。"喉中塞即喉痹。《本草拾遗》所载悬钩根皮与茅莓的功效主治基本一致，应为茅莓。

明代李时珍《本草纲目》载有悬钩子，并描述植物形态曰："悬钩树生，高四五尺。其茎白色，有倒刺。其叶有细齿，青色无毛，背后淡青，颇似樱桃叶而狭长，又似地棠花叶。四月开小白花。结实色红，令人亦通呼为蘦子。孟诜、大明并以此为覆盆，误矣。"李时珍所描述的"开小白花"与茅莓"开紫色或者粉红色小花"有差异，并且在叶片形态结构上也有区别，时珍曰："其叶有细齿，青色无毛，背后淡青，颇似樱桃叶而狭长。"而茅莓为复叶，小叶通常为3叶，偶见5叶，叶片上面常绿色，贴生稀疏白色硬毛，下面密生白色短绒毛，小叶片宽菱形至宽倒卵形。结合《本草纲目》所述"悬钩树生，高四、五尺"，笔者认为，当时李时珍所指悬钩子应与茅莓不是同科同属的植物，因此《广东省中药材标准》（第二册）收录茅莓的起草说明中写到"李时珍在《本草纲目》草部蔓草类蓬藟项下描述……其所述除花色不同外，余均与茅莓相似"，认为《本草纲目》所载悬钩子即是茅莓的说法有待商榷，值得进一步推敲。

清代吴其濬在《植物名实图考》"卷十九·蔓草类"中，以红梅消为名收载了茅莓，述其"红梅消。细茎多刺……一枝三叶，叶亦似薅田蘦，初发面青，背白，渐长背即有淡青。三月间开小粉红花，色似红梅，不甚开放，下有绿带，就蒂结实，如覆盆子，色鲜红，累累满枝，味酢甜可食"。吴其濬所指红梅消与茅莓的植物形态一致，而且与《尔雅》所述的"蘦"一致，应为茅莓。又谓"江西俚医以红梅消根浸酒，为养筋、治血、消红、退肿之药。

又取花汁入粉，可去雀斑，合色、形、味兴蘦蘦、覆盆相类，其功用应不远"。指出了茅莓的功效与民间应用。

其后，清代何克谏《生草药性备要》中以蛇抱簕为名收载茅莓："味劫、酸。除疮疔，杀虫，去汗斑，洗疮痔。浸酒，治瘰疬。十蒸九晒，治吐血，止牙痛。有簕。子红，可食。根浸酒，壮筋骨。一名黑龙骨。叶大的一名虎掌，一名山象皮。小叶的，能开蛇口。"这里首次将该药同与之同属的大叶蛇泡簕区分，并以虎掌簕、山象皮命名粗叶悬钩子。《生草药性备要》首次记载"虎掌簕（大叶蚊泡簕），味辛，性平。消瘰疬红肿。其叶，晒干研末口嚼，涂刀伤。根，洗蛇疱疮。又名山象皮"。清代赵其光在《本草求原》中则以蛇泡簕记载："蛇泡簕，即黑龙骨蓪。酸、涩、平。主牙痛吐血，杀虫，洗疮癞，汗斑，疮痔。蓪：止刀伤血，开蛇伤之口。簕，九蒸九晒浸酒，壮筋骨，治瘰疬妙。根，存性，开油搽坐板疮。"分别描述了蛇泡簕根、茎、叶的功效以及炮制后的应用。同样也介绍了大叶蛇泡簕，曰："又一种大叶蛇泡，一名虎掌簕，又名山象皮。涩、平。消瘰疬红肿。其蓪，晒研，治蛇伤、刀伤；根，洗蛇泡疮。"

民国时期，萧步丹所著《岭南采药录》（1932年首版）记载："蛇泡笏，别名：黑龙骨、虎掌、山象皮。叶大者名虎掌，梗有笏，子红色，可食，味酸涩，除疥癞，杀虫，治汗斑，浸痔疮，以之浸酒，治瘰疬，十蒸九晒，治吐血，止牙痛，取其根浸酒，壮筋骨，理蛇伤。"《岭南采药录》将虎掌、山象皮作为蛇泡笏的别名，存在与大叶蛇泡簕混淆的地方，但是萧步丹也指出，叶大者为虎掌，应与蛇泡簕区分。因此，蛇泡簕与大叶蛇泡簕为两种不同的中草药，其植物形态和功效应用均有所区别，名称也不尽相同，在临床应用中应加以区分。

综上所述，古代本草专著记载的茅莓品种存在混乱主要是由于其同科属植物形态相似，并且有些命名是由其属的名称——悬钩子来命名，但考究其原植物与功效应用，《尔雅》所载"蘦"，《本草拾遗》所载"悬钩根皮"，《植物名实图考》所载"红梅消"，《生草药性备要》所载"蛇抱簕"和《本草求原》所载"蛇泡簕"，以及《岭南采药录》载"蛇泡笏"均为蔷薇科悬钩子属植物茅莓。

2. 名称源流 《尔雅》谓之"蘦"，《本草拾遗》谓之"悬钩根皮"，《植物名实图考》谓之"红梅消"，并首次提到茅莓因地方不同而名称不同，吴其浚谓"湖南、北谓之过江龙，简易草药收之。其枝梢下垂，及地则生根，黔中谓之倒筑伞……泡即蘦，语音轻重耳；名随地改，殆难全别"。《生草药性备要》谓之"蛇抱簕"，《本草求原》谓之"蛇泡簕"，自此蛇泡簕成为茅莓药材最常用的一个名称。各地方药物志所记载的茅莓名称不尽相同。《辰溪县志》曰："山泡有三月泡、大头泡、田鸡泡、扒船泡。"《广东省中药志》以蛇泡簕为正名收载茅莓根，并详述蛇泡簕为蔷薇科悬钩子属植物茅莓 *Rubus parvifolius* L. 的干燥根，以茅莓根、薅田藨根为别名，原植物形态为攀缘状灌木，枝有短柔毛及倒生皮刺。叶互生，为奇数羽状复叶，有小叶 3 片，稀为 5 片，大小极不相等。

《福建药物志》以茅莓为正名收载，但在福建各地其名称又不相同，在周宁、闽候、福安等地称"播田菠"；在霞浦、宁德、福安等地称"两头粘"；在泉州、晋江、南安、厦门、同安等地称"火梅刺"；在古田称"三月泡"；在闽北地区称"插秧泡草"；在龙岩、清流、宁化等地称"耕田波"；在霞浦、邵武等地称"五月红"。《广西植物名录》载茅莓为正名，以三月泡、铺地蛇为异名称之。茅莓在广东民间应用较多，并且常以蛇泡簕作为其正名。《广东地产药材研究》《广东地产清热解毒药物大全》《广东中草药》等均以蛇泡簕为正名，以茅莓为别称。在广东各地其名称又不尽相同，在惠阳、兴宁、翁源、肇庆等地称"三月泡"；在佛山等地称"细叶蛇泡簕"；在阳江称之为"小号水泡簕"；在汕头地区有"虎姆"之称；在新会称"细种甘泡簕"。《岭南中草药撮要》也同样以蛇泡簕为正名收载该药，并以"三月泡、红梅消、茅莓、牙鹰簕"作为常用别名。现将茅莓的一些名称归纳整理，结果见表 11–12。

表 11–12　古今文献对茅莓名称的记载

文献名	名称
《尔雅》	藨、藨山莓
《本草拾遗》	悬钩根皮
《植物名实图考》	红梅消、红琐梅、过江龙、倒筑伞
《生草药性备要》	蛇抱簕
《本草求原》	蛇泡簕、黑龙骨蔃
《岭南采药录》	蛇泡芩、黑龙骨、虎掌、山象皮
《广东省中药志》	蛇泡簕、茅莓根、薅田藨根
《福建药物志》	茅莓、播田菠、两头粘、火梅刺、三月泡、插秧泡草、耕田波、五月红
《广西植物名录》	茅莓、三月泡、铺地蛇
《广东中草药》	蛇泡簕、茅莓、三月泡、小筋蓬、细叶蛇泡簕、小号水泡簕、虎姆、细种甘泡簕
《岭南中草药撮要》	蛇泡簕、三月泡、红梅消、茅莓、牙鹰簕
《广东药用植物简编》	茅莓、蛇泡簕、虎姆根、莉菠、虎姆莉、菠莉、带藤蛇菠、三月菠、莉杨梅、小号蛇泡莉

文献名	名称
《中药大辞典》	薅田藨、茅莓、托盘根、米花托盘根
《中国药学大辞典》	茅莓
《简明中药药名词典》	藨、蛇泡笋、黑龙骨、三月泡、红梅消、红琐梅、过江龙、倒筑伞、薅秧泡、牙鹰笋、倒生根、毛叶仙桥、虎波草、布田菠草、播田花、乳痈泡、鹰爪笋、种田蒲、青天地白草、细蛇泟、小还魂、五月藨刺、龙船藨、红花脬笋、栽秧泡、蛇泡果、两头粘、五月红、陈刺波、草杨梅、仙人搭桥、薅田藨、薅秧藨

此外，因产地不同茅莓的名称也有差别，现将各地茅莓的名称归纳整理，结果见表 11-13。

表 11-13　不同产地茅莓的名称

地区	名称
广东	蛇泡籔、细叶蛇泡籔、三月蛇泡籔、小号水泡籔、小籔蓬、小黄泡来籔、三月泡籔、虎姆莉、虎爬刺、虎唔刺、莉波、蛇菠、三月菠、红东籔、谷帽籔、虎姆、莉杨梅
广西	拦路虎、四月泡、托盘子、小三月泡、红梅、蛇泡子、三月蛇泡果、蛇泡辣、细红藤、路边蛇、拦路蛇、野鸡泡、白花暗洞、落地金鸡
福建	两头粘、蛇泡翁、叶杨梅、布田刺占、布田缪、播田菠、插秧泡草、耕田波、布田赤艳、虎姆波
浙江	拦路虎、两头粘、青天地白扭、种田满、大暑莓、种田扭、大水苗、种田红、插田薅、莓女、麦扭、麦稔、耕田扭、田耙扭、小麦格公、双头连、二头粘、五月扭、花母扭
江苏	山泡么、山泡泡、栽秧果
上海	拦路虎
东北	婆婆头、蛤蟆草
湖南	青天地白扭、种田满、大暑莓、四月泡、田坎泡、五月泡、端阳泡、龙船乌泡、两头扎、田泡籔
湖北	草杨梅子
山东	托盘子、山婆门头、托盘、山托盘、山坡门头、坡门头
河北	泼盘
河南	花米托盘
安徽	青天地白、白肿消、猴子莓、小麦泡、耕田果子、蒲篱笆秧、八瓣果、磨盘
江西	莳田脬、小泡泡、秧脚泡、莳田泡
陕西	莳田脬、田藨、红花脬、修母脬、耕田脬、龙船脬
四川	乌泡、端午泡、黄豆泡、蒿秧泡、倒触散

续表

地区	名称
贵州	倒足伞、倒竹伞
云南	乌泡、黑泡、紫泡、黑锁梅、子麦刺、两头蛇
海南	黄牛泡、上山虎

可见，茅莓因出于不同产地、植物不同部位而有各种异名，较常用的别名有蛇泡簕、三月泡、红梅消等，吴其浚谓之"泡即藨，语音轻重耳；名随地改，殆难全别"。各地茅莓名称不同很大程度上是由于方言差异以及用药习惯不同和用药部位差异所致，一般而言，茅莓是指药用地上部分或茎叶，蛇泡簕是指药用部位为根，即茅莓根。

3. 药用源流　茅莓在早期主要以其果实作食用，《尔雅》云"葥山莓，今之水莓也，实似藨，莓而大，亦可食"。主要记载其食用价值。《本草拾遗》载有悬钩根皮及果实的药用价值，曰："味苦，平，无毒。主子死腹中不下，破血，杀虫毒，卒下血，妇人赤带下，久患痢，不问赤白脓血腹痛，并浓煮服之。子如梅，酸美。人食之，醒酒止渴，除痰唾，去酒毒。茎上有刺如钩，生江淮林泽，取茎烧为末服之，亦主喉中塞也。"比较全面的记载了悬钩的性味及临床应用，其中主治喉痹的功用，悬钩子属的植物中只有茅莓具有，因此也证实陈藏器描述的悬钩根皮为茅莓。至清代的《生草药性备要》曰："味劫、酸。除疮疥，杀虫，去汗斑，洗痔痔。浸酒，治瘰疬。十蒸九晒，治吐血，止牙痛。有簕。子红，可食。根浸酒，壮筋骨。"《本草求原》载其"酸、涩、平。主牙痛吐血，杀虫，洗疮癞、汗斑、疮疥。藨，止刀伤血，开蛇伤之口。簕，九蒸九晒浸酒，壮筋骨，治瘰疬妙。根，存性，开油搽坐板疮"。民国时期的本草专著《岭南采药录》（1932年版）载：蛇泡簕"味酸涩，除疥疮，杀虫，治汗斑，浸痔疮。以之浸酒，治瘰疬。十蒸九晒，治吐血，止牙痛。取其根浸酒，壮筋骨，理蛇伤。"萧步丹在1936年再版《岭南采药录》时又增加了蛇泡簕的性味和应用"味苦，微寒。取叶连茎煎水洗，能杀辇菌，洗痔疮……理感冒夹色"。而《中国药典》（1977年版）收载茅莓"活血消肿，清热解毒，祛风湿。用于跌扑损伤，风湿痹痛，疮痈肿毒"，茅莓根"活血消肿，祛风利湿。用于跌扑损伤，痈肿，风湿痹痛"。1994年出版的《广东中药志》载蛇泡簕为茅莓的根，2011年出版的《广东地产药材研究》载蛇泡簕为茅莓的根或茎、叶，二书均载其有"活血祛瘀，接骨生肌，利水通淋，祛风清热"功效，而同为2011年出版的《广东地产清热解毒药物大全》却载蛇泡簕（以根或茎叶入药）的功效为"清热解毒，散瘀止血，杀虫疗疮"。

可见，茅莓以根、茎、叶入药为主，且功效应用有所区别，茅莓地上部分药性为苦、涩，凉，其功效主要为杀虫疗疮、散瘀止痛、止血，主治感冒发热、疥疮、疔肿、痢疾、外伤出血、吐血、止牙痛。茅莓根药性为甘、苦，凉，功效主要为清热解毒、祛风利湿、养筋活血，主治感冒发热、风湿痹痛、跌打损伤、咳血、吐血、崩漏、疔疮肿毒、蛇伤、喉痹等。

4.讨论 根据植物形态以及药用功效考证，茅莓药用物种历代基本以蔷薇科悬钩子属植物茅莓 *Rubus parvifolius* L. 为主，品种并不混乱，但由于其同属植物的特征相似，而悬钩子属植物习惯以薦、悬钩子命名，以及后来茅莓在广东民间地区常以蛇泡簕为名，并且在《岭南采药录》所载蛇泡笋的别名为虎掌、山象皮，所以造成了与同属的粗叶悬钩子 *Rubus alce-aefolius* Poir. 混淆，事实上，在《生草药性备要》和《本草求原》中就已把粗叶悬钩子（大叶蛇泡簕）混作蛇泡簕入药用了。以至于如今在广东、广西等地民间出现粗叶悬钩子被当作蛇泡簕使用的情况较为普遍。鉴于古代和今天都有用茅莓和粗叶悬钩子作蛇泡簕入药的习惯，本课题组也曾提出了"可以考虑将粗叶悬钩子列为蛇泡簕的第二来源，至少应可以考虑将其列为蛇泡簕的代用品使用"的建议。而现代药理研究表明，茅莓与粗叶悬钩子虽然同科属，但两者药理作用与临床应用有一定的差别，茅莓在心血管系统和抗肿瘤方面作用较强，在临床上主要用于感冒发热、咽喉肿痛、风湿痹痛、湿热黄疸、热毒泻痢、跌打损伤等；而粗叶悬钩子主要用于抗肝损伤，在民间用于治疗急慢性肝炎、肝脾肿大、行军性血红蛋白尿、乳腺炎等，故认为粗叶悬钩子可以作为蛇泡簕的代用品。另外，《本草纲目》所载悬钩子并非茅莓，而是其他植物。《广东省中药材标准》第二册所载茅莓的起草说明中写到"李时珍在《本草纲目》草部蔓草类蓬蘽项下描述……其所述除花色不同外，余均与茅莓相似"，认为李时珍所载的悬钩子为茅莓这一观点有待商榷，值得进一步考证探讨。

（二）蛇泡簕的考证

蛇泡簕是广东民间常用中草药，有活血祛瘀、接骨生肌、利尿通淋、祛风清热的作用，广东各地有产，以南海、阳山、郁南等市县出产较多。《广东省中药材标准》（第二册）以茅莓 *Rubus parvifolius* L. 根为蛇泡簕正品将其收入，1977 年版《中国药典》曾收载茅莓根一药，但之后各版药典均未见收载此药。现就目前的使用情况来看，在广东、广西常存在以其同属植物粗叶悬钩子 *Rubus alceaefolius* Poir.（药材名为大叶蛇泡簕）代替或相互混用的情况，为了如实反映蛇泡簕这一药材的古今使用情况，兹对其考证如下。

1.本草考证 蛇泡簕最早记载于战国时期的《尔雅》，将蛇泡簕以"薦，廐"一名记载。《说文》有载蛇泡簕，曰："藨，拔去田草也。"蛇泡簕作为药用以薦田薦之名始见于明代李时珍《本草纲目》，谓："一种蔓小于蓬蘽，一枝三叶，叶而青，背淡白而微有毛，开小白花，四月实熟，其色红如樱桃者，俗名薅田藨，即《尔难》所谓藨者也。"《本草纲目》中描述蛇泡簕"开小白花，四月实熟"，与其他资料所载"开红色小花"有出入，通过资料查阅，发现其同属植物粗叶悬钩子 *Rubus alceaefolius* Poir. 开白色小花，且果实外形与茅莓相差不远，但对其叶的描述两者差别较大。因此，有必要进一步考证清楚其所载植物是否为今所说茅莓。

其后清代《植物名实图考》称："红梅消，江西、湖南河淀多有之，细茎多刺，初月似丛，渐引长蔓可五、六尺，一枝三叶，叶亦似薅田藨，初发面青、背白，渐长背即淡，三月间开小粉花，花色似红梅，不甚开放，下有绿蒂，就蒂结实如覆盆子，色鲜红，累累满枝，味酢甜可食。"清代赵学敏《本草拾遗》记载该植物具有"止血活血、散淤定痛、清热解毒之功效，可内服、外敷"。

蛇泡簕以山象皮、虎掌簕为别名分别记录在《生草药性备要》与《本草求原》中，其别名山象皮、虎掌簕应是如今所说的大叶蛇泡簕，这就说明在当时一段时间并非只有茅莓这一种植物作为蛇泡簕入药使用，这一点可以从清代何克谏的《生草药性备要》和赵其光《本草求原》中得以证明。《生草药性备要》记载"蛇泡簕，味劫、酸。杀虫，去汗斑，洗疳痔。浸酒，治瘰疬。十蒸九晒，治吐血，止牙痛。有簕，子红，可食。根浸酒，状筋骨。一名黑龙骨。叶大的一名虎掌簕，一名山象皮。小叶的，能开蛇口。"其后的《本草求原》也收载了蛇泡簕，认为其性味"酸、涩、平"，其他功能主治内容与《生草药性备要》基本相似，此二书中所提蛇泡簕"叶大的一种，一名虎掌簕，又名山象皮"，便是今日所说的大叶蛇泡簕，即为蔷薇科悬钩子属植物粗叶悬钩子 *Rubus alceaefolius* Poir. 的干燥根。由上述文献可以推断，在明清时期，大叶蛇泡簕早已有作蛇泡簕使用的习惯了。大叶蛇泡簕又名"虎掌簕，山象皮"。虎掌簕一药始载于清代何克谏的《生草药性备要》，曰："虎掌簕，味辛，性平。消瘰疬红肿。其叶，晒干研末口嚼，涂刀伤。根，细蛇疱疮。"后赵其光的《本草求原》虽未单独收载虎掌簕一药，但所载蛇泡簕中有对虎掌簕的描述，"又一种大叶蛇泡，一名虎掌簕，又名山象皮"，并且基本功效应用与《生草药性备要》一致。

至民国时期，《岭南采药录》亦收载了"蛇泡簕"一药，对其描述为"为落叶蔓状之匍匐植物，生于山野。茎长四五尺，叶为羽状复叶，小叶三片，叶面青，背白，有鞭刺，茎有钩刺，夏日枝间多分小桠，开五瓣紫色小花，花后实熟，红色，甘酸多液，味颇佳。味苦，微寒。取叶连茎煎水洗，能杀�菌，洗痔疮。取叶捣烂，敷瘰疬。取根十蒸九晒，每服五钱，清水一盏同服，治吐血，止牙痛。又取茎叶烧灰，和茶油，涂汗斑及白泡疮极效，煎水浸痄疮。取其根浸酒，壮筋骨，理蛇伤，理感冒夹色。"且收载其别名有"虎掌、山象皮、黄牛泡、覆盆子、黑龙骨"。说明大叶蛇泡簕作为蛇泡簕入药使用的习惯一直沿用至民国时期。《岭南采药录》以虎掌簕为正名收载了大叶蛇泡簕："别名：山象皮。味辛涩，性平。消瘰疬红肿其薳捣细晒干，嚼敷刀伤甚效，根治疱疮妙。"同时又在蛇泡簕中载："叶大者名虎掌，梗有笏，子红色，可食，为酸涩，除疥癞，杀虫，治汗斑，浸痄疮，以之浸酒，治瘰疬。十蒸九晒，治吐血，止牙痛。取其根浸酒，壮筋骨，理蛇伤。"通过分析以上文献对虎掌簕的记载，可以看出，虎掌簕一直作为蛇泡簕的另一来源使用，但由于其叶片外形、大小与茅莓不同，故加以区分。大叶蛇泡簕除了作为蛇泡簕药用外，在民间还广泛应用于治疗各型肝炎，具有良好的民间用药基础。据广州部队编写的《常用中草药手册》记载："活血祛瘀，清热止血，治急慢性肝炎、肝脾肿大、行军性血红蛋白尿、乳腺炎、外伤出血、口腔炎。"《岭南中草药撮要》《广西中草药》《实用临床草药》《全国中草药汇编》《广东地产药材研究》等均收载了该药。

针对上述使用情况，我们进行了一次蛇泡簕市场品种情况调查。先后从广州清平药材市场、广西玉林药材市场、广州至信药业有限公司、广东广弘药业有限公司以及广州康圣药业有限公司购买蛇泡簕商品药材，经对照鉴定发现，所购蛇泡簕均为同属植物粗叶悬钩子 *Rubus alceaefolius* Poir. 的干燥根，也就是大叶蛇泡簕，而非茅莓 *Rubus parvifolius* L. 的根。这就说明，现在广东、广西两省市售的蛇泡簕基本上都是悬钩子属植物粗叶悬钩子 *Rubus alceaefolius* Poir. 的干燥根，极少见到茅莓根了。

2. 现代研究概况

（1）化学成分　蛇泡簕中主要含有鞣质、黄酮苷、糖类、酚类、氨基酸等多种化学成分，近年来部分学者对其化学成分进行了一定的研究。王先荣等报道，对蛇泡簕进行化学成分预试得知蛇泡簕中含有内酯、皂苷和酚性物质。谭明雄等报道，从蛇泡簕乙醇提取物中乙酸乙酯部位分离得到5个单体化合物，3个三萜类化合物。都述虎等采用多次硅胶柱色谱和制备型高效液相色谱方法，从茅莓根中分离得到5个化合物，其中 camelliagenin A，camelliagenin C 和 sucrose 为首次获得。

谭明雄等对蛇泡簕根和叶挥发油中主要化学成分进行研究，并进行比较。从挥发油中鉴定了20种叶和10种根的主要化学成分。蛇泡簕叶挥发油中棕榈酸的含量最高，占挥发油总量的32.67%；而蛇泡簕根的主要化学成分是有机酸酯和烷烃。危英等对蛇泡簕根中8种微量元素（镉、铬、铜、铁、锰、锌、铅、锶）进行了测试分析，结果发现该植物根中富含有铁、锰、锌3种元素。

（2）药理研究　蛇泡簕有止血、抗血栓形成、抗炎、抗菌及抗肿瘤等作用。范文昌等观察 12 种广东地产清热解毒药水提物同一剂量时的抗炎作用，结果表明，蛇泡簕能明显抑制小鼠耳郭肿胀，并对小鼠毛细血管通透性增高具有显著的抑制作用。谭明雄等通过最小抑菌浓度试验研究蛇泡簕根和叶挥发油的抑菌活性，结果表明，蛇泡簕叶对大肠杆菌、巴氏杆菌有明显的抑菌活性。朱志华等对蛇泡簕水提物进行血栓形成试验表明，蛇泡簕可使血栓形成明显抑制，并明显缩短家兔优球蛋白溶解时间，提示蛇泡簕具有提高纤维蛋白溶酶的活性，从而抑制体内血栓形成。

郑振泼等在检测对 HR8348 直肠腺癌周期的影响实验中发现蛇泡簕总皂苷主要通过将细胞周期阻滞在 RAP 期而发挥抗肿瘤的作用。韩虹等发现鼻咽清毒颗粒（含有蛇泡簕）对 Raji 细胞 EB 病毒 EA 抗原表达有抑制作用，对人鼻咽癌细胞 CNE2 有强力抑制作用，有助于防止和减少鼻咽癌的复发，对鼻咽癌裸鼠移植瘤也有显著抑制效果。许晓峰等研究结果表明，茅莓在荷白血病瘤裸鼠体内具有显著抑制瘤体生长的作用，在一定浓度下，其含药血清对 K562 细胞也有明显的抑制增殖作用。

梅全喜等观察 12 种广东地产清热解毒药抑制 EB 病毒（EBV）壳抗原在体外细胞中表达的作用及对 B_{95-8} 细胞的细胞毒作用，结果表明，蛇泡簕在无细胞毒浓度下对激发条件下培养的 B_{95-8} 细胞具有明显的抑制其 VCA 表达的作用，且呈现出剂量依赖性；相应增加蛇泡簕剂量 1000 倍，对 B_{95-8} 细胞有明显的细胞毒性作用，呈显著的剂量依赖性；梅全喜等又提取大叶蛇泡簕醇提物，按极性大小依次用石油醚、氯仿、乙酸乙酯、正丁醇萃取，用干酵母致热法观察其解热作用，用热板法和扭体法观察其镇痛作用，结果表明，大叶蛇泡簕各成分对干酵母引起的大鼠发热有一定的解热作用，对热板及扭体有显著的镇痛作用。胡莹等通过碳廓清实验观察大叶蛇泡簕各提取部位对小鼠非特异性免疫功能的调节作用，结果表明，大叶蛇泡簕各提取部位对脏器指数无显著性影响，对碳廓清率有显著降低作用。朱志华等研究表明，蛇泡簕的水提物急性毒性实验结果显示其毒性较低。

3. 结果与讨论　经考证，历代本草记载的蛇泡簕来源主要是茅莓 *Rubus parvifolius* L. 的根，但从明清的《生草药性备要》开始至民国时期的《岭南采药录》，诸多本草古籍都将其同属植物粗叶悬钩子 *Rubus alceaefolius* Poir. 的根收录作为蛇泡簕，通过实地市场调查也不难发现，目前两广市面所售的蛇泡簕仍是以大叶蛇泡簕来代替的，已经很难再找到茅莓根了；就而今市场使用情况来看，两药普遍混用，且民间药用更为混乱，这恰恰是这一药物历史使用习惯的反映和延续。根据现时的市场应用情况，结合历代的应用情况，可以考虑将粗叶悬钩子列为蛇泡簕的第二来源，至少应考虑将其列为蛇泡簕的代用品使用。

鉴于近几年医药界对蛇泡簕抗癌功效的新发现，导致其市场需求量激增。在目前资源紧缺的情况下，建议在积极推动蛇泡簕这样药用价值高、开发前景好的广东地产药材进行种植研究的同时，也应积极开展对其混用品种的药理药化药效与临床应用等诸多方面的进一步系统研究，为改变目前用药品种的混乱状态，寻找和扩大新药源提供理论依据。

六、金盏银盘的考证

金盏银盘为菊科鬼针草属植物三叶鬼针草 Bidens pilosa Linn. 或金盏银盘 B. biternata（Lour.）的干燥全草，为我国民间常用草药，具有疏散风热、清热解毒之功效，用于风热感冒、乳蛾、肠痈、毒蛇咬伤、湿热泻痢、黄疸的治疗；外用治疖疮、痔疮。金盏银盘以全草入药，主要基源是三叶鬼针草或金盏银盘，但由于地区用药名称和使用习惯不同，中药材的同名异物、品种混乱现象普遍存在，在植物描述及名称使用中比较混乱，来源众多的药材使其品种质量参差不齐，直接影响到药材的质量和临床疗效。为进一步规范金盏银盘的品种、名称、性味及功效等，有必要对其进行考证。在对历代本草文献中关于金盏银盘的记载系统整理的基础上，对其名称、原植物、性味及功效等有关问题进行考证，以期厘清金盏银盘的名称、品种、性味及功效等，为正确指导临床实践和对其开展科学研究提供理论依据。

（一）品称考证

金盏银盘始载于唐代《本草拾遗》，其名为鬼钗草，因着人衣如针，故亦名为鬼针。清代《植物名实图考》指出"鬼针草，《本草拾遗》始著录……今北地犹谓之鬼针"，并记载鬼针草秋时茎端有针四出，刺人衣，该书"卷十四·隰草类鬼针草条"的附图特征与现代文献所载"三叶鬼针草"相符。《本草纲目拾遗》以铁笤帚为名收载本品，曰："山间多有之，绿茎而方。上有紫线纹，叶似紫顶龙芽，微有白毛，七月开小黄花，结实似笤帚形，能刺人手，故又名千条针。"百草镜曰："芒种时开花成簇，种福堂方，铁笤帚即石见穿，纲目马蔺子亦名铁笤帚，其叶似蘸，根如刷帚，与此全别。"草宝云："铁笤帚叶似紫顶龙芽，而无毛为别，七月开小黄花，结实类笤帚。能刺人手，故名。"以上所述"结实似笤帚形，能刺人手"等特征与今金盏银盘相似。《生草药性备要》以黄花雾为名记载本品，载"黄花雾对面叶，花黄色。春夏秀，秋冬枯"。《岭南采药录》则以虾箝草为名收载，曰："草本。茎方。叶卵形、端尖、边有细锯齿。对生。花中黄色、边白色。开花后变成一簇虾钳形。春夏秀茂，秋冬凋零。"由此可见，历代本草对金盏银盘的植物生长周期、植株形态等生物学特性的描述大同小异。与现今金盏银盘的原植物菊科鬼针草属植物三叶鬼针草或金盏银盘基本一致。

菊科鬼针草属植物,全球共 230 余种,广布于热带及温带地区。我国报道鬼针草属植物共有 10 种,2 个变种,几乎遍布全国各地,常见于农田和路边,极易采集。鬼针草属植物具有较高的利用价值,一些种类可供药用,主要以鬼针草、金盏银盘、三叶鬼针草、小花鬼针草、狼把草和大狼把草为常用药,基源众多,名称较混乱。2020 年版《中华人民共和国药典》尚未收载该药药材质量标准,各地地方标准可见以金盏银盘或其近缘同属植物的收载,如《贵州中药材标准》收载了三叶鬼针草 *B. pilosa* L.、鬼针草 *B. bipinnate* Linn. 的干燥全草;《甘肃中药材标准》1995 年版收载了鬼针草 *B. bipinnate* Linn.;《广西中药材标准》1990 年版收载了三叶鬼针草 *B. pilosa* L.、白花鬼针草 *B. pilosa* L. var. 的干燥全草;《河南中药材标准》1991 年版收载了三叶鬼针草 *B. pilosa* L.、鬼针草 *B. bipinnate* Linn.、金盏银盘 *B. biternate*(Lour.)的干燥全草。

一些国家级的中草药专著亦可见以正名金盏银盘收载该药,其基源为菊科植物鬼针草属金盏银盘 *B. biternate*(Lour.),尚载有其他菊科鬼针草属植物,如《中华本草》尚收载有鬼针草 *B. bipinnata* L.、三叶鬼针草 *B. pilosa* L.、小花鬼针草 *B. parvi flora* Willd.、白花鬼针草 *B. pilosa* L. var.、柳叶鬼针草 *B. cernua* L.、大狼把草 *B. frondosa* L.、狼杷草 *B. tripartita* L.、矮狼杷草 *B. tripartita* L. var.。《中药大辞典》(上册)收载的金盏银盘为菊科鬼针草属植物金盏银盘 *B.biternate*(Lour.),其下册收载的鬼针草为菊科鬼针草属植物鬼针草 *B. bipinnata* L.。《广东中药志》《广东省中药材标准》将金盏银盘的来源统一为菊科鬼针草属植物三叶鬼针草 *B. pilosa* Linn. 或金盏银盘 *B. biternate*(Lour.)的干燥全草。此二种来源当为目前市场上金盏银盘的主流品种。

(二)性味及功效考证

对于金盏银盘的性味,《本草拾遗》记载其味苦,平,无毒。主蛇及蜘蛛咬,杵碎傅之,亦杵绞汁服。《本草纲目拾遗》对该药的功效及应用有较详尽的记载,曰:"黄疸用此草,干者一两,白酒煎服,四五剂即愈。治风痹、血崩、黄疸、吐血、跌扑、鬼箭风如神。捣敷肩痈鹤膝风,鲜者连根叶,如秋冬根老,取叶汁加飞面调匀包扎,煎汤浴疮疥,立愈。治风痹鹤膝等风。茅昆来效方:铁筅帚三两,龙眼肉半觔,酒煮饮。又方:铁筅帚、白毛藤、地苏木、龙芽草、苍耳草各一两,酒煎服五剂。风痹药酒。救生苦海云:并治跌打疯肿,铁筅帚、八角金盘根、白毛藤、苏木各一两,酒浸十日用。跌打伤:金居士选要方,用铁筅帚三两,酒煎服。痫症:蒋云山传方,石打穿草,按月取草头一个,如三个月三个,四个月四个,以月分为多寡之数,捣汁,同人乳羊乳汁搅匀服,立效。面上斑癞:朱子和方,取铁筅帚地上自落下叶并子，煎汤澄清，洗面三四次，其斑自消。针对鹤膝风，种福堂方：石见穿草，用根梗俱红色者佳，连枝俱用，如秋冬根梗俱老，止用叶半分，俱要当日取新鲜者，隔宿勿用，同铁笔帚草一分，加飞面少许同打，扎膝眼内。"可见其应用范围较广。

《生草药性备要》记载该药"洗疥癞，解毒，止痒，埋口"。《岭南采药录》记载："清热解毒。能退外感发热。以之煎服。又煎水洗疥癞，能耐解毒止痒，合疮口，洗痔疮亦可。"现代对金盏银盘的性味功效的认识基本沿袭历代本草的记载，如《广东中药志》（第二卷）对本品的性味和功能主治的记载均是"性味：甘、淡，微寒。功能主治：疏散风热，清热解毒。用于风热感冒，乳蛾、肠痈，毒蛇咬伤，湿热泻痢、黄疸；外用治痔疮，痔疮"。《广东地产药材研究》《广东地产清热解毒药物大全》等对金盏银盘性味功效的记载也基本与此相同。

（三）结语

金盏银盘在我国民间广泛应用，近年关于该药的研究较多，发现了许多新的成分和新的药理活性，具有广泛的生物学活性和临床药效，有较高的药用开发价值，然而对其作用机制、体内代谢和各成分活性的研究却少有报道，今后的研究工作应着重于这些方面，为更好地开发利用金盏银盘提供科学依据。

七、水杨梅的考证

水杨梅又称水杨柳、小叶水团花、水泡木、串鱼木等，为茜草科植物水杨梅 *Adina rubella* Hance，主产于江苏、浙江、江西、湖南、四川、福建、广东、广西等地。临床用药分水杨梅茎叶或花、果序或根等不同部位，均具有清热解毒作用，主要用于湿热泄泻、疮疖肿毒等。水杨梅及其别名古今本草多有记载，但记载品种存在同名异物的情况，常给临床使用造成混乱。目前有些地方也存在以同属植物水团花 *Adina pilulifera* Franch.ex Drake、心叶水杨梅 *Adina Cordifolia* Benth.et Hook.f. 以及同科植物风箱树 *Cephalanthus occidentalis* L. 当作水杨梅用，东北、华北、西北、西南等地甚至还将蔷薇科植物柔毛路边青 *Geum japonicum* Thunb.var.*chinense* F.Bolle 和路边青 *Geum aleppicum* Jacq. 也当水杨梅使用。此外，水杨梅用药部位、性味归经、功能主治在不同书籍中的描述也不同。为正本清源，规范水杨梅临床使用，根据古今文献资料，对水杨梅进行本草考证。

（一）品种考证

本草文献研究表明，明代以前，未见水杨梅记载，明代本草巨著《本草纲目》载有水杨梅，而《本草纲目》提到的水杨梅，即《庚辛玉册》之地椒，云:"地椒,一名水杨梅,多生阴湿处,荒田野中亦有之。丛生,苗叶似菊,茎端开黄花,实类椒而不赤。"这段描述显然与现今茜草科植物水杨梅 *Adina rubella* Hance 不同,而与当今《中华本草》中记载的蔷薇科植物柔毛路边青 *Geum japonicum* Thunb.var.chinense F.Bolle 描述的生长环境、苗叶形态、花的着生部位和颜色等特征极为相似。此后,《本草纲目拾遗》也记载一味水杨梅,曰:"一名金勾叶,家母利,藤勾子。此草结红子如杨梅,小儿采食之。《本草纲目》有水杨梅,云其实类椒,乃地椒,是别一种。叶点牙痛,取叶捣汁点眼角,饮香茶一盏,闭目少顷,牙痛即止。"此处所载水杨梅显然与《本草纲目》所载品种不同。

其后水杨梅之名多见于岭南药学本草著作中,如《生草药性备要》载水杨梅,曰:"味涩苦,略有毒,不入服食剂。宜煎水洗疮癞外痔,敷脚趾,治水泽趾伤。"《本草求原》载水杨梅,曰:"生田梗水边。叶对生,似布渣,一茎直上。苦涩,不入服食。洗蜞癞、外痔,敷脚趾湿烂,治水积沙屎虫食伤,捣敷之。其根止牙痛立效,煎水含,若连腮肿,为末调搽。其寄生煎服或浸酒,治酒痰、风肿、脚痛。"民国年间出版的《岭南采药录》谓:"水杨梅,别名金勾叶,藤勾子。草本,春日业生于下湿地,高至二三尺,茎叶似菊,夏月间抽茎,稍上分歧,每支头著一花,花有五瓣,深黄色,结红子,类杨梅,大三四分。味涩苦,略有毒,治疮肿甚有功效,煎水洗疥癞外痔,敷脚指烂,治水泽疮。凡牙痛,取其根煎水含之,三四次,出即止痛,或取叶捣汁点眼角,饮香茶一杯,闭目少顷,牙痛即止。凡牙痈初期,取水杨梅茎叶煎水含之,要趁热含,一息吐之,又再含,经数十次,自散,一说味辛,性温,无毒,治疗疮肿毒。制丹砂粉霜,其子伏三黄白矾。"四年后再版《岭南采药录》则将水杨梅从草本改为木本,增加了"枝干之皮红黑色",删除了"春日业生于下湿地……深黄色"等植物形态描述内容。其后胡真所著《山草药指南》也沿用《岭南采药录》记载水杨梅的内容,包括其别名及治牙痛作用。20世纪50年代香港草药学家庄兆祥医师根据再版《岭南采药录》的描述,将其确定为柿树科植物木杨梅 *Diospyros vaccinodes* Lindl.。但香港另一草药学家关培生教授根据《岭南采药录》将其考证为茜草科植物风箱树 *Cephalanthus occidentalis* L.,20世纪60年代出版的《岭南草药志》也将风箱树作为水杨梅收载。

从古至今的本草文献对水杨梅均有记载,古代本草对水杨梅的记载内容比较简单,如《生草药性备要》仅记载了水杨梅的功效,未有其植物形态特征描述;而《本草纲目拾遗》虽有一句"此草结红子如杨梅"形态描述,但内容匮乏且无明显植物形态特征的描述,很难确定其品种基原。作为岭南本草药学鼻祖的《生草药性备要》对岭南药学本草发展具有深远的影响,其后问世的岭南药学本草《本草求原》《岭南采药录》《山草药指南》都是在对《生草药性备要》进行整理和补充的基础上著成，与《生草药性备要》是一脉相承的，它们收载的水杨梅也基本沿用了《生草药性备要》中的功效内容，其中《本草求原》《岭南采药录》《山草药指南》还沿用了《本草纲目拾遗》中有关水杨梅别名和可以治牙痛功效，可以认为它们记载的水杨梅应该为同一植物。其中《岭南采药录》对水杨梅描述较为详细，并且综合了前面出版的几本药学专著的内容，再版时还对有关内容进行了修正，根据再版《岭南采药录》对水杨梅形态、功效描述，与现今茜草科植物水杨梅 *Adina rubella* Hance 的确存在差异，而与同科植物风箱树 *Cephalanthus occidentalis* L. 基本一致，说明上述文献记载的水杨梅均非现在常用的茜草科植物水杨梅 *Adina rubella* Hance。

在清代吴其浚所编著的《植物名实图考》中也记载了3种水杨梅，其中书中"湿草卷之十三"曰："水杨梅，《本草纲目》：生水边，条叶甚多，子如杨梅。按此草，江西池泽边甚多，花老为絮，土人呼为水杨柳，与所引庚辛玉册地椒开黄花不类。"根据其生长环境、植物形态特征描述，与现今茜草科植物水杨梅 *Adina rubella* Hance 基本一致，书中其余两处记载的水杨梅均与现今茜草科植物水杨梅 *Adina rubella* Hance 有较大区别。综上所述，水杨梅之名最早出现在《本草纲目》中，其后有许多文献均有水杨梅记载，但多数为同名异物，真正以茜草科植物水杨梅 *Adina rubella* Hance 始载的应为《植物名实图考》。

（二）药用部位考证

最早记载水杨梅的《植物名实图考》是一部纯粹的植物学专著，非药物学著作，并没有记载其药物功效，其后的许多药学专著收载的水杨梅又是同名异物，导致该品种一直到中华人民共和国成立后才有药学专著以药物将其收载。水杨梅最早入药收载于1959年出版的《广西中兽医药用植物》，其后，《浙江民间常用中草药》《广西中草药》《贵州草药》《浙江中药资源名录》《广东中药志》、1977年版《中国药典》《中华本草》《中药大辞典》、1994年版《上海市中药材标准》《广东省中药材标准》（第一册）、2009年版《湖南省中药材标准》等均有收载，其中以根入药始载于《广西中兽医药用植物》，《浙江民间常用中草药》《广西中草药》《贵州草药》《浙江中药资源名录》《广东中药志》、1994年版《上海市中药材标准》《广东省中药材标准》（第一册）均只收载水杨梅根，而1977年版《中国药典》、2009年版《湖南省中药材标准》以水杨梅为名只收载了水杨梅干燥带花果序，《中华本草》《中药大辞典》等则收载了水杨梅根和水杨梅地上部分，根据各文献对水杨梅根、干燥带花果序及水杨梅地上部分的描述来看，各药用部位功效基本一致，表明水杨梅不同药用部位基本可以代替使用。从扩大水杨梅药用部位、减少资源浪费方面来看，仅限制使用水杨梅某一部位，势必对水杨梅其他药用部位造成极大浪费。如 1994 年版《上海市中药材标准》和《广东省中药材标准》(第一册)收载的水杨梅仅为水杨梅根，而目前水杨梅根其实非常有限，市场上多数为水杨梅的枝叶，要购买符合两地地方标准的水杨梅非常困难，这为两地的水杨梅药材使用和制剂生产造成困境，也为水杨梅其他药用部位得不到广泛应用造成浪费。由此推断，水杨梅的药用部位可以是根，也可以是干燥带花果序及水杨梅地上部分，建议有关地方中药材标准能将水杨梅的上述药用部位都收载，即修改其药用部位为全株。

（三）性味功效考证

水杨梅地上部分或水杨梅带花果序的性味功效在 1977 年版《中国药典》、2009 年版《湖南省中药材标准》《中华本草》《岭南中草药撮要》等文献记载中比较统一，均为味苦、涩，性凉，具有清热解毒燥湿功效，可用于湿热泄泻等。水杨梅根的性味功效则在不同文献记载存在比较大差异，《广东省中药材标准》(第一册)载水杨梅根性味功效为"甘、淡，平。清热燥湿，化痰止咳，泻火解毒，活血散瘀。用于肺热咳嗽，湿热泻痢，跌打损伤，外用治疖肿，下肢溃疡"。《广西中草药》、1994 年版《上海市中药材标准》等也记载水杨梅根味淡，性平，有抗菌消炎、散瘀活血作用。而《中华本草》和《中药大辞典》均称："水杨梅根味苦、辛，性凉。清热解表，活血解毒。主治感冒发热、咳嗽、腮腺炎、咽喉肿痛、肝炎、风湿关节痛等。"《广东中药志》《河南中草药手册》等还在水杨梅根之味中增加了涩味。笔者曾口尝经广东药学院中药专家鉴定的水杨梅根，其真实滋味苦、涩而非甘味，样品送广东省药检所有关专家检验也给出水杨梅根之味与《广东省中药材标准》(第一册)不一致意见。中药之味主要来源于真实滋味和理论味（药物的作用推出来的味），水杨梅根真实滋味为苦、涩味，其理论味有可能为甘、淡吗？从水杨梅根功效来看，其主要作用为清泄燥湿和解表，而无补益、和中和渗湿作用，由此也可推断水杨梅根之味非甘、淡，而应该为苦、辛味。对于水杨梅根药性方面，主要有性平和性凉两方面报道，根据水杨梅根具有清热作用可确定其药性应为寒凉，因其清热程度较弱，则可推断其药性为凉。综上分析，建议将水杨梅根的性味统一修订为味苦、辛，性凉。至于功效方面，由于部分文献在语言叙述上存在未使用中医术语而使用西医病名等不规范现象，进而导致不同文献的描述不一致，但其内容基本一致。

（四）结语

水杨梅不仅在古代文献记载较为混乱，现代文献的记载也不统一，如方志先等主编的《湖北恩施药用植物志》，书中水杨梅即为蔷薇科水杨梅属植物

Geum aleppicum Jacq.，以根与全草入药，并收载了梅蔷薇科水杨梅属植物柔毛路边青 *Geum japonicum* Thunb.var.*chinense* F.Bolle 的根及全草；1998 年版《北京市中药材标准》也以蔷薇科水杨梅属植物路边青 *Geum aleppicum* Jacq. 的干燥地上部分作水杨梅之名收载，并称之为草本水杨梅;《广东中草药》和《广州常用草药增订本》则分别以茜草科植物风箱树 *Cephalanthus occidentalis* L. 叶或嫩芽和根作水杨梅用，均与茜草科植物水杨梅 *Adina rubella* Hance 不同。可见本品现今在全国各地使用仍比较混乱。我们以目前常用的茜草科植物水杨梅 *Adina rubella* Hance 为正品，通过查阅古今文献考证了其品种记载、药用部位及性味功效。考证表明，水杨梅之名始见于《本草纲目》，其后多部药学本草虽然也有记载，但均与茜草科植物水杨梅 *Adina rubella* Hance 不同，其真正以水杨梅 *Adina rubella* Hance 为正品记载的本草首载为《植物名实图考》。其药用部位是根和地上部分，味应苦、辛，性应为凉，有清热解毒燥湿功效。

八、叶下珠的考证

叶下珠为大戟科植物叶下珠 *Phyllanthus urinaria* L. 的干燥全草。多生于山坡、路旁、田间，花沿茎叶下而生，结果时状如小珠，故有叶下珠之称。据《广州植物志》记载:"梅县小童于夏月间田边拔此植物，口念'胡羞羞'，其叶不久即合，故俗称胡羞羞。"分布于广东、广西、云南、湖南、贵州、福建、浙江、江西等地，具有清热解毒、利水消肿、明目、消积的功效，用于痢疾、泄泻、黄疸、水肿、热淋、石淋、目赤、夜盲、疳积、痈肿、毒蛇咬伤等治疗。查阅本草史料，发现在清代晚期至民国时期的本草对该药的记载较为混乱，现做有关考证如下。

（一）本草考证

清代何克谏《生草药性备要》（约 1717 年）首载"珍珠草"，曰:"味涩，性温，治小儿疳眼、疳积，煲肉食，或煎水洗。又治下乳汁，治主米疳者最效。又名日开夜闭。"赵学敏著《本草纲目拾遗》（1765 年）载真珠草，文中转引《临证指南》云:"珍珠草，一名阴阳草，一名假油柑。此草叶背有小珠，昼开夜闭，高三、四寸，生人家墙脚下，处处有之。"赵氏又于文中载曰:"癸亥，予寓西溪看地，见山野间道旁有小草，叶如槐而狭小，叶背生小珠，如凤仙子大，累累直缀，经霜辄红，询土人皆不识。"赵氏对比《临证指南》一书所载，并察其"薄暮取视，其叶果闭"，由此"始悟此即真珠草也"。并且转引《临证指南》中对其功效的记载，曰:"治小儿百病，及诸疳瘦弱眼欲盲，皆效。为末，白汤下，或蒸煮鱼肉食。"《临证指南》与何氏所描述的"珍珠草"从功效和使用方法都很类似，并且都具有"日开夜闭"的特点。赵氏对其形态特征有形象的描述，叶片狭小如槐，叶背生小珠，霜后变红等特征，与今之叶下珠 *Phyllanthus urinaria* L. 的形态一致。

清代吴其濬著《植物名实图考》(1880 年) 首次以“叶下珠”为名收载，云:“叶下珠，江西、湖南砌下墙阴多有之。高四五寸，宛如初出夜合树芽，叶亦昼开夜合，叶下顺茎结子如粟，生黄熟紫。俚医云性凉，能除瘴气。”并附有叶下珠图 (图 11–5)。对比《海南植物志》所附叶下珠墨线图 (图 11–6)，两图植株整体形态、叶形、果实在叶背等特征都很相近。结合其“叶亦昼开夜合，叶下顺茎结子如粟，生黄熟紫”的形态描述，可推测吴氏所载叶下珠即为今之大戟科叶下珠 *Phyllanthus urinaria* L.。

(二) 十字珍珠草考证

从上文考证可知，叶下珠以“珍珠草”名始载于《生草药性备要》，而最早以“叶下珠”为正名始见于《植物名实图考》。令人疑惑的是，《植物名实图考》之后的本草书籍中却未见以叶下珠、珍珠草、真珠草、日开夜闭为名的药物记载，而至 20 世纪 60 年代的中草药手册中多有收载，推测是与其他药名出现了混淆。

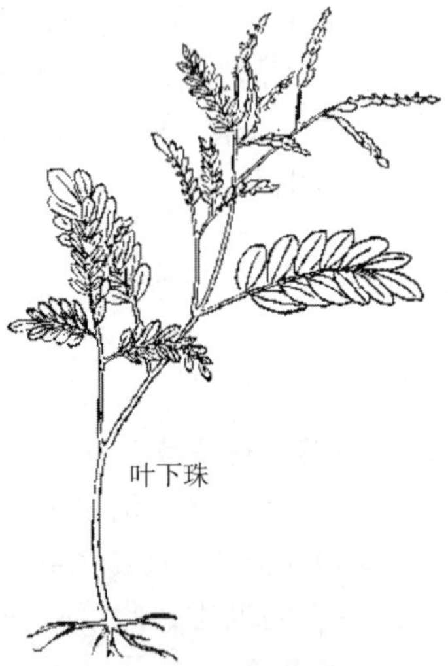

图 11–5 《植物名实图考》附叶下珠图

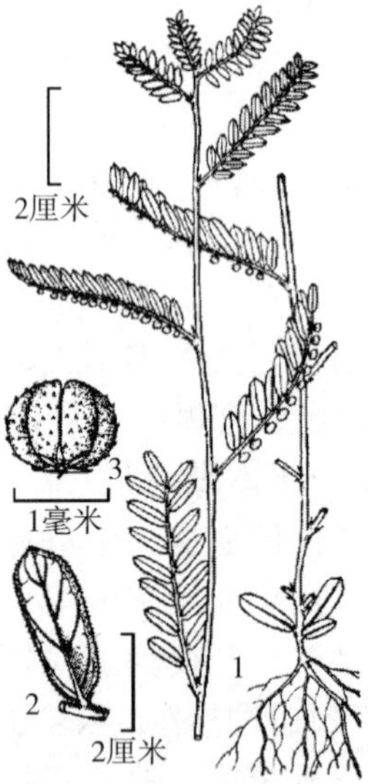

图 11–6 《海南植物志》附叶下珠图

民国时期萧步丹所著《岭南采药录》(1932 年)，书中“十字珍珠草”条下所载内容与《本草纲目拾遗》所载“真珠草”内容极为相似，载曰:“(十字珍珠草) 别名婴婆究，高三四寸，叶如槐而狭小。昼开夜闭，叶背生小珠，如凤仙子大。叠叠直缀，经霜辄红。治小儿百病，诸疳瘦弱，两目欲盲，为末，白汤下，或以之蒸煮鱼肉食。又治小儿生疮疖成堆，痛痒难禁，以之煎水立效，研末开香油搽亦可。凡小儿天疱疮及头发内小疮以之煎水洗。"文中"高三四寸……或以之蒸煮鱼肉食"描述内容完全引自《本草纲目拾遗》。并补充其可治疗小儿疮疖、小儿天疱疮。因此《岭南采药录》所载"十字珍珠草"当为"叶下珠"。

《生草药性备要》"千字珍珠草"中记载曰："治小儿头上生疮仔成堆、痛痒难禁，煎水洗立效。生天婆究，研末开油搽，亦可。"对比《岭南采药录》中"十字珍珠草"补充了治疗小儿疮疖、小儿天疱疮的内容，可发现两者完全一致。现行的《生草药性备要》版本为清光宣年间守经堂刻本影印本，刻工不甚精，可能将"十字珍珠草"误刻成"千字珍珠草"，朱晓光在校注《生草药性备要》时，也将其校为"十字珍珠草"。《生草药性备要》将"千字珍珠草"和"珍珠草"分开记载，可能认为是两个药，而《岭南采药录》作者萧步丹认为是同一味药而将二味药合并。

在清代赵其光《本草求原》（1848年）"自消容"项下，另载有"十字珍珠草"，载曰："（自消容）即十字珍珠草。消疮毒，专治小儿头疮成堆，煎水洗或为末，油开搽。并理癫婆疢。"赵氏认为"自消容"和"十字珍珠草"为同一个药，其内容与《生草药性备要》"千字珍珠草"（即十字珍珠草）类同。

民国时期，胡真所著的《山草药指南》（1942年）中也收载有"十字珍珠草"，载曰："别名婴婆究，叶如槐叶而狭小，昼开夜闭，叶背生小珠，如凤仙子，经霜则红，治小儿百病，凡因疳积瘦弱，两目欲盲者，取此草为末，蒸猪肉或鱼肉食，或白汤下。"其内容与《本草纲目拾遗》中"真珠草"一致。

《生草药性备要》是岭南重要的本草学著作，对广东本草的发展产生了深远的影响，之后的岭南本草如《本草求原》《岭南采药录》《山草药指南》等多为在此基础上整理补充的著作。《岭南采药录》《山草药指南》中对"十字珍珠草"的形态描述与《本草纲目拾遗》中"真珠草"内容相同。《生草药性备要》《本草求原》未载"珍珠草"和"十字珍珠草"的形态。从功效记载内容来分析，《生草药性备要》《本草求原》《岭南采药录》所载"十字珍珠草"功效用法都非常相近，用于小儿疖疮成堆，煎水洗或研末用油搽。《生草药性备要》载"十字珍珠草"治疗"天婆究"，《本草求原》载"自消溶"（即"十字珍珠草"）治疗"癫婆疢"，《岭南采药录》和《山草药指南》均载"十字珍珠草"别名为"婴婆究"。朱晓光校注《生草药性备要》"十字珍珠草"条时，批注天婆究为广东方言，指小儿头部脓、疱、疮、疖肿一类化脓性感染性疾病。现代本草书籍仍有叶下珠用于治疗疖疮、蛇头疔的记载。而从名字来看，"天婆究""癫婆疢""婴婆究"音、字都极为相近，极有可能是方言的音译不同而形成的差异。由此推测，《生草药性备要》中的"十字珍珠草"

和"珍珠草",《本草求原》中的"自消溶"（也即"十字珍珠草"),《岭南采药录》和《山草药指南》中的"十字珍珠草",都为大戟科叶下珠 *Phyllanthus urinaria* L.。

（三）《本草求原》所载自消容（别名十字珍珠草）应为叶下珠

《生草药性备要》中载有"自消容",载曰:"治肿胀,敷大恶疮。根治伤痘。其子,自消子。"《本草求原》以"自消容"为正名收载"十字珍珠草",载曰:"（自消容）即十字珍珠草。消疮毒,专治小儿头疮成堆,煎水洗或为末,油开搽。并理癞婆疬。"《岭南采药录》载有药物"自消融",载曰:"别名大金不换、通心草。草本。叶似番石榴叶,梗老色赤,粗如人指,不甚坚鞭。叶背面均有柔毛,花形如箭,插地可生,高约尺余。其子名自消子,善治牙痛。取其叶约十片,与咸鸡蛋一枚,同煎浓,加盐少许饮之,服后约十分钟,其患若失,外敷消肿胀,消大恶疮。其根,治内伤,煎服。"《山草药指南》亦有"自消融"条,载曰:"别名大金不换,又名通心草。其叶似番石榴叶,叶背面均有柔毛,花形如箭,插地可生,取叶捣敷恶毒疮,一宿消肿。""凡患牙痛,取药约十片,与咸鸡蛋一枚,同煎浓,加盐少许饮之,服后约十分钟,其患若失。"四本本草书都载"自消容"或"自消融",音近极有可能为音译书写的不同。《生草药性备要》和《本草求原》未载"自消容"的形态,《岭南采药录》和《山草药指南》均有"叶似番石榴叶""叶背面均有柔毛,花形如箭,插地可生"等相同的形态描述,与今之豆科植物大猪屎豆 *Crotalaria assamica* Benth. 一致。从四者功效描述来看,《生草药性备要》《岭南采药录》及《山草药指南》均载可消肿胀,治恶疮,并且描述方式都极为相似。《本草求原》"自消容"的所载功效治"小儿头疮"等均未在其他三部本草中出现,而对比分析各本草所载"十字珍珠草"内容可知,其描述内容更为接近,由此判断《本草求原》记载"自消容"是"十字珍珠草",即叶下珠,可能赵其光误认为"自消容"与"十字珍珠草"是一个药,而之后的本草均将"自消容"与"十字珍珠草"分为两药记载。由此可知《本草求原》中自消容当为叶下珠,而其他本草所载自消容和自消融则与叶下珠无关。

（四）药用历史考

1.古代本草对叶下珠功效记载　叶下珠首载于《生草药性备要》,曰:"味涩,性温,治小儿疳眼、疳积,煲肉食,或煎水洗。又治下乳汁,治主米疳者最效。""治小儿头上生疮仔成堆、痛痒难禁,煎水洗立效。生天婆究,研末开油搽,亦可。"《本草纲目拾遗》转引《临证指南》曰:"治小儿百病,及诸疳瘦弱眼欲盲,皆效。为末,白汤下,或蒸煮鱼肉食。"《植物名实图考》载其:"性凉,能除瘴气。"《本草求原》载:"消疮毒,专治小儿头疮成堆。"《岭南采药录》载其治疗"小儿天疱疮及头发内小疮"。由此,古本草多用叶下珠治疗小儿疳眼、疳积及天疱疮等疾病。

2. 现代本草对叶下珠功效记载 《广州常用草药增订本》载其"性微凉、味淡"，具有平肝、清热、明目的功效。《粤北草药》载其具有清肝明目、渗湿利水、消疳积的功效，用于治疗小儿疳积、目赤肿痛、感冒发热、肠炎腹泻、泌尿系感染、肾炎水肿。《广东中草药》载其"微苦、甘，凉"，具有清热解毒、消积利尿的功效，用于肝炎、黄疸、肾炎水肿、泌尿系感染、小儿疳积、结膜炎、夜盲、感冒、痢疾、疮疖、蛇头疔、毒蛇咬伤。《浙江民间常用草药》载其可消食。《四川常用中草药》载其可清暑热、止痢疾，治红白痢疾、目赤肿痛、眼起云雾、眼生翳。《广东中药志》载："性味：微苦、甘，微寒。功能与主治：清热利尿，清肝明目。用于湿热水肿，泄泻，热淋涩痛，肝热目赤肿痛，肝火头痛；近有用于急性黄疸型肝炎、泌尿系感染。外用解蛇毒。"由此，叶下珠现代功效运用方面有了很大的延伸，尤其是在治疗肝炎和泌尿系感染等方面的良好功效，现已得到很好的开发应用。

（五）结语

根据《生草药性备要》与《临证指南》所载珍珠草的内容，可知所载为同一物。《本草纲目拾遗》转引《临证指南》的内容，并描述为"叶如槐而狭小，叶背生小珠，如凤仙子大，累累直缀，经霜辄红"，与今之叶下珠 *Phyllanthus urinaria* L. 的形态一致。《植物名实图考》附有叶下珠图，并有"叶亦昼开夜合，叶下顺茎结子如粟，生黄熟紫"的描述，结合图特征和形态描述，可知该药即为大戟科植物叶下珠。

对比《生草药性备要》《本草求原》《岭南采药录》《山草药指南》中所载"十字珍珠草"的功效应用和形态描述，与《纲目拾遗》的"真珠草"有很多延续性，可知"十字珍珠草"即为大戟科植物叶下珠。

《本草求原》载"自消容"，另别名"十字珍珠草"，其内容却为《生草药性备要》"十字珍珠草"。另对比《生草药性备要》的"自消容"，《岭南采药录》和《山草药指南》的"自消融"，所描述内容与《本草求原》的"自消容"均有很大的差异。由此推测《本草求原》著者赵其光误将"自消容"与"十字珍珠草"合为一个药。《中华本草》仍将《本草求原》的"十字珍珠草"列为"自消容"的异名，而在"叶下珠"条目下未列"十字珍珠草"为异名，易造成更多的误解。我们认为《中华本草》中应将"自消容"与"十字珍珠草"区别开来，将"十字珍珠草"列入叶下珠"别名"条目。

古本草多用叶下珠治疗小儿疳眼、疳积及天疱疮等疾病。至现代，其功效运用方面才有了很大的延伸，尤其在肝炎和泌尿系感染等方面的良好功效，现已得到很好的开发应用。

九、桃金娘的考证

桃金娘为桃金娘科植物桃金娘 *Rhodomyrtus tomentosa*（Ait.）Hassk. 的干燥根。其果实、花和叶均可入药，又名岗稔、都念子、山稔、当梨等，为广东常用地产药材。桃金娘根具有舒肝通络、止痛的功效，用于肝气郁滞之胸胁疼痛、风湿骨痛、腰肌劳损。果实具有补血、收敛、止血的功效，用于血虚证，如吐血、衄血、便血、血崩、带下。在广东、广西、云南、贵州、福建、台湾、湖南等地均有广泛分布，其成熟鲜果味道甘甜，并能充饥，为人们喜食的野果，从古至今多有史料文献记载，现对其名称、古籍记载中存在的问题和药用历史情况做一考证，为桃金娘的后续研究和开发提供资料参考。

（一）名称考证

桃金娘的最早记载应属三国东吴太守沈莹的《临海水土异物志》，载曰："多南子，如指大，其色紫，味甘，与梅子相似。出晋安。"唐代杜宝《大业拾遗录》，载有隋代俗名"都念子"的一种野果，刘恂《岭表录异》说"食者必捻其蒂"，而改记为"倒捻子"。及至宋代，在《苏沈内翰良方》中，苏轼根据海南当地的土音叫为"倒黏子"，又根据桃金娘根皮富含角质，海南当地渔民把角质提炼出来做漆，涂在渔网等器物上起到防腐御湿的作用，因而取名海漆。海南文昌另有俗称为"都念脐"，意思是说吃的时候把顶部退化的花蒂部分捻掉。南宋初年，朱翌所著《猗觉寮杂记·卷下》中认为'捻'与'念'古今相互传讹，同音异字。

至明《本草品汇精要》中，记为"石都念子"。清初陈淏子所著《花镜》中分列"金丝桃"和"都念子"两条，"金丝桃"项下又名其为"桃金娘"，两者实为同一物。陈氏可能对赵学敏和吴其濬造成了误导，赵学敏在《本草纲目拾遗》中分别记载有"桃金娘"和"倒捻子"，并在"倒捻子"条转引《粤语》中"以其为用甚众，食治皆需，故名都念"。吴其濬在《植物名实图考》中分列有"金丝桃"与"石都念子"。

至晚清，郭柏苍著《闽产录异》，言其可以度年，故名"冬年"，也称"逃军粮"。果倒黏于树，名为"倒黏子"。兴化呼"丹黏子"，粤东亦产，取以酿酒，名"稔酒"。据《海阳县志·卷八》物产条，倒捻子注云，俗名刀年，广府人多读成为都念，其子则简称为念子，因产生山岗，亦称为岗念。清代赵寅谷《本草求原》载为"山荳"，何克谏《生草药性备要》载为"山稔"。

张崇根在校注《临海水土异物志》时批注说："所谓'都念'（duniem）或'倒捻'（douniem）都是记音。"而"多南"（donam）音也极为相近。桃金娘的果实，至今两广都还称为"nuim 子"。韩槐準也认为"都念"在海南是根据"Noni"或"Loni"音转而来。蒙元耀在考证《桂海虞衡志》果名时，从状语角度考察了"粘子"，即桃金娘。认为状语称为 lwgnim 或 maknim，汉字的粘、稔、捻皆为壮名之记音。在广西人中这三个字都念 nian（汉语西南官话音平调），在普通话里，这三个字部同音。该药在我国现代各地的本草药志类书籍中多有记载，收载的名称也各不同，如《广西中药志》载为"多莲、豆稔干"，《福建药物志》载"多奶、山多奶、苏园子、石榴子"，《云南药用植物名录》载"白碾子"，《湖南药物志》载"水刀莲"，江西《草药手册》载"乌肚子、当梨子"，《台湾药用植物志》载"哆哖仔"，广东《岭南草药志》载"山东稔"，广东《粤北草药》载"稔子、石稔、马奶俚、马稔、塔炼果"，《广东中药志》载"乌嘟子"，《广东药用植物简编》载"乌多年、当泥"。由此，桃金娘的名称与地域方言语系有很大的关系，但总体上保留"nian"的音。

（二）《花镜》中"金丝桃"和"都念子"考

在清初陈淏子《花镜》卷三花木类考，载金丝桃（桃金娘）条云："金丝桃一名桃金娘，出桂林郡。花似桃而大，其色更赪。中茎纯紫，心吐黄须，铺散花外，俨若金丝。八九月实熟，青绀若牛乳状，其味甘，可入药用。如分种，当从根下劈开，仍以土覆之，至来年移植便活。"陈氏对"金丝桃"的描述，开红色的花，比桃花大，色更红艳，"中茎纯紫"可能指紫色的长梗，向外铺开的雄蕊，这些均与桃金娘相符，只是陈氏言雄蕊为黄色，而桃金娘雄蕊多为红色，存有差异。而陈氏描述其果期 8～9 月熟，尤其对果实像牛乳的形态描述极为相近，苏轼也曾用"马乳"来形容。现今金丝桃多为指金丝桃科常绿灌木金丝桃 *Hypericum monogynum* L.，别名金丝海棠、照月莲，其花为鲜黄色，果为卵圆形蒴果而味不甘，一般以根入药，因此两者并非一物。

陈氏在《花镜》卷四藤蔓类考另载有都念子条（农业出版社伊钦恒校注本将之归入新增之花果类考卷），此条云："都念生岭南。树高丈余，株柯长而细，叶如苦李。花紫赤如蜀葵，心金色，南中妇女多用染色。子如小软柿，外紫内赤，无核。头上有四叶如柿蒂，食必捻其蒂，故又名倒捻子。味甚甘美。"此条文内容沿袭了之前历代本草对桃金娘的记载，桃金娘为灌木，陈氏将其归为藤蔓类，存在错误。陈氏应该未见过桃金娘，据农史学家石声汉在考证《花镜》时曾说："像倒捻子（桃金娘）……在杭州当时是不能有实物的。"在口耳相传中听到同一物不同描述版本未能分辨，或者是以讹传讹造成谬误，在古代是比较常见的。

（三）《植物名实图考》中"金丝桃"与"石都念子"考

清代吴其濬所著《植物名实图考》也将"金丝桃"与"石都念子"分列两条。"金丝桃"条中袭引了陈淏子《花镜》的内容，并附有"金丝桃"图

（图 11-7）。从所附图来看，叶片长椭圆状披针形，先端钝尖，基部楔形，花瓣 5，开张，三角状倒卵形，花柱纤细。可见吴氏之金丝桃图与现今之金丝桃 *Hypericum monogynum* L. 相近，参见《中华本草》中金丝桃附图（图 11-8）。桃金娘叶片革质，椭圆形或倒卵形，先端圆或钝，基部阔楔形，花瓣 5，倒卵形。与吴氏之金丝桃附图存有差异，参见《中华本草》桃金娘附图（图 11-9）。

"石都念子"条，云："石都念子，本草拾遗始著录，即倒捻子。东坡名为海漆，亦名胭脂子。"同时也附了石都念子图（图 11-10）。该条目内容延续了之前本草的记载，可知为桃金娘。但其所绘图则没有体现出桃金娘的特征，叶片和果实的形状都不像。

在岭南另有一水果也叫倒捻子，为藤黄科植物莽吉柿 *Garcinia mangostana* L. 的果实，又名山竹、凤果。山竹有多而密集的分枝，小枝具有明显的纵绫条，叶片革质，椭圆形或椭圆状矩圆形，顶端短渐尖，基部宽楔形或近圆形，中脉两面隆起，侧脉密集。果实大小如柿，果形扁圆，外表呈深紫色，由 4 片果蒂盖顶，酷似柿样，其果肉也清美甘甜。这些与"叶如白杨""子如小软柿，外紫内赤，无核。头上有四叶如柿蒂""味甚甘美"等描述都极为相近，与吴氏所附石都念子图也很贴近。在高明乾主编的《植物古汉名图考》中，作者也将之前本草中的"都念子""倒捻子""倒燃子""倒黏子"考证为莽吉柿 *Garcinia mangostana* L.，并附有莽吉柿图（图 11-11），从图 11-10、图 11-11 对比看，也确有几分相像。除高氏之外，缪启愉和邱泽奇所著《汉魏六朝岭南植物"志录"辑释》中，校注沈莹《临海异物志》中

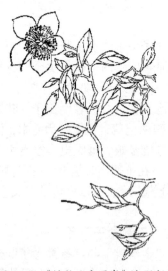

图 11-7 《植物名实图考》金丝桃图

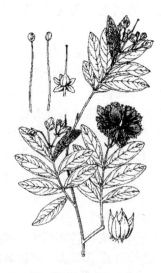

图 11-8 《中华本草》金丝桃图

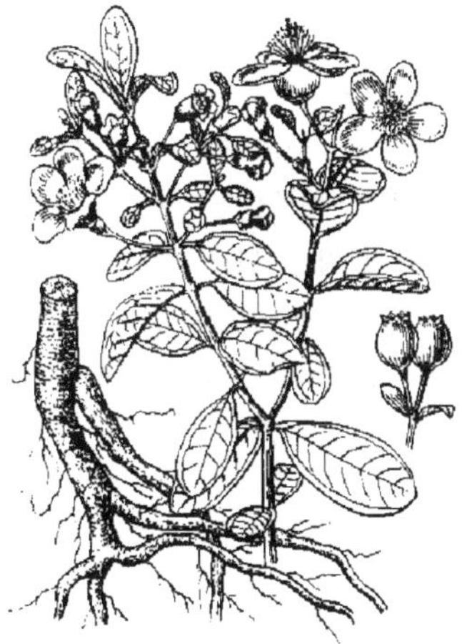

图 11-9 《中华本草》桃金娘图

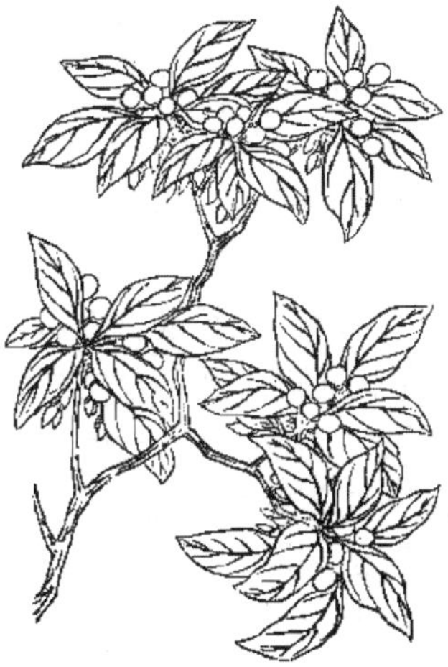

图 11-10 《植物名实图考》石都念子图

“多南子”条时，也认为“多南子”为莽吉柿，即为山竹子。

其实再对比山竹（莽吉柿）的其他特征就会发现不同。山竹为小乔木，其花雌蕊退化成圆锥形，几无花柱（图 11-11），这些与之前本草描述的“倒捻子窠丛生”（为灌木），“花似桃而大，其色更赪。中茎纯紫，心吐黄须，铺散花外，俨若金丝”都有很大的出入。山竹外层有坚硬的果壳，压迫掰开才能吃到果肉，而所有本草都未记载其有外壳，有壳又如何“食之必捻其蒂”？山竹是热带植物，原产马来群岛，1919 年我国台湾引种，30 年代后才陆续引种至海南和广东等地，由此，民国前的本草记载时都没有山竹。即使山竹的同属植物（岭南山竹子、多花山竹子等）都为资源稀少的珍稀物种。

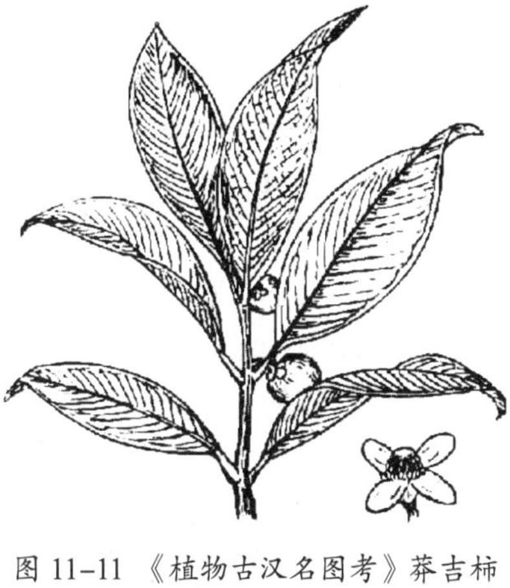

图 11-11 《植物古汉名图考》莽吉柿

由此，将桃金娘考证为藤黄科的莽吉柿（山竹）*Garcinia mangostana* L. 存在错误，吴氏石都念子图可能也并非为桃金娘，而与莽吉柿图（图 11-11）较为相像，但究竟为何物仍有待进一步考证。

（四）药用历史考证

桃金娘虽早在三国时期就有记载，而当时对其使用多因其“色紫，味甘”而做以染色用和当果子食用，未有药用记载。至唐之末年，刘恂撰《岭表录异》载："其子……食之甜软，甚暖腹，兼益肌肉。"

宋代《苏沈内翰良方》收录了苏轼《海漆录》，载："童儿食之，或大便难通。叶皆白，如白礜状。野人夏秋痢下，食叶辄已。海南无柿，人取其皮，剥浸揉捆之，得胶，以代柿，盖愈于柿也。吾久苦小便白胶，近又大腑滑，百药不瘥。取倒黏子嫩叶酒蒸之，焙燥为末，以酢糊丸，日吞百余，二腑皆平复，然后知其奇药也。因名之曰海漆，而私记之，以贻好事君子。明年子熟，当取子研滤，酒煮为膏以剂之，不复用糊矣。"可知宋代人们已陆续发现其有治痢疾、利小便、止肠滑的功效，并且已经有对其"嫩叶酒蒸""焙燥为末""酢糊丸"膏剂等炮制和一些剂型探讨。

明代《本草品汇精要》首次记载了桃金娘的性味、毒性、功效，载曰："石都念子味酸，小温，无毒。主痰嗽哕。"之后《本草纲目》中载其果实能"主治痰嗽哕气。暖服脏，益肌肉。"

至清代，屈大均所著《广东新语》载其果实可养血，花可行血。《本草纲目拾遗》转引《粤语》，曰："以其得乙木之液，凝而为血，可补人之血，与漆同功，功逾青黏，故名。以其为用甚众，食治皆需，故名都念。"桃金娘果在当时作为药物已较为广泛的使用，并用于酿酒，味美，人与猿猴争食。何克谏《生草药性备要》载其"（叶）拔脓生肌。其根，治心痛。子，健大肠，亦治蛇伤"。赵寅谷《本草求原》载："叶对生，涩平。止血止痢，生肌，治疳积，消疮，洗疳痔、热毒、烂脚，理蛇伤。其子止赤、白带。根治心气痛。"民国时期萧步丹所著《岭南采药录》载："桃金娘……其子明目，养血。其花，能行血。"胡真撰《山草药指南》载其果实"能活血补血，与黄精同功"。可知桃金娘的药效已逐渐被人认识和发掘。

桃金娘在现代临床中用于脘腹疼痛、急慢性肠胃炎、胃痛、消化不良、肝炎、肝肿大疼痛、呕吐泻痢、胁痛黄疸、癥瘕、痞块、崩漏、劳伤出血、跌打伤痛、风湿痹痛、血虚体弱、肾虚腰痛、痔疮、脱肛、中心视网膜炎、风湿性关节炎、功能性子宫出血、月经过多等症。桃金娘在民间也流传了很多独特的用法，如常食桃金娘果实治疗牙龈炎、牙周炎等，效果较好；桃金娘与羊肉同煮制汤，用于治疗哮喘病，效果比较明显；三神汤炖猪肚治疗小儿厌食症在闽南已是家喻户晓，当患者面色少华时加入桃金娘果，酸甘化阴，清而不滋，养胃生津，可奏运脾养胃之功。在民间还有用桃金娘干粉防治新生儿褶烂。

（五）结语

桃金娘在本草古籍中记载有"都念子""多南子""倒捻子""倒黏子""冬年""刀年""逃军粮"等多个名称，多为方言记音而相互传讹而成，与地域方言语系有很大的关系，但总体上保留"nian"的音。

《花镜》中"金丝桃"和"都念子"应都为桃金娘，可能是作者不识造成谬误，现今"金丝桃"多指金丝桃科常绿灌木金丝桃 *Hypericum monogynum* L.，与桃金娘不同，应区别对待。

《植物名实图考》中"金丝桃"与"石都念子"，文字描述也均为桃金娘，附的"金丝桃"图可能为金丝桃 *Hypericum monogynum* L.，附的"石都念子"图也跟桃金娘 *Rhodomyrtus tomentosa*（Ait.）Hassk. 存在差异，具体为何物有待考证。

有学者将都念子（桃金娘）基原考证为藤黄科的莽吉柿（山竹）*Garcinia mangostana* L.，该植物与本草书中的描述虽存在许多差异，如花的形态颜色和果实的吃法等与《植物名实图考》中附"石都念子"图有颇多相似处，可能由此产生错误。据记载莽吉柿（山竹）原产马来群岛，20 世纪 30 年代后在海南和广东等地才有引种，因此，民国前我国应该没有这个植物，历代本草记载的也不应该为莽吉柿（山竹）。

桃金娘使用历史悠久，最早文字记载为三国时期，最早药用记载可追溯到唐代。桃金娘也由最初味美的野果发展成为"食治皆需"的良药。其功效记载也由最初果实"暖腹，益肌肉"的简单认识，发展至果实能明目养血，花能行血，叶能止血止痢治疮积，根能治心痛等全株多个药用部位、多重功效的认识。桃金娘在岭南广布，在岭南民间也是常用地产药材，值得开发利用。

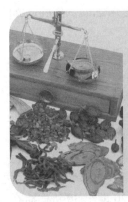

第十二章
方药应用考证及药学会史

药史与本草考证研究除要开展单味中药基原品种考证外，还应开展方药及药物性味、功效、用药禁忌等中药应用方面的考证研究。其实，方药与药物应用方面的考证也是为考证基原品种服务的一种方法和手段，属于本草考证研究范围中逐渐扩展的内容，属于本草考证广义范畴之内。另外，药学会会史研究及药学史专业杂志的创立研究也是药史本草研究的重点，本章主要介绍这方面的内容。

第一节　方药考证

中药单独应用较少，多与其他药物配伍组方应用。因此，开展古方药物的考证具有重要意义，有利于发掘与继承古医方，并为新药研究开发打下基础。

一、黄连解毒汤考证

黄连解毒汤为现代较著名且常用的中药方剂，功能泻火解毒，主治一切实热火毒，三焦热盛之证。症见大热烦躁，口燥咽干，错语，不眠；或热病吐血、衄血；或热甚发斑，身热下痢，湿热黄疸；外科痈疽疔毒，小便赤黄，舌红苔黄，脉数有力。本方现代常用于败血症、脓毒血症、痢疾、肺炎、泌尿系感染、流行性脑脊髓膜炎、乙型脑炎及感染性炎症等属热毒为患之病症，有显著疗效。

有关本方的出处，古今大多认为是《外台秘要》引《崔氏方》。笔者就手头现有资料中查询到最早的有《中医方剂学讲义》（1960年版）收载此方时即署出自《外台秘要》引《崔氏方》，所举依据为"系因《外台秘要》引崔氏治刘护军病称此方为其自制者，故仍从《外台秘要》引录"。其后，有多种版本《中药方剂学》均载其出自《外台秘要》引《崔氏方》，《辞海（1989年版）》亦从此说，亦有方剂专著如《中医名方临床新用》载其为"崔氏方，录自《外台秘要》"。至今天，在百度上输入"黄连解毒汤"进行搜索，在百度百科、搜搜百科的"黄连解毒汤"词条下的方剂出处仍是"《外台秘要》引《崔氏方》"。

查《外台秘要》为我国古代一本由文献辑录而成的综合性医书，又名《外台秘要方》，共40卷，唐代王焘撰成于天宝十一年（752年）。（卷一）收载有崔氏方一十五首，其中对黄连解毒汤有较为详细的记载："前军督护刘车者，得时疾三日已汗解，因饮酒复剧，苦烦闷干呕，口燥呻吟，错语不得卧，余思作此黄连解毒汤方。黄连（三两），黄芩、黄柏（各二两），栀子（十四枚，擘），上四味，切，以水六升，煮取二升，分二服，一服目明，再服进粥，于此渐瘥，余以疗凡大热盛烦呕呻吟错语不得眠，皆佳，传语诸人，用之亦效，此直解热毒，除酷热，不必饮酒剧者，此汤疗五日中神效。"可见，崔氏对该方的研究颇为深入，不仅有方名、组成、煎服法，而且还有典型病例和用药体会。

考《崔氏方》今已佚（《旧唐志》有《崔氏纂要方》10卷），其作者应该是崔知悌。崔氏为许州鄢陵（今河南鄢陵）人，约生于隋大业十一年（615年）。崔氏出身宦族，历任洛州（今河南）司马、度支郎中、户部员外郎，唐高宗时升殿中少监，后任中书侍郎、尚书右丞，679年官至户部尚书。崔氏素好岐黄之术，于政事之暇，喜从事医疗活动。擅长针灸，临床诊治，审病制方颇多新意，他的医术高超，为病患者诊治，常药到病除。崔知悌的著作有《崔氏纂要方》《骨蒸病灸方》《产图》《崔知悌集》《法例》等，其中尤以《骨蒸病灸方》最为著名。他的许多论述被收载于《外台秘要》。

然而，在早于《崔氏方》三百多年的晋代葛洪所著的《肘后备急方》（以下简称《肘后方》）（卷二）就有"黄连解毒汤"的最早记载："治伤寒时气温病方第十三……又方，黄连三两，黄柏、黄芩各二两，栀子十四枚，水六升，煎取二升，分再服。治烦呕不得眠。"《肘后方》中虽然没有方名，但仔细对比可以看出，该方与唐王焘《外台秘要》一书所载的《崔氏方》中的黄连解毒汤，其药物组成、剂量、煎服法及主治病症均是相同的，只不过崔氏在此基础上给该方进行了命名，并补充了典型病例和用药疗效评价而已。可见，《外台秘要》所载《崔氏方》中的黄连解毒汤实是葛洪《肘后备急方》最早记载。

　　作为官员的崔知悌喜好医学知识，热衷于为人诊治，当他遇到前军督护刘车者出现"大热盛烦呕呻吟错语不得眠"症状时，便找到了他已熟读的《肘后方》（卷二）中"治伤寒时气温病方第十三"中的"又方"应用，果真取得显著效果（此处也确实存在另一种可能，就是崔氏真的没有看到《肘后方》，该方是他从民间收集整理并应用的），为了方便推广应用，崔氏给该方命名为"黄连解毒汤"，并将其收载于自己编写的《崔氏方》中，但由于他没有言明此方源自《肘后方》，故导致后来出现了数典忘祖。不管崔氏对该方的应用是源自《肘后方》，还是他自己收集的民间验方，都不能否定葛洪《肘后方》已早于《崔氏方》三百多年就收载了这个当时还没有方名的"黄连解毒汤"方剂。

　　其实《肘后方》收载的处方基本上都是没有方名的，像"黄连解毒汤"这样无方名之医方，比比皆是，如本卷本题下："又方，大黄、黄连、黄柏、栀子各半两，水八升，煮六七沸，内豉一升，葱白七茎，煮取三升，分服，宜老少。"此方中"大黄、黄连、黄柏、栀子"亦四味，与"黄连解毒汤"用药相似。此方也无方名，又"治卒上气咳嗽方第二十三"，两处用"麻黄汤"而无方名，可供查考。

　　我国医方在远古并无方名，如马王堆汉墓出土的医书《五十二病方》中收载医方近300首，但无一方有方名，切实反映了先秦时期无方名的事实。医方有方名始自西汉，仓公治病已有固定方名，如"下气汤""火齐汤""苦参汤"等，医方名称系统化、规范化则始自东汉张仲景之《伤寒杂病论》。因此，笔者怀疑葛洪《肘后方》中许多无名之方，系遥远古代之流传方，或较张仲景方更久远。如《肘后方》之无名方"黄连解毒汤"中所用栀子剂量十四枚，正与张仲景《伤寒杂病论》中之栀子类方栀子豉汤、栀子甘草豉汤、栀子生姜豉汤、栀子厚朴汤、栀子干姜豉汤中的栀子用量均为"十四枚"相同。因此，笔者认为，《肘后方》中的许多无方名古方其中大多是汉代或汉之前的古方经葛洪搜集的。

　　关于黄连解毒汤出自《外台秘要》转引《崔氏方》的说法，更早时期就有不同的意见。清代汪昂《医方集解》认为此方即太仓公"火剂"，此说虽无切实的根据，但也直接否定了《崔氏方》由他"自制"之说。民国时期的中医名家谢观先生在20世纪20年代编著出版了被誉为开创我国中医辞书之先河的《中国医学大辞典》，该书收载了中医临床常用的方剂，对于来源明确的方剂均注明出处，如黄连之后收载了以黄连为主药组成的中药方剂38个，如黄连羊肝丸（《太平惠民和剂局方》）、黄连泻心汤（《沈氏尊生书》）、黄连阿胶汤（《伤寒论》）、黄连消毒饮（李东垣方）、黄连黄芩汤（《温病条辨》）等，均标明出处，唯独黄连解毒汤没有标明出处，说明谢老先生对于该方是《外台秘要》转引《崔氏方》的说法是不认可的。

而比《肘后方》更早的张仲景《伤寒杂病论》中并无"黄连解毒汤"的记载，因此，可以肯定黄连解毒汤最早是葛洪将其收载于《肘后方》中的，其后崔知悌应用本方取得较好效果，给该方命名，并收载于《崔氏方》中。唐王焘再将其转载入《外台秘要》，其后历代医籍方书多有"黄连解毒汤"的记载，大多是沿用该方，但也有同名而药物组成不完全相同的处方，据初步统计多达 25 首，这些都是在此方的基础上加减而成。

有鉴于此，建议黄连解毒汤来源应重新修订为《肘后备急方》，以此正本清源。

二、痛泻要方考证

痛泻要方是中医学中的经典名方，广泛应用于临床治疗，对于痛泻要方究竟源自何时、何书，以及方名的衍变过程至今争论颇多，现代学者各执己见，高等医药院校的《方剂学》《中医内科学》等教材均有不同引用和记述。因此，通过查阅中国知网期刊全文数据库及书籍的相关报道，对痛泻要方的来源、方名、方证病机、功用主治等内容进行归纳总结，从方剂来源、方名变化和病机辨证等方面加以论述，为今后的教学研究、临床应用提供一定的文献依据。

（一）痛泻要方方源考证

痛泻要方最先见于《丹溪心法》，方名始见于《医方考》。痛泻要方来源何时、何处？名出何处？各大统编高校教材记述不同，各研究者亦争论不一。有研究者认为痛泻要方首见于《丹溪心法》，后出自《景岳全书》引刘草窗方，因张景岳称之为"痛泻要方"，故有今名。笔者经过考证，认为痛泻要方最早出现于元代朱震亨的《丹溪心法·卷二》时无方名，该书仅在"治痛泄"下列出本方的四味中药及其用法用量，后方名出自明代吴琨的《医方考》。

经查阅古代书籍，该方主要记载于以下著作。元代朱震亨的《丹溪心法》中记载："治痛泄：炒白术三两，炒芍药二两，炒陈皮两半，防风一两。久泻，加升麻六钱。上锉，分八贴，水煎或丸服。"明代虞抟的《医学正传》卷二中记载："治痛泄要方（刘草窗）：白术二两（炒），白芍药二两（炒），陈皮一两五钱（炒），防风一两。上细切。分作八服，水煎或丸服。久泻，加升麻六钱。"明代徐春甫的《古今医统大全》三十五卷中记载："草窗白术芍药散，治痛泻要方。白术（炒）、芍药（炒）各二两，陈皮五钱，防风一两。或煎或散或丸，皆可服。久泻者加生麻六钱。"明代吴琨的《医方考》卷二泄泻门中记载："刘草窗痛泻要方，炒白术三两，炒芍药二两，防风一两，炒陈皮一两半。痛泻不止者，此方主治之。"明代张景岳的《景岳全书》中记载："草窗白术芍药散：治痛泻要方，白术（炒）三两，芍药（炒）二两，陈皮（炒）五钱，防风一两。或煎或丸或散，皆可用。久泻者加炒升麻六钱。"清代汪昂的《医方集解》卷一痛泻要方中记载："（痛泻，刘草窗）：治痛泻不止。白术（土炒）三两，白芍（炒）二两，陈皮（炒）五钱，防风一两。或煎或丸。久泻，加升麻。"清代梁子材《不知医必要》卷三中记载："防风芍药汤，治泻而腹痛者。白术（土炒）二钱，芍药（酒炒）一钱五分，防风、陈皮各一钱。"清代竹林寺僧撰写的《竹林女科》卷二中记载用于妊娠泄泻："若水谷不化，泻痛不止，宜白术防风汤。下列白术防风汤：白术（蜜炙）三钱，白芍（炒）二钱，陈皮（炒）一钱五分，防风一钱。水煎食前服。如久泻加升麻三分。"

综上所述，痛泻要方首见于《丹溪心法》，从《医学正传》开始，均引自刘草窗。刘草窗何许人也？《中医人物辞典》中记载："刘溥，清医生，字草窗。精岐黄学，发明痛泻要方，世多宗之。"经查阅资料，刘草窗为明代医生，名溥，字原博，因为喜欢周敦颐"缘满窗前草不除"诗句，所以自号为草窗。有诗史记载其为"景泰（1450～1456年）十才子之一"。而朱震亨（1281—1358）为元代医学家，别名丹溪，字彦修。与朱震亨相比，可以看出刘草窗在朱震亨之后，且两人年代相隔一百多年。因此，从年代方面推算，笔者认为"痛泻要方"源自朱震亨这种说法较为正确。之后徐春甫的《古今医统大全》中出现白术芍药散之称，再后吴琨的《医方考》出现痛泻要方。吴琨出生于明代1552年，1584年著成《医方考》，而张景岳出生于1563年，晚年著成《景岳全书》。由此可知，痛泻要方之名并非出自张景岳，应出自吴琨的《医方考》。

（二）痛泻要方方名探讨

痛泻要方，由炒白术、炒白芍、陈皮和防风四味中药组成，是临床上治疗脾虚肝郁之痛泻的经典古方。痛泻要方始见元代朱震亨的《丹溪心法》卷二时为"治痛泻"，而后在明代徐春甫的《古今医统大全》中名为"白术芍药散"，再后在明代吴琨的《医方考》卷二方名为"痛泻要方"，在清代梁子材的《不知医必要》卷三中名为"防风芍药汤"，在清代竹林寺僧撰写的《竹林女科》卷二为"白术防风汤"。可见，如此简单的方剂经历了4次易名。因此，后人在使用过程会出现引用错误。如许济群编写的《方剂学》中认为"痛泻要方原名白术芍药散"，出自"《景岳全书》引刘草窗方"；闫润红编写的《方剂学》中认为"痛泻要方，刘草窗方，录自《医学正传》"；邓中甲编写的《方剂学》中认为痛泻要方出自《丹溪心法》。诸如此类，应给予考证。痛泻要方主要为突出其主治特点"痛泻"而命名，其亦可用于妇科疾病的治疗，因此笔者认为命名为"白术芍药散"更为妥当。

（三）痛泻要方病机考辨

历代医家认为痛泻要方所治病证为痛泻证，但对该方的方证病机均存在不同的认识，争论颇多，对其病机有脾虚肝郁和肝旺脾虚两种不同的认识。关于痛泻要方的病机，笔者认为是脾虚肝郁，即肝脾不和，而不是仅仅局限于肝旺脾虚层面。现从痛泻要方的主治病证及方药进行考辨如下。

1. 从主治病证考辨 痛泻要方为肝脾不和之泄泻腹痛的常用方，以腹痛泄泻、泻痛暂减、反复发作、脉弦而缓为辨证要点。本方主治病证为肠鸣腹痛，大便泄泻，泻必腹痛，舌苔薄白，脉两关不调，左弦而右缓。肝脾脉在两关，肝脾不和，故其脉两关不调，弦主肝郁，缓主脾虚；舌苔薄白，亦为脾虚之证。治宜疏肝健脾、祛湿止泻。方中诸药相配，健肝益脾，痛泄自愈，故又名"痛泻要方"。众多《方剂学》和方书均认为痛泻要方的病机是脾虚肝旺，均引用了吴琨在《医方考》卷二泄泻门第十二中所说的"泻责之脾，痛责之肝，肝责之实，脾责之虚，脾虚肝实，故令痛泻"来归纳该方的主治病证，其特点是泻必腹痛。肝旺脾虚的痛泻之证，主要是由土虚木乘、肝郁脾虚、脾运失常所致。笔者认为该方病机提肝旺脾虚实属不妥，因为一般情况下，出现痛泻，首先应该是对脾胃的运化功能产生影响，脾胃升清降浊的功能失常，继而导致气机不畅，从而出现疼痛的症状。肝主疏泄，脾的功能失常会影响肝的疏泄功能，肝的疏泄功能失常，则又会导致气机不畅，并影响脾气升清降浊，化生精微，因此出现泻；泻必然会导致腹痛，主要是由于湿阻气机所致。痛和泄当是循环往复，互相影响，而肝的状态应是虚实相夹。肝脾不和病证的发生存在两种病因，一类病在肝，另一类病在脾。病在肝，则肝气偏旺，疏泄偏过，横犯脾胃，症状以胁肋疼痛、腹痛满闷为主，称为"木旺乘土"。病在脾，即脾气偏虚，肝气正常疏泄，克制脾胃，于脾即显太过，症状以腹痛腹泻为主，泻必腹痛，泻后痛缓，称为"土虚木乘"；治疗时当以补脾疏脾为主，兼以柔肝，也被称为"扶土抑木"法。

痛泻要方的病机不是肝旺脾虚，应当理解为脾失健运，肝失疏泄，肝脾不和。因此，笔者认为其病机应为肝脾不和。

2. 从方药考辨 痛泻要方由炒白术、炒白芍、炒陈皮、防风四味药组成，其证多由土虚木乘、肝旺脾虚、脾失健运所致，适用于肝脾不和之痛泻证，此痛泻特点是泻必有腹痛，泻后疼痛有所缓解。治宜疏肝补脾，方中重用白术苦甘温，健脾燥湿止泻，炒用燥湿之力更甚，实土以御木乘，为方中君药；白芍味酸微寒，益阴养血，滋脾柔肝，缓急止痛，为佐药，与白术相配，于土中泻木，二药为补脾柔肝的基本组合；陈皮辛苦而温，理气燥湿，醒脾和胃以助运化，为方中臣药；防风辛能散肝，香能舒脾，风能胜湿，其性升浮，升阳止泻，与白芍相伍，以助疏散肝郁，与白术相伍，以鼓舞脾之清阳，又为理脾引经要药，故兼具佐使之用。四药相合，泻肝补脾，使肝脾和调，运健清升，自然痛泻可止。方中白术用量最大，可知本方虽然泻肝补脾，而重点在于补脾健运。临证应用，亦当以脾虚失运，肝来乘脾，所谓"土虚木贼"之证为宜。方后注"久泻者加升麻六钱"，是久泻必致脾气虚陷，加升麻以升发清阳而致增止泻之效。汪昂《医方集解》中记载："此足太阴、厥阴药也。白术苦燥湿，甘补脾，温和中；芍药寒泻肝火，酸敛逆气，缓中止痛；防风辛能散肝，香能舒脾，风能胜湿，为理脾引经要药。"该书虽然没有直接指出其病机，但是根据方药功效可知其意指肝脾不和之病机。因此，通过上述方药的配伍组成分析可知，痛泻要方的病机为肝脾不和。

（四）结语

经过对痛泻要方来源、方名、主治病证和方药的考证，发现痛泻要方的组方始见于《丹溪心法》，而后在《医方考》中出现方名，其方名虽然有过4次变化，但其方药组成、主治病证、所用病机均未发生明显变化。该方现代常用于治疗急性肠炎、慢性结肠炎、小儿泄泻、慢性泄泻、肠易激综合征等属肝脾不和患者，均取得良好疗效，尤其是在腹泻型肠易激综合征的治疗上。通过对痛泻要方进行系统性的分析、考证，为我们后续研究该方治疗痛泻的作用机制及开展该方治疗肠易激综合征的药理研究提供了科学依据。

第二节　药物应用考证

狭义的本草考证主要指核实药物基原品种及其古今变迁，而广义的本草考证除了核实药物基原品种及其古今变迁之外，还要对与药物相关的性味、功效、产地、炮制、用法等其他方方面面的内容进行考证。两者的目的皆是为了实现如实继承用药历史经验，为中药学研究发展提供基础支持。

一、葛花解酒功效考证

葛花为豆科植物野葛 *Pueraria lobata*（Wild.）Ohwi、甘葛藤 *P. thomsonii* Benth. 的花，其功效解酒醒脾，治伤酒发热烦渴、不思饮食、呕逆吐酸、吐血、肠风下血。始载葛花能解酒的古代本草文献为陶弘景所撰《名医别录》，自其提到葛花功效"主消酒"以来，历代本草方书多以此为解酒之专药而甚少用于其他疾病的治疗，为传统医学中最具代表性的解酒药物之一。

（一）历代文献关于葛花解酒功效的记载

从古至今，以葛花为主药的解酒方多不胜数。葛花因其不仅解酒功效卓著，而且还有其他更为广泛的治疗作用，不仅可以治疗饮酒过量的醉酒急症，且对于酒毒蓄积体内，损伤血脉引起的吐血、呕血等酒病重症，特别是对由饮酒引起的消化道症状亦可治疗，故历代医家都善于运用葛花治疗各种酒病。

魏晋·陶弘景《本草经集注》所收录的《名医别录·中品·卷第二》为最早记载葛花能解酒的古代本草文献，附载于葛根项下，提到"葛花气味甘、平，无毒，主治：消酒"。唐·苏敬等撰《新修本草·草部中品之上卷第八》在葛根条下注"其花并小豆花干末，服方寸匕，饮酒不知醉"。唐·孙思邈《备急千金要方·卷二十五备急方》载："葛花、小豆花等份合为末，服三方寸匕，饮时仍进葛根汁、芹汁及枇杷叶饮，并能倍酒。"宋·杨士瀛《仁斋直指方论·卷之二十六》用葛花二两、黄连四两治饮酒过多，蕴热胸膈，以致吐血衄血。

明·李时珍《本草纲目·十八卷·草部》有"葛花气味同谷（甘、平、无毒），主治消酒，肠风下血"的记载。明·杜文燮《药鉴·卷二》葛根条中载有"花能醒酒不醉"。明·兰茂《滇南本草·第二卷》将葛花作为一个独立药物单独阐述，云："葛花，味甘平，微苦，性微寒。治头目眩晕，憎寒壮热，解酒醒脾胃，酒毒酒痢，饮食不思，胸膈饱胀发呃，呕吐酸痰，酒毒伤胃，吐血呕血。消热，解酒毒。"另附有葛花解酒汤、葛花清热丸两方，均以葛花为主药。明·陈嘉谟《本草蒙筌·卷之二·草部中》葛根条下谓："花消酒不醉。"清·汪切庵《本草易读·卷五》葛根条下云："消酒，葛花煎服，饮酒不醉。"清·张璐《本经逢原·卷二·蔓草部》云："葛花，能解酒毒，葛花解醒汤用之，必兼人参。但无酒毒者不可服，服之损人天元，以大开肌肉，而发泄伤津也。"清·张秉成《本草便读·蔓草类》葛根条下"解酒则葛花为最"。清·汪昂《本草备要·卷一·草部》葛根条谓："又能起阴气，散郁火，解酒毒。葛花尤良。"并在酒条中指出，酒"畏枳实、葛花、赤豆花、绿豆粉、咸卤"。清·严洁等编撰《得配本草·卷四·草部》记载："葛花，辛甘。入足阳明经。消酒积，去肠风。因酒已成弱者禁用。"可见葛花解酒功效早在魏晋时期之前就有记载，唐宋时期已经明确，明清时期有所扩展。

（二）历代文献关于葛花解酒功效在复方中的运用

葛花解酒功效在复方中运用最早的为东晋·葛洪，他在《肘后备急方·卷之七·治卒饮酒大醉诸病方第七十一》中载："欲使难醉，醉则不损人方……又方，葛花，并小豆花子，末为散，服三二匕。又时进葛根饮、枇杷叶饮，并以杂者干蒲、麻子等。皆使饮而不病人，胡麻亦煞酒。先食盐一匕，后则饮酒，亦倍。"其后历代医籍中多有记载，如宋·赵佶《圣济总录·卷第一百四十六·杂疗门·饮酒中毒及大醉不解》中以"葛花散方"（葛花一两，捣为散，沸汤点，一大钱匕，不拘时候，亦可煎服）治饮酒中毒。金·张子和《儒门事亲·卷十二·独治于内者》中以"葛根散"（甘草、干葛花、葛根、缩砂仁、贯众各等份，上为粗末，水煎三五钱，去滓服之）解酒毒。金元·李东垣在其著作《内外伤辨惑论·卷下·论酒客病》中以"葛花解醒汤"（白豆蔻、缩砂仁、葛花、木香、白术、橘皮、青皮、干生姜、白茯苓、泽泻、猪苓、神曲、人参）治饮酒太过，呕吐痰逆，心神烦乱，胸膈痞塞，手足战摇，饮食减少，小便不利。该方疗效卓越，至今仍作为解酒的代表方，为临床治疗醉酒、酒病所常用。元·忽思慧《饮膳正要·卷第二·诸般汤煎》的"橘皮醒醒汤"（香橙皮、陈皮、檀香、葛花、绿豆花、人参、白豆蔻仁、盐）治酒醉不解，呕噫吞酸（消酒食）。

明·朱橚等《普济方·卷二百五十三·诸毒门》中以"葛花丸"（葛花、砂仁、木香、沉香、豆蔻、荜澄茄、陈皮、乌梅、半夏、山果、茯苓、枳实、葛粉末、甘草）醒酒、解毒、消痰；"沉檀聚香饼子"（香附子、丁香、檀香、三棱、白茯苓、甘松、沉香、白豆蔻仁、砂仁、甘草、木香、葛花、干葛、麝香、南硼砂）消化宿酒，辟口气，助脾胃，和饮食；"葛根散"（甘草、干葛花、葛根、砂仁、贯众）解酒毒；"百杯散"（甘遂、橘皮、葛花。欲使难醉、醉则不损人方：葛花、小豆花）治停酒，胸膈痞闷，饮食不快。如上多个复方解酒方中均重用葛花。明·万全《万氏养生四要·卷之四·却疾第四》中以"神仙醒酒方"（葛花、赤小豆花、家葛根、白豆蔻）解酒毒，醒宿酒，饮酒不醉。《万氏养生四要·卷之一·寡欲第一》中用"葛花解醒汤"（葛花、白豆蔻、砂仁各五钱，木香五分，青皮三钱，陈皮、人参、白茯苓、猪苓等各一钱半，白术、神曲、泽泻、干生姜各二钱）上下分消以去酒客之湿。明·龚廷贤《寿世保元·乙集二卷·嗜酒丧身》中有"神仙醒酒丹"：葛花、赤小豆花、绿豆花、家葛花、真柿霜、白豆蔻末，取细末和匀，用生藕汁捣和作丸，如弹子大，每用一丸，嚼而咽之，立醒。其另一著作《万病回春》载有："神仙不醉丹，葛花、白茯苓、小豆花、葛根、木香、天门冬、缩砂仁、牡丹皮、人参、官桂、枸杞子、陈皮、泽泻、白盐、甘草各等份。上为细末，炼蜜为丸，如弹子大。每服一丸，细嚼，热酒送下。一丸可饮酒十盏，十丸可饮酒百盏。"明·秦昌遇《症因脉治·卷一·内伤半身不遂》中有"葛花平胃散"：葛花、苍术、厚朴、广皮、甘草，有热者加山栀、黄连；酒湿成瘫者，戒酒，服散湿热之药。明·傅仁宇《审视瑶函·卷五·目昏》中有"葛花解毒饮"："黄连、黑玄参、当归、龙胆草、茵陈、细甘草、葛花、熟地黄、茯苓、山栀仁、连翘、车前子各等份。白水两钟。煎至八分，去滓，食远服。此药清湿热，解酒毒，滋肾水，降心火，明目之剂也。"明·李梴《医学入门·卷六·杂病用药赋》中有"古葛连丸"："葛花、黄连各四两为末，用大黄末熬膏为丸如梧子大。每百丸温水下，或煎服亦可。治饮酒过多，热蕴胸膈，以致吐衄。"明·兰茂在《滇南本草·第二卷》中有"葛花解酒汤"："葛花、厚朴、神曲、藿香、麦芽、白芷、柴胡、枳壳各等份。治饮酒过度，俗名害酒，头晕脑疼，身软体困，自汗发渴，憎寒发热，胸膈饱胀，干呃呕吐，面寒胀疼，饮食不思，面黄肌瘦，筋骨疼痛。引用淡竹叶，水煎服。烦热，加栀子，胃寒，加砂仁。""葛花清热丸"："葛花、黄连、滑石、粉草，共为细末，水叠为丸，每服一钱，白滚水下。治饮酒过度，酒热积毒，损伤脾胃，呕血吐血，发热烦渴，小便赤少。"明代葛花解酒方更多，葛花在治疗酒病上的应用更为广泛。

清代葛洪解酒方基本上是沿用宋元明时期的方剂，并有所加减。如《笔花医镜·卷二·脏腑证治·脾部》中以"葛花清脾汤"（葛花、枳椇子、赤苓、泽泻、茵陈、酒芩、山栀、车前子、甘草、橘红、厚朴）治酒湿生热生痰，头眩头痛。清·梁子材《不知医必要·卷三·呕吐》中以"葛花汤"（党参、葛花、白术、泽泻、茯苓、砂仁、白蔻、猪苓、陈皮、青皮、神曲、木香、生姜）治饮酒过多，痰逆呕吐；以"葛花半夏汤"（党参、半夏、葛花、白术、茯苓、陈皮、炙草、生姜、牛乳或羊乳）治好饮酒人噎膈，如痰涎多者，加泡吴萸。清·李用粹《证治汇补》载"益脾丸"："服此饮酒不醉，葛花二两、小豆花一两、绿豆花一两、木香二钱五分、草豆蔻一两，蜜丸，夜饮，津下五丸。"

朝鲜对葛花解酒的应用也十分重视，不少医籍中收载了葛花解酒复方，如朝鲜医学家俞孝通等人所撰《乡药集成方》（1433 年）为集高丽医学研究成果和医疗经验而大成的医书，在《乡药集成方·卷五十》葛根条谓："花主消酒……治饮酒大醉中毒，干葛花半两为末，煎作汤，细呷之，饮酒大醉不解，葛花、小豆花各半两。"朝鲜·金礼蒙等编纂的医方著作《医方类聚》（1465 年），所记载的葛花解酒方药较多："饮酒令人不醉方……葛花、小豆花，各等份。""治饮酒中毒诸方……上用干葛花半两，为末，煎作汤，细呷之。""益皮丸：饮酒不醉，又益脾胃。葛花二两，小豆花一两，绿豆花半两，木香一分。"高丽时期《乡药救急方·四十三·酒病》（1466 年）为东医古典名著之一，载有："葛花解醒汤，治饮酒太过，呕吐心乱，手足战掉，小便不利，每服白渴点之。"朝鲜古代药学史上另一巨著《东医宝鉴》（1610 年）为许浚所编撰，其中"汤液篇"将葛花作为一个独立药物阐述："主消酒毒。葛花与小豆花，等份为末服，饮酒不知醉。"《东医宝鉴·杂病篇卷之四》在醒酒令不醉条曰："醒酒不醉，宜万杯不醉丹、神仙不醉丹、醉乡宝屑、益脾丸、龙脑汤、葛花散、三豆解醒汤。"

（三）现代关于葛花解酒功效的药理作用与临床应用研究

Kurihara 和 Kikuchi 等在 1975 年首次从葛花中分离得到了一种新的异黄酮苷成分，命名为 Kakkalide。Yamazaki 等研究发现 Kakkalide 可降低酒精中毒引起的小鼠死亡率，并可对抗酒精引起的大鼠 ALT、AST 的升高，提示 Kakkalide 对酒精中毒和酒精性肝损伤具有保护作用。徐燕琴等观察研究鲜葛花汁对急性酒精中毒大鼠体内乙醇代谢的影响，结果表明鲜葛花汁可通过提高急性酒精中毒模型大鼠的肝、胃组织乙醇脱氢酶（ADH）活性，加强乙醇在胃肠道的首过效应，降低血中的乙醇浓度，激活微粒体乙醇氧化系统，加速乙醇及其代谢产物的消除速率，并能显著提高大鼠肝组织超氧化物歧化酶（SOD）、谷胱甘肽过氧化物酶（GSH-Px）水平，降低丙二醛（MDA）水平，而起到解酒护肝的作用。洪华炜等采用灌服浓度为 40% 的酒精溶液造成小鼠急性酒精性行为障碍，以转棒试验和翻正反射试验等量化行为学指标为判断依据，研究观察葛花水提液改善小鼠急性酒精性行为障碍的作用。结果表明，葛花能缓解小鼠急性酒精性中毒，从行为学指标上分析葛花具有明显的解酒功能。

高荣慧采用以葛花为君药、配合其他药物的葛花汤，用于治疗酒精性肝损伤 82 例，其临床疗效满意。杨毅勇采用葛花解酒消脂汤（以葛花为君药）治疗酒精性脂肪肝 47 例，总有效率为 85.11%。何炜在一般治疗基础上，根据辨证论治原则，口服解酒醒肝汤（由葛花、柴胡、黄芩、茯苓、白茅根、佩兰组成），治疗酒精性肝病 46 例，总有效率为 95.65%。周翠英在常规西医治疗基础上加用葛花茶治疗急性重症酒精中毒 53 例，并与常规西医治疗 51 例相比较。临床疗效表明，加用葛花治疗组患者上消化道出血、肾功能异常及肝功能异常发生率低于对照组，并能有效缓解酒后引起的头痛、头晕、无力、恶心及震颤等症状。

（四）结语

综上所述，我国中草药资源丰富，中草药制剂以其毒副作用小、疗效确切、价格便宜等特点，广泛地受到人们的青睐。现今以中草药为制剂的解酒保健品方兴未艾，葛花这一传统天然解酒中药还有待进一步研究，以期开发出新的药物剂型和保健品，使其在医疗、保健等方面发挥更重要的作用。

二、当归用药禁忌考证

当归为伞形科植物当归 *Angelica sinensis*（Oliv.）Diels 的根，始载于《神农本草经》，属中品，别名干归、秦归、岷当归等，以甘肃岷县质最佳。性温，味甘、辛，具有补血调经、活血止痛、润肠通便的功效，有"补血圣药"之称。主要用于血虚诸证如血虚月经不调、血虚血瘀而致经闭等，还可用于痈疽疮疡、跌打损伤等证。因其显著的功效和广泛的适用证，在中医临床上运用非常普遍。而其在临床上运用的安全性也备受关注，特别是对于当归的妊娠禁忌，历版《中国药典》都没有记载，但民间始终认为当归对妊娠妇女有明确的影响。本文通过对古籍的查阅，对当归的用药禁忌特别是妊娠禁忌进行归纳总结，提出当归临床应用应重视其妊娠禁忌，以期为当归在临床上的安全合理使用提供一定的指导。

（一）用药禁忌

1. 配伍禁忌 当归配伍禁忌始载于梁代陶弘景编撰的《本草经集注》，当归"恶䔭茹，畏菖蒲、海藻、牡蒙"，后世对当归配伍禁忌的记载并无大的改变。到宋代，唐慎微《证类本草》增加了当归恶热面的禁忌。王好古《汤液本草》一书中还增加了当归畏生姜的配伍禁忌。而到了明代，李时珍《本草纲目》中又增加了当归畏制雄黄的配伍禁忌。后世基本上没有增添新的配伍禁忌。当归配伍禁忌的具体描述见表 12-1。

表 12-1　当归的配伍禁忌文献总结

时期	作者	书籍	描述
梁代	陶弘景	《本草经集注》	"恶䔭茹，畏菖蒲、海藻、牡蒙"
五代	韩保昇	《蜀本草》	"恶䔭茹，畏菖蒲、海藻、牡蒙"
宋	刘翰等	《开宝本草》	"恶䔭茹，畏菖蒲、海藻、牡蒙"
	唐慎微	《证类本草》	"恶䔭茹，畏菖蒲、海藻、牡蒙""药性论云：当归，臣，恶热面"
元	王好古	《汤液本草》	"与菖蒲、海藻相反""臣，畏生姜、湿面"
明	刘文泰	《本草品汇精要》	"畏菖蒲、海藻、牡蒙，恶䔭茹、湿面"
	陈嘉谟	《本草蒙筌》	"畏生姜、海藻、菖蒲、牡蒙，恶䔭茹、湿面"
	李时珍	《本草纲目》	"恶䔭茹、湿面，畏菖蒲、海藻、牡蒙、生姜、制雄黄"
	缪希雍	《炮炙大法》	"恶䔭茹、湿面、制雄黄，畏菖蒲、海藻、生姜、牡蒙"
清	汪昂	《本草备要》	"畏菖蒲、生姜，恶湿面"
	吴仪洛	《本草从新》	"畏菖蒲、海藻、生姜，恶湿面"
	严西亭	《得配本草》	"当归，畏菖蒲、生姜、海藻、牡蒙；恶䔭茹、湿面、制雄黄"
	黄宫绣	《本草求真》	"畏菖蒲、海藻、生姜，恶湿面"
	邹澍	《本经疏证》	"恶䔭茹，畏菖蒲、海藻、牡蒙"
	凌奂	《本草害利》	"恶䔭茹、湿面，畏菖蒲、海藻、牡蒙"
现代	国家中医药管理局《中华本草》编委会	《中华本草》	"恶䔭茹，畏菖蒲、海藻、牡蒙，恶热面"
	南京中医药大学	《中药大辞典》	"恶䔭茹，畏菖蒲、海藻、牡蒙，恶热面"

2. 证候禁忌　当归证候禁忌始见于明代陈嘉谟《本草蒙筌》，谓当归"甚滑，大便泻者需忌"。其后历代本草均有记载，并不断增加。当归证候禁忌的汇总是在《中华本草》中，集明代以后当归的所有证候禁忌。而《现代中草药汇编》中当归的证候禁忌描述除了有"热盛出血患者禁服，湿盛中满及大便溏泻者慎服""当归甚滑，大便泻者须忌""风邪初旺及气郁者，宜少用之"等之外，还叙述了当归的一些其他禁忌与不良反应。如口服当归散剂、煎剂可引起一般不良反应如疲倦、嗜睡等；当归大剂量给药可致血压降低，更大剂量可致血压骤降，甚至呼吸停止；其乙醚提取物毒性较大，少量即可导致实验动物死亡。因此在临床使用时，不可过量并且需要观察服后是否有不良反应及变态反应。当归证候禁忌详细阐述见表12-2。

表12-2　当归的证候禁忌文献总结

时期	作者	书籍	描述
明	陈嘉谟	《本草蒙筌》	"甚滑，大便泻者须忌"
	倪朱谟	《本草汇言》	"大凡脾胃不实，泄泻溏薄，与夫风寒未清，恶寒发热，表证未清者，并禁用之"
	缪希雍	《神农本草经疏》	"肠胃薄弱，泄泻溏薄，及一切脾胃病，恶食不思食，及食不消，并禁用之"
清	郭佩兰	《本草汇》	"风邪初旺，及气郁者，宜少用之，凡肠胃薄弱泄泻，及一切脾胃病，恶食不思食者，并禁用之"
	刘若金	《本草述》	"肠胃薄弱，泄泻溏薄，及一切脾胃病，恶食，不思食及食不消，并忌之"
	汪昂	《本草备要》	"然滑大肠，泻者禁用"
	张璐	《本经逢原》	"惟泻家、痰饮家禁用"
	吴仪洛	《本草从新》	"极善滑肠，泻者禁用"
	严西亭	《得配本草》	"大便滑泻自汗，辛散气；肺虚，辛归肺，气散也；肺肝火盛，归性温；吐血初止，归动血；脾虚不食，恐其散气润肠；六者禁用"
	凌奂	《本草害利》	"故肠胃薄弱，泄泻溏薄，以及一切脾胃病，恶食不思食，及食不消者，并禁用"
	黄宫绣	《本草求真》	"凡因火动血者忌之，因火而嗽，因湿而滑者，皆忌之"
现代	国家中医药管理局《中华本草》编委会	《中华本草》	"热盛出血患者禁服，湿盛中满及大便溏泻者慎服""当归甚滑，大便泻者须忌""风邪初旺及气郁者，宜少用之""肠胃薄弱，泄泻溏薄及一切脾胃病恶食、不思食及食不消，并禁用之""凡阴中火盛者，当归能动血，亦非所宜""风寒未消，恶寒发热，表证外见者，禁用之""不宜于多痰、邪热、火嗽诸证"

续表

时期	作者	书籍	描述
现代	南京中医药大学	《中药大辞典》	"热盛出血患者禁服,湿盛中满及大便溏泻者慎服""风邪初旺及气郁者,宜少用之""肠胃薄弱、泄泻溏薄及一切脾胃病恶食、不思食及食不消,并禁用之""凡阴中火盛者,当归能动血,亦非所宜""风寒未消,恶寒发热,表证外见者,禁用之""不宜于多痰、邪热、火嗽诸证"
	王国强	《现代中草药汇编》	"当归辛香走窜,月经过多、有出血倾向、阴虚内热、大便溏泄者均不宜服用""热盛出血患者禁用,湿盛中满及大便溏泄者慎服"

3. 妊娠禁忌　当归的妊娠禁忌始载于明代,倪朱谟《本草汇言》载当归"即在胎前产后亦不得概投",表明在明代已有人意识到当归这味药在用于孕妇时是存在一定的危险性的。到了现代,随着科学技术的发展,对当归药理作用的研究也越来越多。《中药志》中阐述表明当归对子宫有双向性作用即兴奋和抑制。当归既含有兴奋子宫的成分,主要为非挥发性物质(醇溶性成分与水溶性成分),又含有抑制子宫的成分,主要是挥发油。当归的流浸膏或煎剂主要以兴奋作用为主。此外,有实验表明用含 5% 当归粉末的食物喂食小鼠后,子宫利用葡萄糖的能力增强,子宫组织内的 DNA 含量也有明显的提高,因此推测当归也许能促进子宫生长。由妇科名医罗元恺主编的《中医妇科学》中有介绍"百合固金汤"用来治疗妊娠妇女肺肾阴虚咳嗽,方中也特别提出妊娠妇女应用时应将当归减量使用或者用其他中药代替当归这一味药,说明该书作者已经认识到当归有可能对孕妇产生一定的影响。而《中华本草》中当归的妊娠禁忌除了有"即在产后胎前亦不得入"的描述以外,在药理作用的阐述中也表明了当归的"双向作用",还表明了如对离体子宫大量或多次给药当归成分中的非挥发性物质(醇溶和水溶成分)时,出现强直性收缩,并且醇溶性物质的兴奋作用大于水溶性物质;对于在体子宫,静注挥发油与非挥发性物质均为兴奋作用。家兔子宫瘘管实验表明当归对子宫的作用确实受到子宫机能状态的影响,未对子宫加压时,轻度抑制;对子宫内加压时,子宫收缩变得有规律并且收缩力也加强。另外,有相关实验显示当归成分中的阿魏酸可拮抗促性腺激素,促进性激素的释放,还可抑制催乳素的分泌和垂体分泌脑黄体生成素,使得血浆黄体酮水平降低和黄体损伤,从而导致流产。

梅全喜教授主编的《现代中药药理与临床应用手册》(第三版,中国中医药出版社 2016 年出版)一书在补益药"当归"项下"毒副作用"栏目里明确记载"孕妇忌用",这应该是现代中药专著中首本明确记载当归有妊娠禁忌要求的专著。该书之所以明确记载孕妇忌用当归是有多方面原因的：①本书作者梅全喜教授是一位药史本草学者，早就注意到在明清时期的一些本草著作中就有当归"产后胎前不得入"的记载；②梅全喜教授曾经作为中药临床药师在临床上处理过孕妇因服用百合固金汤（含当归一药）致流产的医疗纠纷，他在全国各地做学术报告时也多次提到这个案例；③梅全喜教授对当归的药性功能比较熟悉，当归既有补血作用，也有活血破血作用，当归身有补血作用，当归头、当归尾有活血破血作用。他在讲座时提到，现在中药房的当归基本上是不分归头、归身、归尾的，当药柜抽屉中所装当归饮片较满时，药师配方时发出的基本上都是归身（大的饮片）；当抽屉里的当归饮片快用完时，剩下的末末渣渣（小的饮片）的基本上都是归头、归尾，若此时有妊娠患者需要用当归（这时药房发出的基本上都是归头、归尾），就很可能导致流产；④梅全喜教授是中药临床药学学科的发起人和推动者，十分重视中药安全性问题，他认为有必要在当归项下明确其妊娠禁忌，至少可以给医务工作者一个警示，所以，他坚持在当归项下注明"孕妇忌用"。

当归妊娠禁忌具体描述见表 12-3。

表 12-3　当归的妊娠禁忌文献总结

时期	作者	书籍	描述
明	倪朱谟	《本草汇言》	"即在胎前产后亦不得概投"
	缪希雍	《神农本草经疏》	"产后胎前，亦不得入"
清	郭佩兰	《本草汇》	"即在产后胎前亦不可用"
	刘若金	《本草述》	"即产后胎前亦须慎之"
	凌奂	《本草害利》	"即产后胎前亦忌"
现代	国家中医药管理局《中华本草》编委会	《中华本草》	"即在产后胎前亦不得入"
	南京中医药大学	《中药大辞典》	"即在产后胎前亦不得入"
	梅全喜	《现代中药药理与临床应用手册》	"孕妇忌用"

（二）结论与展望

由考证可知，当归的药用记载始见于汉代，广泛用于妇科疾病的治疗。当归的配伍禁忌始见于梁代，而证候禁忌与妊娠禁忌都始载于明代。对于当归的配伍禁忌与证候禁忌已是较为明确的，而当归的妊娠禁忌在很多时候并未被明确提到。2020 年版《中国药典》中对于当归的妊娠禁忌就无明确记载，目前临床上对于当归用于孕妇时也无明确的指南。然而临床上有出现过当归应用于孕妇时导致流产的现象，所以当归对于孕妇是有一定影响的，因此孕妇需慎用当归。

人们普遍认为早孕妇女食用当归后会发生子宫收缩而出现阴道流血，造成孕妇流产。因此，当归主要适用于月经过少、经期延后、闭经、痛经等患者，而妇女孕早期、月经过多、功能性子宫出血、产后恶露不净等应禁止食用。当归有活血调经的功效，其碱性物质挥发油有兴奋子宫的作用，早孕妇女食用后会发生子宫收缩而出现阴道流血。近年也有相关研究发现当归对子宫的双向作用，如阎升等证实了当归油低浓度（0.01～0.08mg/mL）能够增加子宫的收缩频率，而高浓度（0.32mg/mL）则可以抑制子宫，抑制子宫的活动力及收缩幅度的作用呈现出剂量依赖性。肖军花等也发现了当归油小剂量（≤0.02mg/mL）对离体子宫（正常大鼠）有兴奋作用，0.04～0.32mg/mL剂量的当归油则对子宫有剂量依赖性抑制作用。除此之外，肖军花等还研究了当归抑制子宫平滑肌收缩的机制（A3药效部位），结果显示A3可拮抗PGF2α导致的子宫痉挛，且不可反转。《中药应用禁忌速查》一书在临证应用注意中也明确指出孕妇应慎用当归。《中华本草》中有相关记载表示当归成分中的阿魏酸可导致孕妇流产，然而并没有提到当归成分中除了阿魏酸还有哪些成分对孕妇有影响，以及当归剂量不同对孕妇有什么样的影响，等等。因为临床上确有应用当归导致孕妇流产的案例，结合本文对历代本草的考证结果，笔者认为当归对孕妇是有一定影响的，有必要将其列为妊娠禁忌药，至少应列为妊娠慎用药。然而作为用药法典的《中国药典》所记载的当归却没有妊娠禁忌，这就势必导致当归广泛地被应用到妊娠妇女身上，这很有可能导致孕妇流产的不良事件出现。所以，应当加强对当归妊娠禁忌方面的理论探讨和实验研究，探明当归对孕妇的安全性，为临床提供更可靠的数据和资料，使当归在临床上的应用更为合理安全。

三、金樱根药用历史及现代研究考

金樱根为临床常用中药，有清热解毒、凉血活血、祛瘀止痛、固精涩肠等作用，临床应用广泛。其药用历史久远，随着中药现代化的发展，已被制成多种制剂，且临床效果良好。现将金樱根的药用历史及现代研究概况综述如下。

（一）药用历史考

金樱根为蔷薇科植物金樱子 *Rosa laevigata* Michx 的干燥根、根皮。最早入药记载见于《日华子本草》，其中记载："金樱东行根，平，无毒。治寸白虫，锉，二两，入糯米三十粒，水二升，煎五合，空心服，须臾泻下；又，金樱根皮，炒，止泻血及崩中带下。"说明其有治绦虫、收涩止血之功。原植物形态始见于《雷公炮炙论》，其称"林檎向里子"，即为金樱子，雷公云：

"入药用东行根皮，以生葱同蒸半日，去葱阴干用，偏利溺涩也。"证明其可祛湿。《本草纲目》中称其"果如营实"，且指出金樱子与营实为不同植物，"营实即蔷薇子也……蔷薇……四五月开花，四出，黄心，有白色、粉红二者"。清·何克谏在《生草药性备要》中称其为金樱蔃、脱骨丹，谓其味甜，性温，可旺血、理痰火，是洗痔疔、痔疮圣药，且可治一切红崩白带、月经不调、遗精，强调"老年跌伤用大金樱"，并述说其有大、小金樱之分，大金樱即为现之金樱子，且指出小金樱味劫，性温，根能败血，与金樱根旺血功效相反。清·赵寅谷《本草求原》草药部分以何克谏《生草药性备要》为基础，载金樱根与其子气味亦同，可治阴虚脱肛，同糯米煮下寸白虫，醋煮服化骨鲠。《植物名实图考》也对其品种做了考证。清·萧步丹在《岭南采药录》中对金樱子做了考证，其认为大金樱即为蔷薇科植物金樱子，功效应用与《生草药性备要》中记载相同，凡内伤吐血者，以其根与猪精肉煎服，数次便愈；又治风痛，取根，水酒各半煎服；凡患瘰疬，用金樱根一两，苦地胆一两，煎服二三次；又用根三四钱，醋一羹，煎服，止滑痢，化骨鲠，止牙痛，可含嗽饮少许……妇人患白带，以根和海参猪精肉煎汤饮。

金樱根是现代广东地区常用中草药，《岭南中草药撮要》载其可固精涩肠，用治滑精、遗尿、痢疾泄泻、崩漏带下、子宫下垂、小儿脱肛等；外治烫伤。煎服 15～30g，外用适量，捣敷。《广东中药》《广东省中药材标准》收载的均为蔷薇科植物金樱子 *Rosa laevigata* Michx，且《广东省中药材标准》对有关金樱根的使用情况做了以下说明：作为金樱根入药的还有小果蔷薇 *Rosa cymosa* Tratt.（小金樱）、多花蔷薇 *Rosa multiflora* Thunb.、粉团蔷薇 *Rosa multiflora* var *cathayensis* Rehd. Et Wils.。《广西中药材标准》（1990 年版）中记载金樱根酸、涩、平，可固精涩肠，用于滑精、遗尿、痢疾、泄泻、崩漏带下、子宫脱垂、痔疮。《湖南省中药材标准》（1993 年版）收载金樱子、小果蔷薇和粉团蔷薇 3 种植物的根为金樱根。2005 年版《中国药典》附录收载金樱子、小果蔷薇和粉团蔷薇 3 种植物的根为金樱根。

（二）现代研究考

1. 化学成分及鉴别研究 文红波等采用酸式（$HNO_3 2H_2O_2$）微波消解法处理样品，原子吸收分光光度法测定了金樱子茎根中的微量元素，结果表明，在自采茎、根中含有铜、锌、钙、镁、锰、铬、镍、铁等，茎与根比较有显著差异的是钙、铬、镍、镁、锌。金樱子根茎含有丰富的必需微量元素，但不同部位之间某些微量元素的含量存在一定差异。金樱子根皮及茎叶因富含鞣质（根皮含鞣质 12.49%～19.21%），可以提取栲胶，是一种很重要的化工原料。

刘佩沂等分别从原植物、性状、显微、理化鉴别等方面对金樱根进行生药学研究，结果表明其木栓细胞成片含红棕色色素，栓内层为石细胞环带含红棕色色素，木射线宽广呈放射状，方晶多在韧皮射线细胞中，淀粉粒多集中在木射线细胞中等，理化鉴别结果证明其含有鞣质、皂苷、多糖成分。钟小清等对不同品种的金樱根药材进行了品种特征检索及 TLC 鉴别研究，结果表明，以金樱根入药的品种有金樱子（*Rosa laevigata* Michx.）及同属植物小果蔷薇（*R.cymosa* Tratt.）、粉团蔷薇（*R.multiflora* Thunb.var.*cathayensis* Rdhd. otWils.）、软条七蔷薇（*R.henryi* Bouleng.）、单瓣白木香（*R.banksiae* Ait.var. *normalis* Re-gel.）、长尖叶蔷薇（*R.longicuspis* Bertol.）、光叶蔷薇（*R.wichura ana* Crep.）等，且 TLC 具有相似的主斑点。

2. 药理作用研究

（1）耐缺氧作用　黄贤华等采用常压耐缺氧法、对抗特异性心肌缺氧法、对抗脑缺血缺氧法、游泳实验法观察金樱根醇提取液对小鼠存活时间的影响，发现金樱根醇提取液能明显延长小鼠常压缺氧、特异性心肌缺氧、脑缺血缺氧及游泳的存活时间，说明金樱根醇提取液有显著的耐缺氧作用。

（2）抗菌作用　童竟亚等用噬菌体筛选抗癌药物的研究表明，金樱根具有很强的抗噬菌体作用。另有学者发现金樱根煎剂对金黄色葡萄球菌、大肠杆菌有很高的抑菌作用，对绿脓杆菌也有效。

（3）抗炎作用　王艳等对金樱根、茎抗炎作用进行对比研究，结果表明金樱子根和茎提取物有抗炎作用，且金樱根的 70% 乙醇提取物的抗炎作用要明显强于金樱茎 70% 乙醇提取物，金樱根水提取物的抗炎强度要明显强于金樱茎水提取物。

3. 现代临床应用研究

（1）治疗男科疾病　赵连皓等采用以内服妇科千金片（千金拔、金樱根、十大功劳、穿心莲、当归等）治疗肾阳不足兼湿瘀阻滞所致的慢性前列腺炎，总有效率为 92%。邵继棠应用鲜金樱根配合其他中药治疗尿失禁，效果良好。张春玲用金樱根汤剂（金樱根 60g 与水浓煎为 360mL，早晚分服）治疗老年尿失禁效果要优于治疗尿失禁的代表方剂缩泉丸，其认为金樱根是临床上治疗尿失禁较为理想的药物，值得进一步研究推广。广东民间习用金樱根炖母鸡，可补虚固涩，主治遗精、滑精。

（2）治疗妇科疾病　林国娟用妇科千金片（千斤拔、十大功劳、穿心莲、当归、金樱根、鸡血藤、党参等）治疗慢性盆腔炎，疗效满意，且所有病例均无不良反应。周来兴用金樱根为主配合辨证治疗闭经 50 例，总有效率为 98%；用金樱根、当归与猪精肉加水煮，治疗室女闭经，效果良好。有学者用金樱根、苍耳根、生白芍及公兔 1 只，将公兔去毛皮及内脏后与金樱根、苍耳根加油盐同炒至焦黑，加水煎服，白芍研细末冲服，治疗崩漏 300 例，均获痊愈。邵继棠应用金樱根结合辨证治疗妇女带下病，治疗月余后痊愈。采用口服三金片（海金沙、金樱根、金刚刺等）治疗急慢性肾盂肾炎、急性膀胱炎、尿道炎、尿路结石并发感染、泌尿系感染，总有效率为95.93%。布依族人将金樱根、鸡血藤、五花肉合用，治疗崩漏，效果显著。闫东等采用口服三金片（金樱根、金刚刺、海金沙叶等）治疗滴虫性阴道炎，获效良好。杨雅兰等用金鸡胶囊（金樱根、鸡血藤、穿心莲、两面针、千斤拔、十大功劳）治疗慢性盆腔炎，取得较好疗效。

（3）治疗烧伤、烫伤　金樱根水煎液（2∶1）加入冰片、薄荷脑，冷湿敷烧烫伤处，敷后5～20分钟即可止痛，治疗Ⅰ度、浅Ⅱ度、深Ⅱ度、无感染创面、有感染创面的烧烫伤，均获痊愈。廖新麟以金樱根为主，配合虎杖、五眼果树皮、冰片等，治疗Ⅰ度、Ⅱ度、深Ⅱ度烧伤，总有效率为98.8%。覃沃浩以金樱根等制成烧伤油治疗烧伤，疗效满意。

（4）其他作用　陈振高等用金樱根治疗小儿脱肛32例，除2例患儿不合作、灌服量很少无效外，其余30例均治好。方真信等用金樱根制成注射液，用来治疗肠炎、子宫脱垂等症，收效较好。王贤金报道了金樱根中毒致急性出血性肠炎1例，患者出现腹痛、头痛、腹泻、血水样便、大便失禁、淌血水不止，伴畏寒高热、嗜睡等症状，但神志清楚，此案例有待于进一步研究。

（三）结语

金樱根的研究主要集中在临床应用方面，它已被制成多种剂型广泛应用于临床，如妇科三金片、金鸡胶囊、王老吉凉茶等，但对它的化学成分、鉴别方法和药理作用的研究报道鲜见，这对充分开发利用金樱根极为不利。经调查，金樱根临床应用情况混乱，存在金樱茎与金樱根混用及不同品种入药问题等，这些有待进一步研究。

四、稻秆的药用历史与现代研究考

稻秆，又称稻穰、稻藁、稻草、禾秆，为禾本科植物稻 Oryza sativa L. 及糯稻 O. sativa L. var. glutionsa Matsum. 的茎叶。稻秆的药用历史不长，古代和现代的应用也比较少，是一种极少用的民间草药，最近因其治疗痛风症的作用被发掘出来而受到关注。现将其古代的药用历史及现代的应用情况做一考证和总结，以供参考。

（一）药用历史考

稻类作为药物应用最早的是稻米（稻去壳的种仁），始见于梁代陶弘景的《本草经集注》，"米食部药物·下品"中载有"粳米"和"稻米"两个条目，在粳米条下注云："此即今常所食米，但有白、赤、小、大异族四五种，犹同一类也。"在稻米条下注云："道家方药有俱用稻米、粳米，此则是两物……今江东无此，皆通呼粳米为稻尔。"其后历代本草医籍对稻米均有记载。

从现有的资料看，最早把稻秆作药用的是晋代葛洪的《肘后备急方》，载有："治毒攻手足肿，疼痛欲断方……以稻穰灰汁渍足。"唐高宗时人崔知悌撰《崔氏纂要方》载有："治下血成痔，稻藁烧灰淋汁，热渍三五度，瘥。"唐贞元九年进士刘禹锡著《传信方》，对稻秆治病的记录比较详细，不仅记载了稻秆灰方可"治马坠仆伤"，还记载了具体的病案供参考："湖南李从事坠马仆伤损，用稻秆烧灰，以新熟酒连糟入盐和，淋取汁，淋痛处，立瘥也。"

把稻秆作为药物记载最早的本草是唐代的《本草拾遗》。陈藏器在该书中立有"稻穰"条目，并曰："稻穰，主黄病。身作金色，煮汁浸之。"其后，宋《图经本草》《证类本草》，明《本草品汇精要》《本草蒙筌》等对稻秆均有记载，但都是附在稻米条下，且内容大多是摘录前人医籍所载，或有所发挥。如《本草蒙筌》载："稻秆疗黄疸如金。并用煎浓，莫惜时啜。稻秆灰治跌损，淋汁沃痛渐苏。"将稻秆治疗黄疸由原来的煮汁浸改为煎汁内服，这在用法上也是一大进步，相信给药方法由外用改为内服，其疗效也会得到提高。

明代云南人兰茂所撰《滇南本草》单独设立了"稻草"条，并首次对稻秆的性味功能主治等做了比较全面系统的论述："稻草，味甘、平，性温。无毒。主治宽中，宽肠胃，下气，温中止泻，消牛、马肉积，宿食，消小儿乳食结滞，肚腹疼痛。草节，走周身经络，治筋骨痰火疼痛。"书中首次提到用稻秆治疗"筋骨痰火疼痛（类似于今天的痛风症）"，并附有一个验方："治腿足筋骨疼痛，痰火发作，得此方愈。稻草节三钱（剪三分长）或服一百节或服五十节水煎服，奇效痛止。"此外还载有"治食牛马肉伤食，稻草五钱，沙糖一钱，水煎，服三次效"和"治小儿饮食伤脾，久泻不止，糯谷草三钱，砂仁五分，煎服"这两个行之有效的附方。

比兰茂晚一百多年的明代伟大的医药学家李时珍对稻秆的药用做了深入研究，他在《本草纲目》中指出："稻穰气味辛、甘，热，无毒。主治黄病如金色，煮汁浸之。""烧灰，治坠仆伤损；烧灰浸水饮，止消渴；淋汁，浸肠痔。"书中还收载了稻秆治病的验方9个，是收载稻秆附方最多的本草医籍。元·危亦林《世医得效方》治消渴饮水：取稻穰中心烧灰，每以汤浸一合，澄清饮之；宋·许叔微《普济本事方》治喉痹肿痛：稻草烧取墨烟，醋调吹鼻中，或灌入喉中，滚出痰，立愈；明·胡源洁《卫生简易方》治烫火伤疮：用稻草灰冷水淘七遍，带湿摊上，干即易，若疮湿者，焙干油敷，二三次可愈；《圣济总录》治恶虫入耳：香油合稻秆灰汁，滴入之；《摘玄妙方》治噎食不下：赤稻细梢，烧灰，滚汤一碗，隔绢淋汁三次，取汁，入丁香一枚，白豆蔻半枚，米一盏，煮粥食，神效；明·杨拱《医方摘要》解砒石毒：稻草烧灰，淋汁，调青黛三钱服；等等，都被《本草纲目》收载，为后世研究和应用稻秆保存了丰富而翔实的资料。

到了清代，对稻秆的研究与应用极少，其间出版的一些本草医籍中已很难找到稻秆的记载了。

（二）现代应用考

现代中医临床对于稻秆的应用已极为少见，其应用主要集中在民间。现代的一些大型中药专著对稻秆都有详细记载，如《中药大辞典》《中华本草》等。二者所载功能主治基本相同，主要功能是宽中、下气、消食、解毒，主治噎膈、反胃、食滞、腹痛、泄泻、消渴、黄疸、喉痹、痔疮、烫火伤等。但所载性味相差甚远，前者载"稻草性味甘，平"，后者载"稻草味辛，性温"。值得进一步探讨。

稻秆在民间主要是用于治疗黄疸型肝炎和痛风症。广东地区有人用糯稻草每日 3 两，加水 1000mL，武火煎成 200mL，2 次分服，30 天为一疗程，治疗急性传染性肝炎 43 例，结果近期治愈 35 例，进步 7 例，无效 1 例。苏州地区民间有用糯稻草、蒲公英各 90g，水煎服治疗传染性肝炎。湖北地区用糯稻草秆干品 60g，洗净，切碎，加水 500mL，煎至 200mL，去渣，每日 1 剂，2 次分服，治疗急性黄疸型肝炎 98 例，结果痊愈 62 例，显效 28 例，好转 5 例，无效 3 例，平均服药 22.1 天，总有效率 96.94%。至于用稻秆治疗痛风则在福建、广东、浙江和湖北等地民间均有应用，且效果不错。

据苏州医学院《中草药手册》介绍："治稻田皮炎：稻草、明矾各等量。先将稻草切碎加水煮沸 30 分钟，应用前 10 分钟再加入明矾，外洗。"《云南民间验方》载："热入阴分，久烧不退，面部四肢浮肿，心慌疲乏，用稻草梢四钱，山土瓜五钱，水煎服，甚效。"有人将旱季稻草槌软做成稻草圈，每次用稻草圈垫在患者受压部位 2 小时，取出后用艾条熏 15 分钟，间歇 1 小时后重复使用一次稻草圈，每天 2～3 次，防治褥疮 35 例，有效 34 例。还有用稻草熏治甲沟炎 40 例取得较好效果，方法是用中空的陈旧稻草约一尺，点燃一头，另一头略抬高，使冒出的烟正好对着患处，每次一根，有温热感即可，每日 2～3 次，治疗期间停用抗生素及外用消毒剂，结果 1 日炎症减轻，3 日即痊愈的 35 例，6 日才痊愈的 5 例，总有效率 100%，全部病例均无过敏反应。亦有人将稻草制作成枕头，轻巧干爽，透气性好，对皮肤无刺激，用于卧床患者的护理，取得较好效果。

现代对稻秆的研究极为少见，仅见《中药大辞典》载有："茎、叶含少量还原糖和蔗糖。有报道，稻草含有抗癌作用的多糖。"根据民间应用稻草治疗痛风症的经验，以稻秆提取物为主要成分研制出一种专治痛风症的产品——禾心素，它对高尿酸血症引起的痛风有显著疗效。药理实验研究结果表明，该产品有显著的降尿酸、降血脂、改善血液流变性、改善微循环作用。可见稻秆确实有研究开发推广应用价值。

综上所述，稻草在古代的应用，尤其是在唐、宋、元、明时期还是很广泛的，只是到了清代以后在中医临床才较少应用，但在民间的应用也是比较多见的。总结起来，古今稻草的应用主要有以下几个方面：饮食消化不良，恶心呕吐，腹痛泄泻；急性传染性肝炎及黄疸型肝炎；糖尿病；痛风症；咽喉疾病；食道癌；跌打损伤；烫火伤；痔疮；甲沟炎；等等。我们认为有必要加强稻秆治疗肝炎、糖尿病、痛风症及癌症等方面的深入研究，挖掘稻秆在治疗疑难杂证方面的独特效果。相信随着研究的深入开展，稻草这个资源丰富的民间草药将会为保障人民身体健康发挥更大、更积极的作用。

第三节　其他药物及疗法考证

梅全喜教授及其团队除对医药古籍收载药物、广东道地药材与地产药材等进行了大量考证研究外，还在其他如白蒿、轻粉、药膳等方面也有考证研究。

一、白蒿的考证

早在春秋之前的《诗经》中即有"于以采蘩，于沼于沚"的记载，蘩即白蒿。白蒿之所以这么早被人们所认识，主要是因为其在古代被用作祭品，并被发现其药用价值，故白蒿作为药用也有比较早的记载。战国时期的《五十二病方》中即有：螫，"以疾（蒺）黎（藜）、白蒿封之"的记载。稍后，我国最早的药物学专著《神农本草经》中也有白蒿的记载，可见，白蒿的药用历史是十分悠久的。历代本草书籍对白蒿多有记载，但种的描述有差异，现代对白蒿种的确定也有不同，为此特提出如下考证。

（一）古代对白蒿种的描述

《尔雅》载"蘩，皤蒿"，晋·郭璞注云"白蒿"。《尔雅》载"艾，冰台"，郭璞注云"今艾，白蒿"。可见郭璞认为当时的艾即是白蒿。白蒿作为药物首载于《神农本草经》，谓："白蒿，味甘平。主五脏邪气、风湿寒痹、补正益气，长毛发令黑，疗心悬，少食常饥。久服轻身，耳目聪明，不老。生川泽。"该书却未见收载已普遍应用的艾叶。《名医别录》对白蒿的记载极其简单，仅有"无毒，生中山，二月采"几个字的记载，而对艾叶的记载却较详细，且陶弘景曰："蒿类甚多，而俗中不闻呼白蒿者，方药家既不用，皆无复识之。"可见白蒿在梁代已少用或不用了。《唐本草》载"白蒿，此蒿叶粗于青蒿，从初生至枯，白于众蒿，颇似艾叶，所在有之"，最早记载了白蒿的形态。唐·孟诜云：白蒿"生挼醋食，今人但食蒌蒿，不复食此，或疑此蒿即蒌蒿。"宋《开宝本草》载："别本注云，（白蒿）叶似艾叶，上有白毛，粗涩，俗呼为蓬蒿。"宋《图经本草》载："白蒿，蓬蒿也，生中山川泽，今所在有之，初春最先诸草而生，似青蒿而叶粗，上有白毛错涩，从初生至枯，白于众蒿，颇似细艾。二月采。"并针对孟诜"疑此（白蒿）即蒌蒿"，而指出白蒿与蒌蒿"所说不同，明是二物"，并附有2个白蒿图。《证类本草》白蒿条亦转载了前人本草对白蒿的记载，并注以："今按：别本注云，叶似艾叶，上有白毛，粗涩，俗呼蓬蒿。"

明·李时珍在《本草纲目》中对白蒿做了较为细致的描述："白蒿处处有之，有水陆二种。本草所用，盖取水生者，故曰生中山川泽，不曰生山谷平地也。二种形状相似，但陆生辛熏，不及水生者香美尔。"白蒿，"尔雅通谓之蘩，以其易繁衍也，曰：蘩，皤蒿，即今陆生艾蒿也，辛熏不美。曰：蘩，由胡，即今水生蒌蒿也，辛香而美。"明《本草蒙筌》将白蒿附于草蒿条下，记载较为简单："白蒿，即蓬蒿别名，似青蒿而叶粗，上有白毛错涩。"《本草品汇精要》亦载白蒿别名为蓬蒿，并指出"蒌蒿为伪"。清《植物名实图考》载："白蒿，李时珍以蒌蒿为即白蒿，不知诗疏'言刈其蒌'，释状甚详，分明二种，《图经》亦辨之。"吴其浚对白蒿的描述也是极其简洁的，说明到明清时期白蒿已成为不常用药了。清·黄奭认为白蒿是艾，他在辑《神农本草经》时加的按语中指出："楚词王逸注云，艾，白蒿也，按皤白音义皆相近，艾是药名，木草经无者，即白蒿是也，名医别出艾条，非。"

综上所述，古代对白蒿的认识有以下几点：①白蒿是艾，晋·郭璞、明·李时珍、清·黄奭；②白蒿是蓬蒿，唐《唐本草》、宋《开宝本草》《图经本草》《证类本草》、明《本草蒙筌》《本草品汇精要》、清《植物名实图考》；③白蒿是蒌蒿，唐·孟诜、明·李时珍。但《图经本草》《本草品汇精要》《植物名实图考》等否定白蒿为蒌蒿。

（二）现代对白蒿种的认识

现代医药书籍对白蒿记载不多，《中药大辞典》载有"白蒿"一药，列其异名为"蘩""皤蒿""蓬蒿"等，确定其种为菊科植物大籽蒿 Artemisia sieversiana。《全国中草药汇编》亦将白蒿定为 A.sieversiana。此种的形态特征符合古代大多数本草所载的白蒿（蓬蒿）。武汉大学生物系在编撰《本草纲目简编》时将《本草纲目》中论述的白蒿（水生者）确定为菊科植物 Artemisia stelleriana。笔者曾就此问题写信询问过我国蒿属植物分类学专家、华南植物研究所林有润研究员，他回信指出：古本草中的白蒿是 Artemisia argyi（艾）及近邻种的复合名称，包括 A.indica（五月艾）、A.lavandulaefolia（野艾蒿）等，另有白蒿（水生者）是 A.selengensis。南京医学院（现南京医科大学）曹元宇教授在辑注《神农本草经》时也认为白蒿即艾蒿，他指出："按《本草经》言'生川泽'，未必即是生于水中，郭（璞）注云：'艾即白蒿'应不误，白蒿学名为 *Artemisia vulgaris* var. *indica*，今各地皆有。"

可见，现代对古本草中白蒿的认识也有几点不同意见：①白蒿是 *A.argyi*（艾）及近邻种的复合名称（林有润）或 *A.vulgaris* var. *indica*（曹元宇）；②白蒿是蓬蒿即大籽蒿 *A.sieversiana*（《中药大辞典》《全国中草药汇编》）；③白蒿（水生者）是蒌蒿 *A.selengensis*（林有润）或 *A.stelleriana*（《本草纲目简编》）。

（三）讨论

1. 白蒿与艾　公元前 11 ～前 6 世纪的《诗经》载有白蒿，但在该书采葛章中也载有"彼采艾兮"的诗句，艾即艾叶也。战国时期屈原撰写的《离骚》既在卷二载有蒿（白蒿），又在卷四载有艾。成书不晚于战国时期的《五十二病方》亦是既载有白蒿治病的方法，也载有艾治病的方法。从这些记载可以判断，在秦汉之前艾与白蒿是两种不同的植物。到了秦汉时期至唐代之前，白蒿作为祭品逐渐被其他植物所代替，药用价值又不大，加之形态与艾相似，故逐渐与艾混用了。以致出现汉代《神农本草经》中只载有白蒿而无艾叶。梁代陶弘景在《名医别录》中对白蒿仅载 8 个字，而对艾却详细描述，并发出白蒿"方药家既不用，皆无复识之"的感叹，以及晋代郭璞的"今艾，白蒿"的注解，可见秦汉至唐之前这一阶段白蒿与艾是混用的。林有润和曹元宇认为当时的白蒿是艾及其近邻种的观点是符合这一历史时期的具体情况的。唐代以后对药物品种的考证工作十分重视，又确证白蒿与艾是两种不同的植物，故又将其分开记载。

2. 白蒿与蒌蒿　最早提出白蒿就是蒌蒿的是唐·孟诜，他是因古人食白蒿而到唐时不食，但食蒌蒿，而"疑此蒿即蒌蒿"。他在《食疗本草》中既列白蒿，又列蒌蒿，"所说不同，明是二物"。其后，李时珍提出了本草所用白蒿是蒌蒿的观点，其理由之一是根据《神农本草经》载其"生川泽""故曰生中山川泽，不曰生山谷平地也"，并对蒌蒿的植物形态进行了详细描述，考其植物形态当为蒌蒿 *A.selengensis*。林有润按《本草纲目》的记载将白蒿（水生者）定为 *A.selengensis* 是正确的，但笔者认为李时珍所载的"白蒿"并不是古代所普遍应用的白蒿，在时珍之前和之后的宋《图经本草》、清《植物名实图考》均有过白蒿与蒌蒿，"明是二物""分明二种"的论述，而与时珍同期的《本草品汇精要》则明确指出"蒌蒿为伪"。因此，笔者认为大多古本草中记载的白蒿不是蒌蒿 *A.selengensis* 或 *A.stelleriana*。

3. 白蒿与蓬蒿　唐《唐本草》最早对白蒿做了形态描述，宋《开宝本草》

谓白蒿俗呼蓬蒿，《图经本草》亦认为白蒿是蓬蒿，并详细记载了其形态，附有插图。其后的《证类本草》《本草品汇精要》《本草蒙筌》及《植物名实图考》均赞同了白蒿即蓬蒿的观点。笔者考证古代本草描述的白蒿（蓬蒿）的植物形态确与大籽蒿 A.sieversiana 相符，即今天《中药大辞典》和《全国中草药汇编》收载的白蒿。

综上所述，笔者认为在秦汉时期之前，白蒿与艾是不同的植物，秦汉至唐代之前白蒿与艾及其近邻种混用了，白蒿包括了艾及其近邻种，唐代以后历代所用白蒿的主流种是蓬蒿，即大籽蒿 A.sieveriana.。

二、轻粉的考证

轻粉，又名水银霜、水银粉、汞粉、腻粉、峭粉、银粉、扫盆，主要成分为氧化亚汞（mer-curous chloride，Hg_2Cl_2 或 HgCl），化学上又名甘汞（calomel），主产于湖北武汉、天津及河北安国、四川、重庆、云南昆明、湖南湘潭县等地。本品是中医外科常用药，外用具有杀虫止痒、拔毒敛疮、去腐生肌作用，常用以治疗疥癣、疮疡、瘰疬、梅毒、阴疮、湿疹、酒皶鼻及狐臭等外科疾患。内服有利水通便作用，用于治疗水肿、大小便不通有较好疗效。现就轻粉的出处、处方组成、制备工艺、药理作用及临床应用做一探讨，供参考。

（一）轻粉的最早记载

轻粉在本草著作中作药物的记载，有认为是始载于《嘉祐补注本草》（宋·掌禹锡等撰），然而早在唐代，陈藏器著《本草拾遗》就以"轻粉"和"汞粉"名收载过轻粉，并指出轻粉能用于"通大肠，转小儿疳并瘰疬，杀疮疥癣虫及鼻上酒皶，风疮瘙痒"。因此，轻粉首载于《本草拾遗》是无疑的。其后的《嘉祐补注本草》以"水银粉"为正名收载，但作为药用，则在七世纪孙思邈所著的《千金翼方》中即有"治久癣不差方，细研水银霜如粉，和腊月猪膏，先以泔清洗疮，试乾涂之"（卷二十四）和"飞水银霜法"（卷五）的记载，"水银霜"即为刺激性轻低的氯化亚汞（Hg_2Cl_2），亦轻粉。唐·王焘撰《外台秘要》，在三十二卷中收载了比这更早（西晋，公元265～316年）的"催氏造水银霜法"，虽同称"水银霜"但"催氏水银霜"按其制法和处方与《千金翼方》"水银霜"不同，其产物不是氯化亚汞（轻粉），而是氯化汞（$HgCl_2$ 即白降丹）。明·李时珍在《本草纲目》"轻粉"条中引用了葛洪《抱朴子》所载"白雪粉霜也，以海卤为匮，盖以土鼎，勿泄精华，七日乃成"。但这段文字很隐晦，而且袁翰青先生研究葛洪著作时，没有发现葛洪制得轻粉，又葛洪以后的《本草经集注》《新修本草》等书都没有轻粉这味药。清代郑文焯撰《医故》（1877 年？）中有公元前 7 世纪 "萧史为秦穆公炼飞云丹，第一转乃轻粉" 的记载，唯目前尚未见到更详尽的史料来证明这件事，因而只能视为传说而已。至此，可以认为轻粉作为药物是首载于《本草拾遗》，作为药物应用则是《千金翼方》最早记载。若不局限于医家，轻粉的出现则比这更早，在东汉（公元 2 世纪）的《太清金液神丹经》中已制得了不纯的氯化低汞（轻粉）。

轻粉（Hg_2Cl_2）在欧洲于 16 世纪间才始载于欧司瓦德哥鲁流士（Oswald Gro1lius，1560—1607）所著《化学典》一书中，但作为药用是比这个时期还晚一点的 Mayerne（1573—1655），甘汞（calomel）这个名称即由 Mayerne 所提出。

（二）轻粉的处方组成及制备工艺的探讨

古代与目前全国各地炼制轻粉的处方均不完全相同，制法也有出入，但成品的主要成分则均为氯化亚汞。下面就处方组成和炼制工艺分别进行探讨。

1. 处方组成 升炼轻粉的处方很多，绝大多数是由水银、盐和矾为主要原料炼制而成（表 12-4），但在古代亦有少数制造轻粉的处方中有焰硝，如《本草纲目》升炼轻粉第三法，《医宗粹言》"升轻粉法" 和《炮制大法》制 "水银粉法" 的处方中均有焰硝。焰硝又名火硝即硝酸钾（KNO_3），是一种强氧化剂，是升炼红粉和白降丹的必需原料。处方中是否有火硝，其升炼产物是截然不同的，下面比较一下轻粉、红粉和白降丹的主要原料区别（表 12-5）。

表 12-4 炼制轻粉的古今处方组成比较表

出处			组成（单位：两）					
年代（年）	作者	书名	水银	食盐	皂矾	胆矾	明矾	其他
唐·682	孙思邈	《千金翼方》	16	48	10			朴硝 8、玄精 6、锡 20
明·1505	刘文泰	《本草品汇精要》	1.2	0.8	1.6		0.2	
明·1525	陈嘉谟	《本草蒙筌》	1	0.5	0.7			
明·1575	李梴	《医学入门》	2	1			1	
明·1596	李时珍	《本草纲目》I 方	1	1			2	
		II 方	1	0.5	0.7			
		III 方	1	0.4	1.5		0.1	焰硝 0.2
明·1612	罗周彦	《医宗粹言》	16	2	2		2	焰硝 2
明·1922	缪希雍	《炮制大法》	16	2	2		2	焰硝 2

续表

出处			组成（单位：两）					
年代（年）	作者	书名	水银	食盐	皂矾	胆矾	明矾	其他
清·1655	郭佩兰	《本草汇》	1	?			2	
清·1887	张秉成	《本草便读》	√	√				
1960	南京药学院	《药材学》	6.4斤	3斤		3.8斤		红土10碗
1960	成都中医学院	《中药学讲义》	6.4斤	3斤		3斤		红土10碗
1962	刘友梁	《矿物药与丹药》	6斤	3斤		3.5斤		
1973	成都中医学院	《常用中药学》	6.4斤	3斤		3斤		红土10碗
1977	江苏新医学院	《中药大辞典》	6.25斤	3斤		3.5斤		红土10碗
1978	成都中医学院	《中药学》	√	√			√	
1980	湖北中医学院	《药剂学》	50g	20g	45g			芒硝15g
1982	郭成、马兴民	《中药制剂技术》	500g	20g	600g			胎底600g
天津配方	李向高	吉林中医药 1981（2）：51	6.4斤	3斤	5.5斤			红土10大碗
武汉配方	武汉市健民制药厂提供		√	√				土盐

表 12-5　炼制轻粉、红粉和白降丹的主要原料区别表

主要处方组成				炼制后所得产物
水银	食盐	矾	火硝	
√	√	√		轻粉（Hg_2Cl_2）
√	√	√	√	红粉（HgO）
√	√	√	√	白降丹（$HgCl_2$）

从表 12-5 中可以看出制造轻粉与白降丹的处方组成主要区别就在于有没有火硝，有火硝得白降丹，无火硝得轻粉。所以《本草纲目》第三方、《医宗粹言》方和《炮制大法》方的升炼产物不是轻粉而是白降丹，所以这些所谓升炼"轻粉方"实际上是白降丹方。

轻粉虽都是由汞、盐、矾为主要原料炼制而成，但自古到今所选之"矾"亦不相同，有选用皂矾，有喜用胆矾，有主张用明矾。我国现存最早的关于轻粉炼制的文献记载是唐孙思邈的《千金翼方》，书中所载"飞水银霜法"即选用皂矾，明代《本草品汇精要》《本草蒙筌》等，均沿用皂矾。明李梴首次选用明矾作原料的处方炼制轻粉，李时珍极为赞同，把明矾作原料的处方

作为炼制轻粉的首选方，并通过试验得出"一两汞，可升粉八钱"的结论。清代据《本草汇》《本草便读》等记载来看基本上是沿用胆矾，而到了 20 世纪 50～70 年代皆提倡用胆矾，近几年又多选用皂矾和明皂。如成都中医学院主编的《中药学讲义》（1960 版）、《常用中药学》（1973 版）和《中药学》（1978 年版），前二者均选用胆矾，后者都改为明矾，这种改动是否有理论依据和实践基础，未见解释。《矿物药与丹药》所载轻粉的基原是"水银、白矾、食盐烧炼而成的汞制剂"，在制法中却选用水银、胆矾、食盐为处方。由此可见，所用之矾，几经变动，十分混乱。

20 世纪 20～50 年代，有不少人对李时珍《本草纲目》炼制轻粉的明矾方进行过研究，王季梁先生曾按李氏处方（水银一两、明矾二两、食盐一两）依法制造，并观察其反应，结果甚佳。张准及张江树也曾按李氏明矾方制备轻粉，所得结果甚好。据朱茂先生介绍杜建业曾选用一明矾方进行制备实验，结果测得升华物的 Hg_2Cl_2 含量 99% 以上，该处方的组成是水银七两、食盐三两、明矾五两。因而朱老先生认为："现在的制轻粉法原料种类与李（时珍）氏（明矾）处方相同。"其实不然，当时（至今）无论是书籍记载还是药厂生产极少见用明矾方，只有少数在实验室制备轻粉才有采用明矾方的。

从上述可知，轻粉方虽多种多样，但都是以汞、盐、矾为主要原料，区别就在于所用之"矾"，究竟以何"矾"为最佳，是个值得探讨的问题，有待今后进一步研究。

2. 制备工艺 轻粉的炼制一般分坐胎、封口、烧炼、收丹四个步骤进行，但具体操作方法各有不同。

（1）坐胎 轻粉的坐胎方法归纳起来可分为热胎法、冷胎法和湿胎法。热胎法：先将除水银外的药物同放入铁锅内以小火炒干或煅至蜂窝状，使表面水分逸出（名作曲），再加水银混匀，覆碗升炼。如《本草品汇精要》《医学入门》等所载均为热胎法。冷胎法：将处方中的全部药物即明矾与盐和水银共研，不见星为度，放入锅内覆碗升炼。如《本草蒙筌》《本草纲目》《本草汇》皆为冷胎法。湿胎法：将矾、盐及其他药物研细，加水调糊，加水银研匀，加入红土（或胎底）揉成软泥状或做成窝头状，置锅中覆碗升炼。现代无论是书籍记载还是药厂实际生产均采用湿胎法，如《中药学讲义》《矿物药与丹药》《矿物药浅说》《药剂学》《中药制剂技术》和天津配方等均是湿胎法。

（2）封口 坐胎后在铁锅上盖瓷碗，并及时封口，一般用红土、黄泥、盐泥或用炉灰、灶灰、赤石脂、煅石膏加盐水涸泥作材料封口。

（3）烧炼 烧炼燃料古人多用木炭，今人亦用木炭，但也有用煤及电炉，各种火力均有其优缺点，木炭火不均匀，维持时间短，但较易控制调节。煤炭火力暴烈而不稳定，不易调节火力，但维持时间长；特制煤球火力高，且稳定而持久。电炉火力稳定均匀，可随意控制调节，但耗电量大。一般来说实验室采用电炉炼好，医院制剂小量生产可采用木炭及煤，工厂大量生产则以煤为最好。炼制的火力古时亦有规定，"微火三日、武火四日""用炭火、先文后武""用炭火旋旋烧上""火慢则渐加至半斤为度"等，可见古人对升炼轻粉的火力要求是先文火再慢慢加大火力。现代炼制轻粉亦有类似规定，"开始时火力不宜太大，但要均匀"。据现代研究认为炼制轻粉的火力一般控制在250℃以下，最好控制在150～160℃，温度过高或过低均影响产品质量。温度过高（火力过大）成品结晶片厚体重、颜色发乌、无银质光泽，水银也被烧出，且高温还能使轻粉分解（$Hg_2Cl_2 \xrightarrow{\triangle} Hg+HgCl_2$）使产量降低，毒性增强。温度过低（火力太小）升炼物生成困难，成品量小、片小，像棉花绒样色暗无光。在升炼开始逐渐加温至100℃时需要稳定一小时左右，升温过快成品中往往杂有汞的微粒。对于升炼时间古今差异较大，古时烧炼时间较短，如"以荆柴炭一斤，碎之如核桃大……待火尽盆温揭之""以炭火打二炷香""以点线三炷为候"或"蒸半日"。一斤木炭慢烧可维持1～2小时，每炷香可烧0.5～1小时，亦有在碗底放大米、棉花来观察，常以大米焦黄或棉花焦黑示火候已到，据试验也只相当于3小时左右。可见古人烧炼轻粉一般只用2～5小时。现代烧炼时间则大为延长，如"至一炉木炭烧尽时""木炭47斤烧炼时至炭燃尽"，有的则直接规定时间，如烧炼18～24小时，一炉木炭视炉大小而定，可烧4～6小时，而47斤木炭可烧8～10小时。皆比古代时间为长，究竟以多长时间为最优尚无定论，但可以肯定，烧炼时间太长或太短均有不足，时间太长，浪费燃料，且长时间密闭加热会导致轻粉分解，杂质增多，含量降低。时间太短则不能反应完全，升炼产物减少。

综上所述可知，正确控制升炼轻粉的火力和时间，对于提高产品数量、保证质量、降低燃料损耗是至关重要的，轻粉升炼的成败关键在此一举。

（三）炼制的原理及新工艺的探讨

如前所述，炼制轻粉的处方很多，归纳起来主要是三大类，这三类的区别就在于用矾不同。下面分别介绍一下以明矾［主要成分为$KAl(SO_4)_2·12H_2O$］、皂矾（$FeSO_4·7H_2O$）和胆矾（$CuSO_4·5H_2O$）为原料处方的炼制原理。

以明矾为原料的升炼机理是：

$$2KAl(SO_4)_2·12H_2O \xrightarrow{200℃} K_2SO_4+Al_2O_3+3SO_3\uparrow+24H_2O \tag{1}$$

$$3SO_3+3H_2O \rightarrow 3H_2SO_4 \tag{2}$$

$$2H_2SO_4+Hg \rightarrow HgSO_4+SO_2+2H_2O \tag{3}$$

$$HgSO_4+Hg \rightarrow Hg_2SO_4 \tag{4}$$

$$Hg_2SO_4 + 2NaCl \rightarrow Hg_2Cl_2 + Na_2SO_4 \qquad (5)$$

以皂矾为原料的升炼机制是：

$$FeSO_4 \cdot 7H_2O \xrightarrow{250℃} Fe_2O_3 + SO_2\uparrow + SO_3\uparrow + 14H_2O \qquad (1)$$

$$SO_3 + H_2O \rightarrow H_2SO_4 \qquad (2)$$

第（3）（4）（5）步反应机制同明矾。

以胆矾作原料的升炼机制是：

$$CuSO_4 \cdot 5H_2O \xrightarrow{300℃} CuO + SO_3\uparrow + 5H_2O \qquad (1)$$

$$SO_3 + H_2O \rightarrow H_2SO_4 \qquad (2)$$

第（3）（4）（5）步反应机制同明矾。

从上述反应机制中可以看出，明矾、皂矾和胆矾都是经过高温分解制得硫酸（H_2SO_4 为氧化剂），再与足量的汞反应生成硫酸亚汞（Hg_2SO_4），再进一步与食盐反应生成氯化亚汞即轻粉。但皂矾和胆矾需要较高温度（250～300 ℃）才能分解，而白矾则在较低温度（200 ℃）即可分解。再者若以高温分解后生成 H_2SO_4（氧化剂）的理论量来确定诸矾的效价，依次为白矾＞胆矾＞皂矾，亦即白矾分解后硫酸的得率高。由此，似乎以白矾作原料可节省燃料，增大反应物浓度而利于反应进行，提高化学反应和升炼速度使升炼时间缩短。但不可忽视的是以皂矾和胆矾作原料升炼轻粉，它们的高温分解产物 Fe_2O_3 和 CuO 在反应中具有催化剂样作用，可加速化学反应的进行和增强化学反应的强度，从而也能缩短时间，提高效率。那么究竟以何为好呢？看来只有依靠实践手段来解决这个问题了。

从上述反应机制中还可知，水银的用量一定要适当，如用量过少使反应不能进行完全，致使氧化高汞（$HgCl_2$）量增多，因为汞量不足时，不能使硫酸高汞还原成硫酸亚汞，即反应（4）式不能进行，这样硫酸高汞与食盐作用生成氯化高汞，反应式为 $2HgSO_4 + 4NaCl \rightarrow 2HgCl_2 + 2Na_2SO_4$。若用量过多则使过量的汞升华，掺入到轻粉中，导致成品含量降低，杂质增多，毒性增强。

现代制备轻粉除了传统的烧炼法外，还有用化合法制备，系用汞、硝酸与食盐溶液混合反应制成，具体操作如下：取水银 50g、蒸馏水 20mL 置烧杯中，加硝酸 50g（比重 1.4）搅拌溶解（温度控制在 20～30℃），并在该温度下加入 100mL 40% 氯化钠溶液中搅拌，立即产生白色沉淀，滤过，水洗、干燥即得轻粉，反应机制如下：

$$Hg + 2HNO_3 \xrightarrow{20 \sim 30℃} HgNO_3 + NO_2 + H_2O$$

$$2HgNO_3 + 2NaCl \xrightarrow{20 \sim 30℃} Hg_2Cl_2\downarrow（白色）+ 2NaNO_3$$

亦有用硫酸汞与汞混合使成硫酸亚汞，再密和食盐升华制得，机制如下：

$$Hg+HgSO_4 \rightarrow Hg_2SO_4$$
$$Hg_2SO_4+2NaCl \xrightarrow{\triangle} Hg_2Cl_2+Na_2SO_4$$

化合法操作简单，节省燃料，但据近年来的临床应用表明，化合法制备的轻粉临床应用疗效不如升炼法好。

（四）轻粉的药理作用与临床应用

轻粉性味辛、寒，有毒，入肝、肾经，有杀虫止痒、攻毒敛疮、去腐生肌、利水通便之功效。现代研究证明，轻粉的水浸液（1:3）在试管内对多种皮肤真菌均有不同程度的抑制作用，轻粉内服适量能制止肠内异常发酵，并能通大便。其泻下作用主要是因轻粉口服后在肠中遇碱及胆汁小部分变成易溶性二价汞离子，二价汞离子能抑制肠壁细胞的代谢与机能活动，阻碍肠中电解质与水分的吸收而致。二价汞离子吸收后，还可以与肾小管细胞中的含硫基酶结合，抑制酶活性，影响肾脏的再吸收功能而有利尿作用。

轻粉外用一般研末作掺药、干撒或调敷用，亦配入猪油、油蜡膏或铅丹膏中，现代常配入凡士林、乳剂等基质中或制成酊剂外搽。内服研末2～5厘，或入丸、散。轻粉在临床上的应用可归为以下几个方面。

1. 用于治疗疥癣、诸疮类　治疥癣常单用或与大枫子、硫黄等合用，如"以腊月猪脂，不拘多少，用生白矾、杏仁，加轻粉捣烂擦之"；治人面上湿癣用轻粉散[轻粉，斑蝥（去翅足），研细]外搽；以"汞粉、大枫子肉等份为末涂之"治杨梅疮癣；以神捷散（轻粉、吴茱萸、赤小豆、白蒺藜、白芜荑仁、石硫黄研末，生油调匀）睡前擦患处治诸疥疮；以银蜡纸（用厚棉纸铺加热之马口铁上，用黑蜡于纸上擦之，令蜡化入纸内，候冷，用轻粉筛纸上）随疮大小剪贴之，一日一换，治爪风疮及一切寒湿性诸疮；以莹珠膏[轻粉、樟冰各一钱半，冰片一钱溶入猪油、白蜡（10:3）混合基质中，搅匀成膏]于纸上摊贴之，治梅疮、杖疮、下疳等；治梅毒多与青黛、炉甘石等配伍外用，也有以少量轻粉同石膏末内服以治梅毒；治黄水疮多配入其他清热解毒和收湿止痒之药，如蛤粉散即由轻粉、蛤粉碗、石膏、大黄等研制而成；以穿粉散（穿山甲、轻粉、铅粉、黄丹各10g研细末）麻油调搽治黄水疮、外耳湿疹；还有人用轻粉、黄连各50g，蜈蚣1条，75%酒精200mL浸泡1周制成酊剂，涂患处治无名肿毒、疖肿60余例都有明显的效果。

2. 用于治疗荨麻疹、皮肤瘙痒症、神经性皮炎、酒渣鼻、疮疡及狐臭等症　用三白散（轻粉15g、煅石膏10g、白芷30g为末）外扑患处，治疗荨麻疹、皮肤瘙痒症，效果很好。有用轻红膏（轻粉22.5g、红粉33.5g、冰片21.4g、凡士林55g、香脂320g制成软膏）外用搽患处，治疗神经性皮炎。以加味颠倒散（轻粉6g，大黄、硫黄各30g共研细末）凉水调为稀糊，睡前涂患处，晨即洗去并用散剂干扑患处，治疗酒渣鼻及痤疮，效果颇佳。以粉霜、水银等份，以冷霜和涂之，治腋下狐臭。

3. 用于治疗五官及二阴黏膜部位之炎症疾患　治烂弦风眼的"腻粉末，口津合，点大眦，日二三次""以轻粉一钱，黄连一两，为末掺之治风虫牙疳，脓血有虫"。还有以轻粉一钱，麝香一厘，为末掺之，治耳底肿痛、脓水不绝；以轻粉末掺之治下疳阴疮等。

4. 内服用于治疗水肿、大小便不通症　常与大戟、芫花、牵牛子等峻下逐水药配伍，如三花丸；古人亦有以轻粉治下气肿满，还有以腻粉一钱，生麻油一合相合，空腹服之，治大小便关格不通，腹胀喘急。以腻粉一钱纳于枣中，和白面裹之，于火上炙令熟，碾罗为末，煎汤顿服之，治"大便通，十日秘者"等。

三、药膳发展史考证

药膳是膳食的一种特殊形式，是以中医理论原则为依据，使用可食用、无毒、能补、无相反作用的中药，配合食物，通过烹饪，使之具有一定的色、香、味、形且有滋补强身、保健益寿、治疗疾病、美容减肥功效的膳食。它既是中医中药不可分割的组成部分，又是中国烹饪文化的重要组成部分，历史悠久，源远流长，并在当今社会逐渐兴起，且越来越受到人们的欢迎。翻开各类古典医籍，散在记载了药膳的各种专篇专论，为今天的药膳学发展奠定了基础。

（一）战国秦汉时期

战国时期，在《黄帝内经》的《素问·脏气法时论》有这样的记载："五谷为养，五果为助，五畜为益，五菜为充，气味合而服之，以补精益气。"就是要用各种各样的食物，包括动物类、植物类，互相配合，取长补短，从而发挥饮食对人体的积极作用，最终达到治愈疾病、保障身体健康的目的。其中典型的药膳方有6首，如治疗血枯病（血虚证）的墨鱼骨丸，方中只有茜草一味，其余墨鱼、麻雀卵、鲍鱼均为动物性食物，且其味鲜美；治疗"胃不和则卧不安"的半夏秫米汤等。张仲景在《伤寒论》《金匮要略》两部名著中都载有许多药膳方剂，如猪肤汤、当归生姜羊肉汤等。根据我国早期书目的记载，在秦汉前后时期，已有不少药膳方面的专著如《神农黄帝食禁》《魏武四时食制》等。

（二）魏晋南北朝时期

魏晋南北朝时期，在《肘后备急方》中记载了不少食疗方剂。例如脚气病，葛洪是我国最早记载这一病证的医家，他治此病的治疗验方不少，其中有用"好豉一升，好酒三斗，渍三宿后饮，饮用随意，便与酒煮豉服之"，把食疗进一步应用到疾病的预防。其他的食疗方还有生梨汁治嗽，蜜水送炙鳖甲散下乳，小豆与白鸡炖汁、青雄鸭煮汁治疗水肿病，小豆饭或小豆汁治疗腹水，以及治疗各种脚气病的动物乳、大豆、小豆、胡麻酒等。除此，北魏崔浩《食经》、梁代刘休《食方》等著述对中国药膳理论的发展起到了承前启后的作用。

（三）隋代

隋代虞世南《北堂书抄》共 160 卷。其中卷 142～148 为酒食部，记述有关饮食事宜，现存有清初以后数种刊本。还有诸葛颖《淮南王食经》、徐坚《初学记》、萧吉《（马琬）食经》《帝王养生要方》《神仙服食经》等记载药膳的古籍。

（四）唐代

唐代名医孙思邈在其所著《备急千金要方》共收载药用食物 164 种，载有药膳食疗方 117 首，并且明确指出"安身之本，必资于食""夫为医者当须先洞晓病源，知其所犯，以食治之；食疗不愈，然后命药""食能排邪而安脏腑，悦神爽志，以资血气"。并认为，若能用食平疴，释情遣疾者可谓良工。"长年饵老之奇法，极养生之术也"。《食疗本草》是世界上现存最早的食疗著作，也是我国第一部集食物、中药为一体的食疗学专著。全书记载可供药用食物 227 种，包含传统本草学的矿物、植物和动物的内容，并指出每种方剂及其治疗的适应病证。以胡荽一物为例，书中列方 11 首，可用于治疗肉毒、下血、狐臭、五脏不全、头痛等多种病证。《外台秘要》共录方六千余首，其中也不乏食疗药膳的方剂，如：用杏仁煎疗咳喘久嗽，方中有杏仁、椒、蜜、糖、姜汁、猪肾等；用干姜和杂面做烧饼，姜汁调蜜治寒痢；用小豆汁治卒下血，等等。咎殷《食医心镜》以食物药品为主，记载药膳食疗方 211 首，治疗各种疾病。南唐陈士良把《神农本草经》《新修本草》《本草拾遗》等书中有关饮食的药物加以整理分类，把食疗药膳与四时饮食联系起来，附以己见，著成《食性本草》十卷。该书对药膳做了较为系统的总结，为药膳的发展做出了很大的贡献，遗憾的是该书早已亡佚。

（五）宋代

宋代《太平圣惠方》及《圣济总录》都专设"食治门"，也即食疗学的专篇。载方 160 首，占全书的 1%，大约用来治疗 28 种病证，包括中风、风邪痴病、骨蒸痨、三消、霍乱、耳聋、五淋、五痔、脾胃虚弱、一切痢疾等。值得注意的是，在食治门中，以药膳出现的方剂明显增多，而药膳多以粥品、羹、饼、茶等剂型出现。其中以粥品用得最多，有豉粥、粳米桃仁粥、杏仁粥、黑豆粥、鲤鱼粥、薏仁粥等，表明粥品在宋以后的药膳中已占据主要地位。除此之外，还有《养老奉亲书》（全书集方 231 首，药膳方达 162 首，占三分之二多，并指出"缘老人之性，皆厌于药，而喜于食"）、《梦溪忘怀录》

（其中列了 9 种粥品、7 种粉品和 2 种果品，如百合粥、枸杞粥等，并明确指出配方、煮法、食法等）等，为食疗药膳发展奠定了坚实的基础。

（六）元代

元代忽思慧的《饮膳正要》是我国第一部食药营养学专著，记载了：羹约有 26 种；粥（如乞马粥）约 23 种；汤（如撒速汤）33 种；煎（如地仙煎）3 种；浆（如石榴浆）3 种；酒（如松节酒）13 种；膏（如牛髓膏子）6 种；茶（如五磨茶）17 种；油（如杏子油）5 种；脯（牛肉脯）1 种；角儿（如水晶角儿）3 种；饼（如肉饼儿）5 种；烧饼（如黑子儿饼）2 种；（山药）1 种；服剂（如服桂）17 种；面（如经带面）9 种；粉（如大麦片粉）8 种；水（如玉华水）3 种；馄饨（鸡头粉馄饨）1 种；马乞（即手撒面）1 种；馒头（如茄馒头）2 种；包子（天花包子）1 种；兜子（荷莲兜子）1 种；饣其子（如小龙饣其子）2 种；脍（如鱼脍）2 种；签子（如鼓儿签子）2 种；丸子（梅子丸）1 种；攒（如攒牛蹄）4 种；荠（蒲黄瓜荠）1 种，收载食物 203 种。药膳食疗内容极其丰富。

（七）明代

明代《本草纲目》中就提出了相当多的食疗药膳方，如酒煮熟乌鸡治风虚，治疗劳倦用赤小豆、豆制品、豆腐等十来种食物，诸米粥治脾胃症，羊肉加蒜薤作生食，治虚寒痢用各种鸡、鸡卵，治痢痛用羊脂同阿胶煮粥，用猪腰作馄饨、山羊肉作脯；还有用猪肉作脯炙食治噤口痢，等等。还有《古今医统大全》（其中列有菜、汤、酒、醋、酱油、鲜果、酥饼、蜜饯的多种药膳食品），《易牙遗意》（收载有韭饼、薄荷饼、糖杨梅、荆芥糖、茴香汤、梅苏汤等多种药膳），《遵生八笺·饮馔服食笺》（其中列有茶泉类，汤品类 32 种，熟水类 12 种，粥糜类 38 种，果实粉面类 18 种，脯酢类 50 种，家蔬类 64 种，野蔌类 100 种，酿造类 28 种，甜食类 58 种，法制药类 24 种，神秘服食类 44 种）等。

（八）清代

清代医家对药膳非常重视，强调食疗与节食对人生命的重要性。曹庭栋《老老恒言》（一名《养生随笔》）中所附的"粥谱"一卷，必是粥类药膳在民间长期流传的总结，其中列为上品粥 36 种，中品粥 27 种，下品粥 37 种，合计 100 种，十分适合老年体虚者啜用。

（九）近现代

近年来，健康保健事业蓬勃发展，人民生活水平和生活质量不断提高，民众的养身保健理念发生了根本性的转变，未病先防、既病防变、病愈防复的全面预防思想更加深入人心，食疗药膳越来越受到人们的重视。1985 年成立了上海药膳协会，全国第一家食疗药膳专门研究室也在上海市中医医院内由市卫生局正式批准成立；1994年北京举办首届亚洲药膳会议并出版了会议论文集；1995年，位于北京小汤山康复中心的北京国际药膳博物馆成立，与此同时，以周文泉先生为首组建的中国药膳研究会获批成立；1998年山西运城市成立了永乐食疗养生研究所，专门研究道家药膳，并整理出版了《道家药膳》专著；2001年10月由中国药膳研究会召开了一次全球华人厨师药膳烹调交流学术会。

随着经济体制的改革，我国保健食品的研究和开发进入新的领域。其主要标志是：保健食品，康复研究中心，中国药膳专业学校的建立，药膳餐厅的普及，全国各地保健食品杂志和报刊的创办，电视台及电台辟有"药膳"专栏，药膳书籍的大量出版。据不完全统计，1980年至1984年平均每年有两本药膳专著出版，到1985年至1995年则增长为平均每年有十本食疗药膳专著出版，其中叶橘泉编著了《食物中药与便方》，收载食物中药183种，便方901条；彭铭泉《中国药膳学》，钱伯文等《中国食疗学》，彭铭泉、杨帆《大众药膳》等，这些书籍对普及和提高大众对药膳的认识起了重要作用，开辟了新天地。由于保健理念的转变，药膳逐步向社会化和商业化发展，药膳产业不断兴起。除此之外，药膳食疗在临床治疗上以中医药膳理论为指导逐渐得到应用。据资料显示，药膳在国外也深受人们的喜爱，特别是日本、朝鲜、德国等，它们把药膳食疗称为"蓝色疗法""天然疗法""非药物疗法"等。

（十）结论

药膳并不是食物与中药的简单相加，而是在中医辨证配膳理论指导下，由药物、食物和调料三者精制而成的一种用以滋补强身、治疗疾病、保健益寿、美容减肥的特殊食品。纵观药膳食疗发展的趋势，从历史渊源的角度看，其发展的速度和丰富的程度在不同的历史时期各不同。战国时期提出一套有关食疗学理论的专著《黄帝内经》，为我国食疗学的发展奠定了基础；魏晋南北朝时期进一步积累了经验，理论与实践结合，逐渐形成一门独特的学科；隋唐时期，食疗学真正成为一门独立的学科，在这个基础上，唐代出现了我国现存最早的一部以食疗命名的药膳学专著《食疗本草》，使得药膳在应用方面更为广泛；宋代药膳食疗学从理论到实践都已经发展成熟，进入了一个全面发展的时期；元代，我国的食疗学出现了一部重要的专著《饮膳正要》，它超越了药膳食疗的旧概念，从营养的观点出发，强调正常人应该加强饮食卫生、营养调摄、预防疾病，把药膳学这门学科推到成熟和高度发展的水平；明清时期中医药膳食疗学进入更加全面发展的阶段，几乎所有的专著都注意到本草与食疗学的密切关系。到了近现代药膳食疗更是有了长足的进步，特别是近年来随着人们健康意识越来越强，药膳食疗也越来越受到重视，药膳食疗学的发展取得了显著的成绩，相信随着这方面研究的深入和应用的推广，药膳食疗将会为保障人民身体健康发挥更重要的作用。

四、熏洗疗法的历史沿革

熏洗疗法（包括熏蒸疗法）是以中医药基本理论为指导，用中药煎煮后，先利用蒸气熏蒸，再用药液淋洗，浸浴全身或局部患处的一种治疗疾病的方法，是中医学中外治疗法的重要组成部分。中医学对于熏洗疗法有广义和狭义之分，广义的熏洗疗法包括烟熏、蒸汽熏和药物熏洗三种方法，狭义的熏洗疗法仅指药物熏洗的治疗方法。熏洗疗法根据治疗的形式和使用的部位不同，可以分为溻渍法、淋洗法、熏洗法和热罨法四种类型。在皮肤或患部进行直接熏洗的时候，由于温热和药物作用，能刺激神经系统和心血管系统，疏通经络，调和气血，改善局部营养状况和全身机能，从而达到治愈疾病的目的。经过千百年的实践证明，熏洗疗法是行之有效的防病治病、美肤美发、强身保健的方法，尤为历代医家和患者重视并普遍使用。

1. 起源阶段　熏洗疗法历史悠久。在古代，当人们用水洗浴身体，用树叶、柴草等点燃熏烤某一部位，发现可以起到减轻或消除病痛作用，这就是熏洗疗法的起源。我国古代的文史地理书籍中对熏洗疗法都有记载，《山海经》中载药 124 种，其中记载了一种"其状如樗，其叶如麻，白华而赤实，其状如赭"的"黄雚（现代有人认为是黄花蒿）"并用其"浴之已疥（洗浴可以治疗疥疮）"的记载。《礼记·曲礼》中也有"头有疮则沐，身有疡则浴"的论述。

作为医学著作最早对熏洗疗法记载的是《五十二病方》，该书记载了用熏洗疗法治疗痫证、痔瘘、烧伤、瘢痕、干瘙、蛇伤等多种病证。如治疗婴儿癫痫，用雷丸三颗，水煎取汁以浴之，浴之道头上始，下尽身，四支（肢）毋濡。三日一浴，三日已。又如痔疮，用青蒿、鲫鱼、肉桂、干姜水煎沸，置坛中，上盖带孔的草席，将痔疮对准孔中任蒸汽熏，至药汁变凉为止，每天熏 3 次。再如治疗小腿外伤或烧伤已久而致溃烂成疮，运用的熏洗疗法设计构思都很巧妙新颖。用时首先煮汤药于容器中，汤内置可以滚动的木踏脚，患者置足于药汤中洗浴熏蒸时，足踩木踏脚，可以随意滚、滑动位置，容器也可以随时加温，使药汤始终保持适宜的温度。此当为熏洗疗法药用器械的最早文字记载。

到了秦汉时期，熏洗疗法已从临床应用的基础上，开始逐渐转向理论上的初步探索，现存最早的中医经典著作《黄帝内经》中有"其有邪者，渍形以为汗"，"寒者热之，热者寒之……摩之浴之"，此处的"渍形""浴之"即为熏洗法。首次将熏洗疗法列为重要而常用的治则治法，为熏洗疗法发展奠定了理论基础。

东汉张仲景《伤寒杂病论》是一部重要的中医专著，书中载有用苦参汤熏洗阴部治狐惑病、狼牙汤浸洗治妇人阴中蚀疮烂者，熏洗法不仅可治局部疾患，也可治疗全身疾患。如《伤寒杂病论》中："若太阳病证不罢者，不可下，下之为逆，如此可小发汗。设面色缘缘正赤者，阳气怫郁在表，当解之熏之……"这是仲景使用熏法达到助阳解表治疗表证的记载，也是现代汤药熏洗治病之先导。张仲景为推动熏洗疗法的应用起到了积极作用。

汉代华佗对熏洗疗法也十分重视，《华佗遗书》中载有不少熏洗法药方，如华佗治中风发热神方，用大戟、苦参各四两，白醋、浆一斗煮沸洗之。华佗治小儿寒热神方，用雷丸、大黄、黄芩等煮水浴儿，浴讫以粉粉之，勿厚衣，一宿复浴。此为洗浴、扑粉两法合用。华佗治发臭神方，佩兰叶煎水沸洗之，可除发臭；或煮鸡苏为汁，或烧灰淋汁，沐之，均效。

晋代与南北朝时期，熏洗疗法已成为治疗急症的常用方法。葛洪《肘后备急方》、陈延之《水晶方》均记载有一些熏洗疗法治疗急症的方剂，如《肘后备急方》卷一·治卒心腹烦满方第十一项下载有"治卒心腹烦满，又胸胁痛欲死，以热汤令灼灼尔，渍手足，复易秘方"。卷二·治卒霍乱诸急方第十二项下载有"治霍乱心腹胀痛，烦满短气……浓煮竹叶汤五六升，令灼已转筋处"，"又方，取楠若樟木，大如掌者削之，以水三升，煮三沸，去滓，令灼之也"。还载有"洗眼汤，以当归、芍药、黄连等份，以雪水煮浓汁，乘热，冷即温再洗，甚益眼目……"等。

2. 发展阶段　唐代，熏洗疗法的应用较为广泛，如孙思邈的《备急千金要方》《千金翼方》，王焘的《外台秘要》等，均载有大量的熏洗疗法。《备急千金要方》中就记载了药物蒸汽熏、淋洗法、浴洗法、坐浴法、浸洗法、泡洗法等多种熏洗疗法。如"治合阴阳辄痛不可忍方：黄连一两，牛膝、甘草各一两，上三味，㕮咀，以水四升，煮取二升，洗之，日四度"，"治湿疮方：浓煎地榆汁洗浴，每日三度"等。不仅将熏洗疗法应用于内、外、妇、儿、五官、皮肤等各科疾病的治疗，而且还将其应用于疾病的预防，如"儿生三日，宜用桃根汤浴……令儿终身无疮疥"。

宋金元时期，熏洗疗法的应用较为普及，如《太平圣惠方》《太平惠民和剂局方》《圣济总录》《儒门事亲》《世医得效方》等医籍中，对熏洗疗法的记载颇多，其熏洗药物和方剂之多、治症之广、应用此法的医家之众，是前所未有的。如《太平圣惠方》就载有熏洗方剂163首，其中眼科24首，阴疮及阴部湿痒24首，扭伤骨折11首。《圣济总录》载有熏洗方40余首。张从正《儒门事亲》则对熏洗疗法从理论上做了论述，认为熏洗法可归属于"汗法"，凡宜解表或汗者皆宜用之。金元时期的《外科精义》中，进一步总结推广前人熏洗疗法经验，书有"渍渍疮肿法"专论。《疮疡经验全书》中对熏洗疗法的论述十分详细，如载"阴中极痒之蚀䘌疮，用大蒜捣碎洗之"，现已证实对妇女滴虫性阴道炎有显著效果。

3. 成熟阶段 明代，熏洗疗法的应用更加普遍。我国历史上最大的方书《普济方》和李时珍编著的医药学巨著《本草纲目》均记载了许多熏洗疗法的方剂，据初步统计达数百首之多，为后世对熏洗疗法的应用和研究提供了非常宝贵的参考资料。如"风眼赤烂，明净皮硝一盏，水二碗煎化，露一夜，滤净澄清，朝夕洗目，三日其红即消，虽半世者亦愈也""痔疮肿痛，冬瓜煎汤洗之""妇人阴痒，蛇床子一两，白矾二钱，煎汤频洗"等。

在敦煌出土的许多医药文献中都载有熏洗疗法，如《治病药名文书》（现存英国伦敦博物院图书馆）之"治头风方"（菊花、茵芋、防风、细辛、蜀椒、皂荚、桂心、杜衡、莽草，可作沐汤）为外用沐洗方。"治头风汗汤方"（麻黄根二两，细辛一两，楮椒根一两，防风二两，茵芋一两，并细锉，以水三升，煮得一升，去滓，温以洗沐头）为沐头方等。

清代，熏洗疗法不仅得到了空前普遍的应用，而且同时注重了熏洗疗法的理论探讨，使得熏洗疗法日臻完善。赵学敏广泛搜集了民间走方医的治疗经验，辑成《串雅内编》与《串雅外编》，其中有不少熏洗疗法的内容。《串雅外编》卷二专列熏法门、蒸法门与洗法门，所载诸方具方简、效验的特点，颇切临床应用。如"手汗，黄芪一两，葛根一两，荆芥三钱，水煎汤一盆，热熏而温洗，三次即无汗"，"小儿咳嗽，生姜四两，煎浓汤沐浴即愈"。鲍相璈的《验方新编》也有许多熏洗疗法的验方，程鹏程的《急救广生集》又名《得生堂外治秘方》是我国第一部外治专著，该书大致汇总了清代嘉庆前千余年的外治经验和方法，其中熏洗疗法的内容颇多，如"迎风流泪并眼目昏花，霜后桑叶煎水频洗，神效"，"脚汗，白矾、干葛煎汤洗"，"治痫仙方，茜草一握煎水，洗两足底即愈"等。

清代外治疗法的极力倡导者吴尚先对熏洗疗法十分重视，他在所著的《理瀹骈文》中对熏洗疗法的理论基础、作用机理、辨证施治、药物选择、使用方法、主治功效、适应病症、注意事项等进行了较为深入系统的阐述。认为：不仅"熏蒸渫洗之能汗，凡病之宜发表者，皆可以此法"，而且煎抹（即熏洗）之法，"自仲景一百十三方、《金匮方》，与诸家所传之方，及危氏五世家传得效方，无不可照而用，亦无不可撮一两味而用"，其基本作用是"枢也，在中兼表里者也，可以转运阴阳之气也"，"可以折五郁之气而资化源"，"可以升降变化，分清浊而理阴阳，营卫气通，五脏肠胃既和，而九窍皆顺，并达于腠理，行于四肢也"，此法"最妙，内外治贯通在此……可必期其效"。故而熏洗疗法可广泛用于全身内、外、妇、儿、皮肤、五官等各科病证，并载有熏洗疗法的方剂数百首。吴氏对熏洗疗法的精辟见解和宝贵经验，至今仍有很大的现实指导意义。

清末名医张锡纯在《医学衷中参西录》中，用鲜蒲公英（名蒲公英汤）煎汤两大碗，温服一碗，余一碗趁热熏洗治疗一切虚火实热眼疾之症，并将其列为眼科第一方，足见其对熏洗疗法的重视。此方至今仍为临床所常用。

4. 近现代阶段　新中国成立后，特别是改革开放以来，中医药事业有了很大的发展，随着人们对中医外治法研究热潮的到来，熏洗疗法也得到了突飞猛进的发展。熏洗疗法已成为治疗某些疾病的常用方法或预防疾病的保健方法，一些中医院校和科研机构的有识之士，已经着手或即将着手从理论和科研的高度对熏洗疗法进行探讨、研究。经文献检索近 10 年来发表在各类杂志有关中药熏洗疗法的文章 1000 多篇，有关熏洗疗法的专著也已经出版，如尚德俊编著的《熏洗疗法》（人民卫生出版社）、杨晋翔等人编著的《中华药浴》、周岷等主编的《熏洗疗法》（江苏科技出版社）、苏培基主编的中国民间疗法丛书《熏洗疗法》（中国中医药出版社）等。真正全面介绍熏洗疗法的是梅全喜、何庭华主编的《中药熏蒸疗法》一书，本书分总论和各论两大部分。总论叙述了中药熏蒸疗法的历史沿革、作用机理、特点等。各论部分以常见疾病为纲，以中药熏蒸方为目，介绍了内科、外科、骨科、妇科、儿科、男科、皮肤科、五官科及肛肠科等 140 多种常见病的熏蒸疗法。每种病症首先简要介绍主要症状、病因病机、常规治疗及中药熏蒸治疗的优势；随后按中药熏蒸方法不同而逐条分述，每一方法下又按药物组成与方法、治疗效果、典型病例、讨论等逐项叙述。每章之后集中列出参考文献，书后还附有病名索引，以利读者查询。该书已出版二版，深受读者们的欢迎。

在熏洗剂的改革方面也做了不少工作，如将临时制备的中药煎剂改成颗粒剂、煮散剂或溶液剂，用时加开水冲即可熏洗。有些剂型改革还获得原卫生部新药批准文号，批量生产，如复方荆芥熏洗剂，即是将原来的中药饮片煎剂改革成颗粒，不仅在药厂批量生产，而且还被《中华人民共和国卫生部药品标准》（中药成方制剂分册）收载。

在熏洗医疗器械方面也有很大的进步，随着人们对健康养生理念的追求，对中药熏洗疗法也愈来愈重视，这也刺激了新的科研手段不断开展，许多科研单位和生产企业积极投身于中药熏洗疗法的研究和产品开发实践中，目前国内生产中药熏洗（蒸）器械的厂家多达 20 余家，专门从事中药熏蒸医疗器械研制生产的中山市康柏力电子科技有限公司还成立了我国第一家"中药熏蒸研究所"，聚集国内著名的中医药和电蒸汽方面的专家，积极开展熏蒸器械、熏蒸中药组方及熏蒸疗法的临床疗效研究，取得显著成绩。研制出 KB-2008F-A 中药手足熏蒸仪、KB-2010-A 中药手足熏蒸仪、KB-2011C 医用中药手部熏蒸仪、KB-2011-A 家用中药熏蒸按摩床等系列家用熏蒸仪，临床应用于多种疾病的保健和治疗，取得显著效果。其中，康柏力 KB-2008F 家用系列熏蒸仪在"第八届中国—东盟博览会"获得国际传统医药优秀成果奖。

总之，随着熏洗疗法的应用研究工作广泛深入开展，熏洗疗法将会为防病治病、保障人民身体健康发挥出更重要的作用。

第四节　药学会史及药学史分会史

药学史本草研究是梅全喜教授十分重视的专业方向，40 年来他积极参加中国药学会药学史分会的学术会议，从首届的列席代表成长为后来副主任委员，同时，他在广东省药学会创办了药学史专业委员会并首任主任委员，还创办了《岭南药学史》杂志（内刊）并担任主编。本节介绍梅全喜教授在杂志上公开发表的纪念药学史分会、广东省药学会会史的文章以及介绍他创办广东省药学会药学史专委会及《岭南药学史》杂志的有关情况。

一、我所经历的中国药学会药学史分会 30 年

在筹办中国药学会药学史分会成立 30 周年学术会议时，梅全喜教授在《亚太传统医药》杂志上撰文回忆自己所经历的药学史分会 30 年的发展情况。全文如下。

2013 年是中国药学会药学史分会成立 30 周年，30 年前我作为李时珍故乡的代表有幸参加了在湖北省蕲春县濒湖宾馆召开的全国首届药学史学术会议暨药史学会成立大会，见证了药学史分会成立的隆重时刻。30 年来，药学史专业委员会历经了 7 次换届，主办了 16 届学术会议。这些学术活动大部分我都参加了，可以说是与药学史分会一起成长进步，我已从 30 年前的一个懵懂的青年列席代表，成长为今天的专业委员会的副主任委员，亲身经历了我们药学史分会的发展历程。

（一）作为列席代表参加了 30 年前召开的药学史分会成立大会

1982 年 7 月，我从湖北中医学院中药系中药专业毕业后被分配到蕲春县李时珍医院工作。1983 年 9 月 21 日上午我突然接到医院办公室通知，要我和药剂科主任张常发一起到县城濒湖宾馆参加会议。当天来到濒湖宾馆报到时才知道参加的是"首届全国药学史学术会议暨药史学会成立大会"，原来是会议主办单位分配给蕲春县两名列席代表名额，县卫生局直接指派我们二位中药师参会。

1983 年 9 月 22～24 日，首届全国药学史学术会议暨药史学会成立大

会在李时珍的家乡湖北蕲春举行。这是我国药学史界的第一次盛会，与会代表 60 人，其中正式代表 38 人，列席代表 22 人。会议共收到论文 154 篇，涉及李时珍及其学术成就研究 86 篇，其他论文 68 篇，推荐在会上交流的有 31 篇，大会宣读 6 篇，分组宣读 25 篇，另外还有 15 篇书面交流材料。当时，这些论文均由作者自己打印带到会上散发，至今我仍然保留了这次会议的 40 余篇论文打印稿，并将其装订成册，珍贵保存。

这次会议的主题是纪念李时珍逝世 390 周年，李时珍及《本草纲目》的研究是重点。这方面的论文大多学术性较强，提出了许多新的见解。会议期间，代表们抓紧点滴时间，热烈展开学术讨论，并对药史学会今后的工作提出了一些建设性的意见。会后，代表们还参观了李时珍陵园、李时珍医院及医史文献展览馆，缅怀李时珍对医药学做出的伟大业绩。

9 月 22 日下午，大会选举产生了药学史分会首届委员会。随即召开了第一次全体委员会议，协商选出李维桢为主任委员，薛愚为名誉主任委员，马继兴、陈新谦、谢海洲、唐国裕为副主任委员。此外还对以后两年的工作做出了初步安排。

在首届药学史学术会议的 60 名代表中，中国中医研究院（现中国中医科学院）医史文献研究所郑金生是最年轻的正式代表（时年 37 岁），我则是最年轻的列席代表（时年 21 岁）。这次会议给我留下了许多难以忘怀的记忆，报到的当天（21 日）我就见到孙启明老先生，孙老是江苏启东一民间老中医，但他热衷于中药配伍及药学史研究。我在做毕业论文时就查阅到他的很多文章，他的文章都不署单位，我一直以为他是中国中医研究院的专家，当我见到他带着写有姓名的胸卡出现在会务组时，我激动地上前和他打招呼，其实我们并不认识，也从未联系过。当他得知我是来自本地李时珍医院的代表时很高兴地与我进行了交流，他还主动留下了通信地址，交代我有什么问题可以给他写信。此后 20 余年我和孙老一直保持通信联系，特别是在药学史与本草研究上他给了我很多的指导和帮助。遗憾的是，在此之后一直未能再次见到孙老，无法当面向他致谢。1993 年在湖北蕲春承办纪念李时珍逝世 400 周年学术会议、1995 年在广东惠州承办纪念葛洪药剂学成就学术会议和 2002 年在广东中山承办纪念药学史分会成立 20 周年学术会议时我曾三次向他发出邀请，并承诺负责来回路费，孙老皆因身体问题未能出席。孙老逝世后我也多次想过要去他的家乡拜祭他，但一直未能成行，多年来一直深感愧疚！

22 日上午会议开幕，开幕式上有很多的领导讲话，但最让我记忆犹新的是马继兴老师所致的开幕词。他说："我们这次会议主要进行三项活动：其一是学术交流；其二是选举产生药史学会委员会；其三是讨论药史学会今后的工作。"对他留下较深的印象，晚饭时，我们大家围桌而坐，正当我吃得津津有味时却发现，马老一个人在餐厅角落的一张小桌上单独吃饭，觉得很奇怪，问了坐在我旁边的一位老师，才知道马老是回民，所以给他单独做菜。之后，我参加了大多数的药学史学术会议，每次都能见到马老，马老不善言谈，而我又对他心存敬畏，所以我们之间的交流并不多，但他每次的学术报告都使我受益匪浅。曾听到郑金生和郝近大二位教授不止一次地和我提起："马老对你的印象不错，评价较高。"据说当年推荐我进入药学史分会担任委员时马老是投了非常重要的赞成票。

23 日会议安排全体代表乘车到蕲州参观李时珍陵园、纪念馆和李时珍医院。在车上，蔡景峰老师和郑金生老师为了一个学术问题的争论，也给我留下了很深的印象。我一直认为蔡老师和郑老师是年龄差不多的同辈人，若干年后和郑老师提起这事，他马上纠正说："蔡老师是我的前辈，他年长我 19 岁。"我大吃一惊，怎么也看不出他当年参会时已是年近六旬的人。此后一直未再见过蔡老师，但内心留下了深刻的记忆。1996 年我在广东惠州成立葛洪研究会时他还专门题词致贺。倒是和郑老师一直都有联系见面，我在药学史与本草研究中取得的一点点成绩是离不开郑老师的鼓励、指导和帮助的。2009 年 1 月，华夏出版社出版由郑老师和刘衡如等共同编著的《〈本草纲目〉研究》一书，他在书中撰文介绍李时珍与《本草纲目》研究源流评述，曾专门提到我在《本草纲目》研究上所做的一些工作。其实，我在李时珍及《本草纲目》研究上做的工作浅而且少，实是承蒙郑老师的厚爱，但这也是对我的鼓励和鞭策。

药学史分会的代表参观李时珍医院时，我理所当然地成为向导和讲解员，还记得在参观医院中药饮片库时，陈新谦老师对我院的中药饮片分类贮藏保管工作给予高度肯定，他说：医院中药饮片的贮藏保管能做到这样的不多。并鼓励我把这些做法和经验体会写出来投到相关杂志上发表，让更多的医院参考。后来我写成了《谈谈我院对中药饮片的贮藏保管》一文，在陈老的指导下几经修改，最后发表在《药学通报》1985 年第 5 期上，这是我大学毕业后独立发表的第一篇文章。

此外，还有谢宗万、施仲安、李钟文、宋之琪、陈重明等前辈均是在这次会议上认识的。特别是谢老，在此后的 20 多年间给我的指导和帮助是数不胜数，我编写出版《蕲州药志》时他为我写序，编写出版《艾叶》时他为我题词。可以说，我的成长离不开这些前辈老师的鼓励、指导和帮助。到今天，我仍在庆幸我能参加首届药学史会议，是这个会议让我在刚刚毕业不久就认识了这么多药学届的老前辈，是这个会议引导我进入了药学史领域并彻底改变了我的人生。

（二）30 年来我和药学史专业委员会一起成长

药学史分会每两年主办一届全国药史本草学术研讨会，分别是：第二届于 1985 年 10 月 26 ～ 30 日在浙江仙居举行；第三届于 1987 年 10 月 20 ～ 22 日在著名药都江西樟树召开；第四届于 1988 年 9 月 23 ～ 27 日在四川成都华西医科大学药学院举行；第五届于 1990 年 5 月 24 ～ 29 日在广西南宁市召开；第六届于 1992 年 5 月 11 ～ 15 日在江苏省扬州市召开；第七届于 1994 年 9 月在北京举行；第八届于 1996 年 8 月 19 ～ 20 日在安徽黄山市举行；第九届于 1998 年 10 月 9 ～ 12 日在福建省邵武市召开；第十届于 2000 年 10 月 3 ～ 7 日在湖南省炎陵县召开；第十一届于 2001 年 11 月 11 ～ 13 日在北京召开；第十二届于 2003 年 11 月 13 ～ 16 日在伟人孙中山的故乡广东省中山市召开；第十三届于 2005 年 5 月 27 ～ 29 日在江苏省南京市召开；第十四届于 2007 年 9 月 24 ～ 28 日在湖北省黄石市召开；第十五届于 2009 年 8 月 1 ～ 5 日在内蒙古自治区赤峰市召开；第十六届于 2011 年 9 月 22 ～ 25 日在四川省成都市召开。

我参加了第一、三、八、十、十一、十二、十三、十四、十五、十六届共 10 届学术会议，其中 1987 年第三届学术会议期间我们参观樟树药市及章帮的中药饮片切制和炮制，受益匪浅。这次会议还认识了时任中国中医研究院中药所副所长的胡世林教授，此后 20 多年我们一直都有联系，他在我的专业道路上给予很多无私的帮助。1996 年第八届学术会在黄山召开，在这次会上认识了日本药学史学者真柳诚教授，1998 年 10 月 8 日在湖北蕲春召开的"纪念李时珍诞辰 480 周年暨 '98 国际李时珍学术研讨会"上再次见到他，他应邀做了学术报告，对《本草纲目》传入日本的时间和金陵版存世的数量提出了新的观点。2012 年我应日本药史学会邀请赴日访问，并在东京大学主办的"日本药史学会柴田论坛"上做"中华人民共和国成立 60 年以来纪念李时珍活动大事记"的学术报告时，真柳诚教授正是大会主持人。真柳诚教授在医药史研究上取得的成绩及他的钻研精神都是鼓励我积极努力的动力。

1996 年黄山会议之后药学史分会换届改选，我当选为药学史专业委员会委员，2006 年当选为副主任委员，2010 再次当选副主任委员。药学史分会 30 年，我积极参与其中的各项活动，也收获良多，从最初的一名年轻的列席代表，成长为现在的副主任委员，可以说我是和药学史专业委员会一起成长的。期间，1993 年 10 月我应邀南下来到广东惠州博罗先锋药业集团有限公司担任药物研究所所长，1997 年 4 月正式调入中山市中医院担任药剂科主任。1995 年 11 月 27 ～ 29 日，我作为发起人和承办人在广东省惠州市承办了由中国药学会主办，中国药学会药学史专业委员会和惠州药学会承办的"纪念葛洪及其药剂学成就学术研讨会"，会议收到论文近 120 篇，录用 94 篇印成论文集。

来自全国各地的 85 位代表就葛洪在药学和医学上的成就与贡献进行了广泛交流，会议还组织代表参观了罗浮山葛洪遗迹。1996 年 4 月 11 日由本人发起的"中国药学会药学史分会葛洪（惠州）研究会"在惠州成立，由马继兴、谢宗万、宋之琪等任顾问，张景硕任会长，郝近大、胡晓峰、冉懋雄和我任副会长。研究会还组织四位副会长编写了《〈抱朴子内篇〉〈肘后备急方〉今译》一书，由中国中医药出版社 1997 年 3 月正式出版。

特别是由我来承办的第十二届药史本草学术会暨药学史专业委员会成立 20 周年学术研讨会，是一次有重要意义的活动。2001 年底，第十一届药史本草学术会议在北京召开，我参加会议并做了"艾叶考证拾零"的学术报告，会议期间，主任委员郑金生教授谈到 2003 年的第十二届学术会议承办单位尚未落实，希望各位委员积极提出承办。我考虑到 2003 年正好是药学史分会成立 20 周年，20 年前我作为当时年龄最小的参会者参加了首届药学史学术交流会议暨药学史分会成立，今天已成为分会的委员，也有承办会议的能力，由我来承办不仅是义务和责任，而且也是非常有意义的。于是我便主动提出了来承办这届学术会议，得到了主任委员郑金生、副主任委员郝近大的支持。

经过长达半年的筹备工作，会议于 11 月 13～16 日在中山市风景秀丽的怡景假日酒店举行，药学史专业委员会主任委员郑金生致开幕词，副主任委员郝近大做了题为"药学史专业委员会 20 年回顾"的报告，总结药学史专业委员会 20 年所做的工作。会议收到学术论文 50 多篇，以《中药材》杂志增刊的形式出版了论文集。

为了搞好这届会议，我们组织发动了中山市药学会的会员单位主办了一场"医药之光——庆祝中国药学会药学史分会成立 20 周年文艺晚会"，由中国药学会药学史分会和省、市药学会的领导组成评委会评选出一、二、三等奖，并为获奖节目颁发了奖品和奖状。在会议期间，我们获悉正好赶上名誉主任委员谢宗万教授 80 岁寿辰，便在当时中山最好的富华酒店宴会大厅组织了全体参会代表一起参加生日祝寿晚宴，祝寿活动丰富而多彩，有学生祝寿、献礼、切蛋糕、齐唱生日快乐歌，特别是药史界的两位老前辈马继兴和赵守训教授为谢老演唱的祝寿歌把生日晚宴活动推向了高潮。

这次会议得到了与会代表的高度评价，郑金生主任委员在闭幕式上总结时充分肯定了这届会议的成功与会议的组织、接待及承办单位的努力是分不开的，对承办单位中山市药学会表示衷心的感谢！我作为药学史分会的委员、这届会议的具体承办人、中山市药学会的副理事长，感到由衷的高兴，因为我为药学史分会的发展做出了自己应有的贡献。

（三）参与筹备主办纪念药学史专业委员会成立 30 周年学术会议

2013 年时值药学史专业委员会成立 30 周年，也是明代伟大的医药学家李时珍逝世 420 周年，这是一个值得纪念的日子，如何办好这次活动一直是药学史分会正副主任委员认真思考的问题。早在 2009 年于内蒙古赤峰市召开第十五届全国药史本草学术会议时，我就在大会上提出了 2013 年在湖北蕲春举办"纪念李时珍逝世 420 周年及药学史分会成立 30 周年暨第十七届全国药史本草学术会"的建议，得到了郝近大主任委员及其他委员的一致赞成。2011 年在成都举行的第十六届全国药史本草学术会议上再次给予了正式确定。

中国药学会总会领导对此次学术活动也十分重视，为使本次活动顺利举行，陈兵副秘书长和药学史专业委员会主任委员郝近大教授、副主任委员梅全喜教授于 2012 年 10 月 17 ～ 18 日专程前往湖北省黄冈市及蕲春县，分别拜会市县两级政府的主要领导，向他们介绍了本次活动的意义，并汇报了大会的具体事项安排和要求。17 日，我们分头从不同的城市飞抵武汉，会合后赶到蕲春县，在李时珍医药集团林朝辉总经理的陪同下，与县委书记徐和木、县长赵少莲、黄冈市台办主任王玲、县药监局王善雄局长等见面，就中国药学会举办纪念李时珍逝世 420 周年暨药史分会成立 30 周年学术会与县里领导做了交流，书记县长均表态支持。次日上午我们一行三人应林朝辉总经理的邀请和安排，参观了李时珍药业集团的本草纲目药物园、酒窖、生产车间、产品展示室等。随后林总亲自驾车到黄冈市与有关部门领导见面，中午到达黄州，我们三人就这次会议的相关事项向市领导汇报，市政府刘雪荣市长、市委刘海军常委、市政协李儒志副主席、市台办王玲主任、市药监局徐维平局长及黄冈市药学会会长等参加，刘市长明确表态支持，当场安排了市政府有关部门的具体人员负责与药学会联系会务事宜。

2013 年初，黄冈市政府拟承办第六届海峡两岸李时珍医药文化与产业合作发展论坛，4 月 3 日，黄冈方面邀请陈兵副秘书长一行来黄冈交流考察，市人大副主任王建明、市政府副市长詹旺民、市政协副主席李儒志等领导会见了陈秘书长一行，商议将这个发展论坛与我会主办的"纪念李时珍及药学史分会学术会议"合并举办。

我们一开始就在争取把这次会议列为由中国药学会主办的一类会议，但第一轮公布的一类会议名单中没有我们，郝近大教授和我商议一定要争取列入一类会议。3 月 10 日我收到郝近大教授来信说："我正在成都出差，今天接到陈秘书长的电话，说 13 日学会将会讨论落实有关我们专业今年的学术会议，他要求我提供一份较为详尽的会议举办方案，提交会上讨论。我现起草了一份，发给你请补充修改，因为明天开始这几天要到下面去考察，可能没有网络，你修改后就直接发给陈秘书长。"我做了补充后于次日上午 10 点发给陈兵副秘书长。在他的帮助下这个会议终于成为中国药学会主办的一类学术会议。

　　郝近大教授和我一直在为这次会议做筹备工作。年初，郝近大教授起草好征文通知发给我后，我随即联系了《时珍国医国药》《中药材》《亚太传统医药》等与药学史有关的杂志刊登会议征文事宜，这三本杂志的主编肖璜、元四辉和王尚勇都是我多年相交的老朋友，他们都是二话没说就马上免费刊出，有些杂志甚至连续刊出数期，给予药学史分会有力的支持。同时也发动相关人员积极撰稿投稿，我的研究团队和我的研究生为这次会议撰写并投稿14篇论文。为了给这次会议献礼，我还带领我的研究生在2012年底启动了《艾叶的研究与应用》一书的编写工作，在中国中医药出版社的全力支持下，该书在这次会议召开前夕正式出版，并拟在会上举行首发式，向参会代表、李时珍纪念馆及李时珍中医药图书馆赠送该书，丰富会议的内容。

　　为了尽快落实会议的具体事项，受主任委员郝近大的委托我起草了这次会议方案，7月31日同时发给陈兵秘书长和郝近大教授，通过陈秘书长把会议方案转到黄冈市相关部门。9月16日突然从黄冈方面传来信息，原定在黄冈市主办的海峡两岸李时珍医药文化与产业合作发展论坛因故延迟，各方建议纪念李时珍逝世420周年及第17届药学史本草学术会议移师到蕲春主办。只得又赶紧起草给蕲春县政府的联系函，发给郝近大教授审核修改过后，再发给蕲春县人大副主任王剑（药学史分会的委员）审核修改，定稿后，再由郝近大教授到总会盖章，18日传真到蕲春县政府，同时，委托王剑副主任具体联系落实会议的各项具体事项，王剑副主任为这次会议的筹办做了大量的工作，发挥了重要作用。

　　为这次会议忙碌的人还有很多，如香港浸会大学中医药学院副院长赵中振教授也在忙碌，他从年初开始构思拍摄50集大型科普纪录片《本草纲目》，3月上旬就起草了第一集《从"艾"出发》的样片文案，3月18日发给我提意见，在短短的一个多月时间里我们之间来回修改达七八次之多。5月10日健康卫视王晓玲编辑等一行6人的拍摄队伍来到中山，对我进行专门采访拍摄达数小时，据说这支队伍还深入李时珍故乡蕲春乡村采访拍摄10多天时间，最后还要到香港拍摄杀青。赵教授准备把这个纪录片放在这次药学史会议上首映，可以说是向纪念李时珍逝世420周年活动献上的一份厚礼。

　　在这次会议召开之前的一个多月，9月2日我在中山市中医院牵头成立了"广东省药学会药学史专业委员会"，由我担任主任委员，陆惠文、赵中振、曹晖、元四辉、侯连兵、周华、詹若挺、李薇等担任副主任委员，为了表示广东省药史分会对这次会议的祝贺，以广东省药史分会的名义设计制作了150份精美的"热烈祝贺中国药学会药学史专业委员会成立三十周年"的贺折，贺折上印有中国药学会药学史专业委员会首届成立时的合影照片、历届正副主任委员名单及历届学术会议的情况，也收载了广东省药学会药学史专业委员会成立的信息及照片，最珍贵的是找到 2003 年在澳门发行的中草药邮票小型张"李时珍品尝中草药"配插在贺折上，显得特别有纪念价值。在湖北蕲春会上分发给每个参会代表，受到热烈欢迎和好评。

2013 年 10 月 24 ～ 26 日，由中国药学会主办，中国药学会药学史专业委员会、湖北蕲春县人民政府等联合承办的"纪念李时珍逝世 420 周年及中国药学会药学史分会成立 30 周年暨第十七届全国药史本草学术研讨会"在李时珍故乡湖北蕲春隆重召开。大会开幕式由中国药学会药学史专业委员会副主任委员梅全喜主持，中国药学会药学史专业委员会主任委员郝近大致开幕词，蕲春县人民政府县长赵少莲和中国药学会副秘书长陈兵教授讲话，蕲春县人大副主任王剑宣读李时珍逝世 420 周年纪念文。开幕式上试映了由健康卫视摄制的《本草纲目》大型文献纪录片《从艾出发》，并举行了由梅全喜教授主编、中国中医药出版社出版的《艾叶的研究与应用》新书首发式暨赠书仪式。参加本次大会的还有中国药学会副理事长、中国中医科学院副院长黄璐琦教授、中国药学会药学史专业委员会副主任委员万芳研究员、曹晖研究员，香港浸会大学中医药学院副院长赵中振教授，安徽中医药大学副校长彭代银教授，台湾中国医药大学谢云忠教授，湖南中医药大学李钟文教授等专家学者共 140 多人。共收到会议论文 86 篇，并出版会议论文集。

会议期间还举行了由香港浸会大学赵中振教授发起的《本草纲目》读书会第 11 次活动，参观了李时珍医药集团，参加了第 23 届李时珍中药材交易会开幕仪式，参观了李时珍纪念馆及李时珍陵园，并在李时珍墓前敬献花篮，共同三鞠躬缅怀医圣李时珍，追思医圣的丰功伟绩，继承医圣遗志。研讨会在浓厚的学术氛围及愉悦和谐的气氛中取得圆满成功。

药学史分会成立 30 年了，30 年来药学史分会为推动药学史本草学的学术研讨与交流发挥了积极而重要的作用，本人离开故乡南下广东也有 20 年了。此次返回故乡参加"纪念李时珍逝世 420 周年及中国药学史分会成立 30 周年暨第十七届全国药史本草学术交流会"，心情无比的激动，特撰此文，以纪念中国药学会药学史专业委员会成立 30 周年。

二、广东省药学会成立七十周年历史回顾

在广东省药学会成立 70 周年之际，梅全喜教授受学会郑志华、陈民喜秘书长委托执笔起草了这篇《广东省药学会成立七十周年回顾》的文章，全文如下。

1945 年的秋天，全国人民正沉浸在抗日战争取得胜利的巨大喜悦之中，有着光荣革命历史的广州，由于长期遭受炮火的摧残，经济受到严重破坏，缺医少药，民不聊生。在这百废待兴的历史时刻，在张瑞先生的倡导下，具

有远见卓识的药师们成立了"广州药师公会",这就是广东省药学会的前身。经过 70 年来几代人的共同努力,今天广东的药学事业无论是产业规模、商业销售、临床使用还是科研水平,都取得巨大成就;尤其是改革开放以来,广东医药产业更是迅猛发展,并跻身全国前列。作为团结全省药学工作者的学术团体,广东省药学会也不断发展壮大,目前已跻身全国各省级药学会先进行列。

(一)历史沿革及组织发展情况

1945 年:秋,在广州从事药学工作的专业人士自发组织了广州药师公会这一民间团体。当时有会员 50 多人,并选举张瑞为会长。这是广东省药学会的前身。

1949 年:10 月 14 日,广州解放,百废待兴,药学会如同广州其他各界各行一样,迎来了崭新的发展机遇。

1951 年:广州药师公会改组为中国药学会广州分会,组成理事会,并选举周仁毅为理事长,成为广州地区药学界一个有组织的学术团体,按照全国自然科学专业学会的统一规定,在学会内分别成立注射剂、片丸剂、其他制剂、药品分析鉴定及药局 5 个专业学术组,每一至两周集会一次,分别开展专题学术讨论,互相帮助,共同提高,为解决当时存在的问题发挥集体智慧。

1952 年:召开第二届会员大会,选举产生第二届理事会,赵延德同志任理事长。

1954 年:召开第三届会员大会,选举产生第三届理事会,易绳初同志任理事长。

1955 年:召开第四届会员大会,选举产生第四届理事会,易绳初同志任理事长。

1958 年:广州分会扩大组织,在原有广州分会基础上成立中国药学会广东分会;召开第五届会员大会,选举产生第五届理事会,邓锡谷同志任理事长。

1960 年:召开第六届会员大会,选举产生第六届理事会,理事会成员共 23 人,邓锡谷同志任理事长。

第七届、第八届,因受"文革"影响,理事会没有进行改选,学会活动也一度中止。

1978 年:学会重新恢复了活动,并召开第九届会员代表大会,选举产生第九届理事会,邓锡谷同志任理事长。同时鼓励各地级市成立药学分会,当时全省有 12 个地市成立了市药学分会。

1982 年:召开第十届会员代表大会,选举产生第十届理事会,理事会成员共 34 名,选举邓锡谷同志为理事长。成立了药剂、药物化学、生化药物、药物分析、中药天然药和药理等 6 个分科学会和科普教育工作委员会。当年拥有个人会员 690 名。

1985 年：召开第十一届会员代表大会，选举产生第十一届理事会，选出理事 60 名，常务理事 18 名，选举傅家钧同志为理事长。当年有个人会员 887 人。

1990 年：召开第十二次会员代表大会暨学术年会，选举产生第十二届理事会，选出理事 65 名，常务理事 28 名。选举张训诚同志为理事长。200 名代表参加了会议，出版了论文集，发表论文 100 多篇。当年共有个人会员 1400 多名。团体会员 15 个，专业委员会 12 个。

1991 年：按民政部门文件要求更名为广东省药学会。

1995 年：召开第十三届会员代表大会暨学术年会，选举产生第十三届理事会，选出理事共 72 名，常务理事 32 名；选举张训诚同志为理事长。会议特邀陆惠兴、傅家钧、林大基、郑企琨等专家做专题学术报告，出版了论文集，发表论文 47 篇；210 人出席了大会。当年共有个人会员 3400 名。

2000 年：召开第十四次会员代表大会暨学术年会，选举产生第十四届理事会，选出理事 90 名，常务理事 28 名；选举陆惠兴同志为理事长。会议特邀马文丽、苏薇薇、李锐、赵树进等专家做专题学术报告，出版了论文集，发表论文 110 篇。当年拥有个人会员 3500 多名。

2004 年：5 月 14 ～ 15 日，在广州召开第十五次会员代表大会暨学术年会。会议听取并通过了第十四届理事会工作报告和新的《广东省药学会章程》，选举产生第十五届理事会。共选出理事 105 名，常务理事 35 名。陆惠兴当选理事长，陈蔚文、朱家勇、陈志良当选副理事长，谢志洁为秘书长，赵英梅为专职副秘书长。会议还表彰了深圳市药学会等 7 个"学会工作先进集体"和叶启强等 26 名"学会工作积极分子"。来自全省各地区、各部门以及香港、澳门的药学专业人员代表共 300 多人参加了本次盛会。当年共有个人会员 7132 名。

7 月 31 日，在广州召开药物化学专业委员会成立大会。

8 月 23 日，在广州召开药物制剂与制药工程专业委员会成立大会。

9 月 1 日，在广州召开医院药学专业委员会成立大会。

9 月 25 日，在广州召开中药与天然药物专业委员会成立大会。

10 月 18 日，在广州召开老年药学专业委员会成立大会。

2005 年：1 月 6 日，在广州召开科普教育工作委员会成立大会。

3 月 17 ～ 18 日，在恩平召开药事管理专业委员会成立大会。

4 月 22 日，在暨南大学召开医药信息工作委员会成立大会。

5 月 19 日，在广州召开药物评价与合理用药专业委员会成立大会。

8月3日，在省药检所召开药物分析专业委员会成立大会。

12月23日，在广州召开药物流通专业委员会成立大会。

2006年：9月21日，在广州召开生化专业委员会成立大会。至此，15届理事会所属11个专业委员会2个工作委员会全部成立并开展工作。

12月底，对全省6000多名省级药学会会员进行了重新登记，并报中国药学会同意重新换发新的会员证。

2008年：5月14日，召开广东省药学会神经与精神药学专家委员会成立大会。

12月5日，在广州召开广东省药学会呼吸用药专家委员会成立大会。

2009年：5月16日，召开第十六次全省会员代表大会。全国人大常委会副委员长、中国药学会理事长桑国卫院士亲临大会并做重要讲话，大会选举产生了第十六届理事会，选出理事99名，其中常务理事37名。十一届广东省人大常委会副主任王宁生教授当选为理事长，朱家勇、黄民、涂瑶生、谢志洁、施金明、陶德胜当选为副理事长，陶剑虹为秘书长，陈民喜（专职）、郑志华（专职）、黄志军、祝晨蔏为副秘书长。

7月15日，广东省科协学会改革工作座谈会在广州召开，我会被省科协确定为第二批省级科技社团创新发展试点单位，并在会上正式授牌。

2010年：11月25日，药物临床试验专业委员会召开成立大会，是该领域全国首家成立的学术组织。

2012年：10月19日，中成药专业委员会召开成立大会。

11月29日，抗感染药学专业委员会召开成立大会。

2013年：9月12日，药学史专业委员会在中山市举行成立大会。

2014年：6月5日，广东省药学会第十七次全省会员代表大会在广州召开，来自广东全省药学界的专家、代表、列席代表共300余人参加了本次大会，选举产生了第十七届理事会，选出理事98名，监事2名。王宁生当选理事长，朱家勇、黄民、叶文才、闫志刚、陶德胜、陶剑虹、陈孝当选副理事长。聘任段宇飞、陈元胜、陆惠兴为名誉理事长；郑志华为秘书长兼法定代表人；陈民喜、祝晨蔏、刘光霆为副秘书长。

9月12日，药物治疗学专业委员会成立大会在广州召开，同时举行医院药学专业委员会换届会议。

11月22日，制药工程专业委员会在广州举行成立大会，药物制剂专业委员会同时举行换届会议。

11月23日，广东省药学会医学护肤品专业委员会成立大会在南方医科大学珠江医院成功召开。

12月30日，儿科临床合理用药专家委员会在广州成立。

2015 年：8 月 1 日，肿瘤用药专家委员会在广州成立。

（二）各时期学会举办或组织的重要活动

1951 年：广州制药企业玻璃安瓿存在的碱性问题严重影响了药厂注射剂的质量，学会集中有经验的会员，为协助玻璃安瓿生产厂解决中性玻璃的选料、工艺和炉温控制等难题做出了积极的努力；又如，当时药检部门人才缺乏，大部分进口原料药物和制剂产品从广州口岸申报入境，政府尚未有进口药品监督机构，经营单位没有条件进行检验，而药厂产品抽检不能普及，药厂具有检验室的又不多，于是药学会集中资金和技术力量筹建药品检验室，由莫民淇、李品美等会员负责，并积极参加检验工作，为解决当时的药品检验难题做出一定贡献。

1953～1955 年：学会理事会接受卫生部委托，为编写《中国药典》需要开展中草药资源调查工作。在赵延德率领下，学会组织会员李品美、莫民淇等积极参加，分赴广东各地采集药材标本，包括萝芙木、防己、巴戟、黄精、桂枝等 28 种中药原植物，连同有关文献送往卫生部，为我国药品标本的收集工作和《中国药典》编纂工作做出了贡献。

1957 年：广州分会召开年会，发表了 20 多篇学术论文和研究报告，包括立体异构综述、水溶性磺胺类药的研究、硫酸低铁的制备方法、鱼腥草素的合成方法研究、治疗钩虫病的四氯乙烯药物研究等。

1958 年：广州分会成立后，下设秘书组，并着重进行以下几项工作：①开展学术活动。设药化、药理、药剂、天然药物等小组分别开展学术交流和讨论，互相解决工作中存在的问题。②扩大学会组织工作，帮助有条件的专区、县成立药学分会，以便分地区组织学术交流活动。③筹办广东省业余科技大学药学系，专为药厂、药房和医药单位在职的初级、中级科技人员进行高级药学专业的教育培训，陆士尤为药学系主任，李宝玉为副主任，选聘学会会员中有教学经验的专家讲课，包括邓锡谷、陆士尤、李宝玉、赵则林、莫民淇、傅家钧、陈华、孙家钧、胡本荣、谢培山、姚铭琛、梁一舟、白传海、仇良栋、贾承武、郑企琨、王文灿、任其润、黄钦明、郑懿椎、卓丽结等。

1959 年：秋，广东省业余科技大学药学系招收第一届药学系新生 90 名，至 1966 年共招收学员四届，其中第四届学员学习时间不到两年而停办。经过三年半的在校学习和半年的实习，学员大多掌握了药学基本知识和基本技能，共培养出 392 名药学科技人员。从而为全省医药行业增添了一大批药学技术骨干，为全省医药行业的发展做出了重要贡献。

1978 年：党的十一届三中全会后，学会组织得到恢复和壮大。

1979 年：为了便于开展学术活动，学会先后设立了药化、药剂、药理、药分、中药与天然药物、生化药物等 6 个分科学会，各分科学会经常举办本专业的学术报告、学术讲座和学术研讨会；学术年会每年都能正常组织，会员们踊跃投稿、积极参会，掀起了学术活动的热潮。同年开始恢复举办广东业余科技大学药学专业班，先后四届，其中二届药剂班和二届中药班共培养出 286 名药学科技人员。

1985 年：学会组织了"治疗药物监护"短训班，20 天的学习中，围绕药物实际监测共组织了 10 个专题和安排了 5 个实验，由南京医学院附属医院专家主讲，40 多名医药人员参加了培训；同年学会组织了"医药工业 GMP 管理"学习班，以课堂知识传授和工厂现场指导相结合的形式，为 500 多名学员进行了系统的培训。接待国外药学专家 26 名，组织学术讲座 13 场次，800 多名会员参加学习。1985 年底共有会员 887 名；全省共有 13 个市级药学分会。经省科协批准，学会专门成立了"广东药学科技开发咨询服务部"，由陆士尤任主任，李宝玉、肖庆国任副主任，成员包括广州地区 60 多名专家、教授。为全省医药行业开展咨询服务，解决生产中的难题，学会还为罗岗制药厂、惠阳地区医药联合公司筹办了两个制药中专班。

1986 年：举办了 1985 年版《中国药典》专题学习班，从此开始，学会为每一版新出版的《中国药典》组织专题学习和培训班，至今不断。为各版药典的宣传、执行做出贡献。同年开始接纳团体会员，首批入会团体会员8 个。

1987 年：1987 ～ 1990 年，学会在广东省医药学校举办学制三年的制药专业职工中专班，毕业后，省高教局发毕业证书，国家承认学历，为广东省制药企业生产第一线培养了 130 名技术骨干力量。

4 月，学会先后共举办了四期分别为期两个月的"西药士升师补习班""药师晋升主管药师辅导班""中药士晋升补习班"，前后上课 186 场次，7000 多人次参加了学习。

8 月，为庆祝中国药学会成立 80 周年，学会举行了隆重的庆祝活动并同时组织学术年会，会议共收到学术论文 200 多篇，其中 15 篇优秀论文被推荐到中国药学会学术会议上发表。

1989 年：3 月 25 日，学会中药分会第一届学术年会在广州召开。出席会议的代表有 130 多名，收到论文 52 篇，内容涉及中药的各个方面。这次会议为振兴我省中药行业的发展，起了推动和促进作用。

1989 ～ 1990 年：受广东省医药局委托，组织了 60 多名专家对广东医药产品的结构调整开展调研，撰写了调研报告，报告在对全省医药现状进行深入分析的基础上提出了十条建议，受到省局的肯定。

1990 年：受国家中医药管理局和中国药学会委托，在深圳举办了"全国医药行业领导、科技人员研讨班",近 100 名企业厂长、经理参加了学习和研讨。

1991 年:《广东药学》杂志在广州创办。

1992 年:6 月,学会在广州举行了"庆祝我省药学届老寿星(八十大寿)活动",隆重表彰为我省药学事业做出突出贡献的五位老专家,他们是陆士尤高工、邓锡谷教授、龙康侯教授、李品美高工、施本坪高工。会议专门印发了寿星业绩纪念册,赠送了纪念章。

1993 年:8 月,学会为从事医院药学工作四十周年的主任药师郑企琨、李炳棠、叶秀彬、胡文雅、余子培等五位专家举行庆祝活动,以弘扬老一辈药学工作者孜孜不倦、无私奉献的精神。省、市有关主管部门领导及 300 多名会员参加了活动。

1993 ~ 1994 年,学会举办了 10 期"针药治疗弱智儿童和中风偏瘫临床医生学习班",特邀我国著名针灸专家、广州中医药大学靳瑞教授授课,为全国各地培养出 400 多名针灸治疗弱智儿童和中风偏瘫的医生。

1994 年:9 月,举办了"穗港澳台中药学术研讨会",参会代表 160 多人,其中国外代表 20 多名,分别来自美、加、意、日、韩、澳等国家,以及中国港、澳、台地区。

同年,受省科协委托,学会组织专家在充分调研基础上,提交了"关于我省医药行业'复关'后的对策"的调研报告。

1995 年:组织"穗港医院药学学术交流会",特邀香港医院管理局有关负责人参加,分别就医院药剂科管理的经费、培训、制剂及计算机辅助管理等多项工作进行研讨。

1997 年:1 月,举办了"广州地区医院药学工作者新春联谊会",广州地区 80 多家医院共 300 多位药师代表参加了联谊活动。自 1997 年开始,每年一度,至今从未间断,规模不断扩大,形式多样、内容丰富,到 2003 年最多时达到 1500 多人。

10 月,受中国药学会委托,学会在深圳组织了"粤港澳高级会员联谊会",会议受到三地政府主管部门及药学专业团体的高度重视和积极支持,参会者踊跃,其中广东 78 人,香港 86 人,澳门 17 人。

12 月,在广州举办了"粤港澳台中药学术交流会",参会代表 230 多人,其中国外代表 20 多名,会议特邀了日、美、加、意等国专家做报告。

1998 年:4 ~ 6 月,学会委托卫生部上海临床药学培训中心在上海举办了为期三个月的"医院临床药学学习班",选送了我省 9 个市 31 家医院共 34 名药师参加培训,为推进我省临床药学工作培养了人才。

9 月 21 ~ 26 日,中国药学会在北京隆重举行"1998 首届中国药师周 世纪之交的中国药学"大会，这是我国第一次以"药师周"命名的盛会。我会则从这一届开始组织我省药师，积极参加每年一届的"中国药师周"活动，参加人数从 50 到 150 人不等，充分体现了学会的凝聚力、影响力和组织能力。

1999 年：7 月，与国家中医药管理局和香港中文大学在香港组织了"传统中药与现代化国际学习研讨班"，组织我省药学高层管理和研究专家 24 人参加。学会梁颂铭、谢培山和许实波三位专家在会上做了专题报告。来自美、日、澳、意、韩，以及港澳台和祖国大陆等地 200 多位专家学者参加。

2000 年：接待到访的台湾新竹县药师公会访问团和越南共和国医院药师学术访问团。

9 月，筹备建立了省学会下属经济实体——广东英特威医药信息有限公司，为进一步发挥学术优势，开展医药信息、技术和科研产品的咨询、服务创造条件。

2002 年：3 月，学会与《新快报》社一起组织了"关注健康、关爱生命"活动，由学会推荐专家组成"新快报健康专家顾问团"，定期撰稿在该报的专栏中发表。

4 月，建立了学会网站，利用现代互联网络技术，为信息的发布、会员的沟通搭建平台，网址为：http://www.sinopharmacy.com.cn/。

7 月，在中山市召开了"粤港澳台中药现代化学术研讨会"，参会代表 70 多人，香港卫生署、澳门卫生局和我省药监局领导应邀出席了会议并做了专题报告。

12 月，在广州承办了"中国药学会药物制剂专业委员会 2002 年度学术年会"。

2003 年：6 月，学会在《广东药学》杂志第三期上专门开辟了通栏彩色插页宣传版面"英雄赞歌——抗非战役中的广东药师"，对我省广大药学科技工作者在"抗非"战役中所起的作用进行了全面宣传。

8 月，药物临床推广研讨会暨广东省药学会药物临床推广研究专业委员会成立大会在广州大厦举行。主管部门和省级兄弟学会领导和各成员单位代表共 160 多人参加了会议。

8 月，由广东省药学会承办的第六届"中国药师周"，在珠海市举行并取得巨大成功。会上充分肯定广大药师在平凡岗位上辛勤工作以及为人类健康和在抗击"非典"战斗中做出的重要贡献。中国科学院院士张礼和、中国工程院院士樊代明等 10 多位知名药学专家做大会报告。40 多位各地药学专家在 6 个分会场分别做了专题学术报告。会上有 170 篇论文进行了书面交流。来自全国各地 1300 多名药师参加了这一盛会。

2004 年：1 月，2004 年春节联欢会以"文艺汇演"为主要形式，并增加有奖游戏等项目，100 多家医院和工商企业近 1000 名药师参加。

7 月 12 日，本会与暨南大学、广州市科技局共同举办"广东中药现代化院士论坛"，邀请刘耕陶院士、李连达院士、姚新生院士和中科院上海药物研究所朱大元教授等知名专家出席并做了精彩的报告。

7 月 18～22 日，由陆惠兴理事长带队组织我省 40 多名药学专家参加中国药学会在昆明举行的学术年会。

10 月 19～26 日，应广东部分企业的要求和青海、甘肃有关部门的邀请，组织"中药业务西部考察活动"，对青海、甘肃二省的中药材、中成药生产、销售情况进行了考察。

10 月，学会在原有药学专家库基础上，着手建立了医学专家库，最终达到药学专家库有专家 200 多人，医学专家库拥有专家 150 多人，成为学会开展活动的又一宝贵财富。

12 月 26 日，学会秘书处组织主办，医院药学专业委员会协办"2005 年度广东省药师春节联欢会"在广州召开。本年度共举办各类学术交流、学术培训和科普活动 21 场次，参加学习和参与活动的人员超过 5000 人次；举办免费学术讲座共 10 场，参加人员达 1500 人次。

2005 年：3 月 16 日，本会与惠氏百宫制药公司合作组织保健营养系列学术讲座的首场讲座在广州举行，随后又于 5 月 10 日、5 月 17 日、6 月 9 日、7 月 7 日、11 月 9 日、11 月 23 日、12 月 9 日连续主办八场次的保健营养学术讲座。

4 月 21 日，在广州市举办"药用胶囊安全性及新技术研讨会"，来自全省 60 多家主要胶囊生产企业、100 多位生产质量部门的技术人员参加学习。

5 月 11～14 日，在广州举办"2005 年版《中国药典》学习班"。

7 月 26～31 日，举办广东省继续医学教育项目"2005 年度药学人员继续教育学习班"。

8 月 17～18 日，组织 10 位专家、教授到清远，为清远安富药业有限公司就企业发展方向和产品定位等问题进行了综合咨询。

9 月 23～25 日，在梅州市药学会和清远药学会的协助下，分别到梅州和清远同时举办"送学下乡"药学学术活动。此后又连续在广州（11 月 4～6日）、从化（11 月 10～12 日）、江门（11 月 11～12 日）、佛山（11 月 18～20 日）、广州（12 月 10～12 日）和中山（12 月 16～18 日）举办送学下乡活动，参加人员近 2000 人次，共发放学分 1785 份。从此，省药学会每年均主办"送学下乡（送学下基层）"活动数次至十多次，参加学习人员数千人，为基层药学工作者提供了学习提高的便利条件，深受基层药学工作者的欢迎。

10 月 19 ～ 23 日，由陆惠兴理事长、赵英梅专职副秘书长带队，组织我省药学专家共 50 多人参加了在天津举办的"第七届中国药师周"活动。本次活动的主题为"安全用药与和谐社会：共同的责任"。

12 月 10 ～ 12 日，在广州召开"植物药活性成分现代研究国际学术研讨会"，会议交流了植物药活性成分研究的最新成果。至此为止，本年度由学会秘书处直接组织或主要协办的学术讲座有 15 场次，计 2200 多人次参加。

2006 年：1 月 7 日，在东方宾馆召开"广东省药学会成立六十周年庆典暨 2006 年度药师新春联欢会"。出版了"纪念专刊"，并对为药学会和药学事业做出过突出贡献的老专家及学会工作者进行了表彰。会议还组织了"再创广东医药新辉煌"学术报告会，来自全省 100 多家医院和 80 多家医药工商企业的药师共 1500 人参加了会议。

6 月 9 ～ 12 日，学会在广州举办省级继续医学教育项目"2006 年度药学人员继续教育培训班"。

6 月 23 日，在广州举办"慢性咳嗽的诊断与治疗"学术会议。组织临床医务工作者对我国首部《中国咳嗽诊断与治疗指南》进行学习和讨论。

7 月 26 ～ 28 日，学会与省药品不良反应监测中心、省药理学会在广州联合举办"全省药品不良反应监测与评价高级培训班"。

7 月 29 日，协助省食品药品监督管理局组织"安全用药、合理用药"大型现场咨询活动。本会设有咨询台专门负责有关"合理用药、药品常识宣传、如何选购药品和保健食品、使用药品的误区及如何正确使用药品"等专题内容的现场咨询。

9 月 26 日，在广州举办"海峡两岸药学学术报告会"。特邀台湾大学药理学教授陈青周女士和曾任台湾卫生署药政处处长、现任长庚药物化学所教授王惠珀女士来穗做专题学术报告。

9 月 28 ～ 30 日，在江苏无锡与江苏省药学会联合举办"药学系统学术研讨会"，邀请药物研发专家和制剂工艺专家介绍 GMP 相关知识。

10 月 20 ～ 22 日，与四川省药学会在成都市联合举行"粤川两地医院药学管理峰会"，就医院药学管理工作进行学术交流和探讨。

11 月 9 ～ 11 日，协助中国药学会在广州举行"第六届学术年会"，会议主题为"医药自主创新与可持续发展"。

11 月 25 日，在广州举办"对当前医疗体制改革的政策研究和分析"专题学术报告。

12 月 16 日，在肇庆市举办"送学下乡"药学学术活动。至此为止，2006 年学会先后在惠州、佛山、深圳、珠海、东莞、江门、中山、梅州、肇庆、从化、花都、番禺等地组织了15场"送学下乡"活动，使基层2600多人次的药学人员免费获得了一次较系统的业务培训；全年举办3期继续教育学习班，共计600多人参加了学习；举办学术交流和学术讲座共27场，2200多名药学技术人员参加了学习。

2007年：1月19日，在广州举办"粤港沪医院药学管理学术交流会"。

2月4日，在广州举办"广东省医院药学学术年会"。

4月4日，在广东省中西医结合医院举办"处方点评现场学习活动"。

4月6日，在广州举办"肿瘤分子靶向治疗学术报告会"。

4月6～8日，在江西南昌召开"粤赣医院药学学术研讨会"。

4月10日，与《中国处方药》杂志联合在广州举办第一届岭南季·中国药师论坛。

4月30日，邀请卫生部医政司李大川解读《处方管理办法》。

7月7日，与《中国处方药》杂志联合举办第二届岭南季·中国药师论坛——药师执业风险及规避。

9月，由广东省食品药品监督管理局、广州市食品药品监督管理局联合主办的"安全用药，关注民生"大型主题宣传月活动启动仪式暨大学城大型现场咨询活动在广州举行。本会设立"安全用药、合理用药"专栏，进行用药常识宣传。

10月20～21日，应香港药学会邀请，本会组织省内20名专家组团参加香港"第二十届药剂学年会"。

11月17日，举办第三届岭南季·中国药师论坛——药物经济学及临床不良反应的监测。

12月14日，承办"广东科协论坛"报告会，邀请中国工程院院士、军事医学科学院原院长秦伯益院士来广州做"当前我国科技创新中的问题"的报告。至此，全年以省药学会名义组织的学术交流、学术讲座活动共23场次，参加人数3000多人；在省内各地市组织了13场学术讲座，参加人数超过2400人次；先后组织6次省外交流活动，260人次参加与外省药学界的交流。

2008年：1月4～6日，在广州举办"广东省药学会学术年会暨2008年度广东省药师新春联谊会"。

1月11～13日，在深圳与《中国处方药》杂志社联合举办第四届岭南季·中国药师论坛——新时期药学信息与药学服务。

4月15日，在广州举办"健康领航者计划"——广东省药学会药师系列沙龙之"抗生素专题沙龙"。

4月25～27日，组织部分专家代表参加在江西南昌举行的"粤赣医院药学学术交流会"。

7月1～7日,组织部分会员代表参加在印度尼西亚召开的"第八届亚太临床药学大会"。

8月,在广州梅花街共和社区文化广场,协助中国药学会组织"安全用药、合理用药"社区科普公益活动。5位药学和医学专家分别就"安全用药""合理用药""预防腹泻"等方面进行了科普宣传。

9月,本会和广东省医师协会在广州大厦联合举办"中国医疗体制改革"院士报告会,特邀曾益新院士就医疗体制改革方面的热点问题进行分析和点评。

10月18～20日,组织120多位药师代表组团参加在石家庄举行的"2008中国药学会学术年会、第八届中国药师周暨中国·石家庄国际医药博览会",其中我省的广东省人民医院廖广仁、中山大学附属第一医院任斌、深圳市人民医院陈振德、北大深圳医院何光明荣获"全国优秀药师奖"。在同时召开的全国医药经济信息网2008年度工作会议上,本会被评为"管理优秀单位"。

10月31日～11月2日,我会组织大陆药师代表团共137人参加了"2008香港药剂学术年会"。

11月20～25日,组织我省部分会员参加在台北召开的"2008年台湾药学会与台湾临床药学会联合年会"。

12月19～20日,组织省内15位医院药学人员在澳门与澳门药剂师学会共同举办"粤澳医院药学学术交流暨医院考察活动"。

12月26～27日,在广州东方宾馆召开"2008年度学术年会"。中国药学会副理事长兼秘书长李少丽应邀出席开幕式,并举行一年一度的"全省药师新春联欢会"。至此为止,全年举办学术交流和学术讲座76场次,7000多人次药学人员参加了学习和培训。"送学下乡、服务基层"工作继续得到推进,先后在东莞、佛山、珠海、中山、梅州、深圳、湛江、江门、汕头、河源等地组织了10场,共1500多人参加。组织药学专家300多人次先后分9批到江西、浙江、香港、印尼、瑞士、澳门等地参加学术交流。

2009年:6月12～15日,由本会承办的2009年中国药学杂志岛津杯第九届全国药物分析优秀论文评选交流大会在广州举行。大会共收录学术论文141篇,其中32篇进行大会交流,评出一、二、三等奖共22篇。

7月22日,由广东省药学会和珠江商学院联合主办的2009年广东省药品阳光采购暨新医改论坛在中山市召开,来自全省的650多名医药企业和医疗机构代表参加了论坛。

9月13日,学会在广州市东峻广场举办了"关注腹泻、关爱健康、安全用药、合理用药"大型社区巡回义诊咨询活动。

10月10～11日，在广州举办了首届"国际工业药学与临床药学研讨会"。来自美国、加拿大、澳大利亚、日本等国家，以及中国香港、澳门地区的近200名著名专家和代表参加了会议，陈新滋院士、周宏灏院士、密西西比大学 Michael A Repka 教授、悉尼大学 Hak-Kim Chan 教授、中山大学药学院院长黄民教授等在内的国内、国际著名学者进行了多场高水平的学术报告。

11月20～23日，组团130多人参加2009中国药学大会暨第九届中国药师周。本次大会上，广东省的药师们荣获了多项奖励，分别是：杰出成就奖：南方医科大学南方医院侯连兵；优秀药师：陈孝、黄志军、吴琳、吴新荣、吴建龙、肖翔林；信息管理优秀单位：广东省药学会。至此，全年共举办继续教育培训班5期，参加人员700多人；组织送学下基层活动7次，参加人员超过1000人次；举办科普学术讲座38场，参加人员近3000人次；组织省外交流6次，参加人员100多人次。

2010年：1月8～10日，在广州东方宾馆成功举办2009学术年会暨2010药师新春联谊会，理事长王宁生、南方医科大学钟世镇院士和香港医院管理局蒋秀珠高级药剂师做大会学术报告，主题——合理用药与健康绩效，药师跃迁的新愿景。

6月4～6日，2010年广州医院药学发展论坛在广州东方宾馆隆重召开。17位专家围绕"新医改背景下药学服务及临床药学发展"这一主题，做专题报告，来自湖北、湖南、江西、广东、海南及香港等地的200多位医院药学界同仁参加了会议。

11月5～7日，组团参加在天津召开的2010年中国药学大会暨第十届中国药师周。广东省药学会被评为"2010年度信息管理优秀单位"；李国成、叶丽卡、蔡威黔被评为"优秀药师"；中山大学附属第一医院等10个单位被评为"信息工作先进单位"；广州市精神病医院石红梅等10人被评为"信息工作先进个人"。一年来共举办继续教育培训班4期，参加人员750多人；组织送学下基层活动15次，参加人员超过1500人次；举办学术讲座43场，参加人员近6000人次；组织省外交流8次，参加人员150多人次。

2011年：1月8日，2011年药师周大会在广州东方宾馆开幕，以"生命科学时代的药学探索"为主题，来自全省200多家医疗单位、50多家医药企业的药学专业人员共1300余人参加。

3月3日，在广州市东山宾馆举办了医院药学热点问题学术研讨会。广东省卫生厅党组副书记、巡视员亓玉台同志应邀做大会主题报告——关于防治医药购销领域商业贿赂问题的探讨。

5月，我会与江苏奥赛康药业股份公司共同发起了"广东省临床药师实用人才培养计划"。并于 12 月首批组织、资助了中山大学附属第一医院、广州市第一人民医院两名中青年临床药师到美国密歇根州兰辛市心血管研究所进行为期一个月的培训学习。

6 月，首届中南地区医院药学学术交流会在广州由本会发起并主办。该交流会以后将每年举办一届，由中南地区各省药学会轮流承办。

7 月 6 ～ 8 日、7 月 13 ～ 15 日，分别举办了两期"阳光用药暨处方点评工作培训班"，共 200 余人参加。省卫生厅张寿生巡视员、伍新民处长、彭刚艺副调研员等领导出席开班仪式并做讲话。

8 月，我会联合中美史克制药有限公司组织了"中美国际抗感染临床药学论坛"。会议邀请了美国芝加哥大学医学中心 ICU 抗感染临床药师 Benjamin D. Brielmaier 和抗感染专家 Emily Landon Mawdsley 分别做主题发言。活动采用网络会议的形式，覆盖了广州、武汉、成都、深圳、福州等城市，近 400 位临床药师参与。

11 月 4 ～ 6 日，积极组团参加"2011 年中国药学大会暨第 11 届中国药师周"。全省信息网入网医院药师 110 多人参会。广东省药学会被评为"2011 年度信息管理优秀单位"；吴晓松、何艳玲、谢守霞主任被评为"优秀药师"；中山大学附属第一医院等 10 个单位被评为"信息工作先进单位"；广州市番禺何贤纪念医院邓伟坤等 10 人被评为"信息工作先进个人"。

12 月 9 ～ 10 日、16 ～ 19 日，举办 2 期"阳光用药暨处方点评专项——抗感染临床药师培训班"，授课老师均为省卫生厅"阳光用药与药事管理专家组"的临床医学和药学专家。来自全省的 170 多位临床药师完成了全部课程培训，并获得我会颁发的"抗感染临床药师培训证书"。至此，全年共举办继续教育培训班 9 期，参加人员 2380 多人；组织送学下基层活动和学术讲座 41 场次，参加人员 6000 多人次；组织省外交流 8 场次，参加人员 450 多人次。

2012 年：1 月 7 ～ 8 日，2012 年广东省药师周大会在广州东方宾馆举行。学会及有关部门领导和来自全省的 200 多家医疗单位、50 多家医药企业的药学专业人员共 1200 多名药师代表参加。

4 月 13 ～ 14 日，由本会主办、在广西召开的药品集中采购与配送工作交流研讨会，吸引了来自全国 11 省区的 30 多位药品招标部门负责人参加。

6 月 12 日，我会携同中山大学药学院、诺华制药公司共同设立的"中山大学药学院学生奖学金——广东省药学会·诺华萌芽项目"正式启动。

8 月 13 日，承办第 50 期科协论坛——陈新滋院士报告会，中国科学院院士陈新滋做"科学之美在于服务社会"的专题报告。全省各界专家学者 400 多人参加。

10 月 19 ～ 21 日，本会协办 2012 年全国医院药学学术年会暨第 72 届世界药学大会卫星会。会议同期举行了2012年度阿斯利康中国医院药学奖颁奖活动，其中我省中山大学附属第一医院药学部荣获"优秀团队奖"，侯连兵主任药师荣获"领导力奖"，唐洪梅主任中药师荣获"创新奖"。

10月30日，本会与中山市药学会共创的首家科技服务站揭牌仪式在中山市中智药业集团有限公司隆重举行，省科协党组成员、秘书长杨豪标，省药学会秘书长陶剑虹，中山市科协党组书记刘浩君，中山市食品药品监督管理局局长黎汉钊等领导出席了开幕式，并做讲话。

11月19~22日，本会积极组织参加"2012年中国药学大会暨第12届中国药师周"，大会主题为"创新型生物医药产业发展与临床合理用药"。全省信息网入网医院药师140多人参会。本会被评为"2012年度信息管理优秀单位"；吴晓玲、马晓鹂、刘新宇等三人被评为"优秀药师"；11家医院药学部被评为"信息工作先进单位"；黄际薇等11人被评为"信息工作先进个人"。

12月，本会成功举办广东省全能药师大赛，42支参赛队伍，经两轮5场激烈角逐，产生一等奖1项，二等奖3项，三等奖4项，整个竞赛过程吸引了500多名药师积极参与。

12月28日，本会广州医学院第一附属医院科技服务站正式揭牌。广东省科协党组成员杨豪标秘书长，广州呼吸研究所所长、中国工程院院士钟南山教授以及我会陶剑虹秘书长等领导出席了揭牌仪式并致辞。至此，2012年共举办继续教育培训班8期，参加培训的学员2330人次；组织了8场对外专题学术交流活动，260多人次参加了省外学术交流；还开展了各类层次不同、内容丰富、形式多样的学术交流、学术讲座和研讨会等共49场，6000多名药学技术人员免费参加了学习。

2013年：1月12日，2013年广东省药师周大会在广州举行。省卫生厅、省食品药品监督管理局、省科协等有关部门领导以及药学人员共300多人参加了学术大会，1300多人参加了新春联谊大会。

4月13~14日，在广州举办了"中国南方心血管病合理用药论坛"，来自全省及全国各医院临床药师、医师及医院管理人员共300多人参加了会议。

5月9日，本会通过了《广东省药学会促进专业委员会发展方案》，方案推出不久，梅全喜主任药师等专家即发起成立了药学史专业委员会，并积极开展活动。

6月29日，本会在广州承办了中国药学会"全国安全合理用药高级培训班"。

7月20日，在广州举办"药学服务走进基层——星火计划"启动会暨基层医生临床药学培训班。本会编写《高血压基层诊断及合理用药指南》及

《高血压健康快车》两本手册供医生与患者使用。

10 月 24 ～ 26 日，药学史专业委员会组织了 30 多位委员、携带药学史论文 16 篇参加了在湖北蕲春举行的"纪念李时珍逝世 420 周年及中国药学会药学史分会成立 30 周年暨第十七届全国药史本草学术研讨会"。

11 月 2 ～ 4 日，我会组团参加在南宁举行的"2013 年中国药学大会暨第十三届中国药师周"，全省 130 多人参会。我省获得的荣誉和奖项有：本会荣获信息管理优秀单位；杨敏、黄红兵、王铁杰等三人荣获"优秀药师"；12 家医院药学部荣获"信息工作先进单位"；关凯珍等 12 人荣获"信息工作先进个人"。至此，本年度共成功申报并举办 18 个继续教育培训项目，共培训 4250 人次；共开展了学术交流、学术讲座和研讨会等 48 场，近 3000 名药学技术人员免费参加了学习。此外，以送学下基层的方式，分别在清远、江门、汕头、珠海、佛山、中山等举办了 9 场专题学术讲座，参加学习的人员 1000 多人次。分别与贵州、四川、广西、陕西、山东、吉林等地药学会、医药企业和医院药学界组织了 9 场对外专题学术交流活动，参加交流代表 300 人次。

2014 年：1 月 11 日，2014 年广东省药师周大会在广州举行。大会以"有梦·追梦·圆梦——广东药师的未来"为主题，特邀四川大学华西临床医学院李幼平教授等 4 位专家做大会报告，并进行了学术成果颁奖和分会场学术交流。

4 月 26 ～ 27 日，《本草纲目》文化工程启动仪式暨两岸四地中医药论坛在香港浸会大学中医药学院举办，省药学会药学史专业委员会组织了 30 位委员参加会议。会议邀请十一届全国政协常委张文康、国家中医药管理局王志勇副局长、香港特区政府食物及卫生局高永文局长、香港特区政府卫生署陈汉仪署长等嘉宾及 400 多位代表参会，药学史专业委员会主任委员梅全喜教授应邀在大会上做了"艾叶的药用历史与现代应用"学术报告。

5 月 17 ～ 18 日，本会与诺华（中国）生物医学研究中心共同主办的"广东 - 诺华新药研究高端研讨会暨转化医学与新药研发专题研习会"在中山举办。王宁生理事长致开幕辞，广州呼吸疾病国家重点实验室主任钟南山院士、国家药品审评中心陈震部长等专家做学术报告，来自全省的 120 余名专业技术人员参加了会议。

6 月 16 日，在广州举办了海峡两岸临床药学交流会。会议邀请台湾彰基医院药学部简素玉主任及奇美医院药学部王慧瑜主任针对"临床药师绩效评估"及"生物制剂的安全性"开展讲座，并就这两个主题进行了充分研讨。

8 月 9 日，广东省卫计委联合广东省药学会在广州举办"抗菌药物临床应用专项整治系列培训"第一场，为继续建立抗菌药物应用管理的长效机制，持续加强抗菌药物合理应用的管理工作，将于 2014 年下半年在深圳、佛山、东莞、汕头等城市连续举办多场相关培训。

7月12～13日，由本会与广东省人民医院药学部共同主办的"临床药学服务实践与提高学习班"在广州举办。全国各地高层次药学专业技术人员及医疗管理工作者共约400人参加。

9月27日，由学会主办的"新医改中基药执行与合理用药研讨会"在中山市举行，来自东莞、珠海、江门、湛江和中山的药学部主任及药师共80多人参加了会议。

10月24～26日，学会组织了全省药师140多人参加在石家庄隆重举行的"2014年中国药学大会暨第十四届中国药师周"。我省学会获"信息管理优秀单位"；刘世霆、梅全喜、陈连剑三位主任获"优秀药师奖"；12个医院药学部获"信息工作先进单位"。

12月20日，2015年广东省药师周大会在广州华泰宾馆举行，大会以"健康驱动 服务临床"为主题，来自全省医疗单位及医药企业的药学专业人员共400余人参加。学会主管、药学史专业委员会主办的《岭南药学史》杂志创刊号举行首发式。至此，全年举办继续教育培训班21个，6900多人参加培训学习；共举办75场学术活动，参加人员8500多人次。

2015年：3月10日，本会举办首届"优盛杯"全国青年药师职业技能大赛广东省选拔赛。全省共17家医院的药师参加，经过激烈角逐，华侨医院、顺德区第一人民医院、广州市妇女儿童医疗中心分别获冠、亚、季军，将代表广东参加"2015北京紫禁城国际药师论坛"总决赛。

5月30日～6月1日，由广东省药学会与美国伊利诺伊大学芝加哥分校（University of Illinois at Chicago）联合举办的2015年UIC美国临床药学培训与实践学习班在广州举办。

7月3日，学会成功举办"2015年药学研究生实践与创新论坛暨广东省药学优秀研究生论文报告会"，对广东省全省药学研究生的毕业论文进行评选，经过专家初审、终审，评选出特等奖1名，一等奖2名，二等奖4名，三等奖8名，优秀奖16名，给予表彰。

（三）学会主持开展的主要工作项目

1.创办《今日药学》杂志 《今日药学》杂志，原名《广东药学》，于1991年创刊，经过25年的努力发展，已成为广东省内唯一的国家级综合性药学学术刊物。

1991年，《广东药学》创刊，当时为季刊，内刊，主编傅家钧。

1997年12月，正式取得国家公开出版刊号。

2000年，第一期开始改为双月刊。

2003年，13卷第1期起，美国CA检索机构正式收录。同年被评为全国首届《CAJ-CD 规范》执行优秀期刊。

2004 年，杂志影响力不断提升，当年的影响因子为 0.1720，他引总引比为 0.9145，其影响因子居各省级药学期刊首位，高于部分国家级医药学期刊。

2005 年，编辑出版《广东药学》杂志正刊 6 期，增刊 1 期，共刊发稿件 250 篇。

2006 年，第 1 期起更名为《现代食品与药品杂志》，编辑出版增刊 1 期，刊发稿件 122 篇。

2008 年，第一期起更名为《今日药学》，英文名 *Pharmacy Today*。

2008 年，经广东省继续医学教育委员会审核批准（粤继医教〔2008〕5 号），杂志正式列为广东省继续医学教育推荐教材。

2008 年，开发了《今日药学》学术论坛这一品牌活动，每次设定一个会议主题，并围绕主题邀请国内知名专家做大会报告。在 2008 ～ 2015 年间，每年都在全国各地举行相关学术会议，为杂志的多元化发展摸索出一条可行之路。

2009 年，第一期起改为月刊，每月 25 日出版，每期 64 页。

2009 年 5 月，本刊成功申请加入"中国药学会系列期刊"，增加中国药学会作为杂志第二主办单位。于 2009 年第 5 期起，杂志主办单位中增加了"中国药学会"，本刊成功跻身国家级期刊之列。

2010 年 1 月 1 日，我刊正式开通了《今日药学》杂志投稿网站（www.jinriyaoxue.com），在杂志电子化投审稿的道路上取得了突破。

2011 年，编辑出版杂志 12 期，累计发表论文 256 篇。其中基金论文共 76 篇，基金论文比达 29.7%。

2012 年，编辑出版杂志 12 期，累计发表论文 233 篇。其中基金论文共 74 篇，基金论文比达到 31.8%。

2013 年，《今日药学》杂志被列入广东省首批非时政类期刊改制单位。杂志积极响应文件要求，按时推进各项改制工作。共编辑出版、发行杂志 12 期；共收到投稿 505 篇，累计发表论文 271 篇，其中基金论文共 73 篇，且省级以上基金资助论文比例逐步攀升。

2014 年 9 月，完成改制，目前正式成为一家独立运作、自主经营、自负盈亏的企业实体——广东今日药学杂志社有限责任公司。成功改制，为杂志今后的发展开启新篇章。

2014 年，从第一期开始，本刊页码由原来的 64 页增加到 72 页。共编辑出版、发行杂志 12 期；共收到投稿 448 篇，累计发表论文 274 篇，其中基金论文共 109 篇，基金论文比为 39.78%。

2. 创办医院用药信息网　1994 年创立，当年入网样本医院 9 家，1995 年开始与国际知名医药信息公司——IMS 公司长期合作；1996 年被卫生部列入药政管理工作项目。创建 20 多年来，得到了政府部门、医疗单位和医药企业等的充分肯定和大力支持，发展到目前的 128 家，已涵盖全省重要地市。

2003 年与北京协和医院合作开拓的处方分析项目，经过一年来的运作和探索，正在稳步发展，目前 13 家样本医院处方数据的收集、汇总、传送都能做到准确、及时。

2004 年，入网医院发展到 60 家，我们与国家食品药品监督管理总局南方医药经济研究所共同开发了"医院中成药用药分析系统"。首批选择了 23 家医院作为样本医院，进行中成药的数据采集和用药分析。

2005 年，入网医院扩展到 62 家，从广州地区辐射到珠江三角洲的深圳、珠海、东莞、佛山等地。

2006 年，新增加了入网医院 13 家，使入网医院达到 75 家；年内还发展了 23 家入网厂商。

2008 年，入网医院增加到 79 家。

2009 年，入网医院又增加了 19 家，样本医院总量达到 97 家。

2010 年，信息网样本医院达 98 家，遍布全省。代表性有了进一步增强。

2011 年，样本医院达 99 家，遍布全省。信息网的数据采集量有了大幅增加，同比增长 10%，平均每月数据处理量达 65000 多条。开拓了社区医院药学服务新项目，将医院用药信息网的运作模式应用到社区医院。

2012 年，样本医院达 110 家，遍布全省各地级市三级医院、二级医院、专科医院和基层医院。信息网的数据采集量有了大幅增加，同比增长 10%，平均每月数据处理量 80000 多条。

2013 年，增加 8 家地区代表性医院，使样本医院达 119 家。

2014 年，样本医院达 126 家，遍布全省，平均每月数据处理量 80000 多条，全年近 100 万条数据量。

3. 设立资助基金及医院科技奖励项目 我会自 2006 年开始筹备设立"广东省医院药学研究基金"和"广东省药学会医院药学科学技术奖""广东省药学会医院药学创新奖"，至今已设立专项基金等 24 项，共计资助项目超过 429 项，资助总金额达到 420.9 万元。而"广东省药学会医院药学科学技术奖"和"广东省药学会医院药学创新奖"至今已奖励 102 项科技成果。这些为推动广东省医院药学科技水平的提高及推动合理用药工作都起到积极而重要的作用。

2006 年：11 月 29 日，征集 2007 年度"广东省医院药学研究基金"课题申报。

10 月 23 日，获得广东省科技厅批准并报科技部备案，设立"广东省药学会医院药学科学技术奖"。

2007 年：广东省医院药学研究基金（默沙东基金）启动，评选出 15 个项目，分别给予 6000 ～ 10000 元的经费资助。

2008 年：5 月 15 日，在广州召开 2009 年广东省医院药学研究基金（默沙东基金）项目启动会，资助项目 20 项。

7 月 18 日，在广州白天鹅宾馆首次举行广东省药学会医院药学科学技术奖（葛兰素史克奖）颁奖大会。共有 18 个项目获奖，其中一等奖 3 项、二等奖 5 项、三等奖 10 项。

2009 年：7 月 27 日，评选并下达 2009 年广东省心血管用药研究基金项目，其中一等 5 项、二等 8 项。

12 月 18 日，评选并下达 2010 年广东省医院药学研究基金——ABI 专项项目，其中一等 5 项、二等 9 项。

12 月 23 日，评选并公布 2009 年广东省药学会医院药学科学技术奖（葛兰素史克奖）获奖项目，其中一等奖 3 项、二等奖 5 项、三等奖 10 项。

2010 年：5 月，广东省医院药学研究基金（奥赛康基金）启动；10 月，经过半年的申报和两轮评选，共评出立项项目 30 项。

8 月，启动 2011 年广东省心血管用药研究基金（施慧达基金）；共收到申报项目 50 多项，经评审，资助 30 项。

11 月，启动广东省药学会肝炎用药研究基金（施贵宝基金），共收到申报项目 29 项，经评审，实际资助 26 项。

12 月，广东省药学会医院药学科学技术奖（葛兰素史克奖）评选结束，共奖励 18 个项目，其中一等奖 3 项、二等奖 5 项、三等奖 10 项。

2011 年：4 月 25 日，启动 2011 广东省药学会医院药学科学技术奖（中美史克奖），该奖设一等奖 3 名、二等奖 5 名、三等奖 10 名，项目于 10 月完成。

6 月 23 日，启动广东省药学会医院药学创新奖（葛兰素史克奖），该奖设一等奖 1 名、二等奖 3 名、三等奖 6 名，项目于 11 月完成。

8 月 25 日，启动 2012 年广东省中医正骨合理用药专项，该项目设一等 1 名、二等 2 名、三等 3 名，于 12 月完成。

8 月 25 日，启动 2012 年广东省骨质疏松合理用药专项，该项目设一等 1 名、二等 2 名、三等 3 名，于 12 月完成。

9 月 21 日，启动 2012 年广东省医院药学研究基金（奥赛康基金），该基金资助设一等 4 名、二等 5 名、三等 10 名，项目于 12 月完成。

2012 年：3 月 6 日，广东省医院药学研究基金（朗生免疫专项）项目启动，资助 10 个项目。

3 月 21 日，2012 年广东省药学会肝炎用药研究基金（施贵宝项目）评定，资助 35 个项目。

5 月 31 日，2012 年广东省药学会 Ⅱ 型糖尿病用药研究基金（施贵宝基金）评定，资助 16 个项目。

6 月 5 日，广东省药学会干扰素在肝炎领域合理应用研究专项启动，资助 7 个项目。

11 月，2013 年广东省医院药学研究基金（奥赛康基金）评定，资助 19 个项目。

12 月，2012 年广东省药学会医院药学科学技术奖（中美史克奖）项目评定，共奖励 18 个项目。

2013 年：3 月 6 日，2012 年广东省医院药学研究基金（朗生免疫专项）项目评定，资助 10 个项目。

5 月 28 日，2012 年广东省药学会妇科肿瘤用药研究基金（施贵宝基金）项目评定，资助 7 个项目。

7 月 25 日，2013 年广东省药学会干扰素在肝炎领域合理应用研究专项基金项目评定，资助 6 个项目。

8 月 8 日，2013 年广东省医院药学研究基金——雅培营养专项基金项目启动，资助 10 个项目。

11 月 14 日，2014 年广东省医院药学研究基金——奥赛康基金项目评定，资助 19 个项目。

11 月 26 日，2014 年广东省女性肿瘤用药研究基金项目评定，资助 10 个项目。

12 月 4 日，2013 年广东省心血管用药研究基金——施慧达基金项目评定，资助 49 个项目。

2014 年：4 月 29 日，广东省医院药学研究基金（奥赛康基金）启动，10 月 13 日立项，资助 21 个课题共 16.6 万经费。

5 月 8 日，广东省医院药学研究基金——百特生物药学专项基金启动，10 月 13 日立项，共资助 9 个项目共 17 万经费。

10 月 29 日，广东省临床用药研究基金——瑞霖眼科专项启动，资助 18 个课题共 17 万元经费。

2015 年：1 月 23 日，在广州举办广东省医院药学研究基金——泰德镇痛专项启动会暨药物剂型新进展学术研讨会。

5 月 6 日，在广州举办广东省临床用药研究基金——长征 – 欣凯风湿免疫专项基金启动会，资助 18 个项目。

7 月 28 日，广东省临床用药研究基金——瑞霖眼科专项基金项目启动，资助 22 项。

4.制定发布行业规范、专家共识 学会利用人才荟萃、知识密集、信息交汇的优势，结合学科发展，以服务行业为目的，制定发布行业规范、专家共识等，促进行业发展，作用明显、影响深远。

（1）《广东省医疗机构静脉药物配置中心质量管理规范（试行）》 2005年8月17日，成立起草专家组，启动起草工作，2007年1月10日印发。2008年1月10日，发布了"规范"的有关参数标准补充通知，发布了《静脉药物配置中心无菌区域测试项目与标准》。广东省物价局2012年4月28日发文（粤价〔2012〕109号）同意收配置费。

（2）《中药饮片GMP认证指南》 2005年，我会组织有关专家完成初稿的起草，并修改了3次，2006年正式发布。2006年7月21日《医药经济报》发布了该指南出版的消息，称其为"广大中药饮片生产企业实施GMP认证的好帮手"。

（3）《药房分装用纸塑药袋推荐标准》 2007年11月13日印发。广东省物价局2008年4月28日发文（粤价〔2008〕171号）同意收费。

（4）《头孢类抗菌药物皮肤过敏试验专家共识》 2008年10月30日印发。头孢菌素是临床常用的抗菌药物，由于其皮试符合率＜30%，临床上关于其是否做皮试存在很大的争议。该共识规范皮试的药物范围，同时标出了皮试国内的推荐做法。

（5）《广东省处方点评实施规范（试行）》 2009年4月8日印发。处方点评源自我省，本会专门组织专家制定了本规范。在此基础上，卫生部于2010年2月10日印发了《医院处方点评管理规范（试行）》。

（6）《药品未注册用法专家共识》 2010年3月18日印发。《中国医药报》《中国中医药报》等给予报道，并在SCI杂志——美国的JMCP（The Journal of Managed Care Pharmacy）刊发；卫生部办公厅在卫办医管函〔2012〕1179号文中进行了转发；本会与中国药学会、北京协和医院合作，在此基础上编成《超药品说明书用药参考》一书，于2013年6月由人民卫生出版社出版。

（7）《肠内营养临床药学共识》 2012年6月8日印发。为了配合卫生部制定的《肠外肠内营养专业临床药师培训指南（试行）》，让广大医疗机构临床医师和药师更具可操作性，《医药经济报》进行了详细报道。

（8）《DPP-4抑制剂超药物说明书用法专家共识》 2013年12月11日印发。DPP-4因其对糖尿病独特的作用机制而倍受内分泌科医生的青睐。但由于目前说明书缺陷，使得其在临床使用上受到较大的掣肘。该共识参考了大量文献，对该药的临床超说明书使用提出适合临床实际的专家意见。

（9）《风湿免疫疾病（类风湿关节炎、系统性红斑狼疮）超药品说明书用药专家共识》2014年印发。风湿免疫科是超说明书用药的大科，该共识是配合《药品未注册用法专家共识》在风湿免疫科使用而制定的。

（10）《医疗机构超药品说明书管理专家共识》2014年印发。《药品未注册用法专家共识》印发后，本省医疗机构基本按此进行超说明书用药的规范管理。在此基础上，本会总结有关医疗机构的具体实践，制定了本共识，是《药品未注册用法专家共识》的具体实施版。

（11）《万古霉素个体化给药临床药师指引》2015年印发。万古霉素是临床重要的抗生素。传统上，万古霉素被用作"最后一线药物"，用来治疗所有抗生素均无效的严重感染。但万古霉素药代动力学的个体差异较大，需要临床药师进行用药监测。为此，本会专门组织专家制定了本指引。

（12）《慢性乙型肝炎患者核苷（酸）类药物长期抗病毒治疗的安全性》2015年印发。大多数接受核苷（酸）类药物治疗的慢性乙型肝炎患者需要长期治疗，部分患者甚至需要终身治疗。由于患者个体差异，可能存在不同的合并症或联合用药等情况，为进一步优化和规范使用，本会组织专家编写了本共识。

（13）《药物临床试验·广东共识》2015年印发。本会药物临床试验专业委员会总结了广东工作经验，开创性地制定了本共识，在国内同行间引起较大反响。

（14）《超药品说明书用药目录（2015年版）》2015年印发。本目录是配合《药品未注册用法专家共识》的使用而编制的。印发后通过微信迅速传播到全国，引起了较大的反响。

5. 主办珠三角地区医院药学沙龙 "珠三角地区医院药学沙龙"2004年由中山市药学会组织发起（主要发起人为梅全喜教授），并得到珠三角地区医院药学界的积极响应和大力支持。沙龙主旨是加强珠三角地区各医院药学专业技术人员之间的学术交流，推动医院药学学术发展，提高医院药学学术水平和药学服务质量。每年召开一次，由大珠三角地区各城市药学专业组织轮流承办，每年根据当时医院药学专业方面存在的重点、热点和难点问题选定会议主题进行研讨、交流，以达到共同提高的目的。到2006年第三届开始，逐渐成为全省性药学学术大会，2015年第十二届在江门市召开时，更是邀请了广西、海南40多人参加，总人数达到560多人，影响力已跨越广东。目前，本"沙龙"已成为广东省医院药学界的一个重要而又具有较高影响力的常规学术活动，也是广东省药学界的一件大事。

（1）第一届珠三角地区医院药学沙龙 于2004年7月16～17日在中山召开，围绕主题"做好医院药学转型工作，提高药学服务质量"，邀请到中山大学医院管理处伍杰雄处长和阿斯利康公司南区新产品推广部陈亚娜经理分别做了"新时期医院药学工作转型"与"如何提高药学服务的质量"的讲座。来自深圳、珠海、江门和中山等地的药剂科主任及药学人员共计 74 人参加。

（2）第二届珠三角地区医院药学沙龙 于 2005 年 3 月 25～26 日在中山市温泉宾馆召开，围绕"提高医院药学科技水平，防范医疗事故发生"主题，邀请到广州市第二人民医院梁智江主任、南方医院侯连兵主任分别做了"医疗事故的防范措施"和"医院药剂科开展科研工作的意义及实践"的报告。来自珠海、江门、顺德、中山等市的二级甲等以上医院药剂科主任共 50 多人参加会议。

（3）第三届珠三角地区医院药学沙龙 暨珠三角地区合理用药论坛于 2006 年 3 月 17～19 日在珠海国际会议中心大酒店召开，围绕主题"合理用药、造福于民"，邀请原广州军区总医院唐镜波主任药师、上海静安中心医院黄仲义主任药师分别做了"再论广义的药品安全观"和"临床药学实践的内涵"的学术报告。来自广东珠三角地区的 160 多名二级甲等以上医院药剂科主任及药师代表参加了会议。

（4）第四届珠三角地区医院药学沙龙 于 2007 年 5 月 25～27 日在佛山南海南国桃园蝴蝶谷酒店召开，围绕主题"积极开展处方点评工作，提高临床合理用药水平"，邀请到中国医院管理协会药事管理专业委员会颜青副主任委员和广东省中西医结合医院吴晓铃主任分别做了"处方评价表的应用与合理用药"和"处方点评与临床药学"的专题讲座。会前广东省卫生厅张寿生副厅长还就药品阳光采购及当前医药行业的热点回答了代表们的提问。来自广东全省各地的 120 多家大中型医院药剂科主任及药学专业技术人员 200 多人参加会议。编辑出版了"珠三角地区医院药学沙龙会刊（第一卷）"。

（5）第五届珠三角地区医院药学沙龙 于 2008 年 5 月 24～25 日在深圳市大梅沙芭堤雅酒店召开，围绕主题"搞好医院药学信息服务，提高医院药事管理水平"，邀请香港艾力彼医院研究中心副主任王兴琳和北京大学附属第三医院药学部副主任张晓乐分别做"患者满意度与门诊药房流程优化管理"和"医院药房现代化的思考与实践"的学术报告。来自广东各地 17 个地级市大中型医院的药剂科主任及药学技术人员共 200 多人参加了会议。编辑出版了"珠三角地区医院药学沙龙会刊（第二卷）"。

（6）第六届珠三角地区医院药学沙龙 于 2009 年 6 月 5～7 日在湛江市恒逸国际大酒店召开。围绕主题"关注药品不良反应，确保中药注射剂在临床上安全合理使用"，邀请到广东省药品不良反应监测中心邓剑雄主任和广州中医药大学第一附属医院唐洪梅主任分别做"2008 年广东省药品不良反应工作报告"和"中药注射剂：风险控制与辨证施治"的学术报告，来自广东各地大中型医院的药剂科主任、专家等 200 多人出席了会议。编辑出版了"珠三角地区医院药学沙龙会刊（第三卷）"。

（7）第七届珠三角地区医院药学沙龙　于2010年5月22～23日在东莞会展国际大酒店隆重举行。围绕主题"加强医院药事管理，积极推动国家基本药物制度的实施"，邀请卫生部药物政策与基本药物制度司王雪涛处长和广州中医药大学第一附属医院樊粤光院长分别做"落实基本药物制度，加强医疗机构用药管理有关思考"和"新医改形势下我院的药学发展思路"的学术报告，来自广东各地近20个地市的大中型医院药剂科主任及药学技术人员280多人出席。编辑出版了"珠三角地区医院药学沙龙会刊（第四卷）"。

（8）第八届珠三角地区医院药学沙龙　于2011年5月13～14日在中山香格里拉大酒店隆重举行，同期举办了中国药学会系列期刊审读会。本届沙龙以"科技论文的撰写与医院药品信息化管理"为主题，邀请复旦大学生命科学学院卢宝荣教授和北京友谊医院副院长张健教授分别做"如何构思、撰写和发表科学论文"和"现代信息化建设给力医院药学发展"专题报告，《中国药学杂志》编辑部韩凤主任做"中国药学会系列期刊介绍及医院药学论文撰写实例点评"。中国药学会副理事长袁天锡、副秘书长陈兵，中国药学会医院药学专业委员会副主任委员胡晋红与中国药学会下属20多本顶尖药学及中药杂志编辑部主任和广东省内近20个地市的大中型医院药剂科主任及药学技术人员280多人出席本届沙龙。编辑出版了"珠三角地区医院药学沙龙会刊（第五卷）"。

（9）第九届珠三角地区医院药学沙龙　于2012年5月18～19日在惠州市凯宾斯基饭店举行。围绕"新时期医院药物的规范化管理和信息化建设"主题，邀请惠州市中心医院喻超英副院长、复旦大学附属中山医院药剂科王达妹主任和广东省药品采购中心杨哲主任分别做"阳光用药制度建设与药品信息化""创建手术药房，提升医院药品管理水平"和"广东省医疗机构挂网招标相关政策解析"专题报告。来自广东省内近20个地市的大中型医院药剂科主任及药学技术人员230多人出席本届沙龙。编辑出版了"珠三角地区医院药学沙龙会刊（第六卷）"。

（10）第十届珠三角地区医院药学沙龙　于2013年6月20～22日在广州市东山宾馆举行，同期举办中国药学会药物流行病学专业委员会2013年会。围绕"合理用药与药品招标的交流与探讨"主题邀请中国工程院副院长、第四军医大学原校长樊代明院士，北京大学第三医院翟所迪教授和南方医药经济研究所宗云岗副所长分别做"整合医学与合理用药""上市后药品安全性评价的真实世界研究"和"药品招标新政策交流与探讨"专题学术报告，中国药学会药物流行病学专业委员会委员和广东省内各大中型医院药剂科主任300多人参加了会议。在"珠三角地区医院药学沙龙创办十周年庆典暨颁奖晚会"上还颁发了"贡献奖""优秀作者奖""优秀团队奖""合作支持奖""特别贡献奖"和"最佳合作奖",对10年来在沙龙的筹办上做出重要贡献的个人和单位进行了表彰。编辑出版了"珠三角地区医院药学沙龙会刊(第七卷)"。

(11)第十一届珠三角地区医院药学沙龙 于2014年6月13日在汕头市中信南滨大酒店隆重举行,围绕"临床药师与临床药学服务"主题邀请了台湾长庚纪念医院药学部邓新棠部长和华中科技大学同济医学院附属同济医院张杨主管药师分别做"临床药师养成暨临床药学服务"和"美国医院药学与医院药师"的学术报告。来自广东省各地的大中型医院药剂科主任及药学技术人员400多人出席。编辑出版了"珠三角地区医院药学沙龙会刊(第八卷)"。

(12)第十二届珠三角地区医院药学沙龙 于2015年6月5～7日在江门隆重举行,本届沙龙以"临床药学研究选题与医院药学服务质量管理"为主题,邀请了中南大学湘雅二医院李焕德教授、解放军301医院郭代红教授和安徽省立医院姜玲教授分别就"基于临床问题的临床药学研究选题与实践""自动化支持药学实践精准快预警用药风险"和"PDCA循环在医院药学质量管理中的实践"做精彩的专题学术报告。来自广东各地及广西、海南的大中型医院药剂科主任及药学技术人员560多人参加了会议。编辑出版了"珠三角地区医院药学沙龙会刊(第九卷)"。

(四)结语

广东省药学会历经70年的发展,在发展中不断壮大,今天,已成为全国省级学会中名副其实的先进学会,在全国省级药学会系统中,是最早拥有专职人员、实行独立经济核算的学会之一。学会现有专职人员11名,拥有个人会员7781名,在全省19个地级市中设有市级药学会,现有15个专业委员会,9个专业组织,覆盖药剂、药分、药化、中药、医院药学、药事管理、质量受权人、药包材、中成药、抗感染药学、药学史、肿瘤用药、风湿免疫用药等各主要医药学学科,拥有我省权威的药学专家库和医学专家库。

本会作为我省联系政府部门和广大药学科技工作者、医药工商企业和医疗单位的桥梁、纽带,在学术活动、对外交流、教育培训、技术咨询、科学普及、组织建设、会员联谊等各个方面做了大量卓有成效的工作。特别是20世纪90年代以来,学会积极推进改革,充分利用人才优势、信息优势,为医药企事业单位服务,为广大会员服务,开展了形式多样、有助于政府、有益于企业、有利于广大药学科技工作者和广大市民的活动,为推动广东地区的药学学术交流和药学科技发展发挥了积极而重要的作用,也取得了显著成绩,得到广大会员的拥护,也受到政府有关部门的认可和表彰。特别是近20

年来，学会已连续被中国科协、中国药学会、省科协、省民政厅、省食品药品监督管理局等部门授予"省级学会之星""优秀学会""省级学会先进集体""先进单位""省级先进社会团体""全省先进民间组织""先进党支部"等荣誉称号。

今天的辉煌成就，是 70 年来几代药师们艰辛努力、共同奋斗的结果。已有的成绩只代表过去，未来还靠我们新一代的药学工作者去开拓、创造！我们相信有着务实精神的广东药学工作者一定会在广东省药学会的组织和带领下，不辜负党和政府的重托和人民群众的希望，再接再厉，继续努力，与时俱进，继往开来，再创药学事业的新辉煌！

三、广东省药学会药学史专业委员会成立

2013 年 9 月 12 日下午，在伟人孙中山故里中山市成功召开广东省药学会药学史专业委员会成立大会，会议在中山市中医院一号学术厅举行。参加这次会议的主要为广东省药学工作者及香港、澳门药学专家学者共 80 多人。会议由广东省药学会《今日药学》杂志常务副主编、广东省药检所原所长陆惠文主持，中山市中医院曾伟英副书记致欢迎词，中山市药学会成金乐副理事长，中山市中医药学会杨泽武秘书长，广东省药学会老年药学专业委员会主任委员、广东省食品药品学院严振院长，广东省药学会中药与天然药物专业委员会主任委员、暨南大学药学院叶文才院长分别代表各自学会向药学史分会的成立表示祝贺，省药学会王宁生理事长发表了热情洋溢的讲话，充分肯定药学史专业委员会成立的重要性和必要性，并表示省药学会将对药学史专业委员会的工作给予积极支持。随后，省药学会陈民喜副秘书长宣读省药学会关于成立省药学会药学史专业委员会的文件，提议由广州中医药大学附属中山医院梅全喜教授担任主任委员，并挂靠在中山市中医院。候任主任委员梅全喜教授随即介绍筹备经过，介绍药学史专业委员会的人员组成，并经全体代表表决一致通过。广东省药学会药学史专业委员会由梅全喜教授担任主任委员，广东省药监局原局长、广东省药学会名誉理事长陆惠兴担任名誉主任委员，中国药学会药学史专业委员会主任委员郝近大、广东省药学会秘书长陶剑虹、暨南大学药学院院长叶文才、广东食品药品职业学院院长严振、中山市中医院院长林棉和日本药史学会会长津谷喜一郎教授担任顾问，《今日药学》杂志常务副主编陆惠文主任药师、香港浸会大学中医药学院副院长赵中振教授、澳门科技大学中医药学院助理院长周华教授、国家中药现代化工程技术研究中心主任曹晖研究员、《中药材》杂志主编元四辉主任中药师、广东省中药工程技术研究院副院长孙冬梅教授、广州中医药大学中药资源科学与工程研究中心副主任詹若挺研究员、南方医科大学南方医院药学部主任侯

连兵教授、惠州市药学会理事长刘伟平及李薇、周光雄、房志坚、成金乐、刘志承、吴晓玲、李东等担任副主任委员，中山市中医院药学部主任彭伟文主任中药师任秘书长，另由80余名省内药学专家担任常务委员和委员。省药学会王宁生理事长和陆惠兴名誉理事长为主任委员和副主任委员颁发了证书。至此，广东省药学会药学史专业委员会正式成立。

会议上，全体代表还观看了药学史文献纪录片的试映，药学史专业委员会主任委员梅全喜教授和副主任委员赵中振教授分别做了"药学史分会介绍及广东省药学会药史分会未来的任务"和"谈谈药学史的研究与中药文化资源的发掘"两场精彩的学术报告，会议报告由国家中药现代化工程技术研究中心主任、广东药学会药史分会副主任委员曹晖教授主持。最后，澳门科技大学中医药学院助理院长、广东药学会药史分会副主任委员周华教授对本次大会做了精彩总结。

广东省药学会药学史专业委员会的成立也成为继上海、北京、江苏、四川后第五个成立省级药学会药学史分会的。成立药学史专业委员会的目的是通过开展具有广东地方特色的药学史研究工作与学术交流活动，推动广东地区药学事业的发展，大力推进药学史与本草研究工作，增强同行合作和交流，为这个学科在我省的药学史事业发展中搭建一个学术平台，促进有关单位加强横向联系，营造良好的专业学术氛围，大力培养药学史本草学术研究队伍，使我省药学史的专业水平在国内具有较高的地位，以及促进我省药学学术水平的提高发挥积极的作用。

本药学史专业委员会主要学术活动范围是在广东省内，同时也兼顾香港和澳门地区。活动的内容主要为开展具有广东地方特色的药学史研究工作，包括广东知名的药厂药店史、广东名优成药史、岭南地方药事史、广东地区药学机构史、广东地区药品监管史、广东地区药学教育史、粤港澳药学交流史、广东地区优势药学学科发展史、广东省药学会发展史、广东地产药材与地道药材栽培史、药材集散史及应用历史、广东凉茶应用发展史、广东地区古代药学人物（葛洪、陈昭遇、何克谏、赵其光、萧步丹、胡真等）、近现代药学人物〔包括王泽邦（王老吉创始人）、何明性（众胜创始人）、钱树田（敬修堂创始人）、马百良（香港马百良药厂创始人）、冯了性（佛山冯了性创始人）〕、当代著名药学人物（如院士、杰青、历届药学会理事长），以及陈李济、潘高寿等著名的传统药企等方面的研究。并围绕上述研究开展学术交流工作，编撰出版学术著作，计划每年选择1～2个主题召开一次学术交流会议。在本届任期内希望在省药学会的授权、领导和支持下，完成《广东省药学会发展史》的编撰出版工作。

四、《岭南药学史》杂志创刊

《岭南药学史》于 2014 年 12 月正式创刊，梅全喜教授任主编，广东省人大第十一届常委会副主任、广东省药学会理事长王宁生教授撰写了发刊词，同年 12 月 22 日在广州举行杂志首发式，正式发行创刊号 2014 年第 1 卷第 1 期，至今为止，该杂志（半年刊）已连续出版 6 卷 12 期。

（一）《岭南药学史》发刊致辞

沾着 2014 年双春兼闰月的喜庆，《岭南药学史》带着一缕油墨的芬芳，带着纯真的热情，凝聚着创办者的激情，满载着岭南药学史研究人员的期盼，扬帆启航了。

药学史作为药学的分支学科，与药学的各学科密切相关，在药学学科中占有重要的一席。广东省药学会成立至今将近 70 年，是全国省市级药学会中成立最早的药学会，历史悠久。如今，广东省药学会又是全国省市级药学会中办得最好的几个学会之一，广东的药业发展也是走在全国的前列，而且广东作为岭南医药的发源地，其岭南药学的发展历史是十分独特的。无论是岭南药学及广东药业的发展史，还是广东省药学会的会史都是值得深入研究和广泛交流的。为此，广东省药学会于 2013 年 9 月正式成立了药学史专业委员会，开展药学史特别是岭南药学发展史的研究。成立至今，在主任委员梅全喜教授等热衷于药学史研究的药学专家引领下，该专业委员会积极展开各项工作，取得令人瞩目的成绩。《岭南药学史》的诞生，是专业委员会积极工作所取得的成果，同时也为药学史学术研究、交流提供了一个极佳、罕有的平台，其有利于药学史研究人才的培养成长及学科的发展，对广东药学界来说是件大事、喜事，让我们共同为之热烈祝贺！

史学研究传承着社会精神文化价值，其为现今重新展开已逝去的世界和已凝固的思想。药学史，研究的是历史，是过去的事实，但其并不脱离现实，因现实是历史的发展，是历史发展中的一个阶段。要把握现实，就必须了解、研究历史，即所谓"鉴往知来"。《岭南药学史》是目前国内首本专门研究药学史的刊物，以刊载与药学有关的人、物、事（件）研究的专业学术论文，研究内容包括古代药学史、近代药学史、中外药物交流史、药厂药店史、名优成药史、地方药事史、民族药学史、药商发展史、药材集散史、药学机构史、药学教育史、单味药药学史（包括药物发明发现史、研究史、传播史、应用史）、药学学科发展史、学会发展史以及中药的发现发展史、中药品种沿革、炮制沿革、应用历史及古代药物学家和药物著作（"本草"）等，是一本具有鲜明特色的刊物。

虽然刊物目前为内部刊物首发，但我相信，有一帮热衷于药学史研究人员的努力及广大读者的支持,《岭南药学史》必将办出特色,办出水平,办出规模!（广东省人大常委会副主任、广东省药学会理事长王宁生）

（二）《岭南药学史》首发式在广州举行

2014年12月22日,由广东省药学会、中山市食品药品监督管理局主管,广东省药学会药学史专业委员会、中山市药学会主办,中山市中医院承办的《岭南药学史》杂志首发式在广州华泰宾馆隆重举行。中国药学会药学史专业委员会主任委员郝近大教授、广东省药学会秘书长郑志华主任、副秘书长陈民喜主任,广东省药学会药学史专业委员会主任委员梅全喜教授、副主任委员陆惠文教授、赵中振教授、侯连兵教授、成金乐教授、李东教授,以及部分委员约60人出席首发式。首发式由陆惠文教授主持,广东省药学会秘书长郑志华主任首先发表了热情洋溢的讲话,对省药学会药学史专业委员会成立至今所做的工作给予充分肯定,对《岭南药学史》的问世表示祝贺。广东省药学会药学史专业委员会主任委员、《岭南药学史》主编梅全喜教授对专业委员会工作做了总结,重点介绍了《岭南药学史》创办过程,并对帮助、支持该杂志创办的有关单位和个人表示衷心感谢。当广东省药学会药学史专业委员会主任委员、副主任委员手捧《岭南药学史》上台合影留念时,全场爆发出热烈的掌声。随后,中国药学会药学史专业委员会主任委员郝近大教授做了常用中药材正品品种的古今变迁专题学术报告,受到与会者的热烈欢迎。

据悉,《岭南药学史》杂志目前是经广东省中山市文化广电新闻出版局批准的内部刊物(准印证号:中印准字第〔2014〕035号),是国内发行的第一本专门研究药学史的刊物,广东省药学会理事长王宁生教授为该刊书写了发刊词,高度评价了该刊出版的意义,认为该刊的问世为药学史学术研究、交流提供了一个极佳、罕有的平台,有利于药学史研究人才的培养成长及学科的发展,因而对于广东药学界来说是件大事,也是件喜事。

《岭南药学史》以"立足岭南,面向全国,走向世界"为方针,以报道宣传岭南地区乃至全国药学发展史为主,刊载与药学有关的人、物、事进行研究的专业学术论文。刊物设置药学会发展史、医院药学发展史、企业与研发中心发展史、药物考证与药物史、药学人物、药学专著研究、药品监督史、药学教育史、中外药物交流史、地产药材与地道药材研究史、广东凉茶发展史等栏目,交流与药学有关的人、物、事进行研究的最新研究成果与最新进展,并力求促进国内外药学史研究的交流与合作。《岭南药学史》首期刊登论文32篇,涉及药学会发展史、医院药学发展史、药企发展史、药学人物、药学专著研究、广东凉茶发展史、本草考证与药物史等。

参考文献

［1］李阳，梅全喜.杰出的贡献，伟大的一生——李时珍生平事迹简述［J］.
大众中医药，1988（4）：39.

［2］王剑，梅全喜，赵中振，等.李时珍的生卒时间存疑再考［J］.时珍国医
国药，2017，28（1）：220-223.

［3］王剑，梅全喜.论李时珍《本草纲目》的伟大贡献及学术价值——纪念
李时珍诞辰500周年［J］.中国现代中药，2018，20（5）：495-501.

［4］戴卫波，梅全喜.《本草纲目》对中药安全合理应用的贡献［J］.时珍国
医国药，2017，28（4）：963-965.

［5］梅全喜，李阳.试论李时珍对丹药制剂的贡献［J］.西北药学杂志，1988
（1）：40-42.

［6］梅全喜.《本草纲目》植物部分校正条初探［J］.浙江中医杂志，1988（2）
59-61.

［7］曾聪彦，曹海丽，戴卫波，等.《本草纲目》祛风湿药研究之发现［J］.
时珍国医国药，2018，29（12）：3018-3020.

［8］梅全喜.试论李时珍对艾叶的认识和应用［J］.中医文献杂志，1998（1）：
15-18.

［9］王剑，梅全喜，杨得坡.基于《本草纲目》探析李时珍对陈皮的认识和
应用［J］.时珍国医国药，2021，32（3）：736-739.

［10］王剑，梅全喜.试论李时珍对沉香的研究和运用及其现代价值［J］.时
珍国医国药，2021，32（5）：1242-1248.

［11］梅全喜.《本草纲目补正》简介［J］.中国药学杂志，1995（6）：379-380.

［12］梅全喜.《本草纲目》部分药物性味问题［J］.中药材，1995（3）：
159-160.

［13］梅全喜.《本草纲目》药物分类补正建议［J］.中药材，1995（1）：
50-51.

［14］梅全喜.《本草纲目》药物毒性议［J］.中药材，1995（7）：374-375.

［15］谢海洲.评介《本草纲目补正》［J］.时珍国药研究，1994（4）：43-44.

［16］王剑，梅全喜.《本草纲目》引据《肘后备急方》之研究［J］.中药材，
2016，39（4）：918-922.

［17］王剑，梅全喜.《本草纲目》引据《抱朴子内篇》文献考略［J］.时珍
国医国药，2016，27（3）：679-681.

［18］王剑，梅全喜.《本草纲目》引据《图经本草》文献研究［J］.中华医史杂志，202151（1）：34-42.

［19］王剑，梅全喜.李时珍《本草纲目》500年大事年谱［M］.北京：人民卫生出版社，2018.

［20］王剑，梅全喜.李时珍及其《本草纲目》500年大事记（Ⅰ）（明代1518～1644年）——纪念李时珍诞辰500周年（1518～2018年）［J］.时珍国医国药，2017，28（12）：3006-3008.

［21］王剑，梅全喜.李时珍及其《本草纲目》500年大事记（Ⅱ）（清代1644～1911年）——纪念李时珍诞辰500周年（1518～2018年）［J］.时珍国医国药，2018，29（1）：216-222.

［22］王剑，梅全喜.李时珍及其《本草纲目》500年大事年谱（Ⅲ）（民国1912～1949年）——纪念李时珍诞辰500周年（1518～2018年）［J］.时珍国医国药，2018，29（2）：460-461.

［23］梅全喜，王剑.李时珍及其《本草纲目》500年大事年谱（Ⅳ）（中华人民共和国成立后1999～2018年）——纪念李时珍诞辰500周年（1518～2018年）［J］.时珍国医国药，2018，29（3）：728-733.

［24］梅全喜，王剑.李时珍及其《本草纲目》500年大事年谱（Ⅴ）（中华人民共和国成立后1999～2018年）——纪念李时珍诞辰500周年（1518～2018年）［J］.时珍国医国药，2018，29（4）：972-976.

［25］梅全喜.中国中医药学会李时珍学术思想研究会在湖北蕲春成立［J］.中药材，1997（8）：414.

［26］梅全喜.中华中医药学会第九届李时珍医药论坛在石家庄举行［J］.亚太传统医药，2016，12（20）：2.

［27］梅全喜.《本草纲目》文化工程启动［J］.中医药管理杂志，2014，22（5）：746.

［28］梅全喜，郝近大，冉懋雄，等.抱朴子内篇·肘后备急方今译［M］.2版.北京：中国中医药出版社，2015.

［29］梅全喜.葛洪《肘后备急方》研究［M］.北京：中国中医药出版社，2018.

［30］朱学君，梅全喜.葛洪生卒年代小考［J］.亚太传统医药，2010，6（3）：104-105.

［31］梅全喜，戴卫波.关于葛洪生卒寿年及其晚年隐居、逝世地的再探讨［J］.亚太传统医药，2018，14（1）：10-12.

［32］胡玉良，梅全喜，曾聪彦.葛洪《肘后备急方》中毒性中药合理应用探析［J］.亚太传统医药，2016，12（13）：47-50.

［33］陈小露，梅全喜.《肘后备急方》之鲜药应用探讨［J］.中药材，2014，37（7）：1294-1298.

［34］李红念，梅全喜.《肘后备急方》解酒药之探讨［J］.中药材，2015，38（1）：182-184.

［35］林慧，梅全喜.《肘后备急方》动物排泄物类中药的应用及其对后世的影响［J］.中药材，2016，39（5）：1181-1183.

［36］戴卫波，梅全喜.葛洪《肘后备急方》中艾叶治疗疾病的机理探讨［J］.中国民间疗法，2014，22（7）：5-7.

［37］辛晓芳，梅全喜，戴卫波.《肘后备急方》中鸡子的应用探讨［J］.时珍国医国药，2016，27（5）：1184-1186.

［38］李红念，梅全喜，郭文贤.《肘后备急方》中附子的应用探讨［J］.中药材，2016，39（1）：209-212.

［39］钟希文，梅全喜，张文霞.浅论《肘后备急方》附子的应用［J］.时珍国医国药，2016，27（1）：171-174.

［40］胡莹，梅全喜.浅述葛洪《肘后备急方》中常山的运用［J］.岭南药学史，2015，2（2）：78-81.

［41］戴卫波，梅全喜，金世明.论葛洪《肘后备急方》对熏洗疗法的贡献［J］.时珍国医国药，2013，24（10）：2478-2480.

［42］胡莹，梅全喜.《肘后备急方》所创舌下给药对急症治疗的探讨［J］.时珍国医国药，2015，26（8）：1981-1982.

［43］梅全喜，胡莹.《肘后备急方》鼻药疗法对急症治疗的探讨［J］.中药材，2016，39（2）：401-403.

［44］林慧，梅全喜.《肘后备急方》对芳香药物外治疗法的贡献［J］.中药材，2015，38（6）：1315-1318.

［45］林慧，梅全喜.《肘后备急方》香佩疗法的应用及其对后世的影响［J］.今日药学，2014，24（7）：546-548.

［46］梅全喜.试论《肘后备急方》的药剂学成就［J］.中成药，1996，18（3）：40-43.

［47］张文霞，钟希文，梅全喜.《肘后备急方》对中药丸剂的贡献［J］.世界中西医结合杂志，2013，8（10）：976-979.

［48］胡莹，梅全喜.《肘后备急方》熨剂的运用探讨［J］.中药材，2016，39（3）：632-635.

［49］张文霞，梅全喜，钟希文.《肘后备急方》酒方应用初探［J］.中药材，2016，39（4）：923-926.

［50］林慧，梅全喜.葛洪《肘后备急方》对中药炮制的贡献探析［J］.亚太

传统医药，2018，14（2）：26-28.

［51］黄英，唐泽彦，老膺荣，等．《肘后备急方》治疗产后失眠及虚劳失眠学术思想浅谈［J］.新中医，2013，45（10）：145-147.

［52］王瑶，梅全喜，钟希文．《肘后备急方》之黄疸病探讨［J］.亚太传统医药，2016，12（14）：67-69.

［53］陈晓坚，梅全喜，邱雄泉．《肘后备急方》治呕之临床经验探讨［J］.亚太传统医药，2016，12（11）：69-70.

［54］梅全喜．葛洪腰痛宁保健袋的研制与临床疗效观察［J］.中药材，1998，21（6）：318-319.

［55］范文昌，任冬梅，梅全喜．《肘后备急方》中"药食同源"与药膳食疗之探讨［J］.亚太传统医药，2016，12（12）：48-51.

［56］高玉桥，梅全喜．试论《肘后备急方》中医美容方药特点［J］.时珍国医国药，2014，25（12）：2996-2997.

［57］林慧，梅全喜《肘后备急方》治未病思想探析及其对现实的指导意义［J］.中药材，2018，16（8）：1006-1008.

［58］戴卫波，梅全喜．葛洪研究进展综述［J］.岭南药学史，2018，5（1）：11-16.

［59］梅全喜，李红念．葛洪《肘后备急方》医药学研究进展［J］.岭南药学史，2015，2（2）：34-38.

［60］梅全喜，吴惠妃．试论《肘后备急方》在医药学上的贡献［J］.中医药学刊，2005，23（7）：1194-1197.

［61］梅全喜．葛洪研究会成立始末及开展的工作［J］.中药材，2003，26（增刊）：110-114.

［62］曾聪彦．第二届（全国）葛洪医药学术思想研究暨岭南中药资源可持续开发利用学术研讨会在广东惠州罗浮山隆重举行［J］.亚太传统医药，2016，12（1）：封二.

［63］曾聪彦．《岭南药学史》杂志首发式在广州举行［J］.时珍国医国药，2015，26（1）：173.

［64］梅全喜，戴卫波．《肘后备急方》中少用药物品种考订［J］.中药材，2015，38（10）：2194-2198.

［65］梅全喜，孙启明．《肘后备急方》中"粉"的考证［J］.中药材，2013，36（7）：1182-1183.

［66］戴卫波，梅全喜．《肘后备急方》蓝的考证［J］.中药材，2016，39（8）：1915-1916.

［67］曾聪彦，梅全喜．葛洪《肘后备急方》中的"矾石"的考证［J］.时珍

国医国药，2016，27（8）：1943-1945.

[68] 田素英，梅全喜.《肘后备急方》中"白柘"的考证［J］.时珍国医国药，2016，27（4）：977-979.

[69] 彭伟文，王珠强，梅全喜.《肘后备急方》中"菖蒲"的来源考证及应用探讨［J］.中药材，2016，39（3）：629-631.

[70] 林慧，梅全喜.葛洪《肘后备急方》中"荇菜"的考证［J］.时珍国医国药，2016，27（9）：2226-2227.

[71] 曾聪彦，梅全喜，戴卫波，等.《植物名实图考》中水杨梅与水杨柳的品种考证［J］.时珍国医国药，2014，25（12）：2932-2933.

[72] 李红念，梅全喜，陈宗良.沉香本草考证［J］.亚太传统医药，2013，9（5）：30-33.

[73] 梅全喜，林焕泽，李红念.沉香的药用历史、品种、产地研究应用浅述［J］.中国中医药现代远程教育，2013，11（08）：85-88.

[74] 梅全喜，李汉超，汪科元，等.南药沉香的药用历史与产地考证［J］.今日药学，2011，21（01）：3-5.

[75] 宋叶，张斌，梅全喜，等.陈皮、广陈皮、新会陈皮的考证［J］.中药材，2019，42（2）：453-458.

[76] 李皓翔，范卫锋，郑依玲，等.罗汉果的本草考证［J］.时珍国医国药，2020，31（6）：1376-1379.

[77] 李皓翔，陈玲，梅全喜，等.冬虫夏草的本草考证［J］.菌物研究，2020，18（2）：68-73.

[78] 郑依玲，梅全喜，李文佳，等.冬虫夏草的药用历史及现代服用方法探讨［J］.中药材，2017，40（11）：2722-2725.

[79] 李皓翔，袁一鸣，梅全喜，等.何首乌和德庆何首乌的考证及发展现状［J］.中国药业，2021，30（21）：123-127.

[80] 梅全喜，戴卫波，曾聪彦.开展广东地产药材研究应重视品种考证工作［J］.中药材，2010，33（7）：1029-1033.

[81] 曹海丽，梅全喜，曾聪彦.千斤拔的本草考证［J］.现代中药研究与实践，2019，33（6）：73-77.

[82] 曾聪彦，曹海丽，戴卫波，等.牛大力的本草考证［J］.中药材，2019，42（6）：1433-1436.

[83] 戴卫波，董鹏鹏，梅全喜.走马胎及其混淆品的本草考证［J］.中药材，2019，40（9）：2220-2223.

[84] 吴凤荣，曾聪彦，戴卫波，等.宽筋藤的本草考证［J］.中药材，2019，38（12）：2632-2634.

［85］陈小露，梅全喜．茅莓的本草流源与考证［J］．中药材，2015，38（11）：
2425-2428.

［86］胡莹，梅全喜．蛇泡簕的本草考证及现代研究概况［J］．时珍国医国药，
2013，24（11）：2764-2766.

［87］林慧，梅全喜．金盏银盘的本草考证［J］．中国药房，2014，25（47）：
4504-4505.

［88］曾聪彦，梅全喜，戴卫波，等．水杨梅本草考证［J］．中药材，2014，
37（10）：1885-1888.

［89］戴卫波，梅全喜．叶下珠的本草考证［J］．中药材，2014，37（9）：
1688-1691.

［90］戴卫波，梅全喜，曾聪彦．桃金娘的本草考证［J］.中药材，2014,37(3）：
520-524.

［91］梅全喜．黄连解毒汤源出《肘后备急方》考辨［J］.时珍国医国药，
2013，24（11）：2730-2731.

［92］郑依玲，梅全喜，胡莹，等．痛泻要方考证［J］．亚太传统医药，2017，
13（23）：57-58.

［93］编辑部．广东省药学会药学史专业委员会成立大会召开［J］．亚太传统
医药，2013，9（10）：封2- 封3.

［94］唐志芳，郑依玲，梅全喜，等．当归用药禁忌的本草考证［J］．中药材，
2016，39（10）：2382-2385.

［95］谭年秀，郭巧玲，田素英，等．金樱根的药用历史及现代研究概况［J］．
亚太传统医药，2010，6（12）：167-169.

［96］梅全喜．稻秆的药用历史与现代应用［J］．中药材，2006，29（10）：
1109-1111.

［97］梅全喜．白蒿的本草考证［J］．中药材，1995，18（11）：584-586.

［98］梅全喜．中药轻粉的探讨［J］．中医药信息，1988（6）：5-10.

［99］范文昌，贺晓立，梅全喜，等．药膳发展史考证［J］．海峡药学，2015，
27（2）：167-169.

［100］苏培基，梅全喜．熏洗疗法的历史沿革［J］．时珍国医国药，2001，12
（4）：349-350.

［101］梅全喜．我所经历的中国药学会药学史分会30年［J］．亚太传统医药，
2014，10（10）：1-4.

［102］郑志华，陈民喜，梅全喜．开拓创新七十载，继往开来更辉煌——广
东省药学会成立七十周年历史回顾及主要业绩［J］．今日药学，2015，
25（12）：809-813.

后记:

梅花香自苦寒来

——记我国著名的医院中药学家梅全喜教授

在当今的中药临床药学界和艾产业界,提起梅全喜教授,大家没有不知道的,因为他为推动中药临床药学学科建设与发展、中药临床药学人才的培养和推动中药临床药学走向海外,以及推动艾产业的发展和艾文化的推广等作出了积极的贡献。事实上,他在中医药界的影响远不止这两个专业方向,在药学史本草研究、李时珍《本草纲目》和葛洪《肘后备急方》研究、道地药材与地产药材研究、中药鲜药应用研究、医院中药制剂与中药炮制研究等方面都做了大量的工作,取得显著成绩。他已成为我国医院中药学方面知名的专家,今天在这里对梅全喜教授作详细介绍如下。

本草药圣有传人

梅全喜教授 1962 年 5 月出生于中医药世家,其家乡位于湖北省蕲春县,与我国明代著名医药学家——李时珍是同乡。爷爷梅友三(1879—1944)为清末进士,被举为族长,家境富裕,自学中医,是一名中医外科医师。父亲梅锡圭(1914—1991)师从当地中医蔡醒山先生,潜心医道,十年寒窗,望闻问切,救死扶伤,手到病除,终成地方名医,声名远扬。在中医妇科、内科肝病、儿科等方面造诣颇深,救治患者不计其数,晚年被推选为县人大代表。他随父亲在医院长大,受家庭及环境的熏陶,培养了他对中医药的至诚热爱。因自幼跟随父亲在乡里行医,不仅习得了最初的中草药知识,而且在他幼小心里打下了将来一定要"行医济世、救死扶伤"的深深烙印。

当时,在乡里,由于医药卫生条件简陋,时常有人生病,到医院求治不便,一些患者甚至被医院判了"死刑"。然而,在梅全喜父亲的诊治下,看似平凡的草药发挥了大作用,不但药到病除,平息了当时的流行性脑膜炎等疾病,而且多次从死亡线上拉回了病人。正是源于此,让梅全喜对父亲和父亲从事的事业有了极为深刻的认识，矢志走上从医路。为此，他自幼刻苦学习，勤于钻研，在恢复高考以后，以全校第一名的优异成绩考取了湖北中医学院（现湖北中医药大学），希望子承父业。不料，学校在录取时考虑到他的化学成绩特别突出，将他遴选到了中药系学习中药，虽然没有当上医生，但梅全喜从此开始了他对中草药的研究。

　　大学时代的梅全喜凭借着对中医药的热爱，将全副精力都投入专业课的学习当中，大学 4 年，他各门功课都取得优异的成绩。扎实的专业知识基础，使梅全喜在毕业专题实习中初露锋芒，在指导老师的帮助下，他顺利地完成了"复方蛇床子阴道栓的试制与临床疗效观察"的研究，并写出了两篇颇有见地的学术论文，均发表在国家级的专业刊物《中国医院药学杂志》上，这在当时是十分不容易的。

　　1982 年 8 月，毕业后的梅全喜被分配到湖北蕲春县李时珍医院从事中药制剂及炮制工作。至今他还清楚地记得，到医院报到的第一天就专程到李时珍陵园拜谒这位伟大的药圣，在心中默默地许下愿望：作为李时珍的同乡和同行，一定要以他为榜样，在继承和发扬祖国传统医药方面有所建树，不辜负老师、同学和父老乡亲对自己的期望。

　　对传统中医药的挚爱和探索贯穿了梅全喜的整个中青年时代，他自觉肩负起了传承传统医药学的伟大使命，甘愿与草药相伴。在家乡工作期间梅全喜利用所学的中药知识积极开展中药新制剂研发及中药炮制工作，改进完善医院自制中药注射剂的生产工艺，研制生产一批中药复方验方的口服安瓿剂、中药灌肠剂以及紫甘软膏、蕲艾精、李时珍中药保健腰带等新产品，特别是李时珍中药保健腰带临床治疗寒湿型腰痛有效率超过 98%，通过湖北省卫生厅组织的成果鉴定，达国内先进水平，获得国家专利，并获得蕲春县科技进步一等奖。该成果转让给湖北钟祥市中药保健品厂批量生产，获得显著的经济效益。

　　同时，他把本职工作之外的业余时间全部用在了开展科学研究和学术探讨上，为深入探讨祖国医药科学的奥秘，他不惜汗水，付出良多。多年来坚持笔耕不辍，研究探讨药学史本草学相关学术问题，自 1991 年编著出版第一部专著《中成药的引申应用》起，迄今为止的四十年间，梅全喜共独立著作或主编完成了《蕲州药志》《本草纲目补正》《艾叶》《药海撷菁——梅全喜主任中药师从药二十年学术论文集》《广东地产药材研究》《艾叶的研究与应用》《香药——沉香》《鲜龙葵果抗肿瘤作用的研究与应用》等中医药专著，共计3000 多万字，还参与编写《中国道地药材原色图说》《中西医临床用药正误大全》《现代中药材商品手册》《中国常用中草药》《中国民族药食大全》等中医药专著，发表各种学术论文 500 多篇。其中，有不少的论文和著作是研究药学史与本草学的，尤其是对我国古代的医药学家李时珍和葛洪重点研究，取得显著成绩，今天已成为这方面著名的专家。其主编出版的《本草纲目补正》和《李时珍〈本草纲目〉500周年大事记》（与王剑教授合著）专著，作为1993年纪念李时珍逝世400周年学术活动及2018年纪念李时珍诞辰500周年的献礼，获得了国内有关专家高度评价，认为它填补了李时珍《本草纲目》研究的空白。

来到广东工作后，他带领团队积极开展葛洪《肘后备急方》研究，挖掘研发新产品2项、主持召开全国葛洪医药学术研讨会2次，发表相关研究论文40多篇，主编出版《葛洪〈肘后备急方〉研究》《肘后备急方校注》《抱朴子内篇·肘后备急方今译》等专著，研究成果通过广东省中医药学会主持的成果鉴定，达国内领先水平，该成果获得中国民族医药协会科技进步一等奖。

矢志不渝求索路

在四十多载的医药学生涯中，梅全喜教授曾5次调动工作。但无论身在何处，处于什么样的岗位上，他从未放松过对自身的要求，以只争朝夕的精神投身自己所热爱的工作中，并取得了丰硕成果。

从湖北到广东，梅全喜将家乡中医先贤李时珍的精神也带到了广东。他多年以来细心搜集各种文献记载，始终把地产药材的研究列为自己的主要研究方向。自己一个人的力量有限，就带领团队协同合作，不仅对其生物特性、道地优质性进行研究，在实验室里化验分析、药理实验验证，而且还结合临床，制成制剂，在应用之中进行验证。

沉香曾经是中山著名的地产道地药材，但中山近代的沉香资源并不丰富，了解沉香的人也不多，梅全喜决定对其开展研究，邀请中山民俗专家李汉超先生联名在《中山日报》上发表了《搜寻香山之'香'恢复传统南药——关于建设沉香种植基地的构想》重要文章，以推动中山沉香热潮。期间牵头开展了中山沉香的药用历史、产地考证及资源普查工作，并先后发表《南药中山沉香的产地考证与发展构想》《中山沉香资源调查与开发利用建议》等多篇论文，率先论证了中山是沉香的主产地和道地产地，这些文章为中山成功申报"中国沉香之乡"提供了翔实资料。此后，中山沉香热潮逐步兴起，沉香的种植由当初的几万株到今天的400万株，专门从事沉香种植、结香、加工、研发、应用推广、销售、贸易及收藏的专业公司由当初的一家发展到今天近百家。梅全喜带领他的研究团队与多个沉香公司合作开展研究工作，并申报广东省中医药局科技基金资助项目和中山市科技计划资助项目"沉香叶的药理作用与综合开发利用研究"，积极开展沉香叶与沉香药材的研究工作，发现沉香叶有抗炎、镇痛、镇静、降糖、平喘、促进肠蠕动等广泛的作用，为沉香叶的开发利用打下了基础。先后发表了与沉香相关学术论文 20 多篇，组织了他的研究团队在总结自己研究成果的基础上编写出版了《香药——沉香》专著。其沉香研究成果的总体水平达国内先进，并获得中山市科技进步一等奖。也多次应邀在沉香论坛上做有关沉香药用历史及研究应用的讲座，为推动沉香产业发展、普及沉香医药知识作出了积极贡献，还被授予"沉香药用研发专家奖"。

21 世纪初，梅全喜研究广东地产清热解毒药时发现广东民间有用龙葵治疗鼻咽癌的应用，从此，他关注到这个药物。在他主编出版的《广东地产药材研究》和《广东地产清热解毒药物大全》这两本专著中均详细收载了龙葵，该药在广东地区的应用是以鲜用为主的，而鲜药的应用正是岭南地区的医药特色。为了更好地推动鲜龙葵果的研究与应用，从 2010 年开始，梅全喜与吉林四平创岐科技发展有限公司合作开展鲜龙葵果抗肿瘤作用的研究与推广应用工作，梅全喜教授团队对国内外有关龙葵和鲜龙葵果的化学成分、药理作用研究和临床应用情况进行系统总结，并对龙葵果开展了全面研究工作，对龙葵不同采收期及不同药用部位的有效成分、对独有的专利技术鲜龙葵果的保鲜技术、对不同产地龙葵果的 HPLC 指纹图谱、不同产区的不同基原及其近缘种龙葵样品进行 ITS2 分子鉴定方法等研究，先后撰写发表龙葵果研究论文 20 多篇，其研究结果充分证明了北方地区黑土地上所产的龙葵果实中龙葵碱含量最高的观点。为了推广应用，梅全喜带领技术人员进行了鲜龙葵果质量标准的起草研究工作，经过广东省食品药品检验所的审核、复核，形成了"鲜龙葵果"的质量标准和标准起草说明，并经广东省食品药品监督管理局审核批准，鲜龙葵果正式收载入《广东省中药材标准》。由梅全喜教授主编的《鲜龙葵果抗肿瘤作用研究与应用》也已由中国中医药出版社正式出版，国医大师、著名的中药专家金世元教授和国医大师、著名的中医肿瘤专家周岱翰教授分别为该书的出版题词"鲜药应用，大有可为"和"鲜药应用是中医药传统用药经验的精华之一，应当继承、发扬，加以提高"，充分肯定了梅全喜教授在鲜药研究上的成就。

近年来，他与东阳光药物研究院中药研究所合作积极开展鲜冬虫夏草的研究，发表论文 10 多篇，编撰出版《鲜冬虫夏草的研究与应用》专著，并多次应邀赴全国各地做鲜虫草的研究应用学术报告，为推动鲜药的研究与应用发挥积极作用，他本人也被聘请为中国癌症基金会鲜药专业委员会副主任委员。

为了积极推动名贵道地药材的研究、应用与产业发展，从 2020 年开始梅全喜教授带领团队与有关单位及团队合作，启动编写出版"名贵道地中药材研究与应用系列丛书"工作，这套丛书初定 50 种，选择的都是国内外著名的名贵道地药材品种，每种药材独立成书，全面系统介绍该名贵道地药材相关研究与应用成果。首批 6 本为《蕲艾的研究与应用》《沉香的研究与应用》《新会陈皮的研究与应用》《鲜冬虫夏草的研究与应用》《鲜龙葵果的研究与应用》和《重楼的研究与应用》，都是在自己团队研究成果的基础上收集该药材的古今应用及现代研究资料编写而成。国医大师金世元教授题词，中国工程院院士、中国中医科学院院长黄璐琦教授写序，都充分肯定了这套丛书出版的意义。这也是梅全喜教授在中药研究探索道路上的一个重要的总结。

谱写地产药材研发新篇章

梅全喜思维活跃，勇于创新。早些年他通过实验研究提出的以艾叶燃烧放热量判定艾绒质量、槟榔炮制宜少泡多润、桑叶不宜经霜后采收、必须重视中药灌肠剂、加强治疗急症的中药制剂开发等学术新观点，使人耳目一新。调动到广东工作后，岭南地区温暖湿润的气候、丰富的药材种类成就了梅全喜教授的探索进取之心，将广东地产药材列为研究的重点方向。他率先在公开发表的文章中对广东地产药材定义，即是指广东本地生产，民间应用广泛、疗效确切的中药材。尽管在过去的岁月里医家对广东地产药材研究较少，但广东地产药材的疗效却是不容小觑的，特别是不少地产药材在治疗地方多发病、常见病方面有其独特的疗效。直到今天，在广东的许多地区，地产药材仍是普通人家煲汤和熬制凉茶的常用材料，一些甚至已成为医药工业产品或医院制剂的重要原料药，在养生保健与防治疾病中发挥着日益重要的作用。而这些，正是促使梅全喜以此为目标不断前进的动力源泉。

在广东地产药材研究上他肯下功夫、敢于创新，取得显著成绩。以三角草为例，三角草又名小花吊兰、疏花吊兰、山韭菜、土麦冬，为百合科吊兰属植物三角草 *Chlorophytum laxum* R.Br 的干燥全草。主要分布于广东省南部、中南部地区及广西等地，主产于广东中山、江门地区，民间应用于治疗毒蛇咬伤。但是国内外对三角草的化学成分及药理作用等全面的研究则未见有文字报道。在梅全喜之前，国内关于三角草的基础研究是空白的，三角草包含的主要成分及其具备的主要药理作用皆不清晰。

研究开发利用三角草资源具有广阔的市场前景及显著的社会和经济效益。自梅全喜 2001 年开展"三角草的基础研究"科研项目首次立项以来，先后获得广东省中医药局科技基金资助项目、中山市科技局科技计划资助项目、中山市卫生局科技兴医"十五"规划重点科研项目资助。他带领团队成员展开了数载脚踏实地、夜以继日的研究工作。

他们的主要工作成果包括：①首次从三角草中提纯分离鉴定出 7 个化合物，分别是 Chlorophytoside A、Syzalterin、海可皂苷元等。其中 Chlorophytoside A（三角草苷 A）是梅全喜团队首次发现、首次报道并由他们自主命名的一种新化合物，有关该化合物的首次报道论文 *Chlorophytoside A，a New Labdane Diterpene Glycoside from Chlorophytum Laxum Chem.Bull* 以全英文刊载于 *Chinese Chemical Letters* 英文版杂志，并被 SCI 收载。②首次对三角草的抗炎、镇痛、耳微循环、抗蛇毒作用及毒性进行全面研究，结果表明三角草有显著的抗炎、镇痛、改善微循环及抗蛇毒作用，为三角草的制剂开发研究及临床应用提供科学可靠的依据。研究结果分别发表在《中国药学杂志》《中药材》《中成药》《时珍国医国药》等国家级核心期刊上。③首次对三角草的形态组织、理化鉴别等进行了研究，制订了三角草的药材质量标准，获得省药监局的批准，为三角草的正确使用提供了判别真伪的质量标准。④以三角草为主药研制开发了跌打镇痛液、复方三角草片等新制剂，临床应用于治疗关节及软组织损伤、毒蛇咬伤等有显著疗效。其中跌打镇痛液为国内首创，已获国家知识产权局授予发明专利。跌打镇痛液和复方三角草片已获广东省药品监督管理局正式的制剂生产批文，为临床提供了确切有效的药物新制剂。梅全喜主持的这项课题通过成果鉴定，被认为具有较强的创新性与开拓性，填补了国内外同类研究的空白。

梅全喜将一腔心血扑在了广东地产药材的研究、开发和应用上，他带领团队还开展了有关广东土牛膝、三丫苦、蛇鳞草、蛇泡簕、黑面神、布渣叶、山芝麻、新会陈皮等 20 多种广东地产药材的深入研究，并以广东地产药材为主药成功地研制出了 10 多种医药新产品，如"跌打镇痛喷雾剂""复方土牛膝含片""昆藻调脂胶囊"等一批独具特色的科研新产品，共获得国家发明专利 6 项，同时获广东省科技进步二、三等奖各一项，中山市科技进步一、二、三等奖 10 多项。其中，由梅全喜主持的广东地产药材研究项目"三角草的基础研究"获广东省科技进步二等奖，"昆藻调脂制剂治疗脂肪肝的机理与临床研究"获广东省科技进步三等奖，"复方土牛膝制剂治疗咽喉疾病的实验与临床研究"获中山市科技进步一等奖。

2011 年 5 月，梅全喜在自己团队多年研究成果的基础上主编出版了《广东地产药材研究》，本书系统介绍了 170 余种广东地产常用中草药的别名、来源、性味、功能主治、用法用量、药用历史、化学成分、药理作用、临床应用及附注等项内容，其中药用历史、化学成分、药理作用以及临床应用的介绍尤为详尽，不少内容是梅全喜所带领科研团队的研究成果。这本书的出版标志着广东地产药材研究的持续深入进行，对于加快广东地产药材走向世界，提高广东中医药地域文化的学术水平，推动地方经济发展，加快广东的中医药强省建设均具有积极意义。国医大师、广州中医药大学终身教授邓铁涛题写书名，中国工程院院士、中国医学科学院药用植物研究所名誉所长肖培根教授题词，时任中国中医科学院中药研究所黄璐琦所长和中国医学科学院药用植物研究所陈士林所长同时写序，规格如此之高是广东地方医药书籍中少见的，该书获得了 2010 年度国家出版基金资助，也获得 2015 年度中华中医药学会学术著作奖三等奖。

梅全喜教授把广东地产药材的研究开发工作列为自己的重要研究方向，带领他的技术团队以中药药理实验室为研究平台，以"广东地产清热解毒药"为研究方向，先后带教博士、硕士研究生 20 多名，其中 10 届研究生戴卫波获南粤优秀研究生称号；11 届研究生范文昌在读期间发表论文 10 多篇，主编出版 100 多万字的《广东地产清热解毒药物大全》专著，获大学优秀毕业生称号；13 届李红念、15 届陈小露、17 届董鹏鹏、18 届唐志芳、19 届郑依玲、21 届李皓翔等在读期间均发表论文 10 余篇，参编专著多部，均获得国家奖学金。同时，梅全喜教授带领的团队也都取得了显著成绩，其中中山市中医院药学部在广东省药学会每年的全省医院药师科研立项、专著和发表学术论文统计排名中，从 2006 年至 2018 年连续 13 年都获得排名前六名，2013 年度还获得全省排名第一的好成绩。2019 年初他应邀来到深圳市宝安纯中医治疗医院领衔创建药学部，同样也取得突出成绩，2020 年和 2021 年宝安纯中医治疗医院药学部分别获得全省排名第八（深圳市排名第二）和全省排名第七（深圳市排名第一）的好成绩。中山市中医院是一个地级市中医院，而宝安纯中医治疗医院药学部更是一个成立不足 3 年、只有 21 人的区级小医院药学部，就是这样两个普通的药学部在梅全喜教授的带领下，能在全省众多的省级大型三甲中西医院参与的竞争中获得如此突出的成绩，的确是难能可贵的，这也印证了梅全喜教授的一位挚友对他的评价"强将手下无弱兵""是金子在哪里都会发光"！

中药临床药学的推动人

2016 年 11 月 26 日，由全国高等学校中药临床药学专业教材建设指导委员会倾力打造、全国 50 余家高等院校和医疗机构的专家学者共同参与、人民卫生出版社隆重出版的国内首套全国中药临床药学专业创新教材在广东省中山市举行首发仪式，来自全国 26 个省市中医药专家共 500 多人共同见证了我国中医药界的这一盛事。说起中药临床药学专业创新教材的起源，就不得不提起梅全喜教授。

自 21 世纪初以来，梅全喜就带领其团队开始关注中药安全性合理使用问题，他撰写相关论文在国内多家专业学术期刊发表，并在各地培训班、学习班及学术会议上就"中药安全性问题"和中药临床药学开展等讲题做过 100 多场讲座或报告，以此推动中药临床药学工作的开展、促进中药的安全合理应用。他的讲座受到普遍欢迎，中华中医药学会为表彰他在普及中药安全性方面所做的贡献授予他"金话筒奖"。

为加强中药注射剂安全、合理使用，梅全喜团队自从 2002 年发表首篇有关中药注射剂不良反应文献分析研究文章以来，20 多年来一直潜心开展中药注射剂不良反应文献分析研究，共撰写了 40 余篇有关中药注射剂不良反应的总结性论文发表在各级杂志上，主持编写出版了《中药注射剂的不良反应与应对》《中药注射剂不良反应速查》和《中药注射剂安全应用案例分析》三本中药注射剂专著，举办"全国中药注射剂安全性学术研讨会"。与此同时，他们还开展了"常用中药注射剂不良反应文献分析与防治措施规范化研究"的课题，该科研课题于 2012 年还分别获得广东省中山市科技进步二等奖和广东省药学会医院药学科技二等奖。

自在《中国药房》发表《中药临床药学的现状与发展思考》首篇有关中药临床药学文章以来，梅全喜一直关注中药临床药学的研究进展，从中药临床药学定义、开展模式、人才培养等多方面进行探讨分析，共撰写了 10 多篇有关中药临床药学探讨的文章发表在各级杂志上。针对西药临床药学参考书籍众多，而无一本中药临床药学参考书籍的状况，梅全喜于 2012 年底牵头主编并组织全国 16 家大型三甲中医院药剂科从事中药临床药学的专业技术人员编写出版了我国第一本《中药临床药学》专著。梅全喜团队还于 2013 年和 2016 年两次发起承办了由中华中医药学会主办的"全国中药临床药学学术研讨会"暨国家级继续教育项目"全国中药临床药学培训班"，来自全国各地近千名药师参加了学习与培训。这些工作都为推动中药临床药学工作的开展发挥了积极作用。中国药学会为表彰他在医院药学方面所做出的成就，授予他"2014 年度优秀药师奖"。

为了推动中药临床药学人才的培养，梅全喜决定启动中药临床药学系列教材的编写工作，先后找到全国中医药高等教育学会中药教育研究会彭代银理事长、中华中医药学会医院药学分会曹俊岭主任委员及人民卫生出版社药学中心曹锦花主任汇报他的想法，得到了他们的大力支持。彭代银理事长邀请梅全喜参加"2014 年全国中医药高等教育学会中药教育研究会十一次年会"，并请他在大会做"中药临床药学的现状、存在问题及人才培养和教材建设的探讨"学术报告，提出的编撰中药临床药学系列教材的设想，得到了与会者（全国中医药院校的校长和中药学院的院长）们的一致肯定和支持。2015 年 3 月 24 日，"全国高等学校中药临床药学专业教材建设指导委员会成立会议暨全国高等学校中药临床药学专业创新教材主编人会议"在北京人卫饭店召开，在会上正式宣布成立教材建设指导委员会，并颁发聘书，梅全喜和彭代银、彭成、曹俊岭共同担任主任委员，全国各中医药院校的教授和三甲中医院药学部主任担任副主任委员、委员，并同时宣布《中药临床药学导论》等16本教材的主编、副主编人选，正式启动这套教材的编写工作。梅全喜教授与彭代银校长联合担纲主编这套教材中的第一本《中药临床药学导论》，他的团队还参加了其他6本教材的编写。经过近3年编写，人民卫生出版社已在2016年底至2019年全部出版发行了这套教材。

这套教材的问世可以说是倾注了梅全喜教授的大量心血，他是处在位置不高、平台不大的基层医疗单位，以他的位置要推动一件事就要比其他人付出得更多，正是由于他的执着、坚持和不懈努力，才有了这套教材的出版。这套教材的问世，在中医药教育发展史上具有里程碑的意义，它填补了我国中药临床药学专业教材的空白，开启了中药临床药学专业人才培养的新篇章，为国内中医药高等院校设置中药临床药学专业、开展中药临床药学课程教学打下良好的基础，对加快中药临床药学专业人才的培养起到积极、深远的影响。

近年来梅全喜积极推动中药临床药学走向海外，他认为中药在海外出现的苗条丸（马兜铃酸）致肾衰以及小柴胡颗粒致间质性肺炎的严重不良反应事件都是因为不合理使用造成的，这些事件对中医药的影响是巨大的，所以中医药要走向海外就必须有中药临床药学的保驾护航，并提出了"有中药应用的地方就应该开展中药临床药学工作"的观点。为了推动中药临床药学工作走向海外，梅全喜牵头组织粤港澳台两岸四地高校、学会、医疗机构的中药专家共同编写了一本繁体字版《中药临床药学总论》并已分别在香港、澳门和台湾三地同时出版，作为高校中医药专业的教材和中药师学习的资料。

这本书的出版得到了港澳台地区医药界的肯定和中药师的欢迎，香港中西医结合学会荣誉会长、太平绅士黄谭智媛教授，澳门科技大学荣誉校长、中国工程院院士刘良教授，台湾中医师联合公会理事长柯富扬教授分别为该书写序推荐，充分肯定这本书的意义和价值。梅全喜还利用这本书作为教材举办"粤港澳大湾区中药临床药学培训班"，受到两岸四地中药师们的欢迎，其中港澳台地区参加听课人数超过2万人，为推动中药临床药学走向海外迈出了坚实的一步。下一步，梅全喜计划将《中药临床药学总论》一书翻译成英文版、日文版和韩文版出版，以真正推动中药临床药学走向世界。

大爱社会　从艾出发

梅全喜的家乡盛产艾叶，素有"蕲艾"之美称。他小时候认识的第一味中药就是艾叶，耳闻目睹了很多关于艾叶防病治病的故事。大学毕业后，他即着手开展对艾叶的系统研究，经过40多年的潜心钻研，终于取得了可喜成果：他发表了40多篇艾叶科研论文，最早论证了蕲艾作为艾叶的道地品种及质量的优质性和道地性。1999 年还出版了一本近 25 万字的专著《艾叶》。该书对艾叶的生长环境、采收时节，以及灸疗功用做了系统科学的阐述与总结，令人叹为观止。《艾叶》的问世，使艾叶产品的研发工作进一步深入，也为后来蕲春县大力发展艾产业打下了坚实的基础。近年来，梅全喜又再次开展了对艾叶产地质量及 DNA 分子鉴别研究，发表了《不同产地艾叶总黄酮、重金属和硒元素的含量比较研究》《12 个不同产地艾叶挥发油的 GC–MS 分析》《复方蕲艾卫生巾方镇痛抗炎作用的实验研究》《DNA Barcode for Identifying Folium Artemisiae Argyi from Counterfeits（艾叶的 DNA 条形码鉴定研究）》等重要论文，还编写出版了《艾叶的研究与应用》《蕲艾的研究与应用》以及艾叶实用百科系列丛书：《艾叶实用百方》《艾蒿食疗百味》《蕲艾灸治百病》等多部艾叶专著，其中梅全喜主编的三本艾叶实用百科系列丛书还被人民卫生出版社翻译成三本英文书《Mugwort Leaf: Over 100 Practical Formulas》《Qi Mugwort Moxibustion to Treat 100 Diseases》《Diet Therapy with Mugwort in 101 Recipes》向海外发行，为推动中医药文化特别是艾文化走向世界、将中医药知识普及到一带一路国家发挥了积极作用。

在艾叶产品研发方面，梅全喜教授还先后研制出"蕲艾精""艾地合剂""李时珍中药保健腰带""蕲艾条""艾叶烟""艾灸贴（女士专用）""艾叶浴剂""蕲艾卫生巾""蕲艾防瘟九味香囊"等新产品，上市后深受消费者的欢迎。他担任国内 10 多家艾叶生产企业技术顾问，指导开展艾叶系列产品研发工作，其中已有多家艾叶企业年产值超过亿元，取得了显著经济和社会效益。特别是他的家乡湖北蕲春，在梅全喜的积极推动下，从 21 世纪初艾叶产值几乎为零发展到今天艾叶产值已超过 50 亿元，为推动艾叶研发与推广应用以及推广艾叶文化发挥了积极作用。家乡的人民将艾叶专家梅全喜教授与国学大师黄侃、文坛巨匠胡风、风投教父汪潮涌誉为蕲春当代四大名人（载于《汽车之旅》杂志 2016 年 5 月刊 . 蕲艾文化节专刊 54–57 页）。他工作单位所在地深圳市宝安区的党报《宝安日报》（2020 年 07 月 16 日 A08 版）也在一篇报道他的文章中这样写道：（梅全喜）家乡盛产艾叶，素有"蕲艾"之美称，因在艾叶研究上成果丰硕，被业界称为"艾叶之父"。可见，梅全喜在艾叶研究、艾产业发展及艾文化推广方面做出的贡献已得到社会的认可。

同时，梅全喜也是一位有爱心的专业人士，2017 年初，他将自己多年来获得的科技成果奖励、稿费以及讲课费共计 100 万元和他担任 10 多家艾叶研发生产企业科技顾问的顾问费 200 多万元全部捐献出来成立了李时珍中医药教育基金会，用于资助蕲春籍每年考取中医药大学中医药专业的贫困学子和每年奖励湖北中医药大学、广州中医药大学优秀博士、硕士研究生，基金会成立 5 年来已连续举行 12 次资助和奖励活动，共资助和奖励贫困学子及优秀研究生 80 多人，为推动中医药教育事业发挥了积极作用。

梅花香自苦寒来

业内众多专家都说"梅全喜是个不可多得的人才"，然而，他却一直乐于"屈居"基层。了解他的人都知道，他的"基层情结"源自一颗圣洁的心。他觉得基层更需要人才，而有作为的人才在基层更能发挥非凡的作用。他感到很幸运，自己所在的基层单位非常器重自己，为自己提供了很好的工作和科研条件，使自己能做出较大成绩，做出较多贡献。

"宝剑锋从磨砺出，梅花香自苦寒来。"经过"磨砺""苦寒"之后的梅全喜，逐步迎来了丰收的季节。1992 年他被破格晋升为副主任中药师，1998 年晋升为主任中药师，2003 年成为广州中医药大学教授、硕士生导师，2017 年成为广州中医药大学的博士生导师，2017 年拜国医大师金世元教授为师，学习传承金老的中药炮制及中成药合理使用的学术经验，2019 年 3 月应聘到全国首家纯中医院——深圳市宝安纯中医治疗医院药学部担任中药学科带头人，并全职负责国医大师金世元中药炮制传承工作室和中药炮制研究室工作，牵头开展金老中药炮制经验传承及传统中成药的应用，以及中药品种与理论的挖掘、整理、考证、总结等工作。现为深圳市第五批名中医药专家学术经验继承指导老师和 2019 年深圳市名中医药专家梅全喜学术经验传承工作室负责人。2021 年他带领的中药团队引进首席岐黄学者、中国科学院上海药物研究所果德安教授团队联合共建中药质量研究与安全合理用药研究团队，获得深圳市'医疗卫生三名工程'项目（项目编号 SZZYSM202106004）立项资助。

他还先后带教博士后、博士及硕士研究生 20 多名，带教学术传承人（含师带徒）6 人，研制出医药新产品 20 多项，获国家发明专利 6 项，广东省科技进步二等奖、三等奖各 1 项，吉林省科技进步三等奖 1 项，中国民族医药协会科技进步一等奖 2 项，市厅级科技进步一、二、三等奖 10 多项，中华中医药学会学术著作三等奖 2 项。以负责人和主要编写人员的身份起草编写中药方面的国际及国家级标准、规范、指南和共识 20 多部，主编出版中药学术专著 70 多部，参编并担任副主编、编委的专著 30 多部，以第一作者或通讯作者在国内外医药杂志上公开发表中药研究论文 500 多篇（其中 SCI 论文 10 多篇），应邀赴日本、加拿大等国家以及国内各省市、台湾、香港地区举办的学术会议及培训班上做学术报告及讲座达 300 多次。

由于他所取得的学术成就和贡献，被邀请担任众多学术职务，如全国高等学校中药临床药学创新教材建设指导委员会主任委员，中华中医药学会李时珍学术研究会第四、五、六届副主任委员，中国药学会药学史专业委员会第六、七届副主任委员，中国中医药信息研究会葛洪研究分会副会长，中国药师协会理事兼中药临床药师分会副主任委员，中国民族医药学会信息与大数据分会副会长，中国民间中医药研究开发协会李时珍健康产业分会副会长，国家中药产业技术创新战略联盟艾产业化联盟及鲜龙葵果联盟副理事长，中国医疗保健国际交流促进会理事兼医院药学专业委员会副主任委员，中国癌症基金会鲜药学术委员会副主任委员，世界中医药学会联合会李时珍应用研究专委会和临床用药安全研究专委会常务委员，中华中医药学会医院药学分会、中药炮制分会、中成药分会和科普分会等4个分会的常务委员，中国药学会第一届战略发展委员会委员及药物流行病学专委会、循证药学专委会委员，中国药理学会药源性疾病专委会委员，中华中医药学会科技奖评审专家、科普专家及中药药物警戒与合理用药科学传播专家，中华中医药学会中医药研发合作中心全国院内制剂名方、验方开发应用专家委员会评审专家，国家食品药品监督管理局执业药师资格认证中心国家执业药师工作专家，李时珍中医药教育基金会理事长，广东省药师协会副会长，广东省药学会常务理事兼药学史分会第一、二届主任委员及第三届名誉主任委员，中药与天然药物专委会和岭南中草药资源专委会副主任委员，广东省中医药学会理事兼中药炮制专业委员会主任委员，中药专委会和医院药学专委会副主任委员，广东省药理学会中药药理专委会副主任委员，广东省中药协会理事兼人用经验与医疗机构制剂转化专业委员会副主任委员，广东省健康产业促进会理事兼医学专家委员会副主任委员，广东省第四次中药资源普查试点工作技术专家委员会委员，广东省医药行业职业技能鉴定专家组成员，广东省医学会医疗事故鉴定委员会专家，广东省中药药事质量控制中心委员，深圳市中药药事质量控制中心副主任，深圳市药物治疗与药事管理专委会副主任委员，深圳市药学会常务理事兼药学史专委会主任委员，深圳市中医药学会常务理事，深圳市宝安区中医药协会第一届副会长，深圳市宝安区中医药发展基金会理事，中山市药学会第三、四、五、六、七届理事会副理事长及第八届理事会名誉理事长等学术职务，还兼任国家中医药管理局中药破壁饮片重点研究室（第一、第二届）学术委员会委员（主任委员周宏灏院士）、粤澳东阳光冬虫夏草联合研究中心学术委员会委员（主任委员钟南山院士）。

同时兼任《时珍国医国药》杂志编委会主任，《亚太传统医药》杂志编委会副主任，《中国药房》《中国药师》和《中国医院用药评价与分析》杂志副主编，《岭南药学史》（内刊）主编，《中国药业》常务编委，《中药材》《中国合理用药探索》《今日药学》《抗感染药学》《北京中医药》《中医文献杂志》《亚洲社会药学》等10多家医药期刊编委。

梅全喜教授个人的先进事迹先后被《中国卫生人才》《健康报》《现代健康报》《中国药业》《家庭药师》《亚太传统医药》《中国科技成果杂志》《科技

文摘报》《中山日报》《南方日报》《宝安日报》等报纸杂志专题介绍，2003 年中医古籍出版社出版的《中华当代名医》系列丛书，梅全喜作为入选的 100 位当代名医之一，单独成册，该书收载了梅全喜 20 多年来在科研和学术研究方面的重要成果。2017 年 6 月《科学中国人》杂志社在北京钓鱼台国宾馆举行盛大隆重的表彰会议，表彰我国科技战线的优秀精英，梅全喜作为基础医学和药学领域的优秀专家名列其中，当选为 2016 年度《科学中国人》年度人物。2018 年在湖北中医药大学庆祝建校 60 周年时被评为"杰出校友"。2019 年被评为深圳市中医药先进工作者。

今天的梅全喜教授已是"功成名就"，然而对于他来说，奉献之路是没有终点的。他仍然继续带领他的研究团队正在国医大师金世元教授和首席岐黄学者果德安教授的指导下积极开展中药炮制、中药制剂和中药质量研究与安全合理用药研究工作，仍以满腔的热忱和执着投入到我国的中医药事业当中，坚持学习，不断进取，为继承和发扬传统医药文化精粹、推动中药事业的发展积极奉献。

（本文曾刊载于"国医网""健康头条"栏目及《亚太传统医药》杂志上，本次发表时有修改）